腰痛

第2版

編著

菊地 臣一
福島県立医科大学理事長兼学長・整形外科

医学書院

【編著者略歴】

菊地　臣一（きくち　しんいち）（生年月日：昭和21年12月15日）

昭和46年	福島県立医科大学卒業
	福島県立医科大学附属病院整形外科入局
52年	カナダ・トロント大学ウェールズリィ病院留学
55年	日赤医療センター整形外科副部長
61年	福島県立田島病院院長
63年	福島県立医科大学整形外科講師
平成2年	福島県立医科大学整形外科教授
14年	福島県立医科大学医学部附属病院副院長
16年	福島県立医科大学医学部長
18年	福島県医師派遣調整監就任
18年	公立大学法人　福島県立医科大学副理事長（医療担当）兼附属病院長
19年	日本脊椎脊髄病学会理事長（平成24年4月まで）
20年	公立大学法人　福島県立医科大学理事長兼学長
平成5年	雑誌「Spine」Associate Editor（平成11年まで）
8年	「脊椎脊髄ジャーナル」編集委員（平成18年3月まで）
8年	「臨床整形外科」編集委員（平成22年8月まで）
8年	「NEW MOOK 整形外科」編集委員（平成19年まで）
12年	雑誌「Spine」Advisory Editorial Board（平成18年まで）
15年	スウェーデン・イヨテボリ大学名誉医学博士号授与
17年	2005年度　International Society for the Study of the Lumbar Spine 会長就任
18年	学術誌「ペインクリニック」編集委員
18年	A Foreign member of The Royal Society of Arts and Sciences in Göteborg 就任
19年	雑誌「Spine」Deputy Editor
22年	「臨床整形外科」編集主幹
23年	香港大学客員教授

〈主な著書〉

『腰痛クリニック』　蓮江光男・菊地臣一（著），新興医学出版社，東京，1986
『腰痛をめぐる常識の嘘』菊地臣一（著），金原出版，東京，1994
『腰仙椎部神経症状—カラーでみる解剖学的背景』菊地臣一・蓮江光男（著），金原出版，東京，1996
『続・腰痛をめぐる常識のウソ』菊地臣一（著），金原出版，東京，1998

腰痛

発　行	2003年5月15日　第1版第1刷
	2010年4月15日　第1版第4刷
	2014年2月1日　第2版第1刷Ⓒ
編　著	菊地臣一
発行者	株式会社　医学書院
	代表取締役　金原　優
	〒113-8719　東京都文京区本郷1-28-23
	電話　03-3817-5600（社内案内）
印刷・製本	三美印刷

本書の複製権・翻訳権・上映権・譲渡権・公衆送信権（送信可能化権を含む）は(株)医学書院が保有します．

ISBN978-4-260-01915-6

本書を無断で複製する行為（複写，スキャン，デジタルデータ化など）は，「私的使用のための複製」など著作権法上の限られた例外を除き禁じられています．大学，病院，診療所，企業などにおいて，業務上使用する目的（診療，研究活動を含む）で上記の行為を行うことは，その使用範囲が内部的であっても，私的使用には該当せず，違法です．また私的使用に該当する場合であっても，代行業者等の第三者に依頼して上記の行為を行うことは違法となります．

JCOPY　〈(社)出版者著作権管理機構　委託出版物〉
本書の無断複写は著作権法上での例外を除き禁じられています．複写される場合は，そのつど事前に，(社)出版者著作権管理機構（電話 03-3513-6969，FAX 03-3513-6979，info@jcopy.or.jp）の許諾を得てください．

執筆者一覧 (執筆順)

菊地臣一	福島県立医科大学理事長兼学長・整形外科
紺野愼一	福島県立医科大学医学部整形外科学講座教授
半場道子	福島県立医科大学医学部整形外科学講座客員講師
関口美穂	福島県立医科大学医学部附属実験動物研究施設特任教授
川口善治	富山大学医学部整形外科准教授
白土　修	福島県立医科大学会津医療センター整形外科・脊椎外科学講座教授
高橋和久	千葉大学大学院医学研究院整形外科学教授
佐藤勝彦	大原綜合病院副理事長兼統括院長・整形外科(脊椎外科)
鳥畠康充	厚生連高岡病院整形外科診療部長
川上　守	和歌山県立医科大学附属病院紀北分院　副分院長
矢吹省司	福島県立医科大学医学部整形外科学講座教授
大谷晃司	福島県立医科大学医学部整形外科学講座准教授
岩渕真澄	福島県立医科大学会津医療センター整形外科・脊椎外科学講座准教授
二階堂琢也	福島県立医科大学医学部整形外科学講座学内講師
豊根知明	帝京大学ちば総合医療センター整形外科教授

第2版 序

　初版の発刊から10年という歳月が積み重なった．この間，腰痛の研究や診療は勿論，世の中も大きく変化を遂げてきた．診療現場での変化として，先ず，診断基準や治療の評価がある．診断基準の策定，あるいは治療を受ける側からの，主観を重視した評価がその代表である．次に，医療の質の担保である．国民から医療の標準化が求められているのである．誰でも，どこでも，同じ診療を受けられるようにする診療ガイドラインの発刊は，そのための手段の1つである．第3の変化は，費用対効果の重視である．超高齢社会を迎えて，国や支払い側は医療経済の破綻を深刻に危惧している．治療効果が同じなら，より安価な治療を選択するという考え方である．第4に，慢性の痛みは，さまざまな健康障害を引き起こすという事実への認識である．長寿社会における健康を考えたときに，先ず，克服すべき課題が運動器の慢性痛である．運動器の痛みの大部分を占めているのが腰痛である．それだけに，腰痛の診療に携わっている人々に寄せる国民の期待は大きい．

　EBM(evidence-based medicine)というscienceの進歩が明らかにしたのは，皮肉にも，先人の知恵やknow-how，そして医療従事者1人1人の経験，すなわちartの重要性であった．最新の科学的解析手法が導き出した結論が，先人による経験の蓄積で辿りついた結論と同じであったのだ．今，医療と医学はここに合流したと言える．

　腰痛の克服は，今や，民族や国家を越えて解決すべき共通の目標となっている．「腰痛」は，単に"腰の痛みを取る"という次元を越えて，人間が健康であり続けるために解決しなければならない問題なのである．腰痛の問題に取り組むことは，寿命を含む個人の健康に留まらず，家庭，職場，地域，国家にまで及ぶ深刻な影響を未然に防ぐことにつながっているのである．

　腰痛に対する研究の進歩は，医療提供する側にも変化を迫っている．われわれは，自分の専門領域の練磨に留まらず，他の領域や職種の知識や技術，そしてknow-howの習得にも励む必要がある．その先には，連携による多面的，集学的アプローチがある．超高齢社会を健常に保つには，腰痛診療従事者に課せられた責務はとてつもなく重い．

　本書は，第1版と同じ概念(concept)で編集されている．腰痛を知るのではなく，腰痛をどう考えるかという捉え方である．そして，本書の底流に一貫して流れているのは，「痛み」である．人間にとって痛みとは何か，医療従事者は痛みをどう捉えるのか，その患者にとって痛みはどんな意味をもっているのか，そしてわれわれはどのように治療(cure)すれば良いのか，あるいは向き合う(care)のかを考えるための本である．

　本書は教科書ではない．本書の内容を読者に押しつける意図もない．只，本書は，得られた事実とその事実の解釈，そして考察の記載である．

　本書は，旧版より厚くならないように，削除と加筆を大幅に行っている．したがって，何を削って何を足したかをみると，この10年の変化が分かる．本書は，1版と連続した構成と考えてもらって良い．

　この改訂版が，腰痛診療における新たな潮流の概要を知る手掛かりになれば幸いである．

2013年12月

菊地臣一

初版 序

　本書は腰痛の教科書ではない．腰痛のすべてを過不足なく，そして一定のレベルを保って押さえているわけではないからである．本書は，腰痛に対する筆者の疑問を一つ一つ自分なりに解決していったロードマップであり，筆者が理解した腰痛の概念の提示でもある．

　一般に，整形外科医の著す腰痛の本は形態学の視点から病態を捉えている．脊椎外科が，脊柱変形の矯正をその源流としているためである．私の恩師たちは，幸か不幸か，神経学や痛みが彼らの脊椎外科の back bone にあった．そのため，私はいつの間にか，「症状」という視点から脊椎外科を把握するようになっていた．一方，自分が脊椎外科医を志していること，そして自分の置かれている環境のために，自分で自分を磨く手段は，形態学の最たるものである「解剖」であった．脊椎外科の経験を積むに従い，「症状」だけで，あるいは「形態」だけで腰痛を理解するのには無理があることが分かった．しかし，両者を比較しながら腰痛を眺めると，今までみえなかった認識の世界が広がった．「形態」から「症状」をみるのではなく，「症状」から「形態」をみると腰痛の病態がいままでになく明快に理解できるようになった．

　他方，脊椎外科医にとって患者の愁訴で最も多いのは「痛み」である．経験を重ねると，「痛み」は形態上の把握だけでは必ずしも十分にみえてこないことを実感するようになる．つまり，「痛み」は脊椎外科医がメスを振るえばそれで終わり，というような簡単なものではないことも分かってきた．このようなことを学ぶ道々で筆者は手術で心ならずも心身ともに回復できないダメージを与え，自分が一生背負っていかなければならない患者さんたちを持った．このような修羅場を通して，患者の安心感，患者やその家族との信頼関係，そしてコメディカルとの連帯感など，「目にみえないもの」の重要性も分かってきた．本書では，後に続く者たちの参考になればと思い，筆者の悔悟と誤診例をその中で提示している．

　「自分で何かを主張するには，声高にそれを語るのではなく，黙々と，根拠とともに提示し続けよ」と一緒に診療している若者に以前から語ってきた．それは，自分の信念でもあったが，何の組織にも所属せずに診療・研究をしてきた人間には，それしか方法がなかったことも事実である．しかし，「何になったかではなく，何をしたかに自分の価値を見出せ」と自分に，そして周囲に訴え続けてきた筆者にとっては，本書の執筆もその理念に基づく仕事の一つである．

　本書は，腰痛を知るための本ではなく，腰痛をどう考えるかを提示しているつもりである．脳血管障害を減らすには，一人のブラックジャックよりも食塩の量を減らすことのほうが大切である．次の世代を担う腰痛診療従事者が腰痛に対する新しい概念を理解し，筆者の誤診例を転ばぬ先の杖として診療に臨んでくれれば，この本を著した目的は達成できたことになる．その結果，国民が我が国の腰痛診療により一層の信頼感を持ってくれれば，それは筆者の望外の喜びである．

　最後に，私が「何をしたのか」の答えとして，この本を泉下の恩師 Macnab と父に捧げる．

2003 年 4 月

菊地臣一

目次

はじめに ……………………………………（菊地臣一） 1

I 腰痛―その不思議なるもの
（菊地臣一） 3

II 腰痛診療を巡る環境の変化
（菊地臣一） 5

今なぜ腰痛が問題か …………………………… 5
- 腰痛それ自体が抱える問題 ………………………… 5
- 腰痛と社会とのかかわりから派生する問題 ……… 5
  1. 高齢社会 ………………………………………… 6
  2. 高い罹患率 ……………………………………… 6
  3. 高騰する医療費 ………………………………… 6
  4. 不適切な医療 …………………………………… 7
  5. EBM の導入 …………………………………… 7
  6. 生活習慣病と腰部脊柱管狭窄との関連 ……… 9
  7. 健康寿命と腰痛 ………………………………… 10
  8. 医学と医療の狭間で …………………………… 10

腰痛の病態に対する概念の変化 ……………… 15
- 非特異的腰痛への認識 …………………………… 15
- 慢性腰痛に対する新たな視点―「解剖学的損傷」
  から「生物・心理・社会的疼痛症候群」へ ……… 16
- 腰痛と関節痛の差異―SF-36 による検討 ……… 20
- Failed back に対する再検討 …………………… 20
- 外傷と腰痛との関係 ……………………………… 20
- 腰痛の診断名に対する疑問 ……………………… 21
- 疼痛と脳 …………………………………………… 22
- 脳機能障害と腰痛 …………………（紺野愼一） 23
  1. Pleasure-related analgesia ………………… 23
  2. 患者の治療に対する期待と dopamine system
    ……………………………………………………… 23
  3. ストレス，不安，うつと dopamine system
    ……………………………………………………… 23
  4. 腰痛のイメージング研究 ……………………… 24
  5. 脳の器質的障害と慢性腰痛 …………………… 24
- 腰痛の原因／関与因子の候補 ……（菊地臣一） 27
- 腰痛と文化（文明）圏 …………………………… 27

腰痛診療に対する認識の変化 ………………… 28
- 患者の求めている腰痛治療 ……………………… 28
- 診断・評価基準再検討の時代背景 ……………… 29
- 診断・評価基準の重要性 ………………………… 30
- 診断・評価基準に求められる条件 ……………… 30
- 腰痛関連モデルからみた腰痛の多面的評価 …… 31
- 腰痛治療に対する多面的評価 ……（紺野愼一） 32
  1. 腰痛の程度（量的評価） ……………………… 32
  2. 腰痛の性質と性状（質的評価） ……………… 33
  3. 腰痛の精神医学的問題 ………………………… 34
  4. 腰痛の QOL …………………………………… 34
    a. 包括的 QOL 尺度 …………………………… 34
    b. 疾患特異的 QOL 尺度 ……………………… 36
    c. LSS 症状スケールと QOL スケールの開発
      ……………………………………………………… 36
  5. 腰痛の医療経済的評価 ………………………… 37
- 新しい腰痛評価基準，JOABPEQ ……（菊地臣一） 37
- 治療選択の decision making―困難性と重要性
  ……………………………………………………… 39
- 整形外科医に対する「求められる役割」の変化 … 39

III 腰痛の病態
（菊地臣一） 45

腰痛の病態に対する新たな視点
（半場道子） 45

1 痛みと脳 …………………………………… 45
- 慢性疼痛の概念 …………………………………… 45
- 慢性疼痛の中枢神経機序 ………………………… 45
- 慢性疼痛の予防策 ………………………………… 45
- 慢性疼痛の治療法 ………………………………… 46

2 痛みと慢性炎症 …………………………… 46

- 慢性炎症の概念 … 46
- 慢性炎症が基盤となる疼痛 … 46
- 慢性炎症の予防：日常の筋活動による炎症反応の抑制 … 46

形態学からみた病態　（菊地臣一）47

1 神経症状関与因子　47
- 神経組織 … 47
  1. 配列の乱れ … 47
  2. 根糸の硬膜貫通型式 … 47
  3. 神経根の先天性形成異常 … 48
  4. 分岐神経 … 50
  5. 椎間孔における前根と後根の構成変異 … 53
  6. 馬尾弛緩 … 53
  7. 馬尾の配列 … 55
  8. 脊髄神経後枝 … 57
- 神経周囲組織 … 58
  1. 神経圧迫高位 … 58
  2. 胸腰椎移行部における脊髄の局在 … 58
     a. 解剖による検討 … 58
     b. MRIによる検討 … 59
     c. 臨床における腰仙椎部の上限 … 60
  3. 腰仙椎部移行椎例での脊髄円錐下端の高位分布 … 60
  4. 硬膜管周囲組織 … 61
  5. Epiradicular sheath … 61
  6. Hofmann 靱帯 … 62
  7. 黄色靱帯 … 64
  8. 椎間孔外口部の靱帯構造 … 64

2 神経根障害　68
- 神経根と椎間孔との関係 … 68
- 神経根障害発生に対する機械的圧迫の意義 … 69
- 神経根管の構成 … 69
- 神経根の走行異常 … 71
- 神経根の重複圧迫 … 72
- 特殊な神経根圧迫の病態 … 72
- 多椎間多根障害 … 74
- 脊髄神経の後根神経節 … 74
  1. DRGの局在 … 74
  2. DRG局在の臨床的意義 … 74
  3. DRGの局在や神経根走行に対する椎弓根の関与 … 77
- 移行椎と神経根の走行・機能 … 78
  1. 神経根の走行とその機能 … 78
  2. 髄節支配の多様性 … 79
- 椎間孔内外の神経根の局在 … 79

3 上殿皮神経の走行　80

4 仙腸関節前方進入での神経損傷の予防　80

機能からみた病態　（関口美穂）81

1 基礎実験からみた病態　81
- 椎間板ヘルニア … 81
- LSS … 85

2 遺伝子学的背景　（川口善治）89
- CILP … 89
- COL11A1 … 89
- THBS2 … 90
- SKT … 90

3 筋肉の生理・病態　（紺野愼一）90
- 腰椎背筋群の解剖 … 91
- 姿勢と筋内圧 … 92
- 筋血流量と筋内圧の関係 … 93
- 筋電図学的検討 … 95
- 表面筋電図による検討 … 95
- 慢性腰痛に対するコルセット長期装着の意義—電気生理学的検討 … 95
- 腰部コルセット装着後における筋疲労と姿勢変化の検討 … 97
- 物理療法による腰椎部脊柱起立筋の循環動態の変化—牽引療法とホットパックでの検討 … 97
- 腹腔外圧と腰痛 … 98
- MRIによる検討 … 98
- 各種腰痛疾患と筋内圧 … 99
- 腰痛出現時の筋内圧波形 … 99
- 腰痛性間欠跛行の電気生理学的検討 … 99
- 後方手術時における筋膜の役割 … 100

4 椎間板のバイオメカニクス—内圧からの検討　（白土　修）101
- 姿勢と椎間板内圧の関係 … 101
- 椎間板変性と椎間板内圧との関係 … 102
- 脊柱支持機構に対する椎間板ヘルニアの影響 … 102
- 椎間板ヘルニアの手術—椎間板内圧からの検討 … 103
- 体幹筋の筋活動と椎間板内圧との関係 … 104
- 腰のバイオメカニクスの最前線 … 104

1. 腰のバイオメカニクスでの基本事項 …… 105
   a. 脊柱運動のコーディネート・システム
      ………………………………………… 105
   b. Neutral zone ………………………… 105
2. *In vitro* での研究 ……………………… 105
3. *In vivo* での研究 ……………………… 106
4. 体幹筋のバイオメカニクス …………… 106

臨床研究からみた病態　　（菊地臣一）107
1 疾患別にみた病態 …………………… 107
■ 椎間板ヘルニア ………………………… 107
1. 形態学的検討 …………………………… 107
2. MRI 所見と症状との関係 …………… 110
3. "ダブルヘルニア" について ………… 110
4. 硬膜内脱出椎間板ヘルニアについて … 110

■ 腰椎変性すべり症 ……………………… 114
1. 自然経過 ………………………………… 114
2. すべり発生機序 ………………………… 115
3. 神経障害 ………………………………… 115
4. 症状と X 線所見との関係 …………… 116
5. 腰椎変性すべり症と腰痛 ……………… 118
6. 馬尾障害 ………………………………… 118
7. 神経根障害 ……………………………… 118
8. 腰痛 ……………………………………… 119

■ 腰椎分離・分離すべり症 ……………… 119
1. 年代別の検討 …………………………… 119
2. 自然経過 ………………………………… 120
3. すべり発生機序 ………………………… 120
4. 神経障害 ………………………………… 120
5. 腰椎分離症と腰痛 ……………………… 121
6. 腰椎分離症に伴う神経根障害 ………… 122
7. 神経根障害の多様性 …………………… 123

■ LSS ……………………………………… 125
1. 概念，定義，分類―問題点 …………… 125
   a. 概念 ………………………………… 125
   b. 定義について ……………………… 126
   c. 神経性間欠跛行について ………… 127
   d. 分類 ………………………………… 127
2. LSS の機能的分類 …………………… 129
3. 疾患別にみた神経障害型式 …………… 130
4. LSS に伴う神経障害における身体所見の
   診断精度 ………………………………… 130
5. 責任高位 ………………………………… 131

6. 神経根障害の責任部位 ………………… 131
7. 画像による検討 ………………………… 132
8. 選択的脊髄動脈造影による検討 ……… 132
9. サーモグラフィーによる検討 ………… 133
10. 電気生理学的検討 …………………… 133
11. 脊髄神経後根神経節の局在と
    神経障害型式との関係 ………………… 134
12. MR venography と MR ミエログラフィー
    からみた病態 …………………………… 135
13. MRI における馬尾の造影効果 ……… 137
14. 膀胱障害 ……………………………… 137
15. 発症機序の考察と課題 ……………… 139

2 Failed back syndrome ……………… 140
1. 画像診断の限界 ………………………… 140
2. LSS と椎間板ヘルニア ……………… 141
3. リエゾン精神医学的アプローチ ……… 141
4. MRI の診断的価値 …………………… 141

3 コンパートメント症候群―その概念と課題
　　　　　　　　　　　　　（紺野愼一）143
1. コンパートメント症候群の概念 ……… 143
2. 症状 ……………………………………… 143
3. 腰痛性間欠跛行の疫学 ………………… 144
4. 病態 ……………………………………… 144
5. 腰背筋群のストレスの定量化 ………… 146
6. 筋内圧上昇と腰痛発現―実験的研究 … 146
7. 慢性コンパートメント症候群の発生機序
   …………………………………………… 147
8. 今後の問題点 …………………………… 148

4 特殊な病態　　（菊地臣一）149
■ 変性側弯 ………………………………… 149
■ Post-fusion stenosis に伴う神経根障害 … 150
■ 多椎間多根障害 ………………………… 150
■ 嚢腫性病変による神経根障害 ………… 152

5 動脈硬化と腰痛 ……………………… 154
6 ストレスとしての腰痛 ……………… 155
7 臓器相関の観点からみた腰痛 ……… 157
■ Hip-spine syndrome ………………… 157
■ Knee-spine syndrome ……………… 160
■ 変形性股関節症の仙腸関節への影響 … 161
■ 脊椎圧迫骨折の骨盤アライメントへの影響 … 162
■ 椎間関節内サイトカインの発現 ……… 162

8 腰痛の発現部位 ……………………… 163
■ 椎間板性腰痛　　（高橋和久）163

- ■ 椎間関節性腰痛 ……………………（菊地臣一）164
- ■ 神経根性腰痛 ………………………（佐藤勝彦）165
  1. 神経根性腰痛の解剖学的考察 ………… 165
  2. 神経根性腰痛の臨床像 ………………… 166
  3. 鑑別診断 ………………………………… 167
     a. 第2腰神経根ブロックで消失する
        腰痛との相違点 ……………………… 167
     b. 椎間関節性腰痛との相違点 ………… 167
     c. 椎間板性腰痛との相違点 …………… 167
  4. 神経根ブロックによる腰痛分析と
     その利用法 ……………………………… 168
- ■ 仙腸関節由来の腰痛 ………………（菊地臣一）168
- ■ 血管性腰痛症 ………………………（鳥畠康充）169
- **9 作業関連性腰痛** ……………………（川上 守）170
- **10 スポーツや運動と腰痛** ……………（矢吹省司）172
- ■ 運動やスポーツの脊椎への負担 ………… 172
  1. 運動と腰痛発生の危険性 ……………… 172
  2. 脊椎への負荷と椎間板変性との関係 … 172
  3. 一流スポーツ選手における急速な骨の損失
     ……………………………………………… 173
  4. 脊柱への過剰負荷と脊椎への損傷 …… 173
  5. 脊椎への負荷が椎間板や骨に与える影響
     ……………………………………………… 173
  6. 過度なトレーニングの身体に対する影響
     ……………………………………………… 173
  7. リズム体操（新体操）やバレエダンスと
     側弯症発生との関係 …………………… 174
- ■ 運動と骨粗鬆症 …………………………… 174
- ■ スポーツ・運動と分離症・分離すべり症 … 174
- ■ スポーツ選手に対する腰の手術 ………… 175
- **11 脊椎手術の手術侵襲とストレス** …（菊地臣一）175

Ⅳ 診療に際しての留意点　（菊地臣一）**183**

- **1 患者の個性と医療従事者の対応** ……… 183
- **2 治療に影響する信頼関係** ……………… 183
- **3 信頼関係確立のためのアート** ………… 184
  1. 患者への共感の提示 …………………… 184
  2. 患者への関心の提示 …………………… 184
  3. 患者の安心感の獲得 …………………… 185
  4. 患者の意欲を引き出す ………………… 185
  5. 希望の灯を消さない …………………… 186

  6. 医学的には正しくても，医療としては
     間違っている場合がある …………… 186
  7. 逃げ道を塞がない ……………………… 186

Ⅴ 腰痛の病態把握 —診察のポイント　（菊地臣一）**189**

- **1 腰痛病態の多様性** ……………………… 189
- **2 診察における問診の意義** ……………… 189
- **3 症状・所見の時間的推移** ……………… 189
- **4 現時点だけの情報で判断する危険性** … 190
- **5 診察における信頼関係の確立** ………… 192
- **6 受診目的の把握** ………………………… 192
- **7 リエゾン精神医学による評価の重要性** … 193
- **8 リエゾン精神医学からの提言** （大谷晃司）194
  1. 愁訴の聞き方 …………………………… 194
  2. 慢性疼痛と関連しうる人格・行動特徴 … 194
  3. 慢性疼痛への対処—心理療法，認知行動療法
     ……………………………………………… 195
  4. 心身医療科（精神科）への受診の勧め方 … 195
- **9 非特異的腰痛と特異的腰痛の鑑別の重要性**
  ………………………………………（菊地臣一）195
- **10 腰痛評価時に陥る専門家の落とし穴** … 196
- **11 所見の位置付け** ………………………… 196
- **12 神経性間欠跛行の評価—有用性と限界** … 196
  1. 歩行負荷試験 …………………………… 196
  2. 立位伸展負荷試験 ……………………… 198
  3. 負荷試験の限界 ………………………… 198
- **13 診断サポートツール** ……………（紺野愼一）199
  1. 日本脊椎脊髄病学会版診断サポートツール
     ……………………………………………… 199
  2. 自記式診断サポートツールの開発 …… 199
  3. DISTO-project ………………………… 201
     a. 腰痛有訴者とLSSの心理社会的背景に
        ついて ………………………………… 202
     b. ABIは後脛骨動脈触知で代替可能か … 202
     c. 腰痛有訴者とLSSのJOABPEQ ……… 202
     d. 安静時足底症状／膀胱直腸障害ありの
        JOABPEQ ……………………………… 202
     e. 診断サポートツールの認知度と使用経験
        ………………………………………… 202
- **14 産婦人科領域の腰痛** ……………（佐藤勝彦）202
  1. 産婦人科側からみた腰痛の分類 ……… 203

2. 腰痛をきたす代表的な女性の疾患 …………… 204
 a. 卵巣腫瘍による腰痛 …………………… 204
 b. 骨盤輪不安定症による腰痛 …………… 204
3. 分娩時の恥骨結合離開 …………………… 207
4. 子宮内膜症に伴う梨状筋症候群 ………… 207
5. 妊娠中の腰椎椎間板ヘルニア …………… 207

15 高齢者の腰痛 ………………（菊地臣一）208
1. 高齢者に対する診療の特徴 ……………… 208
2. 高齢者の画像診断―過剰診療や誤診の回避
 ………………………………………………… 209
3. 臓器相関という視点からの評価
 ―相互影響の可能性 …………………… 209
4. 高齢者の膝内側部痛―膝痛との鑑別 …… 209
5. 術後の両側鼠径部・大腿前面痛
 ―腸腰筋拘縮の関与 …………………… 210
6. 加齢性変化と脊柱アライメント
 ―後弯変形と変性側弯 ………………… 210
7. Post-fusion stenosis―長期経過後に
 出現する特異な病態 …………………… 210
8. 腰痛と血流―密接な関係 ………………… 211
9. 高齢者の腰痛の治療 ……………………… 211

16 小児の腰痛 …………………………………… 211
1. 有病率について …………………………… 211
2. 腰痛のリスクファクター ………………… 211
3. 自然経過 …………………………………… 211
4. 原因疾患 …………………………………… 211
5. 疼痛管理 …………………………………… 212

VI 診察の進め方―病態把握の手順
        （菊地臣一）**213**

1 診察の目的―なぜ医師は診断するのか …… 213
2 主訴の把握 ……………………………………… 213
■ 主訴の明瞭化 ……………………………………… 213
■ 腰と腰痛の定義 …………………………………… 214
3 病歴の作成 ……………………………………… 214
■ 安静時痛の有無 …………………………………… 215
■ 随伴症状の有無 …………………………………… 216
■ 性に特有な疾患の想定 …………………………… 216
■ 発症誘因の有無 …………………………………… 216
■ 疼痛の部位・性質 ………………………………… 217
■ 症状の経過の評価 ………………………………… 217
■ 間欠跛行の有無と鑑別 …………（鳥畠康充）217

4 既往歴・他科受診の把握 …………（菊地臣一）218
5 身体所見の評価 ………………………………… 219
■ 視診，触診 ………………………………………… 219
■ 脊柱所見 …………………………………………… 221
■ 神経学的所見 ……………………………………… 221
 1. 深部反射 ………………………………… 222
 2. 知覚 ……………………………………… 223
 3. 筋力 ……………………………………… 223
 4. 神経緊張徴候 …………………………… 225
  a. SLRT ………………………………… 225
  b. 大腿神経伸展テスト ……………… 226
  c. 坐位膝伸展テスト ………………… 227
  d. Crossed straight leg raising test …… 227
■ LSSに伴う神経根障害―身体所見の診断精度
 ………………………………………………… 227
■ 下肢索路障害テストの有効性 …………………… 228
■ 鑑別手技 …………………………………………… 228
 1. 骨盤部，股関節疾患との鑑別 ………… 228
 2. 末梢神経障害との鑑別 ………………… 229
 3. 他科疾患との鑑別 ……………………… 229
 4. 非器質的腰痛との鑑別 ………………… 230
 5. 神経内科疾患との鑑別 ………………… 231
  a. 病歴・家族歴 ……………………… 231
  b. 脊柱所見・負荷所見 ……………… 231
  c. 神経学的所見 ……………………… 232
  d. 補助検査 …………………………… 232
  e. 陽性所見と陰性所見 ……………… 232
  f. 経過観察の重要性 ………………… 232
■ 腰痛の診断手技―EBMからの検証 …………… 233
 1. 必要な問診事項 ………………………… 233
 2. 身体検査での重要な所見 ……………… 234
 3. 病歴・所見の診断精度 ………………… 234

VII 画像による病態診断
        （菊地臣一）**235**

1 画像診断の問題点 …………………（岩渕真澄）235
2 退行性疾患における画像検査の位置付け
 …………………………………（菊地臣一）235
3 単純X線写真の位置付け …………………… 236
4 不安定腰椎と神経障害 ……………………… 237
■ 脊柱アライメントと症状との関係 ……………… 237
■ 不安定腰椎を有する症例の長期予後 …………… 238
5 椎間孔部圧迫病変 …………………………… 238

| 6 | 多椎間欠損と神経障害 | 240 |
| 7 | RNR | 242 |
- 解剖・臨床的検討 | 242
- 臨床所見と脊髄造影所見の対比 | 242
- LSS の手術成績との対比 | 246
- 無症状例における出現頻度 | 246
| 8 | MRI における black line の臨床的意義 | 246 |
| 9 | 仙腸関節の変化 | 247 |
- 腸骨硬化性骨炎と仙腸関節 | 247
  1. 腸骨硬化性骨炎の定義と概念 | 247
  2. 腸骨硬化性骨炎の疫学 | 248
  3. 腸骨硬化性骨炎の病態と骨盤輪不安症との関係 | 248
  4. 骨硬化の最終的変化 | 248
  5. 鑑別診断 | 248
- 変形性股関節症が仙腸関節に与える影響 | 249
| 10 | 画像診断の落とし穴とその対策 | 251 |
- Asymptomatic と symptomatic な形態異常の鑑別失敗 | 251
- 画像の端の見逃し | 251
- 高齢者の多椎間欠損に対する過剰診断 | 252
- 時間的推移に対する注意不足 | 254
| 11 | MRI 撮像の利害得失 | 256 |
- 転移性脊椎腫瘍の早期発見 （岩渕真澄） 256
- 診療上の価値 （菊地臣一） 258
12	神経根ブロックの臨床的意義	260
13	神経根ブロックによる腰痛と殿部痛の分析	260
14	腰痛に対する画像診断—誤診を避けるために	265
- 症状や所見に対応した画像の解釈	265
- 誤診を避ける3つのポイント	265
15	EBM からみた画像診断の価値と限界	266
- 単純 X 線写真	267
- MRI	267
16	椎間板造影術への危惧	271

VIII 臨床検査 （川上 守）273

| 1 | 臨床検査の役割 | 273 |
| 2 | 外来初診時における必須の臨床検査 | 273 |
  1. 赤沈 | 273
  2. CRP | 274
  3. 血清カルシウムとリン | 274
  4. アルカリホスファターゼ | 275
  5. 血清蛋白とその分画 | 275
  6. 骨代謝マーカー | 276

IX 誤診例と治療難航例からみた診療のポイント （菊地臣一）277

リエゾン診療からの提言 （大谷晃司）277
| 1 | 心理・社会的因子と腰痛 | 277 |
| 2 | 精神医学的問題を有する治療難航例に対する診療の現状 | 277 |

治癒しえない腰・下肢痛—考えられる原因 （菊地臣一）279
| 1 | 診断の誤り | 279 |
- 他科疾患の誤診 | 279
  1. 精神科的疾患 | 279
  2. 動脈疾患 | 279
  3. 婦人科疾患 | 280
  4. 血液疾患 | 280
  5. その他 | 280
- 整形外科領域での誤診 | 281
  1. 他部位の疾患 | 281
  2. 非退行性脊柱疾患 | 283
  3. 神経疾患 | 283
  4. 腰仙椎部退行性疾患 | 283
| 2 | 治療適応の誤り | 284 |
- 精神医学的問題への配慮不足 | 289
- 社会的背景への配慮不足 | 289
- 病態を無視した治療計画の設定 | 291
- 誤った病態把握に基づいた治療 | 292

誤診への対策 293
1	腰痛の病態の多様性への配慮	293
2	画像所見の過大評価，過小評価	293
3	治療適応の誤り	293

望まれる集学的アプローチの構築 297

まとめ 297

X 腰痛の治療 　　　　　（菊地臣一）299

新しい概念の登場
1 従来の腰痛治療の問題点と新しい概念の確立 ……… 299
- 「どんな治療をするか」から「誰を治療するか」へ ……… 299
- 主体的な医療の実施 ……… 299
- 情報提供と患者教育の重要性 ……… 299
- プラセボ効果への認識 ……… 300

2 腰痛の実態に対する認識の変化 ……… 300

3 多面的・集学的アプローチの必要性と問題点 ……… 301

4 新たな概念への医療従事者の対応 ……… 302

5 治療方針の決定—informed consent から informed decision へ ……… 302

6 治療自体に求められる条件 ……… 304

疫学と自然経過 　　　　　（矢吹省司）305
1 疫学 ……… 305
- わが国の実態 ……… 305
- 地域での調査 ……… 306
- ヨーロピアン・ガイドラインから ……… 309
- 腰痛のリスクファクター ……… 309

2 自然経過 ……… 310
- 椎間板ヘルニア ……… 310
  1. 保存療法の予後 ……… 310
  2. 整形外科医を対象とした検討 ……… 310
  3. 手術拒否例の予後 ……… 311
  4. 症状からみた手術適応 ……… 311
- LSS ……… 311
- 分離・すべり症 ……… 311
- 変性すべり症 ……… 313
- 不安定腰椎 ……… 314
- 変性腰椎側弯 ……… 314

治療にあたっての留意点, 副作用（合併症）とその対策 　　　　　（菊地臣一）315
1 下肢症状に対する保存療法—予後不良因子 ……… 315

2 NSAIDs 　　　　　（川口善治）315

3 ブロック療法 　　　　　（二階堂琢也）316
- 治療効果予測 ……… 316
- 疾患別治療効果 ……… 317
- 腰痛に対する腰部交感神経節ブロック ……… 317
- 硬膜外ステロイド注入の効果 ……… 318
- 合併症・副作用 ……… 318
- 実施手技のコツ ……… 319

4 代替療法 　　　　　（菊地臣一）319
- 東洋医学 ……… 321
- 徒手療法（マニュピュレーション）……… 321

5 輸血療法 　　　　　（二階堂琢也）321
  1. 不適合輸血 ……… 322
  2. 輸血後 GVHD ……… 323
  3. 輸血感染症 ……… 323
  4. 自己血輸血の利点と注意 ……… 323

6 周術期における抗菌薬の投与 ……… 323
- 米国 CDC ガイドライン ……… 324
- わが国のガイドラインと今後の課題 ……… 325

7 術後疼痛 ……… 325

8 深部静脈血栓症発生予防 ……… 326

手術時のトラブルとその対策 　　　　　（菊地臣一）326
1 腰椎後方手術 　　　　　（佐藤勝彦）327
- 手術体位によるトラブルとその対策 ……… 327
  1. 腹圧による術中出血 ……… 327
  2. 術後の手術体位によるトラブルとその対策 ……… 327
     a. フレームに関連したトラブルとその対策 ……… 327
     b. 頭部固定による眼球圧迫とその対策 ……… 328
- 手術操作によるトラブルとその対策 ……… 328
  1. 術中のトラブルとその対策 ……… 328
     a. 神経損傷 ……… 328
     b. 大血管損傷 ……… 329
  2. 術後のトラブルとその対策 ……… 329
     a. インストルメンテーションに伴うトラブルとその対策 ……… 329
     b. 硬膜外血腫とその対策 ……… 330
     c. 髄液漏とその対策 ……… 330

2 腰椎前方固定術 　　　　　（髙橋和久）330
- 手術体位によるトラブルとその対策 ……… 330
  1. 側臥位と半側臥位でのトラブルとその対策 ……… 330
  2. 仰臥位でのトラブルとその対策 ……… 330

- ■ アプローチに関連したトラブルとその対策 330
  1. 腹膜外路法における腹膜損傷 330
  2. 腸管損傷 331
  3. 尿管損傷 331
  4. 大血管(腹大動脈,下大静脈,総腸骨動脈・静脈)の損傷 331
  5. 交感神経幹の損傷 331
  6. 手術高位の誤認 332
  7. 上下腹神経叢損傷 332
  8. 腰神経叢損傷 332
  9. 下肢深部静脈血栓症 332

新しい概念に基づいた治療体系
　　　　　　　　　　　　　　　(菊地臣一) 332

成人の腰痛に対する保存療法 ...... (川口善治) 334
1. 成人の急性腰痛に対する治療 334
- ■ レビューによる考察 334
- ■ 非特異的腰痛に対する治療 335
2. 成人の慢性腰痛に対する治療 335
- ■ レビューによる考察 336
3. 腰痛の予防 337

薬物療法 .... (川口善治) 338

理学療法 .... (白土 修) 338
1. 物理療法 338
2. 経皮的電気神経刺激療法 339
3. 牽引療法 339
4. 装具療法 339

運動療法 .... (菊地臣一) 339
1. 運動療法に対する評価と課題 339
2. 腰痛に対する一番有効な保存療法は何か .. 340
3. 高度な機能回復訓練と外来での理学療法との対比 340
4. 腰痛に対する効果的な運動療法の検討 341
5. 腰痛の予防に対する運動療法の価値
　　　　　　　　　　　　　　　(矢吹省司) 341
6. 現時点での運動療法の位置付け (菊地臣一) 341

腰痛に対する手術療法 341

1. 手術の適応と価値 342
2. 脊椎手術の費用対効果 342
3. 低侵襲手術の価値と今後の課題 343
4. 椎間板ヘルニアに対する保存療法と手術療法との比較 343
5. 脊柱管狭窄に対する手術 344
6. 脊椎インストルメンテーションの妥当性について .... (矢吹省司) 346
7. 椎間板ヘルニアに対する手術 346
8. 脊椎外科医への問いかけ ...... (菊地臣一) 347
9. 術前説明での留意点 347

固定術の適応と問題 .... (紺野愼一) 347
1. 固定術の目的 347
2. 固定術の問題点 348
3. 固定術実施に伴う採骨部痛 349
4. 腰椎変性すべり症に対する固定術の意義
　―非固定,Graf制動術,後側方固定併用術の比較 349
5. 腰椎変性すべり症に対する今後の課題 350
6. 腰痛に対する固定術の有効性
　―最終的な問題解決とならない 351

主要な疾患に対する治療の実際―留意点
　　　　　　　　　　　　　　　(菊地臣一) 352
1. 椎間板ヘルニア .... (大谷晃司) 352
- ■ 長期予後からみた治療法の選択 352
- ■ 手術術式からみた治療法の選択 352
- ■ 椎間板ヘルニアと腰痛 352
2. LSS .... (大谷晃司) 352
- ■ 神経障害型式同定の重要性 352
- ■ 除圧術に対する考察 353
  1. 選択的除圧術の長期成績 353
  2. 選択的除圧術への疑問点とそれに対する考察 354
  3. 従来の椎弓切除術の問題 357
  4. 最近の術式の考察 358
  5. LSSに対する糖尿病の影響 .. (菊地臣一) 358
  6. LSSと腰痛 .... (大谷晃司) 358
  7. 精神医学的因子が手術成績に与える影響
　　　　　　　　　　　　　　　(菊地臣一) 359
  8. 手術前後での自覚症状の推移 359
  9. 術後におけるうつ症状の改善 360

  10. 変性側弯を伴う LSS に対する除圧術の成績
   —JOABPEQ による検討 ……………… 361
  11. 手術前後での自覚症状と JOABPEQ
   —腰痛の程度と機能障害の乖離例からみた
   治療評価の妥当性と限界 ………………… 361
■ 腰椎変性疾患の手術成績—患者の満足度という
 視点からの検討 ………………………（大谷晃司）362
■ 腰椎変性すべり症の腰痛
 —機能障害からみた評価 …………（菊地臣一）362
■ 手術にあたっての高齢者に対する留意点 ……… 363

3　骨粗鬆症 ………………………………（矢吹省司）364
■ 慢性腰痛 ………………………………………… 364
 1. 発生機序 …………………………………… 364
 2. 治療の工夫 ………………………………… 365
 3. 骨粗鬆症性椎体骨折に対する安静臥床の
  意義—椎体変形からみた治療成績 ……… 365
 4. 骨粗鬆症性新鮮椎体圧迫骨折患者の QOL
  —経時的変化 ……………………………… 366
 5. 手術の検討 ………………………………… 366
■ 椎体骨折に対する経皮・経椎弓根的椎体形成術
 ………………………………………………… 367
 1. PMMA と CPC ……………………………… 368
■ 椎体骨折治療の最前線 ………………………… 368

4　変性側弯症 ……………………………（豊根知明）368

5　脊柱変形（後側弯症）の手術のコツと
**　　落とし穴** ………………………………（白土　修）371
■ 使用するインストルメントの正しい選択 ……… 371
■ インストルメントの設置法 ……………………… 372
■ 骨切り術 ………………………………………… 372
 1. Ponte osteotomy …………………………… 372
 2. PSO ………………………………………… 372
 3. Vertebral column resection ……………… 372
 4. 内科的合併症への対策 …………………… 374

XI　腰痛を考える—私の疑問
（菊地臣一）**381**

■ 腰痛発生における椎間板の役割 ……………… 381
■ 肥満と腰痛 ……………………………………… 383
■ 治療としての温熱と冷却 ………………………… 384
■ 苦悩／苦痛と腰痛との関係 …………………… 384
■ 運動療法の有効性に対する治療効果発現機序
 ………………………………………………… 385
■ 腰痛の予防は可能か …………………………… 386
■ LSS を巡る不思議 ……………………………… 386
 1. 馬尾型はなぜ下肢痛を惹起しないのか …… 386
 2. 神経性間欠跛行を伴う LSS と伴わない LSS
  の差は何か ………………………………… 386
■ 腰痛に対する医療費と治療成績との関係 ……… 387

おわりに ………………………………（菊地臣一）389

索引 ………………………………………………… 391

はじめに

　この本を執筆するきっかけは，第1版に記したように，私の恩師であるI Macnab教授の名著「Backache」の存在にある．勿論，本を刊行したくらいで，恩師から受けた御恩をお返ししたことにはならないことは重々承知している．当時の担当者であった下田祥子様には，私の恩師への想いを汲み取って，装丁にそれを生かしていただいた．

　第1版の刊行から10年，腰痛の診療現場，研究，そして医療を巡る環境も大きく変化した．私の立場も，「自ら走る」から「他人を走らせる」に，「診療・研究」から「運営・勉強」へと変化した．2011年3月11日，東日本大震災が発生した．ここ福島の地では，未曾有の惨禍となった原発事故が発生した．この原発事故への対応に，自分の立場を考えて，診療と研究の続行を断念した．

　そのような環境のなか，心の平穏を保つためにこの本の改訂を開始した．改訂にあたっては，恩師であるMacnab教授や蓮江光男先生のやり方にならった．Macnab教授の第2版は，弟子のJ McCullochと，第3版はE Transfeldtが2人に加わり，そして第4版は未刊に終わったが私が加わる予定であった．すなわち，改訂版は共著での刊行であった．蓮江光男先生は，先生の著書に私を共著者として加えてくださった．そこで，今回の改訂では，弟子や仲間に得意分野での分担執筆をお願いした．集まった原稿を，筆者が一読者として通読して，統一感を保つように，必要に応じて加筆，編集した．各執筆者の分担については目次に記してある．

　本書は，医師としての一生の仕事として「腰痛」を選んだ人間が著したものである．臨床家は，臨床家にしかできない研究をすることによって，発見や新知見が得られる．このことを恩師のI Macnab教授から学んだ．恩師の教えのなかから，神経根を包むepiradicular sheathの発見，神経根ブロックの評価による分岐神経の再発見，神経性間欠跛行の分類，選択的除圧術の確立，そして治療手段としての選択的脊髄動脈造影や腰部交感神経節ブロックが生まれた．

　医療は，臨床研究での手法の1つとして定着したEBM(evidence-based medicine)だけでは成立しない．勿論，病態解明には科学が必要である．病態解明により初めて治療法が確立されるからである．只，それを診療にどう生かすかは，医療従事者が仕事のなかで培ってきたNBM(narrative-based Medicine)という1人1人のartにかかっている．すなわち，医療従事者側からみた理想的な医療とは，EBMというscienceとNBMというartの統合である．

　改訂版でも，第1版で提示したscienceとartの統合という理念を踏襲した．改訂してみると，結果的にすべての章に手を入れることになってしまった．改訂作業をして，改めて，一行加筆したり，書き変えたり，さらには削除するのに，如何に多くの研究者の努力が必要かを再認識させられた．1行の加筆の裏に多数の論文や発表，そして汗と涙の臨床経験があるのである．

　この本は，第1版と同様に，筆者の知る限り，何が分かって，何が分かっていないのかを明確にした．そこに今後の研究や解明の糸口があると信じているからである．

　「地位や年齢とともに求められる役割は変わる」と自分に，そして周囲に説いてきた．道半ばにして教授職を辞するとき，自らに，今，自分に求められている役割は何かを問いかけた．役割の1つは，次代を担う人達に，英語の壁を低くすることだった．その手段の1つとして，海外における最新の文献や研究，あるいは診療現場の実情を紹介することにした．それにより，研究の遂行や国際

学会の発表で，同じ土俵にリアルタイムで上がることができるようにとの想いからである．改訂版にも筆者のこのような思いを反映するように心がけた．

　本書には，第1版からいくつかの変更点がある．本書が増頁にならないように，第1版からいくつかの章を削除した．削除した記載は，第1版の第Ⅲ章「腰痛診療とEBM」，第XI章「腰痛の治療」での「脊椎・脊髄疾患と消化器病変」，「米国と英国の診療ガイドライン―急性腰痛の診断と治療」である．今や，EBMの考え方は，研究や討論の前提として定着したというのが削除の理由である．消化器疾患の原因や病態についても常識となった．海外の急性腰痛治療ガイドラインも共有の知識となった．

　もう1つは，第1版で掲載した参考文献の削除である．本書で掲載されているのは，第1版には取り上げられていない文献である．

　新たに加わった記載もある．主なものは，腰痛の健康に及ぼす影響に関する加筆である．この問題は，今後，ますます重要になる主題である．これについては，独立した項目を設けたり，関連している章に加筆した．もう1つは，高齢者の脊柱変形である．筆者自身は，この領域にあまり経験がないので仲間に執筆をお願いした．この章を読むと技術的には十分解決可能の域に到達したと判断できる．あとは，患者のQOLやADLの観点からの評価と長期成績である．次の世代にこの問題の解答を期待している．

　「腰痛」という一筋の道を生涯のテーマとした人間の，10年を経ての第2版の発刊である．本書が，次の世代に刺激を，若者には腰痛に関心をもつきっかけになれば，本書の目的は達したことになる．

2013年2月

菊地臣一

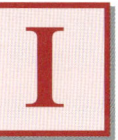 腰痛―その不思議なるもの

　「腰」や「backbone」という名称は，解剖学的な表現というだけでなく，数多くの精神的な要素を含んだ意味をもって使われている．これは，腰と精神的要因が深くかかわっていることの1つの証かもしれない．

　また，腰痛は，「ヒトが立って歩くように進化したために起こった，宿命的な症状である」と言われる．腰痛は，ヒトが地上に出現して以来の「永遠の課題」であるとも言われている．立つようになったことが，腰痛発生の原因かどうかは別にして，腰痛は最古の昔から人類を悩ませていたと思われる．最近の研究によって，ヒトが四足歩行から二足歩行への移行を果たしたとき，それまでとは違った過重な負荷が脊椎にかかるようになったことが窺える．事実，最古の人類とされるLusyには，第6胸椎から第10胸椎にかけての後弯が認められ，Scheuermann病ではないかと推測されている．二足歩行によって，Lusyの脊椎へ過重な負担がかかり，それが後弯を発生させた可能性を否定できない．ヒトとサルをつなぐ最古の生物とされているイーダーの骨格標本でも，腰椎に前弯がみられる．おそらく，脊椎に過重な負担が発生していると考えて良い．また，ヒトは類人猿やサルと比較して，椎間関節症と椎体の骨棘形成の程度がはるかに強いことも明らかにされている．さらに，8,000年前の700体を超える遺体の研究によれば，脊椎の変性所見は極めて普通にみられ，成人の頸椎や腰椎での変形性関節症の頻度は約30%である．このように，人類には太古の昔から，脊椎へ力学的負担がかかっていたことは明らかである．これが腰痛の発生にどの程度関係しているかは不明であるが，古代人も腰痛に悩まされていたと考えるのは見当外れではない．

　ここで現代に目を転じてみる．以前には腰痛は高齢者の病気・症状と考えられていた．最近では若年から高齢者に至るまで万遍なく腰痛を訴えて受診する．一方，ここ50年の医療・医学の驚異的な進歩は，医の本質を「art」から限りなく「science」に近づける努力の歴史でもある．それにもかかわらず，腰痛の予防はおろか，腰痛患者の減少という目標も達成できていない．腰痛の分野では，医療・医学の進歩の結実がないかのごときである．このように，われわれに身近な愁訴である腰痛には不思議なことが多く存在している．

　腰痛は，研究者にとっても闇に迷い込むようで，いったん迷い込むと，なかなかその闇の中から抜け出せない．腰痛には，いくつも不思議なことがある．その最大の不思議さは，発生機序や病態が21世紀を迎えた現在でも完全には解明されていないことである．そのため，腰痛の診療は，すべて科学的に立証された内容から構成されているわけではない．例えば，同じ癌性疼痛でも，在宅での医療と病院での医療とでは患者の痛みや苦痛は異なることが知られている．すなわち，在宅で加療されている患者は，あまり苦痛を訴えない．このことから，「心」の問題が深く関与していることは推察できるが，その理由をわれわれは明快に答えられない．

　ここでまとめてみる．1つは，発生機序や病態が分かっていないことである．第2に，現在の腰痛の診療がすべて科学的に実証された内容で構成されているわけではないことである．将来科学的

立証が本当に可能かどうか，すなわちデカルトの哲学で，それを全部説明できるのか，という疑問である．現在のデカルト的科学的観念では了解不可能な内容があるのではないか，という問題提起ができる．プラセボ効果などはその1つである．
3番目は，治療成績の停滞である．腰痛は従来X線検査に代表される形態学的検討，あるいは血沈，臨床検査といった客観性重視の診療体系であった．しかし戦後60年以上経過しても，腰痛の治療成績に向上は認められていない．しかも，患者の満足度は下がりつつある．なぜか．なぜ腰だけが，これだけ科学が進歩しても，股関節や膝関節の人工関節全置換術のような良好な成績が得られないのだろうか．これらが筆者が考える不思議の1例である．

今後，科学の進歩とともに腰痛の科学的立証は可能なのだろうか，ひょっとしたら腰痛には現在の科学的概念では了解不可能な内容が存在しているのではないだろうかなどの疑問が浮かぶ．目を見張るような戦後の科学の発展を背景に構築されている，客観性重視の現在の診療体系では，患者の治療に対する満足度は，必ずしも向上しないことが明らかにされつつある．本書のなかで，筆者は，どこまで腰痛が解明され，それに応じた治療が構築されてきたかを自らのできる範囲内で紹介してみる．そして，そのなかで腰痛の何が分かって，何が分かっていないのかを明確に提示できれば，本書は腰痛解明への暗夜の一灯になれるかもしれない．

参考文献
1. 柴田裕之，訳．コリン・タッジ：ザ・リンク　ヒトとサルをつなぐ最古の生物の発見．早川書房，東京，2009

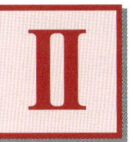 腰痛診療を巡る環境の変化

今なぜ腰痛が問題か

　今，なぜ腰痛が問題なのかを考えてみる．大きく分けて2つの理由がある．1つは，「腰痛」という病態それ自体が抱えている問題である．もう1つは「腰痛」と社会とのかかわりから派生してくる問題である．

■ 腰痛それ自体が抱える問題

　腰痛という言葉は症状であって，疾患名ではない．腰痛は，内臓由来，血管由来，神経性由来，心因性，脊椎性と，5つに大別される（Macnab）．言い換えれば，あらゆる疾患が腰痛を主訴として外来を訪れる可能性があるということである（表Ⅱ-1）．つまり，腰痛の原因が脊椎のほかに存在していることが稀ではない．しかも，腰痛の病態には，後述するように，生物学的な問題だけでは把握できない，心理・社会的因子といった機能的な障害も深くかかわっている．

■ 腰痛と社会とのかかわりから派生する問題

　腰痛と社会とのかかわりから派生してくる問題について考えてみる．1番目は，高齢社会の到来である．2番目の問題は，高い罹患率，すなわち腰痛を訴える患者数の増加である．3番目は，高騰する医療費である．4番目は，不適切な治療を受けている患者がいるという状況証拠があるという現実である．5番目は，医療界へのEBM（evidence-based medicine）という概念・手法の導入である．6番目は，生活習慣病との関連である．7番目は健康寿命と腰痛である．

表Ⅱ-1　腰痛の病態別分類

Ⅰ．器質的要因による腰痛
1) 脊柱とその周辺組織に由来する腰痛

変性	変形性脊椎症，椎間板ヘルニア，すべり症（変性，分離），骨粗鬆に伴う脊柱変形
感染	化膿性脊椎炎，結核性脊椎炎，硬膜外膿瘍
炎症	リウマチ性脊椎炎，強直性脊椎炎，enthesopathy
腫瘍	脊椎腫瘍（原発性，転移性），脊髄・馬尾腫瘍
外傷	骨折，捻挫，靱帯損傷，筋肉損傷，椎間板損傷
機能障害	筋疲労，コンパートメント症候群

2) 脊柱以外の臓器に由来する腰痛

血管	解離性大動脈瘤，閉塞性動脈硬化症
泌尿器	尿管結石など
婦人科	子宮筋腫，卵巣嚢腫，子宮内膜症など
消化器	膵臓炎，膵臓癌，十二指腸潰瘍，直腸癌，胆嚢炎など
運動器	変形性股関節症，骨盤輪不安定症，仙腸関節炎（結核性，強直性脊椎炎など）など

Ⅱ．非器質的要因による腰痛

精神医学的問題	身体表現性障害，気分障害，不安障害，人格障害，統合失調症，虚偽性障害など
心理社会的問題	家庭内不和，職場での問題など

1. 高齢社会

　高齢社会がなぜ問題になるかというと，高齢者は若い人と比べて，腰痛を引き起こすことが多いからである．とくに女性の場合には，年齢とともにその頻度が増す（図Ⅱ-1）．その理由の1つは，骨粗鬆症を有する人の増加にあると思われる．骨粗鬆の進行に伴って脊柱変形が生じ，それによって腰椎背筋群に過重な負担がかかるために筋原性の腰痛が惹起されるものと思われる．時には，遅発性に下肢や直腸・膀胱に神経障害が発生することもある．

　わが国では，国民生活基礎調査（2006）によれば，人口1,000人当たりの腰痛の有訴者率は65～74歳で150人，75～84歳では200人を超えている．慢性腰痛の65歳以上の患者を対象としたアンケートをみると，治療を受けてもなお，症状改善の実感を得ていない患者が約3割存在している．これらの患者に適切な治療や指導を行うことが，健康寿命を延ばし，医療費の高騰を防ぐことにつながる．

2. 高い罹患率

　高齢者の人口増加は，そのまま腰痛を訴える患者の増加につながる．しかし，このことは，そのほかに，いくつかの重大な問題を含んでいる．米国での大規模な調査結果によれば，ほとんどの人が生涯に1度は腰痛を経験している．そして，国民の15～20%の人々が，毎年腰痛を訴えている．さらに，米国の就業年齢層の50%が毎年腰部に由来する症状を認めている．事実，45歳以下の人々の就業不能の最も高い理由が腰痛である．また，常時，米国民の約1%は，慢性腰痛のために就業不能であり，さらに1%は一時的に就業不能になっている．米国での統計によれば，家庭医を訪れる理由として，腰痛は咳などの咽喉頭の症状に次いで2番目に多い症状である．このように腰痛関連の障害は，米国はもちろん，米国の数値に代表されるように，現在，世界で最も罹患率の高い病態の1つになっている．さらに，スイスでの疫学調査によれば，最重要な健康問題の1つとして，エイズ，癌，心臓病とともに，慢性腰痛が挙げられている．このように，腰痛は大きな社会問題になっている．わが国での実情は，労災認定の腰痛が年間6,000件を超えるという事実や，日本整形外科学会の全国調査で，あらゆる年代で腰痛を訴える人々が存在しているという結果から，この問題の重要性をうかがうことができる．

3. 高騰する医療費

　腰痛に対する治療費は治療を受ける患者が多いので，費用がそれに応じてかさむ．しかし，それだけではなくて，社会に対する総費用，すなわち社会的負担と社会心理的負担は莫大な額になる．米国では，腰痛はプライマリ・ケアを受診する患者が訴える2番目に大きい理由である．とくに，35～64歳の女性と25～64歳の男性に限ってみると，プライマリ・ケアを受診する理由の第1位が腰痛である．また，整形外科医，脳神経外科医，あるいは産業医を受診する最大の理由も腰痛である．患者の数が多いので結果的に医療費は高騰する．しかも，仕事に関連した腰痛に支払われる休業補償と就業不能時間を合わせると，その額は医療費の3倍にも達してしまう．休業補償という観点からみると，米国の労働人口の約2%は毎年腰痛のために補償を受けている．米国では，腰痛の社会的費用は毎年200億～500億ドル（約2兆～5兆円）に上ると見積もられている．腰痛のために仕事を休み，それが本人や家族，あるいは地域社

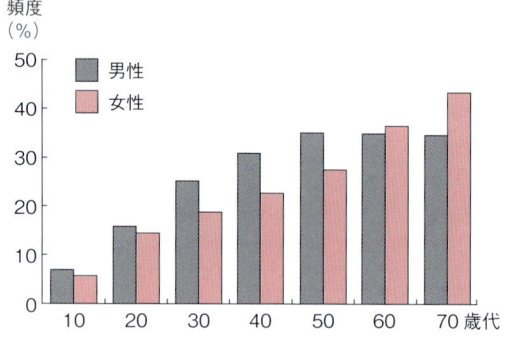

図Ⅱ-1　治療を必要とする腰痛が起こった年代
（福原俊一，他：腰痛に関する全国調査—報告書—2003，株式会社日本リサーチセンターより作成）

会，さらには職場に与える影響ということを考えると，その費用は計算できないほど莫大な額になると考えられる．

わが国でも，個人，職場，医療費の支払い側，そして政府が負担を強いられる経済的負担は相当な額に上ると考えられる．日本整形外科学会の調査によれば，先ず，「腰痛あり」群と「腰痛なし」群とを比較すると，MOS 36-item Short-Form Health Survey(SF-36)のすべてのドメインで腰痛あり群のQOLが低下している．性・年齢別にみても同じ傾向である．第2に，治療を必要とするほどの腰痛の後，仕事や家事を再開できるまでに平均11.3日要している．また，9.5％が腰痛のために仕事を辞めたり職場を代わったりしている．第3に，治療を必要とするほどの腰痛で，1年間に外来平均19.7日，入院平均7.0日を必要としている．第4に，調査時点における腰痛有訴者の受療行動および休業は，外来受診33.9％(平均2.4/月)，入院1.7％(平均：0.4/月)，仕事や家事の休み13.0％(1.2/月)である．

4．不適切な医療

腰痛のために活動の制限を余儀なくされた多くの患者が，適切な治療を受けていないのではないかということを示唆する報告が増えている(表Ⅱ-2)．わが国でも国民1人あたりの医療費に地域間でばらつきがあることはよく知られている．腰痛に限ってみると，米国では，米国の地域別，あるいは州内の地域間で，腰痛のために手術や入院をする頻度にばらつきがみられる．このばらつきは，大腿骨頚部骨折による入院と比較しても大きい(表Ⅱ-3)．このような地域的なばらつきは，腰痛診断のための検査内容にも認められる．このようなばらつきがあるということは，医師の自由裁量権ということだけでは説明がつかない．おそらく，診断や治療の概念が不統一であり，その結果，患者の一部は適切な治療を受けていないのではないかという疑問が出てくる．さらに，治療後に症状が悪化している患者も存在する．このような事実も，治療手段や内容に対する再検討が必要であることを示唆している．実際，最近，米国で

表Ⅱ-2 不適切な医療の存在－米国－

- 30～40％の患者が無効な，あるいは不必要な治療を受けている
- 25％の患者が有害な治療を受けている
  ↓
  ・標準的医療を提示・提供する必要
  ・第三者を納得させられる医療の提示
  [Grol R：Med Care 39(8 Suppl)：Ⅱ46-54, 2001]
  (Schuster M, et al.：Milbank Q 83：843-895, 2005)
- 急性から慢性腰痛へ移行率が増加
- 医療の利用率が上昇
  ・エビデンスに基づく勧告に沿っていない
  ・うつ病などの併存疾患の無視
  (Carey TS, et al.：Spine 34：718-724, 2009)
  (Freburger JK, et al.：Arch Intern Med 169：251-258, 2009)
- 腰痛治療の急増にもかかわらず，治療成績や活動障害の有病率は改善していない
  (Deyo RA, et al.：J Am Board Fam Med 22：62-68, 2009)
  (Neergaard L：abc NEWS, June 7, 2010)

表Ⅱ-3 脊椎手術実施の著しい地域差

- 椎間板手術・固定術　　　8.2倍
  (Wennberg JE, et al.：N Engl J Med 311：295-300, 1984)
- 固定術は大腿骨頚部骨折による入院の13倍
- 地域差の推移(1992/1993 → 2000/2001)
  ・脊椎手術　約7倍の多様性
  ・固定術の占める割合：17％ → 36％
  [Weinstein JN, et al.：Health Aff(Suppl Web Exclusive)：VAR81-89, 2004]
  [Wennberg JE：Health Aff(Suppl Web Exclusive)：VAR140-144, 2004]
- MRI装置の多い地域で腰の手術が過剰傾向
  (Baras JD, Baker LC：Health Aff 28：w1133-1140, 2009)
- 脊椎手術実施率は，地域，州，都市によって大きく異なる
  (Brownlee S, et al.：Improving Patient Decision-Making in Health Care：A 2011 Dartmouth Atlas Report Highlighting Minnesota, 2011)

は，画像検査やオピオイドの処方に代表される過剰診療が問題になっている．

5．EBMの導入

EBM(evidence-based medicine)とは，「客観的な事実に基づいた医療」とでも訳すことができる．最新の医療情報のうち信頼できる論文を臨床の診断や治療に応用する手法をいう．

EBMの目的は，臨床判断や治療における個人や施設間のばらつきを是正することである．この観点から，腰痛の診断や治療を再検討する必要性が指摘されている．今われわれは，腰痛の診断が論理性をもって進められているのかとか，あるいはある治療手段の有効性や安全性はどうなのかということを明らかにすることを迫られている．再評価をきちんとするためには，何が分かっていて，何がまだ分かっていないのかを医療従事者自身が的確に把握していることが必須の条件になる．この把握が不十分だと妥当な医療は不可能である．この認識をもっていないと適切な医療を行っているかどうかを省みる認識すらもてないからである．

只，EBMを実践する際には注意が必要である．RCT（randomized controlled trial）による結論はall or nothingである．このため，個々の患者に対しては有効であるはずの治療が切り捨てられてしまう可能性がある．RCTによる結論は，60～90％の患者にあてはまるにすぎないのである．「診療ガイドラインで勧められていない治療法で初めて軽快した患者がいる．EBMなんて当てにならない」という，EBMに対する批判が時に聞かれる．これはEBMに対する誤解である．逆にいえば，EBMが有効性を認めている治療法は，10～40％の確率で無効なのである．このような場合，診療ガイドラインやEBMに基づいた結論にあてはまらなかった理由を患者の側から考えて，それをその患者のその後の治療に生かしていけばよいのである．

EBM本来の概念・手法は，個々の患者にどう外的証拠を突き合わせていくのかという作業であって，使い方によっては一律な治療を規定することになってしまうガイドラインを作成したり，このガイドラインを個々の患者に強制することにあるのではない．個々の患者にふさわしい治療を組み立てるためには，RCTの結果を個々の患者に盲目的にあてはめるのではなく，共通点や差異の背景を検討する必要がある．当然，医療従事者には患者の性格，個人的，そして社会的背景を評価することが求められる．こうすることによって，外の情報であるサイエンス（RCT）と医師の有しているアート（経験）を結合しての診療が実現できる．

ここで，医療技術の科学としての認知について考えてみる．すでに認知されている治療法も，最初は海のものとも山のものとも分からなかった手技である．事実，医学発展の歴史は常に異端の歴史でもある．例えば，手術，麻酔，あるいは輸血など，当時の医学界の常識からみれば破天荒な，そして非常識でもある行為であったことは容易に想像がつく．治療手段がその有効性や妥当性を認められるためには，医療従事者自身の努力と論理的成功例の蓄積が必要である．医療が医学になるには，「臨床」という経験の積み重ねが必要である．これを着実に実行するためには，最初は小規模の施設や研究者で地道に症例を積み重ねていくしかない．

以上のようなEBMの概念や手法を背景に，今後のわれわれのとるべき道を考えると，先ず，EBMに合致した手法での研究の実施が求められている．当然，逆バイアスに対する吟味も必要である．さらに，自分の専門領域の知識・技術の習得のみならず，他領域や学際的な知識や知恵の吸収も求められる．そして，先人たちの築き上げてきたアート（診断確立のさまざまな手法，共感をもっての受け入れや励まし，逃げ道を塞がない指導，医療のプラセボ効果）に対する再評価と積極的な活用が望まれる．

現在のEBMは，データ中心から患者中心へ大きく変貌している．EBMは，第三者が築いてくれた知恵を個々の患者の診療に利用する手法ともいえる．一方，実際の医療現場では，EBMを適用する前に「診察」という行為とEBMに基づいた治療方針決定後での「経過観察」という行為に，患者と医療従事者との1対1の「対話」を通じての意見交換や教育・指導という交流が存在する．日常診療の場では，医療従事者は患者と信頼関係を築きつつ，診療行為のなかで患者の個人的，社会的背景を評価し，それらに配慮して治療をどう選択して，どのように個々の患者に適用するかが重要である．今や，データ中心のEBMから患者中心

表Ⅱ-4 椎体形成術の相反する報告

無効	Vs	有効
・Buchbinder R, et al.：N Engl J Med 361：557-568, 2009 ・Kallmes DF, et al.：N Engl J Med 361：569-579, 2009 ・Staples MP, et al.：BMJ 343：d3952, 2011		・Wardlaw D, et al.：(Kyphoplasty) Lancet 373：1016-1024, 2009 ・Klazen CA, et al.：Lancet 376：1085-1092, 2010

のEBMという視点をもった医療の実践が求められているのである.

このような医療のありかたはNBM（narrative-based medicine）という概念・手法である. 実際の医療現場では, 最も望ましい医療の形はEBMとNBMの両立である. NBMとは, 医療現場における医療従事者と患者との信頼関係に基づく医療と言える. その手法は, 対話を通して, 患者の個人的, 社会的背景を評価して, それに応じた配慮を伴う医療の実践である. EBMでは先人達の知恵を借りることができるが, その前後の診療行為は医療従事者と患者という当事者だけの世界である. この部分には数値化できない領域や問題があり, これは言葉でしか表せない. ここにこそNBMが必要である. したがって, EBMとNBMが統合して初めて充実した医療ができると言える.

RCTは意外な結果をわれわれにもたらす. こでも整形外科領域におけるRCTの意外な結果をみてみる. 整形外科領域で衝撃を与えたのが, 変形性膝関節症に対する手術の有効性の検討である. 近年では, 整形外科手術後におけるステープルによる創閉鎖は創感染リスクが高いという報告も, われわれにとって意外な結果である.

このような報告は, 脊椎外科の領域でも例外ではない. 例えば, 骨粗鬆性脊椎圧迫骨折に対する椎体形成術の有効性の報告にこの問題を見て取れる. 無効であるという報告と有効であるとする報告と, 相反しているのである（表Ⅱ-4）. しかも, study designの優れた報告の増加とともに, その有効率が急激に低下している. この理由は, 本術式の適応基準の違いなのかもしれない. この事実は, 臨床研究では緻密なstudy designによる検討がいかに重要であるかを示唆している.

近年は, 腰痛治療について, 手術をするにしてもしないにしても, とくに慢性腰痛の治療の有効性に対する信頼が着実に失われてきている. 医療現場でも, 単独の治療では患者が満足するような治療はないというのが実感である. EBMが, われわれ腰痛治療に携わっている人間に突き付けている課題は重い.

6. 生活習慣病と腰部脊柱管狭窄との関連

超高齢社会の到来に伴い, 腰部脊柱管狭窄（lumbar spinal stenosis；LSS）の症状を呈する患者が増加している. 生活習慣病である高血圧症や糖尿病の患者も増加している.

高血圧症や糖尿病は動脈硬化を招き, 末梢の血流に影響を与える. 動脈硬化性の血管病変は, 全身で広範に進行する病態である. 同時期に, 血管支配領域へさまざまな影響が発生する. 腰痛の観点からこの点を考えてみる. 腰椎, 椎間板, 神経根, そして傍脊柱筋への血流は, 腹部大動脈や腸骨動脈の枝から供給されている. 動脈硬化による血流障害は, 脊椎の退行性変化を助長する.

先ず, 横断研究では, 女性は腰痛を有している生活習慣病の有病割合が増加している. 男性では明らかでない. BMI（body mass index）でみると, 25未満で腰痛を有していると生活習慣病の有病割合が増加している. しかし, 25以上では明らかでない.

次に, LSSと高血圧症や糖尿病との関連性である. このことについては, 大規模な疫学的研究が行われておらず, いまだに明らかではない. LSSの診断サポートツールを使っての多施設検討によれば, 50〜60歳代でLSSと診断された患者は, 一般集団に比べて, 高血圧症と糖尿病を高頻度に合併している.

高血圧症は，冠血管障害やPAD（peripheral arterial disease）の危険因子であるだけでなく，脊椎疾患との関連もすでに示唆されている．糖尿病でも，末梢神経障害や血管障害のみならず，関節の早期変性や椎間板変性を加速させている可能性がすでに報告されている．このような事実を踏まえると，脊椎の退行性変化と微小循環障害に影響を及ぼす高血圧症と糖尿病が，LSSと関連している可能性が否定できない．この検討でも，LSS群の女性は，対照群に比べて，HbA1cが6.1%以上となる患者の割合が有意に高い．この結果から，高血糖状態の持続とLSSの間に何らかの関連があることが示唆される．

一方，逆に，LSSが高血圧症や糖尿病を惹起する可能性も否定できない．高血圧症や糖尿病の危険因子の1つに，内臓脂肪の蓄積が挙げられており，それらの予防に運動療法が推奨されている．間欠跛行や下肢痛などの自覚症状のために，LSSの患者の活動性は低下する．そのことが，高血圧症や糖尿病の発生に影響を及ぼしている可能性が否定できない．

この結論や仮説には限界もある．この検討が横断研究であるために，LSSと高血圧症や糖尿病の因果関係を明らかにすることはできないのである．すなわち，LSSが高血圧症や糖尿病を惹起するのか，高血圧症や糖尿病がLSSを惹起するのか，あるいはたまたまの結果なのかは検討できないのである．対照群が一般集団であることも限界の1つである．一般集団におけるLSSの頻度は，50歳代で13%，60歳代で19%，70歳代で27%，80歳代以降で38%と報告されている．すなわち，70歳代以降の対照群のうち，約3割はLSSを罹患しており，本来，LSS群に入るべき対象者が対照群に割り付けられている可能性がある．今後，適切な対照群を設定し，縦断的な調査を行うことで，両者の因果関係を明らかにすることが可能となる．

7. 健康寿命と腰痛

最新の科学は，慢性疼痛が健康寿命に影響を与えていることを明らかにした．腰痛や間欠跛行の存在は，個人の行動を抑制してしまい，結果として，心理的に落ち込んだり，心肺機能，あるいは骨や筋肉に悪影響を及ぼしたりする．これらの事実は，以前からよく知られている．また，腰痛の予防や治療で，動くことの有効性もよく知られるようになった．

運動の有効性や重要性は，腰という局所だけの問題に留まらないことも分かってきた．腰痛が健康にも深刻な影響を与えていることが解明されつつあるのである．つまり，腰痛対策の失敗は，結果的に，国民の健康を脅かし，国家の医療財政状況にまで影響が及んでしまうのである．

最近注目されている運動の意外な効用の1つは，運動と免疫機能の密接な関係である．運動が免疫機能を高め，炎症を抑制するというのである．この事実は，疾患の治療や予防を考えるうえでは重要な知見である．

もう1つは，別に述べるように，運動と慢性炎症の関係である．慢性の炎症がさまざまな疾患に深く関与していることが明らかにされつつある．運動を行うことは，腰痛のみならず，炎症が関与していると考えられている代謝性疾患，循環器，呼吸器，癌，脳を含む神経疾患，そして自己免疫疾患などの予防や治療につながっているという報告が数多くなされている．

近年の報告では，運動が，寿命，筋力低下，悪性腫瘍，老化防止，骨折予防，乳癌，認知機能，末梢動脈疾患，転倒予防，心血管，糖代謝，肥満，言語機能などさまざまな病態の発症や増悪，そして予防に大きく関与していることが明らかにされてきている（表Ⅱ-5, 6）．振り返ってみると，このようなことは古来から認識されていたことである．現時点では，いつでも，どこでも，誰にでもできる運動としてはウォーキングが推奨できる（表Ⅱ-7）．この件に関しては教育上の問題も指摘されている．今後，卒前教育に身体運動の重要性を教育カリキュラムに入れていくことが必要である．

8. 医学と医療の狭間で

急激な医学の進歩は腰痛の分野でも例外でな

い．新たな概念の導入と定着，脳や筋肉と痛みとの関係などが，その代表である．医療の分野でもさまざまな診断や治療法の新たな開発が顕著である．低侵襲の脊椎手術や疼痛への介入的治療などがすぐ思い浮かぶ．

腰痛の分野も，研究の進展とともに細分化され，俯瞰的にみたり異なった分野との連携が困難になってきている．この問題は，腰痛の特異な一面を強調して主張することにもつながりかねず，危うい面を含んでいる．

科学の視点から近年の医療の変化をみてみると，さまざまな課題を指摘できる．例えば，メチレンブルーの椎間板内注入療法が挙げられる．この報告を読む限り，「椎間板性腰痛」は完全治癒への道が拓けたと感じる．はたして本当だろうか．この医療技術が医学になるには，第三者による追試が必須である．この治療の有効性の確認には，動物実験から始まる仮説の設定と緻密なstudy designによる治験という長い時間と莫大な費用がかかる．しかし，医療を医学にするためにはこの過程は避けては通れないのである．

慢性腰痛に対するオピオイド療法も例外ではない．短期的な有効性は認められているが，長期的な有効性についてはいまだ結論が得られてはいない．医療提供側に治療選択の多様性をもたせるという意味で，オピオイドを排除してはならない．だからといって，過剰使用や濫用といった負の側面を見逃しての処方は避ける必要がある．この問題解決も時間はかかるが，われわれ医療提供者に課せられた使命である．

人工椎間板やIDET（intradiscal electrothermal annuloplasty）も医学と医療の間で揺れている．人工椎間板は，医療提供側の緻密なstudy designによる臨床症例の積み重ねがまずいために，米国では支払い側が規制に乗り出す事態に至っている．IDETでは，相反するRCTの結果のために，今や臨床的評価が宙に浮いてしまっている．

これらの実態をみると，われわれ医師は，極めて切ない立場に追い込まれているのが分かる．使用あるいは処方すればしたで，公的機関からその有効性の立証を求められ，職務のうえからもより

表Ⅱ-5 慢性疼痛と寿命

- 慢性疼痛とすべての原因による死亡リスクに関連なし
  - 但し，慢性腰痛の女性で，呼吸器疾患による死亡リスク上昇

  （Smith BH, et al.：Br J Gen Pract 53：45-46, 2003）
- 人員削減は，腰痛や筋骨格系疾患の増加，早期死亡リスクを上昇させる

  （Kivimäki M, et al.：Am J Community Psychol 32：57-67, 2003）
- 慢性疼痛は癌や短命のリスクを増加させる可能性⁉

  （Macfarlane GJ, et al.：Rheumatology 46：805-807, 2007）
- 広範囲な慢性疼痛患者は死亡率が上昇
  - 慢性疼痛は過剰な脂肪摂取，過体重，低活動と関連

  （Van Den Kerkhof EG, et al.：World Congress on Pain, 2008）
- 慢性疼痛は寿命を短くする

  （McBeth J, et al.：Rheumatology 48：74-77, 2009）
- 慢性疼痛患者は死亡率が上昇
  - 生活習慣因子（喫煙，睡眠障害，低い身体活動）を調整するとリスク上昇なし

  （Andersson HI：Disabil Rehabil 31：1980-1987, 2009）
- 運動器の広範な疼痛を有する患者（50歳以上）の死亡率が高い
  - 特に癌による死亡率

  （Jordan KP, Croft P：Br J Gen Pract 60：e105-111, 2010）
- 運動器の疼痛と死亡の間には相関
  - 腰＞股＞頚

  （Smith BH：Br J Gen Pract 60：e112, 2010）

重い負担を求められる．一方，使用しない，あるいは処方しないという立場をとると，患者から責め立てられる．医師はどちらにしても非難されるのである．一歩誤れば医療トラブルになる．今後，医師の立場はますます難しくなることが危惧される．

従来の医療をみても，われわれは未解決な問題を抱えている．例えば，固定術を併用すべきか，あるいは除圧術だけで良いのかは永遠の課題である．われわれは，この問題をあいまいのままにしておき，あるいは固定術の過剰適用により，支払い側が規制に乗り出してしまった．

手術にしても，われわれ自身が解決を怠ってきた問題が山積している（表Ⅱ-8）．先ずは，この未解決な課題が存在するという事実を受けとめることがこの問題の克服の第一歩である．

表Ⅱ-6　運動の意外な効用

―運動と免疫機能―
- 適度な運動により免疫反応が Th1 型から Th2 型に移行し，肺内の病変が減少
  (Lowder T, et al.：Exerc Immunol Rev 12：97-111, 2006)
- 運動はインフルエンザに対する防御効果を持続させる可能性
  (Keylock KT, et al.：J Appl Physiol 102：1090-1098, 2007)
- 運動が高齢者の創傷治癒を促進
  創傷の治癒促進効果の一部は，運動による炎症抑制効果
  (Friedrich MJ：JAMA 299：160-161, 2008)

―運動と慢性炎症"Nature"特集―
- 慢性炎症は，アレルギー，アテローム性動脈硬化，1，2型糖尿病，癌，関節炎や自己免疫疾患に深く関与
- sedentary lifestyle（運動しない日常生活）は，metabolic conditions, cardiovascular dis, pulmonary dis, cancers, neurological disorders, musculoskeletal disorders, gastrointestinal conditions, immune-system alternations, sarcopenia, QOL の低下，shorter life expectancy に関与
- 身体活動（physical activity）の増加は，上記の予防のみならず，肥満や2型糖尿病，神経変性や脳変性疾患，骨粗鬆症の予防につながる
- PGC1-α が鍵
  (Handschin C, et al.：Nature 454：463-469, 2008)

―体を動かすことの重要性―
- 寿命：
  - 中年以降でも運動により寿命の延長効果
    (Byberg L, et al.：BMJ 338：b688, 2009)
  - 大腿部の太さが心疾患や早期死亡と関連
    →下半身の身体活動を増加させる必要性
    (Heitmann BL, Frederiksen P：BMJ 339：b3292, 2009)
  - 運動は加齢を遅らせる（慢性疾患の罹患率，心臓手術の実施率，身体障害，認知障害，精神障害）
    (Sun Q, et al.：Arch Intern Med 170：194-201, 2010)
  - 高齢者の歩行速度はその後の生存の予測因子
    (Studenski S, et al.：JAMA 305：50-58, 2011)
- 筋力：
  - 高齢者でも筋力増強訓練は有効
    (Fiatarone MA, et al.：N Engl J Med 330：1769-1775, 1994)
  - 筋力低下は，アルツハイマー病発症リスクと関連
    (Boyle PA, et al.：Arch Neurol 66：1339-1344, 2009)
- 睡眠：
  - 朝のストレッチと運動が閉経女性の睡眠の質を改善
    (Tworoger SS, et al.：Sleep 26：830-836, 2003)
- PAD：
  - ウォーキングは歩行機能の低下を減弱
    (McDermott MM, et al.：Ann Inter Med 144：10-20, 2006)
- 老化防止：
  - 運動が老化防止に有効
    (Ludlow AT, et al.：Med Sci Sports Exerc 40：1764-1771, 2008)
  - 長期の運動がテロメアの短縮を抑制
    →スポーツで老化予防の可能性
    (Werner C, et al.：Circulation 120：2438-2447, 2009)

（次頁に続く）

表 II-6　運動の意外な効用（続き）

- ●骨折予防：
  - ●日常の運動量が多い女性は骨折の発生率が低い
  - ●ウォーキングにより足の筋力が増し，骨密度も上昇
    (Feskanich D, et al.：JAMA 288：2300-2306, 2002)
  - ●在宅の運動で高齢女性の骨折を予防
    (Korpelainen R, et al.：Arch Intern Med 170：1548-1556, 2010)
- ●喘息：
  - ●定期的な運動で症状増悪リスクが低下
    (Garcia-Aymerich J, et al.：Am J Respir Crit Care Med 179：999-1003, 2009)
- ●乳癌：
  - ●ウォーキングにより乳癌の死亡率は半減
    (Holmes MD, et al.：JAMA 293：2479-2486, 2005)
  - ●運動は乳癌のリスクを20%低下させ，浸潤性乳癌の予防に効果
    (McTiernan A, et al.：JAMA 290：1331-1336, 2003)
    (Dallal CM, et al.：Arch Intern Med 167：408-415, 2007)
  - ●癌化学療法による疲労が運動で軽減
    (Adamsen L, et al.：BMJ 339：b3410, 2009)
- ●認知機能―1―：
  - ●運動は認知機能の保持に有効で低下を遅らせる
    (Weuve J, et al.：JAMA 292：1454-1461, 2004)
    (Abbott RD, et al.：JAMA 292：1447-1453, 2004)
  - ●初期アルツハイマー病の進行を遅らせる可能性
    (Lautenschlager NT, et al.：JAMA 300：1027-1037, 2008)
  - ●初期アルツハイマー病では，十分な運動により，脳の萎縮速度を遅らせる可能性がある
    (Burns JM, et al.：Neurology 71：210-216, 2008)
  - ●運動が認知症治療薬と同様な役割
    (Itou Y, et al.：Hippocampus 21：446-459, 2011)
- ●認知機能―2―：
  - ●筋トレで問題解決能力が向上
    (Liu-Ambrose T, et al.：Arch Intern Med 170：170-178, 2010)
  - ●運動強度と認知障害に関連
    (Etgen T, et al.：Arch Intern Med 170：186-193, 2010)
  - ●認知障害の発症に身体活動度が関連
    (Vercambre MN, et al.：Arch Intern Med 171：1244-1250, 2011)
    (Middleton LE, et al.：Arch Intern Med 171：1251-1257, 2011)
  - ●運動不足がアルツハイマー病の要因
    (Barnes DE, Yaffe K：Lancet Neurol 10：819-828, 2011)
- ●転倒予防効果：
  - ●運動プログラム介入により転倒予防効果
  - ●活動性の改善により転倒数が増加
    (Province MA, et al.：JAMA 273：1341-1347, 1995)
    (Rubenstein LZ, et al.：J Gerontology Med Sci 55A：M317-M321, 2000)
    (Chang JT, et al.：BMJ 328：680-686, 2004)
    (The Cochrane Library Issue 3, 2005)
    (Kemmler W, et al.：Arch Intern Med 170：179-185, 2010)
- ●末梢神経：
  - ●太極拳で高齢者の帯状疱疹を予防
    (Irwin MR, et al.：J Am Geriatr Soc 55：511-517, 2007)

（次頁に続く）

表Ⅱ-6　運動の意外な効用（続き）

- **肥満：**
  - 身体活動により遺伝的要因による肥満リスクが低下
  （Rampersaud E, et al.: Arch Intern Med 168 : 1791-1797, 2008）
- **心血管：**
  - 生活改善（禁煙，週 2.5 時間以上の運動，1 日 5 種類の野菜・果物の摂取，BMI を 18.5〜30 に）で心血管リスクが減少
  （King DE, et al.: Am J Med 120 : 598-603, 2007）
  - 運動は心血管疾患リスクを低下させる
  （Mora S, et al.: Circulation 116 : 2110-2118, 2007）
  - 50 歳時の体力が死亡率の指標
  - 心筋梗塞などのリスク低下
  （Kodama S, et al.: JAMA 301 : 2024-2035, 2009）
  - 高齢者では，心臓リハの日数が多いほど死亡率が低い
  （Hammill BG, et al.: Circulation 121 : 63-70, 2010）
- **糖代謝：**
  - 1 回の有酸素運動でインスリン感受性が改善
  （Schenk S, et al.: J Clin Invest 117 : 1690-1698, 2007）
  - 有酸素運動と筋力トレーニングの併用で血糖コントロールの改善効果が増大
  （Sigal RJ, et al.: Ann Intern Med 147 : 357-369, 2007）
  - 有酸素運動と筋トレ併用が 2 型糖尿病患者の血糖管理に有効
  （Church TS, et al.: JAMA 304 : 2253-2262, 2010）
  - 中年期の歩行数増加がインスリン感受性の改善に有効
  （Dwyer T, et al.: BMJ 342 : c7249, 2011）
  - 2 型糖尿病の予防に筋トレと有酸素運動が有効
  - 両者の組み合わせで効果倍増
  （Grøntved A, et al.: Arch Intern Med 172 : 1306-1312, 2012）
- **言語機能：**
  - スポーツで言語関連の神経が活性化
  （Beilock SL, et al.: Proc Natl Acad Sci U S A 105 : 13269-13273, 2008）
- **QOL：**
  - 体重減少伴わない運動でも閉経後女性の QOL が改善
  （Martin CK, et al.: Arch Intern Med 169 : 269-278, 2009）
  ↓
  健康寿命を延長するためには健康な運動器の保持が必須条件
- **運動器傷害リスクの軽減**
  - 包括的ウォーミングアップ・プログラムで
  （Soligard T, et al.: BMJ 337 : a2469, 2008）
- **うつ病：**
  - うつ病の病状軽減に運動が有効
  （Lawlor DA, Hopker SW : BMJ 322 : 763-767, 2001）
- **不安症状：**
  - 運動で不安症状が 20% 軽減
  （Herring MP, et al.: Arch Intern Med 170 : 321-331, 2010）
- **健康寿命：**
  - 若い医師の運動量は平均以下
  （Gupta K, Fan L : Br J Sports Med 43 : 153-154, 2009）

（次頁に続く）

表Ⅱ-6 運動の意外な効用（続き）

●線維筋痛症：
- 1週間に2回，20分の歩行で回復
  （Mannerkorpi K, et al.: Arthritis Res Ther 12: R189, 2010）

●その他：
- ウォーキングとヨガで更年期障害が軽減
  （Elavsky S, et al.: Ann Behav Med 33: 132-142, 2007）

表Ⅱ-7 ウォーキング（Walking）と古人の箴言 —ヒポクラテスや貝原益軒の教えは腰痛にもあてはまるか—

[ヒポクラテス]
歩行は人間の最良の薬である
Walking is man's best medicine
（The BackLetter 25: 78, 2010）

[貝原益軒]
毎日飯後に，必ず庭園の内数百足しづかに歩行すべし
　　　　　　　　　　　　　　　　養生訓

[EBM : systematic review]
腰痛に対する歩行の有効性についてのエビデンスは驚くほど少ない（研究が少ない）
↓
歩行の強力なエビデンスが得られるまでは推奨すべき
（Hendrick P, et al.: Eur Spine J 19: 1613-1620, 2010）

表Ⅱ-8 手術のジレンマ

	固定術	除圧術
手術成績	80% 良好	80% 良好
随伴問題	偽関節 瘢痕形成 "fusion dis." 隣接椎間への負担	発痛源の温存 残存線維輪 椎間関節　など 脊柱管狭窄の発生 神経への影響は残存

表Ⅱ-9 非特異的腰痛

- 非特異的腰痛が85%以上を占める
  （Airaksinen O, et al.: Eur Spine J 15: S192-S300, 2006）
- 18歳以下（平均13歳）を対象
  - 約78%が非特異的腰痛
  （Bhatia NN, et al.: J Pediatr Orthop 28: 230-233, 2008）
- 特異的腰痛（神経症状合併，重篤な外傷・疾患）は15%以下
  - 腰痛患者の大部分は非特異的腰痛
  （Deyo RA, et al.: Arch Phys Med Rehabil 69: 1044-1053, 1988）
  （European Guidelines: www.backpaineurope.org, 2004）

今後，われわれ医療人は2つの求められる役割に応えていく必要がある．1つは，限られた医療資源を適正に使用していることを社会に説明する責任である．もう1つは，医療の専門家として，プロとしての自己規制の実行，そして患者の疑問に答える義務である．この一環として，学会主導による大規模な患者登録による治療の有効性の検討という作業が必要である．

腰痛の病態に対する概念の変化

■ 非特異的腰痛への認識

腰痛は，医療機関を受診する愁訴として最も多い．しかも，その大部分は非特異的腰痛である（表Ⅱ-9）．非特異的腰痛とは，腰部に起因するが，下肢に神経根や馬尾由来の症状，あるいは骨折，感染症や悪性腫瘍など重篤な外傷，疾患による症状を含んでいない痛みと定義される．

日常の診療現場では，腰痛の80～90%がこれに該当する．つまり，椎間板ヘルニアやLSSを伴う変性すべり症など，診断が下されれば，それが即治療につながるといった疾患は実際には少ないといえる．わが国では「腰痛症」という診断名が，この非特異的腰痛に該当すると考えられる．超高齢社会の今，われわれはこの非特異的腰痛に真正面から立ち向かう必要がある．

■ 慢性腰痛に対する新たな視点——「解剖学的損傷」から「生物・心理・社会的疼痛症候群」へ

近年，慢性腰痛は単独の脊椎疾患と捉えるべきではない，と考えるようになってきている(表Ⅱ-10)．それに伴って，治療法も認知行動療法を主体とする内容に変化してきている(表Ⅱ-11)．慢性腰痛患者というのは複雑で，2/3に他の慢性疼痛症状が合併し，1/3に診断可能な精神科疾患や薬物乱用の問題が存在している．また，他の疾患を合併していることも多い．さらに，広範な痛みを訴える患者は他の疾患による受診率が高いという報告もある．慢性持続性疼痛を症状ではなくて疾患として定義すべきではないかとの意見もある．つまり，急性腰痛がたまたま治らないのが慢性腰痛なのではないという捉え方である．

近年，腰痛の増悪や遷延化(論文によっては発生まで入っている)は，従来われわれが認識していた以上に早期から，心理・社会的因子が深く関与している，と考えられるようになってきた(表Ⅱ-12)．それにしたがって従来の「脊椎の障害」から「生物・心理・社会的疼痛症候群」へ，画像を中心とした「形態学的異常」から，目に見えない機能障害も取り入れた「器質・機能障害」へと，捉え方が変わってきた．

腰痛に対する心理・社会的因子の関与を最初に

表Ⅱ-10 慢性腰痛に対する新たな視点

- 慢性腰痛は単独の脊椎疾患と捉えるべきではない
- 慢性腰痛患者の2/3に他の慢性疼痛症状が合併し，1/3に診断可能な精神科疾患・薬物乱用の問題が存在している
- 脊椎の慢性疼痛と活動障害との関連の1/3は，合併疾患によって証明可能である
  → 合併疾患が腰痛に派生するさまざまな問題に大きな影響
  (Webb R. et al.: Spine 28: 1195-1202, 2003)
  (Von Korff M, et al.: Pain 113: 331-339, 2005)
- 慢性腰痛を訴える患者の約2/3に別の疼痛疾患が合併
  (Von Korff M, et al.: Pain 113: 331-339, 2005)
- 広範な痛みを訴える患者は他の疾患による受診率が高い
  (Kadam UT, et al.: J Rheumatol 32: 1341-1348, 2005)
- 持続性慢性疼痛を"症状"ではなく，急性痛とは全く別の独立した"疾患"として定義すべきである
  〔→IASP(a), (b)〔(a)The Relief of Pain Should be a Human Right: www.painrelief humanright.com, 2006〕, 〔(b)Unrelieved pain is a major global healthcare problem: www.efic.org, 2006〕〕
- 農業従事者の腰痛は「損傷モデル」や改変版の「Wear-and tear(摩耗・損傷)モデル」では十分証明できない
  (Thelin A, et al.: J Rehabil Med 40: 555-561, 2008)
- 高齢者の慢性疼痛は転倒リスクを増加させる
  (Leveille SG, et al.: JAMA 302: 2214-2221, 2009)
- 慢性腰痛患者(90日以内に腰痛が解消しない症例)の約40%は，1年以内に治癒
  (Costa Lda C, et al.: BMJ 339: b3829, 2009)
  → 不治ではない．治る症例と治らない症例の差は何か？
- 慢性腰痛の有病率が増加
  (Freburger JK, et al.: Arch Intern Med 169: 251-258, 2009)
  (Sinnott P, Wagner TH: Arch Intern Med 169, 1338-1339, author reply 1339, 2009)
- 慢性腰痛のほとんどの根本原因や機序は，まだ特定されていない
  (The BackLetter 26: 13, 20-21, 2011)

表Ⅱ-11 慢性腰痛に対する認知行動療法—慢性腰痛治療の新たなアプローチ—

- EU：慢性非特異的腰痛診療ガイドラインでの推奨
  〔Airaksinen O, et al.: Euro Spine J 15(Suppl 2): S192-300, 2006〕
- 認知行動療法が亜急性，慢性の治療として有効，かつ低コスト
  (Lamb SE, et al.: Lancet 375: 916-923, 2010)
- 集学的アプローチ(参加型人間工学的手法による職場介入と認知行動療法が基本)が費用対効果に優れている
  (Lambeek LC, et al.: BMJ 341: c6414, 2010)
- 腰痛に対する認知行動療法と固定術の比較
  ・椎間板変性を伴う慢性腰痛に対して，運動療法・行動療法とインストルメント併用の固定術で治療成績に差はない
  ・認知行動療法に積極的な運動を組み合わせると，固定術とほぼ同程度の効果が得られる
  (Brox JI, et al.: Spine 28: 1913-1921, 2003)
  (Ostelo R, et al.: Cochrane Database Systematic Reviews 1: CD002014, 2005)
  〔Ann Rheum Dis 62(suppl): 229, 2003 www.sciencedirect.com, 2006〕
  〔Airaksinen O, et al.: Eur Spine J 15 (Suppl 2): S192-S300, 2006〕
  (Fairbank J, et al.: BMJ 330: 1233-1239, 2005)
  (Chou R, et al.: Spine 34: 1066-1077, 2009)

表 II-12　腰痛への心理・社会的因子の関与

a：心理的因子

- 在宅ケアしている間は痛みを訴えない患者が，入院しているときには激しい痛みを訴える
  →癌末期の痛みは単に身体的な要因で起こるのではなく，精神的・社会的要因などを含んだ全身的痛み
  (川越　厚：家で死にたい．保健同人社：1992)
- 椎間板ヘルニア手術適応例と無症状例(76%)との差異は，morphology(神経根の被圧迫度)，work perception(仕事上のストレス，集中度，満足度，失職)，psychosocial factor(不安，抑うつ，自制心，結婚生活)の3つ
  (Boos N, et al.：Spine 20：2613-2625, 1995)
- 教育プログラムによる患者の意識改革で長期の活動障害や再発が劇的に減少
  (Indahl A, et al.：Spine 20：473-477, 1995)
- 股関節痛とは異なり，腰痛の発生や持続と心理学的苦痛には関連性がある
  (Birrell F, et al.：Ann Rheum Dis 59：857-863, 2000)
- 腰痛は心理的問題(うつ病，体調の低下，病気に対する過度の恐れ)が引き金になって腰痛を惹起，増悪
  (Carragee EJ, et al.：Spine 25：1803-1808, 2000)
- 仕事中の精神的ストレスは脊椎への負担と損傷リスクを増す
  (Davis KG, et al.：Spine 27：2645-2653, 2002)
- 重度の活動障害性腰痛は，他の様々な部位の疼痛，身体的愁訴，不調，心理的苦痛と関係がある
  - 慢性腰痛は"不健康"という全体像の一部
  - 多面的・集学的アプローチのシステム不在
  (Raspe A, et al.：Rehabilitation 42：195-203, 2003)
- 慢性疼痛患者には，パニック障害やPTSDの発生率が異常に高い
  →健常人でも扁桃体への恐怖入力が大きければ発生!?
  (McWilliams LA, et al.：Pain 106：127-133, 2003)
- 重篤な腰痛の予測因子は心理・社会的因子
  (Carragee EJ, et al.：Spine J 5：24-34, 2005)
- 痛みに比べてQOL障害が大きい症例には，心理・社会的因子への介入が必要
  (Takahashi N, et al.：Spine 31：931-939, 2006)
- 心理・社会的因子が就労障害や欠勤に大きな影響
  →人生の多様性を考えると，この介入研究は不可能？
  (Head J, et al.：J Epidemiol Community Health 60：55-61, 2006)
- 痛みの予測が実際の痛みをもたらす
  →診察の際に患者には痛みは少ないと伝えて安心させるべき
  (Chou LB, et al.：Foot Ankle Int 29：1063-1068, 2008)
- 疼痛，不安障害，うつ病は複雑に絡み合い相互に影響
  →疼痛と精神的問題は同時に評価すべき
  (Bair MJ, et al.：Psychosom Med 70：890-897, 2008)
- 心理・社会的因子は力学的因子よりも疼痛とその進行の強力な予測因子
  (Macfarlane GJ, et al.：Ann Rheum Dis 68：885-891, 2009)
- 慢性疼痛患者のうつ病と身体障害リスクに人種差
  - アフリカ系米国人男性で予後不良
  (Green CR, Hart-Johnson T：J Natl Med Assoc 102：321-331, 2010)
- 活動障害性の慢性腰痛の最も重要な危険因子は，心理学的問題，ADL上の問題，不健康
  →同定に有効な項目は，うまく適応できない疼痛行動，非器質的徴候，機能的障害，併存する精神疾患，全般的な健康状態
  (Chou R, Shekelle P：JAMA 303：1295-1302, 2010)
- 運動器の痛みに対しての長期間の治療は，心身ともに悪影響
  (Nakamura M, et al.：J Orthop Sci 16：424-432, 2011)

(次頁に続く)

表Ⅱ-12 腰痛への心理・社会的因子の関与（続き）

a：心理的因子

- うつ病は，腰部脊柱管狭窄の手術成績に影響
  (Sinikallio S, et al.：Spine 36：677-682, 2011)
- 運動器の慢性痛は，診断されていない精神医学的機能障害を伴っていることが普通
  (Olaya-Contreras P：Biopsychosocial analyses of acute and chronic pain, especially in the spine —The effect of distress on pain intensity and disability—, 2011)
- 慢性疼痛には遺伝的と環境因子の両方が関係
  (The BackLetter 26：17, 2011)
- 慢性腰痛患者の31％は，少なくとも1つの精神障害を有している
  ・身体表現性障害 18％，不安障害 20％
  (Reme SE, et al.：Eur J Pain 15：1075-1080, 2011)
- 医師の説明が慢性腰痛患者の活動障害の原因になっている可能性
  (Lin I, et al.：Melbourne International Forum XI, Primary Care Research on Low back Pain, 2011)
- 笑いは最高の鎮痛薬
  ・コメディー（15分）をみると疼痛閾値が約10％上昇
  (Dunbar RI, et al.：Proc Biol Sci 279：1161-1167, 2012)

b：社会的（環境）因子

- リストラを免れた労働者では運動器障害に関係した欠勤が，リストラ後2年間で5倍以上に増加
  (Vahtera J, et al.：Lancet 350：1124-1128, 1997)
- 市職員の運動器疾患による欠勤が，リストラ後2年間で急増
  (Kivimäki M, et al.：Occup Environ Med 58：811-817, 2001)
- 人員削減は，腰痛や筋骨格系疾患の増加，早期死亡リスクを上昇させる
  (Kivimäki M, et al.：Am J Community Psychol 32：57-67, 2003)
- 心理・社会的因子が就労障害や欠勤に大きな影響
  →人生の多様性を考えると，この介入研究は不可能？
  (Head J, et al.：J Epidemiol Community Health 60：55-61, 2006)
- 社会・経済的状況と腰痛有病率の間には弱い関連
  (Hestbaek L, et al.：Eur Spine J 17：1727-1734, 2008)
- 身体的疼痛と社会的疼痛は密接に関係
  ・社会的疼痛系（社会的に傷つく）は身体的疼痛発現のために進化した脳構造に関係している可能性
  (Chen Z, et al.：Psychol Sci 19：789-795, 2008)
- 経済危機は，疼痛，疾患，早期死亡に対して影響を与える
  (Gandolfi F：Alternatives to downsizing, Human Resources, November 24, 2008)
  (Hadler NM：Worried Sick, University of North Carolina Press：2008)
- 疼痛と社会的階層には相関あり
  (Macfarlane GJ, et al.：Ann Rheum Dis 68：1591-1595, 2009)
- 豊かな社会的関係を有する人々はより長命で，より健康な人生を送る
  →腰痛管理は社会的連携の強さを目指すべき？
  (Holt-Lunstad J, et al.：PLoS Med 7：e1000316, 2010)
- 軽度の逆境経験は，慢性腰痛患者にとって有益？
  (Seery MD, et al.：Pain 150：507-515, 2010)
- 慢性疼痛には遺伝的と環境因子の両方が関係
  (The BackLetter 26：17, 2011)
- 腰痛による障害の医療費増大，欠勤増加に対する解決策は仕事を続けること
  ・仕事や職場は治療の一環
  (de Vries HJ, et al.：BMC Musculoskelet Disord 12：126, 2011)

提示したのが，1995年の報告(Boos)である．それによると，椎間板ヘルニアで手術をする人と，全く痛みのない人とがいて，痛みのない人の76％がMRIで形態上のヘルニアを呈していたというのである．両者の差は，①神経根の被圧迫度，②仕事上のストレスなど，③不安や抑うつなど，3つであることを示した．

最近では，心理・社会的因子は力学的因子よりも疼痛とその進行の強力な予測因子であるとの報告もある．このように，腰痛に対する心理・社会的因子の関与を示す報告が数多くなされている．

これに関連して，極限状態におかれる戦場でも腰痛との関連でのこの観点からの報告が相次いでいる(表Ⅱ-13)．また，小児期での体験が後の疼痛に関係があるとする報告もある(表Ⅱ-14)．このような事実を考えると，身体と精神との関係を見直す必要がある．「健全なる精神は健全なる身体に宿る」という箴言は逆ではないだろうか．このことについては先人達もすでに指摘している(表Ⅱ-15)．

この概念の転換が，劇的な治療効果の改善をもたらすかどうかは今後の課題である．只，EBM導入当初(1990年代初頭)のような，従来の治療(保存・観血)が疼痛や障害を劇的に改善するという期待はもてそうにない．なぜなら，慢性疼痛は患者個々にそれなりの意味を有していることが明らかになってきたからである．誤解を恐れずにいえば，完全治癒を得てしまえば(現時点ではあり得ないが)，患者はすがる物がなくなってしまう可能性を考える必要がある．患者にとって，腰痛は生きていく縁かもしれないのである．ここでもわれわれ医療提供側は「cure」から「care」へと治療

表Ⅱ-13 腰痛への心理・社会的因子の関与—戦場と腰痛—

- 戦場における痛みの欠如
  - 重傷者の57％は全く痛みを訴えないかわずかな痛みしか訴えない
  →心・情緒は痛みの知覚を著しく増強/減弱
  (Wall PD：Pain 6：253-264, 1979)
- 戦闘地域(イラク，アフガニスタン)での兵士の腰痛発生率が急増
  - 腰痛は戦時下の軍隊にとって重大な問題を引き起こす
- 原隊復帰率は13％
  　　原因は心理・社会的因子
  　　↔戦闘活動中に発生した腰の損傷は5％
  (Cohen SP, et al.：Arch Intern Med 169：1916-1923, 2009)
- 原隊復帰率が低い点は腰痛以外でも同じ
  ・離脱理由
  　筋骨格系・結合組織疾患　24％
  　戦闘による負傷　　　　　14％
  　神経疾患　　　　　　　　10％
  ・原隊復帰率の低い疾患
  　1)戦闘による負傷
  　2)精神疾患
  　3)筋骨格系疾患全般
  　4)とくに脊椎の疾患
  (Cohen SP, et al.：Arch Intern Med 169：1916-1923, 2009)
  (Cohen SP, et al.：Lancet 375：301-309, 2010)

表Ⅱ-14 慢性腰痛への小児期の影響

- 小児期での肉体的，性的虐待を受けたことのある慢性腰痛患者では，心理的苦痛レベルが高く，職場復帰率が低く，退院後の手術率が高い
  (McMahon MJ, et al.：Spine 22：2408-2415, 1997)
- 性的虐待は脳の発達を阻害して，後の感情や行動に影響
  (Tomoda A, et al.：Biol Psychiatry 66：642-648, 2009)
- 小児期に行動上の問題がみられる小児は，成人期の慢性疼痛発症のリスクが高い
  (Pang D, et al.：Rheumatology 49：1882-1888, 2010)

表Ⅱ-15 身体と精神との関係—原点への回帰—

- "It is more important to know what sort of person has a disease than to know what sort of disease a person has."
  　　　　　　　　　　　　　　　　　　　Hippocrates
- "It's much more important to know what sort of patient has a disease than what sort of disease a patient has."
  　　　　　　　　　　　　　　　　　　　Osler W
  (Scherger JE：J Fam Pract 50：137, 2001 より引用)
- "We should not only assess the pain that the patient has, but also the patient who has the pain."
  　　　　　　　　　　　　　　　　　　　Macnab I
- 身をして能く心に順わしむる者は，心之を使しむるなり
  〈身体は心に従う〉
  　　　　　　　　　　　　　　　　　　　佐藤一斎

に対する認識を変える必要がある．但し，この概念の転換により，少しずつではあるが，障害の改善がみられるようになってきたのは明らかである．事実，最近，心理・社会的因子のリスクを層別化し，その結果に基づいた個別の治療を行うことにより，治療成績が向上したという報告が提示されている．

このような概念の変革に伴って，診療内容も当然変化を余儀なくされてきている．現在では，腰痛を生物医学的な損傷として捉えるのではなく，さまざまな要因によって生じる生物，心理，社会的疼痛症候群と捉えるべきであるという概念が一般的になりつつある．例を挙げると「椎間板が痛みを起こしている」のではなくて，「椎間板を痛めている人が痛みを訴えている」という概念ともいえる．言葉を換えていえば，腰痛を理解するには，解剖学的損傷発生部位を探すことと同時に，神経や筋の生理学的機能障害として捉えるとともに，心理的・社会的因子の関与も評価の対象にすることが重要である．

近年，慢性腰痛に対して，運動とともに認知行動療法が有効であるという報告が相次いでいる．このことについては作業関連腰痛にもあてはまる．固定術と認知行動療法を比較して，多くの研究はその有効性に差がないことを指摘している．また，持続性腰痛の予後は，急性腰痛よりは不良であるが，1年後では中等度の疼痛と活動障害があるとの報告がある．

■ 腰痛と関節痛の差異 ——SF-36 による検討

脊柱由来の痛み（とくに腰痛）と関節痛を SF-36 を用いて比較してみると，関節痛には，通常，高度な心理的苦痛や活動障害，あるいは全般的な健康状態の不調を伴わない．このことについては臨床家なら誰でも印象としてもっている．一方，腰痛の患者はそうした状態や生活に対応するのに困難を感じるのが普通である．この差は，何らかの解剖学的理由，社会の受け止め方，人類の進化に由来する何かに関与，あるいはこれらの状態に対する医師らの反応などが原因なのであろうか．逆に，患者の側に腰痛を代表とする脊柱由来の痛みを有する患者には，より傷つきやすい人が多いという患者側の理由が原因なのだろうか．残念ながら，この疑問に対する適切な答はまだない．しかし，少なくとも脊椎由来の痛みと股関節の痛みとでは苦痛に差があることは立証されている．したがって，近年の腰痛に対する概念の変革は，腰痛の病態をより忠実に反映しているともいえる．

■ Failed back に対する再検討

腰痛の概念の変革に則って，failed back を考えてみる．ここでいう failed back とは，手術によって治療効果が得られなかったり，術後短期間のうちに症状が再燃した場合を指す．Failed back の原因のすべては，一般的には，整形外科医自身の知識，技術，あるいは評価上の問題に帰せられているのが現状である．脊椎外科医自身がそう認識している．ここで，新しい概念にしたがって failed back を考えてみる．「人間がもっている病気」を診るのではなくて，「疾患を合併した患者」を取り扱っているという観点から failed back をみると，違った展開になる．

局所の解剖学的な障害・損傷のみで failed back が発生していると考えるのは，患者の心理や社会的側面が全く考慮されていないという点で新しい概念に合致しない．従来の捉え方では，脊椎外科医はあまりにも自虐的ではないだろうか．別に記したように，failed back には，心理的・社会的問題が深く関与しているので，新しい概念に沿って failed back を捉え直す必要がある．

■ 外傷と腰痛との関係

腰椎捻挫という言葉に代表されるように，「急性腰痛は『外傷』によって引き起こされる」という認識が，医療従事者はもとより，一般の人々にも行き渡っている．ここでいう「外傷」とは，腰を捻ったり，物を持ち上げたり，ベッドから起き上がったり，滑って転んだりといった，腰痛の引き

金となった動作や損傷をいう．しかし，「急性腰痛は外傷によって引き起こされる」という常識に対しては，必ずしもそうではないのではないかという疑問が提示されている．それによれば，非利益群（労災補償，保険金の請求，あるいは賠償に関与していない患者）と利益群（保険金請求や賠償により経済的利益を得た患者）で，腰痛を誘発した動作があったかどうかについて著明な差がある．非利益群で，腰痛を誘発した動作を思いつくことができた人は約1/3にすぎなかったのに対して，利益群では90％以上の人が腰痛の原因を特定している．さらに，自分が重労働であると認識している人は，非利益群で16.2％，利益群で49.5％を占めている．そして，自分の仕事が軽作業と認識していて，腰痛の発生が経済的利益をもたらさない人では，利益群のなかで同程度の肉体労働と認識している人達と比べ自然発症率が4倍も高い．一方，自分の仕事を重労働だと考えている人達の間で比較すると，自然発症が非利益群で利益群の9倍以上も高い．このような事実は，腰痛発生が即，外傷を契機として発生するわけではないことを示唆している．

　別な報告でも，「腰痛は損傷」という認識に対して疑問が提示されている．それによれば，勤務時間内・外に関係なく，外傷や過度の負荷に起因する腰痛は滅多にない．われわれ医療従事者は，「仕事ができないほどの腰痛は，身体機能を損うほどの作業の過程や結果で発生する」という認識をもっている．すなわち，「腰痛は腰部損傷で発生する」という認識である．この医療従事者側の「腰部損傷」という認識が患者に影響を与え，それが結果的に治療を難航させているのではないのかという指摘である．

　これら2つの腰痛と損傷との間の因果関係に疑問を呈した研究の後に，多くの論文が，腰痛が，生物学的損傷，あるいは器質的損傷とだけ捉えられていることに問題があることを示唆している（表Ⅱ-16）．腰痛と外傷との関係については今後の検討課題の1つである．

表Ⅱ-16　腰痛の診断名に対する批判―外傷説への疑問

- 不明瞭な腰痛診断名（13の列挙）
  (米国診療ガイドライン，1994)
- 外傷を伴う腰痛発症率に利益群と非利益群で大きな乖離
  (Hall H, et al.：Clin J Pain 14：129-133, 1998)
- 腰痛診断名に対する客観性のなさを指摘
  (Bogduk N：MJ Austr 173：400-401, 2000)
- 医療界の認識（腰痛外傷説）が治療難航例の発生を助長？
  (Hadler NM, et al.：JAMA 284：2780-2781, 2001)
  (Occupational Musculoskeletal Disorders：9-19, 2005)
- 腰痛への小外傷は重篤な腰痛の発生やそれに伴う障害の原因にはなっていない
  (Carragee E, et al.：Spine 31：2942-2949, 2006)
- 椎間関節炎は腰痛とは無関係
  ・有痛性の椎間関節を同定できる画像検査はない
  (Kalichman L, Hunter DJ：Semin Arthritis Rheum 37：69-80, 2007)
- 椎間板変性疾患（Degenerative disc disease, DDD）は正当な疾患名か
  →定義や概念の曖昧な診断名が過剰な固定手術実施の原因
  (Madigan L, et al.：J Am Acad Orthop Surg 17：102-111, 2009)

腰痛の診断名に対する疑問

　前述したように，プライマリ・ケア・レベルでの腰痛の80～90％は，診断がつかないといわれている．明らかな神経の圧迫や骨の損傷がない限り，疼痛の原因を特定の解剖学的所見に帰することは通常は困難である．しかし，日常診療では臨床上の診断を下し，その診断に基づいて治療が行われている．問題は，椎間板ヘルニアや脊柱管狭窄のように一定の定義や概念が確立されている疾患や病態は別にして，腰痛の診断の多くは，心筋梗塞や糖尿病のように，病理学的な客観的概念に基づいているものではなく，臨床医の考え方を表していることが多いというところにある．このような便宜上の診断が，結果的に医療保険の適用決定，あるいは労災補償請求の根拠になってしまう．すなわち，便宜上つけられた診断名が，腰痛を医療の対象にしてしまっている可能性が危惧される．

腰痛の治療では，名目的な診断を患者に伝えることによって，症状の原因を説明して，患者の不安を鎮めることが行われているのが一般的である．しかし，この診断名に対する科学的な根拠は不十分といわざるを得ない．最近では，不正確な分類，例えば「損傷」という語などが，腰痛による活動障害を助長している可能性も指摘されている．実際，米国での腰痛の診療ガイドラインも，椎間関節症，変形性脊椎症，腰椎椎間板症，挫傷，などの疾患名は，症状との関連性については何ら科学的な根拠は提示されていないことを指摘している．

事実，日常診療上，椎間関節や椎間板に起因する疼痛を臨床的に正確に診断することは不可能である．脊椎症を代表とする疾患は退行性変化が発症の原因とされている．しかし，この退行性変化は加齢による変化でもあり，この加齢変化としての退行性変化と疼痛との関係を診療現場で正しく評価するのは容易ではない．椎間板や脊椎の損傷とか椎間板の突出といった言葉が，患者に「病的な変化」とか「外傷」とかという印象を与え，無用な不安をかき立てている可能性のあることは否定できない．そして，患者はそのような診断名が腰痛の原因であるとそのまま受け止めてしまうであろうということも想像できる．したがって，今後，英国の診療ガイドラインが勧めているように，腰痛患者には前向きな助言を与え，悲観的な説明を避けるようにという提案は，この問題に対する1つの解決策であるかもしれない．事実，放射線学会からは脊椎疾患に対する画像診断名を前向きな良いほうに変えようとする動きがある．

疼痛と脳

近年の脳科学の発達は，痛みを診療する場合には脳を含めて考える必要があることを示唆している（表Ⅱ-17）．腰痛と脳の関係については別に紹介する．ここでは，近年の脳の研究から，われわれ腰痛診療に携わる人間が知っておいたほうが良いと思われる事実を紹介する．

先ず，痛みに対する反応は人によって異なると

表Ⅱ-17　痛みと脳

- 大きな損傷≠大きな疼痛反応 → 個人差大
- 局所の損傷メカニズムの他に脳の応答も重要視する必要
  (Zubieta JK, et al.：SCIENCE 299：1240-1243, 2003)
- 脳内では物理的な痛みと疎外時の心の痛みが同じ部位で反応
- 痛いと思うだけでも反応
  (Eisenberger NI, et al.：SCIENCE 302：290-292, 2003)
- 主観的に痛みを処理する部位が，自分が痛みを経験したときだけでなく，痛みを伴うショックを予測したときや愛する人の痛みに共感したときにも活性化
  (Singer T, et al.：SCIENCE 303：1157-1162, 2004)
- 慢性腰痛の患者で活性化する脳領域は，腰痛のないときの伝達経路（視床から脳全体）でなく前頭葉（思考・感情を司る）
  →慢性腰痛患者は，痛みへの感情的なコントロールが不能になり，痛みの記憶が増幅され，長く持続
  (Apkarian AV, et al.：Pain 108：129-136, 2004)
- 長期の慢性腰痛は，脳の回路を消耗させ，脳組織（灰白質）の減少につながっている可能性（横断研究）
  (Apkarian AV, et al.：J Neurosci 24：10410-10415, 2004)
  →慢性腰痛は脳を萎縮させる？
  　灰白質の細胞が，長期の異常な疼痛関連反応によって死滅？
  　　　　　　　　↕
- 情動障害の有無で，線維筋痛症と健常者との間に脳体積の差はない
  (Hsu MC, et al.：Pain 143：262-267, 2009)
- 慢性腰痛の影響は脊椎に留まらず，脊髄と脳の構造・機能の変化にまで及ぶ
  (Pruimboom L, et al.：Med Hypotheses 68：506-511, 2007)
- 身体的疼痛と社会的疼痛は密接な関連
  ・同じ解剖学的経路一部を使って伝達
  (Way BM, et al.：Proc Natl Acad Sci U S A 106：15079-15084, 2009)
- 慢性疼痛によって失われた脳組織の回復可能
  (Gwilym SE, et al.：Arthritis Rheum 62：2930-2940, 2010)
- 横断的研究では結論困難
  (Wood PB：Curr Rheumatol Rep 12：462-469, 2010)
- 疼痛と脳機能は似たような改善
  ・慢性腰痛は脳に害を及ぼす可能性
  (Seminowicz DA, et al.：J Neurosci 31：7540-7550, 2011)

いう報告がある．つまり，"痛がり屋"がいるというのは事実である．また，脳では物理的な痛みと疎外されたときの心の痛みを含む社会的疼痛が同じ部位で反応しているという報告がある．痛みに

共感しても脳が活性化されるという報告もある．身体的な痛みと苦痛や苦悩がここで接点があるということが理解できる．次に，慢性腰痛の患者は，痛みへの感情的なコントロールが不能になり，痛みの記憶が増幅され，長く持続することの機序も解明されつつある．

一方，横断研究ではあるが，長期の慢性腰痛は，脳や脊髄に機能や構造の変化を及ぼしている可能性を示唆している報告がある．動かないことや慢性疼痛が寿命や認知機能に深く関係していることを考えると，縦断研究を実施していく必要がある．但し，これを否定する論文や回復可能とする報告もあり，今後の研究課題である．治療の面でも，禅による瞑想が痛みを迎えたり，予防することが指摘されている．治療を考えるうえでのヒントがここにある．

このような，脳の介入によって治療を行うという動きに対して，異議が出されている．本当に脳への介入で治療が可能なのかという疑問や，治療の手段として脳への介入は倫理上問題にならないのかという批判である．この問題は，今後，注意深く議論されていく必要がある．

脳機能障害と腰痛

慢性腰痛にはストレスやうつなどの心理・社会的因子が深く関与していることは明白である．例えば，前にも紹介したように，椎間板ヘルニア手術適応例と無症状例（76％）との差異には，形態（神経根の被圧迫度），仕事（仕事上のストレス，集中度，満足度，失職），そして心理・社会的要因（不安，抑うつ，自制心，結婚生活）の３つにあることはすでに報告されている．すなわち，椎間板ヘルニアの症状を起こす３つの因子のうち２つは，腰椎の器質的異常ではなく，心理・社会的因子である．腰痛は腰椎の器質的疾患ではなく，「生物・心理・社会的疼痛症候群」として捉える必要がある．最近の分子生物学的研究により，心理・社会的因子が慢性疼痛となぜ密接な関係を持つかが解明されつつある．慢性疼痛と辺縁系・大脳基底核との関係をより明確に記述する目的で，最新の痛みの神経科学の研究成果が報告されている．それに基づき，筆者らの研究を含めて臨床の立場から述べる．

1. Pleasure-related analgesia

痛みは，以下の pleasure により抑制される．心地良い匂いやイメージ，好きな音楽，好きな食べ物などは，明らかに痛みを抑制する効果が認められている．すなわち，痛みと快感には相互作用が存在する．一方，抑うつ，不安，ストレスなどが存在すると dopamine は痛み刺激に十分に反応せず，その結果，μ-opioid はきちんと産生されず，痛みの抑制機構が働かない．

2. 患者の治療に対する期待と dopamine system

患者の治療に対する期待（プラセボ効果）には，脳の報酬系が関与している．報酬系とは生体が生き延びて遺伝子を次世代に渡すのに必要な行動をとると快感を覚える回路であり dopamine system が関与している．除痛を目的に患者に対し何の情報も与えずに，すなわち，治療に対する期待を与えずにモルヒネを注射すると，その効果は有意に減少することが報告されている．

3. ストレス，不安，うつと dopamine system

ストレス，不安，うつなどが存在すると，痛み刺激に対する dopamine の反応性は低下し，十分な μ-opioid が産生されなくなり，痛みは増幅されていく．この機序が，心理・社会的因子と慢性疼痛との関連性を説明する分子生物学的機序である．痛み刺激を強くしていくと健常者では dopamine の放出が痛みの強さに比例して増加する．しかし，線維筋痛症の患者ではこの比例関係が認められない．すなわち，線維筋痛症の患者ではこの dopamine system が破綻していることが明らかにされている．ストレス，不安，うつなどの心理・社会的因子を有している患者に対しては，以上の事実を伝える必要があると考える．すなわち，慢性腰痛と心理・社会的因子の間には分子生

物学的レベルで説明可能な病態が明らかに存在している．

4．腰痛のイメージング研究

近年，機能的脳画像法の発達に伴い，腰痛に関する脳イメージング研究が行われるようになってきた．すなわち，痛みの可視化である．慢性腰痛患者では，脊髄と脳の構造・機能変化の発生，脳組織（灰白質）の減少，視床の体積の減少，脳での痛みの認識が増強，などの報告がある．一方，線維筋疼痛症と健常者との間には脳体積に差はないとの報告もある．腰痛に関する研究はまだ少ないというのが現状である．ここでは，functional MRI（fMRI）を使用して，腰痛を模した腰部圧迫痛み刺激に対する脳賦活を解析して，腰痛に特異的な疼痛関連脳活動の検討結果を紹介する．

慢性腰痛患者（以下患者群）と，正常ボランティア（以下健常群）を対象に圧迫刺激をしてMRIスキャンを施行して，blood oxygenation level-dependent signal（以下BOLD信号）を検討した研究である．撮像時にそれぞれの刺激における痛みと不快感を記憶して，撮像後に口頭で回答を得る．

この結果，撮像前の腰部圧迫痛み刺激の強さの平均値は，健常群と比較して，患者のほうが有意に低い（表Ⅱ-18）．すなわち，慢性腰痛患者では痛み刺激に対する閾値が低い．撮像中の不快感の強さでは，健常群と比較して，患者群のほうが有意に高い（表Ⅱ-19）．すなわち，患者群では痛み刺激に対し強い不快感を示す．VAS＝3での患者群と健常群における脳賦活部位の比較を示す．上段の健常群では，右前運動野に賦活が認められる．これに対して，下段の慢性腰痛患者では右半球優位の賦活化が認められる．とくに，右島皮質，後帯状皮質，右前運動野，右前頭皮質に賦活が認められる（図Ⅱ-2）．VAS＝3において賦活された右島皮質，右前運動野，そして右前頭皮質は疼痛関連脳部位として知られている領域である．患者群において後帯状皮質が賦活しているのは，腰部圧迫痛み刺激に特徴的である．一方，疼痛関連脳部位とされる第一次感覚野や第二次感覚野（以下S1，S2）には賦活化が認められない．次に，VAS＝5での患者群と健常群における脳賦活部位の比較を示す．上段の健常群では，右島皮質，後帯状皮質，右前運動野，そして右補足運動野に統計学的に有意な脳賦活が得られる．これに対して，下段の患者群では，右島皮質，後帯状皮質，右補足運動野，右前運動野，右前頭皮質，そして両側視床に活性が認められる（図Ⅱ-3）．VAS＝5において，健常群と患者群の両方で後帯状皮質が賦活されている．しかし，S1とS2は賦活されない．

患者群では，腰部圧迫痛み刺激に対して，疼痛閾値が低く，また不快感が高い．この結果は，慢性腰痛患者では，侵害刺激に対する感受性が亢進していること，また痛みに対する感情的反応が誇張されることを示唆している．腰痛に特徴的な脳賦活部位として，後帯状皮質，補足運動野，前運動野，島皮質，前頭皮質，そして視床が考えられる．腰部圧迫痛み刺激により，後帯状皮質が賦活化されたが感覚野は賦活化されない．この結果は，腰痛の慢性化の特異的なパターンである可能性がある．但し，今後，他の痛み刺激との比較検討が必要である．

5．脳の器質的障害と慢性腰痛

筆者らは1996年以降，精神科とともにリエゾ

表Ⅱ-18 撮像前の圧迫刺激の強さの平均値（N）

	正常ボランティア	慢性腰痛患者
VAS 3	141±16 N	97±30 N*
VAS 5	182±19 N	127±38 N*

明らかに慢性腰痛患者のほうが腰部圧迫痛み刺激に対する疼痛閾値が有意に低い．
(Kobayashi, Y et al.：Spine 34：2431-2436, 2009 より改変)

表Ⅱ-19 撮像中の圧迫刺激による不快感の強さ（VAS）

	正常ボランティア	慢性腰痛患者
VAS 3	1.73±0.64	4.90±0.64*
VAS 5	4.07±0.95	5.86±1.53*

明らかに慢性腰痛患者のほうが腰部圧迫痛み刺激に対する不快感が有意に高い（*p＜0.05）．
(Kobayashi, Y et al.：Spine 34：2431-2436, 2009 より改変)

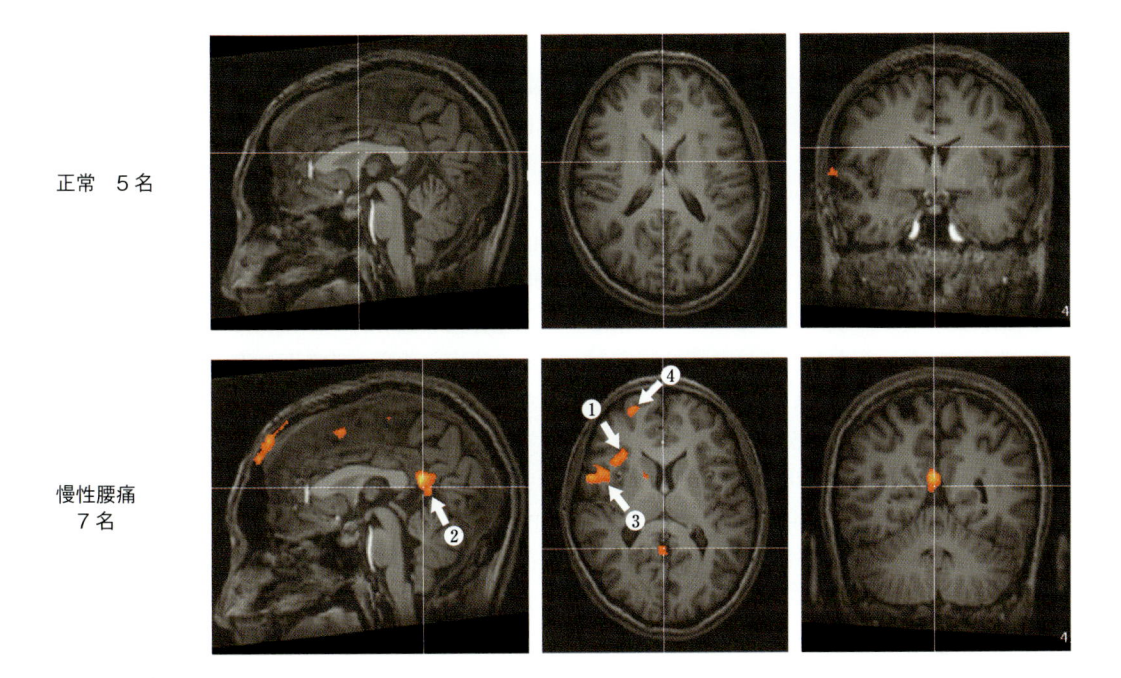

図Ⅱ-2 fMRI による VAS＝3 での比較
慢性腰痛例では右島皮質（①），後帯状皮質（②），右前運動野（③），右前頭皮質（④）に活性が認められる．

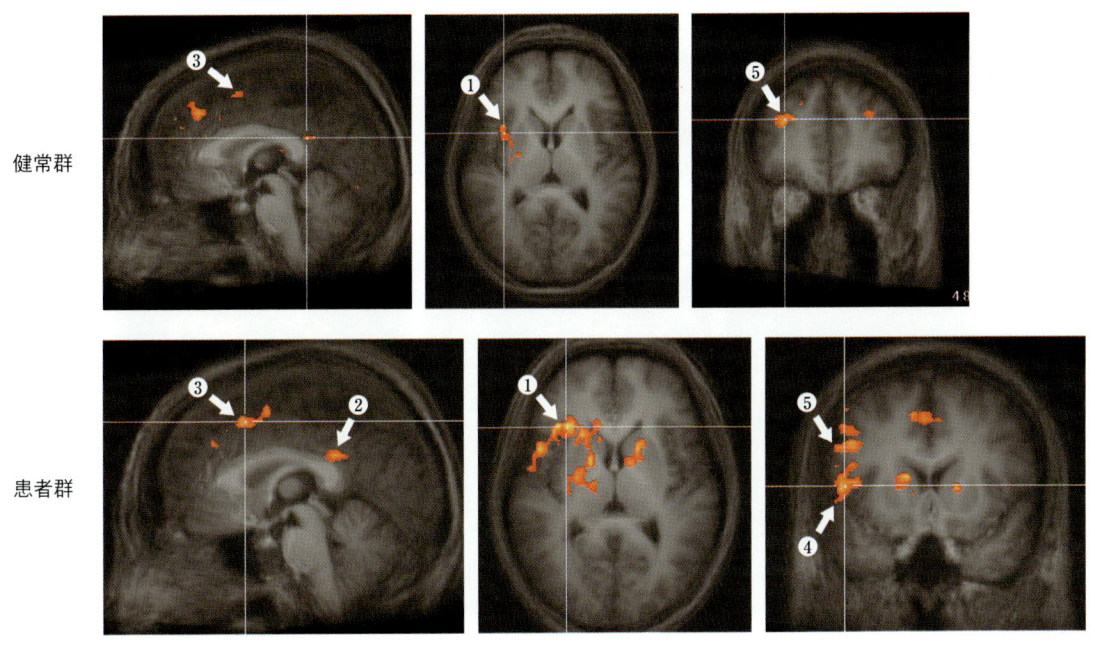

①＝右島皮質（Insula），②＝後帯状皮質（PCC），③＝右補足運動野（SMA），
④＝右前運動野（PMA），⑤＝右前頭皮質（PFC）

図Ⅱ-3 fMRI による VAS＝5 での比較
慢性腰痛例では両島皮質，後帯状皮質，前帯状皮質，両前運動野，右前頭皮質，右補足運動野に活性が認められる．

ン精神医学的アプローチで精神医学的問題を合併している脊椎脊髄疾患の検討を行ってきた．そこでは，心理・社会的側面の洞察を行い，精神医学的診断を明らかにしたうえで，慢性疼痛に対する治療を多面的に行ってきた．通常，精神医学的診断が得られても，脳の器質的異常が合併することは稀である．慢性疼痛に伴い二次的に脳の萎縮が起こり，脳機能障害が出現することはすでに報告されている(図Ⅱ-4)．しかし，脳の器質的障害が原因で慢性腰痛が発生するという報告はない．慢性腰痛と精神医学的問題との関連性を疑い，当科と精神科で諸検査を行った結果，精神医学的問題の他に，脳機能障害の存在が明らかになり，脳の器質的障害と慢性腰痛との関連性が示唆された症例を経験している．

脳の器質的障害が明らかに存在し，それが慢性腰痛と関連していると考えられた症例は現在まで22例である(表Ⅱ-20)．慢性疼痛，精神疾患，脳の器質異常をトリアスとした症例の特徴は以下のとおりである．

・症状の特徴：主訴は慢性腰痛が17例と最も多い．精神医学的診断は全例が身体表現性障害を有している．身体表現性障害のなかでは疼痛性障害が14例と最も多い．

・脳の器質的障害の程度と部位：脳波異常を呈した症例は17例存在する．画像診断ではMRI上，前頭葉や側頭葉の脳萎縮または低形成を18例に認める．脳血流シンチグラフィーで血流低下を呈していたのは9例存在する．また知能検査で知能低下を認めた症例が11例存在している．

・治療方法：脳の器質的障害の存在と心理・社会的要因が慢性腰痛に関与していることを患者に説明した．説明に納得が得られた症例17例に対し，認知行動療法を行い，全例で疼痛の軽減を得ている．治療後腰痛が改善し，脳血流量の増加が認められた症例を図Ⅱ-5(28頁)に提示する．

・精神医学的問題を有する脊椎脊髄疾患に対するリエゾン精神医学的アプローチにより，脳の器質的障害による慢性腰痛，すなわち脳原性腰痛が存在する可能性が示唆される．通常，心理・社会的要因が身体症状に関与していることを患者自身は容易には受け入れない．しかし，脳の器質的障害の存在と心理・社会的要因の関与を患者自身が素直に受け入れた症例では症状の軽快が得られている．この事実は，本疾患の特徴の1つと考えられる．リエゾン治療の必要な慢性腰痛を呈する症例では，心理・社会的側面の洞察と同時に，症例によっては脳機能を評価したうえで治療を行う多面的アプローチが重要と考える．

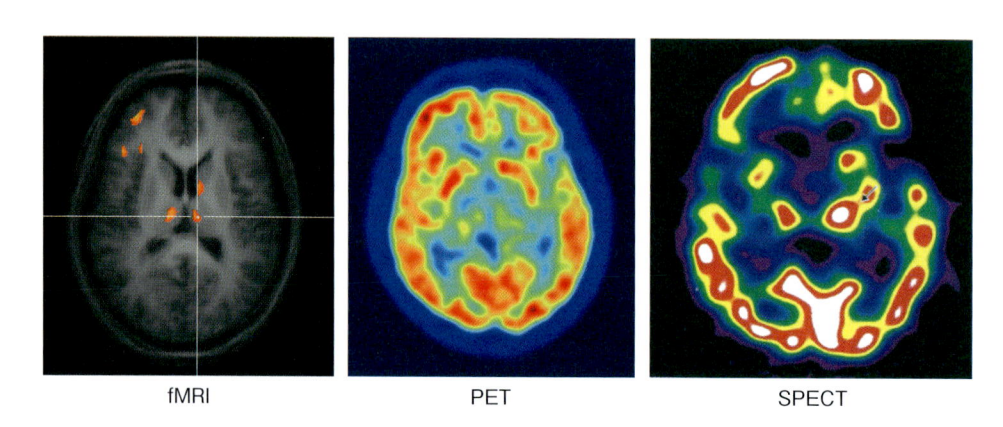

fMRI　　　　　PET　　　　　SPECT

図Ⅱ-4　**慢性腰痛患者の脳機能変化**

〔Fukumoto M, et al.: Lancet 354(9192): 1790-1791, 1999. Apkarian AV, et al.: J Neurosci 24: 10410-10415, 2004. Ushida T, et al.: Brain Topogr 18: 27-35, 2005. Baliki MN, et al.: J Neurosci 26: 12165-12173, 2006. Kobayashi Y, et al.: Spine 34: 2431-2436, 2009〕

表 II-20 脳機能障害と腰痛

No	年齢	性別	整形外科診断	BS-POP 治療者	BS-POP 患者	精神科診断		脳波	MRI	脳血流	知能検査
1	30	M	第5腰椎分離症術後	13	19	疼痛性障害	ADHD	○	○	NA	○
2	69	M	腰部脊柱管狭窄症術後	12	20	疼痛性障害	PDD	○	○	○	NA
3	64	F	頸椎症性脊髄神経根症	15	18	疼痛性障害	不安障害	○	NA	NA	NA
4	53	F	外傷性頸部症候群	13	19	疼痛性障害	PDD	○	○	NA	○
5	28	F	腰痛	12	21	転換性障害	自己愛性人格障害	NA	NA	NA	NA
6	28	M	慢性腰痛	11	24	疼痛性障害	ADHD	○	NA	○	○
7	31	F	腰部下肢脱力感	13	19	疼痛性障害	PDD	○	○	NA	○
8	74	F	第4腰椎すべり症	8	12	疼痛性障害	——	○	NA	NA	NA
9	61	M	慢性腰下肢痛	18	16	心気症	——	NA	NA	NA	NA
10	47	F	頸椎症性神経根症術後	16	15	疼痛性障害	うつ病	○	○	○	○
11	64	M	腰部脊椎症	19	18	転換性障害	——	NA	NA	NA	NA
12	44	F	腰椎破裂脊髄損傷	14	18	心気症	——	○	○	NA	NA
13	42	F	慢性腰痛	17	16	疼痛性障害	PDD	NA	○	○	○
14	69	F	腰部脊椎症術後	15	18	転換性障害	——	○	○	○	○
15	58	M	外傷性慢性疼痛	19	20	疼痛性障害	ADHD	○	○	○	○
16	67	F	慢性腰痛	15	11	心気症	てんかん	○	○	○	NA
17	28	M	腰椎椎間板ヘルニア	14	20	疼痛性障害	ADHD	○	○	○	○
18	59	F	腰痛+下肢痛	14	26	転換性障害	演技性人格障害	○	○	NA	NA
19	75	M	両側殿部痛	15	26	心気症	軽度認知症	NA	NA	NA	NA
20	36	F	仙腸関節痛	11	20	疼痛性障害	PDD	○	○	○	○
21	28	F	殿部〜下肢痛	13	18	疼痛性障害	境界性人格障害/ADHD	○	○	○	○
22	42	M	頭頸部痛	11	18	疼痛性障害	PDD	○	○	○	○

脳波異常，脳の低形成や萎縮，脳血流低下を呈する症例が多い．

腰痛の原因／関与因子の候補
（表 II-21）

腰痛の原因あるいは関与因子として，さまざまな説が提唱されている．1つは，細菌感染である．反論もあるが，ピロリ菌のことを考えると，むげに否定はできない．

また，腰痛の危険因子として加齢に伴う筋肉量の減少や脂肪化にも関心が集まっている．さらに，手術無効例の多く（70%）は梨状筋症候群が原因であるという報告もある．

動脈硬化が腰痛発生に関与するという説は注目を浴びたが，一方ではスタチンが腰痛などの運動器の痛みを惹起するのではないか，という矛盾するような発表もある．腰痛と肥満との関係について

も多くの報告があるが，これについては別に考える［第XI章「腰痛を考える―私の疑問」（381頁）］．これらの事実は，病態解明にあたっては予断をもたない思考が必要であることを示唆している．

腰痛と文化（文明）圏

腰痛には社会的な環境因子がさまざまな形で深く関与していることはすでに明らかになっている．この環境因子には，国家や政府の医療制度も深く関与していることが明らかにされている．例えば，日本人と米国人との比較で，日本人の患者は明らかに心理的，社会的，職業的，趣味的な機能で，障害が米国人より少ないという指摘であ

a. 治療前（2011.8.8）

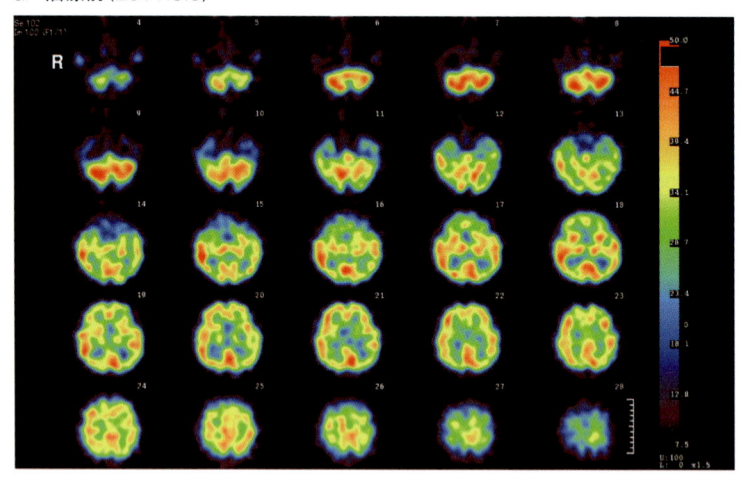

b. 治療後（2011.10.17）

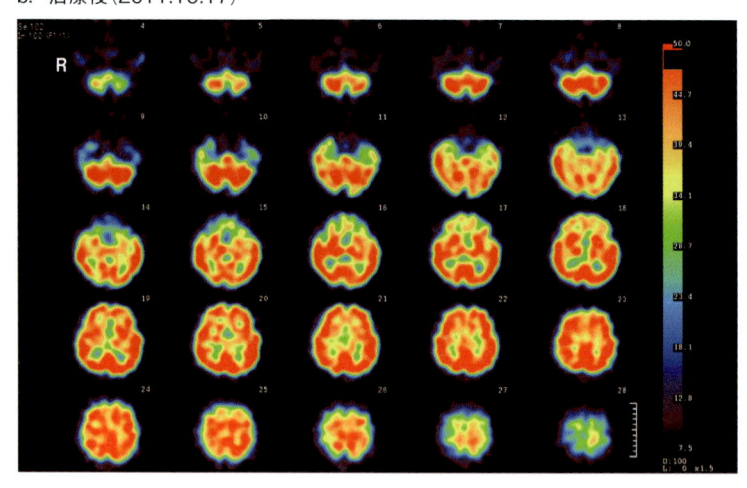

図Ⅱ-5　治療後脳血流が増加した症例

る．あるいは，別に述べるように，わが国，米国，そしてスウェーデンの3カ国の比較では，作業関連腰痛の発生率は，3カ国で日本が一番多い．しかし，障害となる腰痛の発生率をみると，スウェーデンが最も多い．補償率でみると，日本と米国は同じで，スウェーデンが最も高い．

　腰痛を評価するには，国や民族まで含めて評価する必要があるといえる．

腰痛診療に対する認識の変化

患者の求めている腰痛治療

　腰痛の診療は，主に整形外科医によって行われている．これは，わが国でも欧米でもあまり変わりはない．しかし，米国での報告によれば，治療費が安く，治療成績が優れて，しかも患者が満足するという3つの条件を兼ね備えている腰痛治療の専門家はいないという．事実，米国でもわが国

表Ⅱ-21 腰痛の原因／関与因子の候補—予断を持たない思索が必要

- アレルギーが腰痛のきっかけ？
  (Hurwitz EL, Morgenstern H : Am J Epidemiol 150 : 1107-1116, 1999)
- 軽度の細菌感染（*Propionibacterium acnes*）が坐骨神経痛に関与している可能性
  (Stirling A, et al. : Lancet 357 : 2024-2025, 2001, ISSLS 2002)
  ↔ Contamination の可能性
  (Ben-Galim P, et al. : Spine 31 : 2507-2509, 2006)
  (Perry AL, et al. : Lett Appl Microbiol 42 : 185-188, 2006)
- MRI 上の変化（Modic 分類）が認められた患者では，長期の抗生剤の投与により，腰痛が緩和し，機能が改善
  (Kjaer P, et al. : Ugeskr Laeger 168 : 1668-1669, 2006)
- 加齢に伴う筋肉量の減少や脂肪化は腰痛の危険因子
  (高橋幸恵，他：日脊会誌 7 : 86, 1996)
  (高橋幸恵，他：日整会誌 71 : S489, 1997)
  (Visser M : Annual Report, EMGO Institute, 2002)
- 手術無効例の多く（70％）は梨状筋症候群が原因
  —MR 神経造影での検討—
  (Filler AG, et al. : J Neurosurg Spine 2 : 99-115, 2005)
- 動脈硬化が腰痛発生に関与
  (Kauppila LI : Ann Rheum Dis 56 : 591-595, 1997)
  (竹谷内克彰，他：臨整外 37 : 505-510, 2002)
- 高血圧が腰痛を予防？
  - 高血圧の被験者は腰痛を含む運動器などの慢性愁訴の有病率が 10～60％ 低い
  (Hagen K, et al. : Arch Intern Med 165 : 916-922, 2005)
- 動脈硬化は腰背筋や椎間板の変性に影響なし
  但し，筋血流量を低下させる
  (竹谷内克彰，他：臨整外 41 : 143-149, 2006)
- スタチン（脂質異常治療薬）が腰痛などの運動器の痛みを惹起
  (Buettner C, et al. : J Gen Intern Med 23 : 1182-1186, 2008)

でも，腰痛のために受診する場合に，医療機関を訪れる患者は必ずしも多くないという報告が出ている．今後，どのような診療体系が，治療成績や患者の満足度を向上させ，しかも対費用効果でも優れているのかを検討して，医療提供側から提示する必要がある．

医療従事者は，自分自身に以下のことを問いかける必要がある．1つは，「より優れた診断能力をもっているか」，もう1つは，「患者の経過をみるうえで必要な，より高度な知識や信頼関係確立の know-how をもっているか」という問いかけである．最後に，「より優れた治療技術をもっているか」ということである．

診断・評価基準再検討の時代背景

医療を巡る環境が激変している．その理由の1つは，医療費高騰に対する支払側の危機感である．その結果，患者や支払側は，EBM の手法・概念の導入，対費用効果の評価，患者の満足度への配慮などを医療従事者側に求めている．つまり，われわれは医療の受け手側へ，自分達の行っている診療の妥当性の提示を求められているのである．その流れが，結果的に，治療成績評価基準の見直しに至っている．従来の医療内容が妥当かどうかの検証には，その物差しである評価基準が適正であることが前提となる．高くなる一方の医療費に，支払い側や患者側は医療供給側に対して，説明責任，治療効果の文書化，そして高額医療の妥当性の提示を求めている．

このような要求が出されるのにはそれなりの根拠がある．1つは，治療の費用と質との関係である．ある一定のレベルにまで達すると，それ以上はいくら治療に費用を投じても，よりよい治療成績を得ることができないと考えられているからである．

もう1つは，別に述べるように，地域によって手術の頻度が異なっていることである．この違いについて，医療供給側は第三者を納得させることのできる根拠をもっていない．

そして第3の理由は，国民の意識の変化である．国民に「健康に対しては自分自身が責任をもち，健康に対するさまざまなニーズに対して必要な専門的な助言や指導に快く協力してくれる医療関係者を自分で捜し求める必要がある」という意識が高まっている．例えばカナダでは「医療従事者は助言を与えることはできるが，健康を管理するうえでの主な責任は国民にある」という認識で一致している．一方，医療提供者側にも「医学界は今の時代に，歴史的な特権である自己規制の維持が危うくなってきている」という危機意識が出

てきている．英国医師会は，医学界の現状の見直しが必要とされる理由として，1つは，限られた財源（患者と社会の責任），2つ目に，医学界の行う自己規制はそれが効果的で，透明で，明らかに公共の理に適うものでなければならない（国民の要求），3つ目に，医学界はもっと積極的に健康にかかわる他領域の人々との連携を深め，患者により良い治療を与えるための実践が国民から求められているという現実，そして4つ目に，医学が直面する多くの問題の対応において医師たちの間で世代間の違いが出てきているという実状の4つを挙げている．

診断・評価基準の重要性

最小の医療資源で，最良の治療成績を得られる診断や治療法はどれかと問われると，医療供給側は回答できるデータをもっていない．できない理由の1つは，ある1つの疾患に対するさまざまな治療成績の報告が比較できないことにある．なぜならば，評価をするための基準が統一されていないからである．最大の問題は，従来の評価法自体に対する信頼性の検証がほとんど行われてきていなかったことである．そのため，あるデータを示してその診断や治療の有効性を主張しても，その根拠となった治療法の信頼性の問題を指摘されると，たとえその結果が妥当な結論を示していても，その信頼性は低下してしまう．

もう1つは，従来の診断・評価基準が医療に対する国民の認識の変化へ必ずしも適応していないことである．医療供給側は，今，客観性重視から主観性の重視へ，医師側からの評価ではなく，患者の視点に立った評価という流れへと，診断や治療成績の評価に対する概念の転換が求められている．

このような現状のなかで，社会や患者から医療供給側であるわれわれへの要求に対して，従来の評価基準に基づいた診断や治療の情報提供で対応できるのかというと，残念ながらNOと言わざるをえない．欧米では大幅な診断や治療の評価基準の見直しがすでに進められている．われわれが今後も引き続いて筋骨格系の病態に対する診断や治療に貢献するためには，自分達の提示する結果を世界標準的な物差しで第三者に提示することが求められている．幸い，わが国でもようやく科学的な評価基準が作成された．それについては別に述べる［第Ⅱ章「新しい腰痛評価基準，JOABPEQ」(37頁)］．

診断・評価基準に求められる条件

従来は，診断や治療の成績の評価は医療従事者のみの関心であった．しかし，現在は，それらは医療費の支払い側や行政にとっても必須な情報である．なぜならば，評価基準は費用のみならず，診断や治療の妥当性や効果に対する最も重要な目安になるからである．今，われわれは医療従事者のみならず，社会や患者が納得できる評価基準の作成が求められている．

いろいろな立場の人がそれぞれの立場から納得できる評価項目は，当然，複数にならざるをえない．また，主訴が惹起するさまざまな日常生活上の支障の有無や程度も同時に評価する必要がある．例えば，椎間板ヘルニアやLSSの主訴は，下肢痛である．従来の評価では，疼痛が消失したかどうかが主たる評価項目であった．新しい概念による複数次元での評価では，疼痛の改善のほかに腰痛関連機能の変化，患者のQOL，そして満足度についても注目して評価する必要がある．言葉を換えて言えば，腰痛の診療にあたっては，「疼痛の除去」を目的とするのではなくて，「疼痛の意味」を尋ね，どのような障害があるのかという視点に立った医療が求められているのである．例えば，椎間板ヘルニアでは，最も特徴的な腰痛関連障害は，体を曲げたり，跪いたりするのが辛いというものである．一方，LSSでは，短距離しか歩けないという点である．術後に，JOA scoreそれ自体は改善されても，術後間もなくの時点では，椎間板ヘルニアでは大多数の患者が，脊柱管狭窄では半数以上の患者が重労働を避けており，半数以上の患者が階段を上るときに手すり

を必要としている．したがって，治療成績は，患者の疾患による障害を複数の次元で評価することによりその全容を明らかにできる．このような評価基準の作成により，「最も妥当な診断や治療法は何か」が明らかになることが期待でき，最終的には，社会や患者にとっても大きな利益をもたらすことが期待される．

■ 腰痛関連モデルからみた腰痛の多面的評価

　腰痛は，患者本人だけではなく，家族や友人の活動を妨げることにもなる．近年，本人だけでなく，社会への影響という視点から腰痛の評価の新しい指標として，住民や患者の視点に立脚した主観的なアウトカム指標（患者立脚アウトカム）が取り上げられるようになってきた．代表的な指標としては，疼痛（symptom），機能状態（functional status），包括的健康状態（generic health status），能力低下（disability），および患者の満足度が挙げられる．このような視点から腰痛を考えてみると，以下のような腰痛関連モデルを設定することができる．すなわち，腰痛や下肢痛などの徴候（symptom status）は，先ず，機能状態を惹起する．このことが，患者の総合的健康感，ひいては，社会的不利，患者の主観的な幸福度，および現在の健康状態で残りの人生を過ごすことに対する満足度にも影響を及ぼす可能性があるというモデルである．

　この腰痛関連モデルにより，腰痛がもたらすさまざまな影響を検討した結果を述べてみる．先ず，腰痛関連機能（Roland-Morris機能障害質問表）には，主として腰痛の程度が関与しており，痛みの程度（VAS）が強いほど腰痛関連機能の障害が顕著となる．総合的健康感（SF-12）のうち，身体的健康度は腰下肢痛の程度よりもむしろ腰痛関連機能が強く関与している．すなわち，腰下肢痛の程度よりも腰下肢痛によって生じた生活上の障害のほうが身体的健康度に強く影響を及ぼしているといえる．精神的健康度は年齢，腰痛の程度，および性との関連が認められるが，それ以外のさまざまな要素が多くかかわっている．この結果からは，精神的健康度を腰痛関連モデルに則して評価することは妥当でないと言える．また，社会的不利は身体的健康度と強い関連性があるが，年齢，配偶者の有無，その他さまざまな要因も関与している．さらに，主観的幸福度や，現在の健康状態で残りの人生を過ごすことに対する満足度は，腰下肢痛の程度や腰痛による機能状態よりも，むしろ総合的健康感と強く関連している．すなわち，これらの指標は腰下肢痛の程度よりも，各指標の直前に設定された指標との関連が強いと言える．

　次に，腰下肢痛の程度が各指標に及ぼす影響の強さをみてみると，腰下肢痛の程度は，機能状態に対して関与が強い．一方，総合的健康感，社会的不利，および患者の満足度も腰下肢痛の程度との間に直接的な有意な関連を示している．しかし，総合的健康感は，腰下肢痛の程度よりもむしろ機能状態とより関連がある．また，社会的不利や患者の満足度は，腰下肢痛の程度よりも総合的健康感との関連がより強い．このような事実から，痛みの軽減を目的とした治療による腰痛の軽減それ自体は，包括的健康感，社会的不利，主観的幸福度，および患者の満足度に対して直接的に影響を及ぼすわけではない．むしろ疼痛の軽減が機能状態に影響を及ぼし，その結果，二次的に各指標に影響を与えていると考えることができる．換言すると，疼痛に対する治療は機能状態の改善に対して直接的な効果があるだけでなく，包括的健康状態，社会的不利，主観的な幸福度，および患者の満足度に対する間接的な効果をも期待できるといえる．

　このような結果から腰下肢痛に対する治療の意義について考えてみると，従来とは違った治療の概念が成立する．すなわち，腰下肢痛の治療にあたっては，痛みの軽減を目的とした従来の治療法の視点だけではなくて，「疼痛の意味」を尋ね，患者には生活上どのような障害があるのか，という視点に立った医療システムの構築も重要である（図Ⅱ-6）．このような概念では，鎮痛は目的ではなく，手段となる．こうした視点に立ったうえで

従来の医療
腰痛 → 疼痛 → 鎮痛治療

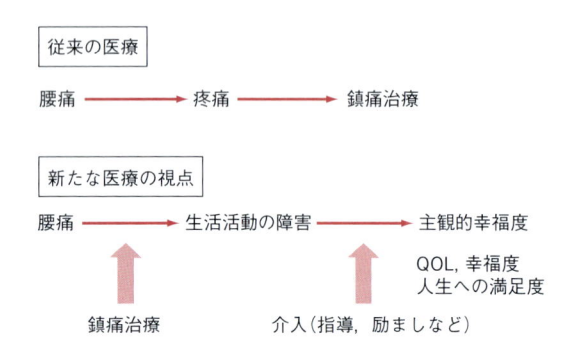

新たな医療の視点
腰痛 → 生活活動の障害 → 主観的幸福度
　　　　　↑　　　　　　　↑　QOL，幸福度
　　　　鎮痛治療　　　介入（指導，励ましなど）　人生への満足度

図Ⅱ-6　腰痛治療の新たな視点

の患者の障害に対する医療提供側の介入により，患者のQOLや幸福度の改善を期待することができる．今後，患者の障害に対する医療提供側からの身体的・精神的支援が患者にどのような影響を及ぼしているのか，あるいは，医療提供側からの身体的・精神的支援の有無により，患者のQOLや幸福度に差が出るのかを検討することが必要である．

　患者の視点からみた，そして多面的な腰痛の評価の重要性は，前述したような研究から明らかである．しかし，このような横断的研究では，疼痛や機能障害の改善自体が患者の健康管理，社会参加，幸福度，および健康満足度の改善にどの程度影響を及ぼすのかについて明らかにすることができない．これを明らかにするには，縦断的研究が必要である．筆者らの縦断的研究によれば，腰痛関連機能障害の悪化や改善は患者の背景因子と腰下肢痛の程度の悪化や改善により影響を受ける．しかし，その影響を受ける割合は，約5%程度にすぎない．腰下肢痛の改善を患者の立場から評価するためには，複数の患者立脚アウトカムを用いて，より多面的に評価する必要があるといえる．また，横断的研究に用いた各指標の変化は，社会的統合の変化と主観的幸福度以外については，モデルに一致した相互関連がある．すなわち，腰痛や下肢痛により日常生活が制限されると，総合的健康感に影響が及び，さらに健康満足度にも影響が及ぶといえる．

　本研究の結果から，腰下肢痛の患者立脚アウトカムとしては，痛みの程度(VAS)，腰痛関連機能障害(Roland-Morris機能障害質問票)，身体的健康，社会的活動，健康満足度が適していると考えられる．社会的統合と主観的幸福度は腰下肢痛以外のさまざまな他の要因に左右されることから，患者立脚アウトカムとしては適さない．

■ 腰痛治療に対する多面的評価

　腰痛に対する従来の治療効果判定は，病態生理学的指標や病理解剖学的指標を中心に設定されてきた．しかし，これらの指標は，患者や社会にとっては必ずしも重要ではない．患者や社会にとっては，症状や生活の質(quality of life；QOL)の改善のほうが大きな意味をもつ．しかし，疼痛やQOLは主観的な症状であり，それを客観的に評価することは容易ではない．実際には，腰痛の程度やQOLそのものの代わりに"痛みの表現"や"痛みに関連した行動"を評価していると言える．そして，評価の視点が治療者側にあるのか，患者側にあるのかによって，効果の判定は大きく異なる．治療者側の評価方法だけでは，バイアスが入りこむ余地が多分にある．また，患者側の主観的評価だけでも妥当な評価ができるとは限らない．すなわち，単一の評価法による腰痛治療の効果判定には限界があり，必要な評価法を組み合わせて多面的に評価することが重要といえる．腰痛を評価する指標には，①言葉や文章による痛みの表現(強さ，パターン，性状)，②痛みによって現れる日常生活動作(activity of daily life；ADL)やQOLの変化，③痛みによる心理・精神面への影響に大別することができる．

1．腰痛の程度(量的評価)

　腰痛の強さの測定に求められるのは，方法が簡便であることである．また，患者の痛みを即時に評価できることである．さらに，同一患者内での治療前後の疼痛の比較が容易であることである．そして，測定した治療前後の痛みの強さから，治療の効果判定を行う際，「臨床上有用な差異(clinically important difference)」について検討可能

で，どの程度の疼痛の改善が臨床上意味をもつのかについても考慮する必要がある．

(1) VAS (visual analog scale)

視覚的アナログスケールとは，長さ10 cm (100 mm)の直線を被験者に見せ，その左端を全く痛みがない，右端を想像できる最大の痛みとして，現在感じている痛みの強さを線上で示してもらう方法である．示された痛みの強さを0〜100 mmで記載する．統計処理では，連続変数として扱う．直感的に痛みを評価でき，簡便であることから頻用されている．本法は非常に感度が高いことが報告されている．短期間の痛みの推移を評価するには有用であるが，長期間の痛みの推移では，正確に行えない場合もある．また，他の患者との比較はできないことに注意する．同一被験者における痛みの程度とその変化を評価するのに有用である．VASで30 mm以上の痛みがある場合には「中等度の痛みがある」と評価する．また，痛みがVASで20 mm以上変化した場合に有意な変化と判断され，治療などによって40 mm以上変化した場合には著効したと判断される．

(2) NRS (numeric rating scale)

数値評価スケールは，痛みの強さを0(痛みがない)から10(最悪の痛み)までの11段階として，どの数値に該当するかを被験者に選択してもらう方法である．記入しなくても口頭で回答が可能であり，簡便である．しかし，数値の好みが結果に影響する可能性がある．VASに比べて患者が理解しやすい，電話など面接しない状況でも聴取できるという利点がある．IMMPACT (initiative on methods, measurement, and pain assessment in clinical trials) では，慢性疼痛における疼痛評価スケールとしてNRSの使用が推奨されている．運動器の慢性疼痛に関する臨床上有意な最小変化量(minimal clinically important difference ; MCID)について，2.0点または33.0%の改善が有効な改善と判定される．

(3) VRS (verbal rating scale)

語句評価スケールはあらかじめ4段階から5段階に設定した痛みの強さを表す言葉を数字の順に並べて，該当する痛みの強さを選択する．例えば，0：痛みがない，1：少し痛い，2：かなり痛い，3：耐えられないほど痛い，と設定し，現在の痛みの強さを示す数字を口頭で回答してもらう．痛みの強さを表すスコアの範囲があいまいであるという欠点がある．

(4) FRS (face rating scale)

表情尺度スケールは被験者が感じている痛みの強さを，痛みを表している顔の絵から選択してもらう方法である．3歳以上が対象となる．高齢者でも理解しやすい．0：No Hurt (痛みがない)，1：Hurts Little Bit (わずかな痛みがある)，2：Hurts Little More (軽度の痛みがある)，3：Hurts Even More (中等度の痛みがある)，4：Hurts Whole Lot (かなりの痛みがある)，5：Hurts Worst (耐えられないほどの痛みがある)，の6段階の痛みを顔の絵で表したスケールである．

2. 腰痛の性質と性状（質的評価）

持続痛や発作痛，神経障害性疼痛の要素の有無など痛みの性質を評価することによって治療に用いる薬剤選択に役立つ情報が得られる．

McGill pain questionnaire

マクギルまたはマギル疼痛質問票は痛みの強さのほか，性質，部位，時間的変化など痛みの性状を評価する最も代表的な方法である．日本語版がある．痛みに関連した単語が3〜6種類ずつ20群に分類されており，そのなかから被験者が自分の痛みに合致するものを選択する．臨床では，簡易版の質問票を使用することが多い．

神経障害性疼痛スクリーニング質問票は神経障害性疼痛を診断するためのスケールで，痛みの部位，程度，性質，日常生活を評価している．7項目の質問を0〜4点の5段階で調査し，得られた得点の合計で神経障害性疼痛の可能性の高さを評価する．Pain DETECTとは慢性腰痛に含まれる神経障害性疼痛の要素を鑑別するため，ドイツで開発されたツールである．痛みの程度，持続性，発作性，性質に関する質問がある．神経障害性疼痛の要素を"ほとんどない"，"含まれている"，"ほとんどを占める"，に分類している．日本語版

3. 腰痛の精神医学的問題

腰痛と精神医学的問題は密接に関連しており，疼痛治療の効果判定を行う際には，精神医学的問題の評価も同時に行う必要がある．

(1) MMPI (Minnesota Multiphasic Personality Inventory)

ミネソタ多面人格検査は妥当性尺度と臨床尺度で構成され，転換性障害，心気症，うつ病，不安障害，人格障害，および統合失調症など精神医学的問題をスクリーニングできる．質問項目が多く，回答に時間を要する．高齢者では，協力が得られない場合もある．

(2) BS-POP (Brief Scale for Psychiatric Problems in Orthopaedic Patients)

整形外科患者に対する精神医学的問題評価のための質問票は，心理的因子の関与が深い患者の特徴について評価することができる．それに加え，痛みに曝露されている現在の患者の心理状態や全般的健康度，患者の性格や人格異常の有無，あるいは痛み関連の精神疾患の有無も評価できる．BS-POPは，治療者が患者を評価するための「治療者に対する質問」（治療者用）と，患者自身が自己評価するための「患者に対する質問」（患者用）から構成されている（表Ⅱ-22）．質問項目は治療者用が8項目で最低8点から最高24点であり，患者用は10項目からなり，最低10点から最高30点である．少数の質問項目で精神医学的問題や心理・社会的問題の有無を短時間で評価できるため，外来でも用いることができる．BS-POPのカットオフ値は，治療者に対する質問では，11点以上とすると感度69.5%，特異度74.2%である．同様に，患者に対する質問では，15点以上とすると感度92.3%，特異度36.7%である．治療者用で11点以上の場合，または治療者用が10点以上かつ患者用で15点以上の症例では，精神医学的問題を有する可能性が高い．とくに，治療者に対する質問の評価点から，治療に対する患者の満足度をある程度予測することが可能である．腰下肢痛に対する治療において，治療前における治療者の患者評価での総評価点と治療後における治療に対する患者の満足度には，点数が高いほど満足度が低下するという相関関係が認められている．

(3) SDS (Self-rating Depression Scale)

自己評価うつ尺度は20項目からなる抑うつ尺度で，"抑うつ状態はほとんどなし"，"軽度の抑うつ性あり"，または"中等度の抑うつ性あり"と判定する．HADS (hospital anxiety and depression scale) は精神症状，不安と抑うつを測定する自己記入式質問票である．うつ病に関する項目と不安障害に関する項目の合計点を集計し，心理学的苦悩の程度を評価する．PCS (pain catastrophizing scale) は痛みの破局化尺度で，日本語版が作成されている．痛みに対しての捉われ感や無力感，痛みへの脅威を過大評価することなどの破局的思考を評価する．

4. 腰痛のQOL

対象を限定せず，全般的な健康状態を評価する包括的尺度と特定の疾患を対象として，その疾患に特異的なQOLを評価する特異的尺度がある．

a. 包括的QOL尺度

(1) SF-36

健康関連QOL (health related quality of life ; HRQOL) を測定する尺度で，科学的信頼性・妥当性を有し，国際的に最も普及しているQOL尺度である．日本語版が開発されている．自記式質問票で，36項目の質問に対して3または5段階の選択肢で回答する．結果は8つの下位尺度で得点化される．すなわち，身体機能 (physical functioning ; PF)，日常役割機能（身体）(role physical ; RP)，身体の痛み (bodily pain)，全体的健康感 (general health ; GH)，活力 (vitality ; VT)，社会生活機能 (social functioning ; SF)，日常役割機能（精神）(role emotional ; RE)，および心の機能 (mental health ; MH) である．8つの下位尺度は，単独でも使用可能である．身体的側面のQOLサマリースコア (physical component summary ; PCS)，精神的側面のQOLサマリースコア (mental component summary ; MCS)，役

表Ⅱ-22　BS-POP

a

	質問項目	回答と点数			評価点
診察上の問題（過大な訴え）	1. 痛みのとぎれることがない	1 そんなことはない	2 ときどきとぎれる	3 ほとんどいつも痛む	
	2. 患部の示し方の特徴がある	1 そんなことはない	2 患部をさする	3 指示がないのに衣服を脱ぎ始めて患部を見せる	
	3. 患肢全体が痛む（しびれる）	1 そんなことはない	2 ときどき	3 ほとんどいつも痛む	
診察上の問題（イライラ感）	4. 検査や治療をすすめられたとき，不機嫌，易怒的，または理屈っぽくなる	1 そんなことはない	2 少し拒否的	3 おおいに拒否的	
	5. 知覚検査で刺激すると過剰に反応する	1 そんなことはない	2 少し過剰	3 おおいに過剰	
	6. 病状や手術について繰り返し質問する	1 そんなことはない	2 ときどき	3 ほとんどいつも	
人格障害（率直）	7. 治療スタッフに対して，人を見て態度を変える	1 そんなことはない	2 少し	3 著しい	
人格障害（強迫）	8. ちょっとした症状に，これさえなければとこだわる	1 そんなことはない	2 少しこだわる	3 おおいにこだわる	
				合計点	

b

	質問項目	回答と点数			評価点
抑うつ（気分）	1. 泣きたくなったり，泣いたりすることがありますか	1 いいえ	2 ときどき	3 ほとんどいつも	
	2. いつもみじめで気持ちが浮かないですか	1 いいえ	2 ときどき	3 ほとんどいつも	
イライラ感	3. いつも緊張して，イライラしていますか	1 いいえ	2 ときどき	3 ほとんどいつも	
	4. ちょっとしたことが癪（しゃく）にさわって腹が立ちますか	1 いいえ	2 ときどき	3 ほとんどいつも	
抑うつ（身体面）	5. 食欲は普通ですか	3 いいえ	2 ときどきなくなる	1 ふつう	
	6. 1日のなかでは，朝方がいちばん気分がよいですか	3 いいえ	2 ときどき	1 ほとんどいつも	
抑うつ（疲労感）	7. 何となく疲れますか	1 いいえ	2 ときどき	3 ほとんどいつも	
	8. いつもとかわりなく仕事がやれますか	3 いいえ	2 ときどきやれなくなる	1 やれる	
睡眠障害	9. 睡眠に満足できますか	3 いいえ	2 ときどき満足できない	1 満足できる	
	10. 痛み以外の理由で寝つきが悪いですか	1 いいえ	2 ときどき寝つきが悪い	3 ほとんどいつも	
				合計点	

a：治療者用
　治療者用は8項目からなり，それぞれの質問に対して1～3点，合計8～24点で評価される．治療者用の質問は，治療者が患者の心理状態や精神医学的な問題を評価する内容である．
b：患者用
　患者用は10項目からなり，それぞれの質問に対して1～3点，合計10～30点で評価する．患者用の質問は，患者自身の自己記入の評価で判定する．質問項目は，患者自身が自分の心理状態や健康状態を自己評価する内容である．
（佐藤勝彦，他：臨整外 35：843-852，2000，表3-A，Bを改変）

割/社会的側面のQOLサマリースコア（role/social component summary；RCS）の3つのサマリースコアで総括的に評価することもできる．HRQOLという共通した概念で構成されているため，さまざまな疾患の健康関連QOLを測定することができ，疾病の異なる患者間での比較や，疾病を持たない健康な一般人との比較も可能である．国民標準値が存在し，偏差得点で比較が可能である．短縮版のSF-12もある．また，質問が8項目だけで構成され，短時間で回答できるSF-8™（SF8 health survey）も開発されている．

(2) EuroQol（EQ-5D）

欧州を中心に国際的に使用されている．5項目（移動の程度，身の回りの管理，普段の生活，痛み・不快感，不安，ふさぎ込み）からなる3段階選択式回答法とVASによる患者の健康状態の自己評価により構成されている．回答の組み合わせがスコア化（効用値）され，1が最上の健康状態，0が死の状態を表す．

b. 疾患特異的QOL尺度

(1) RDQ（Roland-Morris disability questionnaire）

腰痛による日常生活の障害を患者自身が評価する尺度である．腰痛関連機能障害を評価する尺度で国際的に広く使用されている．「今日」の腰痛によって障害されている日常の行動について24項目の質問に回答する．「はい」または「いいえ」で回答し，各項目とも，「はい」を1点として0〜24点で得点化され，得点が高いほど腰痛による機能障害が強いことを示す．日本語版が開発されており，日本人のRDQは，性別，年代別の基準値が作成されている男女ともに年齢が高くなるに従ってRDQ得点が高くなる．

(2) ODI（Oswestry low back pain disability questionnaire）

腰痛や下肢痛による機能障害を評価する自記式尺度である．痛みの強さ，日常生活動作の障害，睡眠や性生活障害，および社会生活障害など10項目の質問に6段階の選択肢（0〜5点）で回答する．得点が高いほど障害の程度が大きいことを表す．日常動作の制限（9項目）の10項目からなる．各項目を6段階で評価する．日本語版が作成されている．RDQとの使い分けについては軽症例にはRDQが，重症度の高い母集団にはODIの使用が勧められている．

(3) JOABPEQ（JOA Back Pain Evaluation Questionnaire）

日本整形外科学会腰痛評価質問票は日本整形外科学会活動として，2007年4月に作成された腰痛疾患特異的QOL尺度である．25項目の自記式質問票であり，質問の内容から疼痛関連障害（4項目），腰椎機能障害（6項目），歩行機能障害（5項目），社会生活障害（4項目）および心理的障害（7項目）の5因子で評価される．因子ごとに0〜100点の値をとり，値が大きいほど障害が少ないことを表す．それぞれの因子は独立しているため，評価は因子ごとに行い，合計得点は意味を持たない．質問項目ごとに重み付けを行っている点に特徴がある．腰痛の重症度に強く関連する項目ほど重く扱うことによって，より正確に重症度を評価できるよう工夫されている．得点の計算が複雑であるため，エクセルを用いた専用計算ソフトを用いて算出する．計算ソフトは，日本整形外科学会および日本脊椎脊髄病学会のホームページからダウンロードできる．

(4) JLEQ（Japan Low Back Pain Evaluation Questionnaire）

疾患特異的・患者立脚型慢性腰痛症患者機能評価尺度は，わが国の生活環境において慢性腰痛患者が経験している痛み，日常生活の状態，普段の活動運動機能および健康・精神状態に関する30の質問と，腰痛の程度をVASで回答する自記式の日本版慢性腰痛症機能評価尺度である．各質問に対して5つの選択肢から回答し，合計得点をJLEQスコア点とする．

c. LSS症状スケールとQOLスケールの開発

LSSの治療に対する患者の反応を定量的に評価するための症状スケールおよび患者の生活の質を評価するためのQOLスケールを開発した．スケールの開発の経緯は以下のとおりである．整形外科専門医と心理計量学専門とする開発グループを構成した．LSS患者10名に対して日常生活で

困っていること，症状についてグループインタビューを実施し，症状の程度を測定する際に適切と考えられる項目案を作成した．予備調査として，LSS 患者 5 名に対して，調査票に回答を求めた．その後，回答の難しかった項目，質問の意図が十分に伝わっていない項目，不快な感情を生じさせるような項目がなかったかを確認した．症状スケール候補項目は，ドメインとして，「睡眠時」「歩行時」「起立時」「前屈，後屈，背伸び」「体位の変更」「階段」「しびれ」「安静時の症状」「その他」の 10 のドメインを決定し，各ドメインに対応する合計 36 項目を作成した．QOL スケールの候補項目は，「外出」「通院・治療」「歩行」「睡眠」「包括的内容」「その他」の 7 ドメインを決定し，各ドメインに対応する合計 31 項目を作成した．本調査は 2 回実施し，尺度の信頼性，再検査信頼性，そして妥当性の検討を行った．以上の過程により，症状スケールは 25 項目(表Ⅱ-23)，QOL スケールは 28 項目(表Ⅱ-24)に絞られた．得られた尺度は，平易な表現の少数項目で構成され，良好な信頼性と妥当性を有しており，LSS の症状と QOL を測定するツールとして有用である(表Ⅱ-23, 24)．これらのスケールを用いることにより，客観的な評価と比較が可能になる．

5. 腰痛の医療経済的評価

多額の医療費を費やしても，必ずしも健康が改善するとは限らない．したがって，最小の医療資源で最良の治療成績をもたらすことができる治療法について科学的に検証する必要がある．

Quality adjusted life years (QALY)

質調整生存年とは単純に生存期間の延長を評価するのではなく，QOL を表す効用値で重み付けした評価法である．生存期間(量的利益)と生活の質(質的利益)の両方を同時に評価できる．完全な健康状態を 1，最悪の状態を 0 として，種々の健康状態を計測した値を効用値(utility)とよび，生存年数×効用値として QALY が求められる．QALY あるいは効用値は，疾患の種類に依存しない指標であり，疾患に依存しない結果が得られる．

表Ⅱ-23 症状スケールの 25 項目

「睡眠時」
- 寝返りが打てない
- 仰向けに寝ることができない
- 寝ているときに足がつることがある

「歩行時」
- ゆっくりとしか歩くことができない
- 歩こうとすると脚が引っかかり転びそうになる
- 脱力感があるため歩くことができない
- 前屈みにならないと歩くことができない
- しばらく歩くと症状が強くなり，歩くことができなくなる

「起立時」
- 同じ場所で立っているような仕事や家事ができない
- しばらく立っていると痛みやしびれが出て，立っていることができない

「前屈，後屈，背伸び」
- 背伸びをすることができない
- 振り返ったり，後ろに反ることができない
- 背伸びをすると症状が強くなる

「体位の変更」
- 横になった姿勢から起き上がるときに苦労する
- 立つときや座るときふらつくことがある

「階段」
- 階段を下りることが難しい
- 階段を上ることが難しい
- 階段を上り下りするときに手すりが必要である

「しびれ」
- 眠るときに足先が冷たい
- 普段，脚の感覚がないことが多い

「安静時の症状」
- 食事をしているときにも痛みやしびれが気になる
- 物事に集中しているときにも痛みやしびれが気になる

「その他」
- 痛みやしびれのため，1 日の大半を横になって過ごしている
- 朝起きたときが最も症状が辛い
- 歩けなくなったとき，少し休むとまた歩けるようになる

(Sekiguchi M, et al.: Spine 37: 232-239, 2012)

新しい腰痛評価基準，JOABPEQ

医療が高度化，複雑化するなかで，真に安全，有効，効率的な医療の実践は社会的要請であり，根拠に基づく医療(evidence-based medicine; EBM)の重要性が指摘されている．このような観

表Ⅱ-24 QOL スケールの 28 項目

「外出」
- 人と一緒に外出することをためらうことが多い
- 1人で外出することをためらうことがある
- 他の人と外出することを我慢している
- 歩いて目的地に行く際に，どのくらい時間がかかるか見当がつかず不安である
- 他の人と一緒に外出したくない
- よく知らない場所に行くことに不安を感じる

「通院／治療」
- 今後，症状がどうなっていくのか気になる
- 通院することに負担を感じている

「歩行」
- 家の中を移動することが大変である
- 症状のことを気にせず歩ければいいのにと思う
- 今より長い距離を歩けたら良いと思う
- もっと速く歩けたら良いと思う

「睡眠」
- 症状のために寝つきが悪くて困る
- 症状のために目が覚めることがある
- 寝る姿勢が制限されて辛い
- 症状のために夜眠れないことがある
- もっと熟睡したいと思う

「包括的内容」
- 症状が原因で，日々の生活がしづらい
- 症状のために，日常生活を送るうえで不自由している
- 日常生活を送るうえで，したいことを我慢することが多い
- 症状が原因で憂鬱になることがある
- 日々の生活で活動が制限されるので困る
- 症状のために，自分自身に対してじれったくなる
- 症状のために，いらいらすることがある
- 症状に悩まされている

「その他」
- 常に脚が痛くなるのではないかと考えている
- 他の人に迷惑をかけていないか，いつも気にしている
- 他人には自分の症状のことがわからないと思う

(Sekiguchi M, et al.: Spine 37, 232-239, 2012)

点から，腰痛診療においても，医療を受ける側の視点による評価の重要性が指摘され，患者立脚型評価法の導入が進められた．

わが国では以前より，腰痛の評価法として日本整形外科学会腰痛疾患治療成績判定基準（以下 JOA score）が使用されてきた．JOA score は，1982（昭和 57）年より作成が開始され，1986（昭和 61）年 1 月に日整会誌に公表された．JOA score は点数配分が簡明であり，公表から長期間が経過し，わが国における腰痛疾患の評価基準として広く定着している．しかしながら，JOA score には国際的な評価基準に照らして，疼痛，しびれ，健康状態などに関する患者側の評価が含まれていないこと，各評価項目および割り当てられた点数の妥当性が検証されていないなどの問題点がある．とくに腰痛患者においては，痛みのみならず，痛みによって生じた患者個人の機能障害，活動制限，環境因子，一般的な健康状態（各種活動動作，うつ，不安などの心理学的変化，社会生活上の変化）も含めて評価する必要があり，医師側の評価が主体の JOA score は不十分である．すなわち，腰痛の評価基準には患者の自記式による疼痛，身体機能，活動性，心理・社会的評価を含める必要がある．当然評価基準には，信頼性や妥当性などの検証が必要である．

上記の問題を解決するため，日本整形外科学会の依頼によって，2000（平成 12）年に日本脊椎外科学会の診断・評価等基準委員会が設置され，日本腰痛学会と共同で，JOA score の問題点を整理し，国際的にも通用する腰痛の新しい評価基準を作成することとなった．また，同時に頸部脊髄症についても新たに評価基準を作成することとした．新しい評価基準は完成後，日本整形外科学会腰痛評価質問票（JOABPEQ）と名づけられた．

JOABPEQ の作成では計画的段階的な調査が行われた．第 1 次調査（評価項目の抽出）では適切な評価項目を抽出するために，RDQ および SF-36 をもとに評価項目の候補群を作成した．回答は自記式とし，治療者側からのバイアスが入らない形式とし，健常者 216 名，患者 346 名から質問票の記入を得た．解析にあたり，各項目が相互に独立していること，質問項目の曖昧さに起因する回答のばらつきがないこと，さらには実用的な範囲の項目数とすることなどの観点から，評価項目を抽出した．

第 2 次調査（評価項目の再現性検証）では，抽出した評価項目の再現性を検証するために，健常者 99 名，患者 369 名を対象に調査を行い，2 週間の間をおいて 2 回の調査を行った．この結果，評価項目の再現性が確認された．

第3次調査(項目の重みづけ，重症度評価の感受性検証)では，第2次調査で確定した評価項目について，それぞれの評価項目が各患者の重症度をどの程度表すかを検証した．対象は350名であった．これにより，各項目に重みづけの係数を定めた．

第4次調査(評価基準の感受性検証)では，第3次調査に基づいて策定された評価基準が感度良く治療成績を評価するかを検証した．対象は246名であり，新しい評価法は，治療成績を感受性良く評価するものであることが確認された．

最終的にJOABPEQは，疼痛関連障害(4項目)，腰椎機能障害(6項目)，歩行機能障害(5項目)，社会生活障害(4項目，1項目は歩行機能障害と共通)，心理的障害(7項目)にまとめられた．JOABPEQは，患者立脚，多面的評価，科学性を満たすものである．しかしながら，患者による自記式としたため記入環境や場所の考慮が必要であり，科学性を満たすために，項目にかかる係数が細かなものとなり，従来のJOA scoreと比較し，計算が多少煩雑になった感がある．一方，JOA scoreとJOABPEQとの関係については，異なる概念により作成された評価法であり，必ずしも同等性を求める必要はない．暫定的には2つの評価方法を併用せざるを得ないかもしれないが，その際にはJOA scoreには前述のような瑕疵があることを認識して使用する必要がある．いずれにしても，JOABPEQの有用性の検証については，今後長期間にわたる多数例での使用が必要である．なお，詳細を知るには，日本整形外科学会が編集したマニュアルがある．

■ 治療選択のdecision making ——困難性と重要性

患者の個性や価値観の多様化に伴い，治療の選択肢も多様になる．さらに，患者の権利意識の向上，そして高齢者でもより高いQOLへの期待から，患者の治療に求めるレベルは近年ますます高くなっている．患者は，所見(所見，画像)は同じでも，個人的・社会的背景はさまざまである．なおかつ，個々の患者の治療に対する期待は，その内容と程度も全員が異なっているといっても過言ではない．今，医療提供側は，患者個人個人に応じた治療法の提示を求められている．これは，従来の治療体系をready-madeとすれば，現在，求められるそれはcustom-madeであり，医療提供側にとってその対応は決して容易ではない．

一方，患者が，自分で選択した治療法に納得して治療を継続するかどうかは，医師と患者との信頼関係の深さ，臨機応変の医師の対応の良さ，そして医療従事者の忍耐(患者の不安や気紛れに対する)などにかかっている．したがって，医学的には治療の選択肢が正しくても，患者がそれに満足してくれるかどうか，あるいは治療に積極的に参加してくれるかどうかは，医学とは別な，極めて個人的な信頼関係の上に立っていることに留意する必要がある．

■ 整形外科医に対する 「求められる役割」の変化

これまで述べてきたように，腰痛の診療に対して大きな変革が起きている．腰痛診療の主な担い手である整形外科医が，このような大きな変革に対して十分に対応できるかという危惧がある．なぜならば，従来の整形外科医は，急性期の病態，例えば外傷に対する時機を逸さない対応が求められた．時間的には，「週」や「月」単位での短期の治療体系の組み立てが一般的であった．さらに，対象としている疾患の内容から，「cure(キュア)」という概念が重視されてきた．

一方，新しい腰痛診療の概念の変革のなかにあって，対象とする疾患も，骨粗鬆症などの退行性疾患を代表する慢性期の疾患が主体となってきた．それらの疾患群には，当然，全人的なプライマリ・ケアとしての対応が求められる．すなわち，「care(ケア)」の重視である．このような疾患群では，「週」，「月」単位ではなく，「月」，「年」単位での長期の治療体系の構成が求められる．その概念は，あたかも生活習慣病としての糖尿病や高血圧などに対する対応と同じである．整形外科医

はこのような腰痛診療の新たな概念や対象疾患の変化に対応するためには，従来の診療概念を変える必要があると言える．

参考文献

1. Keele KD : The pain chart. Lancet 2 : 6-8, 1948
2. Melzack R : The McGill pain questionnaire : Major properties and scoring methods. Pain 1 : 277-299, 1975
3. Scott J, Huskisson EC : Graphic representation of pain. Pain 2 : 175-184, 1976
4. Downie WW, Leatham PA, Rhind VM, Wright V, Branco JA, Anderson JA : Studies with pain rating scales. An Rheum Dis 37 : 378-381, 1978
5. Fairbank JC, Couper J, Davies JB, O'Brien JP : The Oswestry low back pain disability questionnaire. Physiotherapy 66 : 271-273, 1980
6. Zigmond AS, Snaith RP : The hospital anxiety and depression scale. Acta Psychiatr Scand 67 : 361-370, 1983
7. Roland M, Morris R : A study of the natural history of back pain. Part Ⅰ ; development of a reliable and sensitive measure of disability in low back pain. Spine 8 : 141-144, 1983
8. Dum J, Herz A : Endorphinergic modulation of neural reward systems indicated by behavioral changes. Pharmacol Biochem Behav 21 : 259-266, 1984
9. 泉田重雄，井上駿一：腰痛治療成績判定基準．日整会誌 60：391-394, 1986
10. Melzack R : The short-form McGill Pain Questionnaire. Pain 30 : 191-197, 1987
11. Wong DL, Backer CM : Pain in children comparison of assessment scale. Pediatric Nurse 14 : 9-17, 1988
12. Bellamy N, Buchanan WW, Goldsmith CH, Campbell J, Stitt LW : Validation study of WOMAC ; a health status instrument for measuring clinically important patient-relevant outcomes following total hip or knee arthroplasty in osteoarthritis. J Orthop Rheumatol 1 : 95-108, 1988
13. Bellamy N, Buchanan WW, Goldsmith CH, Campbell J, Stitt LW : Validation study of WOMAC ; a health status instrument for measuring clinically important patient-relevant outcomes to antirheumatic drug therapy in patients with osteoarthritis of the hip and knee. J Rheumatol 15 : 1833-1840, 1988
14. Brena SF, Sanders SH, Motoyama H : American and Japanese chronic low back pain patients : cross-cultural similarities and differences. Clin J Pain 6 : 118-124, 1990
15. The EuroQol Group : EuroQol : A new facility for the measurement of health-related quality of life. Health Policy 16 : 199-208, 1990
16. Sullivan MJL, Bishop SR, Pivik J : The pain catastrophizing scale : Development and validation. Psychol Assess 7 : 524-532, 1995
17. Moseley JB Jr, Wray NP, Kuykendall D, Willis K, Landon G : Arthroscopic treatment of osteoarthritis of the knee : a prospective, randomized, placebo-controlled trial. Results of a pilot study. Am J Sports Med 24 : 28-34, 1996
18. 青山宏，山口真人，熊野宏昭，山内祐一，田口文人：SF-MPQからみた慢性疼痛の鑑別診断．慢性疼痛 17：72-75, 1998
19. Fukumoto M, Ushida T, Zinchuk VS, Yamamoto H, Yoshida S : Contralateral thalamic perfusion in patients with reflex sympathetic dystrophy syndrome. Lancet 354 : 1790-1791, 1999
20. Breivik EK, Björnsson GA, Skovlund E : A comparison of pain rating scales by sampling from clinical trial data. Clin J Pain 16 : 22-28, 2000
21. 佐藤勝彦，菊地臣一，増子博文，岡野高明，丹羽真一：脊椎・脊髄疾患に対するリエゾン精神医学的アプローチ（第2報）—整形外科患者に対する精神医学的問題評価のための簡易質問票（BS-POP）の作成．臨整外 35：843-852, 2000
22. Bennet M : The LANSS pain scale : The Leeds assessment of neuropathic symptoms and signs. Pain 92 : 147-157, 2001
23. Fukuhara S, Suzukamo Y, Bito S, Kurokawa K : Manual of SF-36 Japanese version 1.2. Tokyo Public Health Research Foundation, 2001
24. de la Fuente-Fernandez R, Ruth TJ, Sossi V, Schulzer M, Calne DB, Stoessl AJ : Expectation and dopamine release : mechanism of the placebo effect in Parkinson's disease. Science 293 : 1164-1166, 2001
25. Moseley JB, O'Malley K, Petersen NJ, Menke TJ, Brody BA, Kuykendall DH, Hollingsworth JC, Ashton CM, Wray NP : A controlled trial of arthroscopic surgery for osteoarthritis of the knee. N Engl J Med 347 : 81-88, 2002
26. 福原俊一，鈴鴨よしみ，森田智視，髙橋奈津子，紺野慎一，菊地臣一：腰痛に関する全国調査報告書．日本リサーチセンター，2003
27. Brox JI, Sørensen R, Friis A, Nygaard Ø, Indahl A, Keller A, Ingebrigtsen T, Eriksen HR, Holm I, Koller AK, Riise R, Reikerås O : Randomized clinical trial of lumbar instrumented fusion and cognitive intervention and exercises in patients with chronic low back pain and disc degeneration. Spine 28 : 1913-1921, 2003
28. Fujiwara A, Kobayashi N, Saiki K, Kitagawa T, Tamai K, Saotome K : Association of the Japanese Orthopaedic Association score with the Oswestry Disability Index, Roland-Morris Disability Questionnaire, and short-form 36. Spine 28 : 1601-1607, 2003
29. Hashimoto H, Hanyu T, Sledge CB, Lingard EA : Validation of a Japanese patient-derived outcome scale for assessing total knee arthroplasty : comparison with WOMAC osteoarthritis index. J Orthop Sci 8 : 288-293, 2003
30. Villemure C, Slotnick BM, Bushnell MC : Effects of odors on pain perception : deciphering the roles of emotion and attention. Pain 106 : 101-108, 2003
31. 紺野愼一，菊地臣一：治療成績の評価はどのような観点で行われるべきか．脊椎脊髄 17：27-29, 2004
32. Salaffi F, Stancati A, Silvestri CA, Ciapetti A, Grassi W : Minimal clinically important changes in chronic musculoskeletal pain intensity measured on a numerical rating

33. 福原俊一，鈴鴨よしみ編：SF-36v2™日本語版マニュアル．健康医療評価研究機構，京都，2004
34. 福原俊一：RDQ（Roland-Morris Disability Questionnaire）日本語版マニュアル．医療文化社，東京，2004
35. 福原俊一：日本人の腰痛有病割合と腰痛有訴者のRDQ基準値．Roland-Morris Disability Questionnaire（福原俊一編），医療文化社，東京，2004
36. Apkarian AV, Sosa Y, Sonty S, Levy RM, Harden RN, Parrish TB, Gitelman DR : Chronic back pain is associated with decreased prefrontal and thalamic gray matter density. J Neurosci 24 : 10410-10415, 2004
37. Apkarian AV, Sosa Y, Sonty S, Levy RM, Harden RN, Parrish TB, Gitelman DR : Chronic back pain is associated with decreased prefrontal and thalamic gray matter density. J Neurosci 24 : 10410-10415, 2004
38. Volinn E, Nishikitani M, Volinn W, Nakamura Y, Yano E : Back pain claim rates in Japan and the United States : framing the puzzle. Spine 30 : 697-704, 2005
39. Fairbank J, Frost H, Wilson-MacDonald J, Yu LM, Barker K, Collins R : Randomised controlled trial to compare surgical stabilisation of the lumbar spine with an intensive rehabilitation programme for patients with chronic low back pain : the MRC spine stabilisation trial. BMJ 330 : 1233, 2005
40. Ostelo RW, van Tulder MW, Vlaeyen JW, Linton SJ, Morley SJ, Assendelft WJ : Behavioural treatment for chronic low-back pain. Cochrane Database Syst Rev 25 : CD002014, 2005
41. Williamson A, Hoggart B : Pain : a review of three commonly used pain rating scales. J Clin Nurs 14 : 798-804, 2005
42. Dworkin RH, Turk DC, Farrar JT, Haythornthwaite JA, Jensen MP, Katz NP, Kerns RD, Stucki G, Allen RR, Bellamy N, Carr DB, Chandler J, Cowan P, Dionne R, Galer BS, Hertz S, Jadad AR, Kramer LD, Manning DC, Martin S, McCormick CG, McDermott MP, McGrath P, Quessy S, Rappaport BA, Robbins W, Robinson JP, Rothman M, Royal MA, Simon L, Stauffer JW, Stein W, Tollett J, Wernicke J, Witter J : Core outcome measures for chronic pain clinical trials : IMMPACT recommendations. Pain 113 : 9-19, 2005
43. Akai M, Doi T, Fujino K, Iwaya T, Kurosawa H, Nasu T : An outcome measure for Japanese people with knee osteoarthritis. J Rheumatol 32 : 1524-1532, 2005
44. Kenntner-Mabiala R, Pauli P : Affective modulation of brain potentials to painful and nonpainful stimuli. Psychophysiology 42 : 559-567, 2005
45. Reboucas E, Segato EN, Kishi R, Freitas RL, Savoldi M, Morato S, Coimbra NC : Effect of the blockade of $\mu 1$-opioid and 5HT2A-serotonergic/$\alpha 1$-noradrenergic receptors on sweet-substance-induced analgesia. Psychopharmacology（Berl）179 : 349-355, 2005
46. Petrovic P, Dietrich T, Fransson P, Andersson J, Carlsson K, Ingvar M : Placebo in emotional processing-induced expectations of anxiety relief activate a generalized modulatory network. Neuron 46 : 957-969, 2005
47. Ushida T, Ikemoto T, Taniguchi S, Ishida K, Murata Y, Ueda W, Tanaka S, Ushida A, Tani T : Virtual pain stimulation of allodynia patients activates cortical representation of pain and emotions : a functional MRI study. Brain Topogr 18 : 27-35, 2005
48. Airaksinen O, Brox JI, Cedraschi C, Hildebrandt J, Klaber-Moffett J, Kovacs F, Mannion AF, Reis S, Staal JB, Ursin H, Zanoli G : European guidelines for the management of chronic nonspecific low back pain. Eur Spine J15（Suppl 2）: S192-300, 2006
49. Freynhagen R, Baron R, Gockel U, Tölle TR : Pain DETECT : A new screening questionnaire to identify neuropathic components in patients with back pain. Curr Med Res Opin 22 : 1911-1920, 2006
50. Wood PB : Mesolimbic dopaminergic mechanisms and pain control. Pain 120 : 230-234, 2006
51. Baliki MN, Chialvo DR, Geha PY, Levy RM, Harden RN, Parrish TB, Apkarian AV : Chronic pain and the emotional brain : specific brain activity associated with spontaneous fluctuations of intensity of chronic back pain. J Neurosci 26 : 12165-12173, 2006
52. Yamaguchi M, Kumano H, Yamauchi Y, Kadota Y, Iseki M : The Development of a Japanese Version of the Short-Form McGill Pain Questionnaire. JJSPC 14 : 9-14, 2007
53. 松岡紘史，坂野雄二：痛みの認知面の評価 Pain Catastrophizing Scale 日本語版の作成と信頼性および妥当性の検討．心身医学 47 : 95-102, 2007
54. Shirado O, Doi T, Akai M, Fujino K, Hoshino Y, Iwaya T : An outcome measure for Japanese people with chronic low back pain ; an introduction and validation study of Japan Low Back Pain Evaluation Questionnaire（JLEQ）. Spine 32 : 3052-3059, 2007
55. Schultz W : Multiple dopamine functions at different time courses. Annu Rev Neurosci 30 : 259-288, 2007
56. Wood PB, Schweinhardt P, Jaeger E, Dagher A, Hakyemez H, Rabiner EA, Bushnell MC, Chizh BA : Fibromyalgia patients show an abnormal dopamine response to pain. Eur J Neurosci 25 : 3576-3582, 2007
57. Pruimboom L, van Dam AC : Chronic pain : a non-use disease. Med Hypotheses 68 : 506-511, 2007
58. Leknes S, Tracey I : A common neurobiology for pain and pleasure. Nat Rev Neurosci 9 : 314-320, 2008
59. 住谷昌彦，植松弘進，松田陽一，阪上学，井上隆弥，柴田政彦，眞下節：神経障害性疼痛スクリーニングツール Pain DETECT 日本語版の有用性（症例報告）．日本ペインクリニック学会誌 15 : 386-392, 2008
60. Roy M, Peretz I, Rainville P : Emotional valence contributes to music-induced analgesia. Pain 134 : 140-147, 2008
61. Carragee EJ, Deyo RA, Kovacs FM, Peul WC, Lurie JD, Urrútia G, Corbin TP, Schoene ML : Clinical research : is the spine field a mine field?. Spine 34 : 423-430, 2009
62. Weinstein JN : Balancing science and informed choice in decisions about vertebroplasty. N Engl J Med 361 : 619-621, 2009
63. Wilensky GR : The policies and politics of creating a comparative clinical effectiveness research center. Health

Aff 28：w719-w729, 2009
64. Chou R, Loeser JD, Owens DK, Rosenquist RW, Atlas SJ, Baisden J, Carragee EJ, Grabois M, Murphy DR, Resnick DK, Stanos SP, Shaffer WO, Wall EM ; American Pain Society Low Back Pain Guideline Panel : Interventional therapies, surgery, and interdisciplinary rehabilitation for low back pain : an evidence-based clinical practice guideline from the American Pain Society. Spine 34：1066-1077, 2009
65. Kobayashi Y, Kurata J, Sekiguchi M, Kokubun M, Akaishizawa T, Chiba Y, Konno S, Kikuchi S : Augmented cerebral activation by lumbar mechanical stimulus in chronic low back pain patients : an FMRI study. Spine 34：2431-2436, 2009
66. Chiesa A : Zen meditation : an integration of current evidence. J Altern Complement Med 15：585-592, 2009
67. 寺西のぶ子訳：乱造される心の病．河出書房新社，東京，2009（Lane C : Shyness, How normal behavior became a sickness. Yale University press, New Haven, 2007）
68. Chou R, Loeser JD, Owens DK, Rosenquist RW, Atlas SJ, Baisden J, Carragee EJ, Grabois M, Murphy DR, Resnick DK, Stanos SP, Shaffer WO, Wall EM : Interventional therapies, surgery, and interdisciplinary rehabilitation for low back pain : an evidence-based clinical practice guideline from the American Pain Society. Spine 34：1066-1077, 2009
69. 関口美穂，紺野愼一，菊地臣一：痛みの評価法とスコア・システム．整・災外 52：483-490, 2009
70. Fukui M, Chiba K, Kawakami M, Kikuchi S, Konno S, Miyamoto M, Seichi A, Shimamura T, Shirado O, Taguchi T, Takahashi K, Takeshita K, Tani T, Toyama Y, Yonenobu K, Wada E, Tanaka T, Hirota Y : JOA Back Pain Evaluation Questionnaire（JOABPEQ）/JOA Cervical Myelopathy Evaluation Questionnaire（JOACMEQ）: The report on the development of revised versions April 16, 2007. The Subcommittee of the Clinical Outcome Committee of the Japanese Orthopaedic Association on Low Back Pain and Cervical Myelopathy Evaluation. J Orthop Sci 14：348-365, 2009
71. 宮本雅史，福井充，紺野愼一，白土修，高橋和久，竹下克志，菊地臣一：日本整形外科学会腰痛評価質問票（JOABPEQ）の特徴と使用法について．日脊会誌 20：823-833, 2009
72. 池田俊也：医療技術の経済評価手法―質調整生存年（QALYs）と効用値を中心に．THE BONE 23：145-150, 2009
73. Hsu MC, Harris RE, Sundgren PC, Welsh RC, Fernandes CR, Clauw DJ, Williams DA : No consistent difference in gray matter volume between individuals with fibromyalgia and age-matched healthy subjects when controlling for affective disorder. Pain 143：262-267, 2009
74. 菊地臣一：慢性腰痛における治療実態，ならびに満足度や要望に関する患者意識調査．新薬と臨牀 59：241-253, 2010
75. Smith TO, Sexton D, Mann C, Donell S : Sutures versus staples for skin closure in orthopaedic surgery : meta-analysis. BMJ 340：c1199, 2010
76. Carragee EJ : The vertebroplasty affair : the mysterious case of the disappearing effect size. Spine J 10：191-192, 2010
77. Chiesa A, Serretti A : A systematic review of neurobiological and clinical features of mindfulness meditations. Psychol Med 40：1239-1252, 2010
78. Lamb SE, Hansen Z, Lall R, Castelnuovo E, Withers EJ, Nichols V, Potter R, Underwood MR : Group cognitive behavioural treatment for low-back pain in primary care : a randomised controlled trial and cost-effectiveness analysis. Lancet 375：916-923, 2010
79. Lambeek LC, Bosmans JE, Van Royen BJ, Van Tulder MW, Van Mechelen W, Anema JR : Effect of integrated care for sick listed patients with chronic low back pain : economic evaluation alongside a randomised controlled trial. BMJ 341：c6414, 2010
80. Jänig W : Faculty of 1000 Biology : evaluations for Peng B, Pang X, Wu Y, Zhao C, Song X : A randomized placebo-controlled trial of intradiscal methylene blue injection for the treatment of chronic discogenic low back pain. Pain 149：124-129, 2010
http://f1000biology.com/article/id/2638974/evaluation.
81. 小川節郎：痛みの診断　神経障害性疼痛診療ガイドブック．南山堂，東京，2010
82. Deyo RA : Forum XI in review, Presented at the Melbourne International Forum XI for Primary Care Research on Low Back Pain, Melbourne, Australia, March 2011（発表）
83. Ivanova JI, Birnbaum HG, Schiller M, Kantor E, Johnstone BM, Swindle RW : Real-world practice patterns, health-care utilization, and costs in patients with low back pain : the long road to guideline-concordant care. Spine J 11：622-632, 2011
84. 菊地臣一：腰痛の病態・分類-新たな概念．脊椎脊髄 25：228-234, 2012
85. 上杉和秀，関口美穂，菊地臣一，紺野愼一：腰部脊柱管狭窄と生活習慣病．J Spine Res 2：1076-1081, 2011
86. First Coast Service Options, Inc. : Local coverage determination for lumber spinal fusion for instability and degenerative disc conditions, Centers for Medicare and Medicaid Services, 2011
87. Schoene ML : Standoff Over Spinal Fusion Surgery Highlights the Poor Quality of Back Care in the United States. The BackLetter 26：25-32, 2011
88. Hill JC, Whitehurst DG, Lewis M, Bryan S, Dunn KM, Foster NE, Konstantinou K, Main CJ, Mason E, Somerville S, Sowden G, Vohora K, Hay EM : Comparison of stratified primary care management for low back pain with current best practice（STarT Back）: a randomised controlled trial. Lancet 378：1560-1571, 2011
89. Yabuki S, Konno S, Kikuchi S : Can the Pain due to Spinal Disorders be Measured? : An Analysis using MR Spectroscopy. Journal of Spine Res 2：258-260, 2011
90. 川井康嗣，原田英宜，又吉宏昭，松本美志也：質問表による痛みのモニター．ペインクリニック 32：999-1006, 2011

91. 井関雅子：痛みの評価法—痛みそのものの評価法：Practice of Pain Management 2：18-24, 2011
92. 濱口眞輔：言葉・数字および行動による痛みのモニター．ペインクリニック 32：989-998, 2011
93. Sekiguchi M, Wakita T, Otani K, Onishi Y, Fukuhara S, Kikuchi S, Konno S：Development and validation of a quality of life scale specific for lumbar spinal stenosis. Spine 36：E1373-84, 2011
94. Ono R, Yamazaki S, Takegami M, Otani K, Sekiguchi M, Onishi Y, Hayashino Y, Kikuchi S, Konno S, Fukuhara S：Gender difference in association between low back pain and metabolic syndrome：locomotive syndrome and health outcome in Aizu cohort study（LOHAS）. Spine 37：1130-1137, 2012
95. 宮本雅史：腰痛の評価．MB Orthop 25：15-26, 2012
96. Sekiguchi M, Wakita T, Otani K, Onishi Y, Fukuhara S, Kikuchi S, Konno S：Development and validation of a symptom scale for lumbar spinal stenosis. Spine 37：232-239, 2012
97. Wang Y, Videman T, Battié MC：Lumbar vertebral end-plate lesions：associations with disc degeneration and back pain history. Spine 37：1490-1496, 2012
98. Baliki MN, Petre B, Torbey S, Herrmann KM, Huang L, Schnitzer TJ, Fields HL, Apkarian AV：Corticostriatal functional connectivity predicts transition to chronic back pain. Nat Neurosci 15：1117-1119, 2012
99. da C Menezes Costa L, Maher CG, Hancock MJ, McAuley JH, Herbert RD, Costa LO：The prognosis of acute and persistent low-back pain：a meta-analysis. CMAJ 184：E613-624, 2012

III 腰痛の病態

腰痛の病態は，あらゆる研究領域から検討が進められている．最近，脳や筋肉を含めて疼痛を考える動きが新たな展開としてみられる．ここでは，先ず，脳や筋肉の新たな展開を紹介する．次に，臨床家が診断や治療方針を決定するうえで唯一，最大限，参考にしている形態学を解剖と画像から検討してみる．さらに，神経根，椎間板，そして筋肉を対象として，機能からみた病態を基礎と臨床研究の双方から考えてみる．最後に，臨床的視点に立った，われわれの研究を中心に考察を加えてみる．

腰痛の病態に対する新たな視点

1 痛みと脳

■ 慢性疼痛の概念

慢性疼痛は「組織損傷の通常の治癒期間経過を過ぎても持続する，明らかな生物学的意義のない痛み」と定義される．急性痛が分子レベルで機序解明されるなかで，慢性疼痛の解明は遅れ，長い歳月謎のままであった．脳内で何が起きているか知る方法がなかったことが解明の道を阻んでいた．最近，機能的脳画像法によって脳活動の解析が可能になり，慢性疼痛機序に新しい視点が生まれている．本項では，中枢性痛覚抑制機能の低下による慢性疼痛について述べる．

■ 慢性疼痛の中枢神経機序

慢性疼痛の謎を解く鍵として注目されるのは「快の情動系(mesolimbic dopamine system)」である．健常者では dopamine and opioid system が機能し，下行性痛覚抑制系を介して侵害信号が脊髄レベルで遮断・軽減される．しかし，線維筋痛症や慢性腰背部痛では，dopamine system の破綻により中枢性痛覚抑制機構が働かず，痛覚過敏状態に陥る．末梢組織に痛みの源がなくても，中枢性抑制が低下すれば「痛い」のである．慢性疼痛では，睡眠障害，慢性疲労感，意欲低下，自律神経失調など随伴症状がみられる．これらの症状も dopamine 作動性投射の消失により，前帯状皮質や前頭皮質などに synapse 消失や脳実質の萎縮が起きることと関係すると報告されている．

■ 慢性疼痛の予防策

脳実質の萎縮が進行してからでは回復は難しい．慢性疼痛への転化を防ぐ第1点は，発端となった外傷，手術，免疫疾患，出産などの痛みを速やかに遮断し，上位脳に過剰な痛み信号を投射させないことである．脳の可塑性は大きく，痛み信号の過剰は多くの神経核に異常な興奮を波及させる．神経障害性疼痛はとくに注意が必要である．第2に負情動(不安，恐怖，不快，怯えなど)を払拭し不安を除く．痛みは拷問であり，恐怖である．負情動は，dopamine system を機能低下させる．社会・心理的ストレス(失業・雇用不安，家族の死，離婚など)や，破局的思考(自分の病状

はますます悪化する，自分は無力であるなど）が，痛みと重なるときに慢性疼痛に転化する傾向が強い．治療には，「脳内で何が起きているか」の理解に基づくアプローチが望まれる．医師の言葉，態度は不安や恐怖感を払拭させ，脳活動に影響力を与える．痛みの訴えを受け入れたうえで，趣味・スポーツなどに打ち込み，快の情動系を高めるよう助言する．わずかな希望／期待であっても，報酬回路が刺激されれば意欲となり，次の行動のモチベーションとなる．希望，快の情動系，行動のサイクルが循環すると，生命活動が活発になる．

慢性疼痛の治療法

線維筋痛症の薬物療法としてFDA（米食品医薬品局）では，選択的セロトニン再取り込み阻害薬（selective serotonin reuptake inhibitor；SSRI），セロトニン・ノルアドレナリン再取り込み阻害薬（serotonin and noradrenalin reuptake inhibitor；SNRI）を挙げており，認知行動療法，運動療法，患者の日常生活への指導，痛みの教育も推奨されている．これらは線維筋痛症だけでなく，慢性疼痛全般の治療に用いられる．

2 痛みと慢性炎症

慢性炎症の概念

ここでいう慢性炎症とは，外傷や感染時の発赤，発熱，腫脹を伴う急性炎症とは異なり，無菌性の炎症（炎症性サイトカインの集積）で，炎症部位に血管新生，免疫細胞集積などが顕著な病態をいう．全身性あるいは微小環境に数カ月，数年間くすぶる炎症が，癌，骨粗鬆症，2型糖尿病，心血管疾患，Parkinson's diseaseなどに共通の基盤病態として考えられるようになった．

慢性炎症が基盤となる疼痛

疼痛も慢性炎症の観点から見直されている．変形性関節炎（osteoarthritis；OA）を生む誘因として，関節の力学的荷重増がこれまで挙げられてきた．近年，metabolic/biochemical反応による炎症性サイトカインの蓄積が，軟骨の限局性喪失や骨の増殖性変化を起こす第1の誘因として検証され，"metabolic-OA"の呼称もある．人工膝関節置換術における"無菌性のゆるみ"は，toll-like receptor（TLR）によるbiofilm形成と慢性炎症に起因すると考えられる．境界型（75ｇ経口ブドウ糖負荷試験で糖尿病型でも正常型でもないもの）の段階で糖尿病性疼痛を訴える場合がある．このような疼痛は，肥満体の脂肪組織で，飽和脂肪酸に対し活性型macrophageのTLR-4が炎症反応を起こし，インターロイキン（IL）-1，IL-6，IL-8，TNF-αなど炎症性サイトカインを蓄積するため，疼痛が起きると報告されている．局所に組織の線維化，血管新生，免疫細胞の集積と暴走，細胞外マトリックスの過剰産生など，不可逆的な組織リモデリングが起きて，インスリン抵抗性に至ることも分かってきた．

慢性炎症の予防：日常の筋活動による炎症反応の抑制

骨格筋の収縮時に分泌されるmyokine（サイトカインやペプチド），なかでもPGC1-α（転写調節因子PPAR-αのco-activator）には，全身の慢性炎症を抑制する作用がある．そしてなおかつ筋関連遺伝子の発現によりmitochondria産生にかかわり，高齢者のsarcopeniaを防ぐことが遺伝子レベル研究で明らかになった．この事実は，健康に関する大規模疫学調査でも裏付けられている．すなわち，日常的に労作業（筋活動）する人は，疾患の有病率が低く，慢性炎症の程度が低い．脂肪組織からさまざまな炎症性サイトカインが分泌され，生活習慣病や老年期の脳変性疾患の原因となることは，近年，よく知られるようになってきている．骨格筋は運動器であるが，同時にサイトカインやペプチドの分泌器官でもある．抗炎症性サイトカインは，筋活動によって分泌され，全身にくすぶる炎症を抑える．したがって，「体を動かさない日常」は，生活習慣病や老年期疾患の最大

のリスクファクターとなり，非特異性腰痛，変形性関節症，骨粗鬆症などの炎症基盤を作ると言える．

形態学からみた病態

腰痛を取り扱う人間にとって，形態は臨床的には唯一，最大の補助診断法である．形態学的な評価は基礎的には解剖学的検討により，臨床的には画像検査により行われる．ただ，形態学的な評価には常に問題がつきまとう．それは，腰痛を形態学的評価のみで行っては，質的，そして機能的評価が不十分になることである．なぜならば，腰痛と形態学的な異常とは直結しないからである．しかし，腰痛を取り扱う人間にとっては，形態学的評価は診断や治療方針決定の最大の拠りどころであることは間違いない．以下に形態学からみた病態の把握について述べてみる．

1 神経症状関与因子

腰仙椎部の神経症状とは，馬尾症状，神経根症状，あるいは両者の合併した症状をいう．馬尾や神経根というこれら神経組織が症状を起こすのは，神経と周囲組織との不均衡が生じた結果，周囲組織による神経組織への機械的圧迫が作用しているからであると理解されている．

神経圧迫の評価には3つの解剖学的要素を考慮する必要がある．解剖学的見地からは，腰仙椎部の神経症状の発生や多様性には3つの因子が関与している．第1の要素は，神経組織自体の問題である．第2の要素は，神経組織の周囲にある骨や軟部組織である．そして第3の要素は，前二者の相互関係である．すなわち，内容物としての神経組織が大きすぎるのか，入れ物としての周囲組織が狭すぎるのか，あるいは，両者の相互関係の乱れが関与している．したがって，腰仙椎部の神経症状を把握するには，これら三者に対する検討が必要である．

■ 神経組織

1. 配列の乱れ

前根や後根の根糸は，通常，髄節性配列を示している．しかし，根糸の出る脊髄の範囲や根糸から馬尾に至る配列には個体差が多い．この根糸の配列の乱れが，腰仙椎部神経根症状の多様性に関与してくる．硬膜内における根糸の配列の乱れは，後根で高頻度に認められる．これに対して，前根の配列の乱れは，後根ほど高頻度にはみられない．この結果，「根糸配列の乱れ」という観点からみると，知覚障害は筋力低下と比べてより多様であると考えることは，決して根拠のないことではない．ここに挙げた図Ⅲ-1をみても，前根と後根の配列の乱れの差異が明瞭である．

2. 根糸の硬膜貫通型式

前根と後根の根糸が硬膜を貫通して神経根を形成する場合，硬膜貫通部での前根と後根の配列形態は個体によりさまざまである．配列形態をみると，前根は後根の腹側あるいは頭側に位置している．また，配列状態は3型（Aタイプ；前根1本後根1本，Bタイプ；前根1本後根2本，Cタイプ；前根1本後根3本）に大別される．また，配列形態の左右差は，各高位で神経根の約半数に認められる．

前根と後根の硬膜貫通部は通常大多数の神経根で同一部である．しかし，なかには前根と後根の硬膜貫通部が別々に存在している例もある（図Ⅲ-2）．

以上の結果をまとめてみると，前根と後根の硬膜貫通部での前・後根の数や配列の形態は個体によりさまざまで，かつ左右差も各高位で約50％の例に認められる．このような多様な硬膜貫通部での前・後根の配列を考えると，臨床上，前根と後根で神経根圧迫の状態が異なっている場合も想定できる．前根が高度に圧迫されていたり，後根が圧迫を免れていたりする症例は十分あり得ると思われる．すなわち，非典型的な症状形成にこの硬膜部での配列の多様性が関与している可能性があると考えられる．

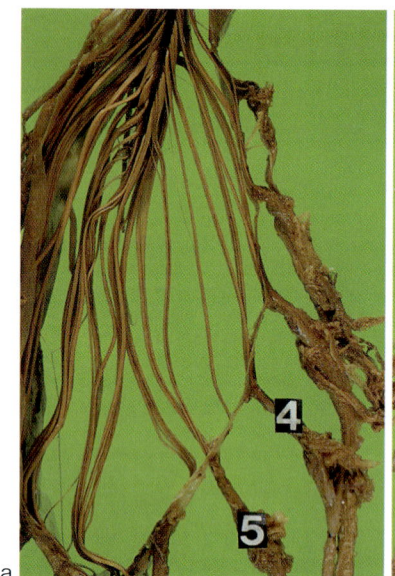

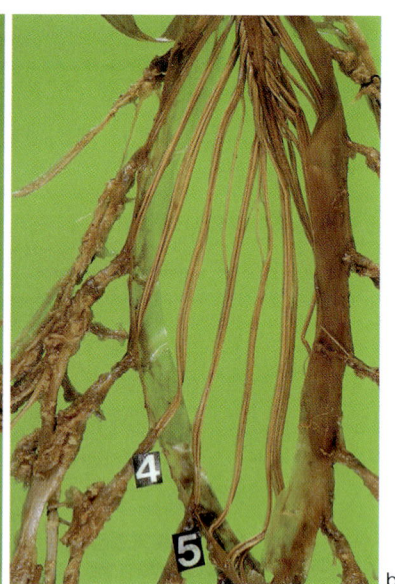

図Ⅲ-1　根糸配列の乱れ
a：前根
b：後根

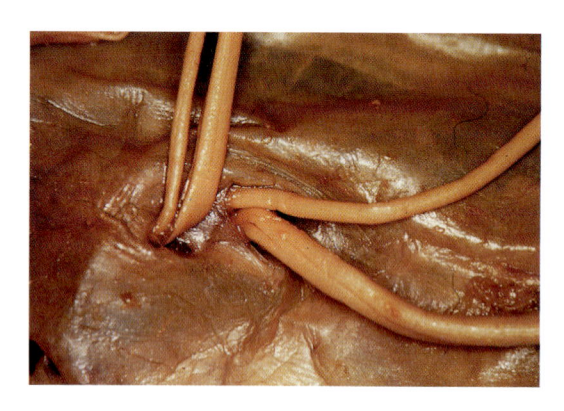

図Ⅲ-2　前根と後根が別々に硬膜を貫通している例（解剖）

3. 神経根の先天性形成異常

　神経根の先天性形成異常は，文献上いくつかの型が報告されているが，決して少ないものではない．2本の神経根が同じ部位で硬膜より分岐して共通の鞘を有していたり（分岐異常，図Ⅲ-3-a〜c），2本の神経根が伴走して1つの椎間孔に入ったり（走行の異常，図Ⅲ-3-d），神経根間に交通枝がみられる（交通枝，図Ⅲ-3-e）．

　しかし，神経根の先天性形成異常それ自体が神経根症状の原因になることは，これが生下時より存在していることを考慮すると，考えにくい．只，このような形成異常の存在は，神経根と周囲組織との相互関係を正常でない状態にする．すなわち，神経根管は，このような神経根に対しての空間的な余裕を少なくし，軽度の椎間板や椎間関節の変性による脊柱管狭窄や椎間板ヘルニアの突出でも容易に神経根の圧迫が生じ得る状態が惹起される．

　このような状態で神経根症状が発生すると，その神経根症状は非典型的な症状を呈する．神経根症状が非典型的である場合には，一度は神経根の先天性形成異常を疑ってみる必要がある．その確認は，現在ではMRIでも可能である．選択的神経根造影・ブロックなら，その造影像とブロックによる脱落所見から，その神経根症状が形成異常を伴った神経根症状であるかどうか容易に確認が可能である．

　また，神経根の先天性形成異常とは異なるが，硬膜嚢末端の位置異常（特に高位）も非定型的な神

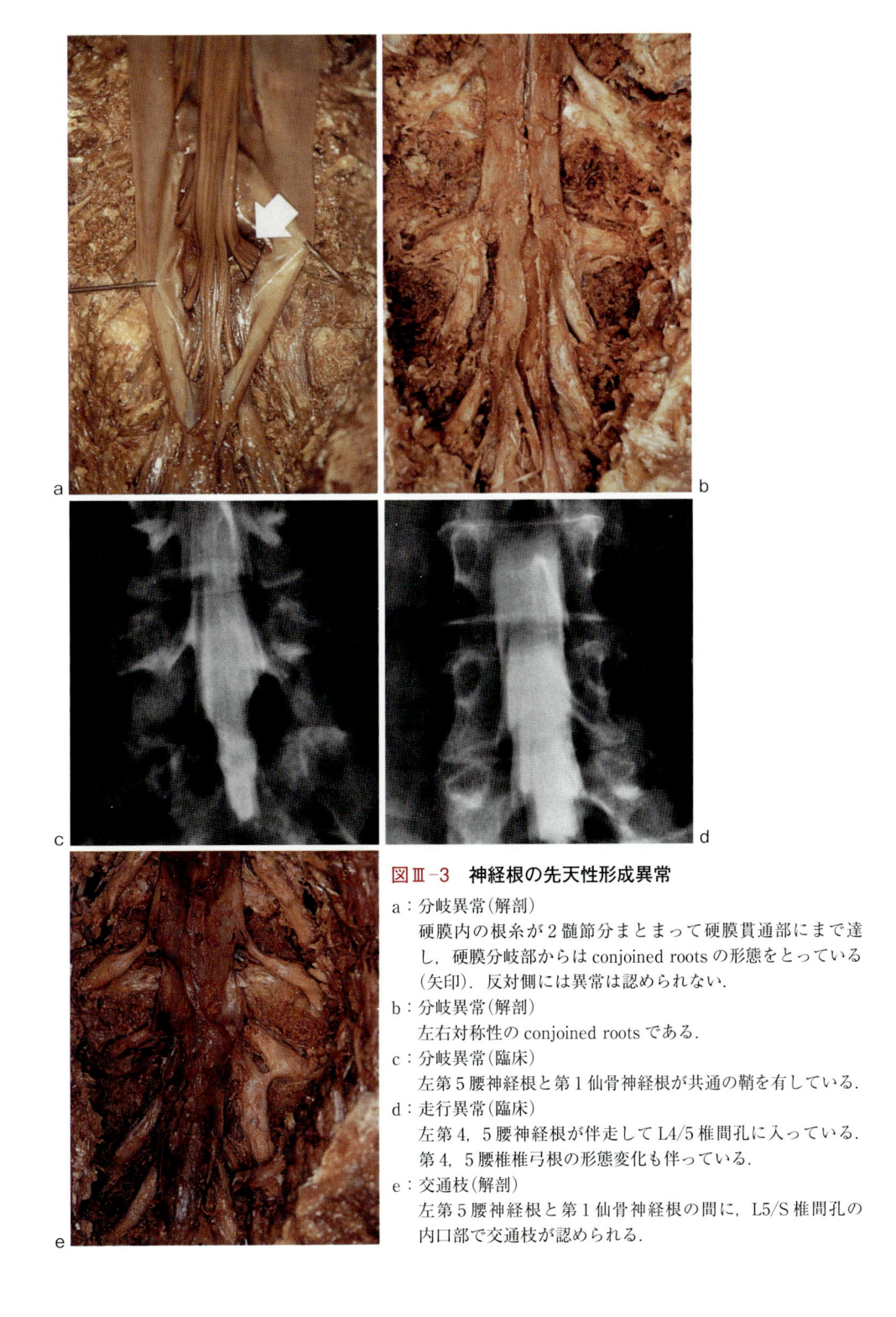

図Ⅲ-3 神経根の先天性形成異常

a：分岐異常（解剖）
　硬膜内の根糸が2髄節分まとまって硬膜貫通部にまで達し，硬膜分岐部からは conjoined roots の形態をとっている（矢印）．反対側には異常は認められない．

b：分岐異常（解剖）
　左右対称性の conjoined roots である．

c：分岐異常（臨床）
　左第5腰神経根と第1仙骨神経根が共通の鞘を有している．

d：走行異常（臨床）
　左第4，5腰神経根が伴走してL4/5椎間孔に入っている．第4，5腰椎椎弓根の形態変化も伴っている．

e：交通枝（解剖）
　左第5腰神経根と第1仙骨神経根の間に，L5/S椎間孔の内口部で交通枝が認められる．

経根症状の一原因となる．一般には第2仙椎高位で終わる例が多いが，この硬膜嚢末端の局在については詳細な報告が少ない．

このように，神経根の先天性形成異常は腰仙椎部神経根症状の多様性に関与する一因として常に留意する必要がある．非定型的な神経根症状をみた場合には，多椎間多根障害を考える前に，神経根の先天性形成異常の存在の有無を確認する必要がある．

4．分岐神経

分岐神経とは腰神経叢と仙骨神経叢の両方にまたがって分岐している独立した脊髄神経である．この脊髄神経は固有の後根神経節を有し，その前枝は腰仙骨神経幹，大腿神経，および閉鎖神経に分岐し，伸筋群と屈筋群の双方を支配している（図Ⅲ-4）．この分岐神経は，腰仙椎部神経根症状の多様性を考えるうえで常に考慮に入れなければならない．分岐神経は高位別に6型に分類される（図Ⅲ-5）．普通は，第4腰椎神経根の高位に存在している（図Ⅲ-6-a）が，9%の頻度で第5腰神経根と伴走している例もみられる（図Ⅲ-6-b）．臨床上障害を受ける頻度が最も高い第5腰神経根に分岐神経が伴走していると，第4腰神経根，ある

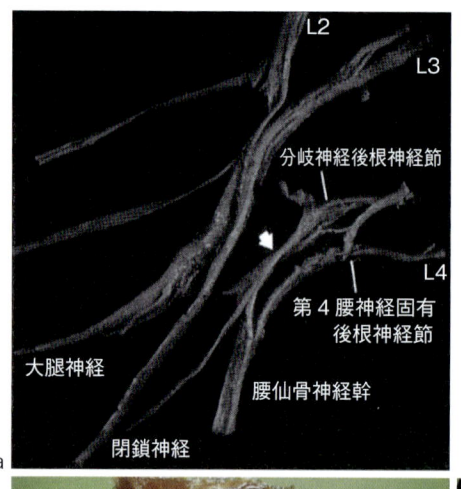

図Ⅲ-4　分岐神経の解剖
a：分岐神経の分岐形式
b：脊柱前断面
c：矢状断面

L2：第2腰神経根
L3：第3腰神経根
L4：第4腰神経根

矢印：分岐神経

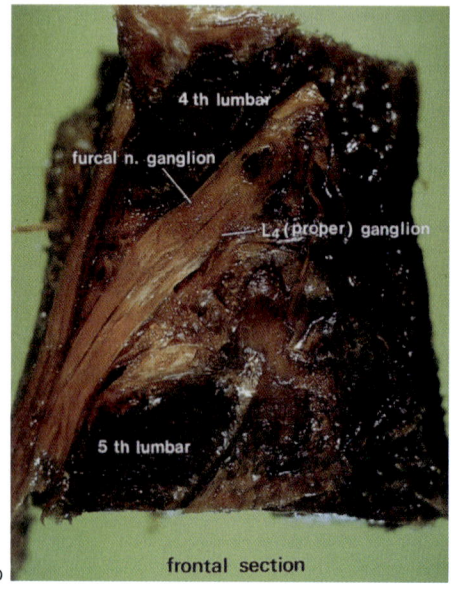

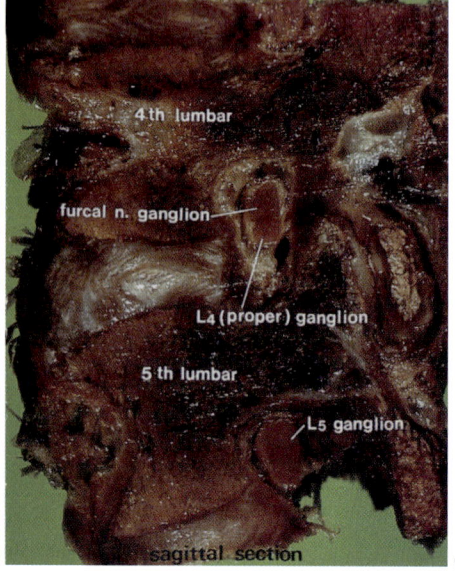

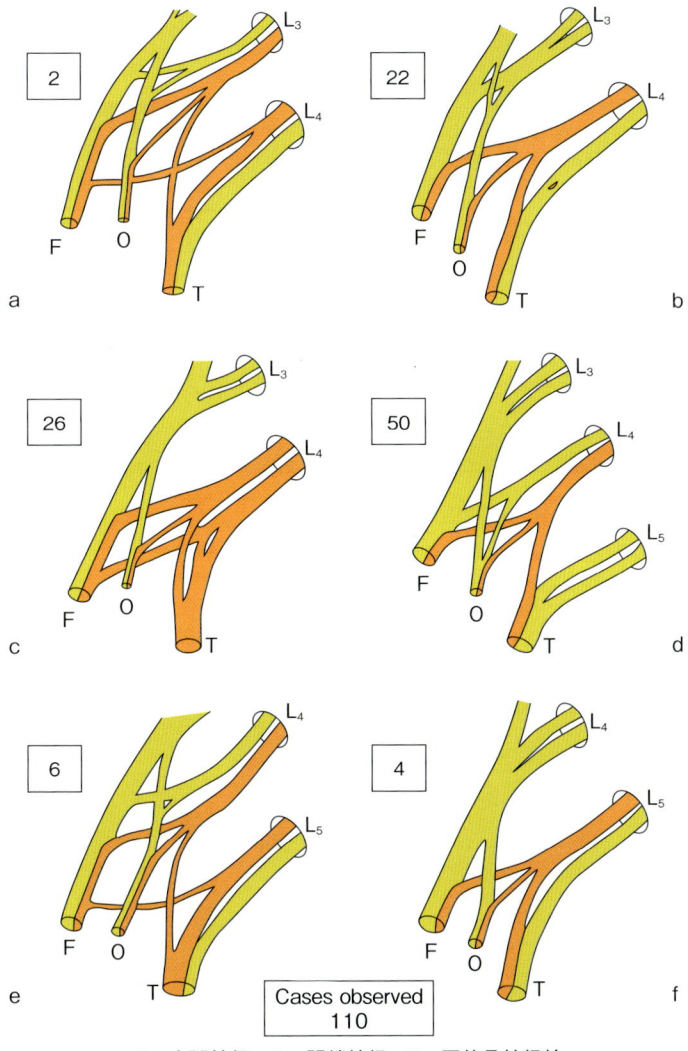

F：大腿神経　O：閉鎖神経　T：腰仙骨神経幹

図Ⅲ-5　分岐神経の高位別分類
a 型：分岐神経が第3と第4腰神経にまたがり2神経になっている型
b 型：1本の神経として分岐神経が第4腰神経の頭側半から出ている型
c 型：分岐神経が第4腰神経の高位より出ているが，固有の第4腰神経も分岐神経と同じ様式をとっている型
d 型：分岐神経が第4腰神経の尾側半より1本の神経として出ている型
e 型：分岐神経が第4と第5腰神経の高位にまたがり2神経になっている型
f 型：分岐神経が1本の神経として第5腰神経の頭側半から出ている型
(Kikuchi S, et al.：Spine 11：1002-1007, 1986, Fig 10 を改変)

いは第1仙骨神経根障害を思わせる症状も出現する可能性がある．事実，単一椎間でのみ画像上の異常所見を有する椎間板ヘルニア例で，第5腰神経根障害例における下肢深部反射異常の出現頻度は6％である．この結果は，分岐神経が9％の頻度で第5腰神経根と伴走しているという解剖学的事実に対応している可能性が高い．

2根にまたがっているような神経学的所見が得

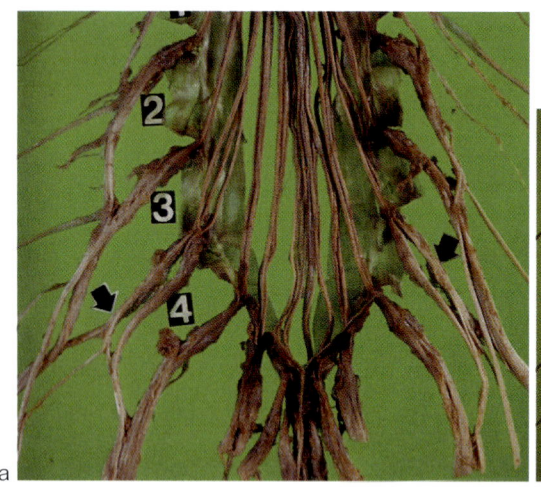

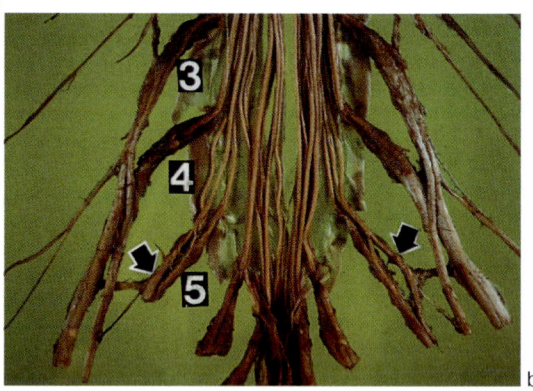

図Ⅲ-6　分岐神経と固有の脊髄神経との関係
a：分岐神経が第4腰神経根と伴走している例（矢印）
b：分岐神経が第5腰神経根と伴走している例（矢印）

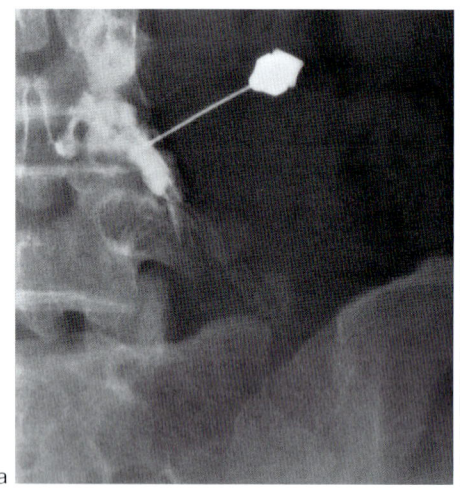

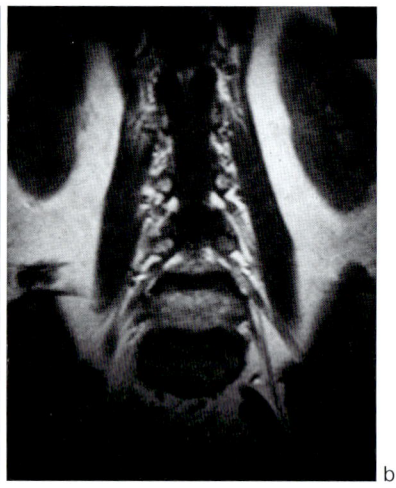

図Ⅲ-7　分岐神経
a：神経根造影，前後像
b：MRI像，前額断

られた場合には，2根が同一な原因により1椎間で障害を受けている可能性，あるいは2根が同一あるいは異なる原因により2椎間で1根ずつ障害を受けている可能性のほかに，分岐神経の存在も考慮に入れて，得られた形態学的異常所見と神経学的所見が無理なく説明できるかどうかを検討するべきである．

この分岐神経は，日常臨床上容易に選択的神経根造影像（図Ⅲ-7-a）やMRI（図Ⅲ-7-b）で描出できる．したがって一見，2根障害を思わせるような症例をみた場合には，画像検査で1椎間2根障害，あるいは2椎間2根障害が考えにくい場合には，分岐神経が関与している可能性に留意して，MRIや選択的神経根造影・ブロックにより，非

定型的な神経根症状が説明しうるかどうかを検討しなければならない．

5. 椎間孔における前根と後根の構成変異

神経根は，椎間孔内における前根と後根の構成形態から，合流後の形態が分離していない非分離型と分離している分離型に大別できる．さらに，分離形態は前・後根の組み合わせにより3型に分類される（図Ⅲ-8, 9）．第1仙骨神経根は，全例が非分離の形態を示している．これに対して，第4, 5腰神経根は，全例が分離の形態を有している．第5腰神経根はその大部分が後根神経節1個，前根は二分という構成になっている．

痛みの病態との関係で，最近，後根神経節が注目されている．この後根神経節も神経根によっては1つの神経根に2つ存在している例も珍しくはない．臨床上，選択的神経根造影でこれらの形態は容易にみることができる（図Ⅲ-10）．このような神経根での前・後根の構成変異の存在が神経根症状に多様性をもたらしていることは疑いない．また，後根神経節が二分していることが疼痛の発生に何らかの影響を与えている可能性も否定できない．さらに，このような構成変異の存在が，神経根ブロックによる効果において筋力低下が有意に出たり，知覚低下が前面に出たりする症例が存在することの一因になっていると思われる．

6. 馬尾弛緩

馬尾弛緩（redundant nerve roots；RNR）の臨床的意義については別に述べる〔第Ⅶ章「RNR」(242頁)〕．

RNRの存在は，以前より知られていたが，LSSとの関係で注目されている所見である．RNRとLSSの病態が密接な関係にあることについては，いくつかの詳細な報告がある．解剖でRNRの存在頻度およびその程度が，臨床例（LSS）での脊髄造影像で認められるそれと比べて低く，かつ軽度であることからも，この所見が単なる加齢変化ではないことは明らかである．しかし，RNRがLSSの原因なのか結果なのか，あるいは二次的に派生した病態なのかについてはまだ十分に解明されたとはいえない．無症状例でのこの所見の頻度，年齢別にみた症状の有無によるこの所見の頻度に差があるかどうかなどについての検討が難しいことがこの解明を困難にしている．しかし，MRIの導入により，これらの疑問についても結論が出せる日は遠くない．

ここではRNRに関係したいくつかの興味ある事実を指摘しておくことに留める．

第1に，前述したようにRNRという所見の存在頻度およびその程度が臨床例と解剖例とでは異なっていることである．すなわち，解剖では臨床で認められるほど，高頻度には認められないし，存在したとしてもそのredundancyは軽度である（図Ⅲ-11）．その理由は，髄液に浮遊していない遺体という条件が関与しているのか，あるいはその差こそが病態を表しているのかについては今後の検討課題である．

第2に，RNRを有する馬尾の頭・尾側端を持って，頭尾方向に引っ張ると，弛緩しているのは後根だけで，前根は全く弛緩していないという事実である（図Ⅲ-12）．ただし，前根にもredundancyが存在しているという報告もある．

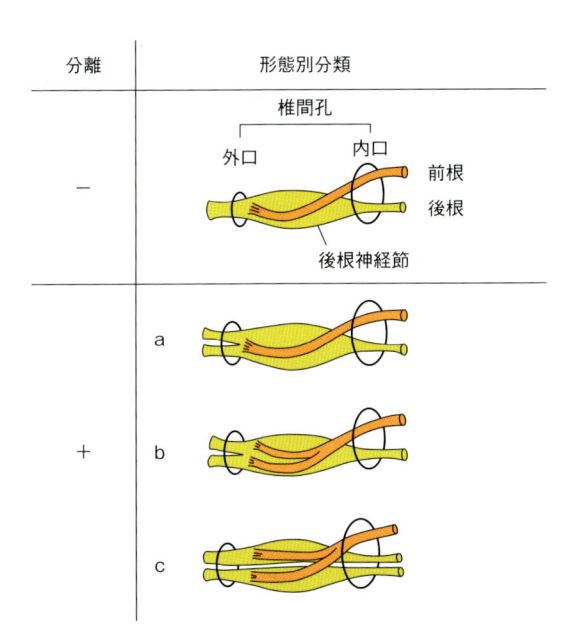

図Ⅲ-8 脊髄神経前・後根の形態別分類
(Kikuchi S, et al.：Spine 19：6-11, 1994, Fig 1 を改変)

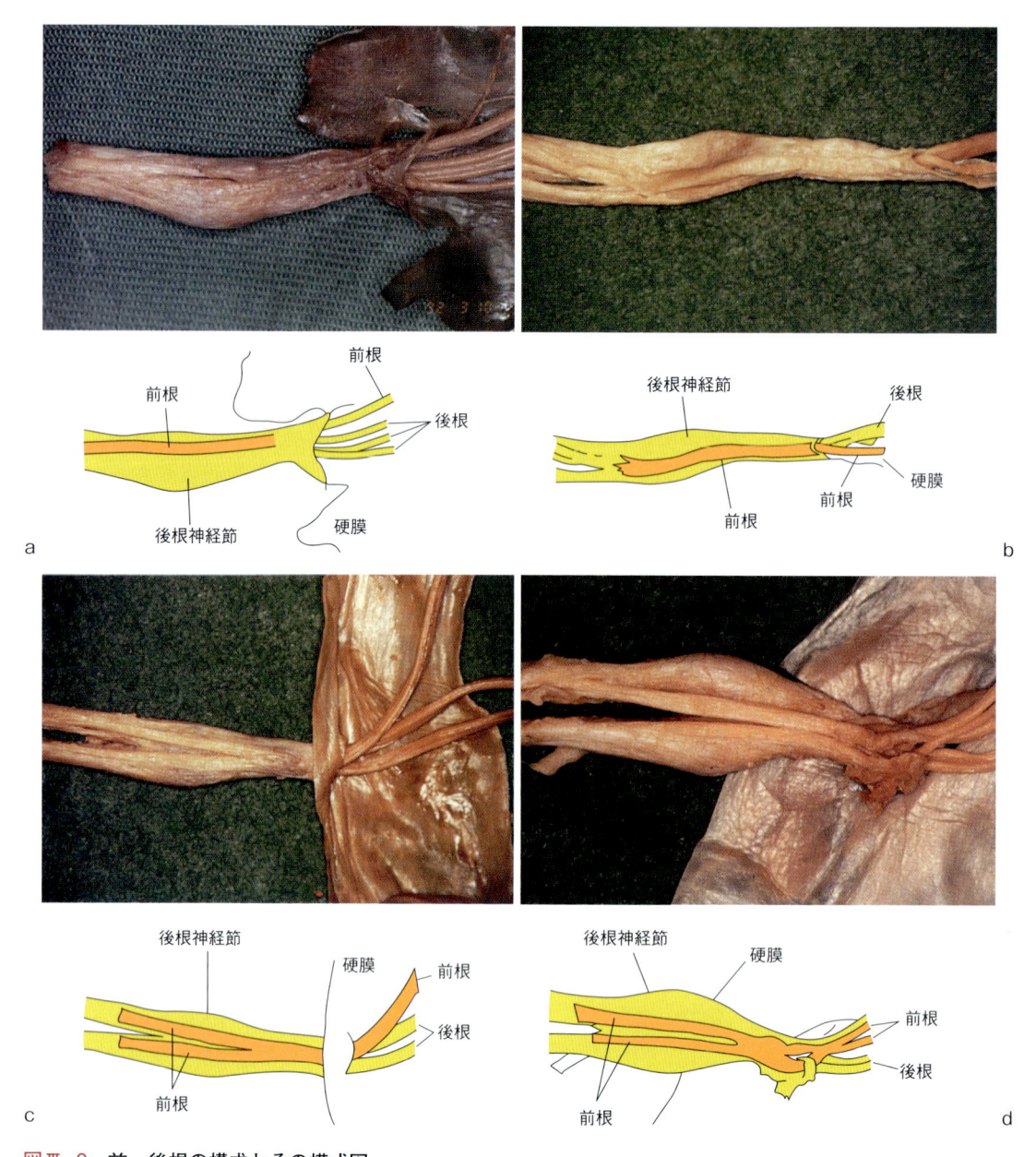

図Ⅲ-9 前・後根の構成とその模式図

a：非分離型
　　第1仙骨神経根はすべてこの型に属する．
b：分離型（前根1本，後根1本）
　　第5腰神経根では最も低頻度の型である．
c：分離型（前根2本，後根1本）
　　第4神経根の約66％，第5腰神経根の84％はこの型に属する．
d：分離型（前根2本，後根2本）
　　第4，5腰神経根では2番目に多い型である．第4腰神経根では，第5腰神経根よりも高頻度に認められる．

形態学からみた病態　55

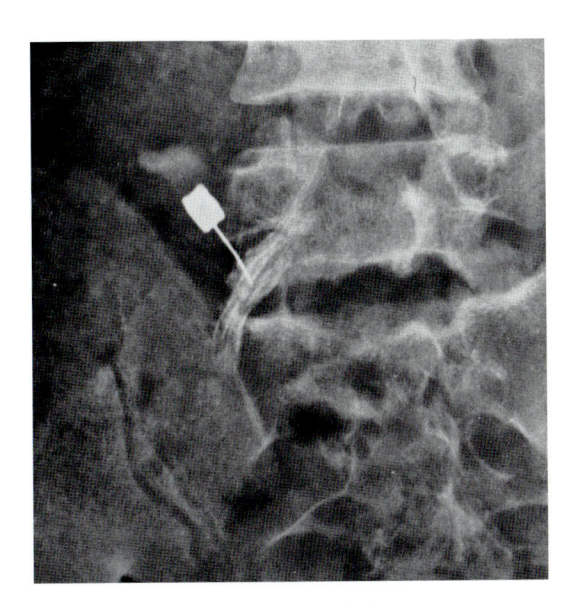

図Ⅲ-10　第5腰神経根造影前後像
造影像は分離型(前根2本，後根1本)を示している．

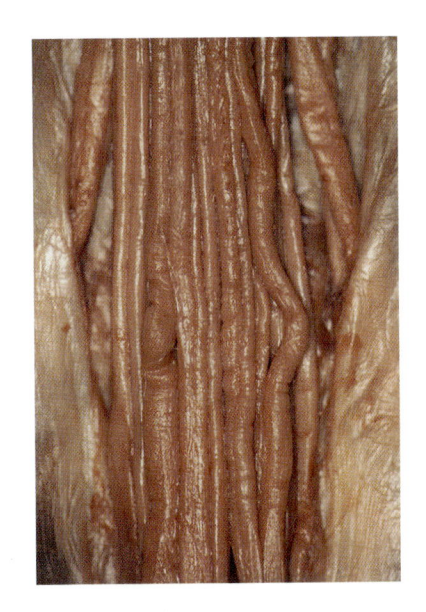

図Ⅲ-11　RNR(解剖)
解剖では脊髄造影像でしばしば認められる高度な馬尾の弛緩を呈している例を認めることは困難である．

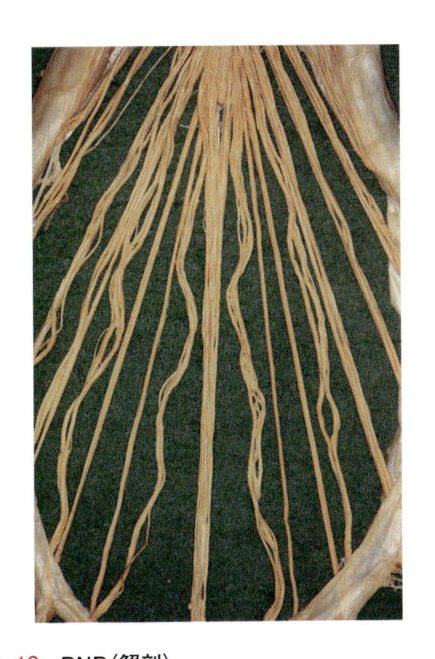

図Ⅲ-12　RNR(解剖)
頭尾側方向に馬尾を引っ張ると，第2，3仙骨神経の後根だけが弛緩状態にある．

　第3に，RNRが脊髄造影像や硬膜外造影像に与える影響である．RNRがある場合には，くも膜下腔の横断面積での神経組織に対する空間的余裕度は，RNRが存在しない症例よりも少なくなる．この結果，脊髄造影像は完全停止，あるいは不完全停止像を呈しやすくなることが予想される．このような症例の硬膜外造影像は，完全停止像を呈することは少なく，不完全停止像を呈することが多い(図Ⅲ-13)．すなわちRNRが存在する場合には，くも膜下腔の空間的余裕度と，硬膜外腔の空間的余裕度は必ずしも並行関係にはないことを示唆している．

7．馬尾の配列

　馬尾の配列(図Ⅲ-14)は，三次元的に規則正しい配列を呈している．腹側に前根が局在し，その背側に後根が位置している．横断図(図Ⅲ-14-a)でみると，馬尾は頭側から尾側に向かって硬膜から分岐していく順に従って，中央から外側に規則正しくその位置を変えていく．つまり，最も頭側で分岐している脊髄神経がその高位での脊柱管の最外側に位置しているのである．すなわち，ある椎間で硬膜内の最外側に位置している脊髄神経は，その高位で分岐して硬膜外腔へ出ていく脊髄神経である．例えばL4/5椎間であれば，硬膜内の最外側に位置しているのは第5腰神経で，第5

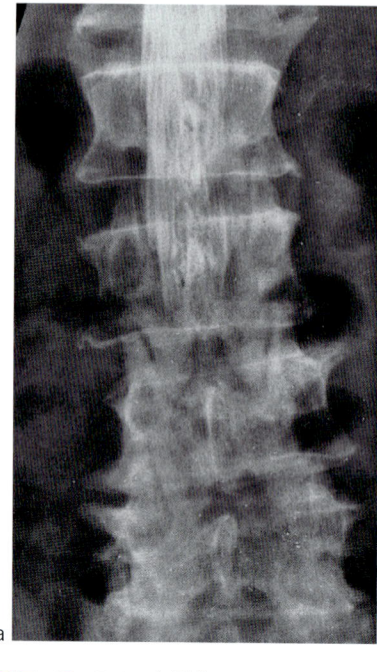

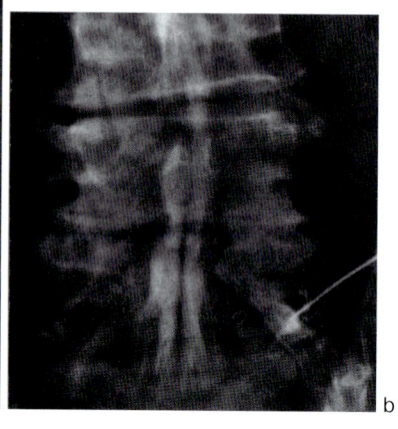

図Ⅲ-13 RNRと画像
a:脊髄造影前後像
　典型的な馬尾弛緩が認められ，造影像はL3/4椎間高位で完全停止像を呈している.
b:硬膜外-選択的神経根造影前後像
　L3/4，4/5椎間での両側根嚢欠損像を呈しており，完全停止像ではない．左第5腰神経根ブロックで間欠跛行は一時的に消失する．

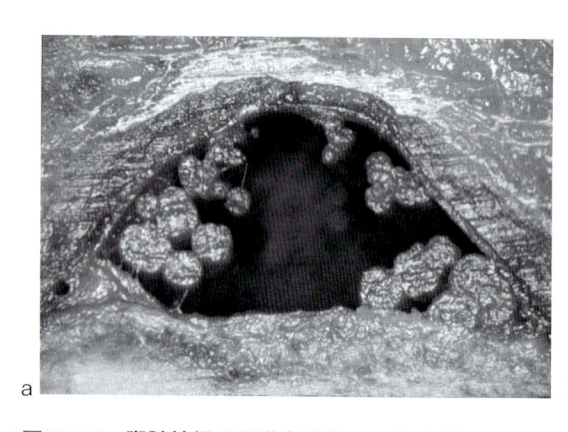

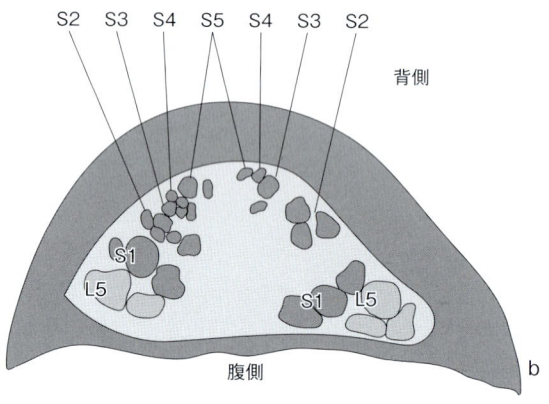

図Ⅲ-14 脊髄神経の硬膜内局在―L4/5高位
a:解剖（横断図）
b:模式図
（菊地臣一，他：腰仙椎部神経症状—カラーでみる解剖学的背景．金原出版，東京，p 21, 1996，図Ⅱ-14より転載）

腰椎椎体高位では，この第5腰神経は硬膜外腔に神経根として局在している．この高位で，硬膜内で最外側に位置しているのは，馬尾のうちの第1仙骨神経である（図Ⅲ-14-b）.

LSSというのは，脊柱管の狭小化が症状発生の基礎にあることが前提である．もし，L3/4椎

間が神経症状の発生に関与しているとすると，この高位で最も狭小な部位にある神経組織は，硬膜外腔に位置している第4腰神経根と馬尾（硬膜内）のうちの第5腰神経である．LSSが，脊柱管の狭窄という解剖学的背景のもとに発生するということをその概念の基本とするならば，L3/4椎間で，硬膜内であれ硬膜外であれ，第4腰神経に属する神経組織に障害を起こさずに，硬膜内でより空間的余裕を有して走行している第5腰神経や第1仙骨神経が圧迫を受けるということはあり得ない．そのようなことが成立したらLSSの概念は成立しなくなる．

　この事実から神経障害の上限は，脊柱管の最外側に位置する神経によるものであるので，神経障害の上限が責任椎間になるということが言える．神経障害の責任椎間，すなわち神経障害の上限より尾側に画像上の圧迫所見が存在している場合には，この椎間が神経障害に関与しているか否かの判定は，日常の診療では困難である．このような場合には，責任椎間は2椎間と判定せざるを得ない．例えば，第5腰神経以下の多根性障害を呈している症例で，画像上はL3/4，L4/5，L5/S1椎間に狭窄像を呈している場合，責任椎間はL4/5とL5/S1椎間であると判定せざるを得ない．

8．脊髄神経後枝

　腰痛の一原因として椎間関節由来の痛みが挙げられる．いわゆる"facet syndrome"が1つの病態として独立しているのかどうかについては種々の議論があるが，この関節を支配している脊髄神経後枝に対するブロックや焼灼法が，治療法の1つとして臨床上用いられている．腰部脊柱の後方支持要素はこの脊髄神経後枝によって神経支配を受けている．

　脊髄神経後枝は椎間孔を出たところで，前枝と分かれ横突起間膜内側，横突起の頭側を通り脊柱後方部に達する．第5腰神経根の後枝は仙骨翼の先端・背面を通って後方へ達する．

　脊髄神経後枝（図Ⅲ-15）は内側枝と外側枝に二分されるとされてきたが，厳密には内側枝，中間枝，および外側枝の3枝に分岐している．脊柱背

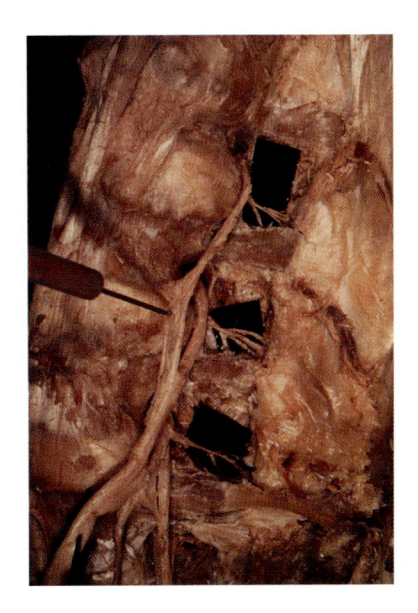

図Ⅲ-15　脊髄神経後枝（解剖）
後枝は椎間孔外口で前枝と分かれ，後方へ向かう．

筋群はこれらの分岐から別々に神経支配を受けている．脊柱起立筋は外側枝と中間枝，多裂筋は，椎間関節と同様に，内側枝によって支配されている．この事実は，腰痛の病態を考えるうえでは重要である．すなわち，腰痛といっても，脊柱起立筋由来の腰痛と多裂筋由来の腰痛の病態は異なっているので，これを一括りにして腰痛を分析することは，異なった病態を同じ病態として取り扱っている可能性が考えられる．

　また後方手術の際に，この脊髄神経後枝を牽引や切断によって神経や筋肉を損傷してしまうことの危険性が指摘されてきた．それを避けるためにさまざまなアプローチが現在までに提唱されてきている．しかし，どのようなアプローチを使っても脊髄神経後枝を損傷せずに傍脊柱筋を剥離して，脊柱管を展開することは困難である（図Ⅲ-16）．事実，椎間板ヘルニアに対する後方手術施行例に対して，針筋電図などを用いて手術前後を追跡してみると，術後に明らかな脱神経所見が認められるのが普通である．体幹筋力としては術後問題がなくても，脱神経という現象は確実に起こっている．

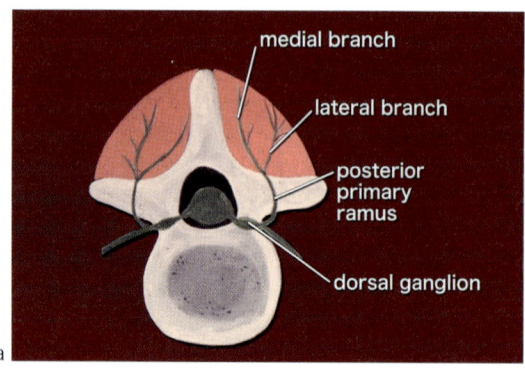

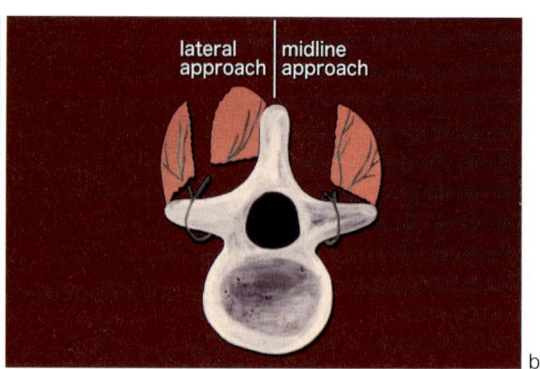

図Ⅲ-16　後枝損傷の模式図
a：正常
b：手術

　このような解剖学的事実からみると，傍脊柱筋への術後の体幹筋力強化訓練を含むリハビリテーション・プログラムが有効であるかどうかについて，今後対照群との比較研究が必要である．

■ 神経周囲組織

1. 神経圧迫高位

　神経組織の周囲に存在する脊柱管は，横断高位により，その構成が異なっている．Intraosseous segment，すなわち椎体高位の横断面では，馬尾や神経根を圧迫する組織は脊柱管の構成に参加していない．これに対して，articular segment では馬尾や神経根を圧迫する組織は，すべてこの高位に存在している（図Ⅲ-17）．すなわち，神経圧迫は articular segment で発生する．この高位では馬尾を包んでいる硬膜管や神経根は，その周囲を黄色靱帯，椎間関節，および椎間板に囲まれている（図Ⅲ-18）．

2. 胸腰椎移行部における脊髄の局在
a. 解剖による検討

　腰椎部の病変と胸腰椎移行部におけるそれとは，臨床上は別に考えられている．それは，胸腰椎移行部における脊髄の存在による．脊髄は発生の初期には脊柱管全体を占拠している．が，その後は，脊髄の発育は脊椎のそれより遅れるため，

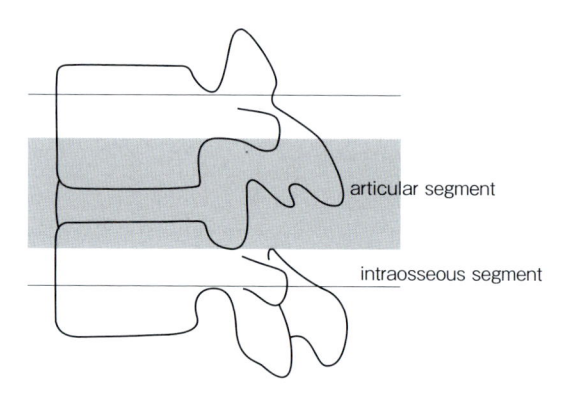

図Ⅲ-17　Articular segment

脊髄の下端部は自然に上昇し，生下時にはほぼ第1腰椎高位に位置するようになる．只，その程度には個体差が存在する．臨床の場では，脊髄下端の脊髄円錐から終糸への移行部の位置は MRI で判定可能である．しかし，脊髄円錐上部から脊髄円錐部にかけての脊髄の各髄節が脊椎のどの高位に位置しているかについては MRI では判定できない．

　解剖の観察では，脊髄円錐上部と脊髄円錐との境界，すなわち S2 髄節頭側縁は第1腰椎（L1）椎体頭側部を中心に第12胸椎（T12）椎体頭側部から L1/2 椎間板高位の範囲に存在している（図Ⅲ-19）．この事実は，純粋な脊髄円錐症候群は，T12 椎体高位から L1/2 椎間板高位までに発生し

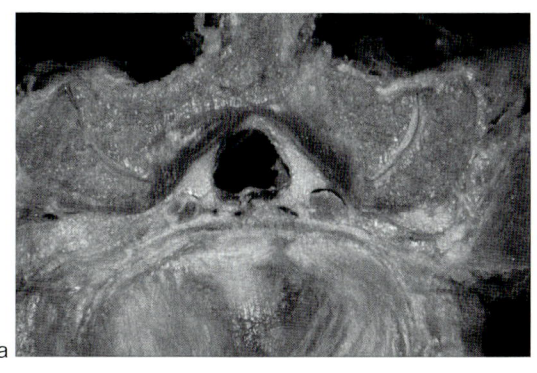

図Ⅲ-18 脊柱管圧迫発生高位
a：解剖（横断図）
b：矢状断（模式図）

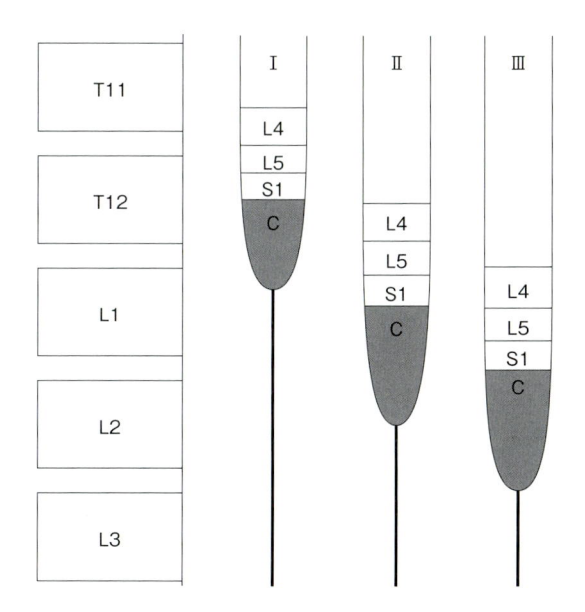

図Ⅲ-19 脊髄下端の高位分布
（佐藤勝彦，他：脊椎脊髄9：947-951, 1996, 図5より転載）

た脊椎疾患により発生しうる可能性を示唆している．また，この事実は，純粋な脊髄円錐症候群の報告のほとんどがL1椎体破裂骨折により発生していることと一致している．さらに，L1椎体破裂骨折で惹起されうる脊髄障害の上限は，第5腰髄節であることも示唆している．

一方，脊髄下端が位置する上限は，L1椎体頭側，下限はL2/3椎間板の高位である．しかも，正規分布は示さず，L1椎体尾側とL2椎体中央を頂点とする二峰性の分布を示している．この結果は，MRIによる検討に比べて，より尾側の局在である．高齢者では，脊髄下端が低位化するという報告を考慮すると，脊椎の退行性変化が脊髄下端の高位に影響している可能性が考えられる．また，脊髄円錐上部と脊髄円錐部の境界は，大多数の症例で脊髄下端から頭側へ約35 mmの距離に存在している．MRIで脊髄円錐上部と脊髄円錐部の境界を画像から判定することは困難である．したがって，この約35 mmという値は，MRIで脊髄下端部の病変が脊髄円錐部にかかっているか否かを判定するときの目安になりうる．

b．MRIによる検討

脊髄円錐下端の局在に関する個体差について，詳細に検討している報告はない．脊髄円錐下端の位置が通常よりも高い症例では，硬膜嚢下端の位置も高いことが予想されるが，それがはたして本当なのか否かについても，いまだに報告がない．MRIでこの問題を検討してみる．

筆者らの検討では，脊髄円錐の下端の高位や硬膜嚢下端の高位には個体差が存在している．しかし，脊椎に退行性変化が認められない青壮年期の症例では，身長の高低はこの個体差とは無関係である．また，脊髄円錐下端の高位や硬膜嚢下端の高位には一定の相互関係は認められない．以上の事実より，高位差は胎生期の発育過程での個人差

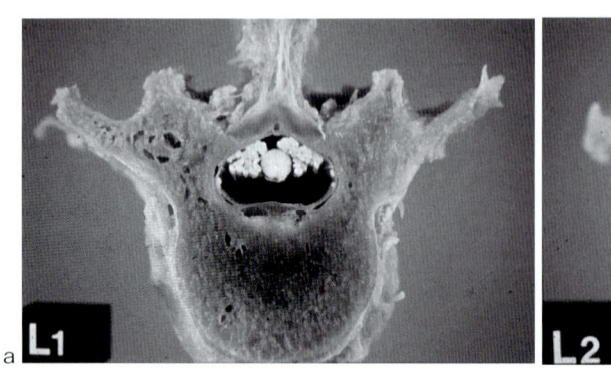

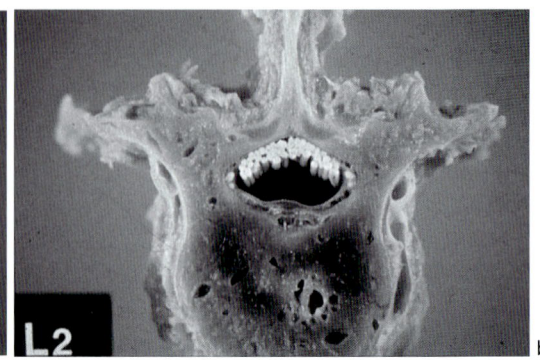

図Ⅲ-20　腰椎横断図
a：L1 高位
b：L2 高位

と考えられる．

さらに，高齢者では，脊髄円錐下端の高位が相対的に尾側に偏位している．脊髄下端の位置に関する高齢者（平均年齢70歳）を対象とした解剖例の検討では，その分布は，頭側はL1高位から尾側はL2/3椎間板高位までで，L2椎体尾側に頂点を有する二峰性を示している．つまり，高齢者における脊髄円錐下端の位置の分布は，若年のそれよりもばらつきが大きくなっている．この事実は，加齢による脊柱の退行性変化が脊髄円錐下端の位置に影響を与えていることを示唆している．事実，腰椎の退行性変化である椎間板高の狭小化が著しい症例ほど，脊髄円錐下端の位置が尾側に偏位している．この事実は，胸腰椎移行部から上位腰椎の病変を神経学的に評価するうえで留意しておく必要がある．

c．臨床における腰仙椎部の上限

腰仙椎部神経症状の解剖学的背景を考えるときに問題になるのは，「腰仙椎部とはどこからどこまでの範囲をいうのか」ということである．症状を起こすのは神経組織なので，神経組織側からの視点で考えてみる．

脊髄は馬尾に至り，馬尾は硬膜を貫通し，各高位別に分岐して，臨床家のいう神経根を形成した後に椎間孔を通過して脊柱管外へ出ていく．このような脊柱と脊髄，馬尾，および神経根との相互関係を脊柱管の横断図でみてみると，一般には，

L1高位では，脊髄はなお馬尾の中心に存在していることが多い．しかし，L2高位では，脊柱管に存在している神経組織は馬尾のみである．したがって，腰仙椎部神経症状を，圧迫される側の神経から考える限り，腰仙椎部の上限はL2/3椎間高位とすることが妥当であると言える（図Ⅲ-20）．

3. 腰仙椎部移行椎例での脊髄円錐下端の高位分布

腰仙椎部に移行椎を有する症例における神経根機能の髄節高位は，移行椎を有さない症例に比べて，仙椎化例では頭側に，腰椎化例では尾側に偏位している．この事実は，脊髄円錐下端部の高位が偏位している可能性を示唆している．

MRIでの検討を紹介する．正常群，L4/移行椎群（第5腰椎の仙椎化），L5/移行椎群（第1仙椎の腰椎化）に分類してみると，脊髄円錐下端の高位の中央値は，L4/移行椎群ではL1椎体頭側に存在している．一方，正常群とL5/移行椎群ではL1椎体尾側部に存在している．L4/移行椎群の脊髄円錐下端の高位分布は，正常群やL5/移行椎群より約1椎体分頭側に局在している．この事実は，第1腰椎の破裂骨折の場合，L4/移行椎群では脊髄障害が惹起されるのに対し，正常群やL5/移行椎群では馬尾障害が惹起される可能性が高い．すなわち，腰仙椎部移行椎の存在は，惹起される神経障害の病態に影響を与えている可能性が

ある.

4. 硬膜管周囲組織

　硬膜管の周囲組織には硬膜外腔が存在している．しかし，解剖学的に硬膜外腔というのは，厳密な意味では存在しておらず，潜在的空間である．このいわゆる硬膜外腔の背側には，硬膜管を包むように膜様組織が存在している．これが epidural membrane（図Ⅲ-21）という薄い線維性結合組織である．この epidural membrane は，背側中央部で dorsal median fold の形成に参加し，そこで黄色靱帯に緩く結合している．また，この組織は，腰椎部では，脊柱管正中部の dorsal median fold と外側の神経根周囲に豊富な脂肪組織を含有している．この点が頚椎部との大きな違いである．この組織の発達の度合いは，個体により異なっている．手術例ではこの脂肪組織がほとんど消失し，気付かれないことも多い．

　一方，硬膜管の前方には後縦靱帯が存在している（図Ⅲ-22）．後縦靱帯は，椎間側方部で深層と浅層に分かれて，深層は椎体前面に，浅層は外側へ伸びて，背側より外側へ伸びてきている epidural membrane と合流し，後述する epiradicular sheath を形成する．この後縦靱帯を背側から観察すると，形態学上大きな特徴がある．後縦靱帯は椎体部では細長く，椎間板部では幅広くなっていることは頚椎部のそれと同様であるが，椎間板部では椎間板の全体を被っている訳ではない．これはとくに下位腰椎部で著明である．椎間板ヘルニアが好発する背側の外側寄りは，後縦靱帯によって覆われていない．このような解剖学的な特徴により，脱出型の椎間板ヘルニアは，全例が後縦靱帯を伴って突出するものではない．

　後縦靱帯や epidural membrane といった硬膜管周囲組織は，従来は後縦靱帯と椎間板ヘルニアの形態，後縦靱帯骨化，および局所麻酔薬や造影剤の硬膜外腔への局在くらいしか，その臨床的意義については注目されてこなかった．しかし，MRI や CT の発達により硬膜外血腫や化膿性脊椎炎での病巣の拡大にも深く関与していることが明らかにされつつある．

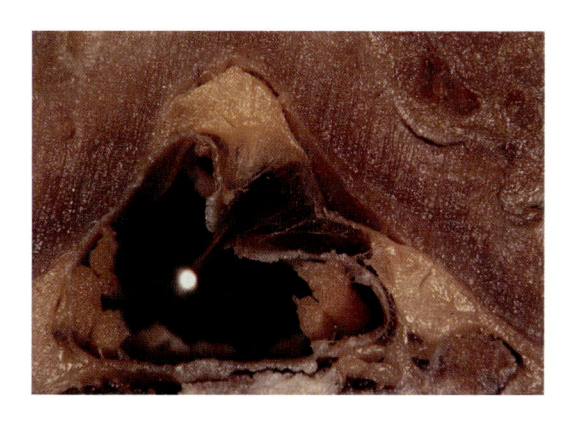

図Ⅲ-21　Epidural membrane

5. Epiradicular sheath

　背側からは epidural membrane が，腹側からは後縦靱帯浅層が伸びてきて神経根周囲組織で epidural sheath を形成している（図Ⅲ-23-a, b）．腰椎部の epidural sheath は，頚椎部（図Ⅲ-23-c）のそれとは異なり，神経根周囲の脂肪組織が豊富に存在しているのが特徴的である．

　Epiradicular sheath の臨床的意義についてはいくつか判明している．第1は，頚椎部の epiradicular sheath が外傷により炎症を起こし，これが神経根と周囲組織とを癒着させ，結果として神経根障害をきたす．腰椎部では，頚椎部とは異なり，脂肪組織が豊富なためにこのようなことが起こりにくいと考えられる．腰椎部ではこのような病態が起こり得るのか否かについてはいまだに不明な点が多い．

　第2は，この組織の加齢変化が，局所麻酔薬の椎間孔からの拡散を阻害しているという事実である（barrier effect）．このため，高齢者では硬膜外麻酔を実施するときには用量を減らす必要がある．当然，このような解剖学的な事実は，硬膜外造影の診断価値に対しても影響を及ぼしていると考えなければならない．

　もう1つの臨床的な事実は，選択的神経根造影の際に，この組織が造影剤や局所麻酔薬を神経根周囲に留め，また管状の神経根造影像を描出するのに重要な役割を果たしているということである．このように，epiradicular sheath は腰仙椎部

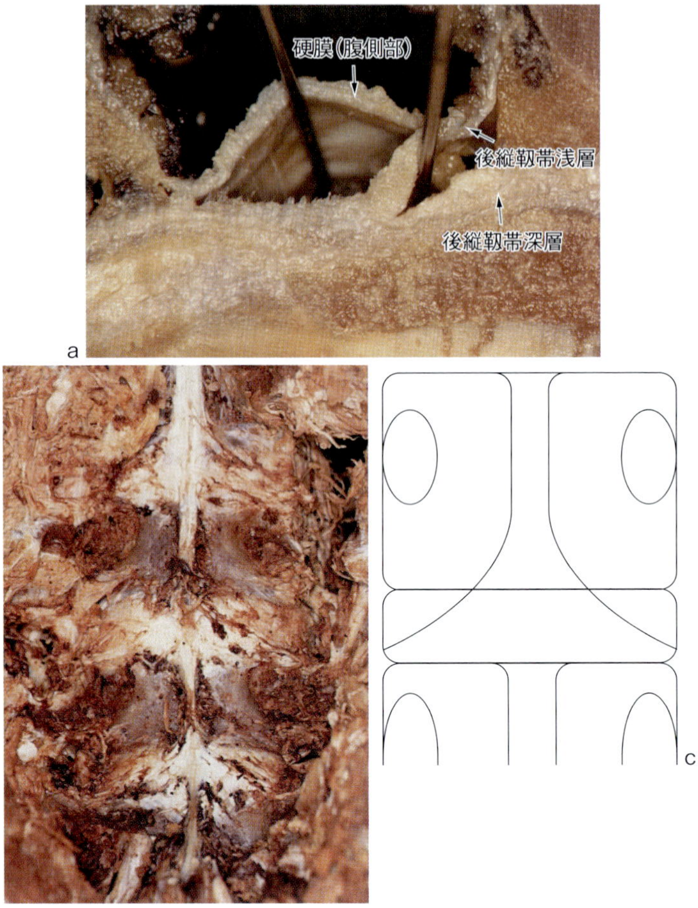

図Ⅲ-22 後縦靱帯
a：後縦靱帯の浅層と深層（横断面）
b：後縦靱帯（背側からの観察）
　脊柱管を構成している椎弓，椎弓根，および椎間関節を除去し，さらに硬膜管や神経根も除去したうえで，背側より椎体，椎間板，および椎弓根と後縦靱帯との関係を観察した図である．
c：後縦靱帯の模式図

神経根症状のみならず，画像やブロックの治療効果にも影響を与えている重要な組織である．

6. Hofmann 靱帯

　Hofmann 靱帯は，神経根周囲にあり，神経根を周囲組織に錨着している靱帯である．この靱帯は，椎体後面の後縦靱帯浅層から始まり，硬膜管腹側の神経根嚢部からやや頭側にかけて停止している内側 Hofmann 靱帯（図Ⅲ-24-a）と，椎弓根内側の骨膜や epidural membrane から始まり，神経根嚢の頭側へ付着し，最終的には内側 Hofmann 靱帯と同じ部位に停止している外側 Hofmann 靱帯（図Ⅲ-24-b）とに大別できる．内側 Hofmann 靱帯は，腰椎部と頚・胸椎高位では異なり，頚・胸椎高位では隣接する Hofmann 靱帯同士が癒合し，多椎間にわたる1層の膜を形成している．これに対して，外側 Hofmann 靱帯は，全脊椎で同様の構造を呈している．外側 Hofmann 靱帯は，

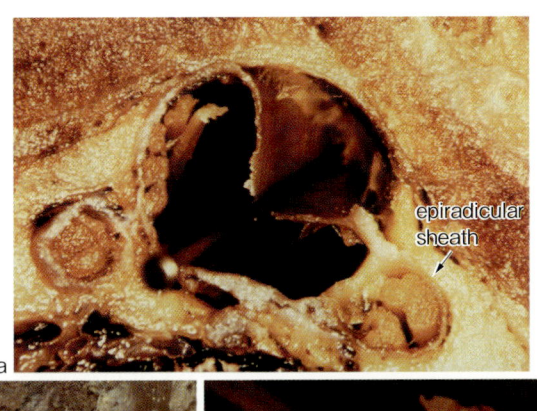

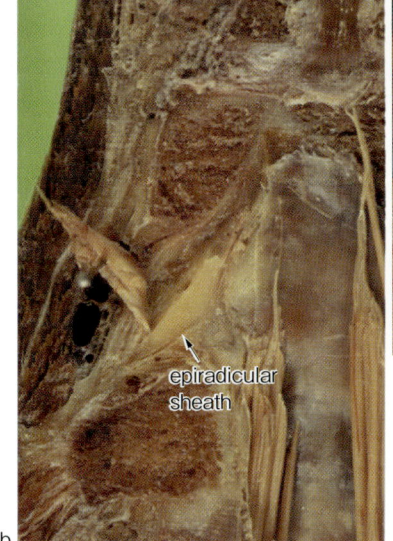

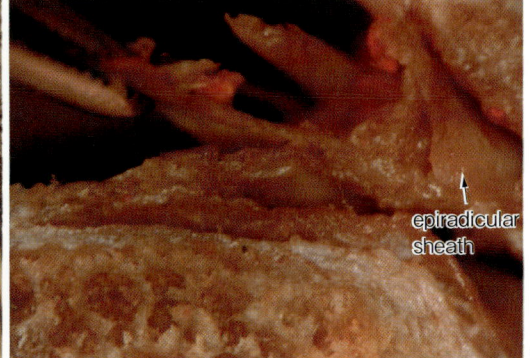

図Ⅲ-23 Epiradicular sheath

a：Articular segment での横断面
b：前頚断面
　神経根だけを残し，脊柱管を構成している後方要素や硬膜管を除去している．ここにみえる epiradicular sheath は，神経根を翻転して展開されている腹側と尾側部のそれである．
c：頚椎部の epiradicular sheath

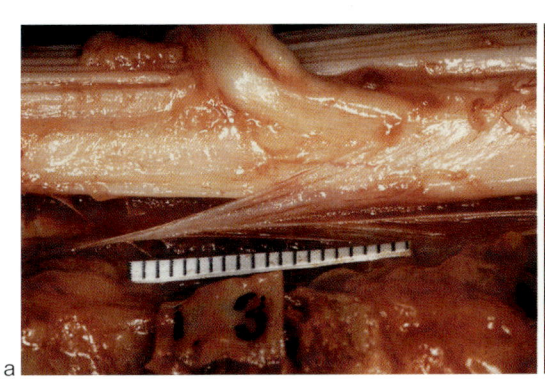

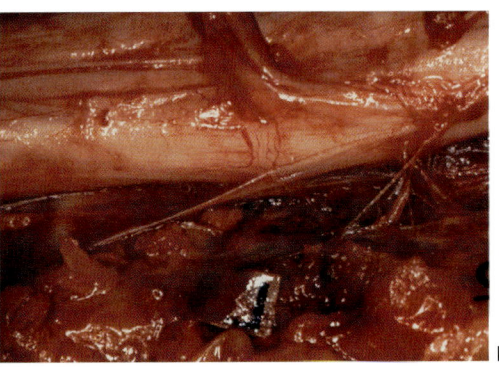

図Ⅲ-24 Hofmann 靱帯

a：内側 Hofmann 靱帯（第3腰神経根高位）
b：外側 Hofmann 靱帯（第3腰神経根高位）

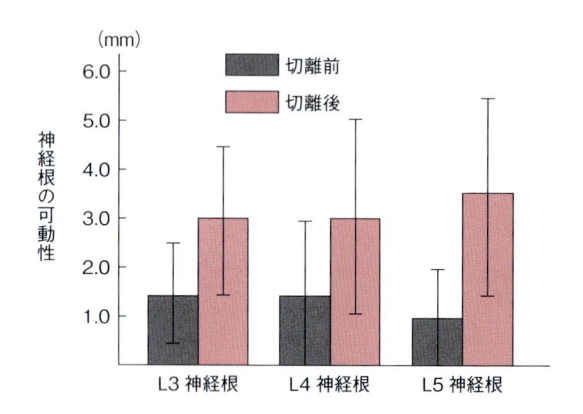

図Ⅲ-25 Hofmann靱帯切離前後での神経根の可動性の変化
（青田恵郎，他：日整会誌 68：S1577, 1994）

椎弓根内側の骨膜や epiradicular sheath より起始しており，その線維は神経根外側方の epiradicular sheath の形成に関与している．

この Hofmann 靱帯がどのくらい神経根を錨着しているのかについて調べてみると，内・外側 Hofmann 靱帯の切離前後では神経根の可動性は大きく異なっている（図Ⅲ-25）．

Hofmann 靱帯の切離により，明らかに神経根の可動性が増加する．このことは，手術中に神経根の可動性をさらに得ようとするときには，この Hofmann 靱帯を切離する必要があることを示唆している．また，神経根周囲の癒着や線維性組織を切り離しても，神経根の完全な可動性の獲得は，この靱帯の存在によりあり得ないこともまた明らかである．

この靱帯による神経根の周囲組織への錨着力が，椎間板ヘルニアによる圧迫の神経根への影響に関与している．さらに，この靱帯構造の個体差が，椎間板ヘルニアによる症状出現にも関与していると考えられる．

7. 黄色靱帯

黄色靱帯は，後縦靱帯と同様に骨化（図Ⅲ-26）による神経組織の圧迫のみならず，LSS における静的・動的圧迫因子としても注目されている組織である．

黄色靱帯は，脊柱管の背側で articular segment の屋根を形成している．黄色靱帯は脊柱管の背側全面を被覆しているわけではない．黄色靱帯の頭側は，椎弓の中下 1/3 に付着している．一方，黄色靱帯の尾側端は，下位椎弓の上縁に付着している．外側は，椎間孔部で椎間関節の腹側に達し，関節包や骨膜に移行している．図Ⅲ-27-a は，脊柱管の内側から黄色靱帯が屋根を形成している状態をみたものである．蝶のような形態をしていることがよく分かる．図Ⅲ-27-b は，黄色靱帯の付着部の局在を staple で示している．これをみると，黄色靱帯の付着部が頭側端と尾側端では異なることが明瞭に分かる．次に，脊柱管を矢状面で切断し，脊柱管と黄色靱帯との関係をみてみる（図Ⅲ-27-c）．これをみると，椎間板の突出は articular segment の範囲内に存在しており，黄色靱帯の頭側付着部と尾側付着部とを外すことにより，脊柱管頭尾側での狭い部位は解除されることが分かる．前述したように，背側を黄色靱帯で構成されている articular segment に圧迫因子となりうる組織はすべて存在している．また，intraosseous segment での椎孔や外側陥凹の最狭小部位は椎弓上縁である．黄色靱帯の尾側付着部を外す際に，この intraosseous segment の最狭小部位も結果的に解除される．このような解剖学的事実から，黄色靱帯の切除は，articular と intraosseous の両 segment に対する脊柱管後方（馬尾を含有している椎孔，神経根を含有している神経根管に対する）除圧の達成を意味する．現在では MRI でこの黄色靱帯を明瞭に捉えることができる．またこの組織そのものの加齢や病態に伴う変化など，さまざまな角度から研究されてきている．

8. 椎間孔外口部の靱帯構造

MRI や CT などの画像技術の発達に伴い，椎間孔外口部での神経根障害が注目されるようになってきた．それとともに，同部の解剖学的，画像学的研究がなされている．ここでは，椎間孔外口部での基本的な靱帯構造とその臨床的意義について考えてみる．

椎間孔外口部には，強固な靱帯組織が存在す

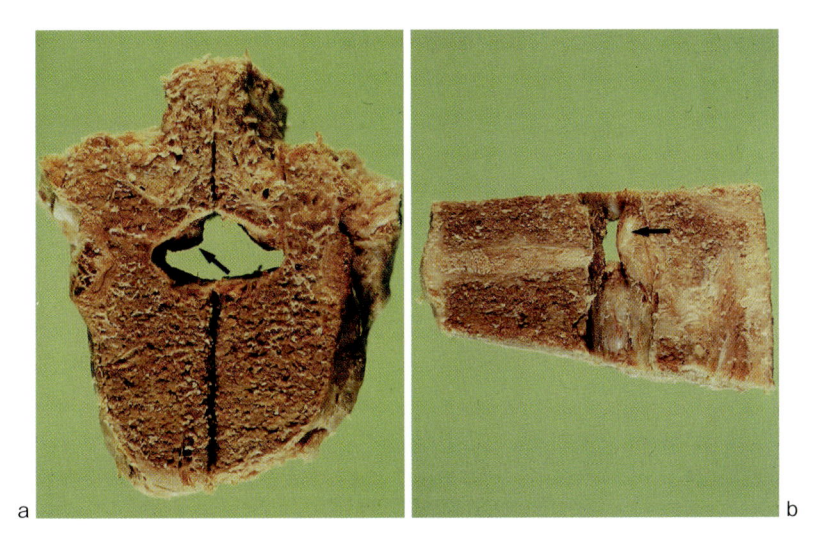

図Ⅲ-26　黄色靱帯の骨化(解剖)
a：横断面
b：矢状断面
　　脊柱管内側よりの観察

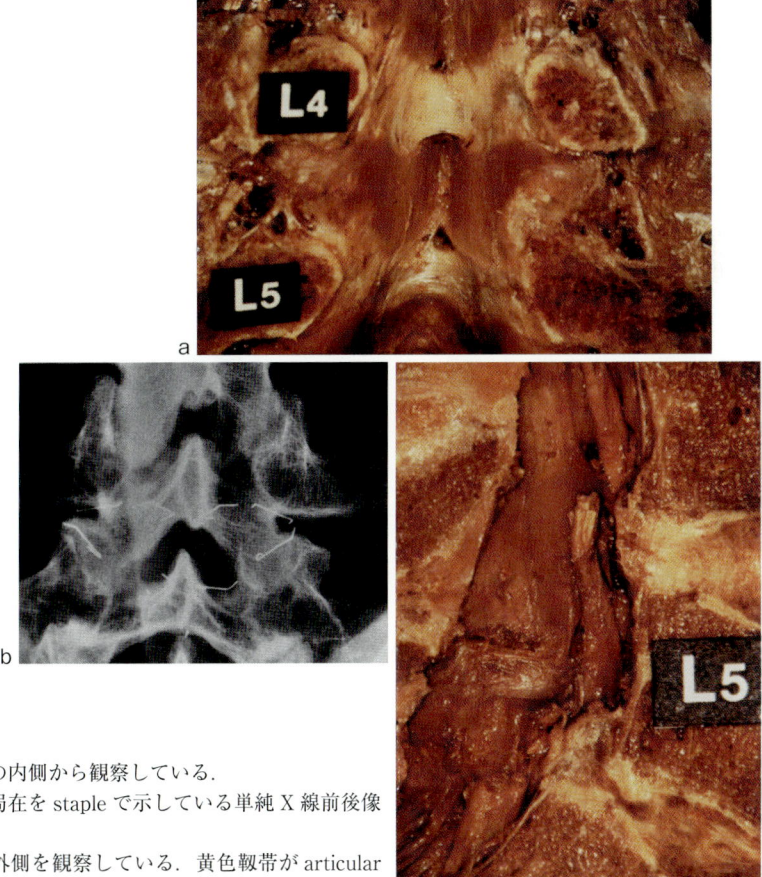

図Ⅲ-27　黄色靱帯
a：腹側よりの観察
　　黄色靱帯を脊柱管の内側から観察している．
b：黄色靱帯付着部の局在を staple で示している単純Ｘ線前後像
c：矢状断面
　　脊柱管正中部から外側を観察している．黄色靱帯が articular segment の背側を被覆しているのが分かる．

る．図Ⅲ-28は，その椎間孔外口部を外側から観察した脊柱の概観である．これをみると，L5/Sの椎間孔と，それより頭側の椎間孔では，靱帯構造が異なっていることが分かる．

この椎間孔の靱帯構造を模式図に示すと，図Ⅲ-29のようになる．L5/S以外の，より上位での椎間孔外口部の靱帯構造は，浅層と深層の2層に分かれている．深層では椎間板をまたがないで水平に腹背側に走り，血管を保護している靱帯が上と下に存在する．浅層には神経根を囲むように椎間板をまたいで，脊柱や神経根の動きに対応するように斜めに背側に走行している靱帯が存在する（図Ⅲ-30）．

これに対してL5/S椎間孔外口部では，二重構造は同様ではあるが，その形態は全く異なっている．浅層には膜状で，蝙蝠傘のような形状をしたlumbosacral hood（図Ⅲ-31-a）が存在し，深部には強固な靱帯構造を呈するtransforaminal ligament（図Ⅲ-31-b）が，椎間板をまたぐような形で存在する．Lumbosacral hoodとtransforaminal ligamentの頭側の開口部には，髄節性の血管と交感神経の枝が走っている．尾側開口部を神経根が通過している．

この靱帯それ自体が，神経根圧迫の原因となるかどうかについて考えてみる．解剖学的所見からみる限り，臨床上問題になるのはL5/S椎間孔である．第1に，靱帯自体により神経根の可動域が制限されるという可能性が1つ考えられる．しかし，それは靱帯本来の合目的性からいって考えにくい．第2に，椎間高が狭小化し，guillotine like effect（MacNab）の起こる可能性が考えられる．しかし，肉眼解剖上，これらの靱帯と神経根の間には豊富な脂肪組織が介在している．したがって，これらの靱帯が神経根を直接圧迫する因子として高頻度に関与している可能性については否定的にならざるを得ない．

第3に，これらの靱帯が骨化し，かつ椎間高が狭小化した場合ではどうだろうか．筆者自身，解剖例で現在までlumbosacral hoodの骨化1例，transforaminal ligamentの骨化1例の合計2例の靱帯骨化を観察している．しかし，これらの2例のいずれにも，骨化と接している神経根には圧痕形成は認められていない．臨床上は，transforaminal ligamentの骨化による第5腰神経根障害を1例経験している．

図Ⅲ-28 椎間孔外口部の概観

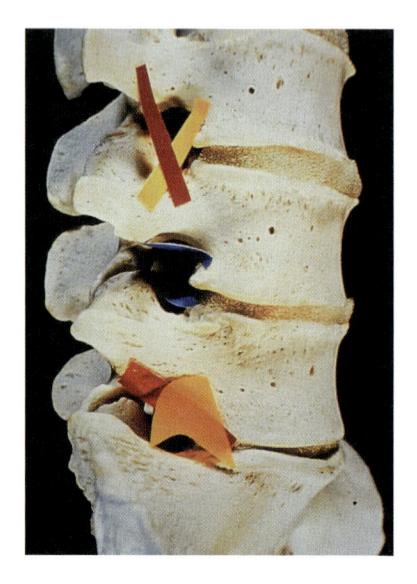

図Ⅲ-29 椎間孔外口部の諸靱帯（模式図）

臨床上もう1つの問題としては，画像上この靱帯を描出できるのかという疑問がある．この靱帯を単純X線像で捉えられるかどうかを検討してみる．遺体で第5腰神経根造影を行い，transforaminal ligamentに鉛を添付して，単純X線撮影を行ったのが図Ⅲ-32である．これをみると，transforaminal ligamentはかなり椎間孔の外側に位置していることが分かる．また，造影像としては椎間孔外口部での途絶像，あるいは停止像として捉えられることが分かる．MRIやCTでも描出できるという報告も出てきている．

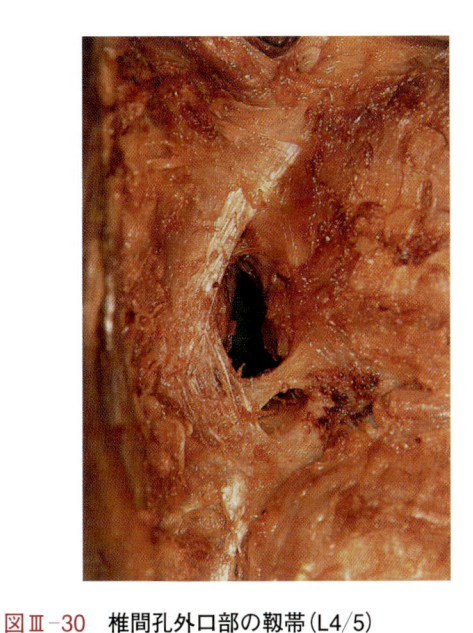

次に，これらの靱帯の骨化は画像として捉えられるかという問題がある．解剖で得られたlumbosacral hoodの骨化(図Ⅲ-33-a)を単純X線撮影してみたのが図Ⅲ-33-b, cである．これを読影してみると，確かに骨化は認められるが，日常臨床上これを容易に捉えられるかどうかとなると，難しいと言わざるをえない．

以上のような解剖学的，臨床的検討からは，本靱帯は諸家が強調するほど，椎間孔外口部での圧迫因子として重要なのかどうかについてはさらに検討する余地がある．いずれにしても，これらの靱帯による神経根障害の可能性はそれほど高いものではないが，脊柱管内に神経根圧迫の要素が見出せない場合には，一応この靱帯構造による神経根圧迫の可能性を念頭に置いて検査を進めるべきである．

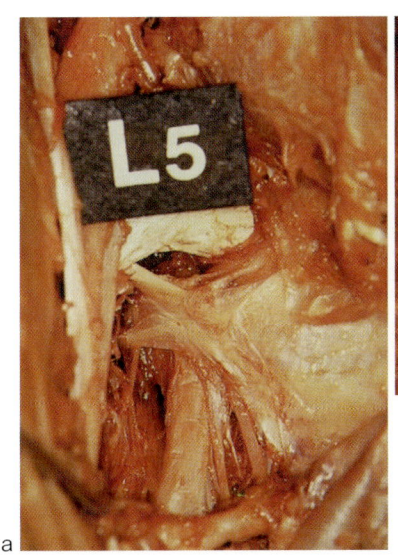

図Ⅲ-30　椎間孔外口部の靱帯(L4/5)
開口部を下から支えるように斜めに交叉している浅層線維と椎間孔の頭尾側端に横に通っている深層線維が認められる．

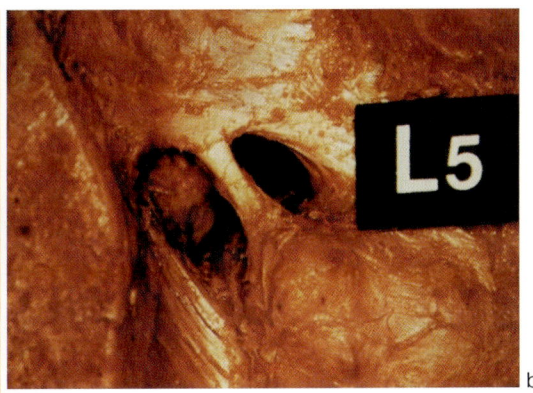

図Ⅲ-31　椎間孔外口部の靱帯(L5/S)
a：lumbosacral hood
b：transforaminal ligament

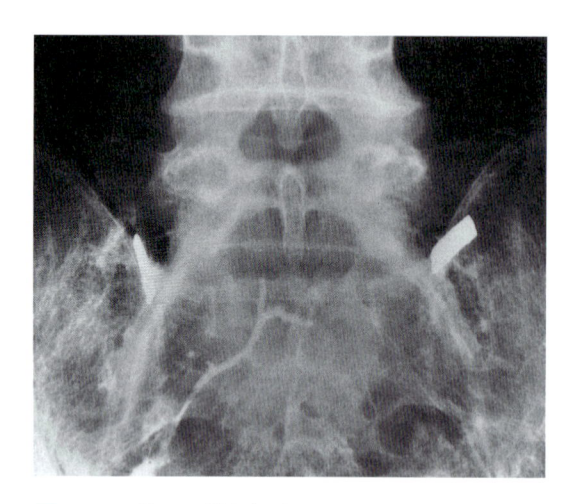

図Ⅲ-32 第5腰神経根造影像と transforaminal ligament との関係

2 神経根障害

　神経根障害は，椎間板（圧迫する側）からでなく，神経根（圧迫される側）から評価することが重要である．ここでは，圧迫される神経根側の視点に立って考えてみる．

■■ 神経根と椎間孔との関係

　腰神経根は，頚神経根の走行とは異なり，硬膜管から分岐して尾側に向かい，一椎間尾側の椎間板高位に存在する椎間孔を通過して脊柱管を去る．つまり，腰椎と頚椎とでは，神経根と椎間孔との解剖学的位置関係が異なっている（図Ⅲ-34）．つまり，第1頚椎の頭側と第7頚椎の尾側にも神経根があるので，神経根は8根となり，第8頚神経根が存在する．そのためこれより尾側では椎体の尾側からその椎体名の神経根が出る．また，脊椎と脊髄の長さに差があるために，尾側にいくほ

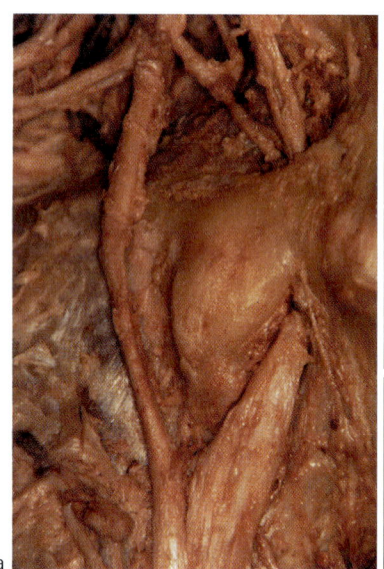

図Ⅲ-33 Lumbosacral hood (L5/S) の骨化
a：骨化の解剖標本
b：単純X線前後像
c：単純X線側面像

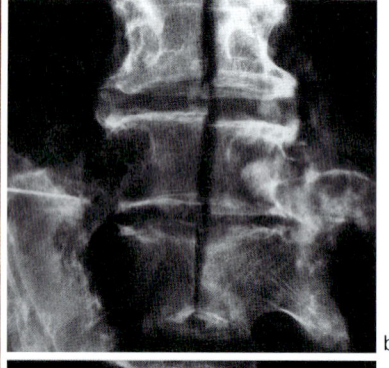

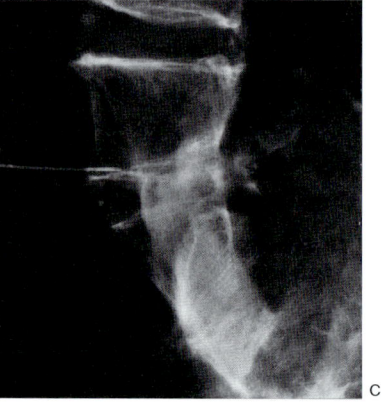

形態学からみた病態　69

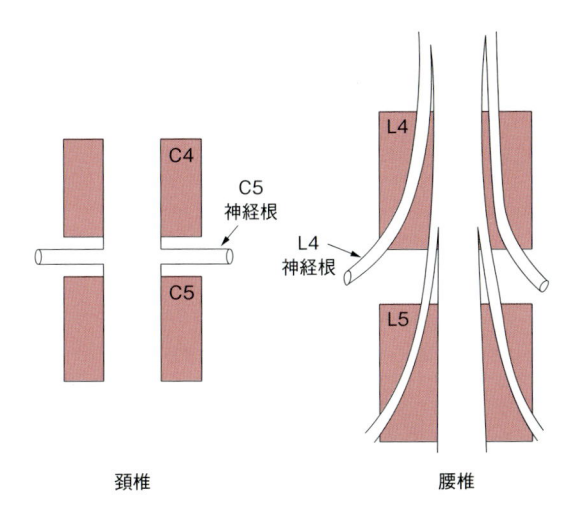

図Ⅲ-34 神経根と椎間孔との関係―頚椎と腰椎の差異
(Kikuchi S, et al.: J Bone Joint Surg Br 63: 272-277, 1981, 図8より転載)

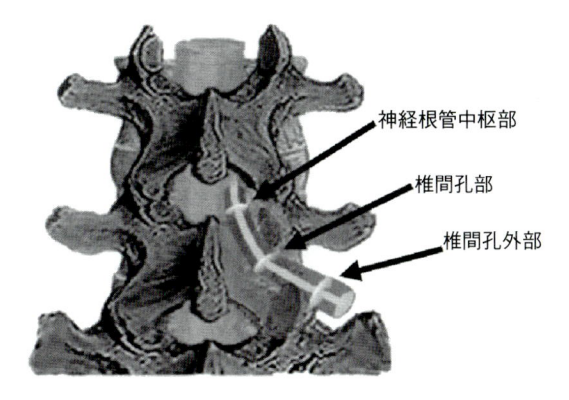

図Ⅲ-35 神経根管の空間的余裕度

ど神経根は斜め下に向かうことになる．この解剖学的特徴が腰神経根障害の病像を複雑にしている．第5腰神経根を例にとると，第5腰神経根は，L4/5椎間板高位で硬膜管から分岐してL5/S1椎間板高位の椎間孔を通過して脊柱管を去る．つまり，第5腰神経根の走行にはL4/5とL5/S1椎間の2つの椎間板が関与している．病態把握にはこの特徴に留意する必要がある．

神経根障害発生に対する機械的圧迫の意義

解剖学的観点から神経根圧迫を観察すると，3つの特徴が認められる．1つは，年齢と神経根圧痕形成との関係である．神経根の圧痕形成の頻度を年齢と対比してみると，神経根の圧痕形成の頻度は加齢とともに増加している．第2に，第4腰神経根と第5腰神経根との間で神経根圧痕形成の頻度に差はない．臨床では，LSSによる第4腰神経根障害の頻度は第5腰神経根障害と比べると非常に低頻度である．第3に，高齢者の神経根障害の有病率はかえって減少している．これら3つの事実は，神経根の圧迫は症状の存在に直結するものではなく，加齢変化の1つとして起きている

可能性を示唆している．すなわち，機械的圧迫の存在が即，疼痛の原因を意味するわけではない．さらには，疫学調査からも坐骨神経痛の発生頻度は加齢とともに増加するという事実は得られていない．

このような事実は，神経根障害は機械的圧迫だけでは引き起こされないことを強く示唆している．このような形態学的異常の不一致は，日常臨床上，画像上の形態学的変化を直ちに症状の原因に結びつけることの危険性を示唆している．

神経根管の構成

神経根の周囲組織を「神経根の通る管」という概念で考えると，神経根障害を理解しやすい．神経根は通常 articular segment で硬膜から分岐して，すぐ尾側の intraosseous segment を通過する．その後，尾側に向かい，下位隣接の articular segment にある椎間孔へ向かう（図Ⅲ-35）．その後，神経根は，この椎間孔を通過して脊柱管を去る．Intraosseous segment では，入口部である椎弓上縁で前後径が最も狭く，椎弓下縁で最も広くなっている．また，椎間孔では内口部が外口部より狭くなっている．すなわち，神経根管は尾側に行くほど広くなっている．この事実は，神経根の除圧を行う際には，狭い神経根管の中枢部から，より広くなっていく末梢部に向かって行うことが合理的であることを示している．

立場を変えて圧迫を受ける神経根側から神経根

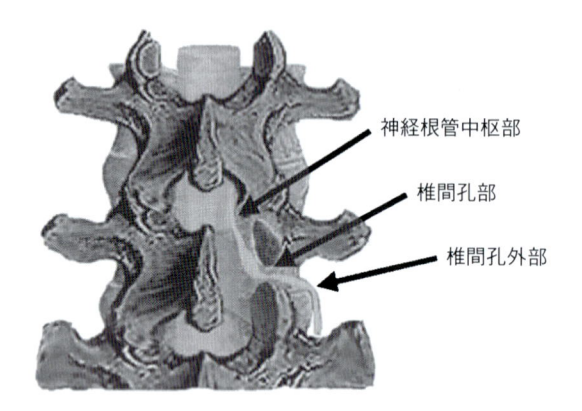

図Ⅲ-36 神経根圧痕形成部位

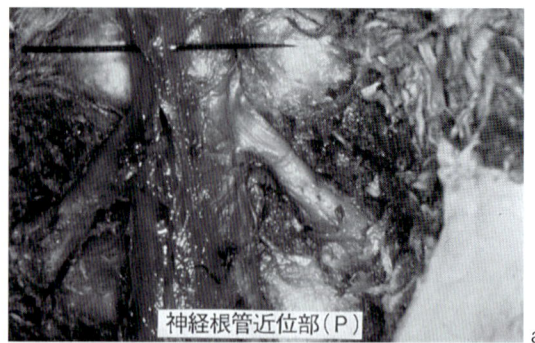

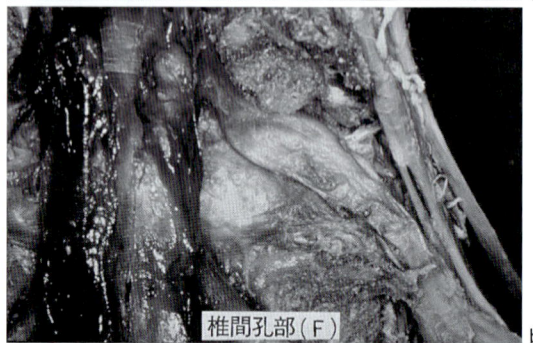

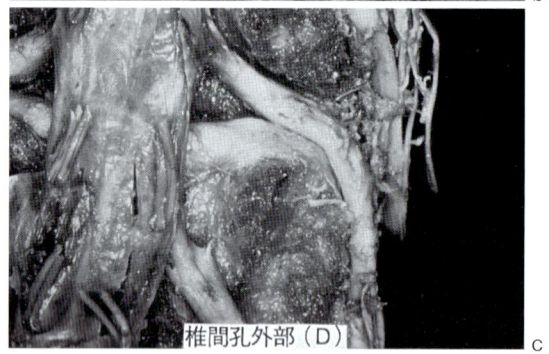

図Ⅲ-37 神経根圧迫の部位―解剖
a：subarticular entrapment
b：foraminal encroachment
c：extraforaminal entrapment

圧迫の病態を考えてみる．解剖学的観察では，神経根の圧痕形成の部位は，神経根管中枢部，椎間孔部，および椎間孔外部の3部位に大別できる（図Ⅲ-36）．腰部脊柱管狭窄という病態からこの圧痕形成部位を考えてみる．神経根圧迫の病態は，中枢側からsubarticular entrapment（図Ⅲ-37-a），pedicular kinking, foraminal encroachment（図Ⅲ-37-b），およびextraforaminal entrapment（図Ⅲ-37-c）の4箇所での病態に大別できる．臨床では，大部分の症例ではsubarticular entrapmentという病態である（図Ⅲ-38）．

次に，それぞれの圧迫部位の特徴的な所見を，脊椎外科の観点からみてみる．神経根圧痕の三次元的局在をみてみると，神経根近位部や椎間孔部での神経根の圧痕は，腹背側から挟み込まれること（pinch）で発生しているのに対して，椎間孔外部での神経根の圧痕は，圧痕形成部位の対側部に圧迫因子が存在していないために，pinchではなくて伸張（stretch）により圧痕が形成されている．つまり，椎間孔外部では圧迫に対するcounter partが存在しない．このような解剖学的特徴を背景に神経根の除圧術を考えてみると，神経根管の中枢部から椎間孔までは神経根のpinchを解除すること（腹背側方向の除圧）を念頭に置いて実施し，椎間孔外部ではstretchの解除（頭尾側方向の除圧）という，異なった病態に対する除圧手技になるという捉え方が必要である．

明らかな神経根障害を示唆する症状・所見の存在にもかかわらず，画像で脊柱管内や椎間孔部に圧迫因子を認めない場合，椎間孔外での圧迫病変が存在する可能性を考える必要がある．臨床上は，椎間孔外での椎間板ヘルニア，高度な椎間板変性に伴う椎体側方骨棘，高度なすべり，あるいは変性側弯の場合には仙骨翼や第5腰椎の横突起による神経根圧迫病態（far-out syndrome）を含む椎間孔外での神経根障害が発生している可能性がある．

神経根の走行異常

神経根は椎間孔を境に大幅にその走行を変える．神経根は硬膜分岐部から椎弓根の下極付近までは，椎体や椎間板の背側に沿って尾側に向かって走行しているが，椎間孔部でその走行を腹側へ変える（図Ⅲ-39）．したがって，神経根の走行の変化に応じて椎間孔部より中枢側と末梢側では神経根に対する圧迫の方向が異なる．中枢側では，神経根の圧迫が起こるとすれば，腹背側の方向である．これに対して，椎間孔部より末梢側では頭尾側の方向での圧迫となる．このような解剖学的な事実は，LSSによる神経根障害に対する後方除圧は椎間孔部までは，椎孔や神経根管の後方部を背側から除圧することによりその目的は達せられることを意味している．一方，椎間孔部より末梢側では背側からの除圧だけでは神経根の圧迫は必ずしも解除されず，頭尾側方向での除圧が必要であることを示唆している．しかも，椎間孔部で神経根がどれくらい腹側へ角度を変えるかは，個体間の差が大きいので症例に応じた除圧手技が要求される．

臨床で問題になることが多い第5腰神経根の走行異常を検討してみる．1つは神経根が横走しているからといって，神経根が圧迫されていること

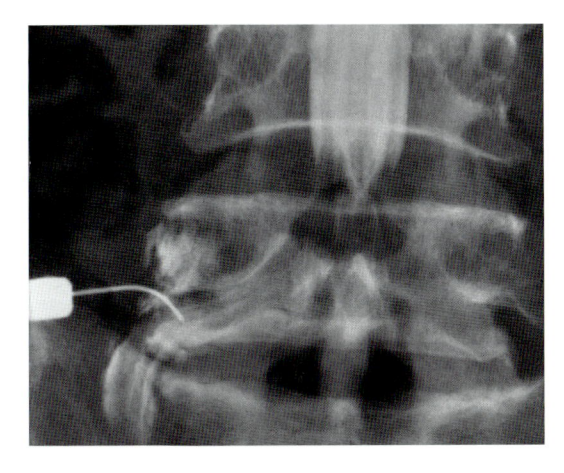

図Ⅲ-38 subarticular entrapment
脊髄造影―神経根造影，前後像

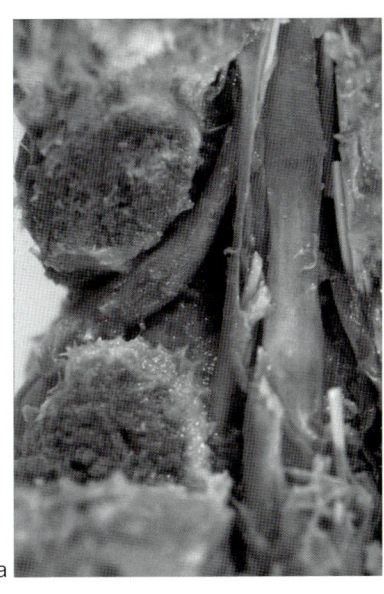

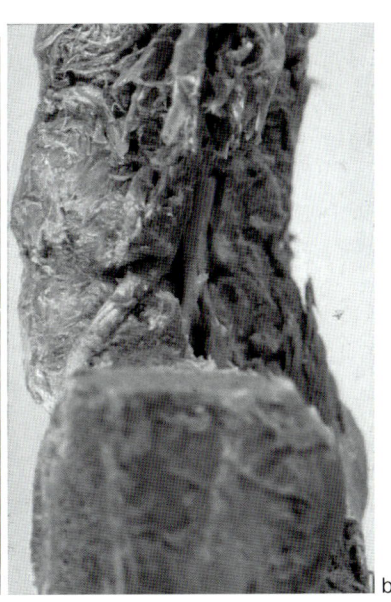

図Ⅲ-39 神経根の走行
a：背面像
b：側面像
（菊地臣一，他：腰仙椎部神経症状―カラーでみる解剖学的背景．金原出版，p 49，1996，図Ⅳ-3より転載）

が多いというわけではない．また，神経根が横走している症例では，圧迫されているとしたら椎間孔部での圧迫が多い．すなわち，画像や術中所見で神経根の横走が認められた場合には，椎間孔部での圧迫の可能性を検討する必要がある．神経根横走の原因としては，神経根の先天性形成異常，椎間高の減少，および椎体下部の短縮が指摘されている．

神経根が横走している場合には，MRI でも椎間孔部の狭窄や閉塞像を呈していることが多い．また，神経根造影で通過障害を有する症例ではMRI でも狭窄・閉塞像を呈している頻度が高い．しかし，神経根造影では異常所見を見出せなくても MRI 画像では異常を呈している症例が約半数に認められる．この事実は，MRI 所見による症状関与判定は過剰診断になる危険性があることを示唆している．

以上のような形態学的検討から言えることは，神経根の横走が必ずしも神経根の圧迫の存在を示唆しているわけではないこと，そして神経根が横走している場合には，圧迫されているとしたら椎間孔部での圧迫を疑って病態の評価を行う必要があるという2点である．

神経根の重複圧迫

通常，神経根は1箇所で機械的圧迫を受けている．しかし，時には1本の神経根が2箇所で圧迫されている場合がある．第5腰神経根を例にとると，L4/5 椎間では subarticular entrapment，L5/S1 椎間では椎間孔部での圧迫(foraminal encroach-ment)による2箇所での第5腰神経根圧迫という病態が考えられる(図Ⅲ-40)．しかし，画像で神経根圧迫が重複して存在していることを正確に把握することは必ずしも容易ではない．さらには，画像上認められる重複の神経根圧迫の所見が症状に関与しているかどうか，関与しているとしたらどちらか一方か，あるいは両者かといった評価は不可能である．

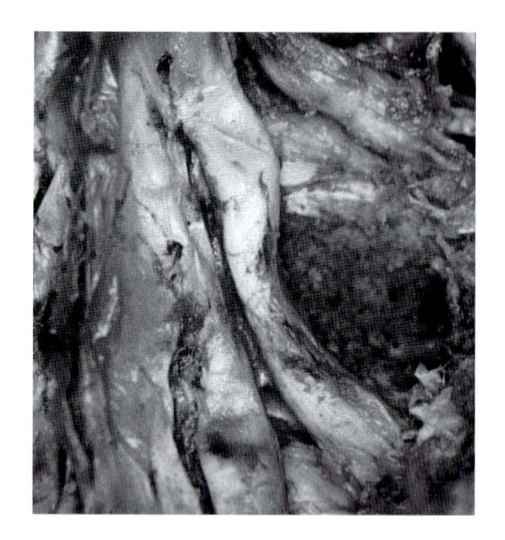

図Ⅲ-40　神経根の重複圧迫―解剖例

特殊な神経根圧迫の病態

少数例ながら非典型的な圧迫を呈する症例が存在する．1つは両側神経根障害例で，責任高位は同一椎間にもかかわらず，その神経根障害の病態が，片側は subarticular entrapment，もう一方は foraminal encroachment という形態をとる症例がある．例えば，責任椎間は L4/5 椎間で，右側が subarticular entrapment による第5腰神経根障害(図Ⅲ-41-a)，左側が foraminal encroachment による第4腰神経根障害であることがある(図Ⅲ-41-b)．

もう1つは，1椎間で2本の神経根が障害されている場合である．LSS では L4/5 椎間で subarticular entrapment により第5腰神経根が，L4/5 foraminal encroachment で第4腰神経根が障害される場合がある．このような1椎間2根障害は，脊柱管狭窄よりは椎間板ヘルニアにより多くみられる(図Ⅲ-42)．このような場合，詳細な神経根の病態の評価を行わないと多椎間除圧を適用することとなり，failed back の危険性が高くなる．

形態学からみた病態　73

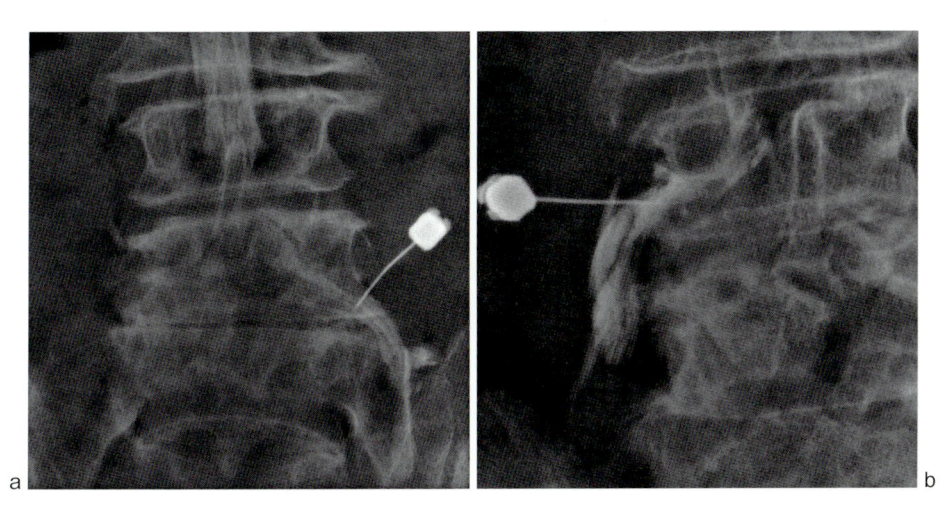

図Ⅲ-41　1椎間での非対称性神経根障害
a：脊髄造影―第5腰神経根造影，前後像(subarticular entrapment)
b：第4腰神経根造影，前後像(foraminal encroachment)

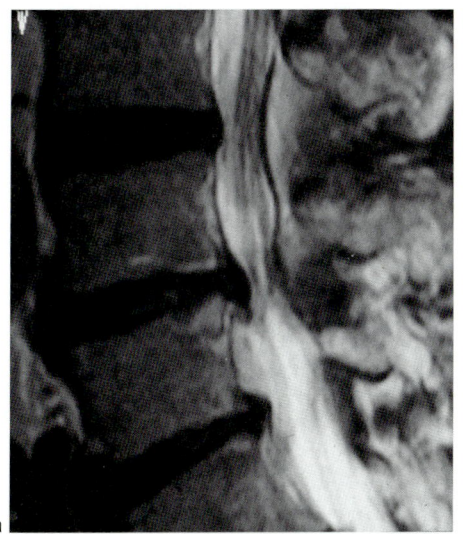

図Ⅲ-42　1椎間2根障害(L4/5椎間板外側ヘルニアによる第4, 5腰神経根障害)
a：MRI像，矢状断
b：第4腰神経根造影，前後像
c：第5腰神経根造影，前後像

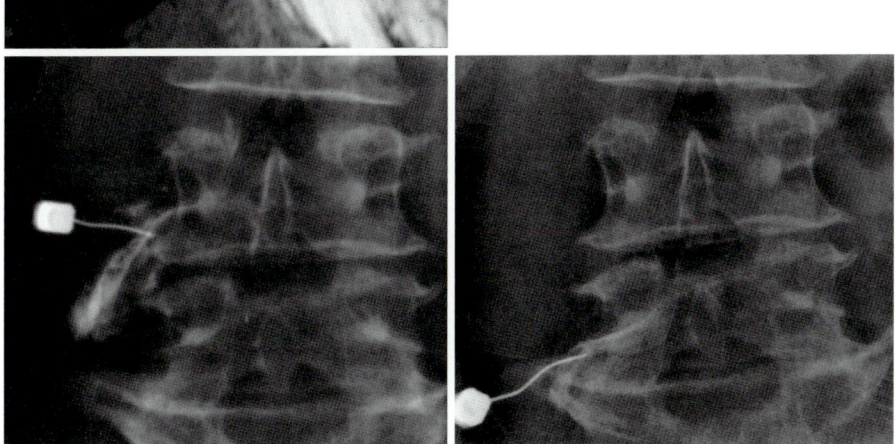

多椎間多根障害

　腰仙椎部退行性疾患では，画像上，多椎間の異常所見がみられることはよく経験する．しかし，多くは単一椎間での単一神経根障害で，実際に多椎間のすべてが責任高位となっているわけではない．多椎間障害の頻度は約4％である．その大多数は2椎間2根障害である．3椎間3根障害という病態は極めて稀である（図Ⅲ-43）．しかも，多椎間障害は同一時期には発症せず，それぞれの責任高位ごとに異なった時期に発症したと考えられる症例が多い．多椎間障害の責任高位はL3/4とL4/5椎間，あるいは，L4/5とL5/S1での椎間の障害という組み合わせが多い．

　多椎間障害と診断する場合には，多椎間多根障害を考える前に先ず，神経根の先天性形成異常で説明ができないかどうかの評価が必要である．次に，分岐神経の存在により，その非典型的な神経根症状が説明できるかどうかの評価が必要である〔図Ⅲ-4(50頁)〕．さらには，椎間板ヘルニアであれば，1椎間2根障害の可能性はないのかという検討が要求される（図Ⅲ-42）．それらの病態の存在が否定されて初めて多椎間多根障害，すなわち，各椎間それぞれの高位で分岐する神経根が各椎間で障害されている可能性の検討という手順を踏む必要がある．

脊髄神経の後根神経節（DRG）

　脊髄神経の後根神経節（dorsal root ganglion；DRG）は，近年，痛みとの関連から広く注目されるようになり，その解剖学的・生理学的検討が広範に進められている．ここでは，DRGを形態学的に検討して，その臨床的意義を考えてみる．

1．DRGの局在

　神経根はDRGの部分で太くなっており，周囲組織との相互関係という観点からもその局在が重要である．DRGはその局在から3型に分類できる．すなわち，DRGの膨らみが椎弓根の内側に存在するintraspinal type（IS型），椎弓根の内縁を結ぶ線より外側で椎間孔内に存在するintraforaminal type（IF型），および椎弓根の中心を結ぶ線より外側にその膨らみが位置するextraforaminal type（EF型）である．DRGの局在は，神経根の高位により異なっている．すなわち，DRGは下位にいくに従って中枢側に偏位している神経根の比率が高くなる．しかも，DRGの局在は必ずしも左右対称ではない．この左右非対称が神経根障害の発生に関与している可能性がある．

　DRGの局在と神経根分岐高位との間には明らかな相関関係がある（図Ⅲ-44）．すなわち，DRGが中枢側に局在していれば神経根分岐高位はより頭側に存在している．つまり，DRGが中枢側に局在している神経根は，より狭い神経根管の部分に神経根分岐部かDRGが局在するために容易に周辺組織の圧迫を受けやすいということになる．事実，神経根はDRGの局在が中枢部に位置するほど，圧痕形成を合併する頻度が高い（図Ⅲ-45）．

2．DRG局在の臨床的意義

　DRGの局在は，解剖例と神経根障害を有している臨床例とでは異なっている．すなわち，臨床例ではIS型の比率が高く，IF型の比率が低い．一方，解剖例ではIF型の比率が高いためこの型のところでピークを示し，IS型を呈している症例が少ない（図Ⅲ-46）．この事実は，DRGの中枢局在ないしは神経根の高位分岐は神経根障害の危険因子の1つであることを示唆している．

　DRGの局在あるいは神経根分岐高位は，神経性間欠跛行の型式にも関与している（図Ⅲ-47）．馬尾型間欠跛行を有する症例では，責任高位における神経根のDRGの局在はEF型に属していることが多い．これに対して，神経根型の間欠跛行を呈している症例では，混合型や馬尾型と比較して約半数近くがIS型の局在を示している．また，同じ馬尾障害でも神経根障害を合併している混合型間欠跛行と神経根障害を合併していない馬尾型の間欠跛行を比較してみると，混合型間欠跛行を呈している症例の責任高位における神経根のDRGの局在は，IS型とIF型で約70％を占めて

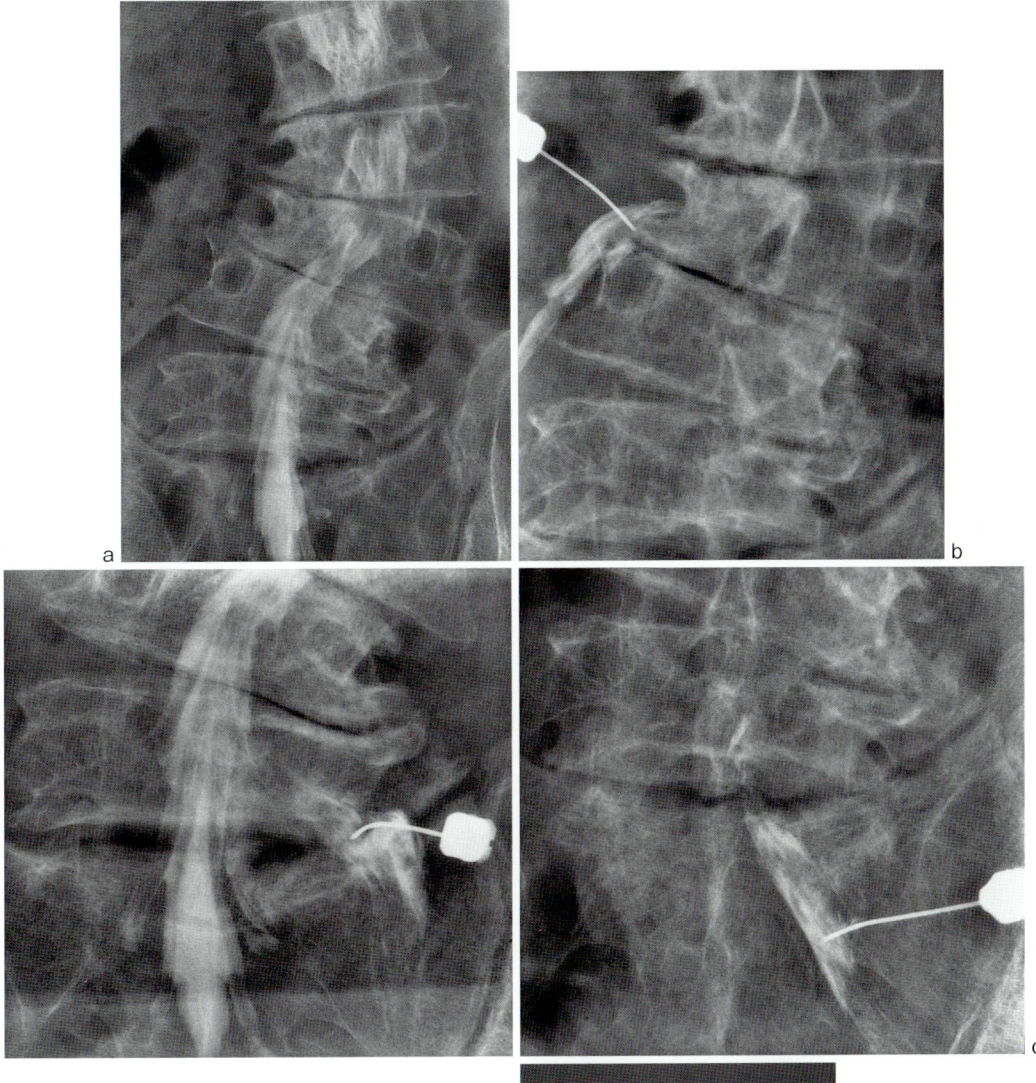

図Ⅲ-43　3椎間3根障害例（変性側弯を伴う脊椎症，60歳，男性）

a：脊髄造影，前後像
b：右第3腰神経根造影，前後像
c：左第5腰神経根造影，前後像
d：左第1仙骨神経根造影，前後像
e：神経根圧迫部位の模式図
　　第5腰神経根と第1仙骨神経根が subarticular，第3腰神経根が subarticular〜foraminal での圧迫が存在していることが画像から分かる．

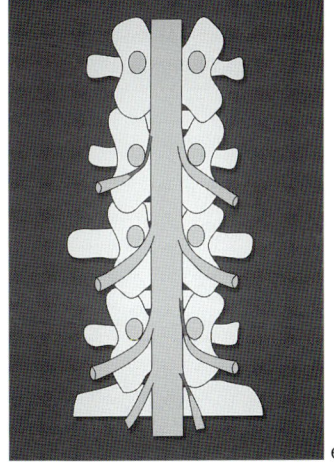

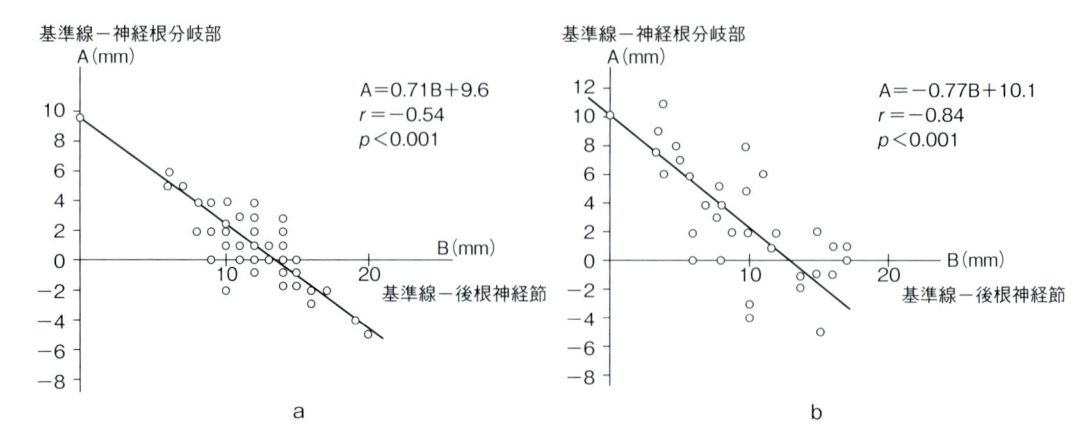

図Ⅲ-44 神経根分岐部と後根神経節（DRG）との位置関係

a：解剖例（紺野慎一，他：整・災外 35：587-592，1992，図6より転載）
b：腰部脊柱管狭窄例（紺野慎一，他：整・災外 35：587-592，1992，図4より転載）

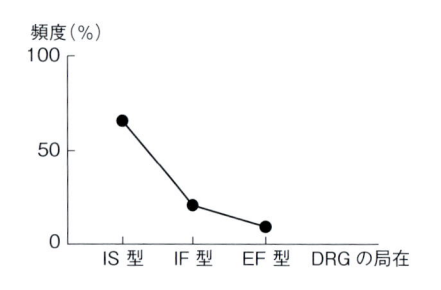

図Ⅲ-45 神経根の圧痕形成とDRGの局在との関係

（菊地臣一，他：腰仙椎部神経症状—カラーでみる解剖学的背景．金原出版，1996，p63，図Ⅳ-16より転載）

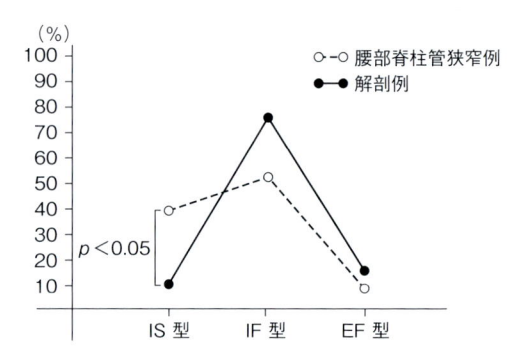

図Ⅲ-46 DRGの局在—解剖例と腰部脊柱管狭窄との対比

（Kikuchi S, et al.：Spine 19：6-11，1994，図10より改変）

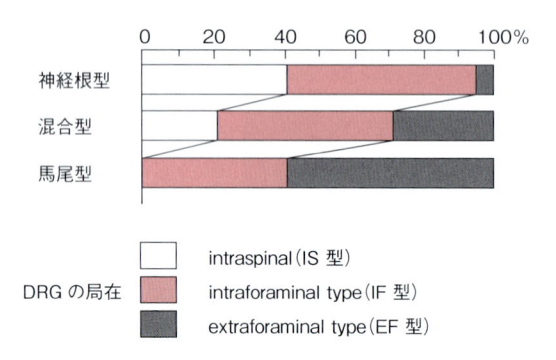

図Ⅲ-47 DRGの局在と神経性間欠跛行の関係

（紺野慎一，他：整・災外 35：1599-1602，1992，図2より改変）

いる．これに対して，馬尾型は約60％をEF型が占めている．腰部脊柱管狭窄による馬尾型と混合型の間欠跛行群で外側陥凹前後径に差はない．

したがって，この障害型式の差は，脊柱管の形態因子が関与しているのではなく，神経根分岐高位やDRGの局在の差異によるといえる（図Ⅲ-48）．このような解剖学的な特徴は，手術でも確認できる．馬尾型のLSSを除圧する際に，articular segmentの除圧をしても神経根は展開されない．椎弓切除を尾側に追加していくと初めて神経根の分岐高位が現れる．これに対して混合型では，articular segmentの除圧を行うと，その高位に神経根の分岐部を容易に見出すことができる．

次に，DRGの局在と神経根障害の片側罹患の関係について考えてみる．DRGの局在が，脊椎症か椎間板ヘルニアかを問わず，神経根障害での

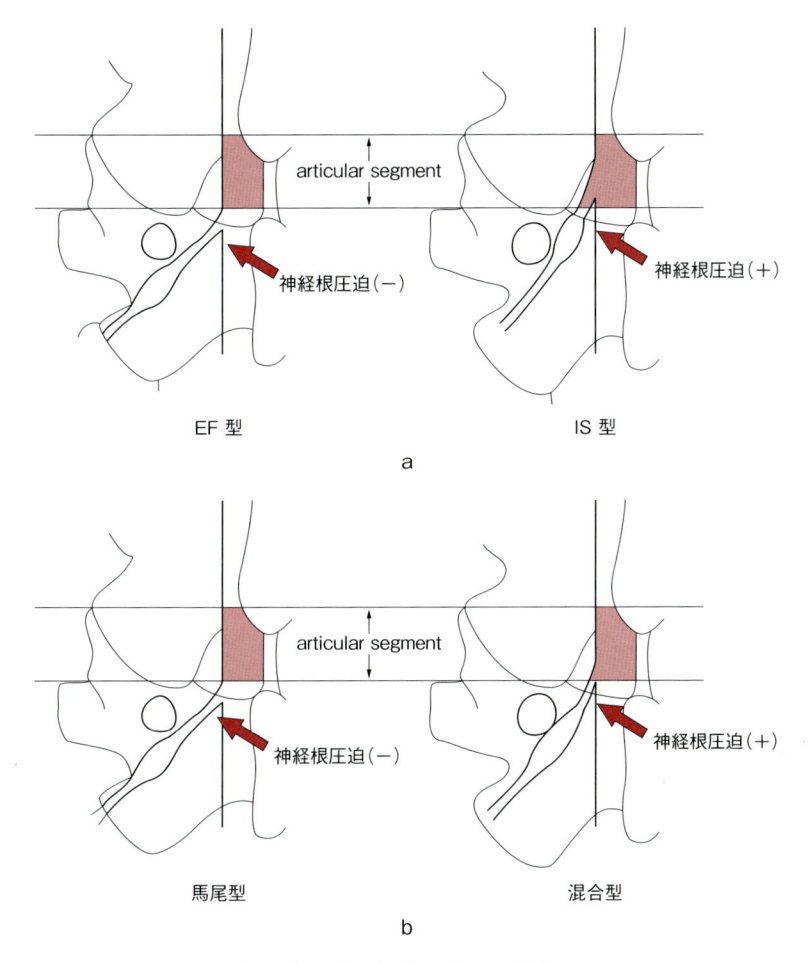

図Ⅲ-48 DRG の局在と神経性間欠跛行型との関係
a：DRG の局在と神経圧迫部位の関係
b：馬尾型と混合型間欠跛行例での神経圧迫部位の差異
(紺野慎一，他：整・災外 35：1599-1602, 1992, 図 3, 4 より改変)

片側発現に関与しているという証拠はない．おそらく，他の因子，例えば周囲組織がより関与しているものと考えられる．

一方，DRG の局在は，退行性疾患における安静時症状や神経根ブロックの治療効果にも関与している．すなわち，安静時の疼痛を有する群にDRG の中枢局在の症例が多い．また，DRG が中枢に局在する症例では神経根ブロックの有効率が高い．しかも，65 歳以上の高齢者で，DRG の中枢に局在する症例では神経根ブロックの治療効果が明らかに高い．このように，DRG の局在は臨床症状や治療効果に深く関与している．

3. DRG の局在や神経根走行に対する椎弓根の関与

発生の過程から考えると，神経の形態は骨の形態と密接な相互関係を有している．次項の「移行椎と神経根の走行・機能」で述べるように，腰仙椎部移行椎の中で，左右で骨形態が異なる症例では，神経根の走行も左右で異なっていることがある．したがって，椎弓根の形態が異なれば，神経根の形態も変化することが推定される．

事実，第 5 腰椎では，椎弓根の形態と神経根の走行や DRG の局在には密接な関係が存在している．すなわち，神経根の走行については，椎弓根

が三角型を呈する症例では，神経根は明らかに急峻の走行をとる．また，DRG の局在については，椎弓根の形態が三角型，横楕円型，正円型の順に，DRG の局在は中枢側から末梢側に偏位している．したがって，第 5 腰椎では椎弓根の形態から DRG の位置をある程度推定することが可能である（図Ⅲ-49）．

移行椎と神経根の走行・機能

　腰仙椎部に移行椎が存在することは稀ではない．移行椎がある場合に，神経根の障害高位の判断に迷うことがある．解剖学的観察や神経根ブロックにより，その意義を検討してみる．

1．神経根の走行とその機能

　先ず移行椎の発生を考えてみる．神経根の入れ物としての骨性因子が先ず分化し，その後に神経根がその入れ物にしたがって二次的に分化する．すなわち，移行椎では，骨性因子の分化に異常が存在するため，二次的に髄節の移行が出現してくると考えられる．この結果，移行椎の形態が非対称であれば，神経根の走行も非対称になる（図Ⅲ-50）．また，神経根が分化する際に，左右での分化が上下の神経要素の束ね方の違いにより非対称となる可能性も高い．このように，移行椎を有する神経根障害例では，神経根の走行とその機能に非対称を認める症例も存在することを念頭に置いて，障害神経根の同定を行う必要がある．実際，形態上非対称である移行椎例には，神経根の走行や機能上の非対称が，少なくとも 16％ の頻度で

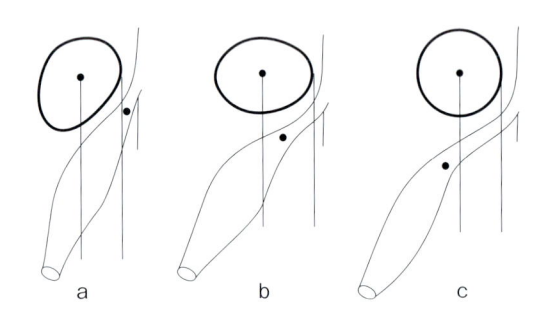

図Ⅲ-49　DRG の局在と椎弓根の形態
a：椎弓根が三角型であれば後根神経節は IS 型を示す．
b：椎弓根が長楕円型であれば後根神経節は IF 型を示す．
c：椎弓根が正円型であれば後根神経節は EF 型を示す．
（佐藤勝彦，他：日整会誌 70：S1557，1996）

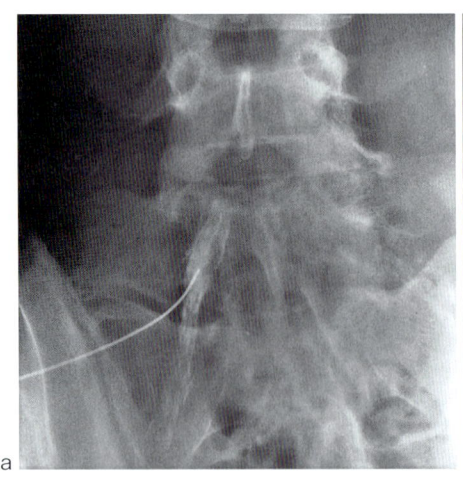

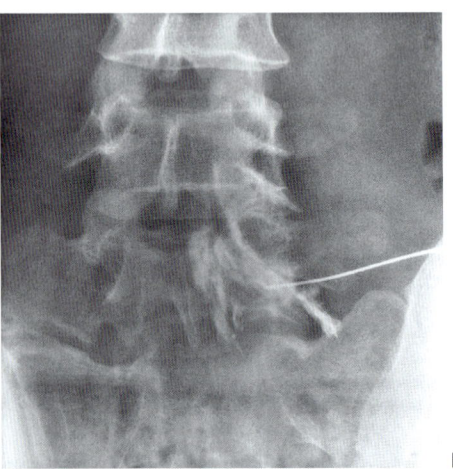

図Ⅲ-50　移行椎に伴う神経根の非対称
a：右移行椎根造影，前後像
b：左移行椎根造影，前後像
右は第 5 腰神経根，左は第 1 仙骨神経根の走行を呈している．

存在している．

臨床では，各神経根の機能は，障害神経根の支配領域に出現した神経学的脱落所見から知ることが可能である．しかし，移行椎間高位に関係している神経根の機能や走行は，必ずしも定型的なものではない．したがって，腰仙椎部移行椎を伴う症例の正確な責任高位を判定するためには，髄節支配の多様性を神経根ブロックで正確に把握しておく必要がある．

2. 髄節支配の多様性

腰仙椎部髄節要素の分布は，通常に比べて L4/移行椎（移行椎が第4腰椎の尾側に位置する場合）では頭側に偏位している．一方，L5/移行椎（移行椎が第5腰椎の尾側に位置する場合）では，尾側に偏位している（図Ⅲ-51）．さらに，かなりの個体差がみられ，神経根の解剖学的高位と機能的高位とは一致しない症例も少なくない．このように，腰仙椎部に移行椎が存在する場合には，その神経根機能は通常とは異なると考えておく必要がある．しかし，移行椎型の差による神経根機能への影響は少ない．

椎間孔内外の神経根の局在

腰椎部の椎間孔外部での神経根障害に対する手術では，靱帯や筋肉の構造の複雑さのために神経根を同定するのが時に困難である．神経根と周囲組織との位置的関係が数値化されていると，神経根の同定や神経根圧迫部位へのアプローチをより安全に実施することができる．

先ず，椎弓背面部からみた神経根の局在を検討してみる．椎弓背面部を指標とすると，神経根は10～20 mm 腹側の深さに局在している．次に，横突起からみた神経根の局在を検討してみる．横突起上縁起始部を指標とすると，神経根は指標から腹側へ約7 mm の深さで，外側へ8 mm 以内に局在している．さらに，神経根軸と椎間板の交叉角度をみてみると，神経根は椎間孔を出ると内背側から外腹側へ向かって斜走しながら椎間板と交叉する．椎間板に対する交叉角度は 57.1±6.3°である（図Ⅲ-52）．

このように，鏡視下手術や通常の手術での外側アプローチに必要な骨性指標を定めると，神経根の局在を具体的な数値で示すことができる．但し，外側椎間板ヘルニアの場合，神経根はヘルニア塊で持ち上げられているため，提示している骨性指標からの距離と比較すると，臨床例ではより

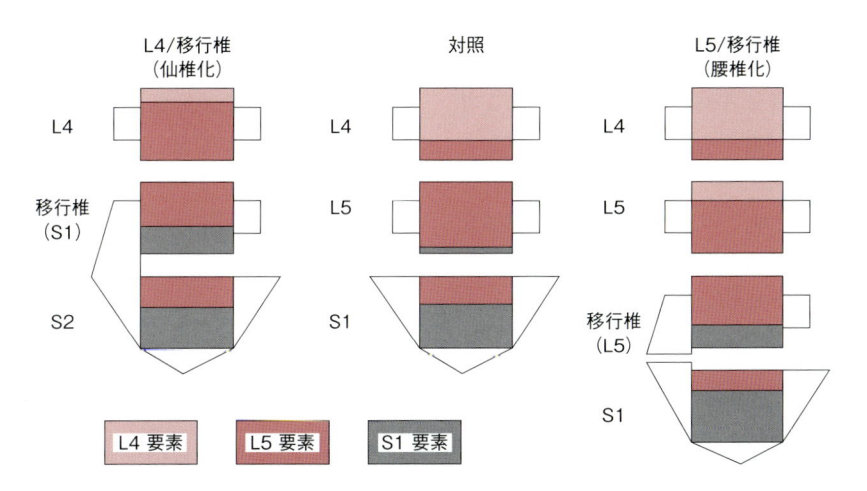

図Ⅲ-51 移行椎の存在高位による神経根機能の多様性
（佐藤勝彦，他：整・災外 35：299-306, 1992, 図6より転載）

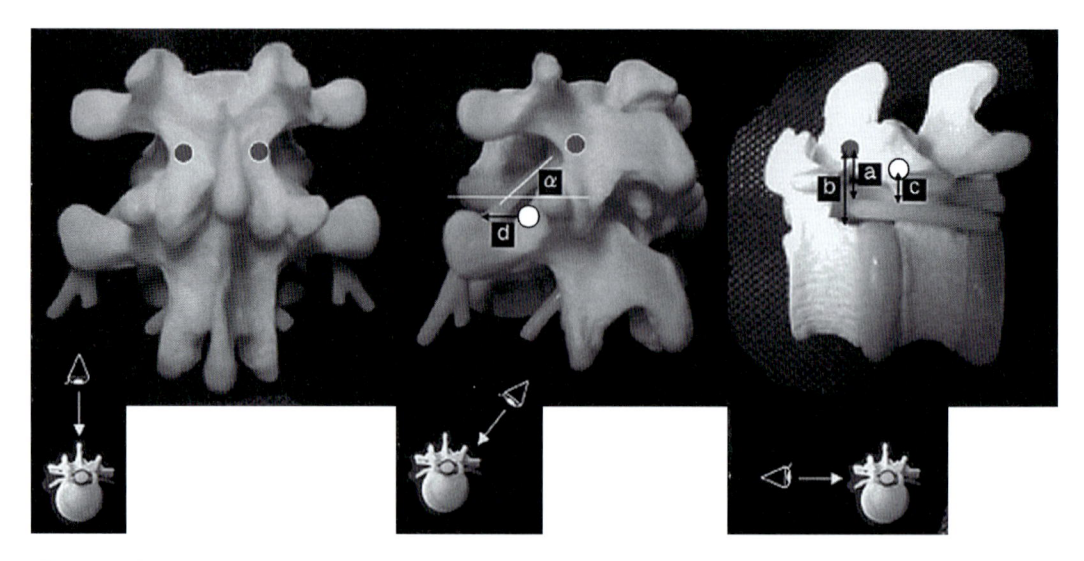

図Ⅲ-52　椎間孔内外での神経根の局在―ランドマーク
- ●：椎弓背面部
- ○：横突起起始部
- a：●から神経根背側面まで
- b：●から椎体後面まで
- c：○から神経根背側面まで
- d：○から神経根外側縁まで
- α：神経根と椎間板の交叉角

短縮していると考えられる．臨床の場で，この数値を応用する場合，そのことを考慮してアプローチをする必要がある．

3　上殿皮神経の走行

　脊椎手術で固定術を行う際には，腸骨から採骨する．しかし，腸骨後方部分からの骨採取により上殿皮神経が時に損傷される．採骨部痛は，30～40％内外存在するとの報告がある．採骨部痛は，患者のQOLや満足度という視点から術後成績を評価するうえでは見落としてはならないポイントである．事実，術後成績を評価するうえで，かなりの頻度で採骨部痛が問題になっていることは多くの報告が指摘している．また，腹臥位手術で発生することもある．

　上殿皮神経の走行を解剖学的に観察してみると，上後腸骨棘から上殿皮神経最内側枝が腸骨稜を乗り越える位置までの距離は平均4.02 cm，最小値3.0 cmである．また，上殿皮神経最内側枝は靱帯組織下を走行している症例が多く，その場合，靱帯表層上を通過する神経よりも内側を通過する（図Ⅲ-53）．しかし，両者間の差は約5 mmにすぎず，両者の最小値はいずれも3.0 cmである．以上の結果から，上殿皮神経を損傷せずに採骨するための安全域は，上後腸骨棘から腸骨稜に沿う3 cm以内で，非常に狭い．いずれにせよ，上殿皮神経の損傷を避けるには，上殿皮神経は筋膜上のみならず，より内側には筋膜下を走行している神経も存在しているという事実に留意して展開することが大切である（図Ⅲ-54）．

4　仙腸関節前方進入での神経損傷の予防

　前方進入により仙腸関節固定を行う際に，神経損傷を避けることが大切である．

　筆者らの検討によれば，仙腸関節との距離が最

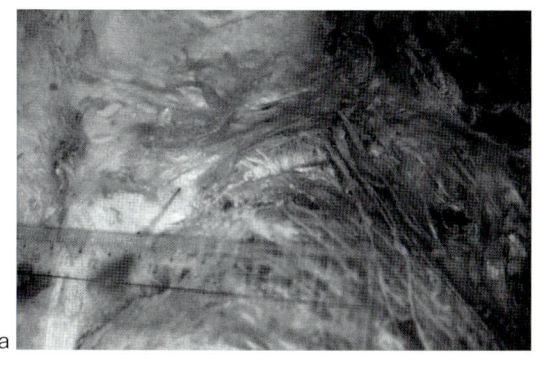

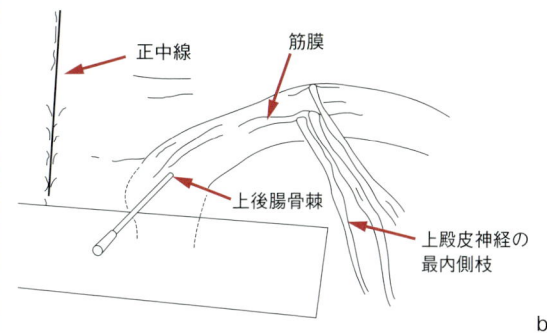

図Ⅲ-53　上殿皮神経（筋膜下通過例）
a：解剖図
b：模式図

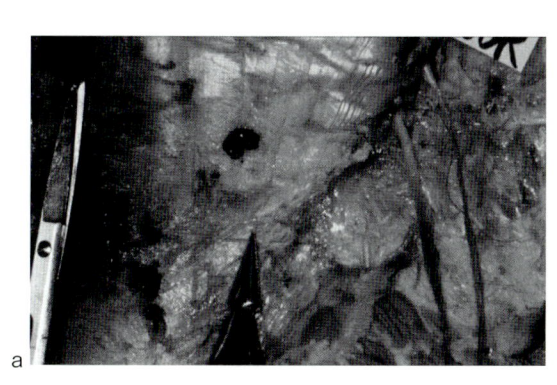

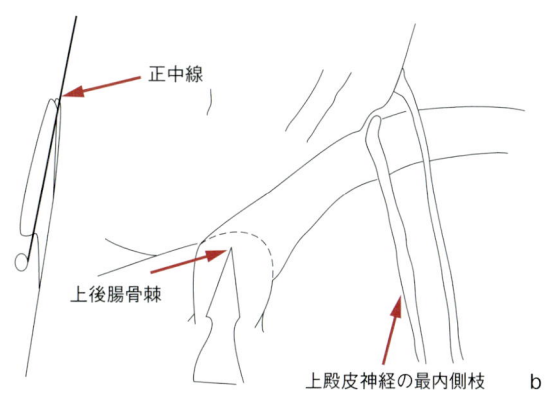

図Ⅲ-54　上殿皮神経（筋膜上通過例）
a：解剖図
b：模式図

も小さい神経は腰仙骨神経幹である．最も距離が大きい神経は，第5腰神経根である．仙腸関節前方進入により固定用プレートを設置する際，腸骨筋を神経とともに骨盤前面から剥離することにより，第4腰神経根と腰仙骨神経幹は内側へ移動する．そのため，仙腸関節との距離は大きくなり，安全域は拡大する．その安全域は，仙骨翼高位で仙腸関節から9.0 mm，第5腰神経根が椎間孔より出現する高位で仙腸関節から6.7 mm，腰仙骨神経幹起始部高位で5.5 mm，骨盤上口高位で2.6 mmである．この事実に留意することにより，神経を損傷することなく仙腸関節の展開が可能になる．

機能からみた病態

1 基礎実験からみた病態

■ 椎間板ヘルニア

椎間板ヘルニアの疼痛発現の病態として，ヘルニア塊や椎間板の膨隆による神経根への機械的圧迫因子のほかに，炎症性サイトカインなどの化学的因子の存在が注目されている．椎間板ヘルニアでも，画像所見の異常が症状とは直結しないこ

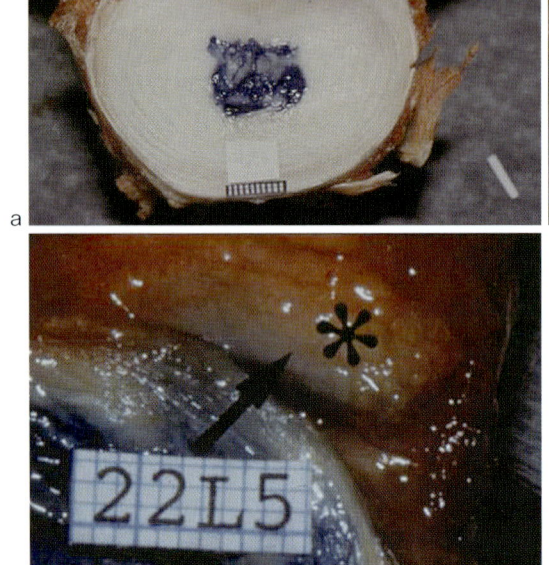

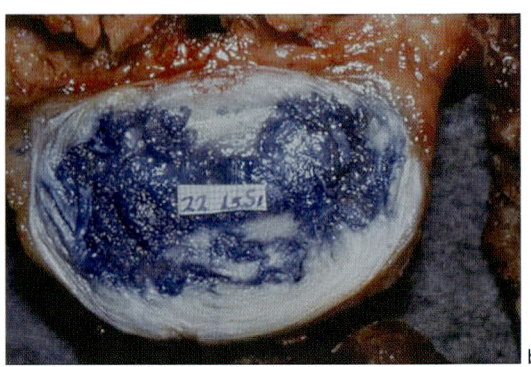

図Ⅲ-55 椎間板変性による髄核部からの色素剤の漏出
a：健常な椎間板
b：変性した椎間板
c：色素剤による神経根の染色（＊）

と，あるいは自然経過が良好であることから，症状発現には，化学的因子が主体と考えられる．

新鮮遺体を用いての検討で，変性椎間板では，椎間板内に注入した色素が漏出する（図Ⅲ-55）．また，髄核内で腫瘍壊死因子（tumor necrosis factor-alpha；TNF-α），インターロイキン（IL），そしてマトリックスメタプロテアーゼ（MMP）が産生される．椎間板を切開し，髄核を脱出させない動物モデルでも，髄核を神経に留置したモデルと同様に，神経伝導速度が低下する．すなわち，髄核内の化学的因子が神経に影響を及ぼし，神経障害が惹起される．

髄核留置モデル（図Ⅲ-56）を用いた基礎的研究では，髄核を神経に留置後に，神経組織内浮腫，血管内微小血栓形成，そして神経細胞の変性やアポトーシスが認められ，神経伝導速度の低下やDRGの異常発火が惹起される．また，神経への髄核留置により，疼痛閾値が低下する．疼痛閾値が低下する時期に，DRG内で，TNF-α，プロスタグランジン（PG）E2，神経栄養因子（brain-derived neurotrophic factor；BDNF），神経成長因子（nerve growth factor；NGF），カスパーゼ（caspase-3），HMGB1（high mobility group box 1）などの疼痛関連物質や神経損傷マーカー（activating transcription factor-3；ATF3）が発現する．

このうち，TNF-αは，他の炎症性サイトカインと比較して，有意に疼痛発現に関与している．抗TNF-α抗体の投与により，神経内圧上昇と浮腫の抑制，BDNFの発現抑制，神経の異常発火の抑制，疼痛関連行動の回復が認められる．抗TNF-α抗体の投与は，時期が重要である．基礎的検討からは，疼痛発現（髄核留置）から早期には有効であるが，TNF-αの発現量が低下する時期では有効ではない．この事実は，TNF-αは，疼痛発現に関与するが，疼痛の持続には他の因子が関与していることを示唆している．

その他の化学的因子として，セロトニンがある．セロトニンは，炎症により動員される物質の1つである．髄核の代わりにTNF-α，セロトニン，またはTNF-α＋セロトニンを投与すると，いずれも短期間では疼痛閾値が低下するが，髄核留置後は，疼痛閾値の低下の持続期間が有意に長

機能からみた病態　83

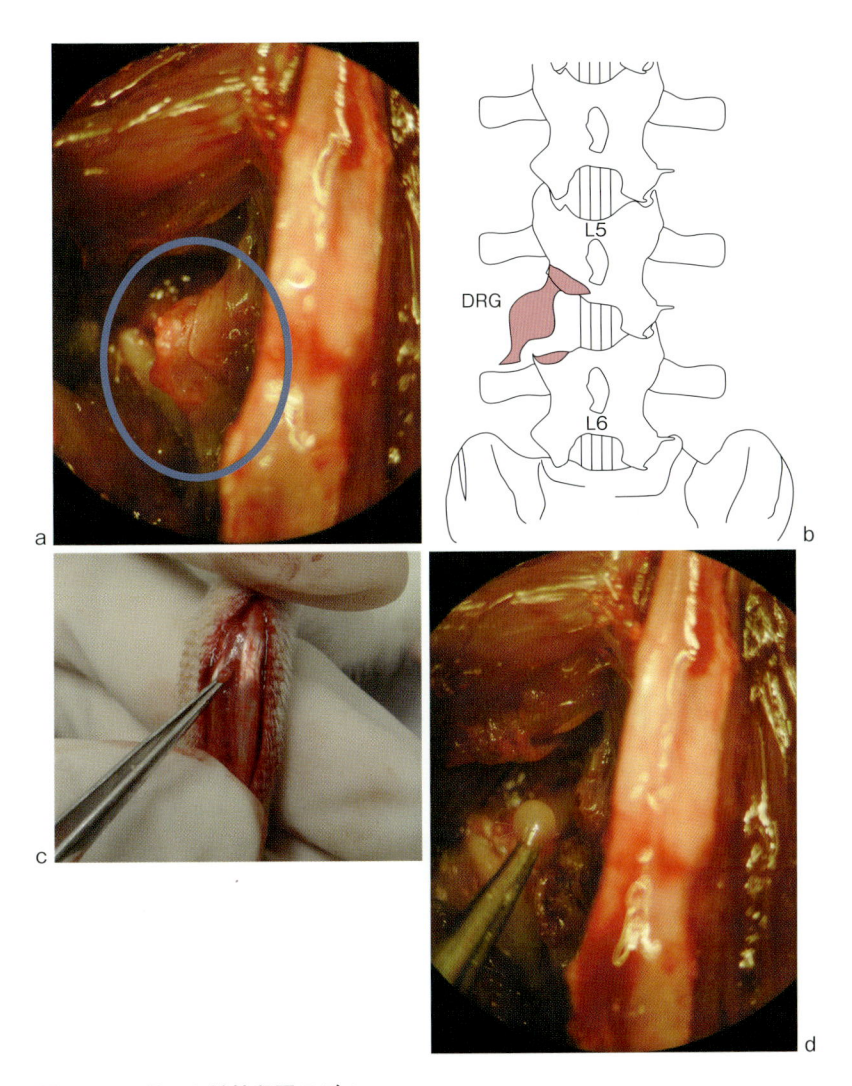

図Ⅲ-56　ラット髄核留置モデル

イヌ，ブタおよびラットを用いた髄核留置モデルがある．ラットモデルでは，L5/6椎間関節(a)を切除する(b)．尾椎から髄核を採取(c)し，第5腰神経に髄核を留置(d)する．疼痛閾値は，髄核留置後7日に低下し，28日まで持続する．35日目から回復する．同じ重量の脂肪の留置後には，疼痛閾値の低下は惹起されないことから，化学的因子が主体のモデルである．

くなる．さらに，セロトニンを神経に接触させると，DRG内でのTNF-αの発現が認められる．TNF-αを神経に投与すると，セロトニン受容体(5-HT$_2$A)が発現する．この2つの物質は，相乗的に作用している．各物質は疼痛閾値の低下に関与しているが，単独では，疼痛持続は短い．すなわち，さまざまな物質が神経の炎症や損傷に持続的に関与し，疼痛関連物質の発現を誘導する．さらに，髄核を神経に留置後に，神経内血流量の低下や虚血因子(hypoxia inducible factor 1-α；HIF-α)の発現が認められる．虚血自体によってもTNF-α，血管内皮細胞増殖因子(vascular endothelial growth factor；VEGF)やアポトーシスが誘導される．髄核が神経に接触することで，神経の虚血が持続する期間がある．薬物の投与(リドカインの局所投与，インドメタシン，シロスタ

ゾール）により，血流の低下が抑制され，神経伝導速度の低下も抑制されることから，症状の発現には血流が関与しているといえる．セロトニンは，末梢神経では疼痛を惹起し，血管では，セロトニン受容体のサブタイプでの1つである5-HT$_{2A}$受容体を介して，収縮作用を有している．選択的5-HT$_{2A}$受容体拮抗薬は，髄核留置後の疼痛閾値の低下の抑制と，神経内血流量低下を回復させる．この結果から，選択的5-HT$_{2A}$受容体拮抗薬は，神経と血管の両面から治療することが期待できる．

機械的圧迫因子と化学的因子別モデル（図Ⅲ-57）を用いた検討では，いずれの因子によっても疼痛閾値が低下する．しかし，両因子に伴うDRG内での遺伝子発現パターンは異なる．インスリン様成長因子1（insulin-like growth factor 1；IGF-1）は，機械的圧迫因子におけるDRGでの遺伝子発現変化の中心である．IGF-1の発現を抑制すると疼痛閾値の低下が抑制されることから，機械的圧迫因子に伴う疼痛関連行動は，IGF-1が関与しているといえる．また，機械的圧迫因子による神経内の変化において，エタネルセプトを投与すると，疼痛閾値の低下が抑制されることから，TNF-αは，機械的圧迫因子おいても神経内で重要な役割を果たしている．

赤ワインやチョコレートなどに含まれることで知られているポリフェノールは，培養椎間板でのILやMMPの産生を抑制する．さらに，髄核留

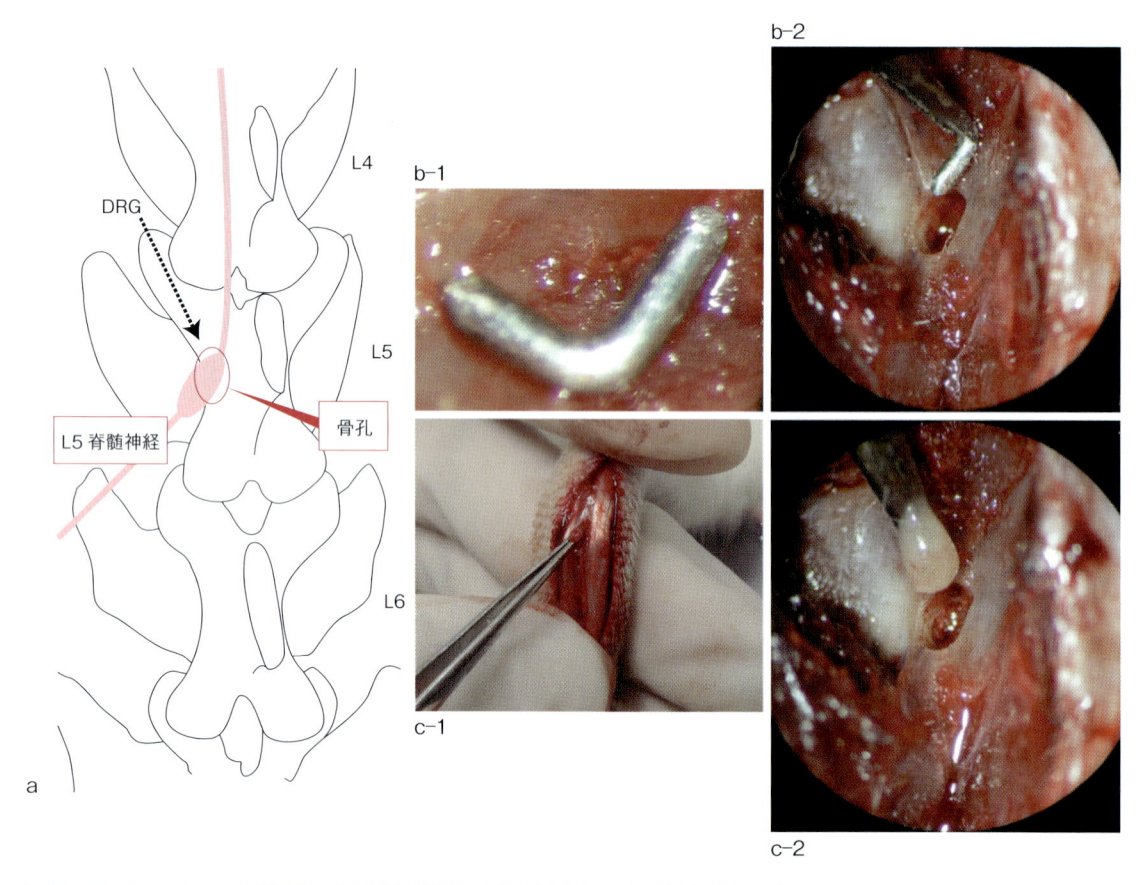

図Ⅲ-57 ラットロッド留置（機械的圧迫因子）と髄核留置モデル（化学的因子）
椎間関節を温存し，骨孔（a）を作製する．機械的圧迫モデルとして，ステンレス製ロッド（径0.55 mm，2 mm×2 mm）（b-1）を骨孔から挿入する（b-2）．ロッドの代わりに，尾椎から髄核を採取（c-1）し，骨孔から挿入する（c-2）．または1つの骨孔に，ロッドと髄核を挿入することで両因子混合モデルを作製することができる．

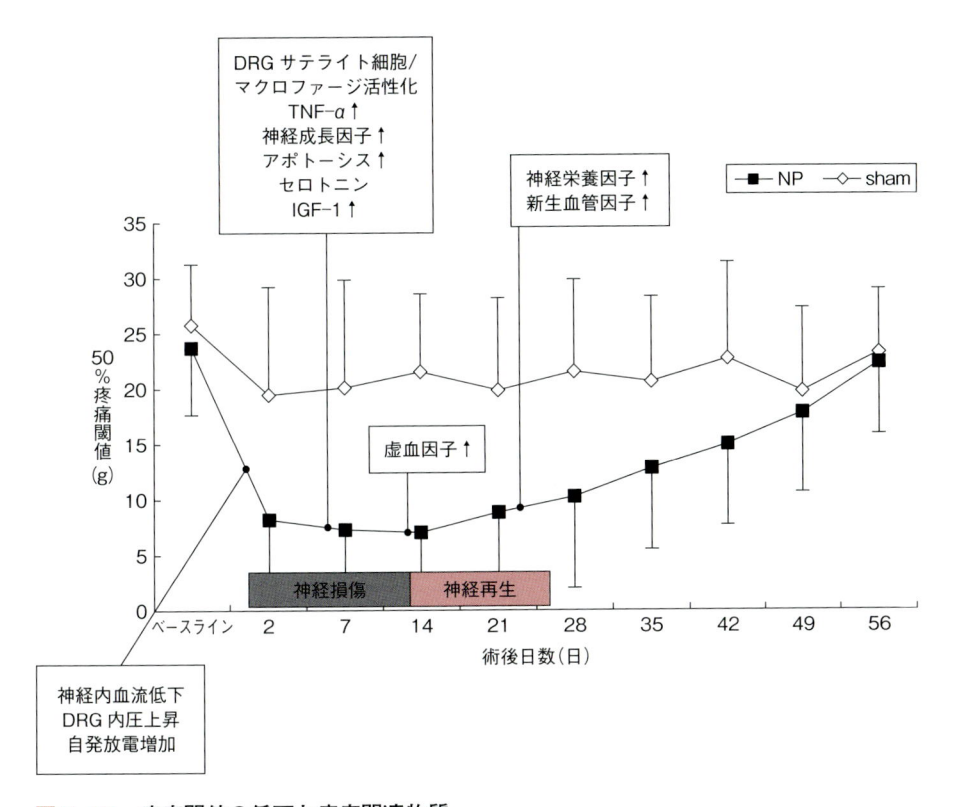

図Ⅲ-58　疼痛閾値の低下と疼痛関連物質
基礎的研究からの疼痛閾値の経時的変化と，疼痛関連物質の発現時期である．
(Otoshi K, Kikuchi S, Konno S, Sekiguchi M : The Reactions of Glial Cells and Endoneurial Macrophages in the dorsal root ganglion and their contribution to Pain-Related Behavior after application of nucleus pulposus onto the nerve root in rats. Spine 35 : 10-17, 2009 より改変)

置時に神経にポリフェノールを接触させると疼痛閾値の低下を抑制することから，今後の治療薬への応用が期待できる．その他に，基礎研究の結果から治療効果が期待できる物質として，HMGB1中和抗体やラクトフェリンが挙げられる．これらを全身投与すると髄核留置に伴う疼痛閾値の低下が改善する．疼痛改善のメカニズムはすべて明らかではないが，DRG内に発現する疼痛関連物質(図Ⅲ-58)を標的にすることで，椎間板ヘルニアの疼痛に対しての新しい治療薬の候補を絞ることができる．

椎間板ヘルニアに伴う疼痛は，侵害受容性疼痛と神経障害性疼痛の混合性疼痛であり，発症時期や持続期間により，どちらかが優位で症状を示していると推測される．臨床においては，椎間板ヘルニアの症例における機械的圧迫因子と化学的因子の相互の強さは症例毎で異なる．そのどちらの因子がより優位に症状発現に関与しているのかを診断することができれば，治療目標を絞ることができる．今後，さらに遺伝子レベル，分子レベル，形態学的変化や機能的評価などのさまざまな角度からの基礎研究からと臨床研究からの両面から病態の把握と評価が求められる．

LSS

LSSの特徴的な症状は，神経性間欠跛行(neurogenic intermittent claudication ; NIC)である．間欠跛行は，歩行による自覚症状や他覚所見，そして神経根ブロックから，神経根型，馬尾型，および混合型の3群に大別できる．脊柱管狭窄の発症機序は，十分には解明されていない．主な仮説

としては脊髄神経への機械的圧迫，神経の血流障害，そして圧迫による静脈の還流障害が提示されている．

神経障害型式により症状や自然経過が異なることから，基礎的検討では，神経障害型式別にモデルを作って，病態や治療効果を検討することが必要である．神経根型の検討では，単一神経根を圧迫するモデルが神経根型を反映していると考えられる．DRGの中枢側で神経を圧迫すると，神経内血流と神経伝導速度（nerve conduction velocity；NCV）は低下し，疼痛閾値も低下する．この状況下で，DRGや交感神経節にリドカインを投与すると神経内の血流は改善する．また，神経根を圧挫して腰部交感神経節切除を行うと，疼痛閾値の低下が抑制される．この事実は，疼痛発現と血流低下は関連していることを示唆している．しかし，現時点では，動作時での疼痛と神経内血流の推移を同時に測定する手技がないことから，直接の関係は検討できない．

馬尾型のモデルは，イヌ，ブタやラットの馬尾部の神経圧迫により作製できる（図Ⅲ-59, 60）．馬尾圧迫により，神経内血流やNCVの低下が認められる．また，慢性馬尾圧迫により神経内血管の狭窄，血管数の減少，NCVの遅延，および歩行時間の短縮が惹起される．このとき，神経内に虚血因子（HIF-1α）が発現し，神経内血管数が減少する．その後，血管新生因子である血管内皮細胞増殖因子（VEGF）が発現し，血管数が増加する．しかし，血管数の増加が，血流量の回復または増加するという機能の回復を反映しているかについては，今後，検討が必要である．

馬尾圧迫下での血管の機能について，イヌ慢性馬尾圧迫モデル（図Ⅲ-59）を用いた検討では，圧迫により神経内血管のセロトニンの感受性が亢進する．すでに，冠動脈疾患の血管内皮細胞の障害に伴って，動脈の狭窄部位で傷害されている血管内皮細胞を通過する血小板からセロトニンが放出され，動脈の攣縮が誘発されることは知られている．慢性圧迫下での神経根内の血管では，セロトニン投与により血管が収縮し，血流量が減少する．慢性圧迫下の血管を観察すると，内皮細胞間の結合であるtight junctionの損傷が認められる（図Ⅲ-61）．この事実から，血流の低下は機械的圧迫により血管が閉塞，あるいは狭窄することで発生するのではなく，血管機能障害の存在が血流低下に起因していると考えられる．歩行時に，血流供給の需要が高まった神経内で，病変部の血管内皮を通過する血小板からセロトニンが放出され，血管を収縮させ，血流量が減少することにより，NICが惹起されると推測される．

馬尾型の特徴は，しびれや絞扼感，灼熱感といった異常感覚であり，下肢痛は惹起されない．神経が同じように圧迫されているにもかかわらず，神経根型と馬尾型では自覚症状が異なる．ラット馬尾圧迫モデル（図Ⅲ-60）を用いての検討では，馬尾部の神経は，脱髄変化や軸索変性を起こしていても，疼痛閾値の低下は惹起されない．これは，臨床での事実と一致する．

末梢神経の損傷の後では，DRGの細胞体でアポトーシス細胞が発現していると，疼痛閾値の低下がみられる．一方，神経保護作用を有するエリスロポエチンを投与することにより，DRGでのアポトーシス細胞発現が減少し，疼痛閾値の低下が抑制される．そこで，慢性馬尾圧迫後におけるDRGでのアポトーシス発現を検討すると，DRGでのアポトーシス細胞発現の割合は，脊髄に比較して，少ない．以上の事実から，馬尾圧迫のみではDRGのアポトーシスは誘導されず，疼痛は惹起されないことが分かる．

神経根型の形態学的検討（解剖，臨床）によると，DRG，あるいは神経根分岐高位は中枢に位置している．一方，馬尾型ではDRGや神経根分岐高位は，より末梢に局在している．この結果，馬尾型の神経圧迫部は，DRGよりも中枢側に位置している．そこで，DRGを基点とした圧迫の位置と，神経損傷に対するDRG内のアポトーシス発現の関係を検討した．DRGを基準に，2mm中枢側または2mm末梢側部で神経に圧挫を加えて神経損傷部位別に比較すると，DRGの末梢側損傷の群が中枢側損傷群よりも疼痛持続期間が長い．また，末梢側損傷群が中枢側損傷群よりもDRGでのアポトーシス細胞数発現が多い．この

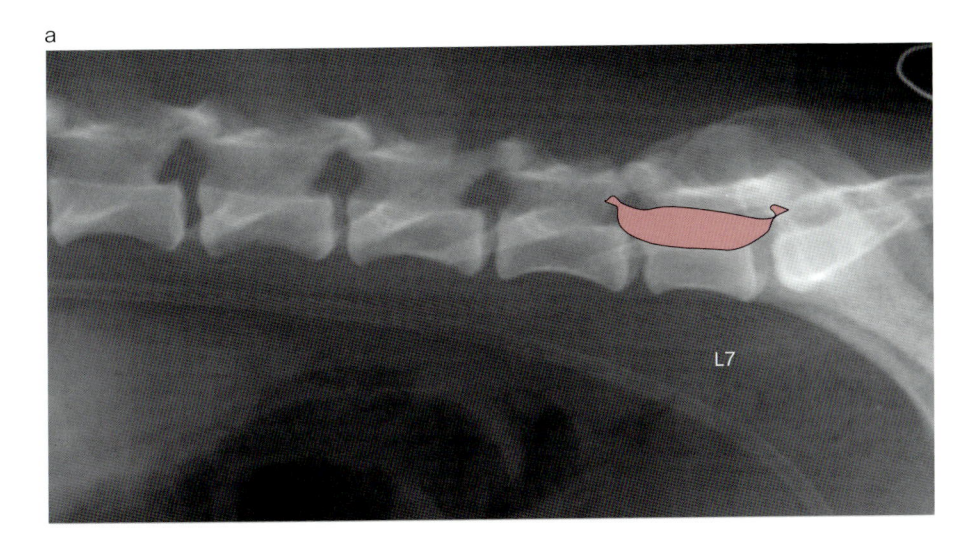

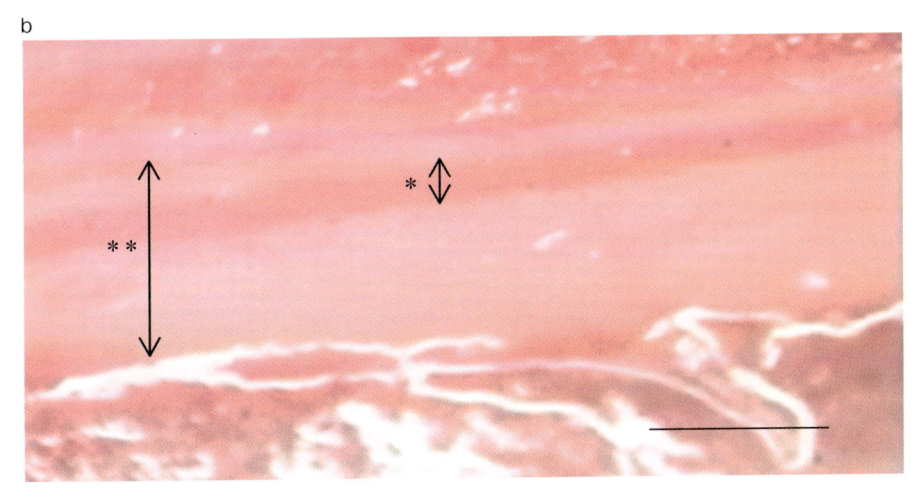

図Ⅲ-59 イヌ馬尾圧迫モデル

a：プラスチックバルーンを成犬の第7腰椎椎弓下に挿入し，バルーン内に一定の圧をかける．慢性圧迫の場合には，10 mmHgで緩徐に加圧し，1週間後に解析を行う．急性圧迫の場合には，さまざまな圧を設定することができる．

b：顕微鏡に接続したデジタルハイスコープを用いて，馬尾部の神経内血管を直視下に観察しビデオシステムを用いて記録し，血管径，血流速度，血流量を計測することができる（＊：血管，＊＊：神経，バー：100μm）．

ことから，損傷部位による疼痛持続期間の相違には，DRGでのアポトーシスが関与していることが示唆される．

　神経の損傷の強さが同じ程度であるにもかかわらず，DRG内でのアポトーシス細胞数の発現に相違があることについて，仮説の1つを提示する．神経根内血流方向という観点から，DRGへの血流供給は，末梢からの血流が優位であるという報告がある．DRGの末梢側での神経損傷は，中枢側損傷に比較し，DRG内の血流を有意に低下させる．このことにより，細胞のアポトーシスが誘発されたと考えられる．一方，DRGより中枢側では，髄液からの栄養供給もあることからDRGの栄養がより保たれると考えられる．今後，

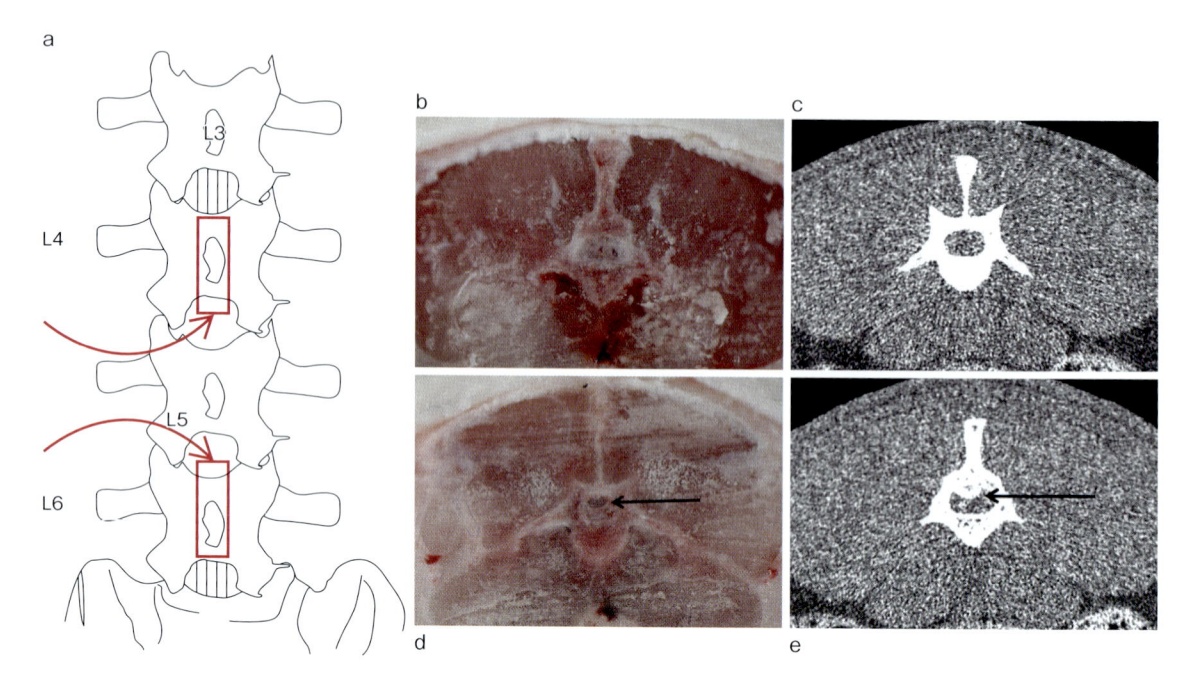

図Ⅲ-60　ラット馬尾圧迫モデル
2椎間圧迫モデル(a)では，L4とL6下にシリコンシートを(←の椎間から)挿入する．L5下のみシリコンシートを挿入する1椎間圧迫モデルを作製することもできる．正常のL4レベルの水平断(b)と同レベルのCT画像(c)．馬尾圧迫モデルのL4レベルの水平断(d)と同レベルのCT画像(e)で，シリコンシート(←)で神経が圧迫されている．

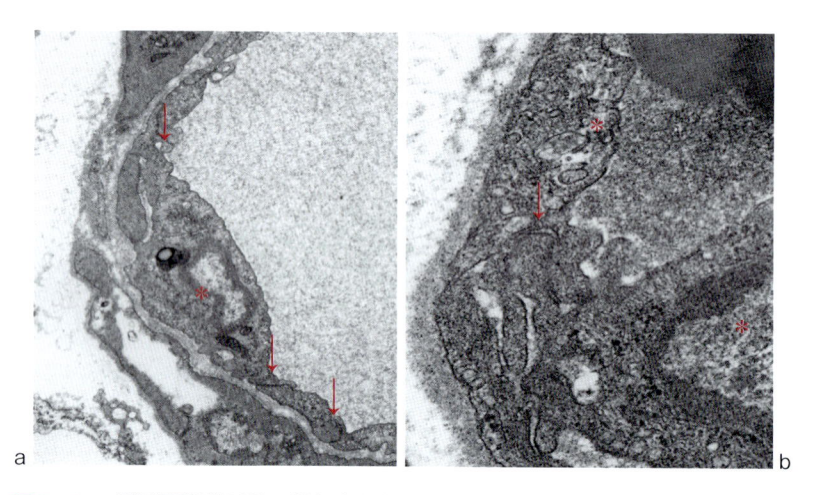

図Ⅲ-61　電子顕微鏡所見，神経内血管の血管内皮細胞
a：正常神経．tight junction(↓)が，内皮細胞(＊)間に認められる．
b：馬尾圧迫下での神経．内皮細胞の膨化とtight junctionの不整像が認められる．

髄液と血流の関係についての検討が必要である．しかし，現時点では，髄液と血流を同時に評価する方法がない．

LSSの治療について考えてみる．臨床からの知見や基礎実験から，治療では血流改善が大切な要素であることは明らかである．血管拡張作用が知られているプロスタグランジン(PG)や，血管性間欠跛行の治療薬として使用されている抗血小

板薬やセロトニン受容体拮抗薬が，NIC治療薬の候補になる．イヌ馬尾圧迫モデルに対して，PGI_2やPGE_1を経口あるいは静脈内に投与すると，NCV低下の抑制と血流量の増加が認められる．選択的$5-HT_{2A}$受容体拮抗薬を前投与すると，セロトニンにより惹起される血管収縮と血流量低下は抑制される．また，歩行距離も改善する．抗血小板薬であるシロスタゾールも，NCV低下の抑制と血流量を増加させ，さらに血栓形成抑制も認められる．シロスタゾールは，血流増加作用に加えて，セロトニン放出抑制作用と血管内皮細胞保護作用をも有している．イヌ馬尾圧迫モデルの検討では，神経内血管内皮細胞障害が惹起されることから，シロスタゾールは，血流量増加作用のみならず，血管内皮細胞修復効果も期待できる．PGEの受容体には4種類の異なる受容体サブタイプ（EP_1，EP_2，EP_3，EP_4）が存在する．EP_4は胸腺，肺，心臓，腎，ブタ伏在静脈，ウサギ頸静脈などに分布している．EP_4受容体アゴニストは，イヌ馬尾神経根内血管の血流量を増加させる作用を有する．基礎的研究からは，PGE_1やPGI_2には保存療法の一手段として，有効性が期待できる．このような基礎的研究を積み重ねることが，治療法の発展に直結すると考えられる．

2 遺伝子学的背景

腰痛の原因は多因子であり，決してある特定の遺伝子が腰痛を引き起こすといった単純なものではない．しかし，近年の研究では，腰痛に極めて関連が深いと思われる腰椎椎間板の変性を伴った疾患が起こりやすい個体，いわゆる体質といったものがあるということが科学的に証明されてきている．すなわち，腰痛の原因となりうる腰椎椎間板疾患（腰椎椎間板変性や椎間板ヘルニア）の疾患感受性遺伝子が存在することが明らかになってきた．

腰椎椎間板疾患と遺伝子の関連を示した論文は，Videmanらによる vitamin D receptor 遺伝子の検討（1998）が嚆矢である．その後，若年性の腰椎椎間板ヘルニア・椎間板変性とアグリカン遺伝子および vitamin D receptor 遺伝子が関連している可能性が示されている．さらに，多くの腰椎椎間板疾患の疾患感受性遺伝子に関する報告がされている．わが国の腰椎椎間板ヘルニア遺伝子研究コンソーシアム（理化学研究所，慶應義塾大学，京都府立医科大学，函館中央病院，富山大学の研究グループ）は，これまでこの分野についていくつかの重要な報告を行ってきた．これらの研究は，SNP（single nucleotide polymorphism；一塩基遺伝子多型）をマーカーに用いた患者群と対照群での相関解析，そして椎間板疾患の発生機序を検討する機能解析に基づいて行われている．このなかで4つの重要な研究を挙げる．

■ CILP（cartilage intermediate layer protein 遺伝子）

関節軟骨の中間層に存在する蛋白である cartilage intermediate layer protein をコードする遺伝子（CILP）が，腰椎椎間板ヘルニアの原因遺伝子であり，エキソン8に存在するI395T，SNPが疾患感受性遺伝子多型である．この多型は，395番目のI（イソロイシン）をT（スレオニン）に変えるミスセンス変異であり，Tアレルを持つ人は1.61倍椎間板疾患を有しやすい．機能解析の結果，CILPは椎間板の重要な成長因子の1つであるTGF-β1と結合してこのシグナルをブロックしており，その結合力はIアレルよりもTアレルで強い．以上の結果から，椎間板疾患や椎間板ヘルニアの発症機序は以下のように考えられる．CILP蛋白がTGF-β1の作用を抑制するため，髄核での基質蛋白の発現が低下する．その結果，椎間板の変性の進行に伴いヘルニアが発生すると推測される．

■ COL11A1（collagen type 11, alpha1 鎖遺伝子）

軟骨基質に特異的に発現する11型コラーゲンのα鎖を規定するCOL11A1内に疾患感受性遺伝子が存在する．それはエキソン62に存在する

マーカー SNP（c.4603 C>T）であり，T アレルを持つと，発症リスクが 1.42 倍上昇する．このアレルでは，COL111A1mRNA が不安定になり急速に分解されることで，mRNA の総転写量が低下する．すなわち，mRNA の低下が椎間板組織中の 11 型コラーゲン発現量を低下させる．その結果，組織が脆弱となり，椎間板変性が進行して，椎間板ヘルニアを発生しやすくしていると推察される．

THBS2（thrombospondin2 遺伝子）

細胞外マトリックスである非コラーゲン性糖白質の 1 つである THBS2 遺伝子に感受性が存在する．疾患感受性 SNP（IVS10-8 C>T）は，イントロン 10 の後ろから 8 番目の塩基がシトシン（C）からチミン（T）に変化している多型である．椎間板ヘルニア患者は，T アレルをもつ確率が高い．この SNP は，イントロンに存在しているため，直接アミノ酸の変化を生じさせるものではない．THBS2 遺伝子には，エキソン 11 がスキップするオルタナティブスプライシングが存在している．疾患感受性アレルの T をもつ個体は，エキソン 11 をスキップした転写物が多く含まれている．また，エキソン 11 がスキップした THBS2 蛋白では，MMP2/9 との結合能が低下している．すなわち，疾患感受性アレル T をもつと，THBS2 蛋白と MMP2/9 蛋白の結合能が低下する．その結果，MMP2/9 の活性が高まることで細胞外基質が分解されやすくなり，椎間板ヘルニアが発症しやすくなると推測される．MMP9 遺伝子の 1 つのミスセンス SNP（Q279R，rs17576）がもう 1 つの疾患感受性遺伝子であることも判明している．THBS2 と MMP9 両遺伝子の解析により，両 SNP とも疾患感受性遺伝子をもつ人は，もたない人に比べて，3.03 倍椎間板ヘルニアになりやすいという結果が得られている．

SKT（sickle tail 遺伝子）

胚性幹細胞を用いた遺伝子トラップ法によって作り出された B6;CB-Skt^{GtAyu8021IMEG} マウス（Skt^{Gt} マウス）の検討により，その原因となる新規マウス遺伝子 Skt が同定されている．この Skt^{Gt} マウスは，尾椎が鎌状に変形するという特徴的な phenotype を呈している．尾椎の変形は，椎間板髄核の縮小や消失が原因である．この Skt complementary DNA（cDNA）と 80％以上のホモロジーをもつヒトの遺伝子 KIAA1217（SKT）を椎間板ヘルニアの疾患感受性候補遺伝子として検討してみると，SKT のイントロン 2 に存在する SNP が，日本人のみならずフィンランド人においても，有意な相関を示している．SKT 遺伝子の解析は，日本人だけでなく他民族における replication study でも有意性が認められている．この結果から，SKT 遺伝子は，人種を越えたヒトの椎間板ヘルニアの発症にかかわっているものと考えられる．

これらの結果は，直接的な腰痛遺伝子を発見したということではない．したがって遺伝子学的研究の知見と腰痛という臨床症状との関係については，明らかにされているとはいえない．只，腰椎椎間板ヘルニアの疾患感受性遺伝子の検討は，疾患になりやすい体質の情報を患者に与えることができる．それだけでなく，機能解析から腰椎椎間板ヘルニアの発症機序を検討することにより，椎間板変性の予防薬や治療薬の開発といった将来の展望も広がる．

3 筋肉の生理・病態

腰背筋は，さまざまな姿勢を維持し，脊柱のバランスを保つうえで重要な働きを担っている．従来は，筋肉は画像では評価できず，その研究にはバイオメカニクスの領域を除いては大きな進展はなかったというのが実状である．近年，MRI の発達とともに筋肉が視覚化でき，筋肉への関心も高まってきている．以下に腰痛の病態という観点から筆者らの知見を述べてみる．

腰椎背筋群の解剖

腰椎背筋群は胸腰筋膜で覆われ，1つのコンパートメントを形成している（図Ⅲ-62）．このコンパートメントは，背側は後方正中で棘突起から起始する胸腰筋膜，腹側では腰方形筋の前面を覆い，腰椎横突起の前面または横突起間靱帯に付着する胸腰筋膜，内側は横突起より背側に存在する腰椎または棘間靱帯，外側は背側と腹側の胸腰筋膜の融合により区画されている．この腰椎背筋群のコンパートメントに含まれている筋肉は多裂筋と最長筋・腸肋筋からなる脊柱起立筋の2つで構成されている．多裂筋と脊柱起立筋の三次元的構造はその高位により異なっている（図Ⅲ-63）．下位腰椎では多裂筋がコンパートメントの大部分を占めている．一方，胸腰椎移行部では逆に脊椎起立筋がコンパートメントの大部分を占めている．中位腰椎では両者のコンパートメントに占める比率はほぼ等しい．

この多裂筋と脊柱起立筋への神経支配は異なっている．多裂筋は椎間関節の支配枝である脊髄神経後枝内側枝によって支配されている．一方，脊柱起立筋は脊髄神経後枝外側枝によって支配されている．この事実は，腰痛といっても多裂筋由来の腰痛と脊柱起立筋由来のそれとは，その病態が異なっている可能性を示唆している．また，椎間関節由来の疼痛と多裂筋由来の疼痛は，両者の神経支配が同じであることから，密接な関係にあると考えられる．さらに，椎間関節由来の疼痛では，一過性の多裂筋収縮による筋内圧の局所的上

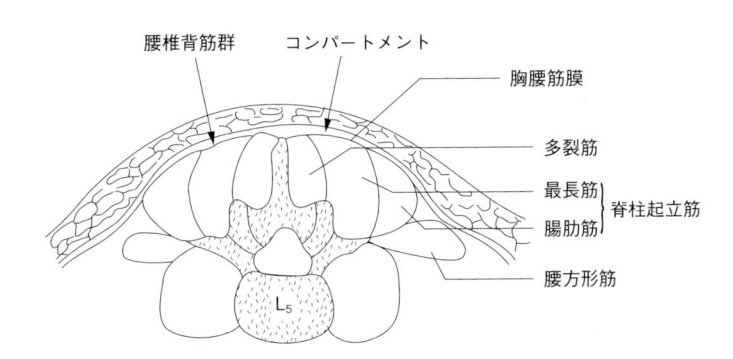

図Ⅲ-62 腰椎背筋群のコンパートメント（L4/5高位）
（菊地臣一：リハ医学 32：531-541, 1995 より転載）

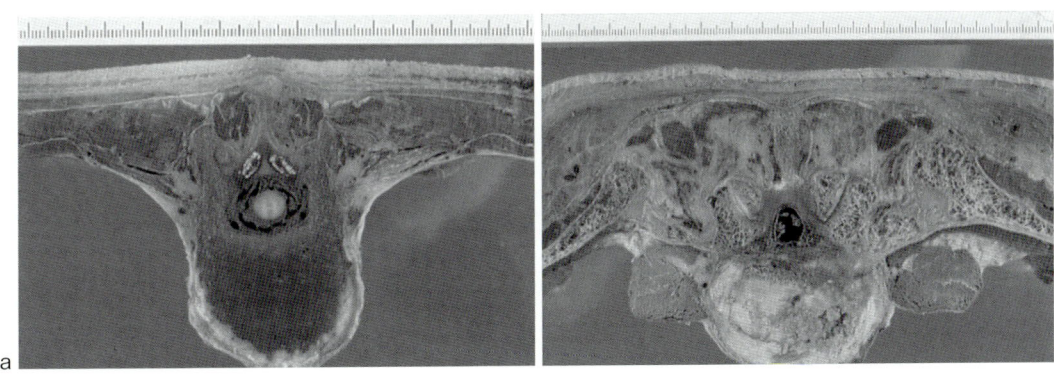

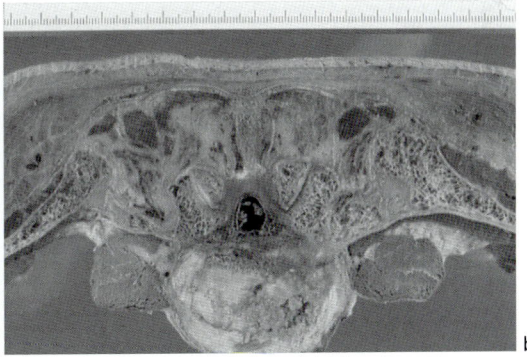

図Ⅲ-63 腰椎背筋群の構成—解剖
a：胸腰椎移行部
b：下位腰椎部

昇を合併しやすいことも十分に考えられる．

次に，筋膜の血管についてみてみる．コンパートメント背側を構成している胸腰筋膜の表面には，棘突起から髄節性に正中から3～4cm付近まで枝を伸ばした血管が規則的に認められる．すなわち，この血管は正中から外側へ向かっているために，筋膜切開時に正中での筋膜切開は術後の血腫形成の原因になる．このため，正中での筋膜切開は避けるのが妥当と言える．

腰椎背筋群の血行は，髄節腰動脈による髄節性の血流と交通枝による頭尾側方向の血流により支配されている．髄節腰動脈から外側枝を経由する血流は，腰椎背筋群のコンパートメントの浅外側部の血流に深く関与している．この血流は，髄節腰動脈の結紮により約1/4減少する．一方，交通枝を経由する血流は，髄節腰動脈の結紮による影響を受けない．したがって，腰椎背筋群筋の約3/4の血流は交通枝を経由する血流で代償可能であると考えられる．また，髄節腰動脈を結紮しても1カ月後には，腰椎背筋群の血流量はほぼ完全に回復する．この事実は，たとえ何らかの原因で髄節腰動脈由来の血行が遮断されても，交通枝が開通していれば，経時的に腰椎背筋群の血流量は回復しうることを示唆している．この血流変化によって腰椎背筋群の阻血性変化が惹起されるのかどうかは今後の検討課題である．

姿勢と筋内圧

姿勢や活動における腰椎背筋群の負荷の大きさを筋内圧を目安に検討してみる（図Ⅲ-64）．先ず，仰臥位での筋内圧をみてみる．仰臥位では，腰椎背筋群の筋内圧は，下肢伸展時と股関節・膝関節屈曲位との間で差は認められない．また，SLRテスト時では下肢の挙上側にかかわらず，両側の腰椎背筋群の筋内圧が下肢挙上角度の増加に伴い上昇する．さらに，active SLRでは，両側の筋内圧は下肢挙上角度の増加に伴い上昇する．これに対して，等尺性腹筋強化訓練時には体幹挙上角度にかかわらず高値を示す．

次に，腹臥位での腰椎背筋群筋内圧をみてみる．腹臥位での下肢伸展時の値は，仰臥位でのそ

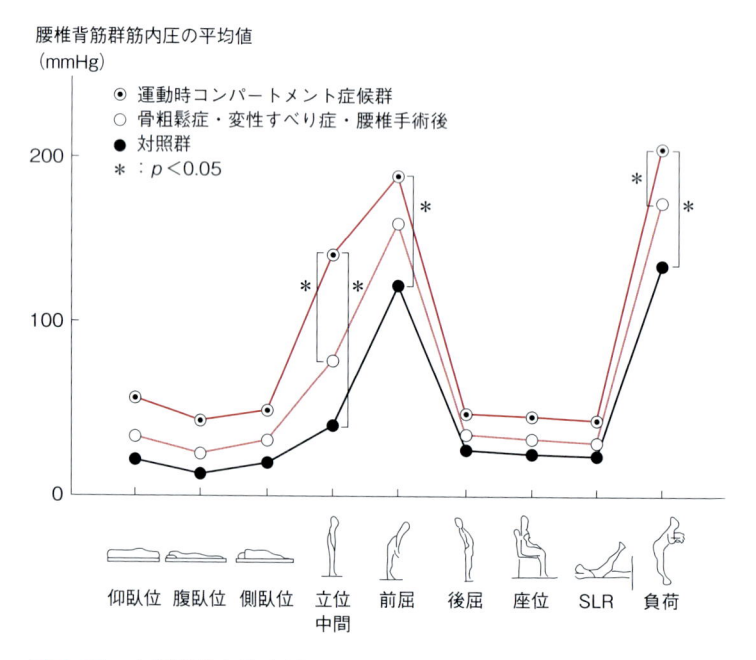

図Ⅲ-64 **各種姿勢と筋内圧**
（紺野慎一，他：臨整外 28：419-426, 1993 より転載）

れとほぼ同様である．等尺性背筋強化訓練時では体幹挙上角度にかかわらず，仰臥位での等尺性腹筋強化訓練時と同様な高値を示す．

ここで，立位での腰椎背筋群筋内圧をみてみる．立位では，中間位から前屈60°の間では，前屈角度の上昇に伴い筋内圧は上昇する．しかし，60°以上前屈をさらに増加しても筋内圧は160 mmHg以上には増加しない．前屈30°での手膝型姿勢または立位前屈30°で両手を机の上に置くと，筋内圧は速やかに減少する．

最後に，坐位での腰椎背筋群筋内圧をみてみる（図Ⅲ-65）．坐位では中間位から前屈60°の間では，前屈角度の上昇に伴い，筋内圧は有意に上昇する．しかし，60°以上前屈をさらに増加しても筋内圧は増加しない．あぐらでは85 mmHgを示すのに対し，正座では18 mmHgであり，あぐらの筋内圧のほうが正座時のそれよりも高い．

このような結果から，SLRT時では筋内圧は下肢挙上角度に依存していることが分かる．また，非挙上側の筋内圧も下肢挙上角度に依存して上昇する．これらの事実から，SLRT時では，両側の腰椎背筋群筋に同程度の負荷が生じていると考えられる．さらに，等尺性腹筋強化訓練時と等尺性背筋強化訓練時の筋内圧に差がなかったことから，腰椎背筋群筋への負荷という観点からは両者の運動は同程度と考えられる．姿勢と体幹筋との関係をみると，姿勢に伴う筋内圧の変化は腰椎アライメントの変化に対応している．すなわち，立位前屈位やあぐらは，腰椎前弯を減少させ，その結果，腰椎背筋群筋に伸張力が加わり，筋内圧が上昇する．腰椎背筋群筋は，前屈すると活動が活発化するが，その度合いは屈曲角度に比例する．しかし，前屈がある角度に達すると腰椎背筋群の筋活動は停止し，脊柱は椎間関節部のかみ合いと後方靱帯の緊張によって支持されるようになると考えられている．この現象は臨界点と呼ばれ，脊柱の荷重支持が筋肉系から靱帯系に移行する点を示している．これを筋内圧の観点からみると，立位と坐位にかかわらず，前屈が約60°に達するとそれ以上前屈させても筋内圧の上昇はもはや起こらない．この現象は，腰椎背筋群筋の臨界点に対応していると考えられる．

このように，筋内圧と脊柱アライメントとは密接に関係している．事実，動物実験でも脊柱アライメントが変化する高位では，その高位での筋内圧は容易に変化する．しかし，多裂筋と脊柱起立筋での間では，同一高位であれば，脊柱アライメントによる筋内圧の値には差はない（図Ⅲ-66）．

筋血流量と筋内圧の関係

筋内圧と筋血流との関係を実験で観察した結果

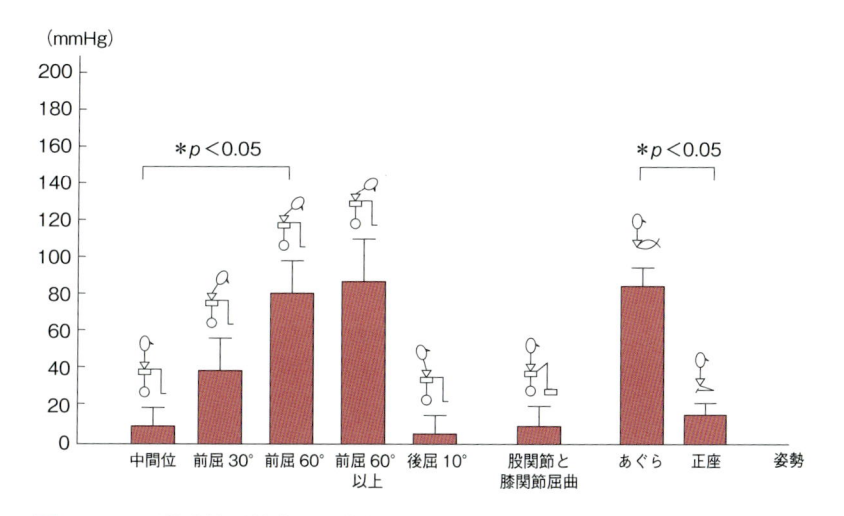

図Ⅲ-65 腰椎背筋群筋内圧―座位

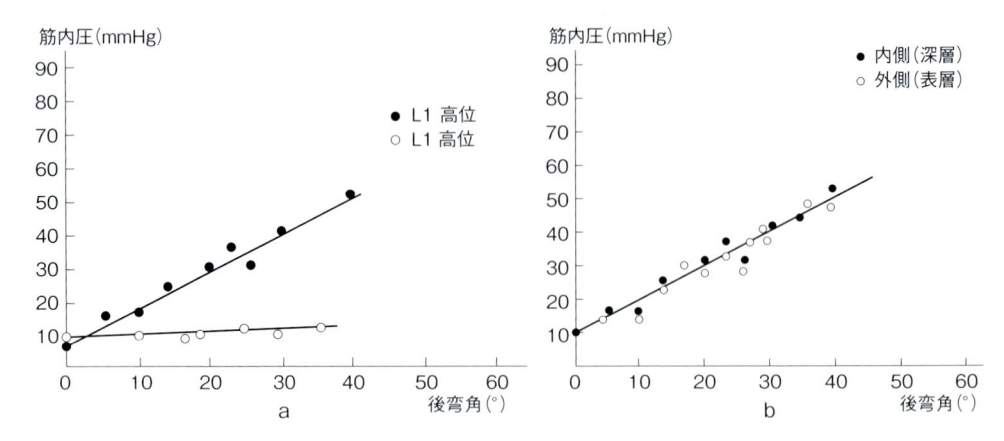

図Ⅲ-66 脊柱アライメントと筋内圧との関係—動物実験—
a:第1腰椎高位と第5腰椎高位での対比
b:腰椎背筋群内側部と外側部での対比
(紺野慎一,他:臨整外 28:419-426,1993,図7より転載)

が図Ⅲ-67である．筋内圧の上昇に伴い，筋血流量は著明に減少する．脊柱アライメントと筋内圧，そして筋内圧と筋血流との関係を併せて考えると，腰椎前弯が低下・消失している症例では腰椎背筋群の筋内圧は上昇し，筋血流量は減少すると考えられる．事実，慢性腰部コンパートメント症候群の症例には腰椎前弯角が減少していることが多い．すなわち，腰椎背筋群は，常に受動的に伸展されて活動状態にあるために，立位前屈をとることにより解剖学的な位置に復元しようとしてその活動をさらに増強させる．筋内圧はその結果，容易に上昇し，筋血流量は減少する．このような状況下で，歩行や荷重などによる腰椎背筋群への負荷が加わり，その負荷が持続すると筋の阻血が増悪し，疼痛が惹起されると考えられる．これらの結果を臨床にあてはめてみると，椎体の圧迫骨折や変性すべり症などにより局所的なアライメントの変化があれば，局所的な筋内圧の上昇と筋血流量の低下という病態が惹起されるであろうとの仮説は論理的に成立しうる．

では，腰椎に局所的な後弯を作ることにより，筋血流量は永続的な減少傾向を示すのかという疑問がある．実験的研究によれば，局所的な後弯を作ることにより一時的には筋内圧上昇と筋血流量の低下が認められるが，術後間もなく手術前の値

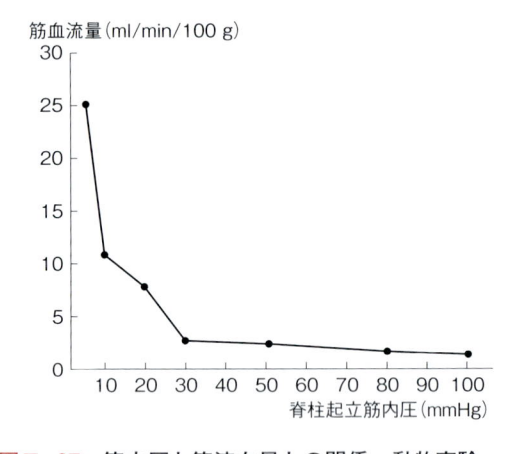

図Ⅲ-67 筋内圧と筋流血量との関係—動物実験—
(菊地臣一:リハ医学 32:531-541,1995,図5より転載)

に戻ってしまう．このことは，腰椎の局所的な後弯のみでは，腰椎部背筋群の一時的な筋内圧の上昇とそれに伴う筋内圧の低下をもたらすが，慢性・持続性の変化はきたさないということを示している．

次に，臨床例で考えてみる．前述したように，腰椎部背筋群の筋内圧は臥位よりも立位で高い．また，臥位ではわずかな筋活動しか認められないのに対して，立位や歩行などの姿勢保持を要する姿勢や動作で筋活動は亢進する．一方，一連の動

物実験は，四足動物で行われている．動物の軸上筋は姿勢保持には関与しておらず，腰椎後弯をきたしても筋活動の亢進は発生しないと考えられる．これらの事実から，腰椎後弯に伴う腰椎発生のメカニズムは次のように考えられる．腰椎後弯変形のみでは持続的な筋内圧の上昇や筋の阻血は発生しない．しかし，腰椎が後弯変形をきたした状態に立位や歩行といった負荷が加わると，腰椎部背筋群の筋活動が亢進することにより，間欠的な筋内圧の上昇をきたす．その結果として，筋の阻血が発生して腰痛が出現すると考えられる．この状態が長期間続けば，筋肉の脂肪変性が促進され，正常な筋線維の数は減少し，結果として体幹の支持能力の低下につながると想定される．

以上のような基礎的・臨床的研究から，腰仙椎部傍脊柱筋の血流障害の改善が腰痛治療につながるという仮説が成立しうる．そこで，血流改善作用を有する筋弛緩薬を対象として検討してみた．エペリゾンは，中枢性の筋弛緩薬である．この薬剤の主な作用は，α運動系とγ運動系を抑制することにより脊髄反射を減少させ筋弛緩作用を発現することであるとされている〔脊髄から骨格筋に至る運動神経線維には直径の太いα線維と細いγ線維がある．α線維は筋線維（錘外筋線維）を支配して実際の筋収縮に関与している（α運動系）．一方，γ線維は筋紡錘の錘内筋線維にシナプスを有し，筋紡錘自体の筋線維（錘内筋線維）を調節している（γ運動系）〕．一方，血管系に対しては，カルシウム拮抗作用や筋交感神経抑制作用により，脳，脊髄，および末梢血管の血流増加作用を有することも報告されている．臨床的には，エペリゾンの腰痛に対する治療効果が認められている．動物実験でもエペリゾンは傍脊柱筋の筋血流を有意に増加させる．これらの事実から，エペリゾンは傍脊柱筋の筋弛緩作用以外にも筋血流増加作用を有し，それが腰背筋の阻血性腰痛に対して疼痛を軽減させる作用を発揮している可能性が考えられる．今後，腰背筋の筋血流改善という観点からの腰痛治療薬の開発が期待できる．

筋電図学的検討

健常例についてみてみると，立位中間位では，腰椎背筋群の筋放電は発生していない．また，立位前屈では，ある角度で腰椎背筋群の活動は停止し屈曲弛緩現象が認められる．一方，慢性腰痛の症例のなかには，立位中間位でも筋放電が発生し，屈曲弛緩現象を呈さない症例が存在している．このような症例は変性すべり症に多く，その筋内圧は立位中間位でも健常例と比較して高い（図Ⅲ-68）．すなわち，立位中間位での姿勢でこのような高い筋内圧を有する症例では，本来，筋収縮が起こり得ない立位中間位の姿勢であっても持続的な筋収縮が発生しており，これが慢性腰痛の1つの原因となっている可能性がある（図Ⅲ-69）．

表面筋電図による検討

表面筋電図は，腰痛の診断法として確立されているわけではないが，慢性腰痛における筋肉の機能障害評価用ツールとして容認できる．腰椎背筋群は，前屈すると活動が活発化する．その度合いは，屈曲角度や負荷の大きさに比例する．しかし，前屈がある点に達すると，腰椎背筋群の活動は停止し，脊柱は椎間関節部のかみ合いと後方靱帯の緊張によって支持されるようになる．この現象は臨界点（critical point）と呼ばれ，脊椎の荷重支持が筋肉系から靱帯系に移行する点を示している．この現象を屈曲弛緩現象（flexion relaxation phenomenon）と呼ぶ．腰痛に対する屈曲弛緩現象の消失（FR−）は，感度88.8％，特異度81.3％であり，FR−は，腰痛の客観的指標となりうる．反応性に関しては，運動療法により腰痛が改善すれば屈曲弛緩現象は陽性化する．

慢性腰痛に対するコルセット長期装着の意義—電気生理学的検討

慢性腰痛の患者は，コルセットを装着すること

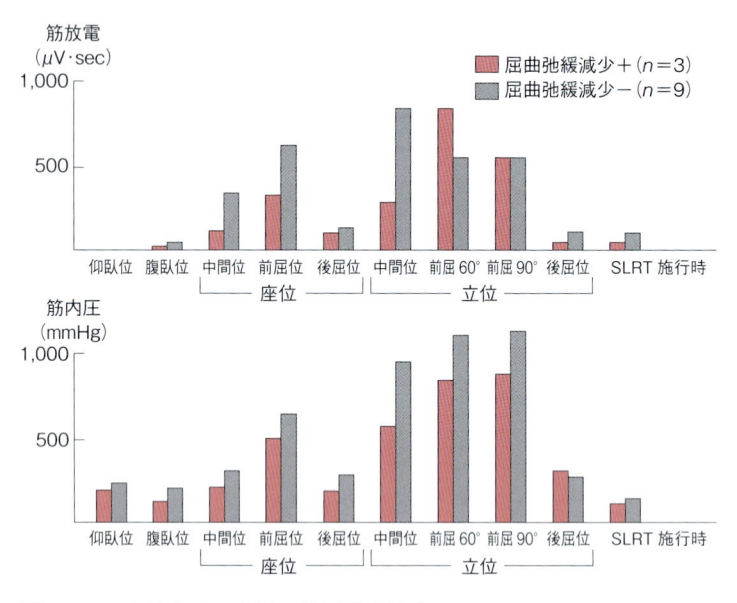

図Ⅲ-68 変性すべり症例の筋活動と筋内圧

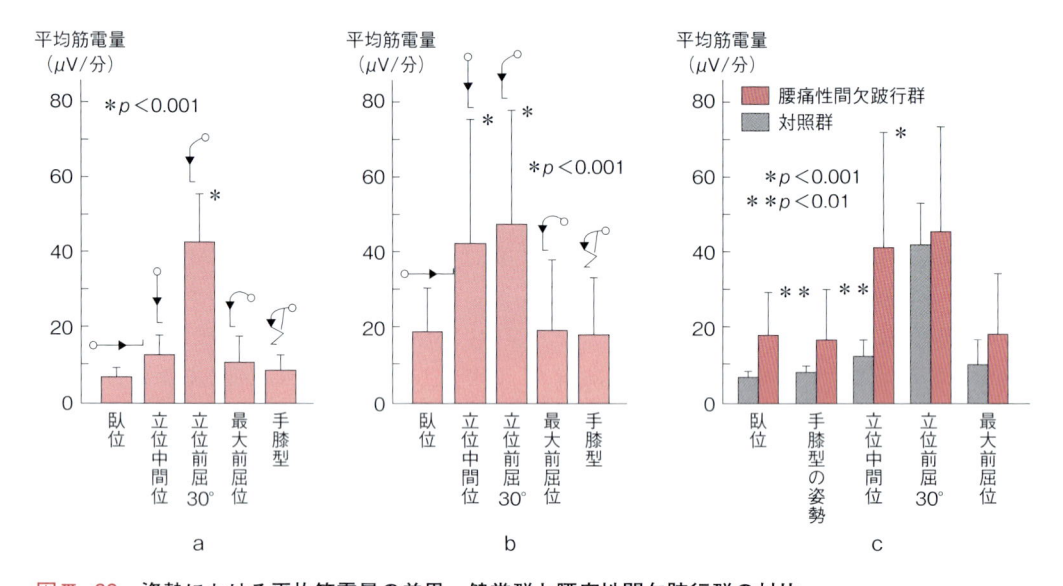

図Ⅲ-69 姿勢における平均筋電量の差異—健常群と腰痛性間欠跛行群の対比
a：健常群
b：腰痛性間欠跛行群
c：健常群と腰痛性間欠跛行群の対比
(荒井至, 他：整形外科 49：601-604, 1998, 図1より転載)

により装着1カ月で有意に症状の改善が得られ, その効果は6カ月間持続する. 一方, 非装着群では3カ月で有意に改善して, その効果は6カ月まで持続している.

コルセット装着が腰背筋にどのような影響を及ぼすのかを検討してみる. 筋持久力をみると, 装着群のBiering-Sorensen test(S-test)の持続時間は装着1カ月で有意に延長し, 6カ月まで持続する. 一方, 非装着群では全経過を通じ有意差は認められない. 筋疲労についてみてみると, どの

高位でも装着群，非装着群の%mean power frequency(%MPF)には差はなく，経過中に有意な差は認められない．このように筋疲労の指標とした%MPFからみる限り，長期間コルセットを装着しても筋疲労が増大するという結果は得られない．慢性腰痛を有する症例では，腰背筋群はすでに持続的筋放電による慢性的疲労状態にあるため，コルセット装着により腰背筋の筋活動量が減少しても腰背筋群が疲労しやすくなるというわけではないと考えられる．以上の結果から，慢性腰痛の症例では腰椎装具の装着により短期間で腰痛が改善し，持久力も増大するといえる．しかし，引き続き装着をしても，治療効果がさらに増すとはいえない．また，6カ月のコルセット装着では腰背筋の弱化は認められない．したがって，「長期間のコルセット装着は筋肉を弱化させる」という理論は十分な根拠を欠いているといわざるを得ない．

また，欧米の文献ではコルセット装着は予防や治療に無効であるという結論が大多数を占めている．この結果は，作業関連腰痛例を対象にしていることに注意する必要がある．欧米とわが国のコルセット適用の対象が異なっているのである．

腰部コルセット装着後における筋疲労と姿勢変化の検討

腰部コルセットに代表される装具療法は，腰痛に対して行われる保存療法の1つである．しかし，腰痛に対する適応や装具の種類の選択に関する十分な検討はない．そこで，2種類の腰部装具を用いての筋疲労と姿勢の変化を述べる．腰部固定帯を装着する群(YB群)と，肌着タイプの装具を装着する群(SA群)の2群の比較である．その結果をみると，両群で，上位と下位傍脊柱筋に筋疲労は起きない．YB群は，SA群と比較して，筋疲労は少ない傾向であったが，有意な差は認められない．装具装着前は，運動前後の脊椎アライメントの変化には両群で差はない．装着1カ月後の腰椎アライメントは，SA群では運動後でも前弯が保たれている．YB群では，前弯が消失する．この結果から，肌着タイプのコルセットは，従来型と同様の筋疲労予防効果があると考えられる．肌着タイプは，腰椎の前弯が保たれていたことから，筋疲労を起こすことなく姿勢を改善する効果が示唆される．装具を用いることで腰痛の発生予防や改善につながる可能性がある．

物理療法による腰椎部脊柱起立筋の循環動態の変化—牽引療法とホットパックでの検討

牽引療法とホットパック前後での脊柱起立筋内の総ヘモグロビン量の変化を比較してみる．腹臥位と立位前屈位で2分間測定してみると，牽引後の腹臥位，そしてホットパック施行後の腹臥位と立位前屈位で，総ヘモグロビン量は有意に増加している．この結果は，腰痛に対する物理療法の治療効果発現の機序は，脊柱起立筋の筋血流増加にある可能性を示唆している．

腰痛の保存療法として汎用される牽引療法の一般的な治療効果発現機序としては，椎間関節周囲軟部組織の伸張，椎間板，椎間関節の軽度変形，変位の矯正，椎間関節の離開，椎間孔の拡大，椎間板内圧の陰圧化と椎体前後靱帯の伸張による膨隆髄核の復元化，攣縮筋の弛緩，マッサージ効果による循環改善・促進，あるいは患部の安静・固定などが挙げられている．そして，牽引療法による症状の改善率は，30～50%程度と報告されている．

一方，温熱療法の治療効果発現機序としては，コラーゲン線維の伸張，鎮痛，痙性の減少，末梢血管の拡張，毛細血管透過性の亢進，代謝の亢進，あるいは炎症賦活作用，などが挙げられている．ホットパック施行後は，皮膚内の血流が2倍以上に上昇するという報告もある．ホットパックが単独で用いられることが少ないため，正確な治療成績に関しては不明であるが，heat wrap therapyによって腰痛治療の総コストを軽減できる可能性があることが報告されている．

牽引療法により腹臥位での総ヘモグロビン量が有意に増加している．しかし，立位前屈位では牽

引療法による有意な総ヘモグロビン量の増加は認められない．一方，ホットパックでは，腹臥位，立位前屈位ともに，総ヘモグロビン量の有意な増加が認められる．

姿勢と腰背筋群のヘモグロビン濃度に関して，安静臥位と比較すると，直立位では総ヘモグロビンと酸化ヘモグロビン濃度が減少すること，前屈しゃがみ姿勢では総ヘモグロビンと還元ヘモグロビンが著明に減少することが報告されている．また，腰痛患者では，健常者と比較すると，立位後屈時の腰背筋群の酸化ヘモグロビンの変化が少ないとの報告もある．いずれの報告も，脊柱の動きや姿勢に伴って腰背筋群の筋血流が変化すること，そして腰背筋群の血流動態の悪化が腰痛と関連している可能性を指摘している．前屈や後屈などの脊柱の動き，あるいは前屈位や後屈位などの姿勢の保持により腰背筋群の筋血流量が減少し，腰痛が出現するというメカニズムが存在すると仮定すると，物理療法によって筋血流を増加させることで腰痛を軽減できる可能性があると考えられる．

また，循環動態という視点からみると，痛みによって引き起こされる筋緊張亢進（持続的筋収縮）により，筋内の毛細血管は虚血状態となって痛覚増強物質などの炎症メディエーターを誘導し，侵害受容器の興奮を惹起する．さらに，痛みの持続は，交感神経の活動を上昇させ，末梢血管収縮による局所の循環不全を引き起こす．循環不全による酸素欠乏状態はATP産生を抑制するなど，筋の弛緩不全を引き起こす．そして筋の緊張の持続がさらなる痛みを惹起するという悪循環が成立する．これらの事実から，筋血流を増加させ循環不全を改善することは，痛みの悪循環を断つことができる1つの方法となり得ると考えられる．

腹腔外圧と腰痛

腰痛患者の腹腔外圧は，健常者と比較して，低下しているという報告がある．只，腹腔外圧の意義については，なお不明な点が多い．検診参加者を対象とした前向き研究によれば，健常者における腹腔外圧は，男性が女性より有意に高い．年代別でみると，男女とも50歳代で最高値，80歳代で最低値を示している．腰痛を有する人の低腹腔外圧（平均値—標準偏差以下）の頻度は，健常者の頻度と比較して，有意に高い．1年後での腰痛の有無を比較してみると，低腹腔外圧群は，対照群（低腹腔外圧群以外の群）と比較して，有意に高い．

この結果から，腹腔外圧は腰痛と何らかの関連があり，低腹腔外圧は新たな腰痛の発症と関連していることが推定される．すなわち，腹腔外圧の低下を防止することが，新たな腰痛発症の予防に効果がある可能性がある．

MRIによる検討

正常な筋組織は，通常，T1，T2強調画像でともに低輝度を呈する．これに対し，脂肪組織は，T1強調画像では高輝度，T2強調画像では低輝度を示す．しかし，FSE法（fast spin echo）法を用いると，脂肪組織でもT2強調画像で高輝度を呈する．腰椎背筋群は，上位腰椎，若年，および男性では低輝度を呈するが，下位腰椎，高齢，および女性では高輝度を呈する．腰椎背筋群のMRI所見は，高輝度の出現程度から4型に分類できる．Grade 1は，腰椎背筋群全体が腸腰筋と等しい均一な低輝度を呈してる．Grade 2は，腰椎背筋群の低輝度域内に高輝度域が一部認められる．Grade 3は，腸腰筋に比べ，腰椎背筋群の輝度が明らかに高い．Grade 4は，Grade 3に加え，腰椎背筋群内に著明な高輝度域が散見される．この高輝度域は，その出現形式から腰椎背筋内部に沈着する脂肪組織と推察される．したがって，腰椎背筋群のgradingは，腰椎背筋群の脂肪化の程度を反映すると考えられる．

腰椎背筋群の輝度変化と症状との関係をみてみると，腰椎背筋群に起因する腰椎性間欠跛行例では，腰痛性間欠跛行を呈さない慢性腰痛の症例に比べ，gradeの高い症例が多い．このことは，腰痛性間欠跛行に腰椎背筋群の脂肪化という病態が関与している可能性があることを示唆している．

各種腰痛疾患と筋内圧

腰仙椎部退行性疾患における各種条件下での筋内圧は，さまざまな特徴的なパターンを呈する（図Ⅲ-64）．筋内圧は，腰仙椎部退行性疾患と対照例全例で，立位前屈位と荷重負荷時で最も上昇する．各種条件下での筋内圧平均値では両群間には有意差は認められない．疾患別にみてみると，骨粗鬆症，変性すべり症，慢性コンパートメント症候群，腰椎手術後の各症例は同様の筋内圧パターンを示す．すなわち，これらの症例では対照群に比べ，立位中間位，立位前屈位と荷重負荷時において有意に筋内圧が高くなっている．腰部脊椎症では対照群に比べ立位後屈で，椎間板ヘルニアではSLRT時において筋内圧が有意に高い．

また，腰椎背筋群の筋内圧は，X線学的諸因子により影響を受けている．すなわち，腰椎前弯角が低下，または消失している症例ほど立位中間位，前屈位，立位負荷時においてその筋内圧が高い．立位後屈位では，腹部大動脈の石灰化が存在する症例か，または腰仙角が大きい症例ほど筋内圧が高い．立位中間位では骨粗鬆症の程度が強いほど筋内圧が高い．変性すべり症では，X線学的不安定性を有している症例は，X線学的不安定性を有していない症例と比較すると，不安定性を有する群の筋内圧のほうが，坐位と立位において筋内圧が高い．

このように各種腰痛疾患では，筋内圧は一定のパターンを呈しており，また，X線学的な所見のみによっても筋内圧のパターンは異なる．筋内圧が各種腰痛疾患でどのように腰痛発生に関与しているかについては，今後の検討課題である．

腰痛出現時の筋内圧波形

腰痛出現時の筋内圧の変化はその経時的な波形により4群に分類できる（図Ⅲ-70）．第1群は，腰痛出現時に筋内圧が上昇し，その後さらに筋内圧が上昇する漸増型である．第2群は，腰痛出現時の筋内圧が上昇している腰痛出現時の値を維持する平坦型である．第3群は，腰痛出現時に一過性に筋内圧の上昇をみるが，その後腰痛が持続しても筋内圧は下降してくる漸減型である．そして，第4群は，腰痛出現時に筋内圧が前値と変わらない無反応型である．これらの波形を疾患別にみてみると，漸増型は運動時コンパートメント症候群や変性すべり症にみられる．このような筋内圧波形は約1割の頻度で認められる．平坦型の筋内圧を示す疾患は運動時コンパートメント症候群，骨粗鬆症，腰椎手術後である．この筋内圧波形は20％の頻度で認められる．漸減型は50％と最も多く，運動時コンパートメント症候群を除く各種疾患に認められる．無反応型は約20％弱に認められる．その疾患別の内訳はさまざまである．

この筋内圧波形の意義を考えてみる．漸増型と平坦型では筋内圧の上昇により腰椎背筋群の筋血流量が減少し，阻血性の痛みが出現している可能性がある．両者の病態の違いは現時点では不明である．これに対し，漸減型では腰痛出現のために腰椎背筋群の筋収縮が起こり，この結果，二次的に筋内圧の一過性の上昇が起こると考えられる．無反応型は，痛みに伴う筋収縮が全く起きていないことから心因性腰痛である可能性が高い．このように，腰椎背筋群の筋内圧測定は器質的な腰痛と心因性腰痛との鑑別にも役立つ可能性を秘めている．

腰痛性間欠跛行の電気生理学的検討

高齢者に比較的高い頻度で認められる慢性腰痛の一症状として，腰痛性間欠跛行がある．腰痛性間欠跛行の病態には，コンパートメント症候群を始めとして，種々の原因による腰椎部背筋群の機能不全が関与していると考えられる．腰痛性間欠跛行は，以下のように定義される．①長時間の立位または歩行により体幹が前傾化する．②腰部の重だるさ，不快感，鈍痛が出現する．③腰椎後屈により症状が改善する．④安静時痛や動作時痛はないか，あっても軽度である．⑤下肢症状は伴わない．

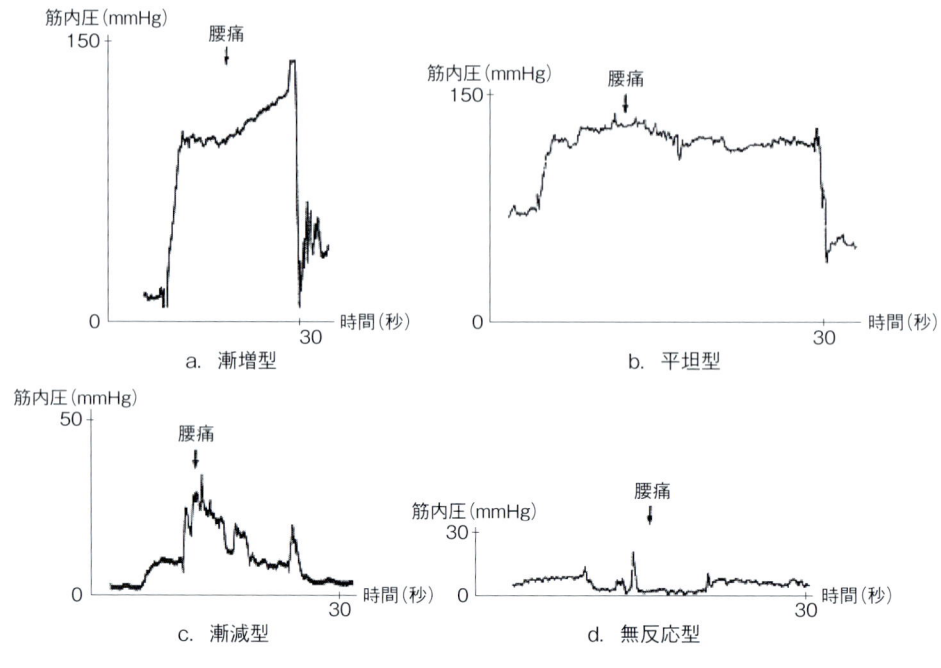

図Ⅲ-70 腰痛出現時の筋内圧波形の分類
(紺野慎一,他:臨整外 28:419-426,1993,図9より転載)

このような定義の腰痛性間欠跛行は,脊柱後弯を伴った高齢者に多く発生する.実験的・臨床的研究から,脊柱の前屈により脊柱起立筋の筋内圧が上昇し,筋血流量が減少することが明らかにされている.また,MRIを用いた検討で,腰痛性間欠跛行を呈する症例では腰椎部背筋群に脂肪化と考えられる筋の著しい変性所見が認められる.さらに,腰部変性後弯症における腰部伸筋の組織学的検討を行うと,それらの症例では筋線維密度の著しい減少と間質の線維化が認められるという報告もある.これらの事実から,腰痛性間欠跛行を有する症例では,脊柱後弯により腰椎部背筋群が阻血状態となるため,筋の変性や機能障害がいっそう促進されている可能性がある.

電気生理学的検討では,腰痛性間欠跛行を呈する症例は,呈さない症例と比較して,いずれの姿勢でも腰椎部背筋群に過度の筋放電が認められる(図Ⅲ-69).これは,腰椎部背筋群に機能障害が生じていることを示唆している.また,腰痛性間欠跛行を呈する症例では,歩行時に腰椎部背筋群の持続性筋放電が認められる.この歩行時の筋放電パターンは,腰痛性間欠跛行を呈さない症例でも体幹を前傾させることにより再現できる(図Ⅲ-71).さらに,腰痛性間欠跛行を呈する症例では,歩行により腰椎部背筋群に短時間で筋疲労が生じる.これらの事実から,腰痛性間欠跛行を呈する症例では,腰椎前弯角の減少による脊柱アライメントの変化が起立時の腰椎部背筋群の持続性筋放電を引き起こし,歩行時の体幹前傾化がさらに持続性筋放電を助長するために,腰椎部背筋群に短時間で筋疲労が生じ,筋の阻血と相まって腰痛が発生すると推察できる(図Ⅲ-72).

■ 後方手術時における筋膜の役割

腰椎後方手術で傍脊柱筋の圧排という操作は,筋内圧を上昇させて血流障害を惹起する.その結果,筋の変性が発生することが川口らの一連の研

機能からみた病態　101

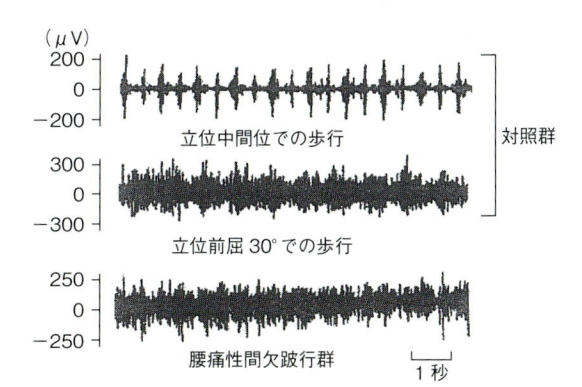

(μV)
立位中間位での歩行
立位前屈30°での歩行
対照群
腰痛性間欠跛行群
1秒

図Ⅲ-71　歩行時の筋放電パターン

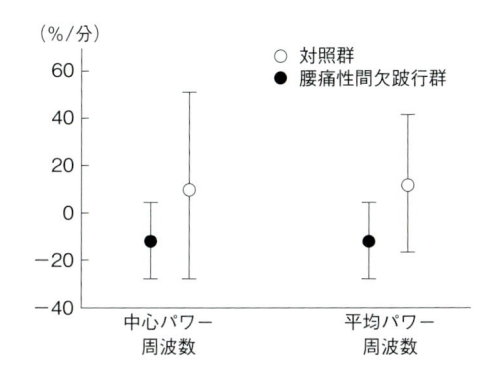

(%/分)
○ 対照群
● 腰痛性間欠跛行群
中心パワー周波数　平均パワー周波数

図Ⅲ-72　腰椎背筋群の疲労解析

究によって明らかにされている．そしてこれを予防するためには，術中の筋への圧迫力と圧迫時間に留意することの重要性が指摘されている．1つの方法として，間欠的な背筋に対する圧迫解除が有効であるとされている．

筋内圧を考える場合にはコンパートメントからの視点も重要である．なぜなら，腰部の傍脊柱筋は，筋膜によるコンパートメントで包含されているからである．腰椎後方手術では，長時間の開創に伴い，腰椎背筋群の筋内圧上昇が起こり，術後コンパートメント症候群が発生する可能性がある．筆者らの動物実験では，術後48時間では，筋膜縫合をした群が，縫合しない群に比べて，高い筋内圧を呈している．腰椎後方手術での開創器における圧迫力は，300〜700 g/cm^{2}であることから，筋内圧上昇が筋血流の減少を惹起することは間違いない．したがって，筋膜縫合それ自体が腰椎後方手術後にコンパートメント症候群の原因になる可能性がある．しかし，筋再生という視点からは，術後4週の時点で，筋膜縫合すると筋線維の再生像が多く認められることから，腰椎後方手術では筋膜縫合する意義があると考えられる．これらの事実を総合すると，後方手術時には，時々開創器を外して筋阻血を予防し，閉創時には筋膜縫合するのが妥当と言える．

4　椎間板のバイオメカニクス ─内圧からの検討

椎間板は，体幹の支持要素のうちで最も重要な組織である．Nachemsonらの研究以来，荷重や姿勢の変化が腰痛に与える影響を椎間板内圧の面から解明しようとする試みは，数多くなされている．椎間板変性など，体幹支持要素の機能破綻が椎間板性腰痛を発生させると考えられており，椎間板が腰痛発生の重要な原因であるという見解は広く受け入れられている．しかし，近年はこのような局所の問題だけで腰痛の病態を把握するのには問題があるとされつつある．

ここでは椎間板内圧という観点から考察を加えてみる．

姿勢と椎間板内圧の関係

立位では前後屈運動に伴う椎間板内圧の変化は，変性を伴わない椎間板と椎間板ヘルニア，両者ともに椎間角度との間に強い相関関係が認められる(図Ⅲ-73)．一方，坐位では，両群ともそのような相関関係は認められない．確かに，立位と坐位では仙骨の傾斜角度や腰椎のアライメントは異なる．しかし，これら2つの要素のみでは立位と坐位における椎間板内圧の変化の差を説明することはできない．椎間板内圧には体幹筋の筋活動が影響することはよく知られている．したがって，坐位における椎間角度と椎間板内圧の相関性の欠如には体幹筋の筋活動が影響を及ぼしていると考えられる．この仮説の妥当性については，「体幹筋の筋活動と椎間板内圧との関係」(104頁)

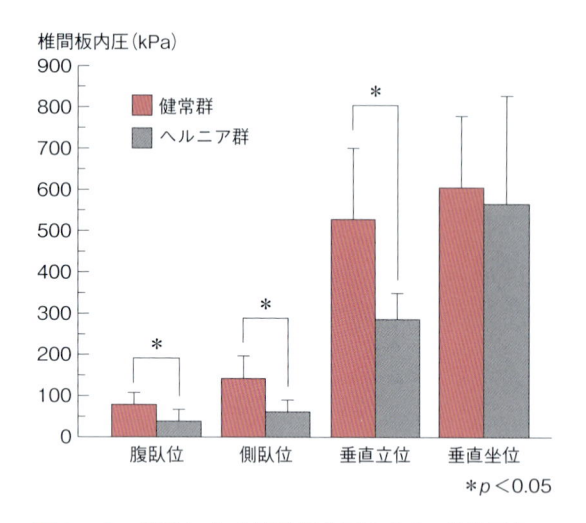

図Ⅲ-73 姿勢による椎間板内圧の変化－健常群とヘルニア群の比較

(佐藤勝彦, 他:臨整外 34:543-548, 1999, 図2より転載)

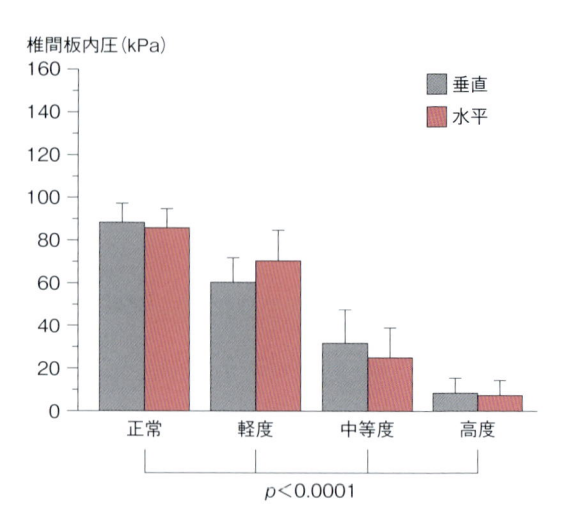

図Ⅲ-74 椎間板変性と椎間板内圧の関係

(Sato K, et al.:Spine 24:2468-2474, 1999, 図7より改変)

で検討する.

椎間板変性と椎間板内圧との関係

　健常な椎間板の髄核は，変性した椎間板と比較して，高い椎間板内圧，均等な圧伝達，および呼吸に一致した内圧の変動を示す．一方，髄核は，変性が高度になるにつれ，椎間板内圧が下降し，髄核内の圧伝達が均一でなくなり，さらに呼吸性変動も認められなくなってくる(図Ⅲ-74)．生体力学的な面からみると，変性した椎間板は内圧が下がった状態になる．いわゆる"パンクしたタイヤ"と同様で，荷重機能が損なわれた状態ということができる．また，変性椎間板には呼吸性変動が認められないことから，椎間板内圧の呼吸性変動は髄核の栄養に何らかの形で関与している可能性が考えられる．

脊柱支持機構に対する椎間板ヘルニアの影響

　椎間板は，荷重負荷に対しては内圧が上昇することにより支持性を増強するという生体力学的機能を有している．ヘルニアの発生している椎間板内圧は，MRIで変性が認められない椎間板と比較して，非荷重時において低値を示す．また，荷重時でも椎間角度が同じであれば，ヘルニアが発生した椎間板の内圧は，変性が認められない椎間板と比較して低下している．これらの事実は，椎間板に同じ負荷をかけたとしても，ヘルニアの発生している椎間板の内圧は，MRIで変性が認められない椎間板と同じようには内圧は上昇しないことを意味している．つまり，椎間板ヘルニアは，生体力学的には椎間板内圧上昇機構が破綻している状態ということができる．

　この椎間板内圧上昇機構の破綻は，椎間板変性に伴う腰痛の発生に重要な要因の1つであると考えられる．なぜならば，立位や坐位といった椎間板に荷重負荷がかかるときには，負荷に対して内圧が上昇することにより椎間板自体の支持性が増強される．しかし，ヘルニアの発生している椎間板では内圧上昇機構はすでに破綻しており，椎間板自体の支持性を得ることはできないからである．したがって，ヘルニアを有する椎間では，脊柱の前方支持要素として重要な椎間板の支持性が低下し，椎間の力学的な不安定性が惹起される．この前方支持要素の支持性低下は，脊柱後方支持要素である椎間関節や脊柱周囲の支持要素である

靱帯や腰背筋に過大な負担をかけ，その結果，腰痛が発生すると推論できる．

椎間板ヘルニアの手術 —椎間板内圧からの検討

ここで，椎間板ヘルニアの術式としての髄核摘出術の治療効果発現機序を考えてみる．われわれ脊椎外科医は椎間板ヘルニアに対する手術を除圧術だと認識して，従来の後方からの手術，あるいは最近の経皮的髄核摘出術やその他の低侵襲手術と称されている手術もすべて，その目的は椎間板内圧減圧術であると認識している．われわれの認識では，「突出している部分を切除する」，「椎間板の内圧を減少させて神経根に対する圧迫力を逃してやる」という概念である．

椎間板ヘルニアに対する手術は除圧術であるというこのような認識の前提には，「椎間板ヘルニアのある椎間板の内圧は高い」という事実が必要である．椎間板内圧の概念はMacnabの『Backache』に記されているように，正常の椎間板では箍（たが）がきちんと締まっている樽のようなものであるが，この樽の箍が緩むと中に入っている水は外に漏れ出す．この図（図Ⅲ-75）から想像されることは，箍の緩んだ樽，すなわち変性した椎間板では内部の水を溜めておくことはできないので，中の圧は下がるであろうということが容易に想像できる．

椎間板ヘルニアは椎間板変性の一種であるから，椎間板ヘルニアの椎間板内圧は低いのではないかという疑問が当然出てくる．また，椎間板性腰痛の原因は，内圧が低下した髄核と内圧が上昇した線維輪との境界で，終板に剪断力が生じることによって発生するとの報告もこの疑問の妥当性を支持している．これらの結果は，疼痛を発生している椎間板の内圧それ自体は低いということを示唆している．このような事実は，以前からわれわれも経験的には知っている．なぜならば，椎間板造影をする際に正常な椎間板に造影剤を注入するには極めて大きな力を要する．これに対して，変性した椎間板やヘルニアのある椎間板に造影剤を注入するのは容易である．このことからも，変性した椎間板や椎間板ヘルニアの椎間板内圧は高くないということが分かる．

このような事実を考えると，椎間板ヘルニアに対する手術を除圧術と呼んでいるのは論理に合わない．もし，椎間板内圧が神経根障害の治療効果に関係しているとしたら，それは，おそらく，椎間板の除圧術ではなく，神経根に対する除圧術になっているのではないかと想定される．

以上の考察は，神経根の生体力学的特性を考えた場合，とくに明白となる．臨床経験から，若年者の神経根はみずみずしく，弾性に富む．一方，高齢者のそれは，弛緩し，弾性に乏しい．遺体を

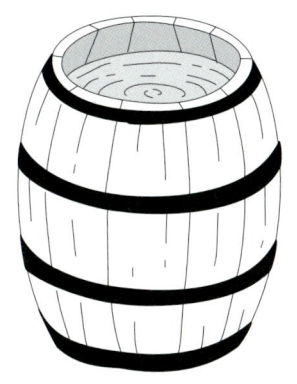

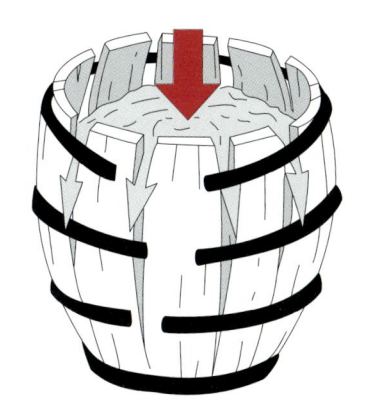

図Ⅲ-75　椎間板内圧の概念
（菊地臣一：続・腰痛をめぐる常識のウソ．金原出版，p 72，1998，図 7 より転載）

用いた生体力学的試験から，若年者の神経根は弾性率（Young率），Poisson比，ともに高値であり，高齢者のそれはともに低値を示すことが知られている．この事実は，前述の臨床経験を裏付ける．つまり，若年者のヘルニアに対する手術は，弾性に富む神経根に対する除圧術の意味をもつ．これに対して，高齢者のヘルニアに対する手術は，もはや除圧術の意味をもたず，あくまで「機械的圧迫因子」を除去する術式であることを意味する．

■ 体幹筋の筋活動と椎間板内圧との関係

生体における体幹筋の筋活動と腰椎椎間板内圧との関係について考察してみる．椎間板内圧には筋活動が関与しているという「姿勢と椎間板内圧の関係」（101頁）で述べた仮説の検証をしてみる．体幹筋は，腹筋と腰背筋に大別される．これらの筋肉が椎間板内圧に対してどのように関与しているかは不明である．筆者らの研究では，椎間板内圧は体幹筋の筋活動の増加とともに上昇するが，腹筋と腰背筋の筋収縮が椎間板内圧に対して均等に影響を与えているわけではない（表Ⅲ-1）．すなわち，椎間板内圧の上昇には，腹筋の筋収縮が関与する割合は少なく，腰背筋の筋収縮が大きく関与している．この事実は，脊柱の支持性獲得に対する腹筋の関与は少ないことを示唆している．腰背筋に対する電気生理学的検討から，腰痛患者での腰背筋の弱化による易疲労性が証明されている．

したがって，脊柱の支持性に対する腹筋の関与が少ないという事実は，腰痛に対する運動療法は腹筋よりも背筋に対して施行すべきではないかという仮説を支持する根拠となりうる．過去に慢性腰痛患者の体幹筋力を測定した研究結果もこの事実を支持する．多くの研究で，慢性腰痛症患者の体幹筋力低下は，腹筋に比較して背筋で有意である．

しかし，これに反する実験結果も存在する．遺体の体幹および数学的モデルを用いた実験では，腹筋と背筋は深部筋膜を通じて連結のあることが知られている．つまり，腹筋の作用により筋膜の緊張が亢進し，二次的に背筋の機能が高まる．腹筋の背筋支持機能，ひいては体幹の安定性保持機能が重要とされる．実際の臨床現場でも，腰痛患者に対して，腹筋と背筋のいずれのリハビリテーション，筋力増強訓練が重要であるかはいまだ結論が出ていない．

■ 腰のバイオメカニクスの最前線

脊柱の安定性が損なわれた状態，つまり「不安定脊椎（unstable spine）」は腰・下肢痛，筋力低下などさまざまな自覚症状，神経学的脱落所見の原因となる．したがって，腰痛と脊柱不安性の関連を探求すべく，腰椎安定性（stability）に関する数多くの生体力学的な研究がなされている．

脊柱の安定性を司るシステムは，以下の3つのサブシステムからなる．① 構築学的脊柱安定化システム（passive subsystem），② 動的脊柱安定化システム（active subsystem），③ 神経コントロールシステム（neural subsystem）．①は，椎骨，椎間板，椎間関節，靱帯などからなる，いわゆる「脊柱の構造体自身」である．これに対して，②は体幹筋を主とする，いわゆる「動的脊柱安定化システム」が相当する．③は，①と②の協調運動を支配する中枢からの神経支配ネットワークである．以上の三者が協調して，密な連携を保つとき，脊柱の安定性が担保される．しかし，いったんこれらの破綻が生じるとき，腰痛を始めとしてさまざまな症状が発症すると考えられている．腰のバイオメカニクス研究は，三者に焦点を絞

表Ⅲ-1　体幹筋の筋活動と椎間板内圧との関係

姿勢	椎間板内圧 (kPa)	脊柱起立筋（μV） L2高位	脊柱起立筋（μV） L5高位	腹直筋 (μV)
腹臥位-安静	65	4	4	5
腹臥位-伸展	891	63	70	5
立位-直立	534	25	14	5
立位-前屈	1,634	22	49	6

（佐藤勝彦，他：日整会誌 74：S1519，2000，表より転載）

り，さまざまな側面から脊柱安定性(不安定性)を評価し，その対策を講じる試みがなされている．本項では，腰のバイオメカニクスの面で，最近の研究の最前線を述べる．

1. 腰のバイオメカニクスでの基本事項

バイオメカニクス研究の最も基礎となる「定義」が，Panjabi によって提唱された．多くの研究は，現在でもこの定義に基づきなされ，バイオメカニクスの基本となっている．

a. 脊柱運動のコーディネート・システム

脊椎の運動学(kinematics)を考えるうえで，脊椎の動きはすべて x，y，z 軸の3軸に沿った動きであると定義した．x 軸は体幹の左右方向の軸，y 軸は体幹の頭尾側方向の軸，そして z 軸は体幹の前後方向の軸である．y と z 軸によって作られる面が矢状面，y と x 軸によって作られる面が前額面，そして x と z 軸によって作られる面が冠状面と定義される．各椎間は，この軸に沿って6種類の自由度(six degrees of freedom)を持つ．つまり，3軸に沿った並進(translation)と回旋(rotation)運動であり，計6種類の動きがあると定義される．例えば，前・後屈は x 軸での回旋運動であり，左右側屈は z 軸における回旋運動である．

b. Neutral zone(ニュートラル・ゾーン，「中間領域」)

Panjabi は不安定性を客観的に定義するために，neutral zone を提唱した．これは，load-displacement curve(荷重−変位曲線)を記録した際に，極めて小さい負荷にもかかわらず，変位が最大になる領域を意味する．この領域が大きいほど，その物体は不安定な状態であることを意味する．

2. *In vitro* での研究

遺体の脊柱を用いた研究が主である．運動学的研究(kinematic study)や運動力学的研究(kinetic study)がなされている．過去から現在に至るまで，最も多い研究の1つが椎間板の生体力学的特性を評価するものである．健常な椎間板から高度変性椎間板まで，粘弾性や捻れ強度を明らかにする目的で，各種力学試験機を用いて研究が行われてきている．Panjabi が提唱した三次元でのモーメントを負荷可能なシステムや，その動きを極めて小さい誤差範囲でトラッキングできる LED 付きの測定装置など，新しい機器が使われるようになってきた．試験材料として，椎体終板を付けた椎間板単独を用いることが多い．材料特性を含め，健常−変性椎間板の力学的挙動の情報は多く集積されてきている．この情報は，後述する数学的モデルを作製する際に有力な情報となっている．さらに，新しい人工髄核や人工椎間板を開発する際にも欠かせない有益なデータとなる．しかし，椎間板の生体力学的特性と症状としての腰痛を結びつけるデータはいまだ得られていない．

同様の手技で，各種の脊椎内固定器具(spinal instrumentation)の優越を評価する研究や，新しいインストルメントを開発するための研究も継続中である．材料として，椎間板に上下の椎骨を含めた，いわゆる一運動機能脊椎単位(functional spinal unit；FSU)が用いられる．現在主流の椎弓根スクリューシステムや椎体間固定に使用されるケージに関する研究が多い．ケージの研究では，後方椎体間固定術(PLIF)や経椎間孔進入による椎体間固定術(TLIF)など，その使用法による強度の違いを検討した報告がある．新しいインストルメントとしては，「動きを温存した安定性の供与」，すなわち motion-preserving technology(可動性温存技術)の検討がある．dynamic stabilization，いわゆる「制動術」とも呼ばれるものである．Graf system 以降，Dynesys® などいくつかのシステムが臨床応用されてきたが，いまだ確立された術式は出ていない．

高齢社会の到来に伴い，高齢脊椎(aging spine)の生体力学的特性に関する研究も多い．骨粗鬆症脊椎の力学的特性が研究されている．手術手技では，骨粗鬆症性椎体骨折に骨セメント(polymethyl methacrylate；PMMA)を充填する椎体形成術が盛んである．術後に，脊柱の剛性は亢進する．しかし，これが隣接椎に影響を与え，隣接椎体の新たな骨折を生じる．いかにこの現象

を防止できるかに焦点が当てられている．充填材料として，より骨の材料特性に近似したPMMA以外の新素材開発もトピックである．

In vitro での研究は，あらゆる臨床場面を模擬することができるという利点をもつ．しかし，実際の生体下での状況とはさまざまな条件で異なる．例えば，この手法はpassive subsystem のみを評価する手法であり，active subsystem として重要な体幹筋は全く反映されておらず，neural subsystem も当然考慮されていない．また，FSU のみでは脊柱全体の挙動を知ることはできない．得られたデータを使用するには，慎重な注意が必要である．

この欠点を補うべく用いられる手法が，数学的モデル（mathematical model）である．コンピュータやワークステーションを用いて脊柱を模擬したモデルを作製し，そのモデルにさまざまな条件を与えたり，負荷を加えたりして生体内の情報を探る試みである．その1つが有限要素法（finite element method；FEM）である．ここでは，実際の脊柱をmesh と呼ばれる三次元分画に数限りなく細分化する．各々のmesh に，皮質骨や海綿骨，髄核や線維輪，靱帯などに相当する機械的定数（Young 率やPoisson 比など）を組み込む．ある負荷に対する歪みやストレス，動きを無数のmesh 間の相互計算式から算出するものである．モデル次第では，筋肉やこれをコントロールする神経ネットワークの条件を組み込むことも可能であり，より生体に近似したモデルとなる．このモデルを用いることにより，一定の作業や姿勢における腰椎への負荷や，最も危険な作業姿勢などを解析することが可能となっている．

3. *In vivo* での研究

生体によるバイオメカニクスの研究は倫理的な問題があり困難な面もある．しかし，これを克服すべくさまざまな研究がなされてきた．不安定性を評価するためによく行われる研究が，全身麻酔下の手術中に，脊椎に負荷を加え，剛性や変位を測定することにより不安定性を評価する方法である．その指標としてneutral zone が使用される．しかし，この方法も「無意識下」の条件であり，得られる情報には限界がある．もちろん，腰痛と不安定性の関係という課題に対して応えることも困難である．

手術に用いる内固定器具にセンサーを設置し，これを体内に留置することにより，ワイヤレスによって生体内情報を得る試みもある．しかし，倫理上の問題が常につきまとう．

非侵襲的に脊柱の動きを観察する研究もある．例えば，スパイナル・マウスという機器では，脊柱全体の動き，軌跡をリアルタイムで計測することが可能である．床反力計とLED を用いた三次元動作解析装置により，脊柱の動きを解析し，その負荷を計測することも可能である．しかし，体表面からの研究では，脊椎自体の動きを高い精度で観察することは不可能であり，かつ負荷量に関しても誤差は大きい．より生体に近いデータを得ることは困難である．

4. 体幹筋のバイオメカニクス

Active subsystem として脊柱の安定に重要な役割を果たす体幹筋に関しては，筋電図学的研究が盛んである．最近では，16チャンネルまでの表面筋電を，ワイヤレスで測定可能な機器が登場しており，より多彩な日常状況下で筋活動を採取することができるようになってきた．また，付属する解析ソフトの充実により，積分筋電量の算出や平均周波数解析が容易となり，得られる情報は多い．ある作業姿勢での筋疲労や，前述した数学的モデルに組み込むことが可能な情報が採取されている．

腰痛患者に特有な現象を動作解析機器と併用して解析する研究も盛んである．Flexion-relaxation phenomenon（屈曲・弛緩現象）は，立位での最大前屈動作時に観察される背筋の弛緩現象である．これが慢性腰痛患者では欠如する頻度が高い．Neural subsystem との連携障害と併せて，この事象が研究されている．

体幹筋力の評価も古くて新しい課題である．従来，腹筋，背筋別の測定が主流であった．最近では，回旋力を測定可能な機器が導入されている．

その結果,慢性腰痛患者では回旋筋力の低下が特徴的であることが報告されている.腰痛患者の筋力低下が,「原因」であるか「結果」であるかは,従来から議論の多いところではある.しかし,理論上の「絶対筋力」を測定することは不可能である.「筋力」はあくまで「パフォーマンス」の指標と捉えるべきであり,この観点からも計測の意義は大きい.

体幹筋の分類として腹筋,背筋の2つに分けられることはよく知られている.これ以外の分類として,浅層筋(superficial muscles)と深層筋(deep muscles, coreまたはinner muscles)の2つがある.後者は体幹の深部に存在する筋群(腹横筋や多裂筋など)であり,腰椎の局所安定性に寄与することが知られている.その機能障害は,腰椎不安定性を増強し,腰痛の発症・悪化と密接な関係をもつことが解明されてきた.さまざまな作業姿勢や動作時の深部筋収縮が,筋電図学的な検討に併せて,エコー(超音波検査)を用いた研究から明らかになっている.さらに,腰痛患者に対するより効果的な運動プログラム開発の一助ともなっている.

臨床研究からみた病態

1 疾患別にみた病態

■ 椎間板ヘルニア

椎間板ヘルニアによる疼痛の発現には機械的圧迫因子だけでは不十分であることは,すでに多くの報告が指摘している.髄核による神経根の機能障害の惹起である.ここでは,筆者らによる知見に基づいて椎間板ヘルニアの疼痛発現機序を考えてみる.

1. 形態学的検討

先ず,椎間板ヘルニアによる神経根の圧迫を,神経根造影像を通して,神経根周囲組織との関係で考えてみる.椎間板ヘルニアの実質的な大きさは同じでも,その個体の有している脊柱管の椎孔形態により,椎間板ヘルニアによる神経根への圧迫度は各症例で異なるはずである.狭小化した外側陥凹を有している症例では,前方(椎間板ヘルニア)に加え後方(外側陥凹の背側壁)からの圧迫の要素も加わり,神経根への圧迫はより高度となる.一方,広い外側陥凹を有している症例では,後方(背側)に神経根の逃げ場が存在するために神経根にかかる圧迫は軽度で,結果的に神経根への圧迫度は強くはない.その結果,神経根への圧迫の程度は,前者に比較して軽度であると考えられる.

事実,このような病態は,神経根周囲の狭小化という観点から3群に分類できる.すなわち,神経根の圧迫において椎間板がその主体となっている症例(図Ⅲ-76),たとえ椎間板が圧迫の主体でも全体としての神経根への圧迫の程度が軽い症例(図Ⅲ-77),そして脊柱管狭窄と同様の病態が合併している症例(図Ⅲ-78),の3つである.

外側陥凹の狭小化を決定している上切痕距離は,脊柱管椎孔の形態に決定的な役割を果たしている.前述した3つの病態に大きく関与しているのも上切痕距離である.さらに,この前後径は神経根周囲組織による圧迫に関与しているだけでなく,神経根ブロックによる保存療法の治療効果にも影響を与えている.つまり,上切痕距離という形態学的指標が椎間板ヘルニアの予後を占う1つの指標となり得る.実際,椎孔の形態や外側陥凹の狭小化といった狭窄因子の存在が,椎間板ヘルニアの予後に深く関与していることについては,以前から多くの報告が指摘している.

上切痕距離は,欧米で広く行われてきたキモパパイン注入療法の治療成績をも左右する.すなわち,キモパパイン無効例は,有効例と比べて,脊柱管狭窄の要素を合併している症例が多い.したがって,キモパパイン注入療法の適用を決定するにあたっては,上切痕距離の狭小化の有無は考慮すべき一因子である.

次に,腰椎椎間板ヘルニアの症状である腰痛や下肢痛と脊柱管の関係について考えてみる.腰椎

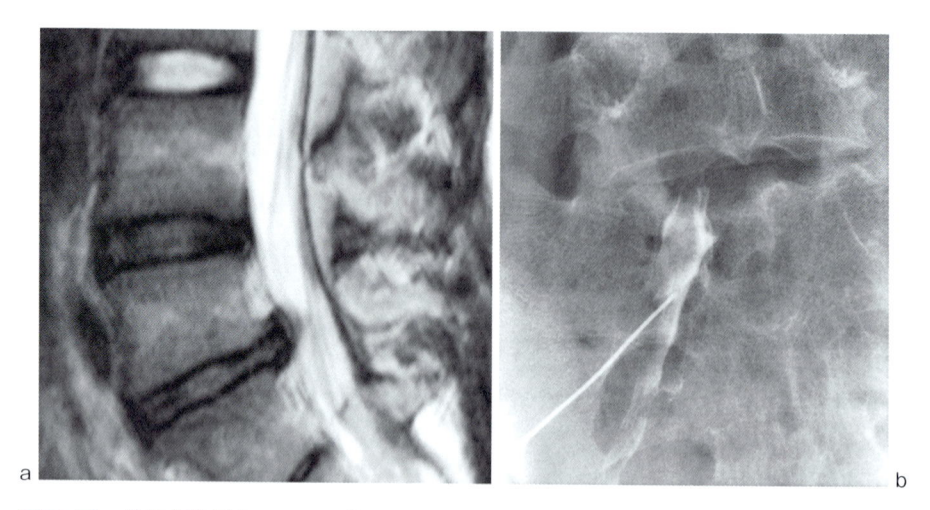

図Ⅲ-76 神経根造影像からみた椎間板ヘルニアの種々相—椎間板が圧迫の主体となっているタイプ（29歳，男性）

a：MRI，矢状断像
b：第1仙骨神経根造影，前後像
L5/S1椎間板ヘルニアによる第1仙骨神経根障害を呈している．神経根造影は椎間板高位での停止像を呈している．

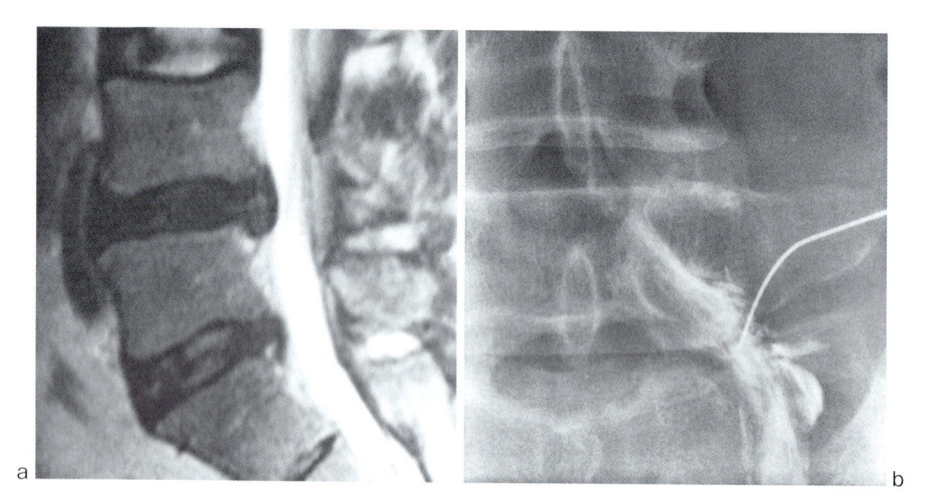

図Ⅲ-77 神経根造影像からみた椎間板ヘルニアの種々相—神経根の圧迫が軽度なタイプ（52歳，男性）

a：MRI，矢状断像
b：第5腰神経根造影，前後像
L4/5椎間板ヘルニアによる第5腰神経根障害を呈している．神経根造影では，明らかな造影剤の途絶を認めない．

椎間板ヘルニアの症状のうち腰痛のみを愁訴とする症例は，正中ヘルニアで，しかもヘルニア腫瘤の脊柱管内占拠率が低いという特徴を有している（図Ⅲ-79）．このような症例では，腰椎椎間板ヘルニアの特徴的な理学的所見である前屈制限や神経緊張徴候を示すことは少ない．したがって，日常診療で腰痛症と診断された症例のなかには椎間板ヘルニアが含まれている可能性があることが予

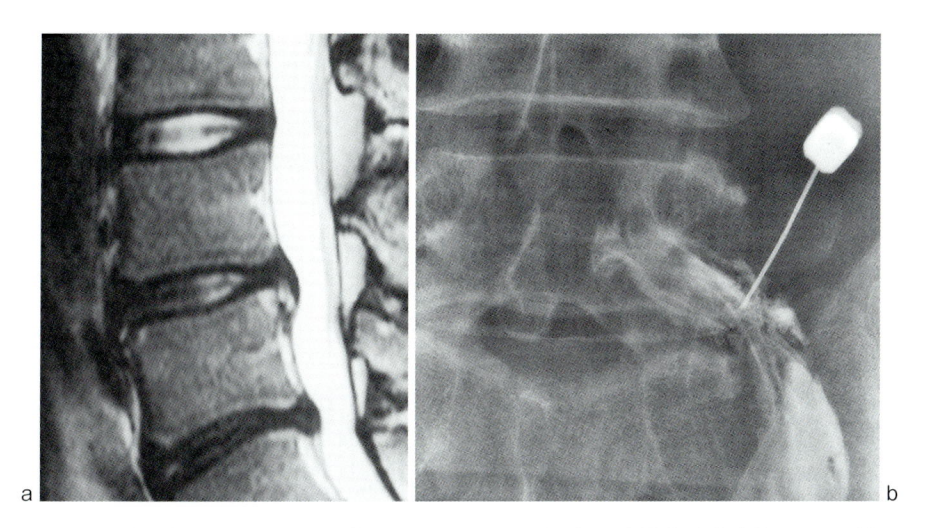

図Ⅲ-78 神経根造影像からみた椎間板ヘルニアの種々相―脊柱管狭窄合併のタイプ（43歳, 男性）
a：MRI, 矢状断像
b：第5腰神経根造影, 前後像
L4/5 椎間板ヘルニアによる第5腰神経根障害の症例である. 神経根造影像は, 第5腰椎椎弓上縁で停止像を呈している.

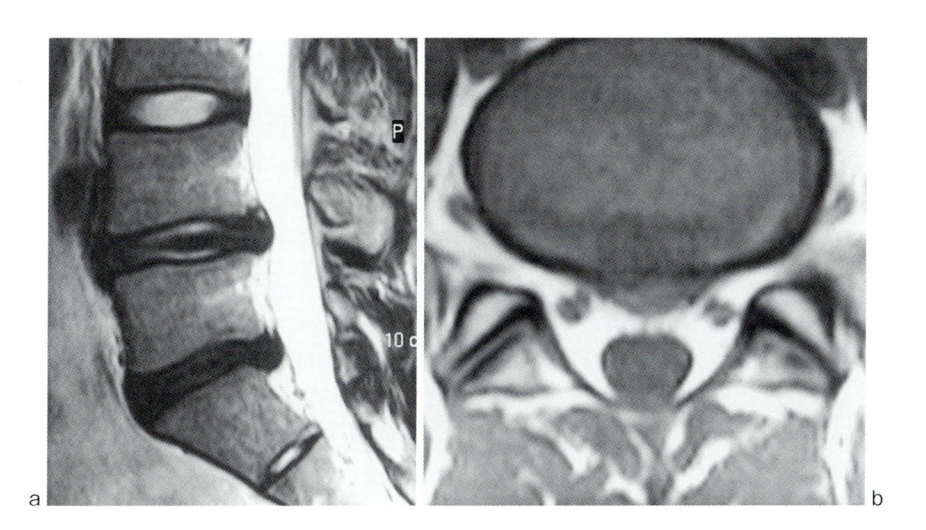

図Ⅲ-79 腰痛のみを主訴とする椎間板ヘルニアの症例（25歳, 男性）
a：MRI, 矢状断像
b：MRI, 横断像
L4/5, 椎間板の中央部での後方突出を認める. 前屈制限を伴う腰痛が主訴である.

想される．長い期間, 腰痛が持続している症例では, 椎間板ヘルニアによる疼痛の可能性も考えて, 画像検査で確認をしてみる必要がある．ただし, 軸性腰痛はあるが神経根圧迫症状を呈さない椎間板ヘルニアに対する手術の有効性については懐疑的な意見が多い．

最後に, 髄核の化学的因子について新鮮遺体を通して考えてみる．髄核の液性成分は椎間板の変

性とともに容易に硬膜外腔へ漏出していくものと考えられる．その根拠は，椎間板内に色素を注入してみると，変性の認められない椎間板では色素は全く椎間板から漏出しないからである〔図Ⅲ-55-a（82頁）〕．一方，変性椎間板では容易に色素の漏出が認められるからである〔図Ⅲ-55-b（82頁）〕．この髄核の硬膜外への漏出〔図Ⅲ-55-c（82頁）〕がどのような病態を神経根にもたらすのか，あるいはもたらさないのか，そしてもたらすとしたらどのようなものかについては今後臨床的・実験的研究を通じて明らかにする必要がある．また，椎間板線維輪の断裂は，周囲から髄核への神経組織の侵入を可能にする．このような変化が慢性腰痛の原因だと指摘している報告がある．

2. MRI所見と症状との関係

MRIの普及により，椎間板ヘルニアの症例のなかには，ヘルニア腫瘤が時間の経過とともに縮小・消失していく症例が存在することが明らかになってきた．この事実が，椎間板ヘルニアが保存療法で良くなったり，自然寛解傾向があることと結び付けて論じられている．しかし，MRI像で得られたヘルニア腫瘤と症状との関係には，なお緻密に論じられる必要がある．とかく，「ヘルニア腫瘤と症状の関係は対応している」ということは常識であるように認識されている．ヘルニア腫瘤が脱出ヘルニアかどうかで予後を占えるとの報告もなされている．はたしてそのような単純な関係が，MRI像と症状との間に成立するのであろうか．

臨床例で，経時的に椎間板ヘルニアの症状の推移を画像の変化と対応してみてみると，これらの通説に大きな疑問が生じてくる．

第1の疑問は，症状とヘルニア腫瘤の縮小・消失との相関関係である．MRIでみられるヘルニア腫瘤が縮小したり消失すれば，症状は良くなるとの結論は多分そのとおりであろう．一方，ヘルニア腫瘤が小さくならなければ，症状は良くならないのかという疑問に対して，それは「NO」と言える．なぜならば，ヘルニア腫瘤が存在しても，症状が軽快している症例が多数存在することは日常診療上，普通にみられる事実であるからである（図Ⅲ-80）．

第2の疑問は，ヘルニア腫瘤の縮小・消失の時点と症状軽快の時点との関係である．ヘルニア腫瘤が縮小・消失する症例でも，症状が軽快・消失する時点は，MRI像との対比を時系列でみると対応していない．すなわち，MRI像で腫瘤が存在していても，症状はヘルニア腫瘤が縮小・消失する時点のはるか以前に軽快している（図Ⅲ-81）．

このような臨床的な事実を考えると，はたして，「ヘルニア腫瘤が小さくなるから症状が良くなる」とか「ヘルニア腫瘤の縮小・消失に応じて症状軽快が得られる」ということの妥当性については，それらが真実かどうかをprospective studyによって再検証する必要がある．

近年，画像に何らの異常所見の認められない症例でも神経根性疼痛が惹起され得ることが報告されている（chemical radiculitis）．臨床症状と画像との関係についても，もう一度吟味する必要がある．

3. "ダブルヘルニア"について

椎間板ヘルニアの診断や治療を行う場合に常に問題になるのは，画像上の無症候性の脊柱管への椎間板突出をどう考えるかということである．画像で一見ダブルヘルニアにみえる症例は20%弱に認められる（図Ⅲ-82）．しかし，両者の椎間板が症状に関与している真の意味のダブルヘルニアは全体の3%と非常に少ない（図Ⅲ-83）．しかも，これらの真の意味の椎間板ヘルニアは，それぞれの椎間で発症の時期が異なっている．無症候性であった画像上の椎間板ヘルニアが，他の責任高位のヘルニアに対する術後に発症する頻度は約9%である．椎間板ヘルニアの疼痛発生への心理や仕事の影響の大きさを考えると，約9%の将来における危険率のために無症候性椎間板ヘルニアを発見した時点ですべて手術すべきか否かは今後十分に議論すべき問題であると思われる．

4. 硬膜内脱出椎間板ヘルニアについて

硬膜内に脱出した椎間板ヘルニアは，腰仙椎部

図Ⅲ-80 MRI所見と症状との関係—MRI所見変化なし，症状消失

a：MRI，矢状断像（入院時），激痛
b：第1仙骨神経根造影，前後像
c：MRI，矢状断像（4週間後），疼痛なし

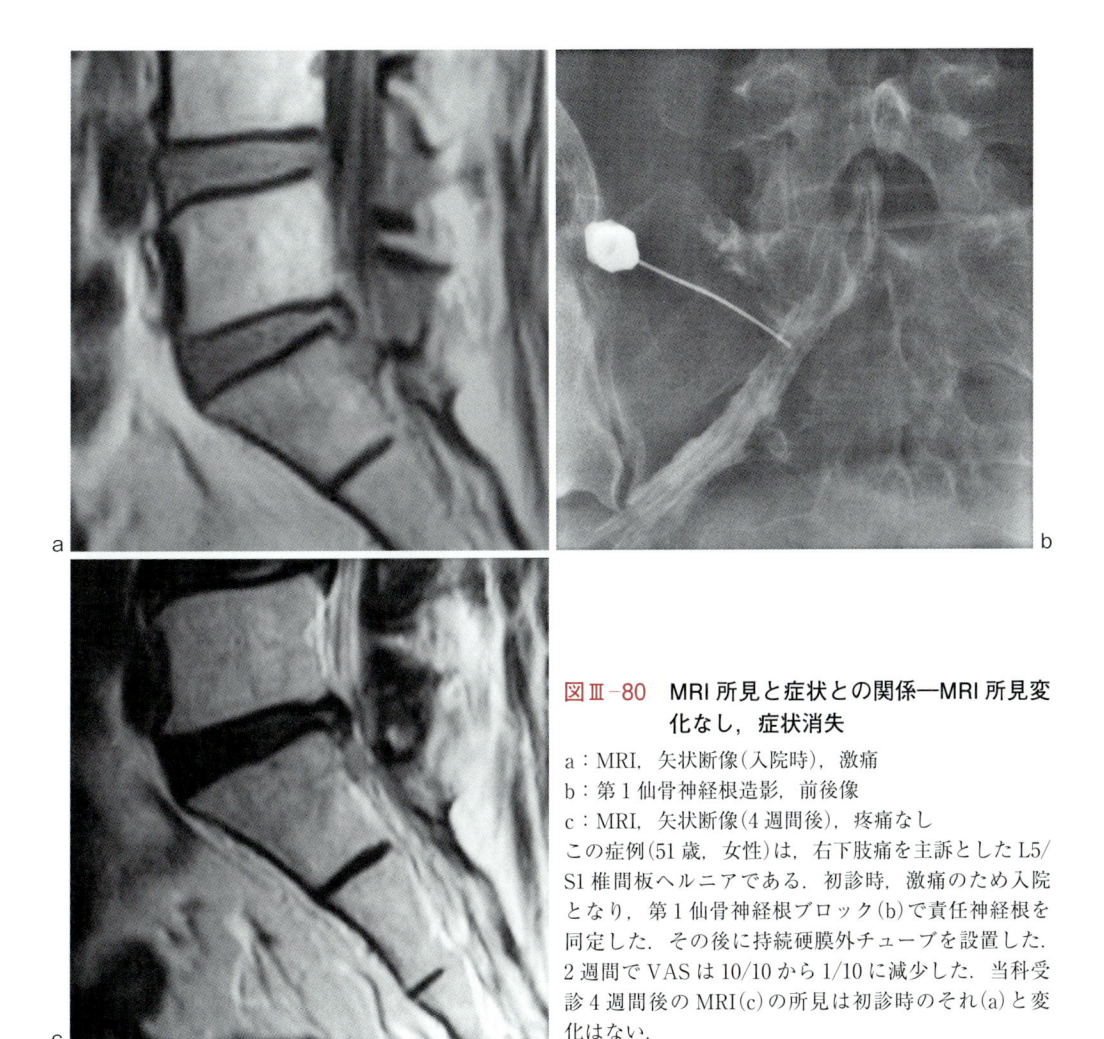

この症例（51歳，女性）は，右下肢痛を主訴としたL5/S1椎間板ヘルニアである．初診時，激痛のため入院となり，第1仙骨神経根ブロック（b）で責任神経根を同定した．その後に持続硬膜外チューブを設置した．2週間でVASは10/10から1/10に減少した．当科受診4週間後のMRI（c）の所見は初診時のそれ（a）と変化はない．

椎間板ヘルニア手術例の0.04～0.03％と報告されており，稀である．硬膜内に脱出した椎間板ヘルニアの臨床的特徴は，硬膜内に脱出していない椎間板ヘルニアに比べて，高齢者に多く，初発から腰痛とともに下肢症状の合併を認め，発症時より手術まで腰痛が持続している症例が多い．身体所見では，後屈制限が存在し，contralateral signを認める症例が多い．神経障害型式としては，多根性障害を呈することが多い．このような事実は，椎間板ヘルニアで多根障害を呈し，前述したような臨床像を呈する症例をみた場合には，硬膜内脱出椎間板ヘルニアという稀な病態も念頭に置き，精査を進める必要があることを示唆している．

このような病態の画像診断法では，脊髄造影像やMRIがとくに有用であるという事実は認められない．しかし，診断確定後に画像を改めて検討してみると，脊髄造影でのcap-shaped defectや硬膜内の円形の陰影欠損，あるいはMRIでの横断像で椎間板と等信号またはやや高信号の腫瘤が硬膜管内に突出，といった硬膜内病変を疑うべき所見の存在が指摘されている（図Ⅲ-84）．すなわち，前述した臨床的特徴を有する症例では，脊髄造影像やMRIを注意深く読影すると，術前に診断できる可能性がある．また，MRIは，現時点ではこのような病態に対する診断能力には限界が

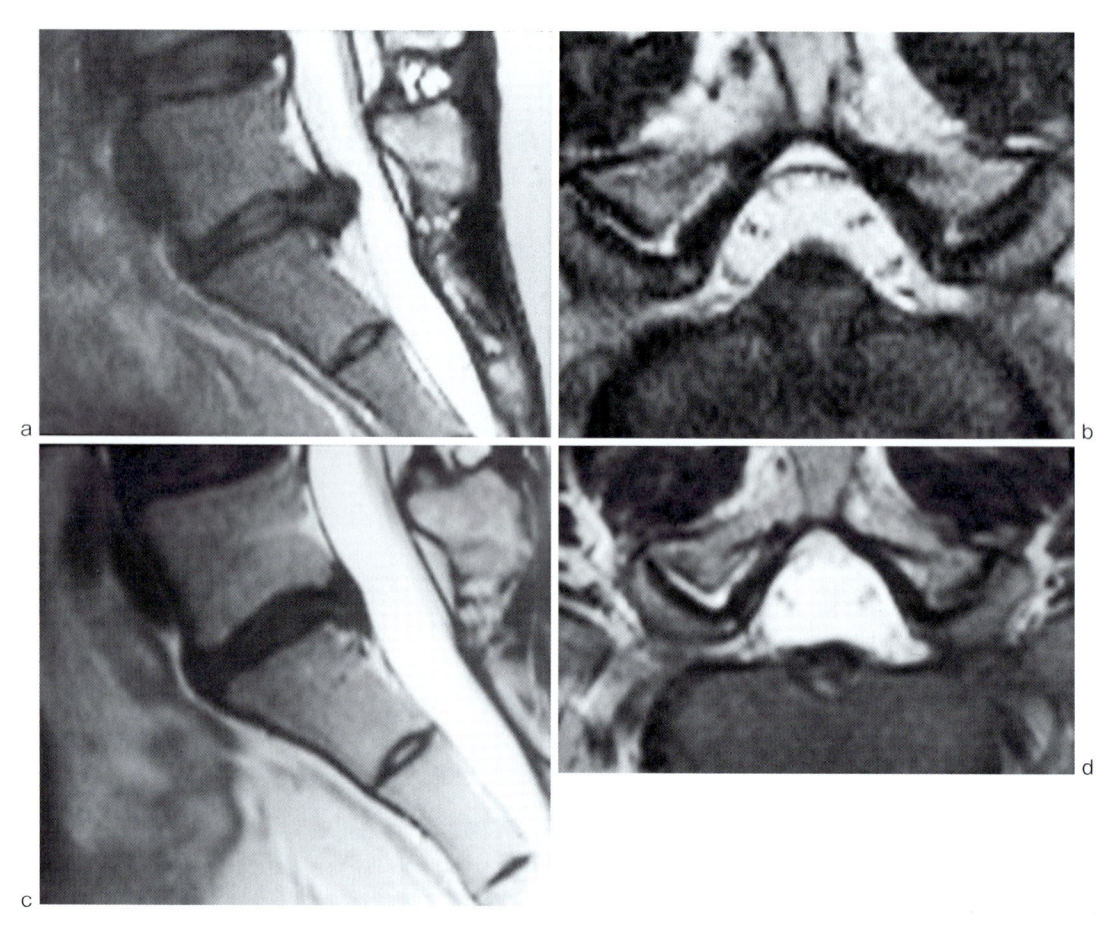

図Ⅲ-81　MRI所見と症状との関係—MRI所見あり，その時点で疼痛消失
a：当科初診時．MRI，矢状断像（腰痛著減）
b：当科初診時．MRI，横断像
c：1年後．MRI，矢状断像（腰痛なし）
d：1年後．MRI，横断像
この症例（37歳，女性）は，1カ月前腰の激痛で他院を受診して手術を勧められた．セカンドオピニオンを求めて受診した．当科で再度MRI撮像したところ，巨大な中心性ヘルニアを認めた（a, b）．しかし，この時点で疼痛は大幅に軽減しており，ADL上支障なかった．1年後のMRI像（c, d）ではヘルニア塊はほとんど消失していて，腰痛も全くなかった．

あるものの，今後，診断精度の向上が期待できる．

一方，椎間板造影の有用性を主張している報告が少なくない．しかし，その有用性については，なお，賛否両論がある．硬膜内脱出椎間板ヘルニアに限っては，造影剤の脊髄腔への漏出所見の存在により診断可能となるので，本症の診断に対しては椎間板造影は有用であると言える．すなわち，前述したような臨床像や画像検査で硬膜内脱出椎間板ヘルニアを疑った場合には，椎間板造影は試みてよい検査といえる．

手術所見の特徴としては，硬膜腹側と椎間板や後縦靱帯との癒着，あるいは癒着剝離操作に伴う髄液の流出といった所見は硬膜内脱出椎間板ヘルニアを疑う根拠になる．また，硬膜内脱出ヘルニアの摘出に際しては，必ずしも全例で硬膜切開を必要とするわけではない．

硬膜内脱出椎間板ヘルニアの予後は，必ずしも良くない．とくに，術前に馬尾障害を呈した症例では，術後も日常生活に支障を残すことがある．

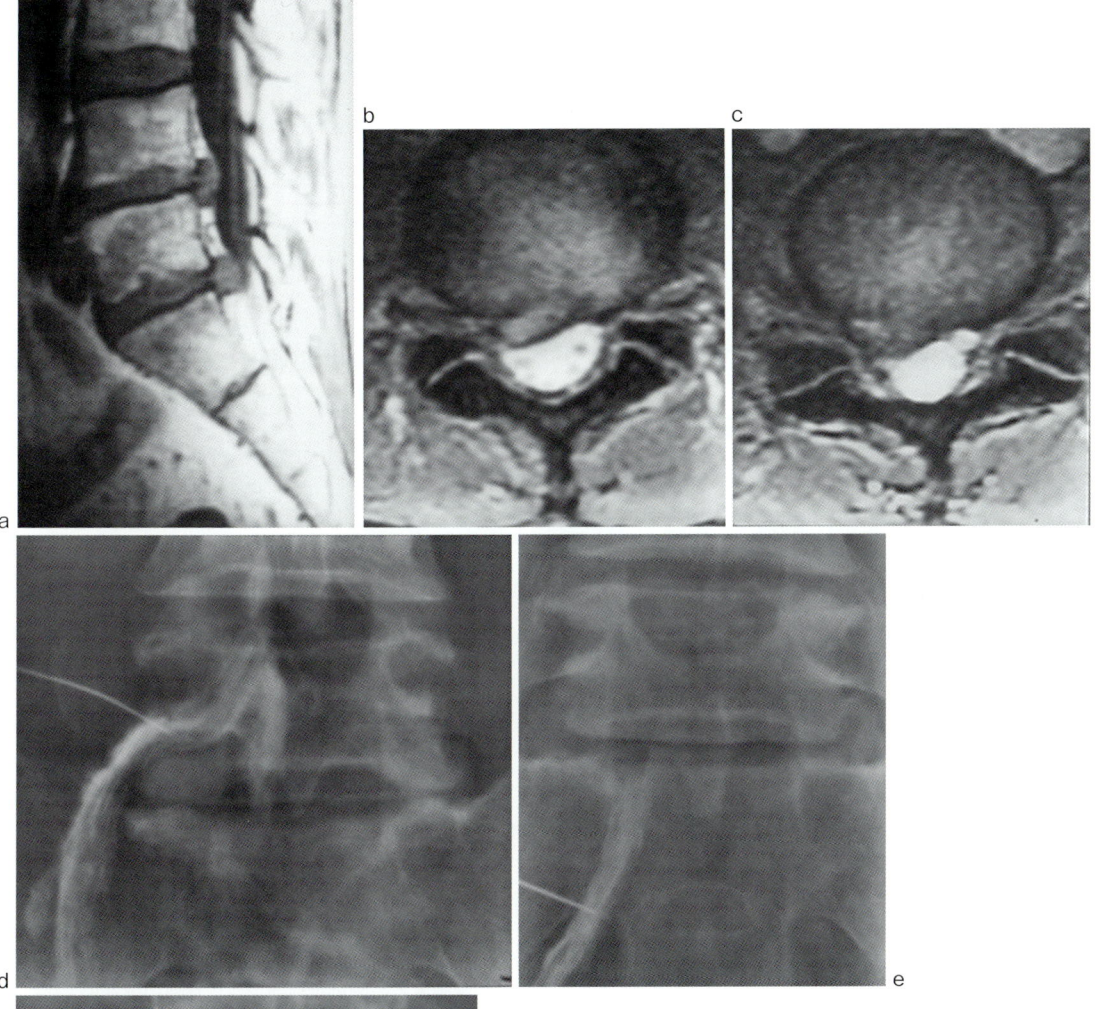

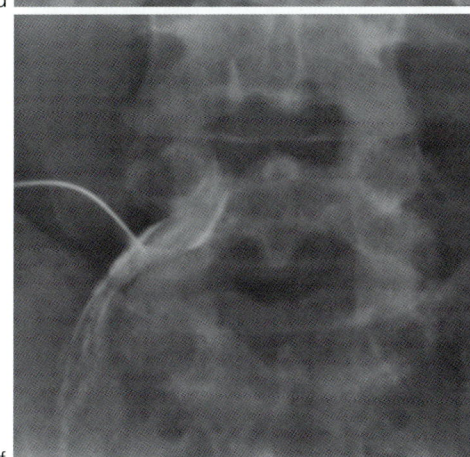

図Ⅲ-82　いわゆるダブルヘルニア―責任椎間は1椎間（36歳，男性）

a：MRI，矢状断像
b：MRI，横断像（L4/5）
c：MRI，横断像（L5/S1）
d：第5腰神経根造影，前後像（術前）
e：第1仙骨神経根造影，前後像（術前）
f：第5腰神経根造影，前後像（術後）

画像上は，L4/5とL5/S1の2椎間に椎間板の後方突出が認められる．主訴である右下肢痛は，右第5腰神経根ブロックでは，全く改善しなかった．一方，右第1仙骨神経根ブロックにより自覚症状，脊柱所見，そしてSLR徴候が劇的に消失した．この結果から，責任椎間はL5/S1椎間で，責任神経根は第1仙骨神経根と判定された．L4/5椎間は，非症候性の椎間板後方突出であるといえる．L5/S1に対する髄核摘出術を行った後，第5腰神経根の横走も正常化している．この所見は，症状は惹起していなくとも，責任椎間のヘルニアが隣接椎間の神経根に影響を及ぼしていることを示している．

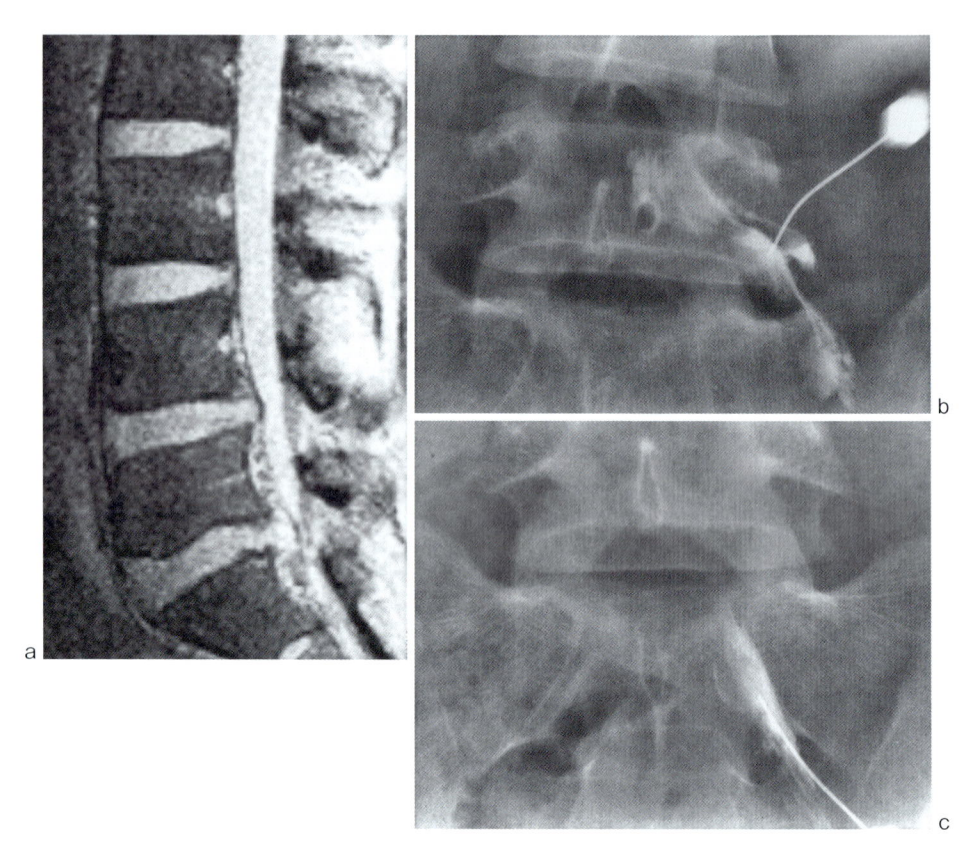

図Ⅲ-83 真のダブルヘルニア—責任椎間は2椎間

a：MRI，矢状断像
b：第5腰神経根造影，前後像
c：第1仙骨神経根造影，前後像

主訴は，腰痛と左下肢痛である．以前から主訴があった．1年前から腰痛と左下肢痛（下腿外側）の症状が再燃したため当科を受診した．左下腿外側から足背の知覚鈍麻と左長母趾伸筋や長趾伸筋の軽度の筋力低下が認められた．この所見からL4/5椎間板ヘルニアによる第5腰神経根障害が疑われた．硬膜外ブロックで症状は軽快した．2カ月前より，以前とは異なった部位（下腿後面）の疼痛が出現したため再度受診した．脊柱の前屈制限が認められ，SLRテストは，左30°，右45°であった．知覚障害は認められなかったが，左長母趾屈筋の軽度な筋力低下とアキレス腱反射の低下が認められた．MRIでは，2椎間（L4/5とL5/S1）に椎間板の脊柱管内への後方突出が認められた．第1仙骨神経根ブロックで，左下腿後面の疼痛は消失した．第1仙骨神経根ブロック直後に歩行負荷をすると，以前に経験した左下腿外側の疼痛が出現した．この部位の疼痛は，第5腰神経根ブロックで消失した．神経根ブロックでの分析の結果，第5腰神経根と第1仙骨神経根の2椎間2根障害であると判定した．このように真のダブルヘルニアといえる2椎間2根障害では，2根ともに同時期に，しかも同程度に症状を出現していることは稀である．一般的には，どちらかの神経根が症状の中心となっていることが多い．

これは，硬膜内に椎間板が脱出したからではなく，馬尾障害自体が必ずしも予後良好ではないことに由来すると考えられる．したがって，このような病態の手術の術前説明に際しては，予後に関しては，十分に患者の了解を得ておく必要がある．

腰椎変性すべり症

1. 自然経過

腰椎変性すべり症の自然経過については，第Ⅹ章の「疫学と自然経過」（305頁）に述べているので，ここでは簡単に記す．

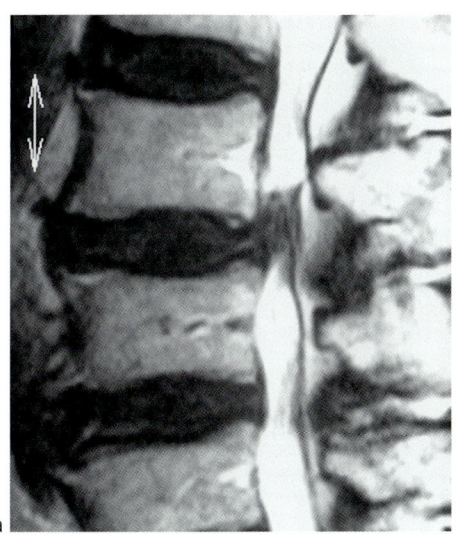

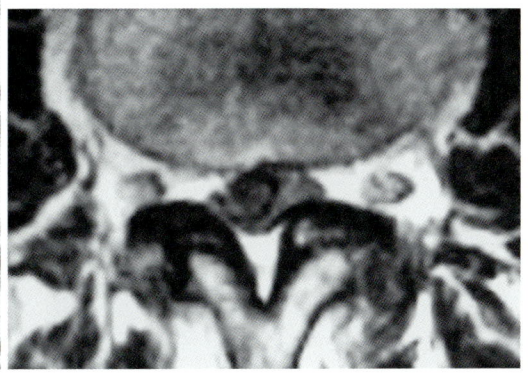

図Ⅲ-84　硬膜内脱出ヘルニア(75歳, 男性, L3/4)
a : MRI, 矢状断像
b : MRI, 横断像
横断像でヘルニア腫瘤と硬膜管のなす角が鋭角で, 硬膜管がヘルニア腫瘤を取り巻くように存在している. この所見は, 腫瘤が硬膜内に存在する可能性を示唆していると考えられる.

　腰椎変性すべり症の自然経過は, 腰痛と下肢症状で異なる. 腰痛は, 時間の経過とともに寛解傾向にある. これに対して, 下肢症状は持続する傾向にある. また, 時間の経過とともに下肢痛が出現する症例では, 例外なく外側陥凹(lateral recess), 前後径が狭い. 10年という経過でみると, 馬尾障害を呈する症例で10年以上手術をしないで日常生活を送った症例は1例もない.
　すなわち, 馬尾障害例はいずれ手術に至る. また, 馬尾障害を呈した症例はいずれも脊柱管前後径が狭い. さらに, 腰椎変性すべり症に特徴的な所見であるX線学的不安定性の有無と症状の推移との間に相関関係はない. すなわち, 椎間不安定性があるから予後不良かというと, 必ずしもそうではない.

2. すべり発生機序

　変性すべりの発生を確認しえた症例について, X線学的検討をしてみると, 共通点がみられる. すなわち, 後方支持要素(椎弓角, 椎間関節傾斜角)の水平化が存在し, これに前方支持要素の機能破綻(椎間不安定性など)が加わるとすべりが発生しているという点である(図Ⅲ-85). しかし, 椎間不安定性を有する症例が長期経過の後にはすべりが発生するかというと, 必ずしもそうではない. 椎間不安定性を有していても, 後方支持要素の水平化を有していない場合にはすべりに移行しない. このように変性すべり症の発生は, あらかじめX線像から予想することができる.

3. 神経障害

　腰椎変性すべり症の神経障害の特徴は, 分離すべり症とは対照的に, 馬尾障害の合併頻度が高いことである. 脊椎症が神経根障害を有する頻度が高いこととも対照的である. 腰椎変性すべり症の馬尾障害が神経根障害を合併するかどうかは2つの要素で決定される. すなわち, 外側陥凹の前後径が狭いこと, そしてDRGの脊柱管内の局在, あるいは神経根の硬膜分岐高位である. これら2つの解剖学的要因が加わると混合型になり, DRGが椎間孔内にあるか, あるいは神経根の硬膜分岐高位がarticular segmentにない場合には,

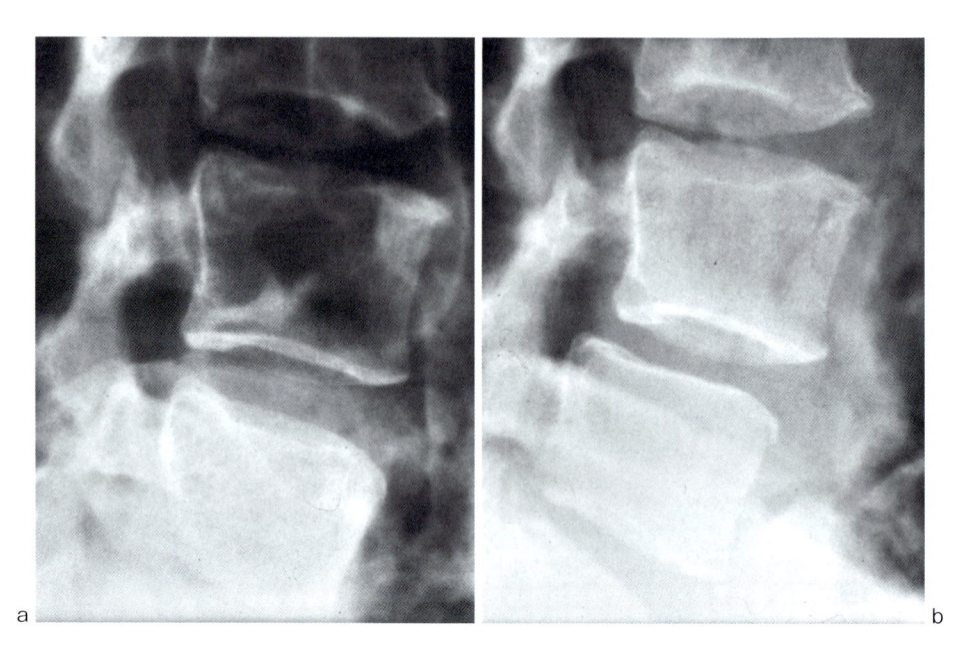

図Ⅲ-85 すべり発生例(女性)の単純X線画像
a:すべり発生前(38歳時)
b:すべり確認時(42歳時)

たとえ外側陥凹の前後径が狭くてもその症例は馬尾障害，いわゆる馬尾型になる．また，混合型障害のときの馬尾と神経根障害の責任高位は，例外的な症例を除き，同一椎間である．

4. 症状とX線所見との関係

症状とX線学的所見との関係の詳細については本章の「筋肉の生理・病態」(90頁)で前述しているので，ここでは簡単に述べる．腰椎変性すべり症での腰痛は，立位，前屈，立位負荷，座位といった同一姿勢をとっていると起きてくる．この姿勢では，腰椎背筋群の筋内圧が高値を示している．筋内圧が腰痛出現に関係あるかもしれないことを示唆する所見である．しかも，この姿勢は，X線学的にみると，不良なアライメントを呈している．

一転して，下肢症状について姿勢とX線像との関係でみてみる(図Ⅲ-86)．X線学的に良好なアライメント，すなわち，立位と背屈位では，下肢症状が出現したり増悪する．これに対して，不良なアライメント，いわゆる前屈の姿勢では馬尾障害や神経根障害は一時的に消失する．X線学的には不良なアライメントでも，患者の愁訴である下肢症状は消失するのである．これらの事実は，腰痛と下肢症状を同一に論じてよいのかどうかという疑問をわれわれに投げかけている．

また，変性すべり症の腰痛にも神経根ブロックで消失する腰痛(radicular low back pain)が存在する．症例によっては，腰痛は脊髄神経後内側枝ブロックで消失する．脊髄神経後内側枝は多裂筋と椎間関節を支配しているので，これらの組織由来の腰痛はこれで消えるはずである．さらに，椎間関節ブロックで初めて消失する腰痛もある．あるいは，筋膜切開術で消失する腰痛もある．これは，筋膜切開により筋内圧が下がり，筋血流量が改善されるためと思われる．このようなさまざまな臨床的事実がどのように関連し合っているのかは今後の検討課題である．このように，病態と画像からみた腰椎変性すべり症の腰痛の病態に関しては，まだまだ分からないことが多いというのが現状である．

次に，腰椎変性すべり症の特徴ある病態の1つ

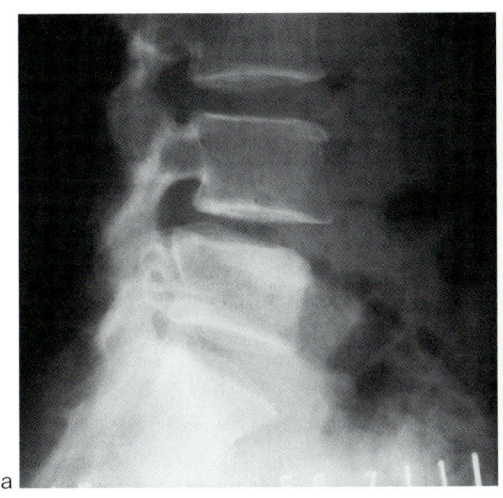

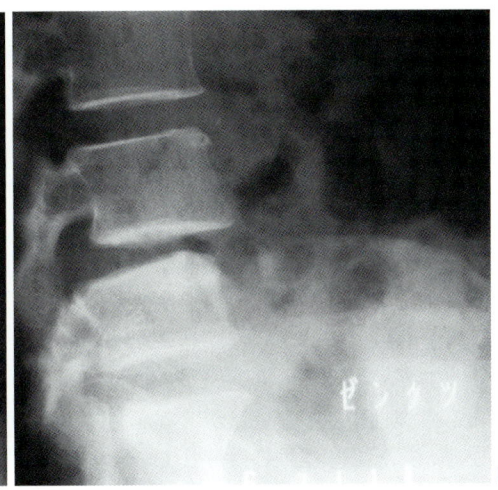

図Ⅲ-86　腰椎機能撮影
a：中間位
b：前屈位

であるX線学的不安定性の臨床的意義について考えてみる．時間の経過を追ってみると，時間の経過とともに椎間不安定性のある腰椎変性すべり症の症例では，1年以内に約5％が神経症状の内容が変化している．

ここで，すべり椎間における腰椎回旋の臨床的意義について考えてみる．すべり椎間における回旋変形（rotatory deformity）の重要性についてはさまざまな観点から論じられている．しかし，神経障害の出現頻度は，すべり椎間に回旋変形を認める症例と各椎体に回旋変形を認めない症例との間に差は認められない．また，神経障害型式については，馬尾障害は各椎体に回旋変形を認めない症例に最も多く認められる．この事実から，すべり椎間における回旋変形は神経障害の発現，とくに馬尾障害の発現には関与していないといえる．

腰椎変性すべり症に伴う神経根障害の発生機序について，回旋変形を視点として考えてみる．Farfanが指摘しているように，椎体の回旋に伴い椎弓根が内側に移動し，同側の神経根は椎弓根内縁と椎間板との間で牽引されて，神経根障害が惹起されると考えられている．事実，すべり椎間に回旋を認める症例では片側神経根障害例が多い．また，回旋変形の方向と神経根障害側との関係をみてみると，反回旋方向に神経根障害例が多く存在している．これらの事実は，上記の病態によって神経根障害が出現するという仮説を支持するものと考えられる．しかし，多椎体にわたり回旋変形が存在し，すべり椎間においては回旋変形が存在しない症例に神経障害が最も多く認められること，そして回旋変形の有無にかかわらず，責任高位は大多数において1椎間であるという事実を考えれば，腰椎回旋変形の神経根障害に与える臨床的意義は大きくないと判断できる．

椎間すべりという矢状面での不安定性に回旋変形という横断面での不安定性が共存している場合，その臨床像は時間的推移に伴い変化しやすいと考えられる．しかし，すべり椎間に回旋変形を認める症例と認めない症例との間には時間の経過とともに症状が変化した症例の比率は変わらない．この事実から，腰椎変性すべり症に伴う回旋変形それ自体は，臨床像の変化には関与していないと考えられる．しかし，機能写において椎間不安定性が存在する症例と存在しない症例があるように，回旋変形においても同様の2群に分けて今後検討する必要がある．

5. 腰椎変性すべり症と腰痛

　腰椎変性すべり症を含めた手術後の腰痛の推移は，椎弓切除の術後平均9年の検討では，腰痛残存例が1例もない．また，選択的除圧術の術後平均3年の追跡調査では，腰痛残存率が43％である．この数字が，時間の経過とともに椎弓切除術と同様な経過を辿るかは今後の検討課題である．また，椎間不安定性が持続・増強している症例では，調査時に腰痛を合併している頻度が高い．椎間不安定性の下肢症状への影響は不明である．しかし，少なくとも腰椎椎間の不安定性がある症例では手術成績が悪い，という結果は得られていない．

　次に，腰椎変性すべり症例を含んだ腰椎後側方固定術後での腰痛の推移をみてみる．後側方固定術をした症例の術後約10年の腰痛残存率は約50％である．これらの症例では，原因かあるいは結果かは不明であるが，背筋力の低下が著明である．

　椎間不安定性と筋内圧も密接な関係がある．本章の「筋肉の生理・病態」(90頁)で述べたように，椎間不安定性を伴っている変性すべり症は，背筋群の筋内圧が立位と座位で，椎間不安定性のない症例と比べて有意差を持って高値を示している．また，椎間板の変性についても，椎間不安定性のある腰椎変性すべり症では，椎間不安定性を有していない症例の椎間板よりも高度な変性が観察されている．

　以上，述べたように，腰椎変性すべり症の椎間不安定性の臨床的所見は，数多くの興味ある事実を提供している．椎間不安定性がどのように腰椎変性すべり症の病態に関与しているかを明らかにすることは，腰椎変性すべり症の固定術の利害得失を明らかにする点でも必要である．

6. 馬尾障害

　「神経障害」(115頁)で述べたように，腰椎変性すべり症の神経障害としては，馬尾障害を合併する頻度が高いことが1つの特徴である．馬尾障害を起こす症例では脊柱管椎孔面積は狭小化を呈している．また，この馬尾障害発生には馬尾の栄養障害が関係している．馬尾障害は選択的脊髄動脈造影で一時的に軽快することが多い．しかも，選択的脊髄動脈造影で下肢の血流増加が起きるが，この下肢の血流増加が症状軽快の原因なのか，結果なのか，あるいはどのような機序で下肢症状が消失するのかは不明である．この馬尾障害には，安静時に足底部のしびれに代表されるような症状が存在する症例と存在しない症例がある．この安静時症状の存在する症例は，電気生理学的にも高度な神経障害であることがすでに証明されている．したがって，手術を計画するにあたっては，安静時症状は高度神経障害の存在を意味し，必ずしも手術で劇的に馬尾由来の安静時の症状が解消されるわけではないことをあらかじめ患者に説明しておく必要がある．

7. 神経根障害

　日常臨床上，最も多い第4腰椎変性すべり症の神経根障害を考えてみる．この場合，罹患神経根はsubarticular entrapmentによる第5腰神経根である．時に，L4/5椎間高位での椎間板ヘルニアが神経根障害の原因になることがある．腰椎変性すべり症の神経根障害も，腰椎分離すべり症の神経根障害と同様に，病態の多様性に注意する必要がある．Subarticular entrapmentやforaminal encroachmentなど症例ごとに吟味していく必要がある．また，時に一見，第4神経根障害を合併しているようにみえる場合がある．

　この場合には，いくつかの可能性を考える必要がある．1つは，第4腰椎変性すべり症で，第4腰神経根がL4/5椎間孔でforaminal encroachmentや外側椎間板ヘルニアで圧迫されている可能性である．もう1つは，分岐神経が第5腰神経に関係している可能性がある．解剖例での検討では約9％の頻度である．臨床的に筆者らが調べた結果でも約10％に第4腰神経根が関係していると考えられる症例がある．あるいは，隣接椎間(L3/4椎間高位)での椎間板ヘルニアかsubarticular entrapmentが考えられる．さらに，術後の脊柱アライメントの変化がこのような症状の発生に関与している可能性も考える必要がある〔第Ⅴ章「術後の両側鼡径部・大腿前面痛—腸腰筋拘縮

の関与」(210頁)〕．

この場合には圧迫性神経根障害が原因ではない可能性も考える必要がある．すなわち，術後，症状が軽快するとともに腰椎の背屈が容易になる．その結果，股関節の伸展が可能になり，結果として腸腰筋や第4腰神経根へのストレッチメカニズムが働く可能性がある．このような可能性が考えられる場合には，時間的経過をみる必要がある．このように，変性すべり症に伴う神経根障害の評価は，慎重に行わないと failed back に陥る危険性がある．

8．腰痛

腰椎変性すべり症に対する手術術式については，いまだ一定の見解は得られていない．その理由の1つとして，腰椎変性すべり症に対する手術前後での腰痛について不明な点が多いことが挙げられる．従来，除圧術や固定術の手術成績を論ずる際に，X線学的所見や腰痛の程度に主眼がおかれ，手術を受けた患者自身の実際の機能障害を主要アウトカムとした報告は少ないのが実状である．

主要アウトカムに設定されることが多かった手術前後での矢状面におけるX線学的不安定性と機能障害の関係を考えてみる．除圧術後に機能が改善する症例と改善しない症例では，手術前後での矢状面におけるX線学的不安定性に差異は認められない．この事実は，腰痛関連機能障害の改善の有無に矢状面でのX線学的不安定性は関与していない可能性があることを示唆している．すなわち，患者にとって重要なアウトカムである自覚症状の改善と機能障害の改善は，治療者側の評価，とくに画像検査では評価できない．除圧術のみで，約8割の症例で腰痛関連機能障害が改善しているという事実は，X線学的不安定性の存在によって固定術が選択されていた症例でも固定術を回避できる可能性を示唆している．

一方，術後に，機能が改善しない症例で腰痛が強い傾向が認められる．この事実は，下肢症状が存在する術前よりも下肢症状が改善する術後のほうが腰痛に関連した機能障害が顕著化する可能性

を示唆している．この事実は，術前説明をするうえでは考慮しておく必要がある．

腰椎分離・分離すべり症

1．年代別の検討

外来患者を対象として，腰椎分離・分離すべり症例の自覚症状とX線学的特徴を年代別に検討すると，年代によって大きな差異があることが分かる(図Ⅲ-87)．

20歳未満では，すべり症の合併頻度は低く，自覚症状も腰痛が主で，下肢症状合併例は少ない．この結果から，分離発生期での症状の特徴は，下肢症状を合併しない腰痛であるといえる．

20〜40歳代にかけては，すべり症の頻度は加齢に伴い増加している．しかし，すべり度の増加は認められず，この時期はすべり症の発生期と考えられる．自覚症状は，下肢症状合併例の増加が認められることから，下肢症状の出現にすべり症の関与が示唆される．

50〜60歳代にかけては，すべり症の頻度，すべり度ともに増加する．この時期は，すべり症の進行期といえ，下肢症状合併例の頻度も最大となる．

70歳代以降はすべり度の進行が停止し，それに伴い下肢症状合併の頻度も減少するが，腰痛は持続しており，この年代の腰痛にはすべり症以外

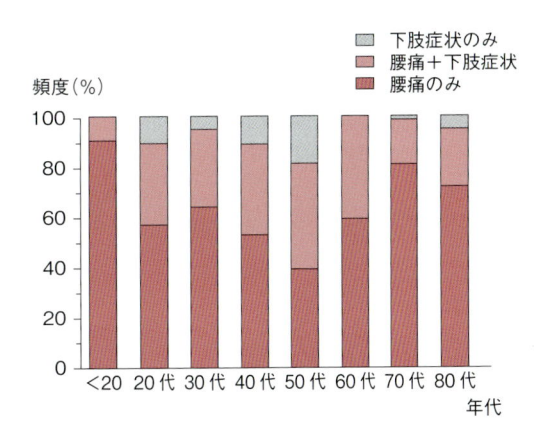

図Ⅲ-87 腰椎分離・分離すべり症の自覚症状―年代別差異

(荒井至，他：日脊会誌 6：325，1995，図より転載)

の病態の関与が考えられる．

2. 自然経過

　分離症や分離すべり症の自然経過の詳細は第Ⅹ章「疫学と自然経過」(305頁)で詳細に述べている．ここでは，簡単に結論のみを記す．分離のみで経過する症例の予後は良好である．しかし，時間的経過のなかですべりに移行する症例の機能的予後は不良である．これに対して分離すべり症では，その長期経過後の機能的予後は必ずしも良いとは限らない．また，すべりが不変のまま推移する症例では，腰下肢痛の合併頻度が高い．すべりがさらに増強する症例では腰痛がその間持続していて，下肢痛の合併頻度も高い．

3. すべり発生機序

　すべり発生前の単純Ｘ線写真からその特徴をみると，特徴的な共通点を指摘できる(図Ⅲ-88)．それは，すべりに移行する症例では，すべり発生前から大きな腰仙角と，すべり椎間での大きな椎間関節傾斜角を有しているという事実である．すなわち，後方支持要素の水平化がすべり発生前から認められる．このような症例に，椎間板の不安定性を含む椎間板の機能不全が発生すると，分離からすべりへの移行が起きる．分離からすべりへの移行には，後方支持要素の水平化とともに前方支持要素の機能破綻が必要である．徳島大学グループは画像の詳細な検討から，分離に伴う二次的な終板障害や腰椎後方要素の発育障害が，すべりを含むさまざまな形態学的な変化の主な原因であることを提示している．

4. 神経障害

　分離症，あるいは分離すべり症の神経障害は，例外なく神経根障害である．しかし，その病態はさまざまで，その病態を明らかにすることが治療上極めて重要である．なぜならば，分離症，あるいは分離すべり症といっても，その神経根圧迫部位は症例により異なっているからである(図Ⅲ-89)．また，感度87%，特異度43%，陽性適中度73%の信頼度を有する神経根造影像からみる限り，分離すべり症による神経根の圧迫部位が指摘できない症例さえ存在する．

　したがって，分離症や分離すべり症に対して手術による神経根の除圧を考慮する場合には，その病態を神経根側から捉えることが必要である．

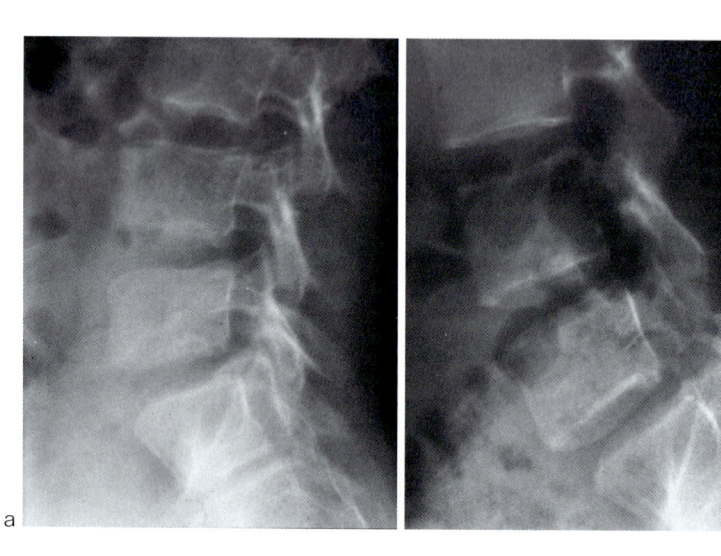

図Ⅲ-88　分離からすべり移行例(女性)の画像
a：分離(＋)，すべり(－)(28歳時)
b：すべり発生(37歳時)

図Ⅲ-89 神経根造影像からみた分離すべり症の種々相
a：分離部での停止
b：椎間関節部での停止
c：椎間孔部での停止
d：通過障害なし

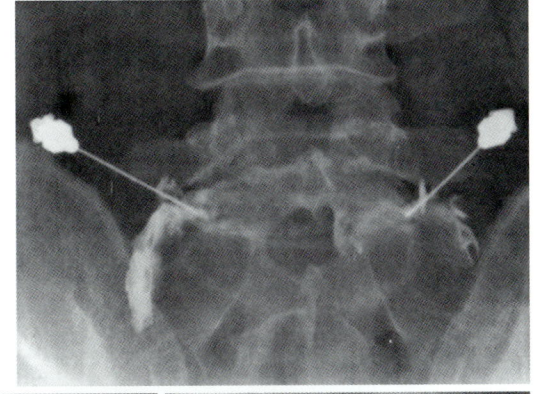

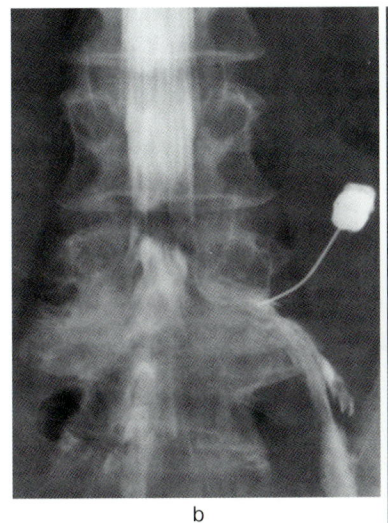

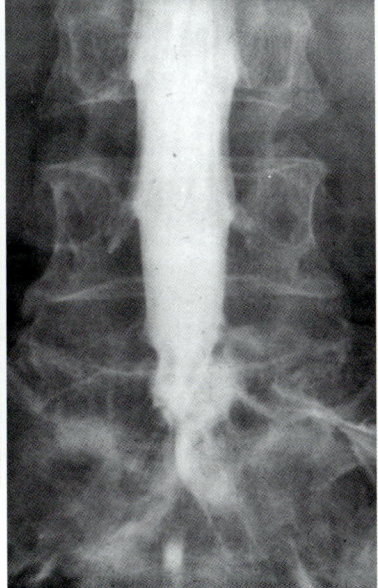

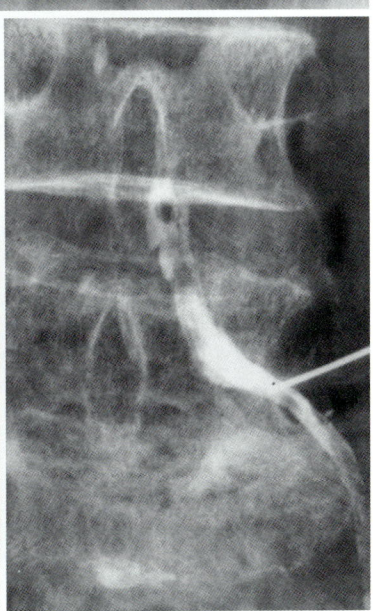

　腰椎分離すべり症では，脊柱管は当然広くなっており馬尾障害は伴わない．もし腰椎分離すべり症に馬尾障害が伴っている場合には，分離すべりの存在する椎間ではない高位での馬尾障害の発生を考慮して精査しなければならない．また，腰椎分離，あるいは腰椎分離すべり症でのすべり椎間や隣接椎間に椎間板ヘルニアが合併しており，その椎間板ヘルニアが下肢症状の原因である場合もあるので，他覚所見や画像所見の評価に注意を要する．X線写真で分離やすべりが認められても，下肢神経症状やSLRT所見が陽性の場合には，一度は椎間板ヘルニアの合併を考える必要がある（図Ⅲ-90）．

5. 腰椎分離症と腰痛

　腰椎分離，あるいは分離すべり症の腰痛に関しては，分離部にspondylolysis ligamentと周囲組織に存在している神経終末への動的な刺激が腰痛の原因であるとする報告がある（図Ⅲ-91）．この報告は，腰椎分離症や腰椎分離すべり症に対する前方固定術では，必ずしも腰痛が消失しないのではないかという疑問を提示している．この問題を明らかにするためには，腰椎分離症や腰椎分離すべり症に対する前方固定法と後方固定法での腰痛の消失率に差があるかどうかの検討が必要である．

　一般的に，腰椎分離が症状を惹起するとすれば

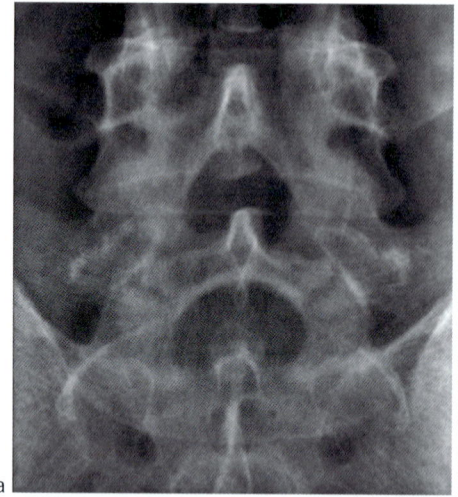

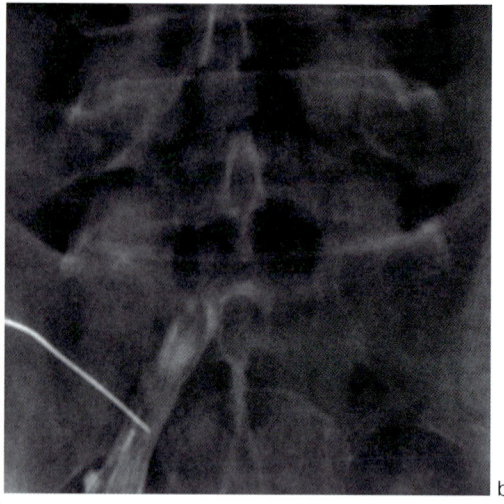

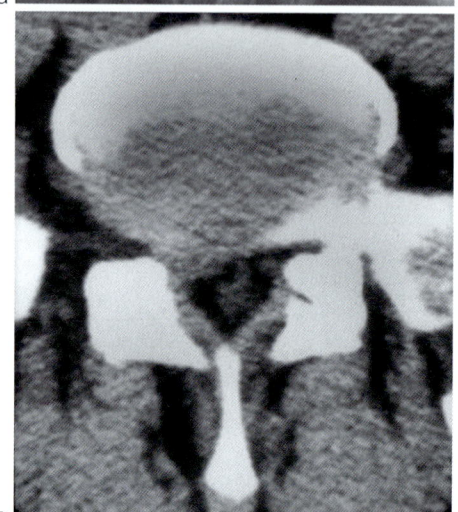

図Ⅲ-90 分離を伴う椎間板ヘルニアによる下肢痛の症例，分離は症状に無関係（39歳，男性）

a：腰椎単純X写真，前後像
b：第1仙骨神経根造影，前後像
c：CT横断像（L5/S1椎間板高位）

この症例は，L5に分離が認められる．この分離が神経根症状に関係しているとしたら，L5/S1椎間孔部で第5腰神経を圧迫するはずである．しかし，この症例は，第1仙骨神経根ブロックで症状・所見が一時的に消失する．神経根造影前後像は，L5/S1椎間板高位での完全停止像を呈している．CT像は，L5/S1椎間板高位での椎間板の後方突出を示している．解剖学的事実を考えると，第1仙骨神経根障害には，第5腰神経の分離は関与していない．分離やすべりを安易に症状に結び付けない注意深い評価が必要である．

腰痛である．しかし，時には，腰痛ではなくて分離それ自体が神経根症状を呈することがある（図Ⅲ-92）．このことについては別に述べる〔次項「腰椎分離症に伴う神経根障害」〕．また，分離自体は腰痛を引き起こし，下肢痛は別な病態（例えばLSSに伴う椎間関節などの神経根周囲組織による神経根の圧迫）が下肢痛の原因である場合がある．すなわち，腰痛と神経根症状を起こしている原因が違う症例がある．したがって，分離症や分離すべり症の症状の分析には，分離部ブロックや神経根ブロックによる症状・所見の変化を十分に吟味してその病態を解明する必要がある．

6. 腰椎分離症に伴う神経根障害

腰椎分離症に伴う症状は，一般に，腰痛である．しかし，神経根症状を伴うこともある．分離症を伴う神経根症状の頻度や病態については不明な点が多い．画像上，第5腰椎に分離を有する症例を対象に検討してみると，腰痛を有する頻度は86%である．殿部痛を有する頻度は19%，大腿部の痛みまたはしびれを有する頻度は15%，そして下腿部以下に痛みまたはしびれを有する頻度は22%である．

神経根ブロックにより下肢症状が神経根に由来すると判定された症例は275例中12例（4%）である．その内訳は，第5腰神経根障害が7例，第1

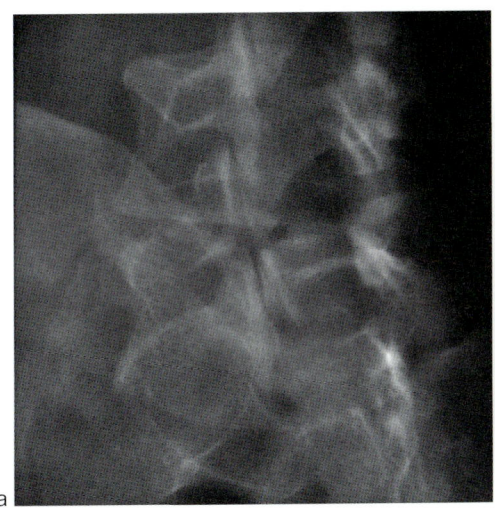

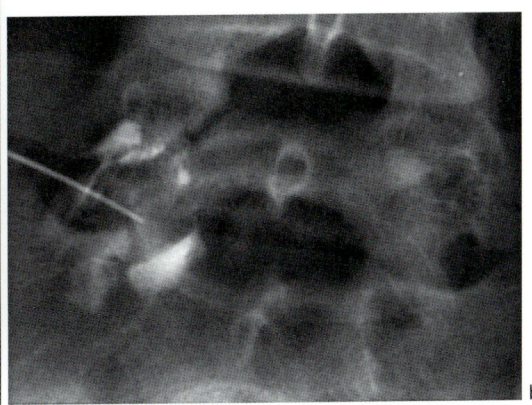

図Ⅲ-91　第5腰椎分離症による腰痛（22歳，女性）
a：腰椎単純X線写真，斜位像
b：第5腰椎椎間関節造影，前後像
主訴は，同一姿勢保持の際の腰痛である．後屈で腰痛が惹起される．L5/S1椎間関節に造影剤を注入すると分離部も同時に造影される．局所麻酔薬の注入により，一時的に腰痛は消失する．椎間関節ブロックを2回，分離部付近への局注を2回行い，症状は消失した．この結果は，分離部が腰痛の発生源であることを示している．

仙骨神経根障害が3例，そして第4腰神経根障害が2例である．神経根障害の原因は，分離部障害が3例，L4/5あるいはL5/S椎間板ヘルニアがそれぞれ3例，そしてL3/4あるいはL4/5の脊柱管狭窄がそれぞれ2例，1例である．すなわち，分離の存在それ自体が下肢症状の原因と考えられた症例は12例中3例（25%）である．この結果によれば，画像上，分離を有する患者の20%前後は自覚的に下肢にも何らかの症状を有する．しかし，分離それ自体が下肢症状の原因と考えられた症例は，神経根ブロックで神経根障害があると判定された症例の25%である．むしろ，椎間板ヘルニアや脊柱管狭窄が原因であることが多い．この事実は，画像上の分離の存在が，必ずしも神経根障害の原因とはなっていないことを示唆している．

7. 神経根障害の多様性

分離症や分離すべり症の神経根障害の病態の内容はさまざまである〔表Ⅲ-2（125頁）〕．神経根の機械的圧迫は，分離部での圧迫と分離部以外での圧迫とに大別できる．また，神経根造影像からは圧迫因子を同定できない症例もある．分離部での圧迫因子としては，fibrocartilaginous mass（線維性軟骨塊）や黄色靱帯，前方すべりに伴い遊離椎弓が前方に回転することによる圧迫，すべり椎体による圧迫，あるいは骨性隆起（traction spur, bony ragged edgeなど）による圧迫などが報告されている．

分離部以外での圧迫としては，椎間孔部での圧迫（pedicular kinkingや分離部中枢端の骨性隆起によるforaminal encroachment）と椎間孔外での圧迫因子がある．椎間孔外での圧迫としては，椎間孔横靱帯やlateral spur compression，あるいは20%以上のすべりが存在する場合には，far-out syndromeが考慮されなければならない．さらに神経根造影では，全く圧迫部位を同定できない症例もある．このような症例では，動的因子が神経根障害の原因であると判定せざるをえない．

次に，手術所見と造影所見との対比について述べる．神経根造影像から推定された圧迫部位と手術により確認できた圧迫部位とは必ずしも一致し

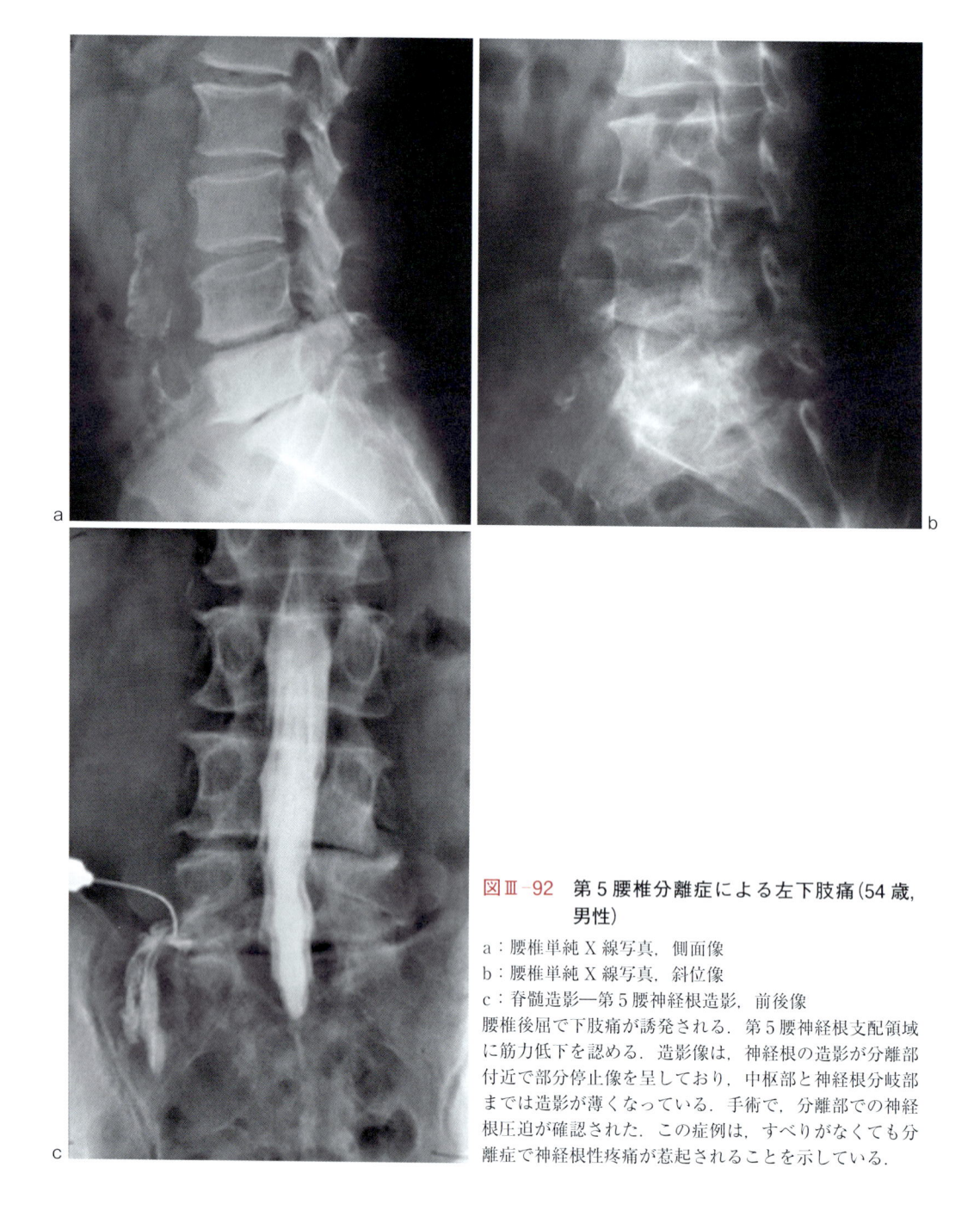

図Ⅲ-92 第5腰椎分離症による左下肢痛（54歳，男性）

a：腰椎単純X線写真，側面像
b：腰椎単純X線写真，斜位像
c：脊髄造影—第5腰神経根造影，前後像
腰椎後屈で下肢痛が誘発される．第5腰神経根支配領域に筋力低下を認める．造影像は，神経根の造影が分離部付近で部分停止像を呈しており，中枢部と神経根分岐部までは造影が薄くなっている．手術で，分離部での神経根圧迫が確認された．この症例は，すべりがなくても分離症で神経根性疼痛が惹起されることを示している．

ていない場合があることに注意が必要である．また，少数例ながら，造影像では単一箇所での異常を呈していても，複数部位での神経根圧迫が存在する可能性にも留意が必要である．

　腰椎分離すべり症の大多数の症例では，第5腰椎分離すべり症なので，その障害神経根は第5腰神経根である．第5神経根造影像から神経根の病態をみるといくつかの問題点が指摘できる．1つは，神経根の横走や椎間孔外での屈曲走行は，それ自体が異常なのかどうかという点である．神経

表Ⅲ-2 腰椎分離すべり症による神経根障害の病態

分離部での圧迫
 Fibrocartilagenous mass（線維性軟骨塊），黄色靱帯
 骨性隆起〔traction spur（牽引骨棘），bony ragged edge（鋸歯状骨棘）など〕
分離部以外での圧迫
 Foraminal lesion（椎間孔部病変）
  Pedicular kinking（椎弓根圧迫）
  Foraminal encroachment（椎間孔部絞扼）
 Extraforaminal lesion（椎間孔外病変）
  Transforaminal ligament compression（椎間孔横靱帯による圧迫）
  Lateral spur compression（外側骨棘による圧迫）
  Far-out syndrome（遠位部症候群）
圧迫因子（−）
 不安定性

根の横走や椎間孔外での屈曲走行にはL5/S1椎間高の減少，L5椎弓根−椎体下縁距離の短縮，あるいは第5腰椎椎体側方骨棘が影響している．しかし，このような走行異常があると神経根造影像で停止像を呈するかというと，必ずしもそうではない．また，椎間孔外での屈曲走行については，この部分は脊柱管外で，脊柱管内とは異なり，圧迫因子としてのcounterpartが存在していない．もし，椎間孔外での屈曲走行が症状の原因になっている場合，その神経根障害の発生機序はストレッチメカニズムであるはずである．但し，腰椎分離すべり症の場合，椎間孔外にはcounterpartが存在しないという事実は，20％以上のすべりのある症例については該当しない．すなわち，20％以上の前方すべりがあると，解剖学上counterpart出現の可能性が出てくる．

以上述べたように，腰椎分離すべり症の神経根障害の圧迫部位は多様で，症例によっては圧迫が認められない症例もある．さらに，神経根の走行異常も少なくない．しかし，これらの異常所見が，症状にどのように関与しているのか否かについての評価は，現在のところ不可能である．したがって，これらの異常所見の症状関与の評価については，慎重な吟味が要求される．

LSS

LSSとは，腰部脊柱管内を走行している神経組織（馬尾と神経根）と周囲組織（骨性あるいは軟部組織）との相互関係が破綻し，神経症状をきたした状態をいう．脊柱管狭窄の発生機序として，最近，胎内での悪条件によって脊柱管の発育が生涯にわたり遅れることがあり，脊柱管の発育が不十分な結果，相互関係の破綻をきたすことが報告されている．また，このような状態の症例では，成長後にさまざまな健康上の問題が起きることも報告されている．この相互関係の破綻が，神経組織の機械的圧迫を惹起する．椎間板ヘルニアのを合併する場合もある．

1．概念，定義，分類—問題点

超高齢社会の今，椎間板ヘルニアという疾患概念の確立後に，Verbiestによって提唱されたLSSは，日常の診療をするうえで極めて有用な概念である．この概念の提唱により，壮年や高齢者の下肢神経症状に対する治療は大幅に進歩した．と同時に，多くの課題も認識されるようになってきた．ここではいくつかの課題について考察してみる．

a．概念

概念の確立は，Verbiestの報告に求められる．それによれば，広義の椎弓（椎間板，関節突起，および椎弓根）の発育異常による骨性脊柱管前後径の減少した状態により下肢症状が惹起された状態をいう．その後，さまざまな疾患でも脊柱管狭窄による症状が発生することが認識されるようになり，結果的に，国際分類としてまとめられた．国際分類の概念は，種々の型の脊柱管，神経根管，あるいは椎間孔の狭小化であり，骨性または靱帯性要因による局所的，分節的，または全体的な骨性脊柱管，硬膜管，あるいは両者の狭小化が生じた状態と捉えている．ここでは原因別分類の導入が提案されている．

このような歴史的経緯や概念を考えると，LSSは1つの疾患単位とするよりも，種々の腰椎疾患にみられる1つの病態，あるいは疾患集合体とし

て捉えるのが妥当である．強いて疾患単位とするなら発育性（developmental）の要因のみによる場合に限定される．しかし，そのような症例は臨床上極めて少ない．このような症例（developmental spinal canal stenosis）は，胎内での悪条件によって発生することが報告されている．そして，このような症例では成長後に寿命を含むさまざまな健康上の問題が引き起こされるという．確かに，全脊柱が狭窄を呈している pan-canal stenosis は存在しており，事実，その臨床的意義は低くない．ただ，LSS をこのように狭く定義してしまうと，診療上は使い勝手の悪いものになってしまう．

一方，既成の疾患概念は，一般的には，単純 X 線写真の所見によって確立されてきたという経緯がある．例えば，腰部脊椎症という疾患は，単純 X 線写真の所見は同じでも，その症状は，症状がない，腰痛，神経根症状，馬尾症状，あるいはさまざまな症状の組み合わせを呈する症例と多彩であり，症候学的に分類するといくつにも分かれてしまう．

腰部脊柱管狭窄という病態ないしは疾患集合体を腰部脊柱管狭窄症という疾患として位置づけると，LSS という疾患のなかに変性すべり症という疾患が含まれてしまうことになり，2 つの疾患名を併記するというおかしな事態になってしまう．このような混乱を避けるには，既成の疾患名（例えば，変性すべり症）を基本に据えて，症状の原因となっている筋・筋膜や椎間板，あるいは椎間関節などの要因と同じ基準に LSS をおくと〔例えば，変性すべり症（LSS）〕と記載することになり，使い勝手がよくなる．

腰部脊柱管狭窄という状態にあっても無症状である場合（narrow canal）があるので，症状が生じたときに腰部脊柱管狭窄症と呼称するという考え方もある．しかし，それでも単純 X 線写真をもとに確立されてきた既成の疾患名（将来もそれが妥当かどうかは別にして）と二重診断名（例えば，変性すべり症性脊柱管狭窄症）という紛らわしさは残ってしまう．既成の診断名の 1 つである変性すべり症や腰部脊椎症は，形態からみた診断であって機能とは必ずしも一致していない．この問題点については，当初から先人によって指摘されている．

ここで腰部脊柱管狭窄症という疾患と受け取られる名称ではなくて，LSS と記載するのも，前述したことがその理由である．そもそも「症」という名称がつけられている診断名は，骨肉腫や心筋梗塞とは明らかに異なっている．整形外科領域では「症」がついている疾患名は数多い．それは，そのまま診断基準や概念の曖昧さに直結していることにわれわれは留意しておく必要がある．例えば，腰部脊椎症は腰部椎間板症とどう違うのか，筆者は明確に答えられない．また，その病態の本質は炎症かと聞かれても，明確には答えられない．事実，脊椎疾患の診断名の曖昧さを指摘している報告も少なくない．

ここで「症」という漢字について考えてみる．「症」という名称は，病気と同義で捉えられているが，語源からいっても疾患名とするには曖昧さが残る．症の「やまいだれ」は病気を表し，正は「しるし」を意味する．『常用字解』（白川静，平凡社，2003）によれば，病状を示す証拠とされる徴候をいうと記されている．漢和辞典でも，「病気のしるし」，あるいは「病気の徴候」と記載されている．こういう事実からも疾患単位として腰部脊柱管狭窄症という名称を疾患名として用いるには，不明瞭さが残ってしまう．しかし，一般的には，「症」というのはわれわれに疾患を連想させる．いずれにせよ，腰部脊柱管狭窄症という名称を使う場合には，疾患単位で使っているのか，症候群あるいは疾患集合体と捉えて使っているのかを明らかにする必要がある．但し後述するように，症候群と捉える場合には，特徴的症状とされる神経性間欠跛行が全例に認められるわけではないという事実をどう取り扱うかが問題になる．

b. 定義について

Verbiest（idiopathic developmental stenosis）や国際分類（神経周囲組織の狭小化）の定義では，発生学から考えて疑義が生じる．脊柱管がいかに狭小化していても中に入っている神経組織もそれに応じて小さくなるはずなので，そこには相互関係としての空間的余裕が存在しているはずである．

そのような均衡が保たれて，つまり，脊柱管に変性性の変化が発生しない限り，神経症状は発生しない．つまり，解剖学的には，圧迫される神経組織と圧迫する周囲組織の相互関係が症状発生には重要であるはずである．

神経組織に対する空間的余裕度は，民族，個体，あるいは高位により異なっている．そこで，「LSSとは，腰部脊柱管内を走行している神経組織（馬尾と神経根）と周囲組織（骨性あるいは軟部組織）との相互関係が破綻し，その結果，神経症状をきたした状態」と定義するのが妥当と考える．

c．神経性間欠跛行について

神経性間欠跛行は，LSSの特徴的な症状とされており，診断するうえで重要な手がかりである．その定義は，Verbiestによる(表Ⅲ-3)．しかし，問題は，神経性間欠跛行のLSSに合併する頻度である．LSSに伴う神経性間欠跛行の頻度は，多くの文献が60〜70%と報告している．少なくとも100%という頻度を報告している論文はない．そうなると，次の疑問が浮かぶ．神経性間欠跛行を伴うLSSと伴わないそれとは同じ病態，あるいは疾患と考えてよいのか，言葉を換えて言うと，神経性間欠跛行という歩いて初めて出現する症状が，増悪・進行すると麻痺が出現したり，歩行時に出現する症状がすべて安静時でも存在するようになってしまうのか，という疑問でもある．つまり，神経性間欠跛行の有無は病期による違いといえるのか，あるいは最初から全く異なる発生機序なのか，筆者はこの問いに十分に答えられる材料をもっていない．この点については後に述べる．

もう1つの疑問は，姿勢要素(postural factor)の関与である．ほとんどの症例で姿勢が症状の出現や増悪，そして消失に関与していることは間違いない．しかし，少数例ながら姿勢が症状の変化に関与していないischemic typeが存在している．筆者は，何度も歩行負荷試験を行っても姿勢が関与していないと判定せざるをえなかった症例を1例経験している．もちろん，この症例は手術により間欠跛行は消失している．したがって，この症例は，血管性間欠跛行の合併，あるいは誤診例ではない．そうだとすると，姿勢要素を有する神経性間欠跛行と有しないそれは何が違うのか，という疑問に突きあたる．厳密に評価すれば何らかの姿勢要素が存在しているのだろうか，あるいは両者(ischemic typeとpostural type)は別の病態なのだろうか．LSSの症状を呈する症例には潜在性に存在しているといわれている下肢の循環不全の関与の度合いの違いが影響しているという仮説が成立しうる．しかし，現時点ではその問いに対して不明といわざるをえない．

d．分類

概念を確立したり，分類を行う真の目的は，治療成績の向上にある．診療上，役立つか否かが，その分類の有用性を評価するポイントになる．ここでは文献上報告されているさまざまな分類を紹介し，その特徴をみてみる．そして，現在最も使われている国際分類のもっている問題点についても考えてみる．

(1) Verbiestの分類(表Ⅲ-4)

この分類(1976)の特徴は，後天性狭窄(acquired stenosis)を除外していることである．彼は，後天性の狭窄は，各疾患が有する特徴の1つなので，診断名としては各疾患名を用いるべきであると主張している．例えば，変性すべり症の症例が脊柱管狭窄による下肢症状を呈している場合には，狭窄を合併した変性すべり症と診断する．

(2) 国際分類(表Ⅲ-5)

国際的に広く利用されている．一見すると原因別分類のようにみえるが，いくつかの紛らわしさや問題点が存在している．

表Ⅲ-3　神経性間欠跛行の定義

安静時無症状の場合に下肢症状は
　①歩行開始時には存在しない
　②歩行を困難にさせるような性質のものである
　③短い休息により消失する
安静時根症状のある場合に下肢症状は
　①安静時の片側性ないし両側性の疼痛や神経症候が，歩行でより広範囲になる
　②間欠跛行時には安静時と異なった側に症状が出現する
　③歩行により安静時とは異なった性質の障害が出現する

表Ⅲ-4　Verbiest の分類

A. 先天性
B. 発育性
　1. 骨成長の障害
　2. 特発性，発育性狭窄
　　a. 椎弓の骨増殖あり
　　b. 椎弓の骨増殖なし

(Verhiest H : Fallacies of the present definition, nomenclature and classification of the stenosis of the lumbar canal vertebral. Spine 1 : 217-225, 1976 より転載)

表Ⅲ-5　国際分類

先天性／発育性狭窄
　a. 特発性
　b. 軟骨無形成症性
後天性狭窄
　a. 変性性
　　1) 脊柱管中心部
　　2) 脊柱管外側と神経根管
　　3) 変性すべり症
　b. 混合性
　　先天性，発育性，椎間板ヘルニアの2つ以上の組み合わせ
　c. 脊椎すべり症／分離すべり症
　d. 医原性
　　1) 椎弓切除後
　　2) 固定術後(前方／後方)
　　3) 髄核融解術後
　e. 外傷後
　f. その他
　　1) Paget 病
　　2) フッ素沈着症

(Arnoldi CC et al. : Lumbar spinal stenosis and nerve root entrapment syndrome. Definition and classification. Clin Orthop Relat Res 115 : 4-5, 1976 より転載)

この分類に不統一な面が存在しているとみられるのは，最も高頻度にみられる変性性狭窄(degenerative stenosis)にある．そのなかでは，原因疾患と病変部位が並列になっていて，同じ基準で取り扱われている．変性すべり症という単純X線写真上の診断は同じでも，惹起される症状は中心性の(central)狭窄による馬尾障害，外側(peripheral, lateral)の狭窄による神経根障害，そして両者の合併している症例がある．ここに混乱の原因の1つがある．

もう1つの問題は，この分類が形態上の分類か症状別の分類なのかが今ひとつはっきりしない点である．画像上中心部(central portion)の狭窄を呈していても，そのことが馬尾障害の存在を意味しているわけではない．外側(lateral portion)の狭窄を呈する症例は神経根症状を有している．しかし，中心部の狭窄を呈している症例では神経根症状，あるいは馬尾と神経根症状を合併している症例は少なくないのである．

(3) 新たな疾患概念の出現(combined stenosis の取り扱い)

国際分類の発表後，LSSによる症状をきたす疾患が報告されている．代表的な疾患として，変性側弯や脊柱靱帯骨化が挙げられる．原因別分類では独立した項目として取り扱う必要があると考える．

この combined stenosis という名称をどう位置づけるかで，現場が混乱をきたしている．脊柱管狭窄という概念は，以前からある椎間板という前方の圧迫要素に対しての，骨性の後方圧迫要素の存在という形で提唱された歴史的経緯がある．

臨床上，椎間板ヘルニアとこの combined stenosis に画然とした境界を設けることは不可能である．なぜならば，腰椎椎間板ヘルニアの手術例は脊柱管狭窄という解剖学的背景を有しているからである．また，腰部椎間板ヘルニアに対するキモパパイン注入療法の治療成績を左右するのは脊柱管狭窄の有無である，という報告も存在している．これらの報告は，椎間板ヘルニアの症状発生や治療成績には解剖学的な素因としての脊柱管狭窄が関与しており，そのような症例は決して少なくないことを示している．このような事実を考えると，両者の間に境界線を明確に引くことは困難であると言わざるをえない．

実際の手術を考えてみればその難しさが分かる．手術で脱出ヘルニアや線維輪の切開で噴出したヘルニアを認めたとする．そのときに，外側陥凹が狭小化していると combined stenosis と診断するのだろうか．あるいは，上関節突起や黄色靱帯などの後方要素に bulging disc (変性膨張した椎間板)が合併して神経根が圧迫されている場合

は combined stenosis と判定するのかという疑問が浮かぶ．このような曖昧さを避けるために筆者は，ヘルニアがなければ手術に至らなかったはずなので，このような場合は椎間板ヘルニアと診断する．後者の場合にはヘルニアは存在せず変性所見としての椎間板なので腰部脊椎症と判定して分析する．

(4) 蓮江の分類（表Ⅲ-6）

国際分類の問題点を考慮して提唱されたのがこの分類である．この分類では，変性性狭窄（degenerative stenosis）で，変性すべり症（degenerative spondylolisthesis）と脊椎症（spondylosis）を同じ基準で並列させている．また，変性性側弯（degenerative scoliosis）と骨増殖性（hyperostotic）を degenerative stenosis などと同じ基準で並列させている．最後に，病因別分類とは別に病変部位分類を設けた．その後，この改変版も発表されている．

(5) 神経性間欠跛行の分類（表Ⅲ-7）

LSS の特徴的症状とされる神経性間欠跛行を，歩行負荷試験と神経根ブロックにより馬尾型，神経根型，そして混合型に分類する．この神経障害型式と国際分類を対比してみると，前述したように，中心型狭窄（central stenosis）の画像を呈する症例でも，単一神経根障害が約 40％存在している．すなわち，脊柱管狭窄が脊柱管の中央部に存在していても，必ずしも馬尾障害を呈するとは限らないのである．一方，外側型狭窄（lateral stenosis）では，全例が神経根障害を呈しており，国際分類と神経障害型式は完全に対応している．繰り返しになるが，分類は診断や治療方針を決定するうえで有用でなければならない．そういう観点からすると，自然経過や予後の異なる神経障害型式と今日まで診療現場で用いられてきている単純 X 線写真上の診断名を組み合わせて分類するのが実際的であるといえる．

2. LSS の機能的分類

LSS の典型的な症状として神経性間欠跛行が挙げられる．間欠跛行の定義を Verbiest に従い表Ⅲ-3 に示す．神経性間欠跛行は，歩行負荷に

表Ⅲ-6 蓮江の分類（改変版）

病因（疾患）別分類
- Ⅰ．先天性／発育性　congenital/developmental
  - A．特発性　idiopathic
  - B．軟骨形成不全症性　achondroplastic
- Ⅱ．後天性　acquired
  - A．変性性　degenerative
    1. 脊椎症性　spondylotic
    2. 変性すべり症性　degenerative spondylolisthetic
    3. 変性側弯症性　degenerative scoliotic
    4. 骨増殖性　hyperostotic
  - B．合併性　combined
  - C．分離，すべり症性　spondylolytic spondylolisthetic
  - D．外傷後性　post-traumatic
  - E．術後性　postoperative
    1. 固定術後性　post-fusion
    2. 椎弓切除術後性　post-laminectomy
    3. 椎弓板切除術後性　post-discectomy
  - F．その他　miscellaneous

病変部位別分類
- Ⅰ．正中型　central type
- Ⅱ．外側型　lateral type
  - A．両側性　bilateral type
  - B．片側性　unilateral type
- Ⅲ．混合型　mixed type

- Ⅰ．単椎間型　single level type
- Ⅱ．二椎間型　double level type
- Ⅲ．多椎間型　multiple level type

症候分類
- Ⅰ．馬尾型　c. eq. type
- Ⅱ．神経根型　radicular type
- Ⅲ．混合型　mixed type

（蓮江光男：腰部脊柱管狭窄の分類と臨床像．Orthopaedics 4：1-4，1988 より転載）

表Ⅲ-7 神経性間欠跛行の分類

神経障害型式	自覚症状	他覚所見
馬尾型	下肢・殿部・会陰部の異常感覚	多根性障害
神経根型	下肢・殿部の疼痛	単根性障害
混合型	馬尾＋神経根	多根性障害

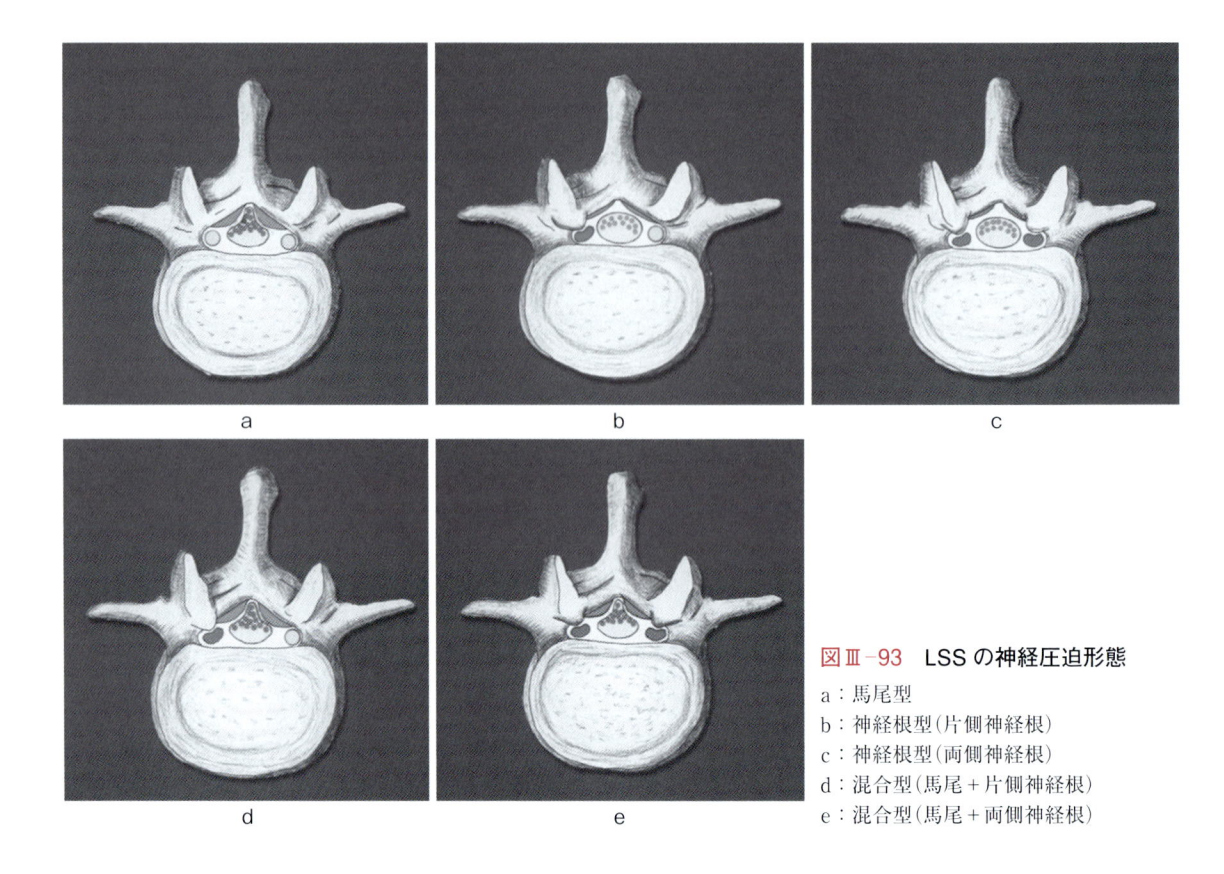

図Ⅲ-93 LSSの神経圧迫形態
a：馬尾型
b：神経根型(片側神経根)
c：神経根型(両側神経根)
d：混合型(馬尾＋片側神経根)
e：混合型(馬尾＋両側神経根)

よって出現する自覚症状，他覚所見，および神経根ブロックによる効果判定により3群に大別できる．すなわち，下肢・殿部や会陰部の異常感覚を特徴とし，多根性障害を示す群(馬尾型)，下肢・殿部の疼痛を特徴として，単根性障害を呈する群(神経根型)，そして両者の合併している群(混合型)である(表Ⅲ-7，図Ⅲ-93)．馬尾型は下肢・殿部・会陰部の異常感覚(しびれ，灼熱感など)，下肢脱力感，膀胱直腸障害を主症状としている．男性では陰茎勃起が惹起される症例もある．疼痛を訴えないのが特徴である．症状は両側性である．

神経根型は疼痛を主訴としており，片側性の症例が両側性の症例より多い．疼痛の分布は下肢・殿部である症例が多い．少数例ながら，しびれを主訴とする症例も存在するが，馬尾型のそれとは異なり，そのほとんどの症例で単根性の分布を示す．

混合型は前二者の合併症状を呈する．馬尾症状は両側性であるが，神経根の症状は片側性，両側性と症例により異なる．

3. 疾患別にみた神経障害型式

LSSによる3つの神経障害型式は，疾患別にその出現頻度が異なっている．脊椎症ではその大部分が神経根型を呈し，馬尾型や混合型のような馬尾障害を呈する症例は少ない．これに対して，変性すべり症では神経根型と比較して，馬尾型や混合型の馬尾障害が，有意差をもって高頻度にみられる．すなわち，脊椎症と変性すべり症の神経根障害型式が異なっている．分離すべり症は，その解剖学的特徴により，神経根型のみで，馬尾障害を呈する症例はない．

4. LSSに伴う神経根障害における身体所見の診断精度

前屈と下肢伸展挙上テスト(straight leg raising test；SLRT)の特異度は高いが，感度と陽性反応適中度(臨床所見の有病率で，対照集団のな

かで個々の臨床所見がどの程度の確率で当該疾患であるかの指示)は低い．後屈とKemp's testは，前屈とSLRTに比べて，特異度は同程度であるが感度と陽性反応適中度が高い．すなわち，後屈とKemp's testは，LSSによる神経根障害における信頼度の高い所見である．

5. 責任高位

LSSの責任高位はその大多数の症例でL4/5椎間である．この責任高位を決定するうえで重要なのは，腰部脊柱管の解剖学的背景である．本章「形態学からみた病態」(47頁)で述べたように，脊柱管の各椎間ではその椎間から分岐する神経根と硬膜内にある馬尾部の脊髄神経が脊柱管の最外側に位置している．最外側は，脊柱管における各椎間での最狭小部位である．例えば，L4/5椎間では最も最外側，すなわち，最も最狭小部位に位置している神経は，硬膜外腔の第5腰神経根と硬膜内で馬尾形成に参加している第5腰神経である．

このような解剖学的背景を把握したうえで具体的に神経障害の責任高位を考えてみる．例えば，第5腰神経以下の多根性障害を呈している症例で，画像ではL3/4，L4/5椎間での2椎間での狭窄像を呈していたとする．この場合，L3/4椎間は責任高位ではない．なぜならば，L3/4椎間が責任高位であるならば，L3/4椎間での最狭小部位に存在している神経組織は第4腰神経根と硬膜内で馬尾の形成に参加している第4腰神経である．この最外側の神経が圧迫を受けずに，空間的余裕のある，より内側に位置している第5腰神経や第1仙骨神経が圧迫されるということは，解剖学的事実からは説明できない．LSSは脊柱管の狭窄という解剖学的背景のもとに存在するということをその概念の基本とするならば，L3/4椎間で第4腰神経に属する神経組織に障害を起こさずに，より空間的余裕を有している部位を走行している第5腰神経や第1仙骨神経が圧迫されるということはあり得ない．もし，そのようなことが成立するとLSSの概念は成立しなくなる．

この事実から，神経障害の上限は脊柱管の最外側に位置する神経によるものであるので，神経障害の上限が責任椎間になるということがいえる．神経障害の責任椎間，すなわち，神経障害の上限より尾側に画像上の圧迫所見が存在している場合には，この椎間が神経障害に関与しているか否かの判定は現在の日常診療のレベルでは困難である．このような場合には責任椎間は2椎間と判断せざるを得ない．例えば，第5腰神経以下の多根性障害を呈している症例で，画像上はL3/4，L4/5，L5/S1椎間に狭窄像を呈している場合，責任椎間はL4/5，L5/S1椎間であると判定せざるを得ない．

これらの責任高位を各神経障害別に検討してみると，馬尾型ではL4/5椎間が圧倒的に多い．L3/4やL2/3椎間が責任高位である頻度は低い．神経根障害の責任高位は，1椎間1根障害(両側性を含む)が圧倒的に多い．しかも，その責任高位は第5腰神経障害がそのほとんどを占め，第4腰神経根，第3神経根，および第1仙骨神経根障害は低頻度である．2椎間2根障害は珍しいので2椎間2根障害が疑われる場合には神経根ブロックで2椎間2根障害であることを確認する必要がある．3椎間3根障害は極めて珍しい．2椎間2根障害や3椎間3根障害のような非典型的神経根障害は，変性側弯を伴った腰部脊椎症に多い．

6. 神経根障害の責任部位

神経根障害の責任部位はさまざまであることに留意する必要がある．このことについてはすでに本章「神経根障害」(68頁)に述べたので，ここでは簡単に述べる．神経根障害の責任部位は4部位に大別できる．中枢側からsubarticular entrapment(図III-94)，pedicular kinking(図III-94)，foraminal encroachment(図III-95)，およびextraforaminal entrapment(図III-96)である．これら4つの部位での神経根圧迫のうち，臨床例の大部分はsubarticular entrapmentである．神経根造影でみる限り，神経根はしばしば横走している．神経根の横走を伴っている場合は，foraminal encroachmentの存在に注意する必要がある．

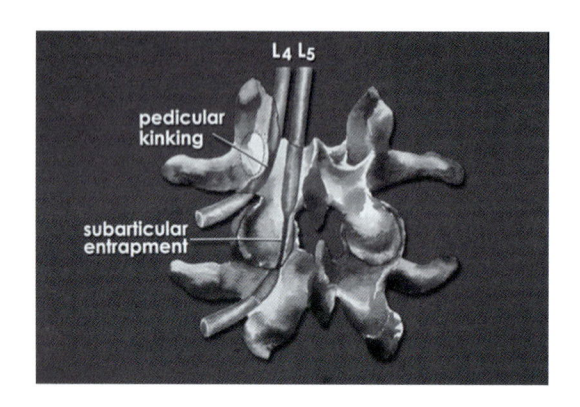

図Ⅲ-94 Subarticular entrapment と pedicular kinking の模式図

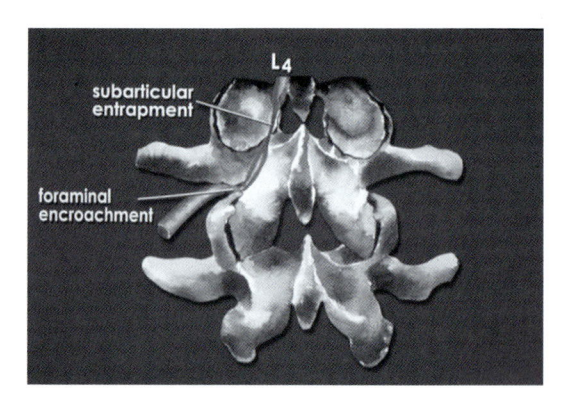

図Ⅲ-95 Subarticular entrapment と foraminal encroachment の模式図

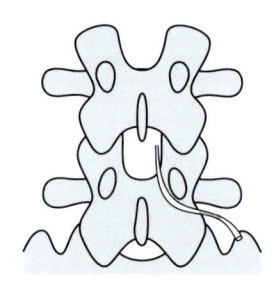

図Ⅲ-96 Extraforaminal entrapment の模式図

7. 画像による検討

　LSSには，脊柱管の狭窄という病態が背景にある．この脊柱管の狭窄は，画像で把握することができる．この画像上の特徴を検討してみると，神経障害型式別に大きな特徴がある．神経障害型式別に，馬尾群（馬尾型と混合型を含む），神経根群，および腰痛群の3群で比較してみると，上切痕距離は馬尾群と神経根群で腰痛群より有意に小さい（図Ⅲ-97-a）．次に，脊柱管前後径をみてみると，馬尾群は他の2群より有意に小さい（図Ⅲ-97-b）．CT上では，硬膜管面積は，馬尾群，神経根群，腰痛群の3群間に有意差があり，馬尾群が最も小さい値を示す．また，黄色靱帯内側の椎孔面積は，黄色靱帯を含めた椎孔面積でも馬尾群は有意に小さい（図Ⅲ-97-c）．さらに，これらの計測値より各群の硬膜外腔面積を求めてみると馬尾群は他の2群より小さく，硬膜外腔の余裕度が少ない．

　Pan-canal stenosis という視点からみると，馬尾障害を有する脊椎症の症例は，責任高位（一般にはL4/5）のみならず，腰椎の他高位，そして頸・胸椎でも狭小傾向を示している．

　以上の画像所見から言えることは，腰部脊柱管狭窄という病態は，神経に対して周囲組織が狭小化している状態と言える．つまり，腰部脊柱管狭窄という病態は，その発症の背景には神経周囲組織の狭小化という病態が存在している．

8. 選択的脊髄動脈造影による検討

　馬尾障害を呈している馬尾型と混合型の症例では，選択的脊髄動脈造影によりその大多数で，一時的な症状の軽快が得られる（図Ⅲ-98）．軽快する症状はすべて馬尾症状である．混合型が有している下肢痛に対しては，本手技では全く治療効果が得られない．治療効果に関与する因子として，罹病期間，原因疾患の種類，歩行可能時間や距離，脊髄造影所見，Adamkiewicz artery の分岐高位，Adamkiewicz artery が造影されるか否か，あるいは薬物注入といった要因が考えられるが，いずれの因子も治療効果に関与していない．

　治療効果の得られた症例の大多数で，その治療効果は一時的なものである．しかし，少数例では長期にわたり治療効果が認められる．このような画像所見や選択的脊髄動脈造影の結果から病態を考えてみると，馬尾型間欠跛行は脊柱管狭小という解剖学的条件を背景に髄液途絶が加わり，髄液

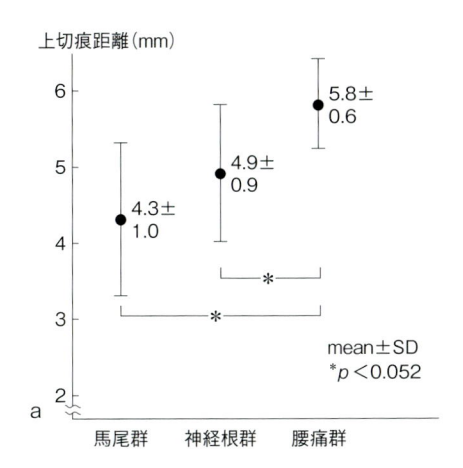

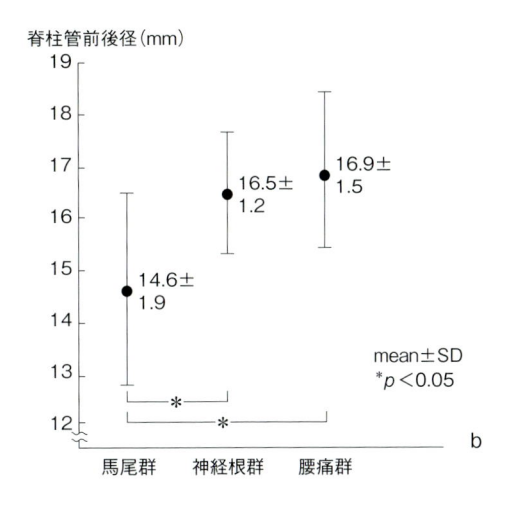

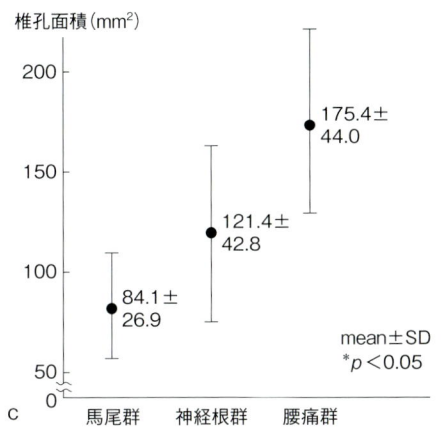

図Ⅲ-97 画像による計測値
a：上切痕距離（L5）
b：脊柱管前後径（L5）
c：黄色靱帯内側での椎孔面積（L4/5椎間高位）
（小林利男，他：整形外科 42：1695-1699，図1，図2，図4，1991 より転載）

を介しての栄養補給が減少し症状が発生するものと考えられる．しかし，狭窄が軽度で，髄液途絶の程度が軽い馬尾障害の症例も存在している．このような事実や選択的脊髄動脈造影の手技で症状が改善するという事実から，髄液を介する栄養障害とともに，馬尾の血流障害も馬尾型間欠跛行の発症機序に深く関与していると考えられる．

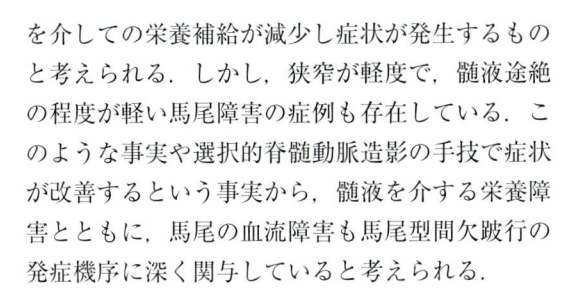

9. サーモグラフィーによる検討

サーモグラフィーを用いて，神経根ブロックや選択的脊髄動脈造影前後の変化をみてみると，共通した特徴が認められる．神経根型では，筋力低下が存在する場合には，麻痺筋に一致した部位に低温域が観察され，歩行負荷前後においても左右の温度差が存在している．すなわち，第5腰神経根障害では，症状側の下腿前面に低温域が観察される．筋力低下が存在しない場合には，明らかな温度差は出現しない．しかし，神経根ブロックにより神経根の固有支配領域に一致した高温域が観察される．一方，馬尾症状を有する群では，造影前に観察される足部の低温域が造影後に左右差が消失したり，あるいは高温域となる（図Ⅲ-99）．

これらの事実は，LSSによる神経障害には，何らかの形で神経，あるいは下肢の末梢循環が関与しており，末梢循環の改善が症状の一時的軽快につながっていることを示唆している．

10. 電気生理学的検討

電気生理学的に馬尾障害を有している馬尾型と混合型の脊柱管狭窄の症例を検討してみる．馬尾活動電位（cauda equina action potential；CEAP）を用いて，術前の重症度，立位伸展負荷（postural factor）の影響，および術後成績を電気生理学的に検討してみる（図Ⅲ-100）．立位負荷による症

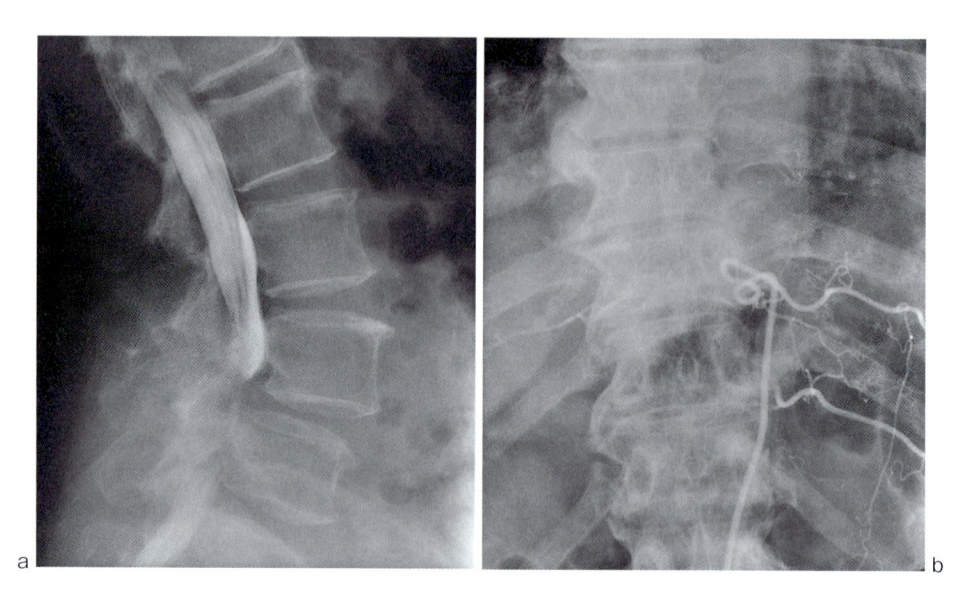

図Ⅲ-98 選択的脊髄動脈造影による馬尾症状の一時的軽快
（66歳，女性，第4腰椎変性すべり症による馬尾型間欠跛行）
a：脊髄造影，側面像
b：選択的脊髄動脈造影，前後像
選択的脊髄動脈造影により，7日間，馬尾型間欠跛行が消失した．

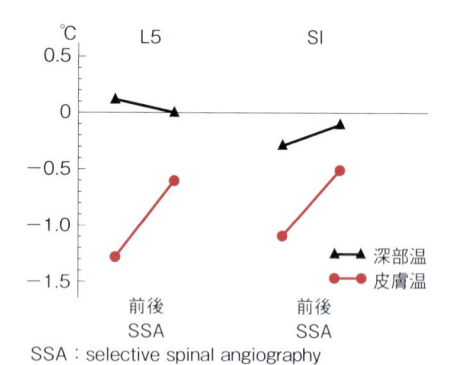

図Ⅲ-99 選択的脊髄動脈造影前後の皮膚温の変化
SSA：selective spinal angiography

状の再現・増悪は，CEAP所見と比較的対応している．また，選択的脊髄動脈造影で治療効果のある症例では，CEAP上何らかの伝導障害を示唆する所見を示しており，選択的脊髄動脈造影による循環状態の変化がこれに寄与していることが想像される．さらに，安静時の症状を有する症例は，電気生理学的にも重症を示している．

治療手段として，腰部交感神経節ブロック（sympathetic ganglion block；SB）が馬尾障害に対して治療効果がある．CEAPで馬尾障害に対するSBの効果を検討してみると，馬尾障害例のCEAPの波形は75％で改善し，馬尾伝導速度（cauda equina conduction velocity；CECV）は有意に改善する（図Ⅲ-101）．したがって，SBは馬尾の機能障害を改善させる作用を有していると言える．

11. 脊髄神経後根神経節の局在と神経障害型式との関係

このことに関しては，本章「脊髄神経の後根神経節」（74頁）に詳細に記したのでここでは省略する．DRGの局在の差異は，馬尾型と混合型で上切痕距離が両者とも狭小化を呈しているにもかかわらず，馬尾型では神経障害を合併しておらず，混合型では神経根障害が合併している理由を説明してくれる．さらに，DRGの局在は，LSSにおける神経根障害発現にも関与している．

以上の知見をまとめてみると，LSSは神経に対する神経周囲組織の相対的な狭小という解剖学的背景を基盤に発症している．しかも，その神経障

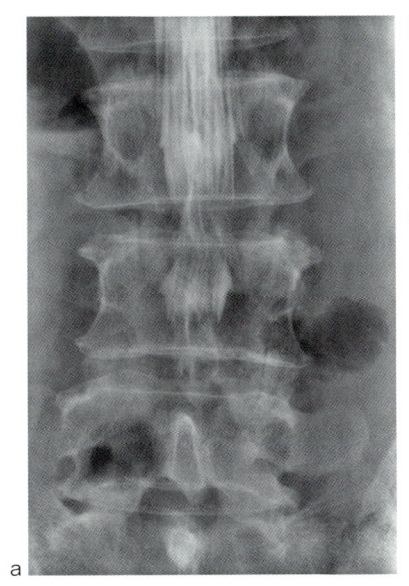

図Ⅲ-100 CEAPからみた馬尾機能の変化（65歳，男性，腰部脊椎症による混合型間欠跛行）

a：脊髄造影，前後像
b：CEAP
脊髄動脈造影後，CEAPの振幅の著明な増大が得られた．一時，症状は消失したが，1週間後に再燃した．

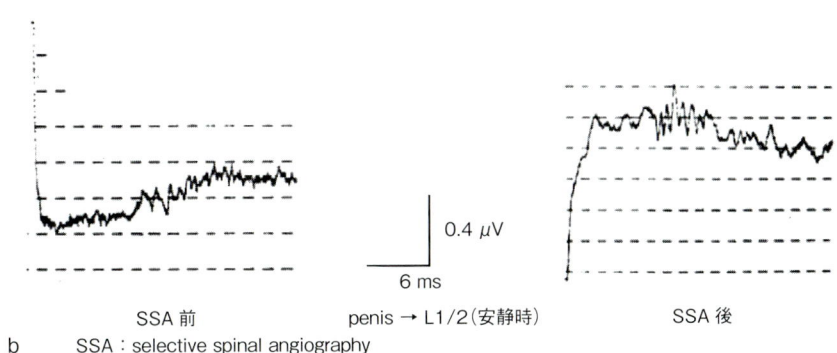

SSA 前　　penis → L1/2（安静時）　　SSA 後
0.4 μV
6 ms
b　　SSA : selective spinal angiography

害型式にDRGの局在，硬膜からの神経根分岐高位，あるいは両者が関与している．また，LSSの神経障害の発症には神経組織への血流障害が関与していることが想定される．

12. MR venographyとMRミエログラフィーからみた病態

先ず，MR venography（MRV）の所見からLSSの病態について検討してみる（図Ⅲ-102-a）．神経根型間欠跛行を有する症例では，責任神経根の増強像が認められる（図Ⅲ-102-b）．この所見は，神経根に伴走する血管系の血管透過性亢進による所見である．一方，馬尾型間欠跛行を有する症例では責任椎間に内椎骨静脈と椎間静脈の拡張や途絶が高頻度に認められる（図Ⅲ-102-c）．これら

の所見は，脊柱管狭窄に伴う硬膜外静脈叢の循環障害を示唆する所見である．したがって，MRVで認められた硬膜外静脈叢の拡張や途絶，あるいは神経根の増強像は，それぞれの間欠跛行の病態を示す重要な所見と考えられる．

これらの所見は，神経根型間欠跛行と馬尾型間欠跛行では間欠跛行の基盤となっている脊椎静脈の循環障害の病態が異なっていることを示唆している．神経根型間欠跛行を有する症例では，責任神経根自体と神経根に伴走する血管（根静脈）の循環障害によると考えられる神経根周辺の増強像が高頻度に認められるのに対し，硬膜外静脈叢の拡張像や途絶像の頻度はわずかである．これらの事実は，障害されている神経根に伴走する血管系の循環障害により神経根型間欠跛行が発生している

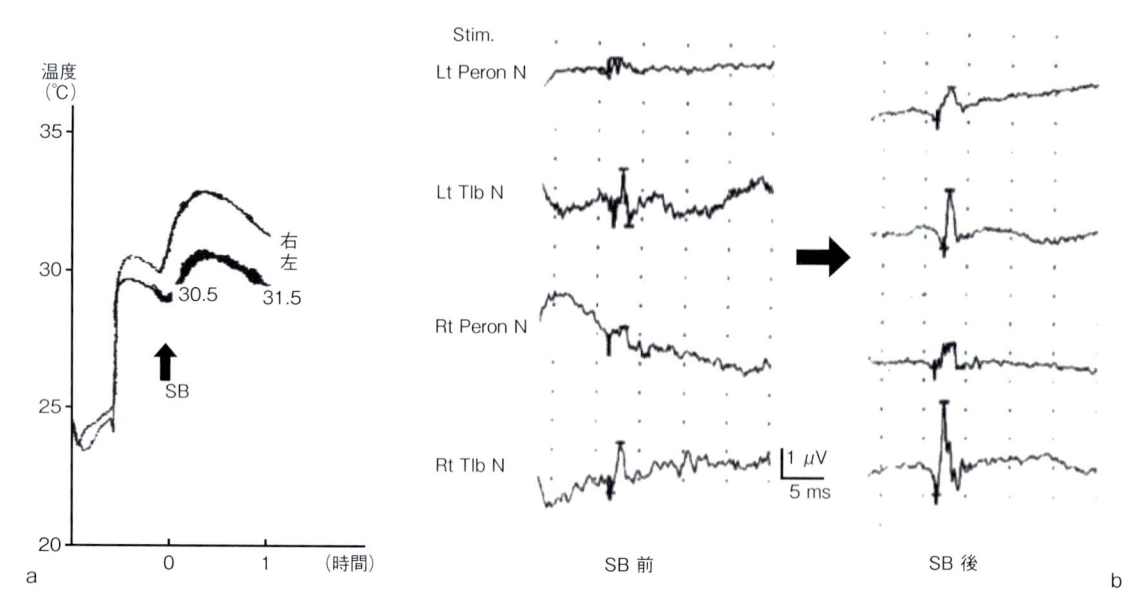

図Ⅲ-101 CEAPからみた腰部交感神経節ブロックの治療効果
（59歳，変性すべり症による馬尾型間欠跛行）
a：足底の深部温
b：CEAP

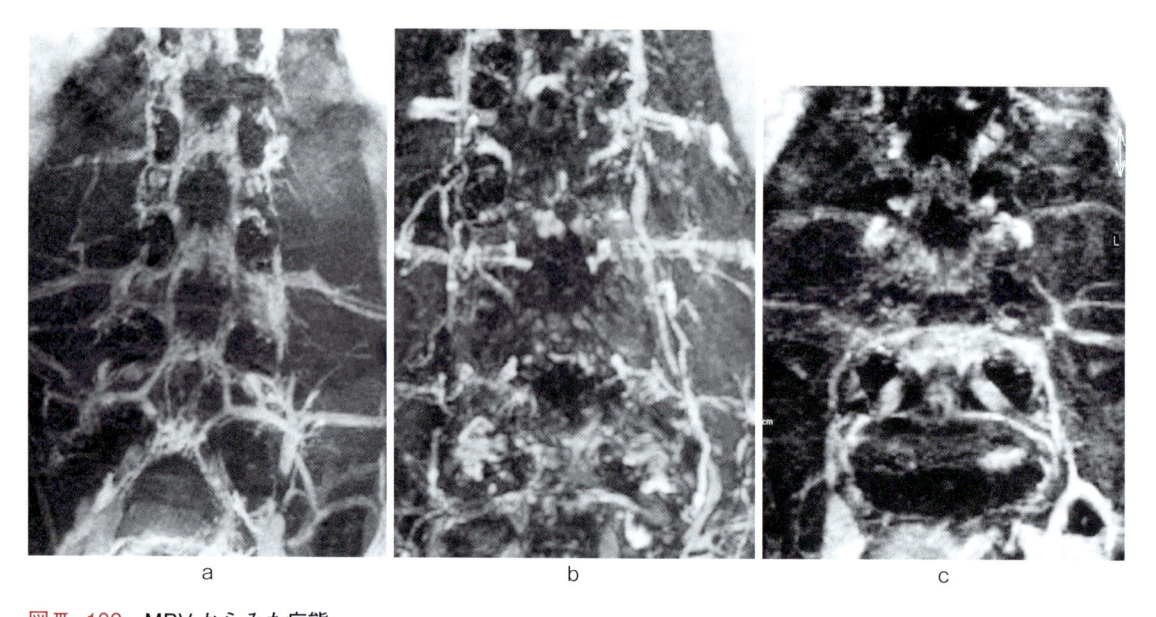

図Ⅲ-102 MRVからみた病態
a：正常
b：神経根型
c：馬尾型
神経根型では第5腰神経根周囲の静脈のうっ滞が，馬尾型ではL4/5椎間高位での欠損と尾側での静脈うっ滞が認められる．

可能性を示唆している．

一方，馬尾型間欠跛行を有する症例では，責任椎間での硬膜外静脈叢の途絶と拡張，および上行腰静脈との交通枝である椎間静脈の拡張が高頻度に認められる．これらの事実は，責任椎間での内椎骨静脈の途絶によりうっ血をきたし，硬膜外静脈叢にうっ滞した血液が椎間静脈を経由して上行腰静脈に還流されていることを示している．したがって，馬尾型間欠跛行の発生には硬膜外静脈叢の還流障害が深く関与していると考えられる．

次に，MR ミエログラフィーを用いて DRG の形態学的変化という視点から LSS と腰椎椎間板ヘルニアによる神経根障害の病態の相違を検討してみる．この検討によると，本章「機能からみた病態」(81 頁)で述べたように，椎間板ヘルニアの症例では，症状側の DRG の輝度と最大横径は，反対側や対照群と比べて，それぞれ有意に高く，大きい．これらの事実は，腰椎椎間板ヘルニアでは，責任神経根の DRG でコンパートメント症候群が惹起されていることを示している．過去の実験的研究の結果と考えると，責任神経根の DRG には神経内浮腫が発生していると考えられる．一方，LSS では，責任神経根の DRG にコンパートメント症候群が惹起されている事実は見出せない．DRG の形態学的変化という観点からは，脊柱管狭窄による神経根障害と椎間板ヘルニアによる神経根障害の発生機序には明らかな相違があると言える．

13．MRI における馬尾の造影効果

馬尾の造影効果を検討してみると，馬尾型では高頻度(80%)に馬尾根糸が造影される(図Ⅲ-103)．馬尾造影効果が認められた高位は，神経学的責任高位に一致している．この馬尾造影効果は，馬尾障害の重症度が深く関与している．しかし，馬尾造影効果は，馬尾障害特有の所見ではなく，神経根障害例でも約 60% に認められる．したがって，画像所見のみから神経障害型式を判定することは困難である．

14．膀胱障害

LSS による神経性間欠跛行は，馬尾型，神経根型，および混合型の 3 型に分類される．このうち，馬尾障害を有する馬尾型と混合型の症例では，下肢症状だけでなく会陰部症状や膀胱・直腸障害を伴うことが多い．LSS による膀胱障害は，泌尿器科分野で他覚的検査を通して多くの研究がなされてきた．一方，LSS に伴う膀胱障害は，自覚的な排尿に伴う症状だけではなく，他覚的にもさまざまな型式の膀胱障害を呈すること，あるいは手術により大部分の症例で膀胱障害が改善することが報告されている．

整形外科の視点からこの問題を考えてみる．LSS に伴う排尿に関する自覚症状と膀胱障害との関係や術後の自覚症状の改善と膀胱障害の改善が並行して認められるかどうかはいまだ明白ではない．LSS の治療にあたる場合，膀胱障害と他の症状との関係や手術により膀胱障害がどのような回復を示すかを明らかにすることは，患者への術前説明をするうえでも重要なポイントの 1 つになる．

LSS による排尿に伴う症状の特徴は，機能的には尿排出障害と蓄尿障害とに大別できる．術前での排尿に伴う症状として残尿感や排尿困難といった尿排出障害が約半数に認められる．しかし，催尿感や頻尿といった蓄尿障害も約 20% に存在している．一般に，下位腰椎病変が原因の馬尾障害では脊髄神経は仙髄の排尿中枢より末梢の馬尾部で障害される．このため，膀胱障害は，一般には，核下型(排尿中枢の存在する第 2, 3 仙髄より下位での損傷)の神経因性膀胱を示す．しかし，膀胱内圧所見で核上型(排尿中枢より高位での損傷)の神経因性膀胱を呈する症例も報告されている．その原因として，馬尾圧迫のために膀胱を支配する知覚・運動神経線維の興奮の増大や馬尾圧迫による血流障害によって脊髄円錐部の虚血発生が想定されている．このような事実から，馬尾障害による排尿に伴う症状は多彩であり，それは馬尾障害の病態の多様性に起因するとも考えられる．したがって，LSS により馬尾障害を呈する患者の排尿に伴う症状の有無を診断する場合に

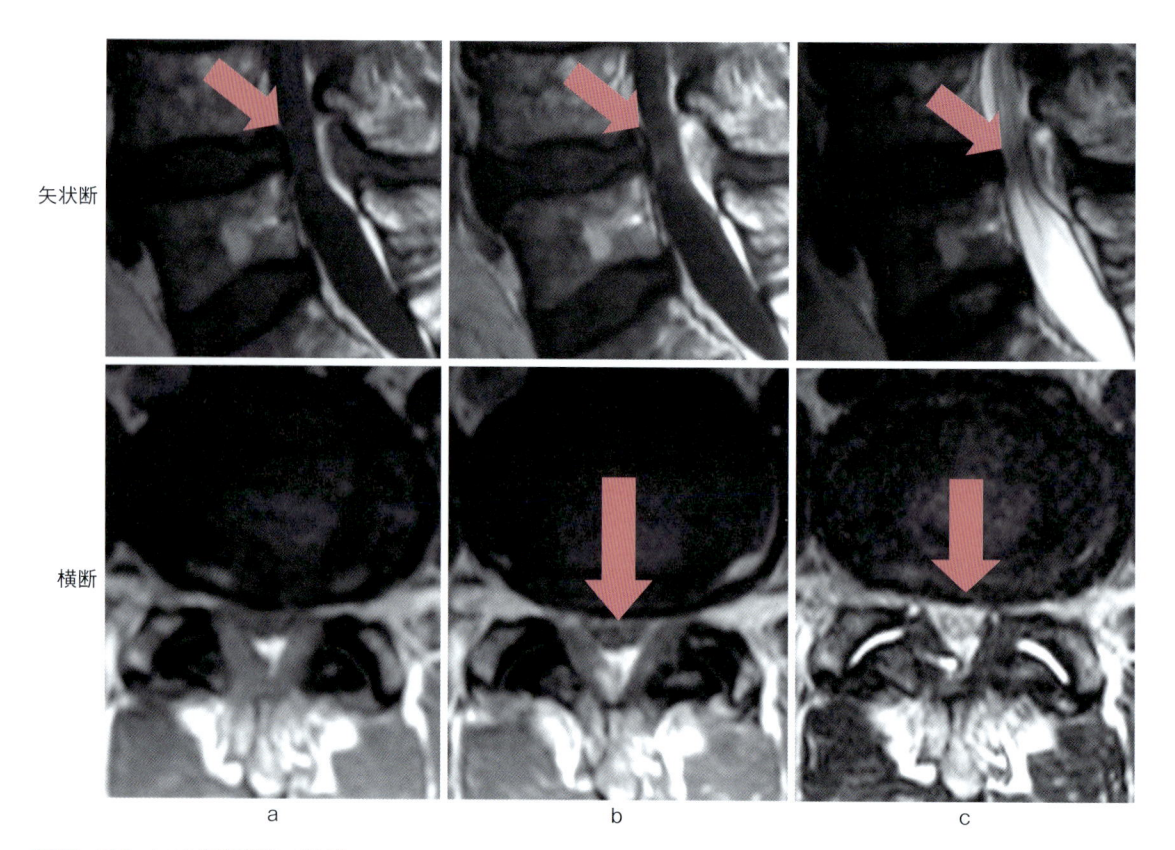

図Ⅲ-103　LSS（馬尾型）の造影 MRI
a：T1 強調像
b：Gd-DTPA 静注後　T1 強調像
c：T2 強調像
L4/5 椎間での脊柱管狭窄を呈し，T1 強調像では，馬尾は等輝度，同高位の矢状断と横断の 2 方向ともに T1 強調造影像で馬尾根糸が造影されている．

は，尿排出障害だけではなく，蓄尿障害の有無も聴取しなければならない．

　神経性間欠跛行に伴った膀胱障害の特徴は，排尿に伴う症状が歩行による下肢症状の出現と同時に発生することである．事実，筆者の症例でも催尿感は，全例が歩行時のみ自覚している．したがって，LSS における膀胱障害の診断には歩行負荷試験や立位負荷により神経性間欠跛行を分析する際に，下肢症状の変化と同様に，排尿に伴う症状の出現の有無にも留意し，膀胱障害の有無をも正確に評価する必要がある．

　次に，排尿に伴う自覚症状と他覚的な膀胱障害との関係について考えてみる．排尿に伴う症状を有している症例と，排尿に伴う症状のなかった症例の術前の平均残尿量との間には統計学的有意差は認められない．すなわち，排尿に伴う症状があるからといって，他覚的な膀胱障害が必ずしも重症というわけではない．したがって，自覚的な排尿に伴う症状と他覚的な膀胱障害とが一致しない症例が少なからず存在することに留意する必要がある．また馬尾障害を呈する患者のなかに，自覚的に排尿に伴う症状がなくとも膀胱内圧測定では異常を示す症例があるとの報告もある．これらの事実からも，LSS による馬尾障害を有する症例では，自覚的に排尿に伴う症状がないからといって必ずしも膀胱障害がないとはいえない．つま

り，LSSによる膀胱障害を検討するには，自覚的な排尿に伴う症状と他覚的な膀胱機能とを別々に評価し，膀胱障害の有無を診断する必要がある．したがって，たとえ排尿に伴う症状を訴えない症例でも他覚的な膀胱機能の評価を行う必要がある．

ここで，膀胱障害と他の神経学的所見との関係についてみてみる．術前の残尿量が30 mL以上の症例と30 mL未満の症例を比較してみると，術前の残尿量が多い症例では馬尾障害は高度である．また，残尿量30 mL以上の群では，残尿量30 mL未満群に比べ，安静時に何らかの下肢症状を呈する症例が多い．

以上の結果から，残尿量が多い症例では馬尾障害は高度であり，安静時に下肢症状を有する頻度が高いといえる．この事実から残尿量の多少は，馬尾障害の重症度を判定するための1つの指標となり得ると考えられる．また，安静時に下肢症状を有する患者は馬尾障害は高度であり，膀胱障害を合併していることが多いという事実にも留意して手術前の評価にあたる必要がある．

最後に，手術による膀胱障害の推移をみてみると，残尿量が改善した症例が，悪化した症例に比べて有意に多い．すなわち，術前の残尿量の多少に関係なく，残尿量は手術により改善される症例が多い．また，手術による排尿に伴う症状の推移を検討してみると，術前に何らかの排尿に伴う症状を有した症例では大部分の症例で，術後に排尿に伴う症状が消失，あるいは軽減している．この結果から，術前の排尿に伴う症状が尿排出障害であれ，蓄尿障害であれ，手術によりその症状は改善すると言える．こうした事実から，LSSによる馬尾障害に伴う膀胱障害は，下肢症状と同様に可逆的であると推測される．したがって，LSSによる馬尾障害で膀胱障害を合併する患者に対しては，手術による馬尾の除圧が膀胱障害の回復に有効であると考えられる．

15. 発症機序の考察と課題

LSSの発症機序は，まだ十分には解明されていない．しかし，基礎的研究の結果や臨床上の事実が解明の糸口を与えてくれている．先ず，実験的研究の結果から考えてみる．脊髄神経の栄養は，脊髄液が60％，血流によって40％が供給されている．脊髄神経が圧迫されると，神経は機能障害とともに神経の血流障害が惹起される．また，長期の機械的圧迫は，神経に耐性を与え，神経組織には血管新生も認められる．これらの事実から，神経組織は慢性圧迫が加わると，それに適応しようとして，機能的にも器質的にも変化をして対応していると言える．

次に，臨床的な事実を考えてみる．先ず，造影像と症状との関係がある．造影像が異常であっても，症状のない症例が少なくない．また，保存療法が奏効する症例が少なからず存在する．これらの事実は，機械的圧迫因子の存在のみでは発症しないことを示している．選択的脊髄動脈造影・注入所見も興味ある事実を教えてくれる．馬尾障害は，この手技によって一時的に自覚症状も神経機能も軽快する．一方，神経根障害には全く影響を与えない．この結果には，脊髄神経における機能的終動脈を意味する血流の分水界（血流支配の境界領域）の存在が関係しているかもしれない．しかも，この手技で下肢の血流は増加する．この事実は，馬尾障害の発生には脊髄から馬尾にかけての血管系が関与していることを示唆している．LSSが発生すると，硬膜外腔圧は，慢性圧迫の状態に歩行により弱い急性圧迫が加わり，高くなる．慢性圧迫下における硬膜外腔圧の間欠的な高まりによって，血管系のうち先ず静脈が血流障害を起こすことが想像できる．その結果，神経組織に循環障害が発生する．さらに，神経根ブロックの所見もヒントを与えてくれる．神経根型の症例は，責任神経根のブロックにより，一時的に症状が消失する．このときに，神経根の固有知覚領域に血流の増加が認められる．この所見は，神経根由来の疼痛や神経機能の改善に，神経根，下肢，あるいは両者への血流が何らかの形で症状発現に関与していることを疑わせる．最後に，LSSによる神経根障害が発生する症例では，DRGの局在が中枢側に存在している症例が多いことが明らかになっている．

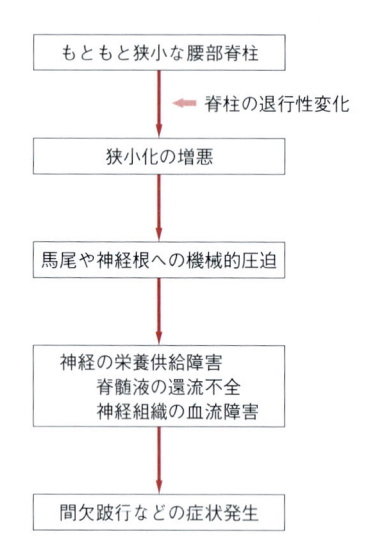

図Ⅲ-104　LSSの発症機序(仮説)

以上のような事実と，脊柱管は狭小でも無症状である症例の存在，狭窄はそのままであっても保存療法で症状が軽快する症例があるという事実を併せ考えると，症状発生には慢性的な機械的圧迫因子とともに，馬尾や神経根の栄養障害による機能低下が深く関与していると考えられる(図Ⅲ-104)．LSSによる慢性的な機械的圧迫により，脊髄液の円滑な灌流が途絶され，同時に神経組織の血流も減少する．この状態で歩行すると，神経は神経自体，下肢，あるいは両者の栄養需要に応えられなくなり，神経は阻血状態に陥ってしまい，間欠跛行などの症状が出現すると考えられる．一方，無症状例や保存療法奏効例が存在する理由としては，神経組織への栄養供給の脊髄液と血流の比率が個体によって異なっているという仮説があてはまるかもしれないし，神経組織それ自体に問題があることなどが想像できる．

このような発症機序を考えると，治療としては神経組織の「血流改善」と脊髄液の灌流を円滑にする「機械的圧迫の除去」という2つの治療法が成立しうる．しかし，なお未解決な疑問も残されている．それは，なぜ馬尾障害が疼痛を惹起せず，神経根障害は疼痛を引き起こすのかという疑問である．この疼痛の発生には何が決定的に関与しているかについては今後の課題である．神経根にはDRGが存在し馬尾部の脊髄神経にはDRGに相当する組織がないこと，そして末梢神経の機械的圧迫では痛みが発生しないことなどが，この疑問に対する解答の糸口を与えてくれるかもしれない．

2 Failed back syndrome

1. 画像診断の限界

Failed back syndromeの問題の1つは，画像診断の限界にある．最近の画像診断機器の発達によってもなお，脊柱管内に手術操作がなされているfailed backの症例に対しての画像診断の価値は高くないといえる．このような症例では，責任高位とそうでない高位との間に画像上必ずしも明確な差異は認められない．同様な事実は，術中所見での硬膜外腔の癒着の状態についてもあてはまる．われわれは，手術中に責任高位と非責任高位との間にある脊柱管内の癒着の程度に厳然たる差異を指摘できない．

また，第Ⅶ章「退行性疾患における画像検査の位置付け」(235頁)で記したように，退行性疾患では，画像と神経障害型式は必ずしも一致しない．例えば，LSSでは，外側型の狭窄を呈する症例の神経障害型式は全例が神経障害を示す．しかし，中心型狭窄の場合でも約40%の症例は単一神経根障害を呈しており，必ずしも馬尾障害を呈しているとは限らないのである．このような形態学的診断の限界から，failed back syndromeの病態把握には，画像のほかに何らかの機能的補助診断が必要となってくる．

先ず，failed back syndromeを神経根造影・ブロックの検討結果から考察してみる．Failed back syndromeの症例でも，その症状は神経根ブロックにより一時的に消失することが多い．しかし，初回手術時とは責任部位や病態が異なる症例が存在している．一方，治療成績という観点からは，神経根造影・ブロックで責任高位や部位が決定できる症例の治療成績は良好であることが多い．

2. LSSと椎間板ヘルニア

次に，failed back syndromeをLSSと椎間板ヘルニアに分けて検討してみる．LSSでは，大多数の症例は，初回手術と同一高位で同一病態を有している．術後経過別にみると，術後に，症状が残存・持続している症例では責任高位や病態に初回手術と比べて変化はない．一方，術後，一時軽快した症例では神経障害型式や内容が変化していることが多く，責任高位も術前とは異なっていることが少なくない．また，長期経過後の症状再発例では隣接高位での障害発生が多い．

対照的に，椎間板ヘルニアでは，異なった責任高位を呈していたり，あるいは同一高位でも新たな病態による愁訴を有していることが少なくない．固定術施行例の長期経過後の症状再発例では，隣接椎間の障害発生に留意する必要がある．一方，治療という観点から神経根造影像を検討してみると，神経根の障害で，造影像が明確な停止像を呈している症例では，辺縁が不明瞭な停止像を呈している症例と比較して，手術成績は良好である（図Ⅲ-105）．

3. リエゾン精神医学的アプローチ

リエゾン診療については別に述べる〔Ⅴ章「腰痛の病態把握―診察のポイント」(189頁)〕．ここではリエゾン精神医学的アプローチからfailed back syndromeを検討してみる．退行性脊椎疾患の症状増悪や遷延化には，従来われわれが認識している以上に早期から，精神医学的問題が深く関与していることが最近明らかにされつつある．精神医学的問題を合併している症例では，不眠，抑うつ，およびイライラ感といった非特異的な精神症状を高率に合併している．

また，このような症例は2群に大別できる．1つは，気分障害や不安障害により身体症状が影響されている症例である．これらの症例では，精神科による治療を併用することで身体症状の軽快が容易に得られる．もう1つは，身体表現性障害，適応障害，および人格障害に分類される精神医学的問題により身体症状が影響を受けている症例である．これらの症例では，整形外科と精神科の両

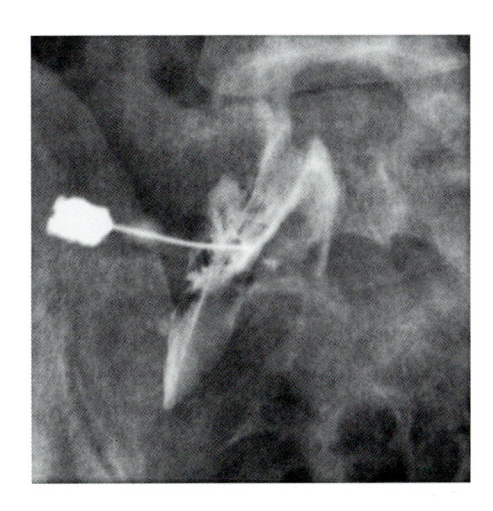

図Ⅲ-105 術後成績良好なfailed backの症例―神経根造影前後像（27歳，男性）

L4/5椎間板切除で症状軽快したが症状が残存した．第5腰神経根ブロックで疼痛は一時的に消失した．造影像は，椎弓切除縁で明瞭な停止像を呈している．造影像より除圧範囲不十分と判定し，同神経に対する神経根管開放術を行った．術後，症状は消失した．

科での治療を行っても身体症状を軽快させることが困難である．したがって，精神医学的問題の内容によっては，手術を回避することが妥当と思われる症例が存在していることは留意する必要がある．

次に，腰椎の手術成績に関与する精神医学的問題を検討してみる．この結果，手術例の約10%は術前の身体症状に精神医学的問題が関与している．また，手術成績不良例の約30%で精神医学的問題の存在が指摘される．このため，failed back syndromeの症例を減少させるためには，術前における精神医学的評価が必須といえる（図Ⅲ-106）．

4. MRIの診断的価値

最後に，このような結果を踏まえて，最近，臨床診断に大きな威力を発揮しているMRIのfailed back syndromeに対する診断価値について検討してみる．

腰仙椎部退行性疾患に対するMRIの診断能力に対して以下のような疑問が浮かぶ．1つは，術

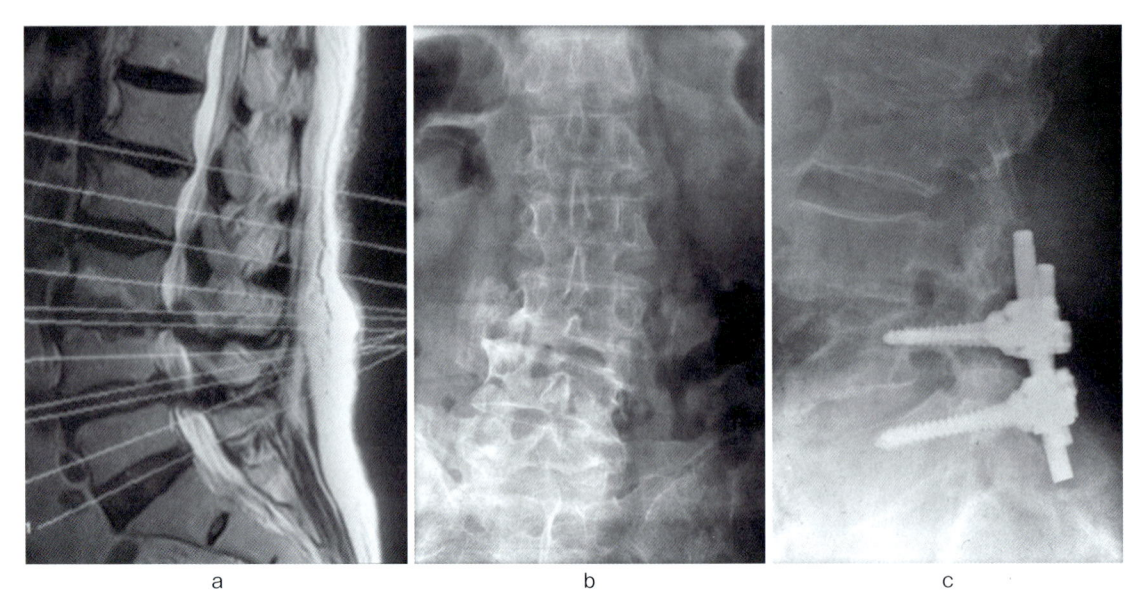

図Ⅲ-106 形態学的な所見にのみ目を奪われて failed back syndrome に至った症例（74歳，女性）
a：1回目の手術の術前MRI，矢状断
b：2回目の術後単純X線写真，前後像
c：3回目の術後単純X線写真，側面像

若いうちに父母を亡くすという家族歴を有している．また，8人兄弟の長女で，ただ1人の実兄は死亡しており，残りの兄弟は義理の関係である．生活歴は，23歳で結婚し，39歳で夫が自殺している．現在は独り暮らしで，年金生活である．子供はいない．

当院受診時の主訴は，腰ががくがくする感じ，腰の重だるさ，体内の金属の冷たい感じ，そして左下肢のびりびり感（大腿外側から下腿内側）である．現病歴は，67歳時に左下肢のしびれと疼痛が出現し，腰部脊椎症による左第4腰神経根障害と第4腰椎変性すべり症による左第5腰神経根障害（2椎間2根障害）の診断で，L3/4，4/5椎間での左第4，5腰神経根管の開放術を受けた．術後，下肢症状は軽快したが，腰殿部の重苦しい感じが新たに出現した．その後も腰殿部の愁訴が軽快せず，慢性腰痛として手術した医療機関の外来で治療を受けていた．術後6カ月で，知人に紹介された他院でL3/4椎間の後側方固定術を受けた．術後に，採骨側の殿部と仙尾骨部の疼痛が出現したが，後遺症といわれ退院した．そこで再度，1回目の手術の術者を頼って通院を開始した．しかし，2回目の術後6カ月で，知人からさらに別の医療機関を紹介されて instrumentation 併用によるL4/5椎体間後方固定術を受けた．手術直後から左下肢に脱力感とびりびりする疼痛が出現し，左殿部の疼痛も増強した．その医療機関では，腰椎の不安定性はないといわれ，患者は再度最初の担当医を頼って通院していた．その後，担当医には無断で筆者の外来を受診した．精神医学的評価と今後の治療方針決定のために入院させた．

この時点での神経学的所見では，左大腿外側と下腿内側に軽度の知覚障害（知覚鈍麻と錯知覚）が認められ，左アキレス腱反射が消失していた．脊柱所見に異常はなく，歩行負荷を行っても下肢症状に変化は認められなかった．ADL評価では disability index は22/24，精神医学的評価では，BS-POP が医療用で17/24，MMPI ではF尺度が高値であった．

愁訴の多さと病歴から精神医学的要素の関与が大きいと判断した．以上の事実から病態を整理すると，腰部脊椎症と第4腰椎変性すべり症により左第4，第5腰神経根障害が元々の病態である．初回手術で神経根性疼痛は軽快したが，腰椎手術の侵襲による腰部の重だるさが出現した．2回目の手術により採骨部痛が出現した．3回目の手術により神経根刺激症状が出現したと判定した．病態や画像所見から1回目の術後から神経の圧迫による症状は存在しないと判断した．画像所見から脊柱管狭窄や腰椎不安定性は認められず，現在の愁訴と disability の程度は，評価した所見から推定できる程度を超えていると判定した．精神科の診断は，身体表現性障害（強迫性格）である．リエゾンカンファランスでは悲惨な人間関係が背景にあり，患者自身が孤独で，他者に救いを求めていると理解できるとされた．「苦しいときの信頼できる担当医頼み」の状態になっており，手術の適応はないと説明されているのにもかかわらず手術を希望するのは，医療関係者との関係を保ちたいためと理解できる．ケースワーカーの介入により，ヘルパー派遣などの経済的側面の援助が必要と判断された．現在，多面的・集学的アプローチにより外来で経過を観察をしている．

この症例は，詳細な病態評価をせず，精神医学的評価を無視して，局所の形態学的所見のみに腰痛の原因を求めた手術担当医の認識不足，さらに術後の経過観察を責任を持って担っていない無責任な対応という深刻な医療上の問題を浮かび上がらせている．と同時に，腰痛に対する集学的・多面的アプローチの重要性を示唆している症例である．

後早期のMRIで最終成績を予測できるかという疑問である．次に，術後長期経過後のMRIで予後を判定できるかという疑問がある．最後に，MRIの画像から責任高位，症状側，そして神経障害型式は判定可能かという疑問である．

このような疑問に答えるための研究デザインには大きな制約が存在する．1つは，手術症例の全例で，しかも定期的なMRIの撮像をすることが困難なので，MRI撮像という実施自体がバイアスになってしまう可能性が否定できない．したがって，MRI撮像という条件下での適切な対照群の設定が困難である．もう1つは，症状の有無に関係なく，MRIを撮像するという研究デザインの設定が必ずしも容易ではない．最後に，retrospective studyなので，同一条件での比較ができていない．

このような限界がある研究であるという認識のもとに，現在までに明らかになった点を提示してみる．1つは，術後の治療成績とMRI所見とは必ずしも一致していない．術後，早期に撮像したMRIから最終成績を予測することは困難であり，術後長期経過例のMRI所見で予後を判定することも困難である．また，MRIの画像から責任高位，症状側，神経障害型式を判定することも難しい．一方，隣接椎間のヘルニア発生や同一高位の椎間板ヘルニア再発を評価するのには有用であると思われるが，無症状例，すなわち術後無症状で経過しているそれと比較していないので断定はできない．

以上のような知見をまとめてみると以下のようになる．

第1に，failed back syndromeの病態把握のためにMRIをはじめとした画像診断は有用である．しかし，形態学的診断の限界はなお克服できていないので，自覚症状や他覚所見の評価，そして何らかの機能的診断による検討が必要である．第2に，failed back syndromeの症例に手術を適応するにあたっては精神医学的問題の評価が必要である．第3に，病態を医師が了解可能に把握できるfailed back syndromeの症例に対しては良好な手術成績が期待できる．一方，了解困難な症例に対しては手術を回避する選択肢も考慮される．

3 コンパートメント症候群 —その概念と課題

腰椎背筋群の筋内圧が腰痛発生に関与している可能性がある．腰椎背筋群のコンパートメント症候群（compartment syndrome）という概念と筋内圧が慢性腰痛にどのように関与しているかについて現在までに明らかにされた事実を述べ，併せて今後の問題点についても述べてみる．

1. コンパートメント症候群の概念

一般に，コンパートメント症候群は急性型と慢性型の2型に大別できる．急性型の診断にはコンパートメントの緊満感，圧痛，resisted motion test，passive stretch testが有用である．コンパートメント内圧の測定は筋膜切開の適応を決定する際に役立つ．腰椎背筋群の急性コンパートメント症候群はすでに報告されている．これに対して，慢性型のコンパートメント症候群の診断基準としては以下のような項目が提唱されている．すなわち，①コンパートメント内圧上昇に伴う疼痛，②疼痛とコンパートメント内圧の相関関係，③筋膜切開によるコンパートメント内圧の正常化である．このような診断基準に該当している腰椎背筋群の慢性コンパートメント症候群が報告されている．

筆者は，腰椎背筋群の慢性コンパートメント症候群の診断基準を以下のように定義している．①安静時痛はない，②運動時あるいは歩行時に関連して腰痛が出現する，③その腰痛は腰椎後屈により速やかに消失する，④下肢症状はない，⑤腰痛出現時の筋内圧が150 mmHg以上，⑥腰痛発生と筋内圧上昇が相関し，腰痛出現時の筋内圧波形は漸増型か平坦型を呈する．以上の6項目をすべて満たす症例はコンパートメント症候群と考えてよい．

2. 症状

運動時コンパートメント症候群という概念で捉

えられる慢性腰痛の特徴的な症状は，腰痛性間欠跛行である．腰痛性間欠跛行の定義はすでに述べた〔本章「筋肉の生理・病態」(90頁)〕．腰痛性間欠跛行という症状は，LSSによる神経性間欠跛行とは発症機序が異なる．運動や歩行時にのみ出現し，腰椎伸展により腰痛は軽減する．下肢症状を全く伴わない腰椎背筋由来の間欠跛行である．このような腰痛性間欠跛行を有する症例に対しては，コンパートメント症候群による慢性腰痛の可能性に留意して診察を行う必要がある．

3. 腰痛性間欠跛行の疫学

腰痛性間欠跛行という慢性腰痛の一症状は，必ずしも稀な症状ではない．疫学でみてみると，腰痛性間欠跛行の頻度は約20%である．腰痛を有する症例のうち，腰痛性間欠跛行を呈する症例の割合は約40%である．これを65歳以上でみてみると58.7%，65歳未満では10.1%と大きな差異がある．しかも，腰痛性間欠跛行は女性，高齢者，脊柱後弯変形を有する症例に高率に認められる．とくに，脊柱後弯変形を有する症例では，性別，年齢にかかわらず，高い頻度(78.7%)で本症状を呈している．腰痛性間欠跛行の発生には脊柱後弯変形という因子が深く関与していることが示唆される．

ただし，後述するように，腰痛性間欠跛行を呈する症例がすべてコンパートメント症候群によるとは限らない．コンパートメント症候群による腰痛性間欠跛行がどのくらいの割合を占めているかについては，今後これらの症例に対する大規模な筋内圧の計測を行ってみないと結論が出せない．

4. 病態

腰痛性間欠跛行を歩行可能時間10分未満の重症群と10分以上の軽症群に大別すると，腰椎前弯角は，重症群で対照群に比べ有意に前弯角が減少している．すなわち，腰痛性間欠跛行例では，腰椎前弯角が減少，あるいは消失している症例が多い．

腰痛性間欠跛行重症群，軽症群，対照群の各3群について，各姿勢における腰椎背筋群筋内圧の結果を示したのが図Ⅲ-107である．仰臥位や腹臥位での腰椎背筋群筋内圧は，各群とも明らかな差は認められない．一方，立位中間や前屈時での筋内圧は，臥位時に比べて，重症群，軽症群，対照群の順で各群ともに高い．とくに重症群では立位中間や前屈時の筋内圧は，対照群に比べ有意に高く，前屈時の平均筋内圧は顕著な高値を示す．

ここで，腰痛性間欠跛行の発現率を脊柱変形別にみると，正常型が8%，円背では85%，後円背では81%に出現している．前後弯では100%に発現している．このように，脊柱変形は腰痛性間欠跛行の発症に重要な因子となっている．

次に，背筋群の筋力をみてみる．腹臥位での上体そらし時の背屈動作は，腰痛性間欠跛行における体幹が前傾化する現象に対し，拮抗して作用する脊柱背筋群の筋力を間接的に表現していると考えられる．これを床顎間距離で表示し，この値とpsoas/L3 ratio（単純X線写真前後像で，第3腰椎椎体中央における椎体横径に対する両側の腸腰筋幅の和の1/2値）との関係をみると，腰痛性間欠跛行例では腰椎背筋群の筋力，腰筋筋量ともに腰痛性間欠跛行を有さない症例と比べて低下している．

骨萎縮という視点からみると，腰痛性間欠跛行を有する症例には骨萎縮が高度な症例が多い．し

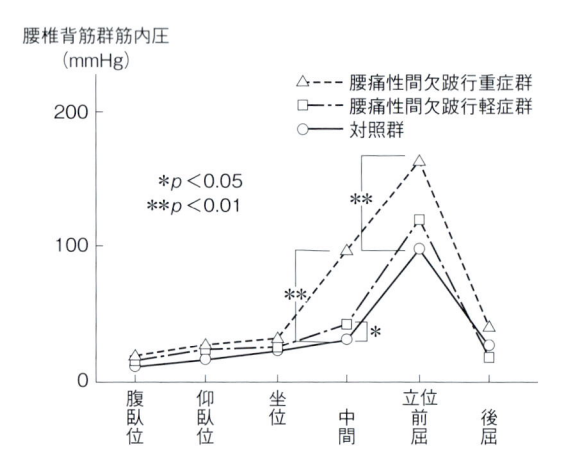

図Ⅲ-107 腰椎背筋群の筋内圧と姿勢との関係
〔長総義弘，他：腰痛性間欠跛行の臨床的検討(第2報)—筋膜切開術例を中心に．整・災外 36：701-705, 1993, 図3より転載〕

かし，腰痛性間欠跛行を有さない症例との比較をしてみると，骨萎縮が高度であるからといって必ずしも腰痛性間欠跛行を呈しているわけではない．この事実は腰痛性間欠跛行の発現には骨萎縮それ自体が直接関与しているわけではないことを示唆している．すなわち骨萎縮の程度から腰痛性間欠跛行の有無を推定することは困難である．

最後に，傍脊柱筋の筋電図学的検討からみると，腰痛性間欠跛行を有する症例では腰痛性間欠跛行を有していない症例とは異なり，立位中間位ですでに腰椎背筋群の筋放電が認められる（図Ⅲ-71）．また，歩行時の筋放電のパターンは歩行に同調する周期性筋放電ではなく持続性であり，この筋放電は手膝型（前屈位で両手を膝についた状態）の姿勢をとることにより速やかに消失する．腰痛性間欠跛行群では，腰椎前弯角の減少が認められることにより，脊柱アライメントの変化が腰椎背筋群の持続性の強制伸張をもたらすなど，何らかの影響を及ぼして立位歩行時の持続性筋放電をきたしていると考えられる．このように，腰痛性間欠跛行では，腰椎前弯角の減少による脊柱アライメントの変化が傍脊柱筋の持続性筋放電の発現に関与していると考えられる．

重錘負荷時の体幹動作を三次元的空間中の位置センサの動きとして捉えて分析すると，腰痛を伴っていない対照群と腰痛性間欠跛行を有する腰痛群とで比較した場合，両者間には大きな差異が認められる．対照群では，60秒までの初期には重錘負荷により体幹はやや前傾化する方向に動くが，続く90～120秒の間はむしろ前傾化した体幹を元に戻そうとする方向の動きが観察される．この現象は，背筋力による姿勢の制御によるものと考えられる．なぜならば，重錘負荷時には腹筋の筋活動はほとんど認められないが，背筋では活発な筋活動が認められたからである．健常者においては姿勢の維持に背筋力が深く関与しているといえる．

それに対して，腰痛群では重錘負荷の初期に体幹はいったん急速に前傾化する方向に動くが，60秒から120秒後まではその進行は緩やかになり，それが過ぎると再び前傾化の動きが大きくなる．

なぜならば，対照群で認められた角速度が負になる時期（90～120秒）が，腰痛群には存在しなかったからである．さらに，最重症と分類した症例の体幹傾斜角度の経時的変化をみてみると，重錘負荷により直線的に角度が増大していく．最重症例には，腰痛群に認められた前傾化の進行が緩徐になる時期（60～120秒）すら認められず，一気に体幹前傾化が進行している（図Ⅲ-108）．このような最重症例では，傍脊柱筋には初期から大きな筋活動が認められ，姿勢維持機構としての背筋の筋力はもはや失われていると考えられる．

これらの事実から，腰痛性間欠跛行の病態を以下のように推測できる．歩行開始直後から初期の段階では，傍脊柱筋の機能障害として過活動が認められ，症状としては腰部の重苦感や軽度の腰痛のみが認められる．続いて代償期の段階に移ると，脊柱後弯などの腰背筋に持続的な負荷が加わる症例では，傍脊柱筋の慢性的過活動や筋肉自体の伸張の結果として運動時に筋内圧上昇に伴う血流障害（阻血）が発生して腰痛が増強する．また，傍脊柱筋の血流障害は筋組織の変性を助長して筋肉の弱化を惹起し，さらに筋肉弱化が体幹前傾化や筋肉の過活動を増強させ，それらが筋肉血流をさらに阻害するという悪循環が形成される．

この時期には歩行を続けようとすると腰背筋に対する負荷と血流障害から筋肉の疲労現象が惹起されやすくなる．疲労期の段階になると，腰背筋の筋疲労現象が顕著化し，筋疲労により体幹前傾

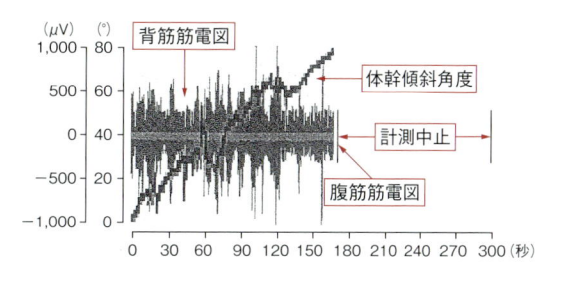

図Ⅲ-108 重錘負荷時の体幹傾斜角度と筋電図—最重症例

測定中に腰痛が増悪したため重錘負荷開始から約3分で中止した．

（高橋一朗，他：臨整外 41：131-138, 2006, 図7より転載）

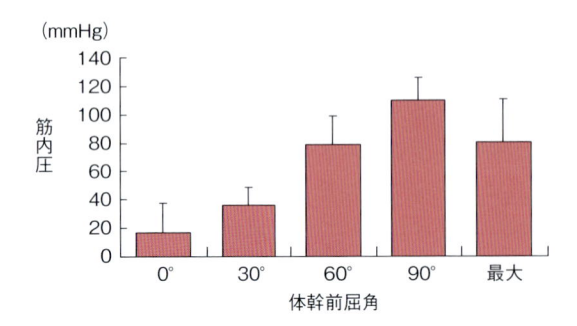

図Ⅲ-109 立位時体幹前屈時における筋内圧の比較

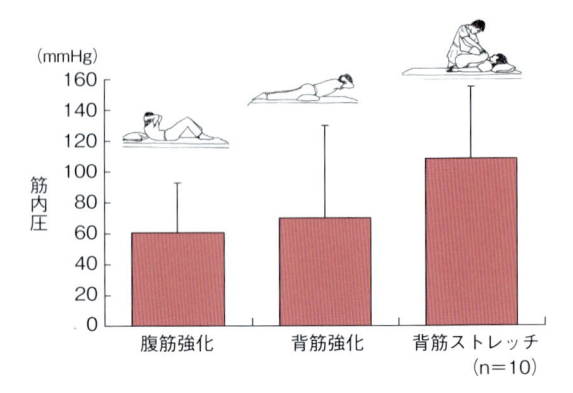

図Ⅲ-110 腹筋，背筋の強化運動と背筋ストレッチ時の筋内圧

化が促進されて腰痛がさらに増強するために，歩行を中断せざるを得なくなる．しかし，立ち止まって腰椎を伸展することにより，腰背筋の筋活動が停止して腰背筋内圧は直ちに減少して筋血流が回復するために，腰痛が軽減すると考えられる．

5. 腰背筋群のストレスの定量化

　腰椎背筋群はさまざまな姿勢を維持し，脊柱のバランスを保つうえで，最も重要な働きを担っている．椎間板内圧や腰椎背筋群の筋電図学的研究により，種々の姿勢や活動におけるストレスの大きさが定量化され検討されてきた．その結果，腰椎背筋群の収縮が起こると，腰部脊柱に対する縦方向への圧迫力が発生し，腰椎椎間板内圧の上昇が起こる．すなわち，椎間板内圧は，腰椎背筋群の筋電図学的活動性の程度と密接に関連している．近年，姿勢や活動におけるストレスの大きさの定量化の手段として腰椎背筋群の筋内圧の測定が行われている．運動時の筋内圧に影響を与える因子としては，他動的伸張による筋緊張の増加と筋収縮に伴う容量の増大が挙げられる．また，等尺性収縮時の筋内圧は筋活動量と高い相関関係を有する．立位体幹前屈では，前屈角度の増加に伴い，筋内圧は上昇するが，最大前屈位の筋内圧は，前屈90°に比較して，減少する（図Ⅲ-109）．この傾向は，表面筋電図の屈曲弛緩現象と類似している．腹筋群強化運動時のIMPは60.5±32.5 mmHg，背筋群強化運動時69.9±49.3 mmHg，背筋ストレッチ時108.4±46.7 mmHgであり，これらの種目間に有意差はみられないが，背筋ストレッチで高い傾向が認められる（図Ⅲ-110）．

6. 筋内圧上昇と腰痛発現―実験的研究

　動物実験による結果から腰痛発現機序を考えてみる．ラットを用いて背筋群の筋内圧上昇モデル（バルーンモデル）とシャムモデルを作製した．バルーンモデルは，脊柱筋膜と筋肉の間にビニール製バルーンを挿入する．筋内圧を上昇させるため，2 mLのこんにゃくをバルーン内に液体のまま挿入する．シャムモデルは，ビニール製バルーンを挿入のみを行う（図Ⅲ-111）．1時間と1日経過したラットを，各6匹ずつ作製して，以下の4群を設定する．これらのモデルを前屈位保持器に乗せ，腰椎背筋群の筋内圧を上昇させる（図Ⅲ-112）．そして，筋内圧と筋血流の測定を行う．測定点は，第3腰椎棘突起から5 mm左側，筋膜から深さ5 mmとする．測定時間は，60分である．同時に，筋組織と後根神経節における組織学的検討を行った．バルーンモデル1時間，1日，7日，28日における腰椎背筋組織を採取し，HE染色を行う．また，筋内圧と筋血流を60分連続測定したラットから第1腰椎神経後根神経節を採取し，後根神経節における substance P, somatostatin, カルシトニン遺伝子関連ペプチド（calcitonin gene-related peptide；CGRP）の発現を比較する．

臨床研究からみた病態　　147

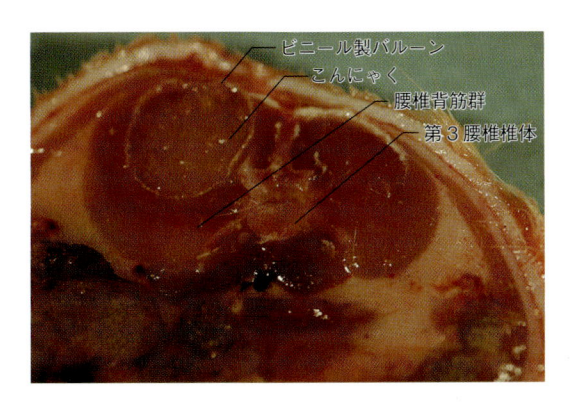

図Ⅲ-111　筋肉圧上昇モデル（腰椎横断面）
Sprague-Dawley ラットを使用.
バルーンモデル：脊柱筋膜と筋肉の間にビニール製バルーンを挿入した．筋肉圧を上昇させるため，2 ml のこんにゃくをバルーン内に液体のまま挿入．10 分程でこんにゃくは固定化．
シャムモデル：脊柱筋膜と筋肉の間にビニール製バルーンを挿入．バルーン内には何も挿入せず．
(Kobayashi Y, et al.: Increased intramuscular pressure in lumbar paraspinal muscles and low back pain: Model development and expression of substance P in the dorsal root ganglion. Spine 35: 1423-1428, 2010.7.1 より転載)

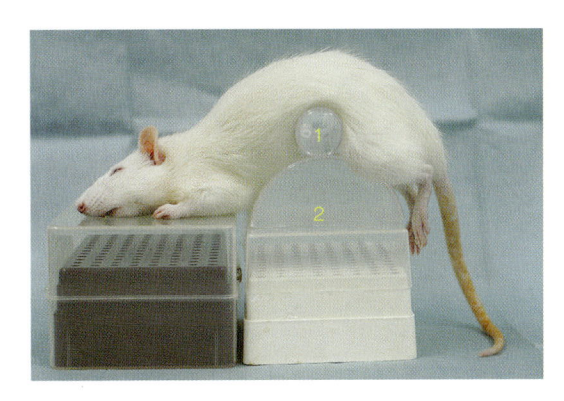

図Ⅲ-112　筋肉圧上昇の姿勢
腰椎背筋群の筋圧を上昇させるため，右図のような前屈位保持器を使用（1：25 ml ディスポシリンジ，2：プラスティック製半円柱）．
(Kobayashi Y, et al.: Increased intramuscular pressure in lumbar paraspinal muscles and low back pain: Model development and expression of substance P in the dorsal root ganglion. Spine 35: 1423-1428, 2010.7.1 より転載)

　バルーンモデルではシャムモデルと比較して，明らかな筋内圧の上昇が認められる．また，前屈位では中間位と比較して，各時点で筋内圧の上昇が認められる．バルーンモデル 1 日群ではシャムモデル 1 日群と比較して，筋血流が明らかに低下する．しかし，バルーン 1 時間群ではシャム 1 時間群と比較して，筋血流に有意差は認められない．バルーンモデルでは，筋線維間の拡大，浮腫，炎症細胞の浸潤と筋萎縮が認められる．後根神経節における神経ペプチドの発現では，substance P と somatostatin で，小型細胞においてバルーン 1 日群で陽性細胞が有意に増加していた．CGRP では，有意差は認められない．
　この実験から，バルーン 1 日群では，前屈位保持により筋内圧上昇と筋血流減少が認められる．また，後根神経節の小型細胞において，神経ペプチドで痛み伝達物質である substance P や somatostatin 陽性細胞の増加が認められた．以上の結果から，バルーン 1 日群では，DRG を介して中枢神経に筋内圧上昇に伴う痛みを伝達している可能性があるといえる．筋内圧・筋血流の結果を合わせると，腰椎背筋群における筋内圧の上昇は，腰痛を惹起している可能性があると考えられる．

7. 慢性コンパートメント症候群の発生機序

　腰痛性間欠跛行を主訴とした慢性コンパートメント症候群の病態は以下のように考えられる（図Ⅲ-113）．骨粗鬆症に伴う腰椎後弯変形や腰椎背筋群の機能低下により腰椎前弯角が減少する．この結果，腰椎背筋群は常に自動的に伸展された状態になり，同時に持続的筋活動が出現する．このような変化と同時に，立位前屈によりその筋内圧は容易に上昇し筋血流量は減少する．歩行や荷重などの腰椎背筋群への負担が持続されれば，筋阻血症状が進行し，腰仙椎部に鈍痛や不快感などを自覚するようになる．
　慢性コンパートメント症候群による症状である腰痛性間欠跛行は高齢者に多く，しかも腰椎変性後弯を有する場合に合併頻度が高い．このような事実から考えると，腰部変性後弯例では長期にわたり，慢性コンパートメント症候群が続き，この結果，慢性の筋血流障害のために筋壊死が起きて腰椎背筋群の機能不全が時間とともに進行してい

ある．

8. 今後の問題点

慢性腰痛の一症状として腰痛性間欠跛行がある．この腰痛性間欠跛行の一部は腰痛背筋群のコンパートメント症候群により引き起こされていることは明らかである．しかし，解決すべき問題点も山積している．1つは，腰痛性間欠跛行のどのくらいの症例がコンパートメント症候群によるものかどうかがいまだ不明な点である．この問題点の解明のためには筋内圧測定という侵襲的な手技が欠かせないので，解明にはしばらく時間がかかるかもしれない．さらに，コンパートメント症候群という病態で慢性腰痛を起こしているほかに，軽度の筋内圧の上昇の繰り返しによる腰椎背筋群への影響も考える必要がある．筋内圧の繰り返しの上昇により筋の変性が時間とともに進んでいることはすでに報告されている．この腰椎背筋群の変性に，圧と期間がどのように関与しているかについてはいまだ不明である．さらに，症状を起こさない程度の筋内圧の上昇が筋組織にどのような変化が及ぼすかについてもいまだ不明である．

もう1つは，腰痛性間欠跛行という症状は初期にはコンパートメント症候群により，末期には筋肉の器質的変化により，コンパートメント内圧上昇を伴わない機能不全という状態で同じような症状が起きている可能性も否定できない．すなわち，コンパートメント症候群は腰痛性間欠跛行の一時期の原因である可能性も否定できない．このことについては，今後，大多数の腰痛性間欠跛行を呈する症例の経時的変化を追いかけていくしか解明の道はない．

最後に，治療について考えてみる．慢性腰痛，とくに腰痛性間欠跛行の発生には腰背筋の弱化が大きく関与していることから，その治療には腰背筋の筋力強化が重要であることが示唆される．しかし，腰痛性間欠跛行を有する症例は高齢者が多く，骨粗鬆に伴う脊柱後弯変形が認められ，腰背筋がすでに著しく萎縮しているなど，腰椎とその支持組織にも高度な局所の変化をきたしていると考えられることから，根治的治療は困難であると

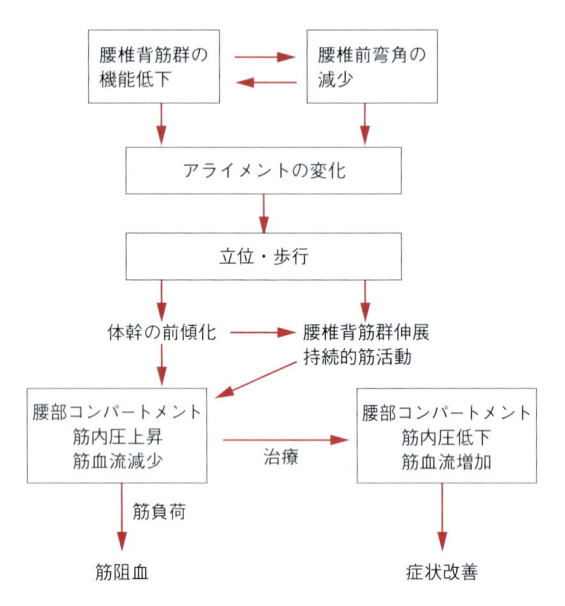

図Ⅲ-113 慢性コンパートメント症候群による症状出現機序

(菊地臣一：腰椎背筋群におけるコンパートメント症候群の病態と治療．リハ医学 32：531-541, 1995, 図13より転載)

る可能性が高い．但し，筋内圧の上昇を伴わずに腰痛性間欠跛行を呈する症例も存在している．したがって，慢性コンパートメント症候群による腰痛性間欠跛行と筋内圧上昇を伴わない筋の機能不全としてのそれとの違いは背筋群の病態が時期によって異なっているのか，あるいは両者間には何の関連もないのかについては今後の検討課題である．

以上，述べたように，コンパートメント症候群それ自体で慢性腰痛が発生することは明らかである．しかし，コンパートメント症候群という腰痛発生の病態のみでなく，筋内圧の上昇が腰痛の形成に何らかの形で関与している可能性のあることは明らかである．筋内圧がどのように慢性腰痛に関与しているのか，あるいは筋内圧の繰り返しの慢性的な上昇が筋の器質的変化にどのように影響を及ぼしているのかについてはまだまだ不明な点が多い．いずれにせよ，筋内圧やコンパートメント症候群という視点を導入することにより慢性腰痛の理解がいっそう容易になることだけは確かで

いえる．そのため，今後の対策としては，高齢者により脊柱変形が形成される以前から骨粗鬆の進行を抑えて脊柱後弯変形をきたさないようにし，腰背筋の筋力を強化する，あるいは持久力をつけるような運動療法を奨励するといった予防が重要である．筋内圧を減少させ，筋血流量を増加させても根本的な治療をしない限り，結果的には腰椎背筋群の不可逆性変化を防ぎ得ないのではないかという危惧がある．このことも今後検討すべき問題である．

4 特殊な病態

変性側弯

この項目での姿勢上の問題については別に述べる〔第Ⅴ章「加齢性変化と脊柱アライメント—後弯変形と変性側弯」(210頁)〕．ここでは，神経症状に焦点を絞って述べる．

腰椎変性側弯は馬尾障害を合併している頻度が高い．また，神経根障害は，非典型的な神経根障害を呈するので診断・治療にあたっては注意を要する．腰椎変性側弯が馬尾障害を合併する頻度が高い理由は，変性側弯には変性すべり症を合併する頻度が高く，その変性すべり症が馬尾障害を合併することが多いためである．しかし，変性側弯それ自体は，馬尾障害を惹起する危険因子ではない．

それでは，なぜ変性側弯それ自体は馬尾障害を発生する危険因子にはなっていないのであろうか．画像による検討では，隣接椎体間での椎孔面積の重なり率は，変性側弯が存在しても低下しないが，変性すべりを合併していると低下する．つまり，変性すべり椎間では椎孔面積の重なり率が低く，椎孔の前後方向への偏位や椎体の回旋が大きい．これが，変性すべりが馬尾障害発生の関与因子になっている理由である．

腰椎部変性側弯の頻度は，解剖学的観察では約15％である．また，40歳以上を対象とした疫学調査では変性側弯の発生頻度は約13％で，この頻度は年齢が高くなるにつれ増加する．70歳代以上では約20％に達する．

解剖学的所見からみた変性側弯に伴う神経根障害の病態は以下の3点に集約できる．先ず，両側での多椎間での圧痕形成，圧痕形成の重複，そして，側弯の凹側でのpedicular kinkingに伴う神経根の横走である(図Ⅲ-114)．このような解剖学的観察の結果は，変性側弯に伴う神経根障害は非典型的神経根障害を呈する可能性があることに留意して評価を進める必要があることを示唆している．とくに，手術にあたっては神経根障害の高位や部位と周囲の圧迫因子に対して詳細な評価が必須である．

一方，臨床的検討では変性側弯は変性すべり症に合併することが多く，しかも，多椎間多根障害を呈することが多い．変性側弯を有する症例では，多椎間多根障害例が20％弱もあり，側弯を有しない症例では単一椎間障害がほとんどであることと対照的である．また，神経根障害の責任高位が左右で異なっている症例も約10％に認められることも留意すべき事実である．さらに，神経根造影で検討してみると，変性側弯を有する症例では側弯凹側で発生したpedicular kinkingを伴う神経根の横走が稀ならず認められ，しかも，外側陥凹部と椎間孔部での重複する神経根絞扼が発生している可能性がある(図Ⅲ-115)．しかし，画像上は側弯により神経根の圧迫が重複して存在しているようにみえても，必ずしも画像上の圧迫全部の除圧をしなくても神経根の移動性が獲得できることも事実である．

このように，変性側弯に伴う神経根障害の特徴は，多椎間多根障害，左右で神経根障害の責任高位が異なる，重複する神経根絞扼があるなど，多彩にわたっている．このような神経根の病態を考えると，変性側弯に伴う神経根障害の手術に対しては除圧のみで対応できるのか否か，固定術が必要な症例はどのような症例か，そして固定する範囲はどこまでか，さらには矯正が必要なのかどうかなど，疑問は山積している．高齢社会の到来に伴ってますますこのような症例が増えてくるだけに早急な病態解明とそれに基づいた治療指針づくりが望まれる．

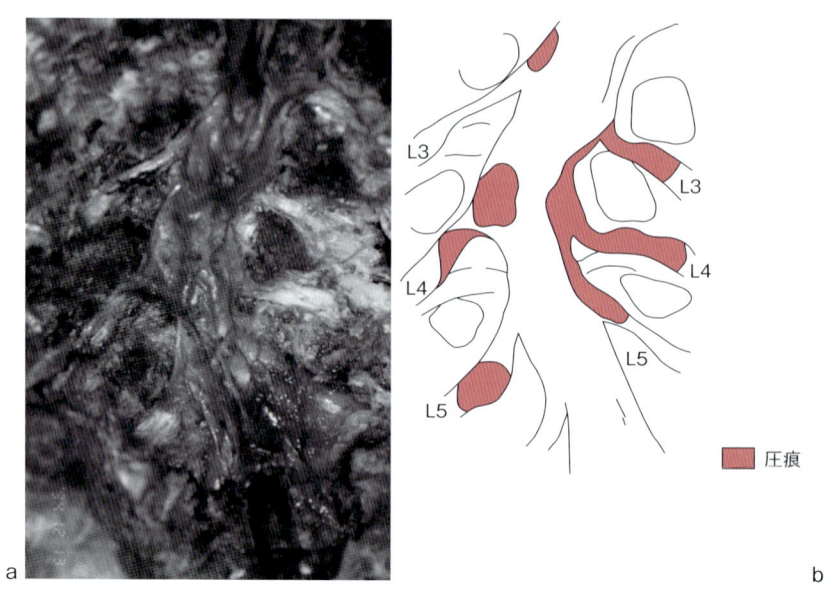

図Ⅲ-114　腰椎変性側弯に伴う神経根の圧迫
a：解剖
b：模式図

Post-fusion stenosis に伴う神経根障害

　腰部脊柱の変性側弯とともに，非典型的な神経根障害を呈する病態に post-fusion stenosis がある．後方からの固定術後に発生した post-fusion stenosis を，神経根造影・ブロック所見からその病態を分類すると，固定椎間内での神経根圧迫と隣接椎間での神経根圧迫の 2 つに大別できる（図Ⅲ-116）．隣接椎間での神経根の圧迫は subarticular entrapment と foraminal encroachment の 2 つに細分化される．したがって，前方，後方に関係なく，固定術施行後の神経根障害に対する手術を計画する際には，どの高位での神経根障害なのか，そして神経根の圧迫部位はどこかということを十分に把握した後に行わないと，failed back が危惧される．このような病態は本症に限らず，手術の既往のある症例では起こりうる（postoperative spinal stenosis）．したがって，その病態把握にあたっては圧迫部位（椎間高位）ではなく，圧迫される側（神経根や馬尾）からの視点での病態把握が求められる．

多椎間多根障害

　腰仙椎部退行性疾患で画像上，多椎間の異常所見がみられることはよく経験する．しかし，多くは単一椎間での単一神経根障害で，実際に多椎間すべてが責任高位となっているわけではない．多椎間障害の頻度は約 4% である．その大多数は 2 椎間障害である（図Ⅲ-117）．3 椎間 3 根障害という病態は極めて稀である（図Ⅲ-118）．しかも，多椎間障害は同一時期には発症せず，それぞれの責任高位ごとに異なった時期に発症したと考えられる症例が多い．多椎間障害の責任高位は L3/4 と L4/5 椎間，あるいは L4/5 と L5/S1 での 2 椎間の障害という組み合わせである．多椎間障害の診断は，疼痛やしびれの部位および神経学的所見から推察できる．その確定診断には，神経根ブロックが有効である．

　以上の事実をまとめてみると，多椎間多根障害と診断する場合には，本章「多椎間多根障害」（74

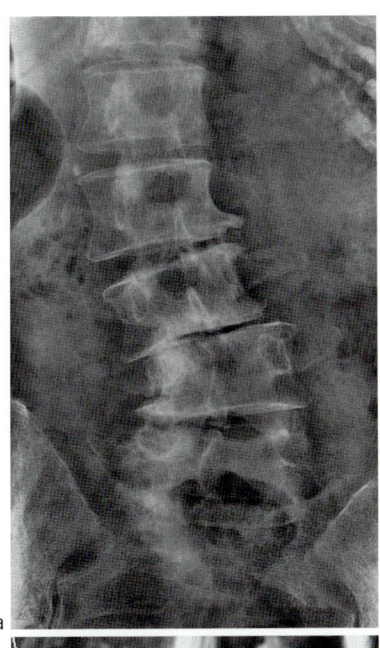

図Ⅲ-115 変性側弯に伴う右第4腰神経根障害（70歳，女性）
a：単純X線写真，前後像
b：MRI，矢状断像
c：右第4腰神経根造影，前後像
神経根造影像は，横走と椎間孔内口での停止像を呈している．

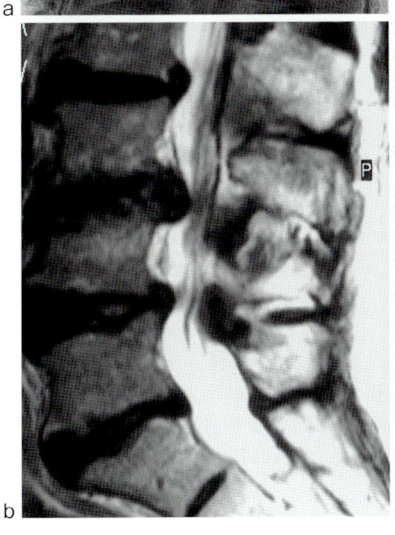

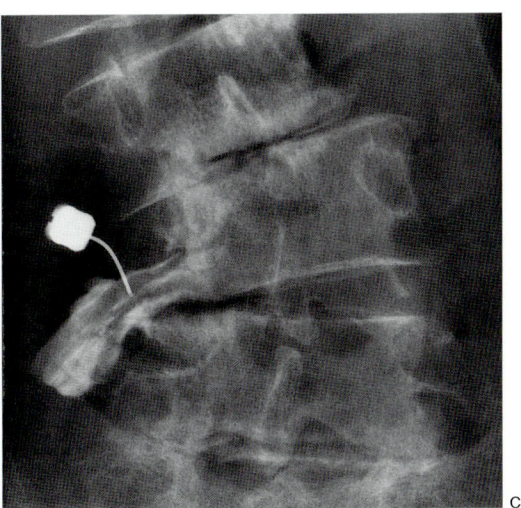

頁）で述べたように，多椎間多根障害を考える前に，先ず神経根の先天性形成異常がないかどうかの確認が必要である．次に，分岐神経の存在により，その非典型的な神経根症状が説明できるかどうかの評価が必要である．さらには椎間板ヘルニアであれば，1椎間2根障害の可能性はないのかという検討が要求される．その後に初めて多椎間多根障害，すなわち各椎間でそれぞれの高位で分岐する神経根の障害の可能性を検討すべきである．

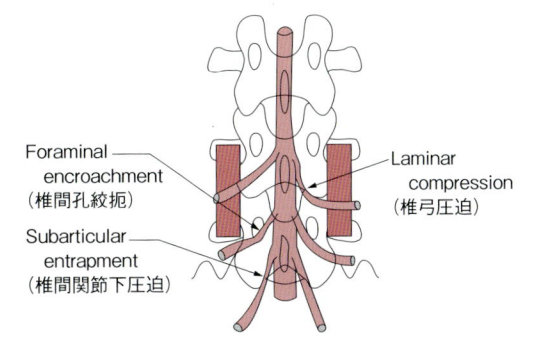

図Ⅲ-116 Post-fusion stenosis による神経根圧迫部位

Foraminal encroachment（椎間孔絞扼）
Laminar compression（椎弓圧迫）
Subarticular entrapment（椎間関節下圧迫）

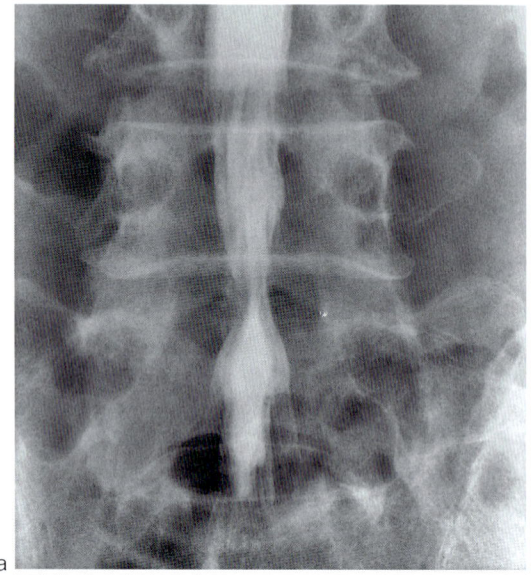

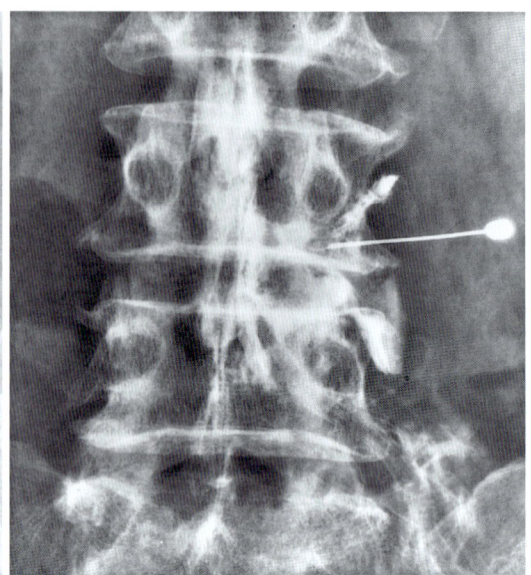

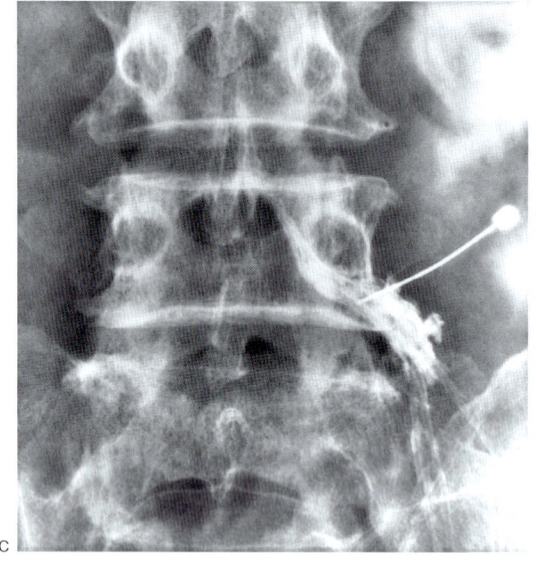

図Ⅲ-117　2椎間2根障害例（腰部脊椎症による腰部脊柱管狭窄，64歳，男性）

a：脊髄造影，前後像
b：硬膜外造影—左第3腰神経根造影，前後像
c：左第4腰神経根造影，前後像

脊髄造影はL3/4椎間での不完全停止像を呈している．L3/4椎間で，第3腰神経根が椎間孔で（foraminal encroachment），第4腰神経根が神経根管中枢側で（subarticular entrapment）圧迫されている．両神経根のブロックで一時的に疼痛は消失した．

囊腫性病変による神経根障害

　最近のCTやMRIの発達によって，神経根障害の新たな関与因子が指摘されるようになってきた．代表的な疾患としては，滑膜囊腫（synovial cyst）（図Ⅲ-119），組織学的にcystと異なるganglion cyst，そして椎間板腫などがある．これらの病態は，機械的圧迫因子になるとともに，炎症も神経根障害の発生に関与している可能性がある．椎間関節をできるだけ温存しようとする除圧術が主流となっている現在では，椎間関節包が内側で開放され，その開放部から滑液膜が脊柱管内に侵入し，結果的に神経根障害を惹起する可能性がある（図Ⅲ-120）．今後，MRIの普及とともに，このような囊腫性病変の有病率，あるいはその形態学的所見の存在と神経根障害発生との関係などが明らかになることが期待される．

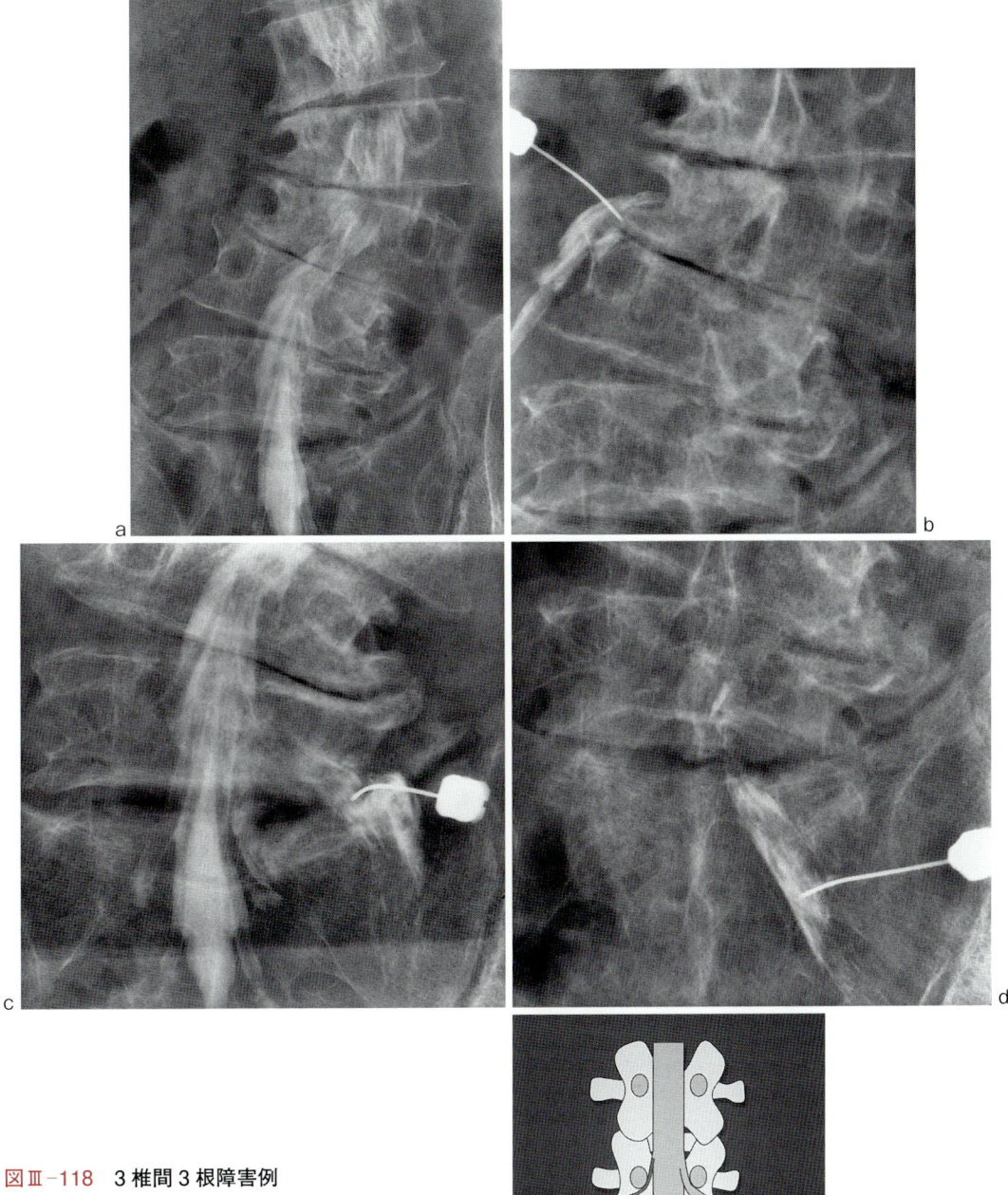

図Ⅲ-118　3 椎間 3 根障害例
　　　　　（変性側弯を伴う脊椎症，60 歳，男性）
a：脊髄造影，前後像
b：右第 3 腰神経根造影，前後像
c：左第 5 腰神経根造影，前後像
d：左第 1 仙骨神経根造影，前後像
e：神経根圧迫部位の模式図
第 5 腰神経根と第 1 仙骨神経根が subarticular entrapment，第 3 腰神経根が subarticular entrapment～foraminal encroachment での圧迫が存在していることが画像から分かる．

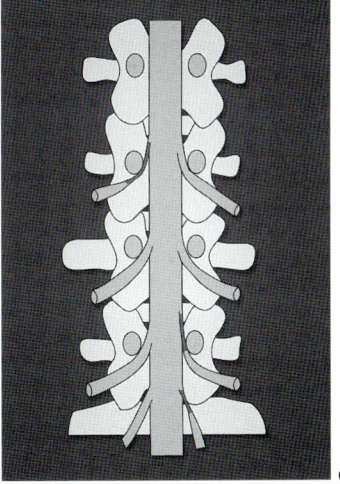

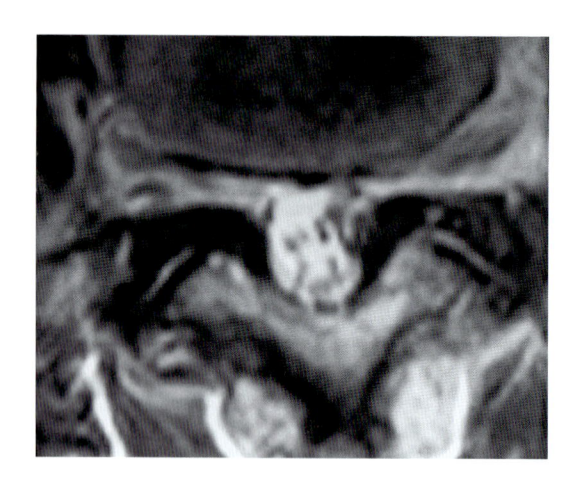

図Ⅲ-119　L4/5椎間関節滑膜嚢腫(70歳，女性)による第5腰神経根障害—MRI，横断像

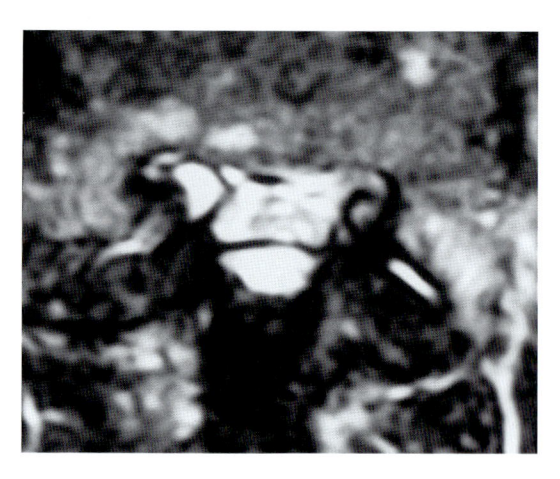

図Ⅲ-120　腰椎変性すべり症(67歳，男性)の術後(1年1カ月)に発生したL4/5椎間関節嚢腫による第5腰神経根障害

5　動脈硬化と腰痛

　近年，腹部大動脈の石灰化による腰動脈の血行不全が，腰痛の発症や椎間板変性に関連があるとの報告が散見される．腹部大動脈の動脈硬化による腰痛の発生には，動脈硬化による神経根，骨，筋肉，そして椎間板などの疼痛感受性組織の阻血が関与していると考えられている．只，動脈硬化モデルを使った実験では，腰動脈の動脈硬化が存在しても腰背筋群の血流低下は生じない．また筋組織や椎間板に組織学的影響を及ぼしていない．

　この問題を検討する手掛かりとしては，臨床の場で，このような腰動脈の血行障害が確実に存在すると考えられる病態を検討する方法が考えられる．1つは，腹部大動脈瘤の術後の状態である．腹部大動脈瘤では，手術時に人為的に腰動脈を結紮して，血流を遮断してしまう．この状態は，腰動脈の急性遮断モデルとみなすことができる．もう1つは，動脈硬化によって下肢の血行状態と腰動脈の閉塞が発生している高位大動脈閉塞症がある．この病態は，腰動脈の慢性閉塞モデルと同義であると考えられる．この急性，慢性，2つの病態を対象に，血行再建術前後での腰痛の変化と腰部のMRI画像を検討することにより，腹部大動脈瘤の症例では，腰動脈の急性遮断により腰痛が発生するか否か，そして腰椎背筋群や椎間板の変性が発生，もしくは進行するか否かを明らかにできる．一方，高位大動脈閉塞症の症例では，バイパス術で下肢の血行が再建されることにより，腰痛が改善するか否かを明らかにすることができる．

　このような仮説に基づいて行った研究によれば，腰動脈分岐部をすべて結紮し，腰動脈の血流を遮断してしまう腹部大動脈瘤の血行再建術後に，新たな腰痛の発生や増悪をきたすことはなく，多裂筋の萎縮・変性，あるいは椎間板の変性も認められない．得られた結果は，少なくとも，腰動脈からの血流のみを遮断しても阻血性の腰痛は惹起されないことを示唆している．したがって，腰動脈分岐部の動脈硬化による腰動脈自体の血流減少が腰痛出現の重要な要因とは考えにくい．一方，高位大動脈閉塞症を呈する症例では，血行再建術により腰痛が著明に改善する．また，腰動脈とともに下肢血流障害を伴っている高位大動脈閉塞症の症例では，同じく腰動脈の血流障害のみが途絶している腹部大動脈瘤術後の症例と比較して，腰痛合併の頻度が高い．しかし，この腰痛は，腰動脈の血行を再開させることなく，下肢の血流のみを改善させることで改善する．

　このような腹部大動脈瘤と高位大動脈閉塞症の術前後における腰痛合併頻度の差異は，腰動脈の

側副血行路の血行動態の差異が関与していると考えられる．腹部大動脈瘤の症例では，血行再建術により腰動脈の血流が急性に遮断されるが，肋間動脈や上腸間膜動脈などの下行性の側副血行路や腸腰動脈や深腸骨回旋動脈などの上行性の側副血行路を介して，腰動脈支配領域への血流路が速やかに形成されて，腰動脈の支配領域の血流はある程度保たれ，術後に新たな腰痛の出現や腰痛の増悪が生じないと考えられる．

一方，腰動脈の慢性閉塞状態にある高位大動脈閉塞症の症例では，動脈硬化の存在のために，腰部への下肢からの上行性の側副血行路の血流は不十分であるため，腰部脊柱を構成する組織は，術前から長期間にわたって阻血傾向にあると考えられる．この状態で血行再建術を行うと，下肢の血流が改善され，これにより内腸骨動脈や外腸骨動脈から分岐する上行性の側副血行路を介して，腰部組織の血流が改善されると考えられる．すなわち，高位大動脈閉塞症における腰部組織の血流障害には，腰動脈だけでなく，内腸骨動脈や外腸骨動脈からの上行性の側副血行路の循環障害も関与していると考えられる．血流障害と腰痛との関係という観点から腰痛の発生機序を考えると，腰動脈よりさらに末梢での循環障害の存在が腰痛に関与している可能性を考える必要がある（図Ⅲ-121）．

今後の検討課題としては，腰動脈血流域における血流の腰痛の発生や腰部組織への影響をより厳密に検討するために，手術前後での経時的な観察を prospective に行い，腰痛の変化や腰部 MRI 像の評価を行うことが必要である．また，機能的，器質的な因子の関与が考えられる腰痛の発生機序において，動脈硬化による腰動脈血流域の血行障害自体が，腰痛にとってどの程度重要なリスクファクターなのかについて，さらなる疫学的検討も必要である．動脈硬化は，高齢者に最も多い病態の1つであるだけに，今後，大規模な疫学調査や詳細な臨床研究によって新知見を得ることが期待される．

6 ストレスとしての腰痛

各種ストレスが，全身の各臓器の機能や疾患の発生に対してさまざまな影響を及ぼすことが指摘されている（表Ⅲ-8）．例えば，人間はストレス下に置かれたときに，悲観的になるよりも楽観主義を貫くことが事態の改善につながるという「楽観主義」が，免疫などの機能，または少なくともストレスにより抑制された免疫能を活性化させる．

この事実を診療という視点から考えてみる．患者と医師が話し合う場合には，疾患にどう対処するかについての前向きな話し合いや現在の状況から希望を託すことができるような何かを患者が見出す方法に焦点を絞って話し合うことが重要である．なぜならば，医師が患者と疾患について状況に応じて楽観的に話し合うという行為が患者にとってプラスになるからである．

また，患者のストレスや抑うつ，あるいは怒りが強ければ服用している薬剤の効果はより低下するという報告もある．さらには，うつ状態が高度になるほど，そして社会的接触が減少するほど心疾患による死亡率が増加するとの報告もある．

一方，作業関連腰痛の観点からみても，職場でのストレスは，神経を緊張させるだけではなく，腰痛の原因ともなり得るという報告がある．その場合，特定の性格型（内向型，直感型）の人では，外向型の人と比べて職場でのストレスを感じると，腰痛のリスクが増加する．また，仕事における精神的なストレスが脊椎への負荷と損傷リスクを増大させているという．このような報告は，心理的ストレスと腰痛との間に強い関連があること

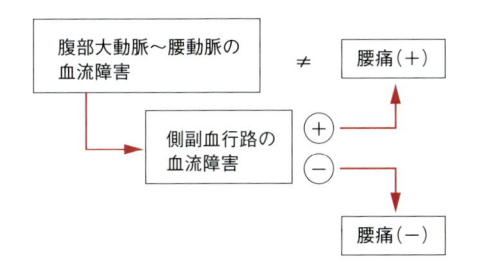

図Ⅲ-121　血流障害による腰痛の発生機序
（竹谷内克彰，他：臨整外 37：505-510, 2002, 図4より転載）

表Ⅲ-8　ストレスの疾患や医療に対する大きな影響

- 楽観主義は免疫能の維持にプラス
    → 希望を失わない話し方が必要
    → 腰痛患者への説明に問題はないか？
  (Segerstrom SC, et al.：J Pers Soc Psychol 74：1646-1655, 1998)
- 患者のストレスや抑うつ，怒りが強いと薬剤の効果はより低下
  (Rutledge T, et al.：Psychosom Med 61：834-841, 1999)
- うつ状態が高度になるほど，社会的接触が減少するほど，心疾患による死亡率は上昇
  (Irvine J, et al.：Psychosom Med 61：729-737, 1999)
- 椎間板ヘルニアを有する症例ではストレスが存在
  (Sato N, et al.：Spine 27：2095-2100, 2002)
- 癌患者の生存率や癌の進行度は，精神状態に直接的，間接的にも影響されない
  (Coyne JC, et al.：Cancer 110：2568-2575, 2007)
- 怒りと敵意が冠動脈性心疾患の発症や予後不良と関係
  (Chida Y, et al.：J Am Coll Cardiol 53：936-946, 2009)
- 配偶者やパートナーとの同居は，認知機能の低下やアルツハイマー病の発症リスクを防止
  (Håkansson K, et al.：BMJ 339：b2462, 2009)
- 楽天的な人は心臓病の発症率や総死亡率が低い
  (Tindle HA, et al.：Circulation 120：656-662, 2009)

―医師の苛酷な職場環境―

- アメリカ，ドイツでは，労働時間の制限により合併症発生率や見落とし，入院期間などが増加
  (Bollschweiler E, et al.：Langenbecks Arch Surg 386：104-109, 2001)
  (Poulose BK, et al.：Ann Surg 241：847-856, 2005)
  (Salim A, et al.：Arch Surg 142：708-714, 2007)
- 常勤医（外科，産婦人科）の睡眠時間が短い（6時間未満）と合併症が増加
- 深夜～早朝手術の医師の睡眠不足が同日手術の合併症と関係
  (Rothschild JM, et al.：JAMA 302：1565-1572, 2009)
- 医師は労働時間制限規則により外科教育や患者ケアに悪影響が出る可能性
  (Purcell Jackson G, Tarpley JL：BMJ 339：b4260, 2009)
  → 柔軟な対応で問題解決は可能
  (Pounder R：BMJ 339：b4488, 2009)
- 燃え尽き症候群とうつが外科医の医療ミスと関連
  (Shanafelt TD, et al.：Ann Surg 251：995-1000, 2010)
- 英国のGPの多くが燃え尽き症候群に
  (Orton P, et al.：BMJ Open 2：e000274, 2012)
- 米国の男性外科医の14%，女性外科医の26%がアルコール乱用・依存
  (Oreskovich MR, et al.：Arch Surg 147：168-674, 2012)

を示唆している．このような事実に対する認識を持つと，ストレスが原因不明の腰痛に対する原因の1つであるという仮説も成立し得る．さらには，近年，手術はもちろん，腰痛の存在それ自体もストレスであることが疫学調査などで明らかにされてきつつある．

このような背景のもとに精神免疫学という学問領域が確立されつつある．そのなかから，各種サイトカインやナチュラルキラー細胞(NK細胞)活性の程度がストレスの指標となることが分かってきた．筆者らの研究では，椎間板ヘルニアを有する患者では，NK細胞活性が健常人と比べて低下している（図Ⅲ-122-a）．また，疼痛によるストレスの存在や手術侵襲によりNK細胞活性が低下する．

次に，ストレスという観点から椎間板ヘルニアに対する鏡視下手術と従来法の手術侵襲を検討してみると，NK活性は，2群とも術後一時的に低下するが，その後は経時的に回復する．術後4週ではほぼ健常人での測定結果の平均値以内に回復する（図Ⅲ-122-b）．しかし，術後4週の時点ではNK細胞の回復が十分でない症例の頻度は，従来法で約60%，鏡視下手術で27%存在している．この結果から，従来法では鏡視下手術よりも手術によるストレスからの回復が遅れる症例が多いといえる．また，インターロイキン6(IL-6)は，両群とも手術翌日に有意に上昇し，術後1週で術前と同等の値に低下する．術翌日のIL-6は，従来法より鏡視下群で上昇が少ない．この結果から，身体に対する手術侵襲は従来法より鏡視下法がより低侵襲であるといえる．

次に，実験的研究について述べる．動物実験から，ストレッサーの種類により免疫能が低下するときと，かえって上昇するときがあることは知られている．筆者らの研究でも同様で，ストレスの性質によりその変化は異なっている．NK細胞活性は，疼痛により上昇するが，手術侵襲では低下する．NK細胞の割合は，疼痛や手術侵襲で低下するが，その低下の程度やコントロールと同等になるまでの期間は個体により異なっている．つまり，ストレスの性質や大きさによって，免疫系の

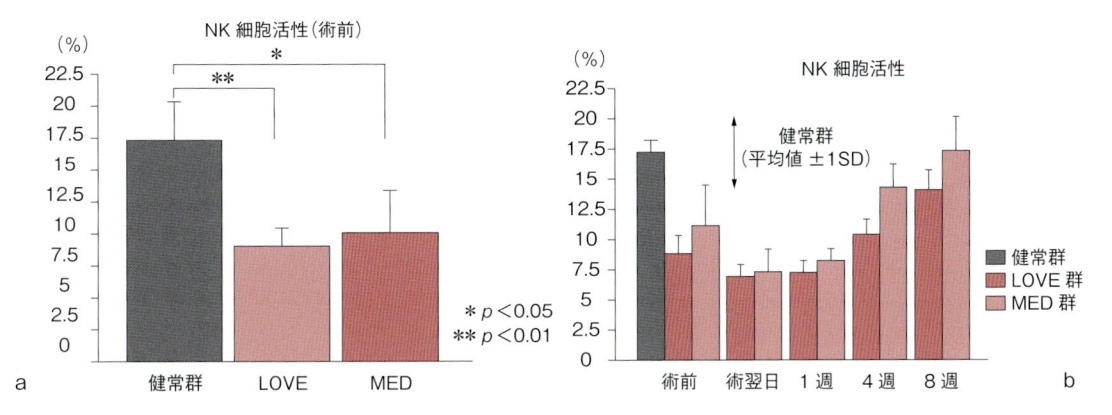

図Ⅲ-122　NK 細胞活性からみたストレス
a：術前
b：術式別にみた経時的変化
椎間板ヘルニアの症例は，術前から NK 細胞活性が低下している．疼痛によるストレスが存在していることを示唆している．術後は，従来の術式（LOVE 群），鏡視下手術（MED 群）とも低下するが，MED 群では術後 4 週で健常群の平均値 ±1SD 以内まで回復する．一方，LOVE 群では，そのレベルまでには回復しない．従来の術式では，鏡視下手術よりも手術によるストレスからの回復が遅れる症例が多い．

変化や回復が異なっているのである．この実験結果から，ストレスが免疫系に大きな影響を与えていることが推察される．今後，手術の侵襲度や侵襲の生体に与える影響を各種サイトカインや NK 細胞活性を測定することにより，純客観的に比較評価できることが期待できる．

7 臓器相関の観点からみた腰痛

■ Hip-spine syndrome

　股関節の疾患を有する症例のうち，腰椎由来の疼痛を合併したり，むしろ腰椎由来の疼痛のほうが主訴になっている症例が存在する．Macnab らは，このような股関節疾患と脊椎疾患の合併することを認識することの重要性を強調し，hip-spine syndrome という概念を提唱した．Macnab の定義では，hip-spine syndrome とは，腰下肢痛を有する患者で股関節と脊椎の両者に変化がみられるものをいい，その病態を股関節か脊椎のどちらか一方に疼痛の原因がある場合（simple），股関節の変化により脊柱の症状が悪化する場合（secondary），あるいは疼痛の由来が股関節と脊椎の両者に起因する場合の 3 群に大別している．

　実際，日常臨床で高齢者の疼痛の由来が股関節なのか，腰椎なのか，あるいは両者なのかの鑑別診断に苦慮する場合も珍しくない．このような場合，腰仙椎部神経根由来の疼痛の評価には責任神経根と想定される神経根に対して神経根ブロックを実施し，疼痛の変化を観察することにより可能である．一方，股関節由来の疼痛は，局所麻酔薬を股関節に注入することにより一時的に消失するはずである．

　ブロックの手技を用いて hip-spine syndrome を検討してみると，さまざまな臨床的事実が明らかになる．1 つは，股関節の変性所見を有する症例で股関節部痛に加えて，他部位の疼痛を合併している症例のうち，腰仙椎部神経根が患者の疼痛に関与していると判定される症例が約 7 割も存在しているという事実である（図Ⅲ-123）．もちろん，腰痛や下肢痛があるからといって，全例が腰仙椎部神経根性の疼痛を合併しているわけではない．一方，股関節内の局所麻酔薬注入により，疼痛局在からは股関節以外の疼痛と考えやすい腰下肢痛が消失する症例も約 3 割ほど存在する（図Ⅲ-

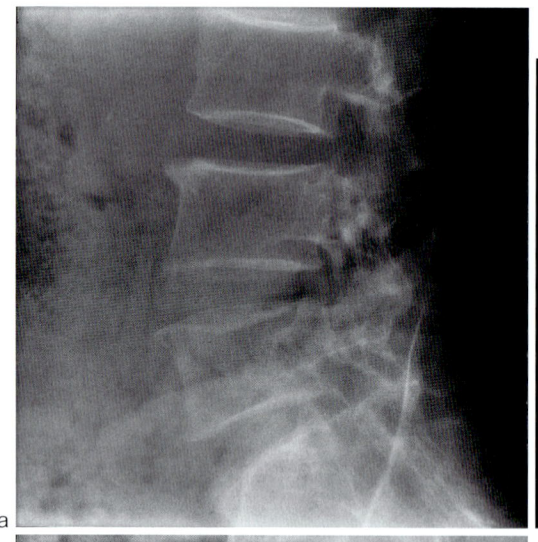

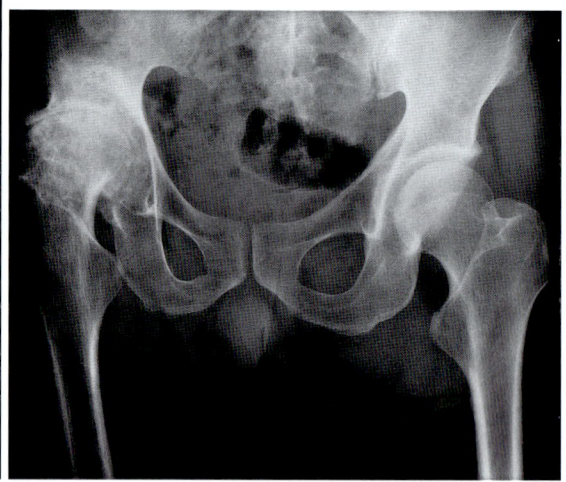

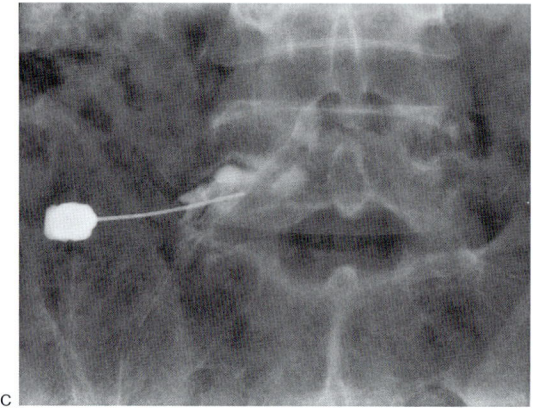

図Ⅲ-123　Hip-spine syndrome(64歳，男性)の画像
a：腰椎単純X線写真，側面像
b：股関節単純X線写真，前後像
c：第5腰椎神経根造影，前後像
腰椎や股関節に変性は認めるが，下肢痛は第5腰神経根ブロックで90%消失する．

124)．

　この事実は，股関節に変性所見が認められる症例でも，疼痛のすべてが股関節に由来しているとは限らず，その疼痛に腰仙椎部神経根が関与している症例が存在していることを示唆している．それと同時に，疼痛の局在からだけでは疼痛の起因を判定することは必ずしも容易ではないことをも示している．したがって，股関節の手術計画を立てる際に，股関節部位以外に疼痛を訴える症例に対しては，疼痛の局在による評価だけでなく神経根ブロックや股関節内局麻薬注入といった機能診断による詳細な疼痛起源についての分析が望ましい．

　逆に，股関節に疼痛を有している患者で痛みが股関節部の疼痛のみではないと考えられる症例では，治療を始めるにあたって先ず疼痛がすべて股関節由来なのか，または腰椎由来の疼痛も関与しているのかを鑑別する必要がある．疼痛分析の結果，疼痛がすべて股関節由来と診断できた症例では，股関節の手術のみで疼痛はすべて寛解すると期待できる．

　問題となるのは，疼痛の起源が股関節と腰痛の両者に由来している症例である．この場合には，疼痛分析の結果を患者に説明し，患者に股関節の治療を先行させるか，あるいは腰椎の治療を先行させるかの選択をさせる必要がある．このような症例で股関節手術を優先させた症例では，その半数が股関節痛のみならず，腰椎由来の腰下肢痛も軽減する．この事実は，股関節と腰椎の両者に疼痛の起源があり，股関節の疼痛が有意である症例

臨床研究からみた病態　159

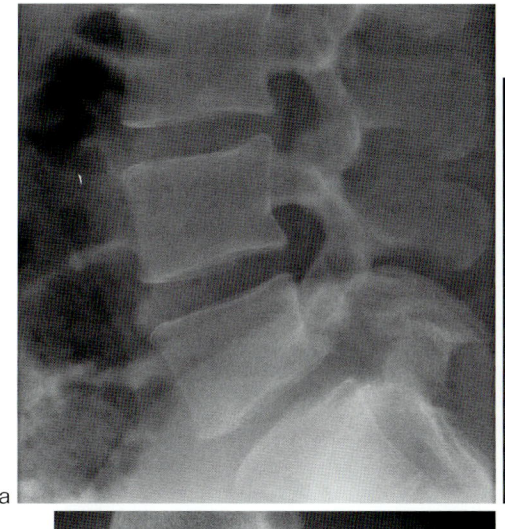

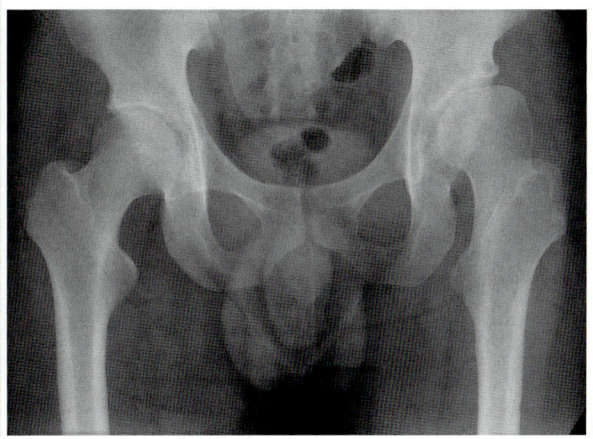

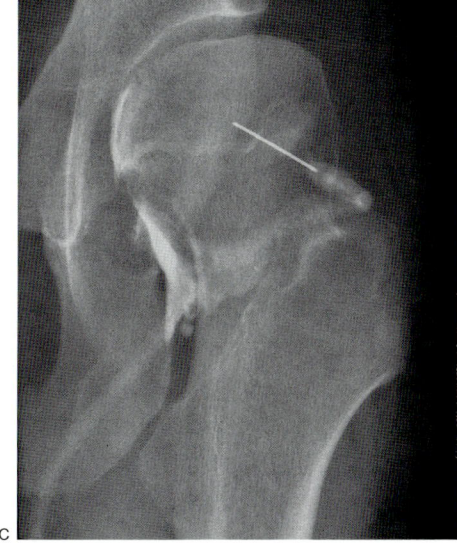

図Ⅲ-124　Hip-spine syndrome（23歳，男性）の画像
a：腰椎単純X線写真，側面像
b：股関節単純X線写真，前後像
c：股関節造影，前後像
この症例は，股関節部痛と腰痛を主訴としているが，股関節内への局所麻酔薬の注入により腰痛も完全に消失する．第5腰椎の分離は無症候性である．

においては，股関節手術後に腰椎由来の症状も軽減する可能性があることを示唆している．一方，腰椎の手術を優先させた症例では，術後，股関節痛の軽減が得られた症例は1例もない．したがって，治療方針を決定する際にはこのような臨床的事実に留意する必要がある．

腰椎X線写真で脊柱管狭窄や腰椎すべりといった馬尾障害発生の危険因子が存在する症例では，たとえ術前に腰椎由来の症状がみられなくても股関節手術後に馬尾障害が発生しやすいという事実は留意しておいてよい．すなわち，脊柱管狭窄や腰椎すべりといった腰仙椎部神経症状の解剖学的危険因子を有する症例に股関節手術を行う場合には，術後に馬尾障害の発生の可能性に留意して治療にあたる必要がある．

ここでhip-spine syndromeの病因について考えてみる．腰椎のX線学的評価において，もし股関節変性と腰仙椎部神経根症状の発生との間に何の関連もなければ，股関節痛のみの股関節群と腰下肢痛を合併している混合群の間には，従来から腰仙椎部神経根症状の発生に関与していると指摘されている上切痕距離に違いがみられてもよいはずである．しかし，両群間の上切痕距離には違いは認められない．また，疼痛の起源が股関節と

腰椎の両者に存在する症例では，股関節の手術のみで腰仙椎部神経根症状が軽快する症例も存在する．股関節手術により腰仙椎部神経根症状が軽快するという事実はすでに報告されている．これらの臨床的事実は，股関節疾患に伴う腰仙椎部神経根症状の発生には腰椎と股関節病変との密接な相互関係が関与していることを示唆している．

次に，hip-spine syndrome を脚長差という観点からみてみる．hip-spine syndrome における脚長差の影響は，画像上は腰椎変性や側弯，および仙腸関節の変性の進行として現れる．また，脚長の長い側の仙腸関節は，変性が反対側に比べて高度である症例が多い．しかし，腰殿部痛は脚長の短い例に合併している症例が多いことから，仙腸関節の X 線所見が直ちに症状発生に結びつくとは限らないといえる．

ここで，股関節手術前後における腰椎由来の症状の変化について考えてみる．股関節手術による腰下肢痛が軽減するのは，術後における腰椎のアライメントの変化が関係しているのではないかという仮説が成立し得る．検討してみると，股関節手術後における腰椎由来の症状に脚長差の補正改善が関与している．腰部脊柱それ自体の関与を示唆する因子は，ごく一部の症例にしか明らかにできない．したがって，腰椎の X 線写真でみられる変化が腰椎由来の変化と直接的に結びついているわけではない．

以上の結果から，腰椎由来の症状の改善には下肢の脚長差の補正改善が重要な因子である．それにより，もたらされる何らかのメカニズムにより腰椎由来の症状が改善すると考えられる．したがって，腰椎由来の症状が合併している症例に人工股関節手術を行う場合には，脚長差の補正改善に注意を払う必要がある．

■ Knee-spine syndrome

高齢者での腰痛と膝関節痛といった愁訴は，両者ともに高頻度にみられる症状の 1 つである．両者を合併する症例では，腰椎の前弯は減少し，膝関節は屈曲するというアライメント上の変化がしばしばみられる．この変化は，腰椎，膝関節ともに矢状面での変化のため，相互に影響を及ぼし合っている可能性が考えられる（図Ⅲ-125）．日常臨床上は，変形性膝関節症と退行性腰椎疾患はともに高頻度にみられる．両疾患は，個々の部位で独立した病態を有していることは明らかである．しかし，膝関節と腰椎はともに主要な荷重関節であり，両者が互いに影響を与え合っている可能性は否定できない．膝痛と腰痛を合併している症例は，腰椎では骨粗鬆症の存在と腰椎前弯の減少，膝関節では膝内反に比べて，より進行した膝関節症性変化という X 線学的特徴を有している．典型的な症例では円背を呈し，膝関節を屈曲させた姿勢で歩行している．すなわち，脊椎の変化で上半身は前傾するが，これを膝を屈曲させることで重心線を是正して歩行していると考えられる．

個々の症例はどのような経過を辿るのかは，長期の X 線変化を縦断的に検討するしかない．しかし，上記の姿勢を呈するに至った過程を推察することはできる．過半数の症例は腰痛が先に生じている．長期にわたり，腰痛が持続し，腰椎前弯が減少すれば，上半身の重心は前方に偏位する．前方に偏位した重心を戻す代償として骨盤を後傾する必要があり，そのためには膝は屈曲位をとらざるを得ない．これに対し，膝関節が腰椎より先に変性性変化が進行する場合には，先ず関節症性変化の影響で膝関節が屈曲位をとる．これに伴い上半身の重心は後方へ偏位する．後方へ偏位した

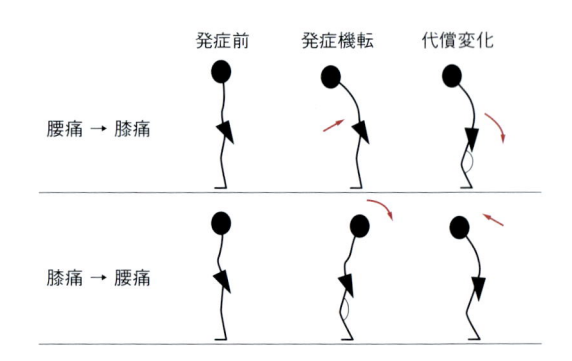

図Ⅲ-125 Knee-spine syndrome に至る過程
（長総義弘，他：臨整外 33：1271-1275, 1998, 図 7 より転載）

重心を代償的に前方へ戻すためには股関節を屈曲させ，骨盤を後傾せざるを得ない．その結果，腰椎前弯は減少する．したがって，腰椎と膝関節のどちらが先に発症しても結局は同じ姿勢へと進展する．実際には，両者は明瞭に分かるのではなく，その過程で相互に影響し合っている可能性が考えられる．

　Macnabらは腰椎疾患に股関節疾患を合併した場合の診断の困難さと病態の複雑さを喚起する意味でhip-spine syndromeという概念を提唱した．hip-spine syndromeでは，腰椎側弯を高頻度に合併するが，これは前額面でのアライメントの変化である．これに対し，膝痛と腰痛を合併した症例では，矢状面でのアライメントに変化を生じる．このように腰椎と膝関節の荷重関節として相互に影響を与え合う状態をhip-spine syndromeと対比して，knee-spine syndromeと仮称することができる．荷重関節の病態把握には局所に内在する問題のみならず，他の荷重関節からの影響も考慮に入れる必要がある．

■ 変形性股関節症の仙腸関節への影響

　仙腸関節は，腰・殿部痛の発源部位の1つとして昔から注目されている．しかも，臓器相関という観点からすると腰椎と股関節の中間に位置する仙腸関節が，股関節疾患から何らかの影響を受ける可能性は十分考えられる．

　筆者らの検討では，仙腸関節の痛みという視点から考えると，変形性股関節症の症例のうち仙腸関節痛を認める症例は約20%である．変形性股関節症における仙腸関節痛は，比較的若年者や骨盤輪の不安定性を有する症例に多い．変形性股関節症の症例における仙腸関節痛が比較的若年者に多く認められる理由は，患者の活動性の高さが関与していると考えられる．また，変形性股関節症における仙腸関節痛が骨盤輪の不安定性を認める症例に多い理由は，骨盤輪の不安定性それ自体が仙腸関節へ多大な負荷を与えているためと考えられる．さらに，変形性股関節症によって股関節の可動域が制限されているため，仙腸関節に対する負荷がより増大しているはずである．しかし，この仮説は，股関節の可動域の小さい症例に仙腸関節痛が出現しやすいという傾向は認められないことから，関節可動域の減少している症例は変形性股関節症の病期も進行しており，それゆえの活動性の低下があるためではないかと考えられる．

　次に，画像の視点から考えると，仙腸関節部の骨硬化像は約57%の症例に認められる．比較的若年者に骨硬化像が多いという事実は，仙腸関節痛の発現機序と同様に，患者の活動性が関与していると考えられる．この所見は，比較的若年者や変形性股関節症の罹病期間が長い症例に認められる．また，脚長差が大きい症例や下肢長の長い側に骨硬化像が出現しやすい．

　その理由について考えてみる．股関節の内外転は，仙腸関節に対して解離，そして圧縮するベクトルとして働き，その負荷の増大が仙腸関節部の骨硬化の誘因と思われる．変形性股関節症は，病期の進行とともに大腿骨頭の扁平化や近位への偏位のために患側下肢長の短縮が起こる．患側下肢長の短縮や硬性墜下跛行は，歩行時の健側股関節の内外転の動きを増大させ，その結果として仙腸関節へより強い負荷が加わる．また，股関節痛の存在は，歩行時の健側股関節への荷重時間を増大させ，その結果，健側の仙腸関節の負荷を増大させる．そのうえ，変形性股関節症の罹病期間の長い症例では，仙腸関節への負荷が長期に続くと考えられ，退行性変化の表現として下肢長の長い側の仙腸関節部に骨硬化像が出現すると考えられる．しかし，仙腸関節部の骨硬化像を呈している症例に仙腸関節痛が多いという結果は得られていない．

　この事実から，単純X線写真にみられる仙腸関節部の骨硬化像は，仙腸関節への負荷の増大を示唆する所見であって，痛みの原因ではないといえる．もちろん，機械的な負荷だけが疼痛や画像所見の主因ではなくて，股関節周囲筋も疼痛や画像所見の出現に深く関与していることは間違いない．但し，変形性股関節症の症例では，股関節周囲筋の筋力低下は，股関節内に局所麻酔薬を注入

して疼痛を除去すると，大幅に筋力が改善されることが少なくない．したがって，その関与評価には疼痛を除去した状態で検討する必要がある．

　この問題を論ずるには1つ大きな問題がある．それは，仙腸関節痛とはどの部位の疼痛をいうのかという疑問である．これについては，一定の見解はない．また，難しい問題が存在する．なぜならば，その同定には仙腸関節造影・ブロックが必要だが，第5腰神経根や第1, 2仙骨神経根の後枝外側枝神経叢の走行が痛みの発生に関与しており，その評価・分析には注意が必要である．また，疼痛の局在とブロックの効果により，仙腸関節痛と診断された症例でも仙腸関節誘発テストとは相関していないという報告もある．このことは，ブロックによる疼痛の評価法，仙腸関節痛の誘発テスト，あるいは両者の診断手技としての信頼性に疑問を投げかけている．したがって，筆者らは，仙腸関節痛の判定基準を，最も簡便な指標である仙腸関節の障害により生じる固有疼痛域の疼痛として検討している．

　それでは，仙腸関節痛には変形性股関節症のどのような要因が関与しているのだろうか．筆者らの検討では，以下の3つの事実が認められる．第1に，変形性股関節症の両側罹患例は，両側に仙腸関節痛が出現しやすい．第2に，変形性股関節症の片側罹患例では，変形性股関節症の患側と同側に仙腸関節痛が出現しやすい．第3に，変形性股関節症の罹病期間が長い症例に仙腸関節痛が出現しやすい．

　次に，仙腸関節部の骨硬化像には変形性股関節症のどのような要因が関与しているのだろうか，その結論を以下に記す．第1に，仙腸関節部の骨硬化像は，先天性股関節脱臼と臼蓋形成不全例に多い．第2に，仙腸関節部の骨硬化像は，変形性股関節症の患側とは反対側に出現しやすい．第3に，仙腸関節部の骨硬化像は，変形性股関節症の罹病期間の長い症例に出現しやすい．第4に，仙腸関節部の骨硬化像は，脚長差のある症例に出現しやすい．

■■ 脊椎圧迫骨折の骨盤アライメントへの影響

　骨粗鬆症の検診を目的に受診した症例を対象に，脊椎の圧迫骨折が脊椎アライメントと骨盤傾斜へどのような影響を与えるのかを調査した結果を紹介する．

　圧迫骨折の高位を胸椎部(Th1-Th12)，胸腰椎移行部(Th12-S1)，および腰椎部(L3-L5)の3群に分類して，各々T群，TL群，L群とした．さらに，全脊椎立位側面X線写真で胸椎後弯角，腰椎前弯角，C7 plumb line, pelvic morphologic angle(Jackson RP, et al.：Spine 19：1611-1618, 1994)，そして骨盤X線写真前後像で骨盤前傾指数〔土井口らの方法(土居口祐一，他：整形外科と災害外科 41：641-645, 1992)〕を計測して，圧迫骨折の高位とこれらの計測値との関係についても検討した．この結果，158例のうち圧迫骨折を認めた症例は80例，認めなかった症例は78例である．

　圧迫骨折の存在高位別では，T群29例，TL群63例，そしてL群30例である．先ず，圧迫骨折の有無による検討では，有意差を認めたのは，C7 plumb lineと胸椎後弯角である．すなわち，脊椎圧迫骨折では胸椎後弯角が増大し，C7 plumb lineが前方へ移行する．次に，骨折高位による検討では，有意差を認めたのは，T群では，胸椎後弯角，TL群ではC7 plumb line，そしてL群では，前傾指数である．すなわち，胸椎圧迫骨折では胸椎後弯角が増大し，胸腰椎移行部圧迫骨折ではC7 plumb lineが前方に移行し，腰椎部圧迫骨折では骨盤が後傾する．この結果は，脊椎圧迫骨折の高位により，矢状面の体幹バランスを保つための代償機構が異なっていることを示唆している．

■■ 椎間関節内サイトカインの発現

　椎間関節が自覚症状や他覚所見に何らかの関与していることは，経験上，臨床家は認識している．しかし，何がどう関与しているのかはよく分

かっていない．サイトカインという物質と臨床症状やMRI所見との関係をみてみる．

LSSでは，椎間関節軟骨と滑膜組織の中にIL-1βが高率に存在している．また，LSS群での椎間関節軟骨と滑膜組織中のIL-1βとIL-6濃度は，LDH群よりも高い傾向が認められる．さらに，LSS群では，責任椎間における椎間関節軟骨にIL-1βが発現している症例では，発現していない症例よりも，下肢痛VASとRDQが高い．すなわち，LSS群では，椎間関節軟骨に存在するIL-1βが下肢痛の発現に関連している．一方，MRIでの責任椎間高位における椎間関節の変性の程度（Weishauptらの方法による）は，LSS群では全例がGrade 2またはGrade 3であり，中等度以上である．椎間板ヘルニア群（LDH群）では，椎間関節の変性の程度は年齢と正の相関を示している．一方，LSS群では，相関関節の変性の程度は年齢とは相関が認められない．また，両群で，MRI所見は，関節軟骨と滑膜組織中のサイトカイン濃度や臨床症状との関連性は低い．すなわち，椎間関節の変性の程度は，炎症性サイトカイン濃度や臨床症状とは相関しない．

この結果から，LDH群では，責任椎間における，椎間関節の軟骨や滑膜組織中IL-6濃度が高いほど，下肢痛が強く，腰痛関連QOLも低下している．また，LSS群では，責任椎間における椎間関節軟骨にIL-1βが発現している症例では，発現していない症例よりも，有意に下肢痛が強く，腰痛関連QOLも低下している．MRIでの責任椎間高位における椎間関節の変性の程度は，炎症性サイトカイン濃度や症状の程度，QOLと相関していない．以上の事実は，退行性腰椎疾患における椎間関節に存在するサイトカインが，疼痛発生とそれにより生じるQOLに関与している一方で，椎間関節の変性の程度はサイトカイン濃度や臨床症状に関与していない可能性を示唆している．

椎間関節に起こった炎症が下肢痛を惹起する経路としては2つ考えられる．1つは，炎症性シグナルが椎間関節に分布している脊髄神経後内側枝を介して後根神経節に病的変化を与え，神経根性

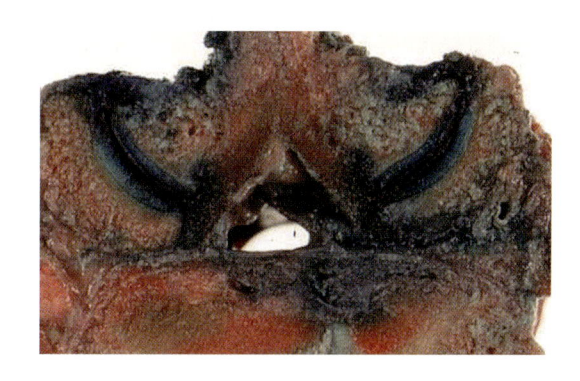

図Ⅲ-126 椎間関節からの色素剤の漏出
椎間関節に注入された色素剤は，硬膜外腔へ漏出している．

疼痛を引き起こす可能性である．もう1つは，炎症性サイトカインが椎間関節から後根神経節へ直接浸潤する機序である．実験では，炎症性細胞が硬膜外腔へ直接浸潤する事実を確認できる（図Ⅲ-126）．さらに，炎症性細胞が硬膜外腔へ浸潤する時期と下肢痛閾値の低下が発現する時期が一致している．この事実は，椎間関節の変性に伴う炎症が，硬膜外腔に波及して神経根性疼痛を惹起するという仮説が妥当であることを示唆している．

つまり，椎間関節の炎症は，髄核と同様に，神経根障害を惹起する化学的因子の供給源となりうる．

8 腰痛の発現部位

■ 椎間板性腰痛

椎間板性腰痛とは，椎間板を構成する線維輪，髄核（正常髄核に神経は存在しない），あるいは軟骨終板の神経終末が刺激されて生ずる腰痛をいう．椎間板腹側の神経支配は，前縦靱帯を覆う神経叢からなり，交感神経幹や灰白交通枝の細かい枝を両側性に受けている．一方，椎間板背側の神経支配は，後縦靱帯と関係した神経叢から構成されており，洞脊椎神経の支配を受けている．腹側と背側の神経叢は，椎間板側方で灰白交通枝からの神経線維を通じて交通している．なお，洞脊椎神経は後方線維輪浅層のみでなく，後縦靱帯，硬

膜，神経根囊(root sleeve)，骨膜，および脊柱管内の血管も支配している．

ラットを用いた傍脊椎交感神経幹の切除実験と腰椎椎間板への神経トレーサーの注入実験などにより，椎間板の神経支配は，洞脊椎神経を介する経路のみでなく，交感神経を介する経路も存在することが示されている．これらの知見は臨床的に行われる，腰部交感神経節ブロックや第2腰神経根ブロックに根拠を与えるものである．

従来より，ヒトの変性椎間板において，神経が椎間板内部に進入することが報告されており，椎間板性腰痛発生機序の1つと考えられている．動物実験から，神経成長因子(nerve growth factor；NGF)が，変性椎間板内部への神経進入を促進すると考えられている．

椎間板を支配する，後根神経節の小型神経細胞には2種類の存在が知られている．すなわち，NGFにより栄養されCGRPを含む神経細胞と，グリア由来神経栄養因子(glial cell line-derived neurotrophic factor；GDNF)に栄養されisolectin B4にてラベルされる神経細胞である．前者は炎症性疼痛に関与し，後者は神経因性疼痛に関与するとされている．椎間板では前者が大多数を占めることから，何らかの微細炎症が椎間板性腰痛発現に関与している可能性がある．また，髄核や線維輪細胞からは，TNFα，IL-6やNGFが放出され，それらが椎間板周辺の自由神経終末を活性化することが示されている．これらの神経が，椎間板内のATPやpHの変化，あるいは椎間不安定性による機械的ストレスなどにより感作され，疼痛を惹起すると推定されている．さらに，椎間板損傷による炎症は一過性であるが，椎間板に機械的圧迫を加えると炎症が持続し，神経傷害も遷延することが示されている．

一方，臨床的に椎間板性腰痛を診断することは，単純X線撮影やMRIなどを用いても困難である．従来の診断手技では，椎間板造影時の疼痛誘発が用いられてきたが，最近，椎間板内への局所麻酔薬の注入による疼痛の消失を参考とすることにより診断精度が向上するとの報告がある．只，現時点では椎間板性腰痛を正確に診断する手段はない．

はじめに述べたように，椎間板性腰痛とは椎間板組織に発痛源を持つ腰痛のことである．椎間板に発生した痛みは，疼痛感覚部位(高橋弦：見える腰痛：体性感覚構造図．南江堂，2012)として立体的に感覚される．また，痛みは発痛源から，後根神経節，脊髄後角，さらに脳へと伝達される．痛みは，このような空間的な広がりに加え，時間的にも変化すると考えられる．今後，痛みの末梢性感作(peripheral sensitization)や中枢性感作(central sensitization)を空間的・時間的に解明することにより，椎間板性腰痛の病態解明が進むことが期待される．

椎間関節性腰痛

一般的には，片側または両側の腰痛を訴え，神経学的異常所見は認められず，脊柱の背屈により疼痛が増強される場合に，椎間関節由来の腰痛と診断している．このように定義される腰椎椎間関節症が，独立した疾患として成立しうるかどうかについては多くの議論がある．もちろん，椎間関節が疼痛の発生部位であることは，解剖学的研究，動物実験，あるいは健常人をつかった誘発テストによる腰痛や下肢への関連痛出現で証明されている．

例えば，四肢の関節は痛みを惹起するのに同じ滑膜関節である脊椎の椎間関節が痛みを惹起しないということは考えられない，という疑問にわれわれは明快に答えられない．また，筆者らの動物実験では，椎間板髄核とは異なり，正常滑膜自体は炎症惹起作用を有しない．しかし，炎症を起こした関節滑膜は，自家生体内においてその周囲組織に炎症を惹起させる．すなわち，髄核による神経根障害と同様に，椎間関節に炎症が発生すると，その周囲に存在する神経根に炎症が出現し，神経根障害が発生する可能性がある．

前述したような事実を念頭に置いても，日常の診療で画像診断や臨床症状から，疼痛を起こしている椎間関節を正確に同定することはできないと言わざるをえない．椎間関節への局所麻酔薬の注

入により疼痛が除去された場合，疼痛の発生部位が椎間関節であることは証明できる．しかし，椎間板の変性や不安定性が椎間関節に静的・動的な影響を与えて，椎間関節の痛みを惹起している場合でも，椎間関節ブロックで痛みは消失してしまう．このような場合，この病態を椎間関節それ自体の病態と捉えることは難しい．ブロック効果は，椎間関節が腰痛の要因の1つであることを示しているのにすぎない．

椎間関節由来の疼痛を巡るもう1つの問題は，この疾患概念が確立されてもそれが病態に応じた治療に直接には結びつかないことである．すでに発刊されている米国の腰痛の診療ガイドラインでも，慢性腰痛や急性腰痛に椎間関節注入療法は必ずしも有効な改善をもたらしていないことを指摘している．注入する薬剤の種類や注射部位も予後に影響はないとしている．また，保存的治療に抵抗する椎間関節性の疼痛に，経皮的電気焼灼術が奏効することが報告されているが，神経再生を含む症状再燃の問題に関しては，まだ明快な解答は得られていない．

米国の診療ガイドラインが，「腰痛の原因を表すために一般的に使われているが，これらの診断名と腰痛の関連は明らかにされていない」としているなかに，椎間関節症候群が含まれている．今後，椎間関節症候群が独立した病態，あるいは疾患として成立しうるのかどうかについてはさらに研究の集積が必要で，診断の確実性が向上すれば，脊椎の術式にも影響を与えることが期待される．

神経根性腰痛

腰仙椎部退行性疾患による腰痛を有する症例に対して神経根ブロックを行うと，その腰痛が消失することがある（図Ⅲ-127）．この臨床的事実は，2つの仮説を想起させる．すなわち，神経根由来の病変が，下肢痛を発生させることなく，腰痛のみを発生させる病態が存在する．そして疼痛の中枢への伝達経路がブロックされた神経根に集約されている腰痛が存在するという仮説である．これら2つの仮説が立証されるならば，神経根性腰痛とは，腰仙椎部の単一の神経根ブロックにより消失する腰痛で，疼痛の原因，あるいは疼痛の中枢への伝達経路がブロックされた神経根に集約されている腰痛と定義できる（図Ⅲ-128）．

腰痛（back pain）は，内臓性（viscerogenic），血管性（vascular），神経性（neurogenic），心因性（psychogenic），脊椎性（spondylogenic）の5つに大別される（Macnab I：Backache. Williams & Wilkins, 1977）．さらに，疼痛の神経学的分類では，痛みは侵害受容性疼痛と神経障害性疼痛に大別される．疼痛の起源が神経根自体の病変による腰痛だとしたら，その疼痛は神経性由来で，かつ神経障害性疼痛に属すると考えられる．一方，疼痛伝達経路が単一神経根に集約されている腰痛は，脊椎由来でかつ侵害疼痛性障害に属すると考えられる．

1. 神経根性腰痛の解剖学的考察

神経根性腰痛の存在を示唆する解剖学的事実として洞脊椎神経と脊髄神経後枝がある．洞脊椎神経は，椎体後方の靱帯や椎間板の最外層の線維輪に分布して椎体や椎間板の知覚を司っている．それだけではなく，洞脊椎神経は，神経根を包む硬膜にも知覚枝を送り分布している（図Ⅲ-129）．すなわち，洞脊椎神経は，神経根自体，あるいは神経根周囲の感覚を司る神経として存在しており，神経の神経（nervi nervorum）とも呼ばれている．硬膜管から神経根の分岐部周辺に限局的に発生した病変では，それが神経根に対して強い圧迫にはならない程度で，硬膜のみが刺激されるような病変であれば局所的疼痛として認知されることになり，腰痛のみが発生しうると考えられる．

脊髄神経後枝は，椎間関節や靱帯などの脊椎の後方要素や腰背筋に分布し，それらの知覚を司っている（図Ⅲ-130）．したがって，単一の脊髄神経後枝に支配されている小範囲に発生した病変であれば，腰痛として認知される．そして，その痛みの中枢への伝達経路は単一神経根のみを経由するので，神経根ブロックでその腰痛は消失することになる．

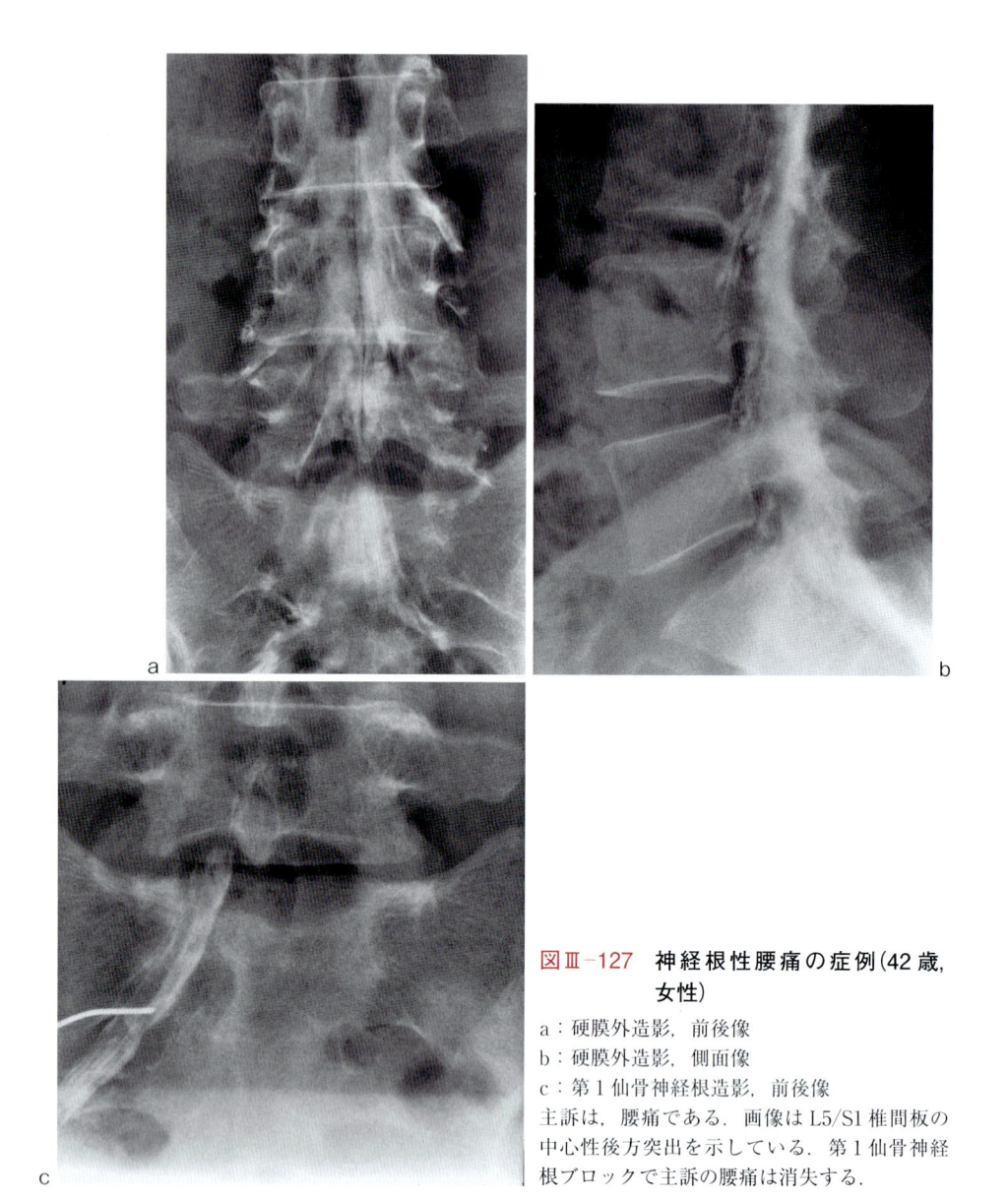

図Ⅲ-127 神経根性腰痛の症例（42歳，女性）

a：硬膜外造影，前後像
b：硬膜外造影，側面像
c：第1仙骨神経根造影，前後像
主訴は，腰痛である．画像はL5/S1椎間板の中心性後方突出を示している．第1仙骨神経根ブロックで主訴の腰痛は消失する．

2. 神経根性腰痛の臨床像

　神経根性腰痛の臨床的特徴は以下のようにまとめられる．先ず，神経根ブロックで消失する腰痛で，片側性である．第2に，神経根障害による下肢痛に付随する腰痛であることが多い．第3に，責任高位は，腰仙椎部L4/S1であることが多い．第4に，原因疾患，年齢，性別などに特徴は認められない．

　神経根性腰痛ありと診断した症例は，年齢や男女差がなく，原因疾患も脊椎症や椎間板ヘルニアなど偏りは認められない．腰痛単独の症例は少なく，神経根障害による下肢痛に付随した腰痛を有する症例が多い．神経根性腰痛の誘発体位は，神経根障害をきたす病態と同様で，椎間板ヘルニアでは体幹前屈で腰痛が惹起され，脊柱管狭窄では体幹後屈で腰痛が惹起される．これらの事実より，神経根性腰痛は神経根障害と密接な関係を有していることが示唆される．

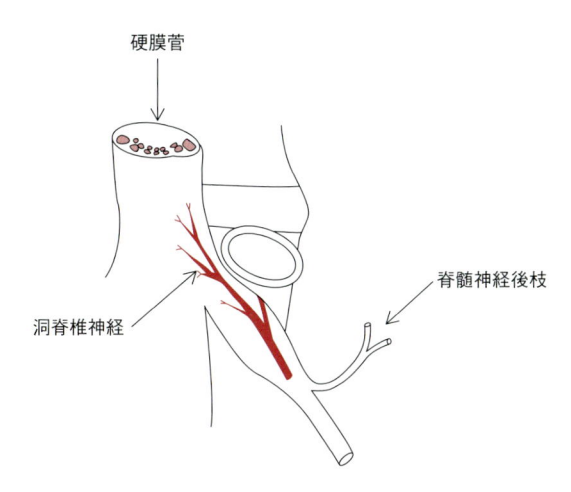

図Ⅲ-128 神経根性腰痛概念図

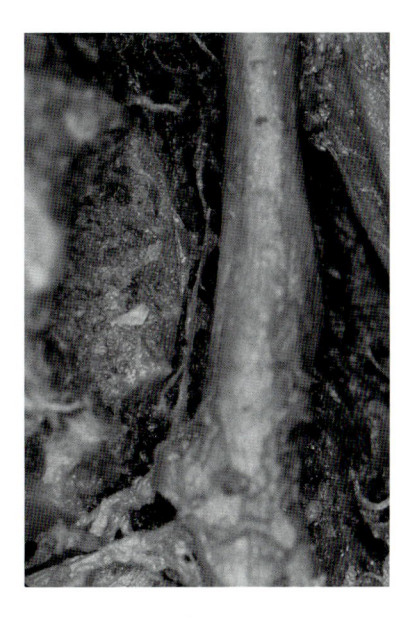

図Ⅲ-129 洞脊椎神経

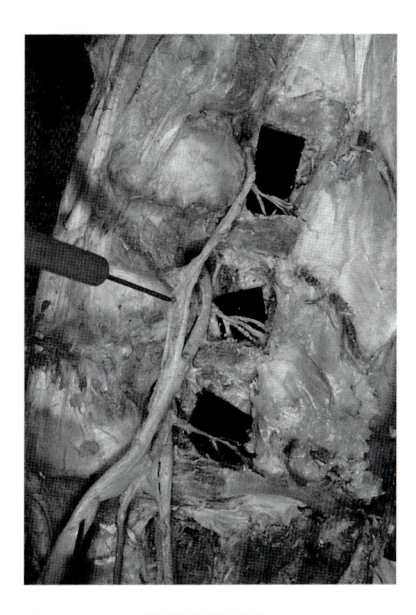

図Ⅲ-130 脊髄神経後技

3. 鑑別診断

a. 第2腰神経根ブロックで消失する腰痛との相違点

下位腰椎の椎間板で発生した痛みは，洞脊椎神経から交感神経幹を上行し，主として第2腰（以下 L2）神経根を介して中枢へ伝達されることが分かってきた．L2 神経根ブロックで下位腰椎の椎間板性腰痛が消失することが報告されている．さらに，L2 神経根の後枝は，上殿皮神経となって知覚枝が腰部から殿部まで広い範囲に分布している．上殿皮神経は腰背筋膜を貫くところで絞扼されて痛みを発生させることが知られている．そこでの病変による疼痛もブロックされる可能性がある．このように，L2 神経根ブロックで消失する腰痛は，下位腰椎の椎間板や腰部の広い範囲の病変に由来する疼痛と考えられ，前述した神経根性腰痛の概念とは全く異なる．

b. 椎間関節性腰痛との相違点

椎間関節性腰痛と神経根性腰痛を比較すると，両者には「片側性で傍正中部に限局した痛み」という類似点がある．しかし，椎間関節の神経支配は2髄節支配であるといわれていることから，椎間関節性腰痛に対して単一神経根のみをブロックしただけでは疼痛の伝達がすべて遮断されることはないと考えられる．

c. 椎間板性腰痛との相違点

椎間板性腰痛については，下位腰椎の椎間板の神経支配は洞脊椎神経が両側性に存在すること，そして最近の研究で中枢への伝達経路が神経根経由と交感神経幹経由の2系統が存在することが判明している．これらの理由から，椎間板性腰痛は片側の単一神経根ブロックのみでは椎間板由来の

疼痛の伝達を完全に遮断することはできないと考えられる．

4. 神経根ブロックによる腰痛分析とその利用法

もし，神経根性腰痛という概念が成立するとしたら，次のような臨床的価値があると考えられる．

- 神経根ブロックや他のブロックとの組み合わせによる腰痛の機能的診断
- 腰痛の治療手段の選択
- 腰痛に対する保存療法の可能性
- 手術の適否や術式選択に関する有用な情報の獲得

このように，診断するうえで神経根ブロックや他のブロックなどを組み合わせることにより腰痛の起源に対する機能的診断が可能となる．例えば，腰下肢痛を有する症例で，神経根ブロックで下肢痛は消失したが腰痛は消失せず，椎間関節ブロックで腰痛が消失したとする．その結果から，この症例の腰痛は椎間関節由来で，下肢痛は神経根障害由来と，痛みの起源はそれぞれ異なると判定できる．一方，神経根ブロックで下肢痛とともに腰痛も消失すれば，その腰痛は神経根性腰痛で，腰痛と下肢痛は神経根障害に由来しており，同一の疼痛起源であると診断できる．これらの事実は，神経根ブロックや他のブロックで疼痛を分析することにより腰痛や下肢痛に対して有効な治療手段を選択するための情報を得ることができることを示唆している．さらに，ブロック自体が診断的効果のみならず治療効果も有していることから，腰痛に対する保存的治療にもなりうる．

神経根ブロックで神経根障害が腰痛に関連しているか否かを判定し，もし神経根ブロックで下肢痛とともに腰痛も消失すれば，下肢痛と腰痛は同一の神経根障害を起源とする症状と診断することができる．その結果，除圧術のみで腰痛と下肢痛が改善する可能性が高いと考えられる．このように，腰下肢痛に対する手術療法の適否や除圧術のみで対応可能かといった術式選択についても情報を得ることができると考えられる．

このような概念のもとに，神経根ブロックにより，下肢痛が腰仙椎部退行性疾患由来の片側または両側の単一神経根障害と判定された378例を対象に，下肢痛の原因となっている神経根障害が，同時に腰痛や殿部痛を惹起している頻度がどの程度存在するのかを検討してみた．その結果，腰仙椎部神経根障害例では，下肢痛単独例が36％，腰痛合併例が30％，そして殿部痛合併例が66％である．また，腰仙椎部神経根障害例での腰痛の80％，殿部痛の96％が，下肢痛の責任神経根に対する神経根ブロックで疼痛が消失する．

すなわち，腰仙椎部神経根障害に腰痛や殿部痛が合併する場合，その腰痛や殿部痛の起源は，下肢痛の責任神経根と同じ神経根由来であることが圧倒的に多いといえる．

本研究の問題点としては，腰仙椎部神経根障害例という限られた条件での分析結果であること，疼痛分析が完全に遂行されておらず，腰痛や殿部痛の起源が明らかになっていない症例が多数存在すること，非髄節性の腰痛に対する腰部交感神経節ブロックと第2腰神経根ブロックの効果の差異についての検討がなされていないこと，各種ブロックの治療成績が明らかになっていないことなどが挙げられる．さらに，神経根ブロックは，あくまで神経伝達の経路を遮断するだけであり，神経根障害がどの部位で生じているかを示しているわけではない点に留意する必要がある．今後，圧迫性神経根障害による神経根腰痛や殿部痛と判定された腰痛や殿部痛が，神経根に対する単なる除圧術だけで良くなるか否かについての検証が必要である．

■ 仙腸関節由来の腰痛

仙腸関節に由来する腰痛の診断・治療ほど，長い間，議論の対象になっている領域はない．仙腸関節由来の疼痛は，spinal manipulationや関節運動学的アプローチ（arthrokinetic approach；AKA）の有効性が認められるようになってきてから，再び注目を浴びてきている．しかし，現時点では仙腸関節障害を正確に診断することは不可能

であるといわざるを得ない．事実，各国の診療ガイドラインでは，言及すらされていない．仙腸関節周辺の解剖学的研究が明らかにしつつある事実やspinal manipulationの有効性を考えると，今後，緻密な研究の進展が望まれる．

　仙腸関節由来の腰痛という概念がいまだに確立されていない理由の1つは，仙腸関節由来の疼痛の有病率が確認できないことである．もう1つの理由は，理学的検査法としてのさまざまな手技の特異性と感度が不明であり，健常者と腰痛患者の陰性率と陽性率も明らかでないことにある．つまり，仙腸関節障害の診断基準は，まだ確立されてない．

　最も有効な診断方法として，仙腸関節内や仙腸関節腔外の後方部ブロックでの疼痛寛解を評価する方法がある．しかし，この手技もブロック注射の診断法のプラセボ効果が最大30％になるという報告があることから，椎間関節ブロックにみられるような，より厳密な研究デザインによる研究が求められる．

　仙腸関節由来の腰痛の研究として最近注目される研究がいくつかある．1つは，術前の仙腸関節のブロックでは効果があるにもかかわらず，仙腸関節の固定術ではそれに対応する良好な手術成績が得られていないという報告である．これは，診断が問題（これらの症例は本当に仙腸関節症候群といえるか）なのか，診断の方法（採用した診断手技の信頼性の問題）が問題なのか，あるいは診断は正確であっても治療内容（解剖学的な不安定性がみられない関節由来の疼痛に対して，仙腸関節固定術は適切な手技といえるか）が問題であったのかなど，さまざまな疑問がある．

　もう1つの報告は，仙腸関節のspinal manipulationは，仙腸関節の相対している位置を変えるものではないという指摘である．少なくとも，spinal manipulationの効果は，仙腸関節の解剖学的位置を変えることではないことだけは確かなようである．

血管性腰痛症

　血管性腰痛症は，救急現場でのred flagとしての急性大動脈症候群と慢性腰痛の原因となる疾患群の2つに大別できる．

　急性大動脈症候群は，大動脈が中膜で剝離した急性大動脈解離と大動脈壁が生理的限界を越えて拡張して破裂した急性大動脈瘤破裂の総称である．診断の遅れがそのまま死亡につながる救急疾患であるため，急性期における迅速かつ的確な診断と治療が要求される．これら2つの疾患での腰背部痛の頻度は，腹部大動脈瘤破裂で90％以上，大動脈解離Stanford B型（上行大動脈に解離を認めない）で50％以上に及ぶ．そのため急性大動脈症候群は，遭遇頻度こそ少ないものの，運動器プライマリ・ケアにおいて，極めて重大な疾患群といえる．この疾患群の初診時での正診率は驚くほど低い．東京都監察医務院からの報告では，大動脈解離171例の行政解剖例において，生前に正しい診断がなされた例はわずか1例のみである．診断が困難な理由は，症状が多彩であること，そして診断方法が限定されていることである．とくに，大動脈解離の場合，造影CTによる偽腔の存在を発見することが唯一の診断法である（図Ⅲ-131）．急性大動脈症候群を疑うポイントを表Ⅲ-8（156頁）に示す．診断の決め手となる自覚症状，身体所見，および簡便な診断法はなく，今後の検討課題である．

　次に，慢性腰痛の原因について考えてみる．

　Macnabは，動脈瘤や末梢血管性病変により腰痛や下肢痛が惹起される可能性を述べている．現在，慢性腰痛の原因として，3つの血管性病態が考えられる．先ず，腹部大動脈瘤である．動脈（粥状）硬化性大動脈瘤の進展に伴い，炎症性動脈瘤が周辺組織（とくに椎体）に癒着することにより生じる難治性腰痛である．次に，内腸骨動脈の狭窄・閉塞による殿部痛である．歩行時の相対的筋虚血による殿部痛が主な原因であるため，殿筋跛行と呼ばれる．なお，ここでは殿部を腰に含むと定義する．この症状は，脊柱管狭窄に類似した症状であるため診断に注意を要する．最後は，分節

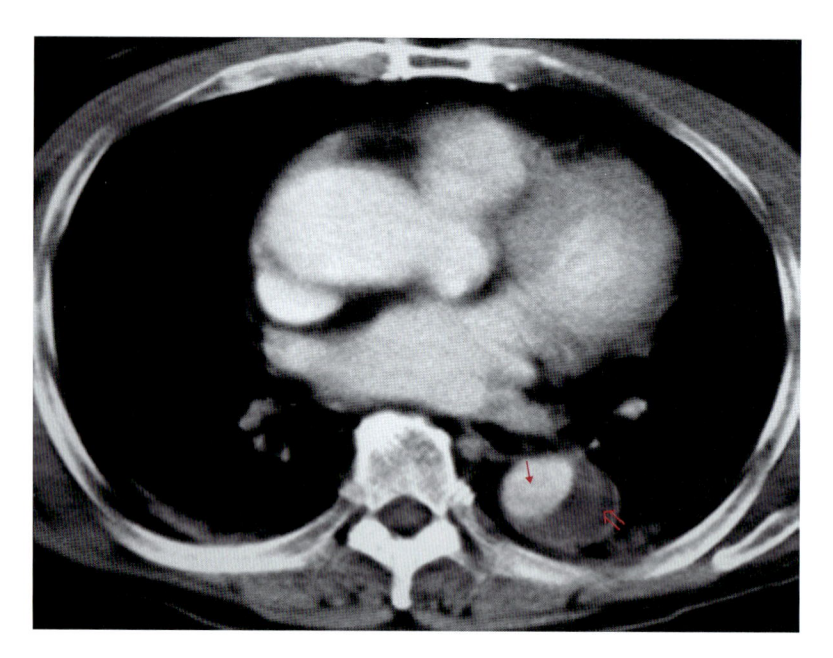

図Ⅲ-131　急性大動脈解離例の造影CT（65歳，男性）
大動脈は，造影される真腔（→）と血栓化したため造影されない偽腔（⇒）に解離されている．

動脈病変による腰部伸筋虚血に起因すると考えられる腰痛である．矢吹らは，脊椎に手をつけることなく，血管病変に対する処置のみで腰痛が軽快した症例を報告している．歩行により腰痛が惹起され，神経学的異常は認めず，postural factor がない末梢動脈疾患を伴っている症例での腰痛は，血管性腰痛の可能性がある．腰部コンパートメント症候群と類似しているが，血管性腰痛症の場合，腰を伸展位にしても腰痛が軽快しない点が異なる．血管性腰痛症を疑う症例に対しては，鑑別診断のために腰部コンパートメント内圧を計測する必要がある．

9　作業関連性腰痛

職場や社会に医療経済や生産コストの面で深刻な問題を引き起こしている作業関連性腰痛については，欧米から多くの質の高い報告が出されている．作業関連腰痛の発生率は，米国，日本，スウェーデンでは日本が最も多いものの，障害となる腰痛の発生率は日本が少なく，スウェーデンが最も多く，補償率は日本と米国は同数で，スウェーデンが最も高いとされている．また，日本人の患者は，明らかに心理的，社会的，職業的，趣味的な機能で，障害が米国人より少ない．国や文化による違いが発生率や障害の程度に影響しているといえる．

従来，「職場に関係のある腰痛は，外傷や負担のかかる姿勢，動作などの負荷が原因で，人間工学的な手法を導入することによって予防できる」という漠然とした認識があった．しかし，この問題解決のための対策がなされても腰部損傷の補償請求や腰部の愁訴を防止するには至っていない．この事実について，いくつかの興味深い重要な事実が指摘されている．1つは，職業上の重度負荷の曝露が大幅に減少しているのにもかかわらず，腰痛の有病率や腰痛による業務障害は減少していない．2つ目は，職業上の身体的曝露が持続的腰痛を引き起こす主原因ではない．3つ目は，以前に補償を受けたことのある人は，将来，腰部損傷で補償を請求する可能性が高い．すなわち，補償の既往と将来の腰部損傷の補償請求とは相関して

いる．4つ目は，仕事に対する不満と生活困窮の程度が将来腰部損傷による補償請求をするかどうかの予測因子になる．5つ目は，腰痛の既往があると将来の坐骨神経痛が発生する危険性が大きい．すなわち，腰痛の既往は，将来における腰部障害の最も良い予測因子である．6つ目は，坐骨神経の既往があると，将来，腰部愁訴が出現する危険性が高いという事実である．最後に，肉体労働が本当に作業関連腰痛の原因であるかを疑わせる衝撃的な報告がある．それによれば，同じような職場の環境にある米国の UPS (United Parcel Service of America, Inc) の6施設での損傷率には乖離があり，その乖離の差は，5倍にも達するというものである．この事実は，人間工学的なストレスや緊張状態の古典的な指標では，罹患率の予測は不可能であることを示唆している．肉体労働が作業関連腰痛の原因であるというのは，神話かもしれない．このように，質の高い数少ない研究からは職場での腰痛発生防止について期待の持てる結果は得られていない．現時点では，就労障害を引き起こす腰痛に対し，人間工学的な観点からの有効な予防策がないと言わざるを得ない．只，一次予防は困難でも，二次予防についてはかなりの手段があるというガイドラインもある．

　一方，心理社会的要因が，作業関連性腰痛の発生や慢性化に関与していることがいくつかの論文で指摘されている．例えば，以下のような報告がある．リストラがその後の運動器障害に関係した欠勤を増加させ，職場の人員削減が腰痛や筋骨格系疾患を増加させるなど職場の要因が腰痛発症に関与している．心理・社会的因子が就労障害や欠勤に大きく影響し，社会的疼痛や社会的階層は身体的疼痛に密接に関係していることが示されている．職場での対人関係のストレス，仕事の低満足度，上司のサポート不足，抑うつ，身体化徴候などの心理・社会的要因も，作業関連性腰痛の発症，慢性化，重症化の危険因子である．慢性疼痛には遺伝的要因と環境因子の両者の関係が指摘されているが，家族が腰痛で支障をきたした既往も慢性化の危険因子とされている．特定の性格型（内向型，直感型）は外向型と比べて，職場でのストレスを感じると腰痛のリスクが増加する．また，仕事における精神的なストレスが脊椎への負荷と損傷リスクを増大させているという．これらの事実は，作業関連性腰痛の診断，治療にあたっては，心理・社会的要因に配慮することが大切であることを示唆している．

　種々の報告をまとめてみると，腰痛予防のための人間工学的アプローチは無効であり，職場における腰痛にははっきりとした職業性の原因はほとんどなく，腰痛の危険因子とされている要因の危険度は大きくない．さらに，職場の腰痛イコール腰部損傷の概念は根拠がなく，労災補償の腰痛には人間工学的原因よりも他の職場環境（経営スタイル，雇用確保，集団力学）などの関与がより大きく，心理社会的要因がその発生や慢性化の危険因子である．

　一方，作業関連性腰痛の治療に関しては，一般に，運動療法は腰痛の発症予防に有効であるとの報告がある．また，認知行動療法は，腰痛が慢性化し身体障害の発生や病欠が長期間に及ぶのを予防し，慢性腰痛患者への有効性が示されている．腰椎バンドの着用により腰部損傷の補償請求が減るという事実は認められていないが，腰部の運動プログラムを実施すると腰部損傷の補償請求が有意に減少するという事実がある．作業関連腰痛では，腰痛発症後も活動性の維持や仕事内容の変更などでなるべく早く復職することにより，腰痛の遷延や身体障害の発生が予防され，病休の長期化を防ぐことや心的要因が大きいハイリスク群に対する腰痛発症後早期の対処が，腰痛の慢性化や身体障害の発生を防ぐことが示されている．腰痛による障害の医療費増大や欠勤増加に対する解決策は仕事を続けることであり，仕事や職場は治療の一環であるという指摘もある．職場での長期の活動障害や再発を防ぐには，腰痛に対する患者の意識を変えることが治療成功の鍵であるとしている報告もある．すなわち，腰痛に対する恐怖の除去，疼痛についての簡単な解説，そして身体を動かすことが良い理由を説明することにより患者の意識を変えることが，作業関連性腰痛を減少させる鍵であるという．最近，治療結果に与える要因

についても検討が行われている．それらによれば，民族と訴訟状況という2つの心理・社会学的要素が労働障害管理に関係しているという．また，職場における社会的因子や組織的因子が，労働者が腰痛などの筋・骨格系の愁訴に対処する方法に影響しているという．

このような結果を考えると，現時点では，「職場での大規模な腰痛予防プログラムが実現できる可能性はない」と言わざるを得ない．となると，職場の雇用者側に腰痛対策としてできることといえば，腰痛，あるいは坐骨神経痛の既往のない人達を雇って，その人達が仕事に満足して生活に困らないように物心両面にわたって気を配り，ストレスのない職場で，勤務中に腰部コンディショニングプログラムを実施させるということになる．つまり，職場での腰部損傷の補償請求や腰部の愁訴を防ぐために人間工学的な手法の導入のみでは腰部障害の発生を予防できず，職場での人間関係のストレス，周囲の支援の少ないこと，仕事に対するやりがいのなさ，腰痛に対する恐怖回避思考・行動といった社会心理的問題への対処が予防につながる可能性がある．

10 スポーツや運動と腰痛

近年，国民の健康への関心の高まりとともに，運動やスポーツの健康に与える影響について注目が集まっている．しかし，運動やスポーツと腰痛に関して必ずしも科学的に立証された事実は多くない．ここでは，現在までに明らかになっている点について述べる．

■ 運動やスポーツの脊椎への負担

1．運動と腰痛発生の危険性

運動それ自体は，脊椎への負荷という点では，筋肉を含めて椎間板や脊柱それ自体に良い影響を与える．しかし，運動やスポーツによる脊柱への負荷が腰の疲労性障害を発生する可能性は否定できない．逆に，運動をしないことが腰痛発生の危険因子となることも考えられる．すなわち，スポーツは腰痛を起こしやすくするのかという問題に対して，まだ十分な研究がなされていない．最近の研究によれば，健康状態，生活環境，そして身体的因子を長期にわたり検討した結果，腰痛は青少年によくみられるが，スポーツや運動との明確な関係は明らかにできないと結論付けられている．スポーツと腰椎間板ヘルニアの発生に関しても，明らかな関係は認められていない．この研究からは，運動は，少なくとも一般の人が行う運動のレベルにおいては，腰痛の危険を増やすということではなさそうである．

2．脊椎への負荷と椎間板変性との関係

運動やスポーツも脊椎へ力学的な負荷がかかるという点では，日常生活動作と同じである．しかし，運動やスポーツの脊椎への負担がどの程度であるかについての研究は多くない．一生涯，運動を続けることは腰に有害なのかという疑問に対して，一流スポーツ選手を長期に観察した報告がある．それによれば，軽・中等度の競技の脊椎への負荷は，重度の負荷の掛かる競技よりも健康上良い．このなかで，脊椎への負担は種目によって異なっていることも明らかにされている．すなわち，長距離走の選手には変性の加速はなく，サッカー選手には下部椎間板に変性の加速がみられる．一方，重量挙げの選手には腰椎全体に変性の加速がある．

腰痛に対する長期的なリスクに関しては，以前，運動選手であった人の集団のほうが，余り活動的でない同年齢の人よりも低い．しかし，坐骨神経痛に対してのリスクに関しては，両者の間に差はない．対象となった選手のMRIの画像は，椎間板ヘルニアや固定術が必要だと思わせるような所見を呈しているが，大多数の症例では日常生活の支障はない，とこの研究は指摘している．これらの事実から，運動選手は継続的なトレーニングによって腰痛の障害発生を予防しているのではないか，という仮説が成り立つ．この腰痛リスク回避の機序を明らかにすることができれば，腰痛の予防対策につながることが期待される．

3. 一流スポーツ選手における急速な骨の損失

運動は，骨量の維持や増加に重要である．しかし，運動の種類によっては必ずしもそうでないという報告がある．この研究によれば，一流スポーツ選手では，骨密度はトレーニングの量や競技の動きに対応して急速に変化する．重量挙げやボクシングの選手では，腰椎で平均18％，大腿骨頸部で平均23％の骨量の増加が認められる．しかし，トレーニングの中止により，1カ月後には15％も減少してしまう．一方，自転車競技選手(Tour de France-bikers)では，競技の前後で，腰で10％，大腿骨頸部で17％の骨量の損失が認められ，その損失はなかなか回復しない．このような両者における骨の変化の差異は，体重を支える姿勢の差によるものと思われるが，その機序に関しては明解な答えは得られていない．この研究は，運動は種類を問わず骨密度にとって良い方向に働く，ということではないことを示唆している．今後，トレーニングの量や競技種類別に骨密度の変化を調べる必要がある．

4. 脊柱への過剰負荷と脊椎への損傷

過剰な脊椎への負荷が脊椎に変化を与えることは従来からよく知られている．この研究によれば，重労働，同じ姿勢での作業，あるいは制御されていない全身振動にさらされていると，脊椎に損傷(上部腰椎の変形，椎間板高の減少)を起こすという．しかし，これらの変化と腰痛発生との相関関係は認められていない．この研究は，脊椎の損傷を避けるためには人間工学的配慮が必要であることを示唆している．と同時に，現在の先進国ではこのような職場環境は稀であることも事実である．

5. 脊椎への負荷が椎間板や骨に与える影響

脊椎への物理的負荷が生体にとって極めて大切であることは，多くの報告で明らかにされている．骨，筋，そして靱帯と同様に，椎間板も健常な状態を保つためには，一定の機械的な負荷が必要である．近年，無重力状態に長く置かれる宇宙飛行士を対象にして，骨強度を検証した報告が出されている．これによれば，4〜6カ月の国際宇宙ステーション滞在で，骨強度が大幅に低下する．その程度は，高齢女性の骨強度の低下に匹敵する．この事実は，脊椎への負荷が生体にとって重要な役割を果たしていることを示唆している．

それでは，「脊椎への負荷は大きければ大きいほど良いのか」という疑問が湧く．これについて，最も脊椎への負荷が高いと思われる体操競技選手を対象に検討したこの研究によれば，体操選手は椎間板の高さや幅が対照群よりも大きい．また，椎間板の輝度も高い．これらの所見は，激しい運動に対する積極的な生理的反応の可能性が考えられる．脊椎を含むすべての組織では，健康と強さを保つためには身体的負荷が必要だが，では正常な活動の限界はどこかとの疑問に，これに対する解答はまだないと言わざるを得ない．体操選手に対する別な報告でも，体操選手の脊椎の骨密度は高いことが指摘されている．

6. 過度なトレーニングの身体に対する影響

一流のスポーツ選手のトレーニングは苛酷で，脊椎には過度な負担になっていることが危惧される．このような過度のトレーニングは，身体にも悪影響を及ぼすと考えられる．一流の女子体操選手を対象にした研究によれば，彼女らは成長が遅れており，その回復には引退しか選択の道がない．しかし，回復が不可能であるという証拠はまだない，と指摘している．

一方，集中的なトレーニングが選手の身体的発達に永続的な影響を及ぼすのはどの時点からかは不明である．これらの報告をみると，過度のトレーニングの身体に対する長期にわたる影響はまだ不明と言わざるを得ない．

過去にオリンピックに出場した選手の死亡率を調査した研究によると，自転車や漕艇といった高い心血管系負荷強度種目の選手が，ゴルフやクリケットといった低い心血管系負荷強度種目の選手よりも生存率で勝るということはない．同様に，運動量が多いほど大きな便益が得られるとは限らず，中等度の運動の継続が心疾患や糖尿病のリス

クを軽減することが報告されている．

7. リズム体操（新体操）やバレエダンスと側弯症発生との関係

近年，人気のあるスポーツ種目の1つにリズム体操（新体操）がある．このリズム体操の選手は，通常の人と比べて側弯症の発生頻度が10倍という驚くべき結果が報告されている．この報告では，激しいトレーニングによる脊椎への非対称的な負荷，関節弛緩，そして身体未成熟が重要な原因であることを指摘している．

また，同様の報告が若いバレエダンサーについてもある．この報告によれば，若いバレエダンサーの24%に側弯症が認められる．側弯症は月経開始が遅れているダンサーに多いことを指摘している．これらの研究は，スポーツの種目によっては側弯症の原因になる可能性を示唆している．

運動と骨粗鬆症

運動と骨粗鬆症には密接な関係があることは以前から多くの報告がある．しかし，運動と骨塩量との関係を調査した従来の研究の多くは横断分析であり，この場合には運動能力に影響を与える因子（運動期間，体格，栄養など）がバイアスとして介入してしまう可能性がある．したがって，横断分析は純粋な運動と骨塩量の関係をみているのではないといえる．一方，これらの横断分析や基礎実験から，物理的負荷が骨量維持に有効であることは十分推測できる．

数少ない縦断分析をみてみると，運動と骨粗鬆症の関係に見解の一致をみているとはいえない．例えば，1年間の歩行負荷では，骨塩量の減少阻止は不可能であるとする研究，8カ月にわたる体操競技でのトレーニングで骨塩量の上昇を認めたという報告，18カ月間衝撃力を与えるような運動で骨塩量が増加したという報告，そして3年の運動で，腰椎と股関節の骨密度は有意に増加し，疼痛の頻度と程度が有意に低下するという報告など，さまざまである．

現在までの多くの研究の結果，骨塩量の維持や増加には，持久力よりも瞬発力を高めるような運動が有効であることが明らかになっている．しかし，たとえ有効な運動であっても，その実施期間，運動強度，そして長期の効果についてはなお検討の余地がある．また，高齢者に対しての運動療法の適応については，その二次的な効果は別にして，まだ一致した結論は得られていないといえる．

「骨粗鬆症診療の予防と治療ガイドライン2011年版」によると，骨粗鬆症の予防と治療に運動指導は不可欠であり，運動介入により骨密度の上昇や骨折の抑制がもたらされるとしている．

スポーツ・運動と分離症・分離すべり症

分離症や分離すべり症は，スポーツ医学の現場では，腰痛の発生原因として，あるいはスポーツ継続の妥当性を評価するうえでも常に問題になる病態の1つである．しかし，分離・分離すべり症に対する縦断的研究は決して多くない．それら数少ない研究によれば，一流バレエダンサーの分離や分離すべり症は，一般人よりも約5倍も高い発生率を示している．しかし，活動制限の増加はない．一方，retrospective studyによれば，無症候性の分離・分離すべり症の青少年スポーツ選手で，長期にみても疼痛，すべりが出現することや増強するという事実はない．これらの研究から，スポーツ選手に分離や分離すべり症があっても痛みがなければ制限の必要はないといえる．

分離や分離すべり症を評価するうえでいくつかの注意点がある．1つは，画像での評価についてである．画像で分離やすべりが認められても，それが愁訴に関係あるかどうかは慎重に評価する必要がある．たとえ分離やすべりが認められても，それらは患者の愁訴には関係ない可能性がある．また，画像上認められる分離や分離すべりは，症状に関係なくて別な病態，例えば椎間板ヘルニアや他の脊柱管狭窄の病態が存在して，それらが症状を引き起こしている可能性にも注意する必要がある．

分離や分離すべり症の症状や病態が年齢により，異なっていることにも留意する必要がある．すなわち，20歳未満ではすべりの合併頻度は低い．20〜40歳代では，加齢に伴いすべりの合併頻度が増加する．最後に，日常診療での注意点としては，分離を認める場合には，すべりに移行する可能性に留意して，後方支持要素の水平化などの危険因子の有無を評価して，定期的な観察をすることが望ましい．

スポーツ選手に対する腰の手術

スポーツ選手に対して腰の手術を行うことは，選手生命を左右し，患者，医師双方とも悩むことが少なくない．しかし，最近の研究によれば，椎間板手術後の活動制限は必ずしも必要ではないという．すなわち，活動制限をなくすと速やかに職場復帰が認められる．また，活動制限を撤廃しても椎間板ヘルニアの再発率を増加させたり，合併症を惹起することはないとしている．この結果は，術後活動制限に対して再検証する必要性を示唆している．

術後の運動療法という点に注目してみると，椎間板切除後の運動療法は自宅で自分で行っても，あるいは専門家のもとで継続して行っても成績に差はないとという報告がある．また，労災患者の手術後に集学的リハビリテーションを実施することにより，良好な職場復帰率が得られるとしている報告もある．

ここで，椎間板に対する手術後のスポーツ現場への復帰についての報告をみてみる．この研究によれば，大学代表選手の椎間板手術後の満足度は，1例を除いては全例が手術に満足している．しかし，以前の競技レベルへの復帰という観点からみると54%が復帰しているにすぎず，残りの選手は引退している．これらの事実は，一流スポーツ選手が椎間板の手術を受けても復帰は可能であるが，症例によっては以前の競技レベルには戻れないことを示している．

現時点では，スポーツ選手の術後活動制限や復帰の時期についてはまだ結論が出ていない．例えば，スポーツ選手のスポーツ活動復帰は，一般人の日常生活復帰と同様に考えて良いのかどうかという問題に対して十分な答えがまだない．もし，別に考えるのが妥当とするのなら，その根拠は何かという問いにわれわれは答える必要がある．さらに，術後スポーツ復帰のプログラムは，スポーツ種目や競技レベルで変える必要があるのかどうかという問題も未解明である．最後に，スポーツ選手の復帰に関与する因子は何かという問題もある．手術の種類か，低侵襲手術なら復帰を早めて良いのか，さらには患者の心理的・社会的要素は関与していないのか，あるいは患者の神経学的障害の有無や程度は関与しているのか，などについても今後検討する必要がある．

11 脊椎手術の手術侵襲とストレス

手術侵襲は生体に大きな負担をかける．このため，同じ目的で異なる術式があるとき，手術成績が同じならば，侵襲の小さい術式が選択される．そのため，手術の妥当性を証明するためには，手術成績だけでなく，手術侵襲も評価する必要がある．医療の進歩と患者のQOL重視の時代背景のなか，手術侵襲の評価が重要視されている．

定量的に手術侵襲とストレスの程度を評価する客観的指標としては血清IL-6値とNK活性がふさわしい．腰椎の後方手術，頚椎の後方手術，そして脊椎以外の整形外科手術三者を以下の3点について比較してみる．

・IL-6とNK活性の各侵襲との相関

IL-6とNK活性の各侵襲指標との相関各群間において，術前のIL-6，NK活性，CRPおよびCPKに有意な差を認めない．術翌日のIL-6はCRP，CPK，および出血量と正の相関を示し，術後1週間のIL-6はCRPと正の相関を示している．

・IL-6による術式間の手術侵襲の比較

IL-6は，全群で術翌日に上昇し，1週間後に下降する．術翌日のIL-6について比較すると，頚椎手術では，低いほうから鏡視下選択群，選択

群，そして形成群の順であり，各群間に有意差を認める．腰椎手術では，鏡視下選択的除圧術（以下MED群）が部分切除群に比べ有意に低い．すなわち，頚椎と腰椎ともに鏡視下手術は，組織に対して低侵襲といえる．

脊椎手術以外の整形外科手術群との比較では，鏡視下選択群とMED群の術翌日のIL-6は，鏡視下肩峰下除圧術（以下ASD群）と鏡視下半月板切除術（以下AS群）の両者と同様に低く，4群間に有意差を認めない．すなわち，脊椎内視鏡手術は，肩関節や膝関節の鏡視下手術と同程度の組織侵襲である．

・NK活性による術式間のストレスの比較

NK活性の経時変化の統計学的検討から，各手術群は以下の3型に分けられる．すなわち，各時点におけるNK活性に有意差のない群（不変型），術翌日低下するが1週間後に上昇する群（回復型），および1週間後に低下する群（低下型）である．MED群は不変型であり，部分切除群は回復型であり，選択群，鏡視下選択群，および形成群は，低下型である．すなわち，頚椎手術群では，精神的ストレスが最も強く，部分切除群では中等度，MED群におけるストレスは最も軽い．また，脊椎以外の整形外科手術との比較から，部分切除群のNK活性の低下は，人工膝関節置換術（以下TKA群）と人工股関節置換術（THA群）と同等であり，頚椎手術群におけるNK活性の低下が高度である．MED群は，ASD群とAS群と同様に，NK活性に変化はない．すなわち，部分切除群におけるストレスは，TKA群とTHA群と同程度であり，頚椎手術群におけるストレスはTHA群とTKA群より強い．

本研究の結果は，脊椎手術のなかでは，脊椎内視鏡手術が最も低侵襲であることを示唆している．さらに，脊椎内視鏡手術の手術侵襲は，肩関節や膝関節の関節鏡手術と同程度であり，整形外科手術全体のなかでもより低侵襲であると考えられる．すなわち，脊椎内視鏡手術の導入により，手術侵襲の軽減が期待できる．一方，脊椎手術による心理的ストレスは，選択群，鏡視下選択群，および形成群など頚椎手術群において最も強く，部分切除群では中程度である．さらに，頚椎手術群におけるストレスがTKA群とTHA群よりも強い．すなわち，頚椎手術の周術期では，患者への精神的ストレスに注意し管理する必要がある．

参考文献

1. Floyd W, Silver PH : The Function of the spinae muscles in certain movements and postures in man. J Physiol 129 : 184-203, 1955
2. Nachemson A, Morris JM : In vivo measurements of intradiscal pressure. J Bone Joint Surg 46 : 1077-1092, 1964
3. 篠原寛休：腰部椎間板障害の研究　特に椎間板内神経終末の組織学的検討．日整会誌 44：553-570, 1970
4. Darling RC : Ruptured arteriosclerotic abdominal aortic aneurysms : a pathologic and clinical study. Am J Surg 119 : 397-401, 1970
5. Andersson G, Ortengren R, Nachemson A, Elfström G, Broman H : The sitting posture : an electromyographic and discometric study. Orthop Clin North Am 6 : 105-120, 1975
6. Andersson G, Ortengren R, Nachemson A : Intradiscal pressure, intra-abdominal pressure and myoelectric back muscle activity related to posture and loading. Clin Orthop 129 : 156-164, 1977
7. Kippers V, Parker AW : Posture related to myoelectric silence or erectores during trunk flexion. Spine 7 : 740-745, 1984
8. Korner L : Relation of intramuscular pressure to the force output and myoelectric signal of skeletal muscle. J Orthop Res 2 : 289-296, 1984
9. Styf J : Pressure in the erector spinae muscle during exercise. Spine 12 : 675-679, 1987
10. 村井達哉：大動脈解離と突然死—東京都監察医務院における1320剖検例の統計的研究—．日法医誌 42：564-577, 1988
11. Groen GJ, Baljet B, Drukker J : Nerves and nerve plexuses of the human vertebral column. Am J Anat 188 : 282-296, 1990
12. Brena SF, Sanders SH, Motoyama H : American and Japanese chronic low back pain patients : cross-cultural similarities and differences. Clin J Pain 6 : 118-124, 1990
13. Leblanc AD, Schneider VS, Evans HJ, Engelbretson DA, Krebs JM : Bone mineral loss and recovery after 17 weeks of bed rest. J Bone Miner Res 5 : 843-850, 1990
14. 関修弘，菊地臣一：Pan-spinal canal stenosis 馬尾障害例での検討．日脊会誌 2：89, 1991
15. Panjabi MM : The stabilizing system of the spine. Part I. Function, dysfunction, adaptation, and enhancement. J Spinal Disord 5 : 383-389, 1992
16. Spittell PC, Spittell JA Jr, Joyce JW, Tajik AJ, Edwards WD, Schaff HV, Stanson AW : Clinical features and differential diagnosis of aortic dissection : experience with 236 cases (1980 through 1990). Mayo Clin Proc 68 : 642-651, 1993

17. Merskey H, Bogduk N(eds): The classification of chronic pain: Description of chronic pain syndromes and definition of pain terms 2nd ed. IASP Press, Seattle, pp 209-214, 1994
18. LeBlanc AD, Evans HJ, Schneider VS, Wendt RE 3rd, Hedrick TD Changes in intervertebral disc cross-sectional area with bed rest and space flight. Spine 19: 812-817, 1994
19. Shirado O, Ito T, Kaneda K, Strax TE: Flexion-relaxation phenomenon in the back muscles. A comparative study between healthy subjects and patients with chronic low back pain. Am J Phys Med Rehabil 74: 139-144, 1995
20. 菊地臣一, 蓮江光男: 腰仙椎部神経症状 カラーでみる解剖学的背景. 金原出版, 東京, 1996
21. Kayama S, Konno S, Olmarker K, Yabuki s, Kikuchi S: Incision of the annulus fibrosus induces nerve root morphologic, vascular. And functional changes: an experimental study. Spine 21: 2539-2543, 1996
22. Otani K, Arai I, Mao GP, Konno S, Olmarker K, Kikuchi S: Experimental disc herniation: evaluation of the natural course. Spine 22: 2894-2899, 1997
23. Macnab I: Classification of low back pain.(Macnab I, McCulloch J, Transfeldt E, eds: Macnab's Backache, 3rd ed). p 86. William & Wilkins, Baltimore, 1997
24. Vahtera J, Kivimäki M, Pentti J: Effect of organisational downsizing on health of employees. Lancet 350: 1124-1128, 1997
25. Videman T, Leppävuori J, Kaprio J, Battié MC, Gibbons LE, Peltonen L, Koskenvuo M: Intragenic polymorphisms of the vitamin D receptor gene associated with intervertebral disc degeneration. Spine 23: 2477-2485, 1998
26. Yabuki S, Kikuchi S, Olmarker K, Myers RR: Acute effects of nucleus pulposus on blood flow and endoneurial fluid pressure in rat dorsal root ganglion. Spine 23: 2517-2523, 1998
27. Kawaguchi Y, Osada R, Kanamori M, Ishihara H, Ohmori K, Matsui H, Kimura T: Association between an aggrecan gene polymorphism and lumbar disc degeneration. Spine 24: 2456-2460, 1999
28. Otani K, Arai I, Mao GP, Konno S, Olmarker K, Kikuchi S: Nucleus pulposus-induced nerve root injury: Relationship between blood flow and motor nerve conduction velocity. Neurosurgery 45: 614-619, 1999
29. 矢吹省司, 菊地臣一, 緑川博文, 星野俊一: 血管性腰痛―3例報告とその病態の考察―. 日本腰痛会誌 5: 61-66, 1999
30. Matsumoto T, Kawakami M, Kuribayashi K, Takenaka T, Tamaki T: Cyclic mechanical stretch stress increases the growth rate and collagen synthesis of nucleus pulposus cells in vitro. Spine 24: 315-319, 1999
31. Onda A, Yabuki S, Kikuchi S, Satoh K, Myers RR: Effects of lidocaine on blood flow and endoneurial fluid pressure in a rat model of herniated nucleus pulposus. Spine 26: 2186-2192, 2001
32. Yabuki S, Onda A, Kikuchi S, Myers RR: Prevention of compartment syndrome in dorsal root ganglion caused by exposure to nucleus pulposus. Spine 26: 870-875, 2001
33. Ohtori S, Takahashi K, Chiba T, Yamagata M, Sameda H, Moriya H: Sensory innervation of the dorsal portion of the lumbar intervertebral discs in rats. Spine 26: 946-950, 2001
34. Kivimäki M, Vahtera J, Ferrie JE, Hemingway H, Pentti J: Organisational downsizing and musculoskeletal problems in employees: a prospective study. Occup Environ Med 58: 811-817, 2001
35. Waddell G, Burton AK: Occupational health guidelines for the management of low back pain at work: evidence review. Occup Med 51: 124-135, 2001
36. Kawaguchi Y, Kanamori M, Ishihara H, Ohmori K, Matsui H, Kimura T: The association of lumbar disc disease with vitamin-D receptor gene polymorphism. J Bone Joint Surg Am 84: 2022-2028, 2002
37. Sekiguchi M, Konno S, Anzai H, Kikuchi S: Nerve vasculature changes induced by serotonin under chronic cauda equina compression. Spine 27: 1634-1639, 2002
38. Aoki Y, Rydevik B, Kikuchi S, Olmarker K: Local application of disc-related cytokines on spinal nerve roots. Spine 27: 1614-1617, 2002
39. Onda A, Hamba M, Yabuki S, Kikuchi S: Exogenous tumor necrosis factor-alpha induced abnormal discharges in rat dorsal horn neurons. Spine 27: 1618-1624, 2002
40. Griffin JW, McArthur JC, Polydefkis M, Murinson BB, Belzberg A, Campbell J, Ringkamp M, Meyer RA: Painful peripheral neuropathies and C-fiber nociceptors. Proceedings of the 10th world congress on pain. Progress in pain Research and management 24. Dostrovsky JO, Carr DB, Koltzenburg M, eds. IASP Press, Seattle, 2003
41. Onda A, Yabuki S, Kikuchi S: Effects of neutralizing antibodies to tumor necrosis factor-alpha on nucleus pulposus-induced abnormal nociresponses in rat dorsal horn neurons. Spine 28: 967-972, 2003
42. Onda A, Murata Y, Rydevik B, Larsson K, Kikuchi S, Olmarker K: Immunoreactivity of brain-derived neurotrophic factor in rat dorsal root ganglion and spinal cord dorsal horn following exposure to herniated nucleus pulposus. Nuescience Letters 352: 49-52, 2003
43. 森本忠嗣, 菊地臣一, 佐藤勝彦, 大谷晃司: MRIにおける馬尾の造影効果の臨床的意義 馬尾型間欠跛行を有する腰部脊柱管狭窄例での検討. 日整会誌 77: S173, 2003
44. Kivimäki M, Vahtera J, Elovainio M, Pentti J, Virtanen M: Human costs of organizational downsizing: comparing health trends between leavers and stayers. Am J Community Psychol 32: 57-67, 2003
45. 森本忠嗣, 菊地臣一, 佐藤勝彦, 大谷晃司: 腰仙椎部移行椎例の脊髄円錐下端の高位分布―MRIによる検討. 臨整外 39: 1409-1414, 2004
46. Igarashi A, Kikuchi S, Konno S, Olmarker K: Inflammatory cytokines released from the facet joint tissue in degenerative lumbar spinal disorders. Spine 29: 2091-2095, 2004
47. Sekiguchi M, Konno S, Kikuchi S: Effects of 5-HT2A receptor antagonist on blood flow in chronically compressed nerve roots. J Peripher Nerv Syst 9: 263-269,

2004
48. Sekiguchi M, Kikuchi S, Myers RR : Experimental spinal stenosis : relationship between degree of cauda equina compression, neuropathology, and pain. Spine 29 : 1105-1111, 2004
49. Arai I, Mao Gp, Otani K, Konno S, Kikuchi S, Olmarker K : Indomethacin blocks the nucleus pulposus-induced effects on nerve root function. An experimental study in dogs with assessment of nerve conduction and blood flowing experimental disc herniation. Euro Spine J 13 : 691-694, 2004
50. Onda A, Murata Y, Rydevik B, Larsson K, Kikuchi S, Olmarker K : infliximab attenuated immunoreactivity of brain-derived neurotrophic factor in a rat model of herniated nucleus pulposus. Spine 29 : 1857-1861, 2004
51. 竹谷内克彰, 菊地臣一, 紺野慎一：動脈硬化が脊椎や腰背筋群へ及ぼす影響 遺伝性高コレステロール血症ウサギを用いた実験的研究. 日脊会誌 15：145, 2004
52. Aoki Y, Ohtori S, Takahashi K, Ino H, Takahashi Y, Chiba T, Moriya H : Innervation of the lumbar intervertebral disc by nerve growth factor-dependent neurons related to inflammatory pain. Spine 29 : 1077-1081, 2004
53. van Poppel MN, Hooftman WE, Koes BW : An update of a systematic review of controlled clinical trials on the primary prevention of back pain at the workplace. Occup Med 54 : 345-352, 2004
54. Seki S, Kawaguchi Y, Chiba K, Mikami Y, Kizawa H, Oya T, Mio F, Mori M, Miyamoto Y, Masuda I, Tsunoda T, Kamata M, Kubo T, Toyama Y, Kimura T, Nakamura Y, Ikegawa S : A functional SNP in CILP, encoding cartilage intermediate layer protein, is associated with susceptibility to lumbar disc disease. Nat Genet 37 : 607-612, 2005
55. Onda A, Murata Y, Rydevik B, Larsson K, Kikuchi S, Olmarker K : Nerve growth factor content in dorsal root ganglion as related to changes in pain behavior in a rat model of experimental lumbar disc herniation. Spine 30 : 188-193, 2005
56. Geisser ME, Ranavaya M, Haig AJ, Roth RS, Zucker R, Ambroz C, Caruso M : A meta-analytic review of surface electromyography among persons with low back pain and normal, healthy controls. J Pain : 711-726, 2005
57. Takahashi I, Murata Y, Rydevik B, Geiss A, Larsson K, Kikuchi S, Olmarker K : Interactions between inflammatory cytokines derived from the nucleus pulposus : An analysis based on pain behavior of rats. 32 rd ISSLS 14, 2005
58. 大谷晃司, 菊地臣一, 紺野慎一, 矢吹省司：腰椎分離症に伴う神経根障害 病態の検討. 日整会誌 79：S260, 2005
59. 五十嵐環, 菊地臣一, 紺野慎一, 大谷晃司：腰部脊柱管狭窄に伴う神経根障害 理学所見の診断精度. 日整会誌 79：S394, 2005
60. Volinn E, Nishikitani M, Volinn W, Nakamura Y, Yano E : Back pain claim rates in Japan and the United States : framing the puzzle. Spine 30 : 697-704, 2005
61. Linton SJ, Boersma K, Jansson M, Svärd L, Botvalde M : The effects of cognitive-behavioral and physical therapy preventive interventions on pain-related sick leave : a randomized controlled trial. Clin J Pain 21 : 109-119, 2005
62. 米倉豊, 森本忠嗣：過去 5 年間における脊椎手術侵襲評価の動向. 日整会誌 79：S382, 2005
63. Hotamisligil GS : Inflammation and metabolic disorders. Nature 444 : 860-867, 2006
64. Sekiguchi M, Konno S, Kikuchi S : Effects on improvement of blood flow in the chronically compressed cauda equina comparison between a selective prostaglandin E receptor (EP4) agonist and a prostaglandin E1 derivate. Spine 31 : 869-872, 2006
65. Takahashi N, Kikuchi S, Shubayev VI, Campana WM, Myers RR : TNF-alpha and phosphorylation of ERK in DRG and spinal cord. Insights into mechanisms of sciatica. Spine 31 : 523-529, 2006
66. Airaksinen A, Brox JI, Cedraschi C, Hildebrandt J, Klaber-Moffett J, Kovacs F, Mannion AF, Reis S, Staal JB, Ursin H, Zanoli G : European guidelines for the management of chronic nonspecific low back pain. Euro Spine J 15 : S192-S300, 2006
67. 高山文治, 菊地臣一, 紺野慎一, 矢吹省司, 大谷晃司, 関口美穂, 渡辺和之, 立原久義：脊椎手術の手術侵襲とストレス IL-6 と NK 活性による検討. 日脊会誌 17：608, 2006
68. Takahashi I, Kikuchi S, Sato K, Sato N : Mechanical load of the lumbar spine during forward bending motion of the trunk-a biomechanical study. Spine 31 : 18-23, 2006
69. 高山文治, 菊地臣一, 紺野慎一, 矢吹省司, 関口美穂, 渡辺和之, 立原久義：脊椎手術の手術侵襲 IL-6 と NK 活性による検討. 日整会誌 80：S385, 2006
70. Engelke K, Kemmler W, Lauber D, Beeskow C, Pintag R, Kalender WA : Exercise maintains bone density at spine and hip EFOPS : a 3-year longitudinal study in early postmenopausal women. Osteoporos Int 17. 133-142, 2006
71. 高橋一朗, 菊地臣一, 佐藤勝彦, 岩渕真澄：腰痛性間欠跛行に伴う体幹前傾化に対する重錘負荷の影響. 臨整外 41：131-138, 2006
72. Wood PB, Schweinhardt P, Jaeger E, Dagher A, Hakyemez H, Rabiner EA, Bushnell MC, Chizh BA : Fibromyalgia patients show an abnormal dopamine response to pain. Eur J Neurosci 25 : 3576-3582, 2007
73. 茂呂貴知, 菊地臣一, 紺野慎一, 青木良仁：上殿皮神経の解剖学的研究 採骨時神経損傷の予防. 臨整外 42：101-104, 2007
74. Mio F, Chiba K, Hirose Y, Kawaguchi Y, Mikami Y, Oya T, Mori M, Kamata M, Matsumoto M, Ozaki K, Tanaka T, Takahashi A, Kubo T, Kimura T, Toyama Y, Ikegawa S : A functional polymorphism in COL11A1, which encodes the alpha 1 chain of type XI collagen, is associated with susceptibility to lumbar disc herniation. Am J Hum Genet 81 : 1271-1277, 2007
75. Watanabe K, Konno S, Sekiguchi M, Kikuchi S : Spinal stenosis : assessment of motor function, VEGF expression and angiogenesis in an experimental model in the rat. Eur

Spine J 16：1913-1918, 2007
76. Sasaki N, Kikuchi S, Konno S, Sekiguchi M, Watanabe K：Anti-TNF-alpha antibody reduces pain-behavioral changes induced by epidural application of nucleus pulposus in a rat model depending on the timing of administration. Spine 32：413-416, 2007
77. Sekiguchi M, Konno S, Kikuchi S：The effects of a 5-HT2A receptor antagonist on blood flow in lumbar disc herniation：application of nucleus pulposus in a canine model. Eur Spine J 17：307-313, 2007
78. Peng B, Wu W, Li Z, Guo J, Wang X：Chemical radiculitis. Pain 127：11-16, 2007
79. Williams RM, Westmorland MG, Lin CA, Schmuck G, Creen M：Effectiveness of workplace rehabilitation interventions in the treatment of work-related low back pain：a systematic review. Disabil Rehabil 29：607-624, 2007
80. Slentz CA, Houmard JA, Johnson JL, Bateman LA, Tanner CJ, McCartney JS, Duscha BD, Kraus WE：Inactivity, exercise training and detraining, and plasma lipoproteins. STRRIDE：a randomized, controlled study of exercise intensity and amount. J Appl Physiol 103：432-442, 2007
81. Leknes S, Tracey I：A common neurobiology for pain and pleasure. Nature Rev Neurosci 9：314-320, 2008
82. Handschin C, Spiegelman BM：The role of exercise and PGC1alpha in inflammation and chronic disease. Nature 454：463-469, 2008
83. Hirose Y, Chiba K, Karasugi T, Nakajima M, Kawaguchi Y, Mikami Y, Furuichi T, Mio F, Miyake A, Miyamoto T, Ozaki K, Takahashi A, Mizuta H, Kubo T, Kimura T, Tanaka T, Toyama Y, Ikegawa S：A functional polymorphism in THBS2 that affects alternative splicing and MMP binding is associated with lumbar-disc herniation. Am J Hum Genet 82：1122-1129, 2008
84. Sekiguchi M, Aoki Y, Konno S, Kikuchi S：The effects of cilostazol on nerve conduction velocity and blood flow：acute and chronic cauda equina compression in a canine model. Spine（Phila Pa 1976）33：2605-2611, 2008
85. Shirasaka M, Takayama B, Sekiguchi M, Konno S, Kikuchi S：Vasodilative effects of prostaglandin E1 derivate on arteries of nerve roots in a canine model of a chronically compressed cauda equina. BMC Musculoskelet Disord 9：41, 2008
86. Yonetake T, Sekiguchi M, Konno S, Kikuchi S, Kanaya F：Compensatory neovascularization after cauda equina compression in rats. Spine 33：140-145, 2008
87. Kato K, Kikuchi S, Konno S, Sekiguchi M：Participation of 5-hydroxytryptamine in pain-related behavior induced by nucleus pulposus applied on the nerve root in rats. Spine 33：1330-1336, 2008
88. Takayama B, Sekiguchi M, Yabuki S, Fujita I, Shimada H, Kikuchi S：Gene expression changes in dorsal root ganglion of rat experimental lumber disc herniation models. Spine 33：1829-1835, 2008
89. 大橋寛憲, 菊地臣一, 矢吹省司, 青田恵郎, 大谷晃司：脊椎圧迫骨折の脊椎—骨盤アライメントへの影響. 日整会誌 81：S413, 2007
90. 菊地臣一：腰部脊柱管狭窄　概念と分類. 脊椎脊髄 21：259-264, 2008
91. Yoshioka K, Toribatake Y, Kawahara N, Tomita K：Acute aortic dissection or ruptured aortic aneurysm associated with back pain and paraplegia. Orthopedics 31：1-6, 2008
92. Chen Z, Williams KD, Fitness J, Newton NC：When hurt will not heal：exploring the capacity to relive social and physical pain. Psychol Sci 19：789-795, 2008
93. Wood PB, Glabus MF, Simpson R, Patterson JC 2nd：Changes in gray matter density in fibromyalgia：correlation with dopamine metabolism. J Pain 10：609-618, 2009
94. Bennett RM：Fibromyalgia：a new treatment option for fibromyalgia. Nat Rev Rheumatol 5：188-190, 2009
95. Karasugi T, Semba K, Hirose Y, Kelempisioti A, Nakajima M, Miyake A, Furuichi T, Kawaguchi Y, Mikami Y, Chiba K, Kamata M, Ozaki K, Takahashi A, Mäkelä P, Karppinen J, Kimura T, Kubo T, Toyama Y, Yamamura K, Männikkö M, Mizuta H, Ikegawa S：Association of the tag SNPs in the human SKT gene（KIAA1217）with lumbar disc herniation. J Bone Miner Res 24：1537-1543, 2009
96. Yamauchi K, Inoue G, Koshi T, Yamashita M, Ito T, Suzuki M, Eguchi Y, Orita S, Takaso M, Nakagawa K, Aoki Y, Ochiai N, Kishida S, Endo M, Yamashita T, Takahashi K, Ohtori S：Nerve growth factor of cultured medium extracted from human degenerative nucleus pulposus promotes sensory nerve growth and induces substance p in vitro. Spine 3：2263-2269, 2009
97. Ohtori S, Kinoshita T, Yamashita M, Inoue G, Yamauchi K, Koshi T, Suzuki M, Orita S, Eguchi Y, Nakamura S, Yamagata M, Takaso M, Ochiai N, Kishida S, Aoki Y, Takahashi K：Results of surgery for discogenic low back pain：a randomized study using discography versus discoblock for diagnosis. Spine 34：1345-1348, 2009
98. Macfarlane GJ, Norrie G, Atherton K, Power C, Jones GT：The influence of socioeconomic status on the reporting of regional and widespread musculoskeletal pain：results from the 1958 British Birth Cohort Study. Ann Rheum Dis 68：1591-1595, 2009
99. Keyak JH, Koyama AK, LeBlanc A, Lu Y, Lang TF：Reduction in proximal femoral strength due to long-duration spaceflight. Bone 44：449-453, 2009
100. 二階堂琢也, 菊地臣一, 紺野慎一, 矢吹省司, 大谷晃司, 恩田啓, 渡辺和之：腰部脊柱管狭窄における MRI の特徴　硬膜管横断面積の疫学的検討. 日整会誌 83：S560, 2009
101. Baliki MN, Geha PY, Fields HL, Apkarian AV：Predicting value of pain and analgesia：nucleus accumbens response to noxious stimuli changes in the presence of chronic pain. Neuron 66：149-160, 2010
102. 松本健一郎, 矢吹省司, 紺野慎一, 菊地臣一, 茂呂貴知：仙腸関節の解剖学的研究　仙腸関節前方進入における神経損傷の予防. 日整会誌 84：S1293, 2010
103. Otoshi K, Kikuchi S, Konno S, Sekiguchi M：The Reactions of Glial Cells and Endoneurial Macrophages in the Dorsal Root. Ganglion and Their Contribution to Pain-Related Behavior After Application of Nucleus Pulposus Onto the Nerve Root in Rats. Spine 35：10-17, 2010

104. Sasaki N, Sekiguchi M, Kikuchi S, Konno S : Anti-nociceptive effect of bovine milk-derived lactoferrin in a rat lumbar disc herniation model. Spine 35 : 1663-1667, 2010
105. Kikkawa J, Cunningham BW, Shirado O, Hu N, McAfee PC, Oda H : Biomechanical evaluation of a posterolateral lumbar disc arthroplasty device : an in vitro human cadaveric model. Spine 35(Phila Pa 1976) : 1760-1768, 2010
106. Kobayashi Y, Sekiguchi M, Konno S, Kikuchi S : Increased intramuscular pressure in lumbar paraspinal muscles and low back pain : model development and expression of substance P in the dorsal root ganglion. Spine 35 : 1423-1428, 2010
107. 半場道子：慢性疼痛と脳．Practice of pain management 2 : 38-43, 2011
108. 半場道子：慢性疼痛と脳．Practice of pain management 2 : 114-120, 2011
109. 半場道子：慢性疼痛と脳．Practice of pain management 2 : 246-256, 2011
110. 半場道子：慢性疼痛と脳．Practice of pain management 2 : 176-182, 2011
111. Mooney RA, Sampson ER, Lerea J, Rosier RN, Zuscik MJ : High-fat diet accelerates progression of osteoarthritis after meniscal/ligamentous injury. Arthritis Res Ther 13 : R198, 2011
112. Oren TW, Botolin S, Williams A, Bucknell A, King KB : Arthroplasty in veterans : analysis of cartilage, bone, serum, and synovial fluid reveals differences and similarities in osteoarthritis with and without comorbid diabetes. J Rehabil Res Dev 48 : 1195-1210, 2011
113. 箱崎道之，菊地臣一，矢吹省司，江尻荘一，紺野愼一：脊椎後方手術により生じた外側大腿皮神経障害の1例．整形外科 62 : 372-373，2011
114. Sasaki N, Sekiguchi M, Shishido H, Kikuchi S, Yabuki S, Konno S : A comparison of pain-related behavior following local application of nucleus pulposus and/or mechanical compression on the dorsal root ganglion. Fukushima J Med Sci 57 : 46-53, 2011
115. Kobayashi H, Kato K, Kikuchi S, Konno S, Sekiguchi M : Interactions of 5-Hydroxytryptamine and Tumor Necrosis Factor-α to pain-related behavior by nucleus pulposus applied on the nerve root in rats. Spine 36 : 210-218, 2011
116. Miyoshi S, Sekiguchi M, Konno S, Kikuchi S, Kanaya F : Increased expression of vascular endothelial growth factor protein in dorsal root ganglion exposed to nucleus pulposus on the nerve root in rats. Spine 36 : E1-6, 2011
117. Otoshi K, Kikuchi S, Konno S, Sekiguchi M : Anti-HIMGB1 neutralization antibody improves pain-related behavior induced by application of anutologous nucleus pulposus onto nerve roots in rats. Spine 36 : E692-698, 2011
118. Sekiguchi M, Otoshi K, Kikuchi S, Konno S : Analgesic effects of prostaglandin E2 receptor subtype EP1 receptor antagonist-Experimental study of application of nucleus pulposus. Spine 36 : 1829-1834, 2011
119. Takayama B, Sekiguchi M, Yabuki S, Kikuchi S, Konno S : Localization and function of insulin-like growth factor 1 in dorsal root ganglia in a rat disc herniation model. Spine 36 : E75-79, 2011
120. Uesugi K, Sekiguchi M, Kikuchi S, Konno S : The effect of repeated restraint stress in pain-related behavior induced by nucleus polposus applied on the nerve root in rats. Eur Spine J 20 : 1885-1891, 2011
121. Watanabe K, Yabuki S, Sekiguchi M, Kikuchi S, Konno S : Etanercept attenuates pain-related behavior following compression of the dorsal root ganglion in the rat. Eur Spine J 20 : 1885-1891, 2011
122. Wuertz K, Quero L, Sekiguchi M, Klawitter M, Nerlich A, Konno S, Kikuchi S, Boos N : The red wine polyphenol resveratrol shows promising potential for the treatment of nucleus pulposus medicated pain in vitro and in vivo. Spine 36 : E1373-1384, 2011
123. Inoue N, Espinoza Orías AA : Biomechanics of intervertebral disk degeneration. Orthop Clin North Am 42 : 487-499, 2011
124. Tsao H, Danneels LA, Hodges PW : ISSLS prize winner : Smudging the motor brain in young adults with recurrent low back pain. Spine(Phila Pa 1976) 36 : 1721-1727, 2011
125. 二階堂琢也，菊地臣一，矢吹省司，大谷晃司，渡辺和之，紺野愼一：腰椎変性すべり症の腰痛　機能障害から見た評価．東日本整災誌 23 : 219-223，2011
126. 大谷晃司，菊地臣一，矢吹省司，恩田啓，二階堂琢也，紺野愼一：神経根ブロックによる腰痛と臀部痛の分析　腰仙椎部退行性疾患による下肢痛を有する症例での検討．J Spine Res 2 : 1122-1125，2011
127. 大谷晃司，菊地臣一，矢吹省司，恩田啓，二階堂琢也，紺野愼一．J Spine Res 2 : 1122-1125，2011
128. Pursuing the genetic basis of chronic pain and its relationship to other inthuences. The BackLetter 26 : 17, 2011
129. de Vries HJ, Brouwer S, Groothoff J, Geertzen JH, Reneman MF : Staying at work with chronic nonspecific musculoskeletal pain : a qualitative study of workers' experiences. BMC Musculoskelet Disord 12 : 126, 2011
130. 日本整形外科学会，日本脊椎脊髄病学会監修：腰椎椎間板ヘルニア診療ガイドライン改訂第2版，南江堂，東京，p 11-13，2011
131. 半場道子：腰痛診療ガイド　全身の慢性炎症とPGC1α，運動の効用．日本医事新報社，東京，p 26-28，2012
132. Sato N, Sekiguchi M, Kikuchi S, Shishido H, Sato K, Konno S : Effects of long-term corset wearing on chronic low back pain. Fukushima J Med Sci 58 : 60-65, 2012
133. Miyagi M, Ishikawa T, Kamoda H, Suzuki M, Murakami K, Shibayama M, Orita S, Eguchi Y, Arai G, Sakuma Y, Kubota G, Oikawa Y, Ozawa T, Aoki Y, Toyone T, Takahashi K, Inoue G, Kawakami M, Ohtori S : Disk dynamic compression in rats produces persistent increases in inflammatory mediators in disks and induces persistent nerve injury and regeneration of the afferent fibers innervating disks : a pathomechanism for chronic diskogenic low back pain. Spine 37 : 1810-1818, 2012
134. Zwiers R, Zantvoord FW, Engelaer FM, van Bodegom D,

van der Ouderaa FJ, Westendorp RG : Mortality in former Olympic athletes : retrospective cohort analysis. BMJ 345 : e7456, 2012
135. 折茂肇監修：ダイジェスト版骨粗鬆症診療の予防と治療ガイドライン2011年版，ライフサイエンス社，東京，p 15-16, p 20, 2012
136. Nachemson A : Personal communications

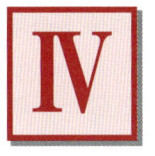

IV 診療に際しての留意点

1 患者の個性と医療従事者の対応

　腰痛の診療に際しては，医療従事者自身がいくつかの事実を認識しておく必要がある．1つは，医療従事者は全知全能ではないということである．医療従事者が必ずしも対応できない患者の個性(personality)は存在する．診察にあたっては，患者の個性ないし性格を短時間のうちに的確に把握する必要がある．そして，患者によっては，医療従事者には必ずしも十分には対応できないこともあることに留意する必要がある．

　さらには，医学もいまだに未解明な分野を多く含んでいることもわれわれは認めなければならない．医学が今後も科学として急速な発展を遂げ続ければ，このような問題は解決するかもしれない．しかし，もしかしたら，医療には現代の医学の概念では必ずしも解明できない分野を含んでいる可能性も否定できない．したがって，医療従事者は個々の患者の性格や病態に応じて，柔軟に対応することが必要である．医療従事者の選択としては，治療行為をしないという選択肢も存在しうる．このことは，診療拒否を意味しているのではない．自分が対応できないと感じたら，患者を他の医療機関に紹介することは，お互いに不幸な人間関係を回避することにつながる．さらには，前述してきた新しい概念に基づいた腰痛の診療には自分のもっている知識や技術のみではなく，学際的，集学的な手法を駆使した多面的アプローチが求められる．なぜならば，近年の腰痛に対する捉え方の大きな変革は，われわれに多面的・集学的アプローチの重要性を示唆しているからである．

　最後に，医療従事者が診療という行為のなかで追求しようとしていることと患者の医療に求めるものに，時に違いがあるという事実に注意する必要がある．とくに医師は，往々にして，疾患という概念を把握することに関心を集中させがちである．一方，患者は，症状の治療を希望しているのであって，疾患が何であるかについてはあまり関心はない．医療従事者は，この乖離を埋める努力をする必要がある．

2 治療に影響する信頼関係

　医療の現場にEBMの概念・手法が導入された結果，診療内容の見直しが大幅に進められている．診療に対する再評価に伴って，医療従事者と患者との信頼関係が治療成績や患者の治療に対する満足度に大きく影響していることが明らかにされつつある．このことは従来から，精神医療従事者には「印象」として，あるいは「周知のこと」として認識されていたことだが，科学として立証された意義は大きい．診断でも，誰に診断してもらったのか，どのような手順で診断してもらったかで患者の満足度は異なる．

　従来から，医療従事者が患者に説明することの大切さはよく強調されている．しかし，その説明が真に診療行為に役立つようになされているかとなると，不十分なことも多い．例えば，臨床検査値や画像は患者の所有物ということが広く認識されている．それに伴い，臨床検査の結果や画像所見の説明はよく行われている．しかし，その説明

のもつ意義に関して，医療従事者はあまり深く考えていないといえる．説明することの大切さは，患者にそれらの結果を理解させることと同じくらい，十分に説明してもらったという気持ちを患者にもってもらうことにあるのである．患者が，医師と同程度に，診察や検査の結果を理解することは不可能に近い．しかし，説明を受けていくらかでも患者が理解することよりも，十分に説明してもらったという行為自体が患者にとっては重要で，嬉しいのである．そして，何を説明されたかよりも誰に説明してもらったかのほうが患者にとっては重要なことなのである．

また，同じ治療をしても，治療する医師によって治療効果や患者の満足度は異なる．例えば，医療の提供者と受け手側に深い共感や信頼が存在している場合には，手術後に足底部のしびれなど，何らかの残存症状があっても，患者は感謝の念を込めて「症状はあっても，日常生活には支障ない」とわれわれに答えることは稀ではない．一方，逆の場合には，残存症状が「怒り」や「抗議」に転換して，患者は「症状が日常生活に支障をきたす」と感じてしまう．このようなことは日常診療上珍しいことではない．

このような事実は，診療現場への無批判なEBM 導入の危うさをかえって示しているともいえる．本来 EBM は，患者個人個人の病態が，今まで科学的に積み重ねられてきた事実に対応するものかどうか，対応しないとしたら何が対応しないのか，その場合にはどのように対応したらよいのかを論理的に解決する手段である．しかし，現実は，個々の患者に対応すべく導入された EBM という選択肢が，「診療ガイドライン」という60〜90%の患者に該当する物差しを全体の患者にあてはめるという皮肉な結果をもたらしている．本来，EBM とガイドラインとは相反する立場にあるはずである．したがって，腰痛の診療においては，EBM が提示している結果は，個々の患者にどう適用するのか，患者の臨床像と今まで積み重ねられてきた科学的な検証の結果と同じかどうか，同じでないとしたら何が同じでないか，その理由は何か，その違いに対してはどう対応す

るのがよいのかは，ひとえにEBMというサイエンスではなく，医療従事者1人1人のアートの部分にかかっている．

近年の報告〔表Ⅲ-8（156頁）〕は，医師の心理的・肉体的状態が合併症の発生や入院期間に影響を及ぼしていることを示している．このことは，医療上のリスク回避のうえでも医療提供側の環境整備が重要であることを示している．

3 信頼関係確立のためのアート

腰痛を有する患者には高齢者が多い．また，慢性の経過を辿ることが多いため，長期にわたり医療機関を受診することが稀でない．このため，プライマリ・ケアという観点と痛みという病態の特殊性から，患者の心理状態にも注意深い配慮が必要である．先人達はそのためにさまざまな工夫を重ねてきた．以下にいくつかそれを紹介する．

1．患者への共感の提示

医療従事者が患者との円滑な信頼関係を確立するためのknow-howがいくつかある．最大のポイントは，医療従事者は，患者に「私はあなたに関心をもっている．私はあなたを共感をもって受け入れている」ということを明確な態度や言葉を通じて伝えることである．交通事故や労働災害で補償問題が背景にある患者や慢性腰痛の患者が，医療機関の職員に「まだ治らないのか」，「また来た」，あるいは「ぐずぐずと，訴えの多い患者だ」とみられていると感じることは，患者の苦痛を増し，周囲への無理解に対する怒りが症状をかえって増悪，あるいは遷延化させてしまう．

2．患者への関心の提示

診療の場では，医療供給側と受け手側は1対1の関係，すなわち同じ関心の度合いであることを明確に示すことである．診察する医師にとって患者はone of themである．一方，患者にとっては，医師はone and onlyの存在である．この関係をできるだけ近づける必要がある．厳密に同じ

くすることは不可能なので，少なくとも患者に医師がone and onlyとして対応してくれているという思いを抱かせる必要がある．

　例えば，高齢の患者が，「孫のところに会いに行く」という話を診察している医師に語ったとする．その場合，医師はそれをカルテに備忘録として記録しておく．後日，患者が再び受診してきたときに，「お孫さんは大きくなっていましたか」，あるいは「お孫さんは，変わりありませんでしたか」という言葉をかける．それを聞いた患者は，「先生は私のことを覚えていてくれた」と思う．このような対話による交流が，患者と医師との信頼関係の絆を太くする．もちろん，筆者は，診療録を備忘録とすることに反対意見があることは承知している．

　患者がベッドの上で寝たり起き上がったりする場合には，患者ができるできないにかかわらず，肩に手を掛けて支えるようにする．あるいは，スリッパや履き物を脱いだ場合には，それをさり気なくベッドの側に揃えておく．このような医療従事者の何気ない動作や姿勢が患者の心を掴む．時には，患者の仕事の環境などを見聞し，それに対して，相槌を打ったり，質問をしたりすることも信頼関係を醸成することに役に立つ．これが医療従事者のアートである．

3．患者の安心感の獲得

　診療上，患者と医療従事者が短時間のうちに信頼関係を確立することは，必ずしも容易ではない．時には，最後まで患者と医療従事者との間に信頼関係が確立されず，結局，患者が他の医療機関や民間療法施設へ移ってしまうことも稀ではない．初診時，あるいは受診後間もない時期には，患者は医療機関や医療従事者を信用してよいのか分からず，不安感を持っている．このような状態で両者の間に感情的な行き違いがあると，たとえそれが些細なことでも，大きなトラブルに発展して，人間（医療従事者）や組織（医療機関・施設）に対する不信感が生じ，結果的に，医療に対する不信感に至ってしまうこともある．したがって，医療従事者は速やかに，患者に「この先生に出会って良かった」，あるいは「この医療機関に来て良かった」という気持ちをもってもらうように努力することが大切である．それを速やかに達成するためには，患者にいかに安心感を与えることができるかである．初対面のとき，医師は立って挨拶しているだろうか．付き添ってきた人への挨拶（「御苦労様です」など）や居場所に配慮しているだろうか．そして，「お待たせしました」の一言を忘れていないだろうか．

　例えば，薬剤を処方する場合に，自分のポケットの中や机の側に薬剤をおいておき，副作用や合併症の説明をさり気なく話しながら，「私自身も使っていますよ」とか，あるいは「大多数の患者さんが使っている薬剤です」といって一言つけ加えることが患者に大きな安心感を与える．手術が必要と判断された患者には，病棟や外来に同じような病態で手術を経験した患者がいる場合には，会って話しを聞いてみることを勧めることも1つの方法である．また，診療行為のなかで医療とは関係のない話をして，そのなかから患者が何に不安をもっているのかを察知し，その不安感を解消するための説明や対応をすることが，患者が速やかに医療従事者や医療機関に安心感をもってもらうためのコツの1つである．

　最後に，患者が診療を終えて帰るときに医療提供側から「何かあったらいつでも連絡して下さい」という一言が，患者を安心させるのである．実際に，そう伝えても現実に患者から連絡がくることは100人に1人もいない．しかし，「何かあったら頼るべき所がありますよ」ということを知らせる患者への一言は，患者に安心感を与え，なおかつ患者と医療提供側の信頼関係確立に大きく役立つ．

4．患者の意欲を引き出す

　治療成績や術後リハビリテーションの目的達成には患者の意欲が大きく関与している．医療従事者は，患者の意欲を引き出すために患者の病態，心理，あるいは性格に応じて治療目標を設定することが求められる．治療過程における患者の小さな変化でも，それに注目してその変化を指摘する

ことや，患者が目標を達成した場合には，それを賞賛し一緒に喜ぶ．医療従事者が患者の治療に対する意欲に注目していることを，明確なメッセージとして患者に伝えることにより治療効果や満足度は向上する．すなわち，医療従事者は，経過観察にあたっては，絶えず行動療法的なアプローチを持って患者に接する必要がある．

5. 希望の灯を消さない

　高齢者の場合，多かれ少なかれ退行性変化が認められる．その場合，「退行性変化が腰痛の原因である．退行性変化は元に戻せない．したがって，腰痛は治らない」という即物的な言い方で患者に説明すると，患者は絶望的な気持ちに陥ってしまう．絶望的な気持ちは，患者の将来に対する不安感をかき立て，抑うつ気分にさせてしまう．そのような心理状態が，腰痛の病態をさらに複雑にし，腰痛遷延化の原因にさえなってしまう．したがって，患者に病状を説明する場合には，「退行性変化イコール症状の原因」といった説明は避け，退行性変化それ自体は変えられなくても，必ず症状は良くなること，そして症状が再発してもそれが決して増悪することを意味しているわけではないことを説明して，患者に回復への希望を失わせないような説明の仕方が大切である．

6. 医学的には正しくても，医療としては間違っている場合がある

　医学的には正しい結論であっても，医療を実践するうえで，患者と医療従事者との関係を考えずに，それを性急にあてはめるのは，円滑な治癒への道を妨げる場合がある．例えば，「馬尾障害は自然寛解はしない．したがって，確実な治療は手術しかない」というのは医学的には正しい．しかし，それを患者の心理，性格，背景などを全く知らないまま，初診時に本人に伝えるとする．初診時，患者にはそのような厳しい宣告に対する心の準備がなされていない．一方，医療従事者側は，そのような話に対する患者の反応を患者の背景を知らないだけに，全く予測できないはずである．ましてや，患者との信頼関係はまだ成立していない．その結果，患者は医師をどう信じてよいか分からず，その医療機関への受診を止めてしまう．結果的に，疾患に対する不安と恐怖から，その患者はさまざまな医療機関の受診を繰り返すことになり，適切な治療時期を逸してしまうことにもなりかねない．したがって，治療方針の決定や説明は，医療従事者と患者の信頼関係確立を図りながら，患者の背景や患者の心の動きを読み取って進めていく必要がある．

　もう1つ例を挙げる．急性腰痛の患者を診た場合，医師は先ずその腰痛が重篤な疾患によるものであるかどうかが気になる．幸いに，自覚症状の内容や身体所見，そして画像から重篤な疾患が否定されると，医師は「急性腰痛の大部分は3週間以内に治癒する．したがって，このまま様子をみてもよい．痛ければ，痛み止めを出しましょう」という対応をしがちである．この対応は，医学的には論理的で正しい．しかし，医療的には間違っている．なぜならば，患者は，痛みによる苦痛と重篤な疾患ではないかという不安を抱えて来院しているのである．したがって，診察する場合，医師は患者の痛いところに触れてその部分を眼と手で確かめる必要がある．そこを確かめたからといって診断が変わるわけではない．急性腰痛の病態は，問診によっておおよその見当はつくはずだからである．しかし，診て触れることによって，患者は「医師に十分に，しかもきちんと診てくれた」という安心感をもつ．その後で，医師は患者に「重大な病気ではなくて良かったですね．手術とか入院は必要ありませんよ」という言葉を掛ければ，患者は医師の適切，かつ親切な対応に安心感と満足感を覚えるはずである．このように，医学的な自分の診察手順やそれに基づく判断と，医師がいかに適切に対応しているかを患者にどう伝えるかという問題は全く別次元のことであることに注意する必要がある．

7. 逃げ道を塞がない

　痛みを訴えているが，画像からはとくに退行性変化を示す所見以外は認められない場合に，医師は「何で痛いのか分からない．しかし，重篤な疾

患は見当たらないので，そのうち良くなるでしょう」という病状説明をしたとする．そうすると，患者は「私が何か嘘をついていると思われているのではないか」，あるいは「先生は私を信じていない」と疑心暗鬼になってしまうことがある．あるいは，何らかの心理的葛藤や人間関係からの逃避として腰痛を訴えている場合，医師から「痛みの原因は腰にない」と言われると，医学的には正しくても，患者は医師から突き放されたような心境になる．その結果，患者は「腰痛という避難所」に逃げ込めないことになってしまう．こうなると，腰痛の内容をますます複雑なものにしてしまう．このような場合，医師が「痛みはあるだろうが，幸い命に関係したり，どんどん悪化して重篤な状態になって手術を余儀なくされるような状態ではないので安心して下さい」という説明をすれば，患者にとっては救いにもなるし，医師にも受け入れられているという感じをもち，以後の診療行為が円滑に運ぶ．

　以上述べたように，信頼関係を確立するためには医療従事者の患者への細やかな配慮が必要である．

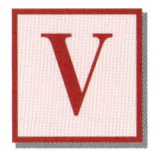

V 腰痛の病態把握 —診察のポイント

1 腰痛病態の多様性

　腰痛診断の要諦は鑑別診断に尽きる．腰痛は症状であって，疾患ではない．腰痛をきたす病態は多様で，腰部脊柱の退行性疾患はその一部にしかすぎない〔表Ⅱ-1(5頁)〕．もちろん，腰痛をきたす原因として，腰部脊柱の退行性疾患はその大部分を占めていることは間違いない．腰痛の診察で病態を把握できれば，おおよその予後の予測が可能である．すなわち病態により予後は決まっているとも言える．腰部脊柱の退行性疾患のうち，その大部分を占める非特異的腰痛(腰部に起因するが，下肢に神経根や馬尾由来の症状を含まない)では，その自然経過は繰り返して疼痛を起こすかもしれないが，必ずしも増悪しないということを患者に説明できる．この説明により患者に安心感を与えて診療に臨むと，その後の対話や処置が円滑に運ぶ．一方，重篤な疾患や，馬尾障害や神経根障害の合併を認めた場合には，速いテンポで患者との意思疎通を図り，手術や予後を説明して納得してもらい，速やかに治療を実施する必要がある．

2 診察における問診の意義

　腰痛の診断は，問診がすべてであって，理学的所見や画像所見は想定した疾患の確認手段であるということを認識しておく必要がある．決してこの逆ではない．画像で形態学的異常が認められたからといって，それが即，腰痛の原因にはならない．したがって，診察の手順は，問診を詳細に行い，問診の結果から考えられる病態を想定し，その病態に対応した異常所見や形態学的変化の有無を身体所見と画像所見に求めるという流れである．問診を丁寧に行うことは，患者との意思疎通を図り，患者との信頼関係確立のためにも大切な手段である．「私の聞いていることだけに答えて下さい」は禁忌である．

3 症状・所見の時間的推移

　症状や所見は時間の経過とともに変化する．下肢症状を伴わない腰痛を主訴とする場合，慢性・再発性，すなわち長期の経過を辿る症例が少なくない．初診時では随伴症状や異常所見が認められなくても，時間の経過とともに典型的な病態が顕在化することがある．症状や所見と同様に，画像や臨床検査所見も時間の経過とともに変化する可能性がある．初診時や初期には症状・所見に対応した異常所見が認められない場合には，時間をおいて再度検査を行うことが必要である(図Ⅴ-1)．

　慢性疾患で，同一医療機関や1人の医師が長期にわたり加療している場合には，定期的，あるいは小さな症状の変化に応じて検査を行う必要がある．なぜならば，このような状況では，医療従事者と患者との間には深い信頼関係が成立しているのが一般的である．長期にわたり同一疾患で加療をしていると，医療従事者も患者も病態に変化はないと考えがちである．しかし，時間の経過とともに脊椎の疾患であるという点では同じでも，異なった病態が発生している可能性がある(図Ⅴ-2)．稀には，脊柱以外の新たな病態が出現して

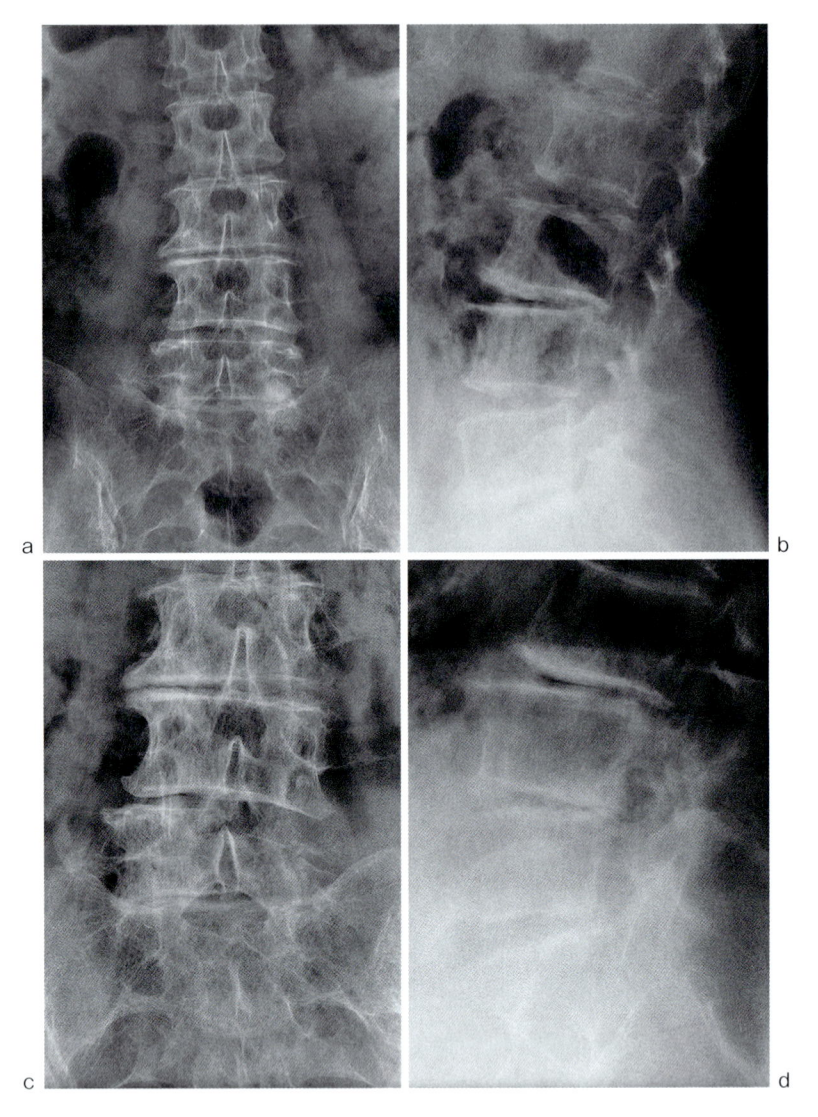

図V-1 時間の経過により病態が明らかになった症例(73歳, 女性, 子宮癌の腰椎転移)

a:初診時. 単純X線写真, 前後像
b:初診時. 単純X線写真, 側面像
c:1年後. 前後像
d:1年後. 側面像

腰痛と下肢痛を主訴として外来で加療していた. 治療効果は一時的で, 1年経過後に単純X線写真で骨破壊像が明らかになった.

いる場合もあることに注意する必要がある.

4 現時点だけの情報で判断する危険性

現時点だけの情報による判断にはさまざまな危険をはらんでいる. 前項「症状・所見の時間的推

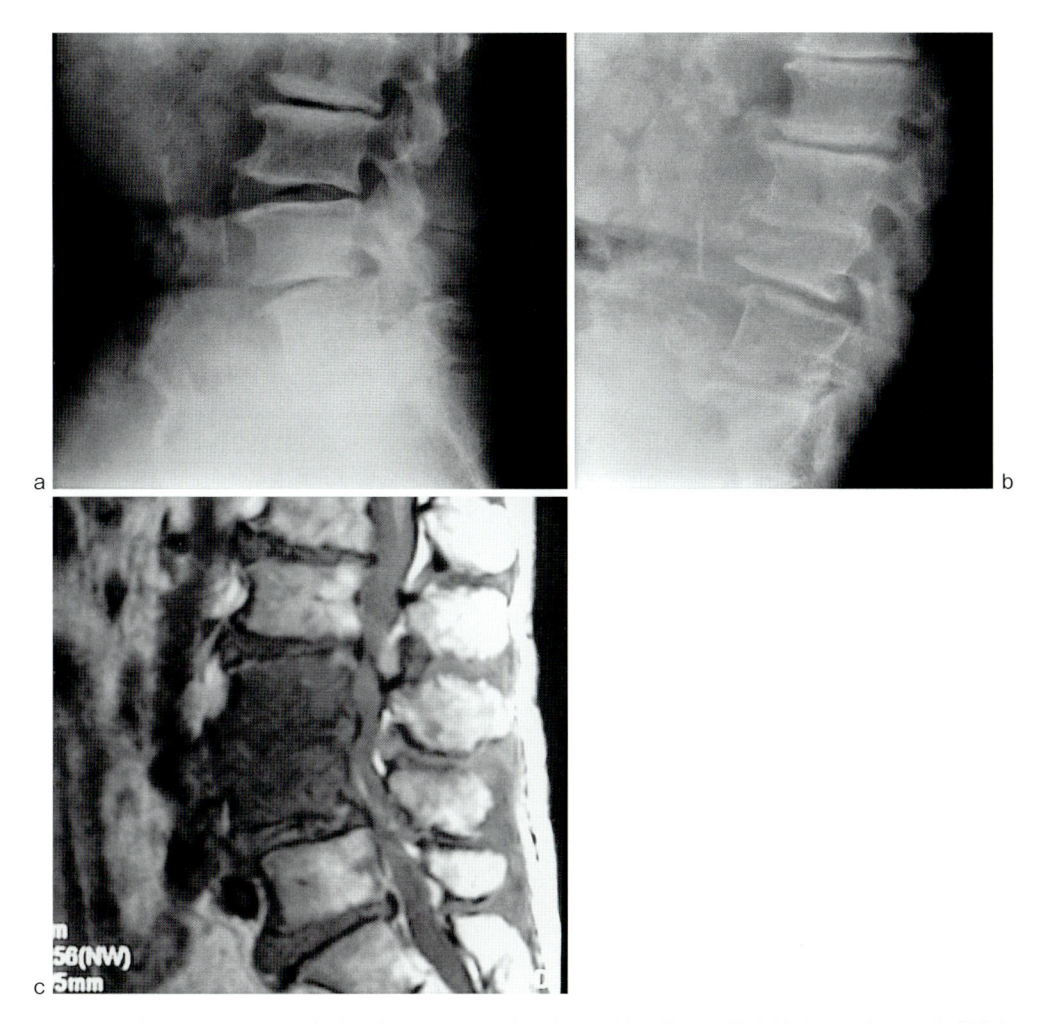

図V-2 時間の経過により病態が変化した症例（81歳，男性，第4腰椎変性すべり症から化膿性脊椎炎への変化）

a：初診時．単純X線写真，側面像
b：1年6カ月後．X線写真，側面像
c：1年6カ月後．MRI，矢状断像

初診時は第4腰椎変性すべり症による腰痛と診断され治療を受けていた．患者やその家族と医療提供者の信頼関係は良好で，老人性認知症の合併もあり，外来での経過観察での評価が甘くなった．疼痛が高度になったように思われたので画像検査を行ったところ，化膿性脊椎炎の発生が明らかになった．

移」で述べた事実は，時間的推移に誤診の落とし穴があることを教えてくれるとともに，現時点での症状や所見による診断で，前医の診断の妥当性を軽々に判断することの危うさをも示している．初診時には画像では加齢変化以外の異常所見が認められず，非特異的腰痛と診断して，その後に時間の経過とともに臨床検査所見や画像に異常所見を呈して初めて，重篤な疾患の存在が診断できる場合も少なくない．そのような場合，2番目の医療従事者が「何でこのような異常が見逃されていたのか」と思ったり，思わずそのことを患者の前で不用意に口にすることによって，結果的には前医を誤って批判していることになり，医療トラブルの原因となる．

「蹄の音を聞いて研修医は縞馬を，専門医は馬を思い描く」という諺が示すように，研修医は咳

を聞いたら，診療の第一線では頻度の低い肺癌を真っ先に疑うが，専門医は最も患者の多い風邪を最初に考える．病態を分析していくうえでは，先ずcommon diseaseから考えていくのが診断の正当なアプローチである．後方の医療機関に紹介されてきた時点では，初診時から相当時間が経過しているのが普通である．時間の経過ともに咳がひどくなったり，微熱が出現してきたとか，さまざまな症状が出現してくる．このような状態で診察をすれば，誰でも肺癌や肺炎を疑うだろう．腰の診察でも同じで，腰痛のみを主訴として来院した患者に，最初から馬尾腫瘍を疑って，画像でそれを認めたからといって，名医とはいえないのである．

5 診察における信頼関係の確立

患者の評価よりも先に，先ず患者の受け入れが大切である．患者に共感を示し，「受け入れられている」という認識をもたせることが信頼関係確立の第一歩である．EBMの導入とともに，医療従事者と患者との信頼関係が診療行為を行ううえで極めて重要であることが認識されつつある．医療従事者の対応が，その後の診療継続や患者の満足度，そして治療成績に大きな影響を与えているのである（表V-1）．

診療行為は患者が診察に入ってきたときから始まっているので，挨拶をせずに診療を開始したり，カルテや画像を向いて患者と会話をしたりすることは，信頼関係確立の機会を自ら放棄してしまっており，その後の診療を遂行するうえでマイナスになる．患者が診察室に入ってきたら，その患者が何分，あるいは何時間待っていようと，医師の「お待たせしました」の一言が診察室の空気を和ませる．また，腰痛を愁訴としている場合には，多かれ少なかれ，心理的荷重があるのが当然である．そのため，心理的荷重を過大に評価することは避けるべきである．同時に，それを過小に評価することもまた誤診のきっかけになる．また，患者が医師の指示によくしたがうようにする

表V-1 医療従事者の対応が治療成績や満足度向上の鍵

- 医療従事者の積極的な対応（指導，共感，励ましなど）が治療成績を向上させる
  （Thomas KB：BMJ 294：1200-1202, 1987）
  （Udén A：Lakartidningen 93：3923-3925, 1996）
- 医療従事者の態度が患者の満足度に影響を与える
  （Cherkin DC, et al.：West J Med 150：351-355, 1989）
  （Bush T, et al.：Arch Fam Med 2：301-305, 1993）
- 患者は健康に直接関係のない話題にも気さくに触れる医師に，より大きな満足を感じている
  （Gross DA, et al.：J Family Prac 46：133-137, 1998）
- 医師の患者への接し方（品位ある態度）が，患者のコンプライアンス（治療計画の遵守，予防治療の継続）に影響する
  （Beach MC, et al.：Ann Fam Med 3：331-338, 2005）
- 医師とのコミュニケーションが患者自身による治療法決定に影響
  （Halvorsen PA, et al.：Ann Intern Med 146：848-856, 2007）
- 医師に欠ける癌患者への共感 → 腰痛患者の満足度は？
  （Morse DS, et al.：Arch Intern Med 168：1853-1858, 2008）
- 慢性労災障害の予測因子として，患者自身の要素（神経根障害，高度な機能障害，広範な痛み，長期の欠勤）のほかに，外的因子（雇用者や医療従事者の役割）も重要
  （Turner JA, et al.：Spine 33：2809-2818, 2008）
- 友好的な医療従事者と患者との会話は，思考や判断に重要
  （Ybarra O, et al.：Soc Psychol Personal Sci 2 253-261, 2011）

には，一方的に指示を与えるだけでは不十分で，医師は患者との意思疎通に留意し，親切丁寧に繰り返し指示を与えないと，患者は従順に指示に従うようにはならない．

6 受診目的の把握

患者の受診目的を明確に把握することが，患者と医師との人間関係を円滑にする第一歩である．後述するように，腰痛を愁訴として外来を受診する患者は3通りに大別できる．

1つ目は，診断は何でも良いから，「とにかく，この腰痛を取り除いてくれ」という，治療を受診目的とする患者である．

2つ目は，診断が目的であって，「重篤な疾患

が背後に潜んでいなければとくに治療は望んでいない」という患者である．事実，腰痛患者の40％は，重篤な疾患ではないかと恐れているという報告がある．

3つ目は孤独の癒しである．受診仲間や医療提供者との語らいによる安らぎを求めて受診する高齢者は少なくない．

患者の目的を的確に把握して診察を進めないと，患者との相互理解に齟齬をきたし，結果的に信頼関係が成立しない．したがって，的確な問診により，患者の受診目的を短時間のうちに把握することは，その後の診療行為を円滑に進めるうえで大切である．

7 リエゾン精神医学による評価の重要性

精神医学的評価への配慮も的確な診療を行ううえでは重要である．腰痛の増悪，そして遷延化には，心理的・社会的要因の関与が大きいことが指摘されている．例えば，小児期での肉体的，性的虐待を経験している症例では，慢性腰痛での心理的苦痛レベルが高く，職場復帰率も低い．また，退院してもその後，手術に至る頻度が高い．このように慢性腰痛患者の評価には小児期まで遡っての検討も症例によっては必要になる．

心理的，社会的要因の評価は，その患者個人の有する関与因子の探索である．心理的・社会的関与因子の評価には，精神科，心療内科，職場の同僚や管理者，家族，あるいは医療費や補償費の支払側の協力が時に必要になる．将来は，このような対応策も診療行為の一環と認定して，医療従事者の「善意に基づく行為」の状態から脱却しないと治療成績の大幅な向上は望めない．

最近では，脊椎退行性疾患の身体症状に影響する精神医学的問題の重要性については十分認識されつつある．筆者らの調査によれば，精神医学的問題を合併している症例では，不眠，抑うつ，およびイライラ感といった，非特異的な精神症状を高率に合併している．また，気分障害や不安障害により身体症状が影響されている症例では，精神

科での治療を併用することで身体症状の軽快が容易に得られる．一方，身体表現性障害，適応障害，および人格障害に分類される精神医学的問題により身体症状が影響を受けている症例では，整形外科と精神科の両科での治療を行っても身体症状を軽快させることは困難である．したがって，精神医学的問題の内容によっては手術を回避することが妥当と思われる症例が存在している，という事実は留意しておいてよい．このような事実を考慮すると，腰痛に対して長期の治療を受けている症例や手術を前提にして入院した場合には，何らかの形で精神医学的問題関与の有無とその程度を評価していたほうがよい．リエゾン診療（他科と連携して行う診療，ここでは精神科と協同での集学的アプローチ）の意義については別に述べる〔第IX章「リエゾン診療からの提言」(277頁)〕．

それでは腰痛患者を診察して，精神医学的問題の関与が疑われる場合には，心身医療科（精神科），あるいは心療内科へ紹介すればそれで十分かという疑問がある．残念ながら，腰仙椎部退行疾患による身体症状が精神医学的問題による影響を受けている症例の診断や治療にあたっては，心身医療科（精神科），あるいは心療内科に紹介したからといって整形外科では治療は終了し，問題が解決したことにはならないのである．なぜならば，心身医療科（精神科），あるいは心療内科へ紹介した後に身体症状が軽減するのは，紹介した症例のわずか約1/3しかないからである．心身医療科（精神科）や心療内科を受診した後も身体症状が軽減しない症例に対する治療は，現在のところ，それに対する適切な治療方針がないままに整形外科医がその対応に苦慮しながら保存療法を行っているか，あるいは患者が他の医療機関や民間療法施設へ脱落していって，そこでも問題を引き起こしているのが現状と思われる．したがって，腰痛を診療する立場の医療従事者は，今後，医療訴訟を含むトラブルを予防するためにも，そのような症例に対する対策を早急に講ずる必要があるのではないかと考える．

腰痛の手術成績に関与する精神医学的問題も極めて重要である．筆者らの知見によれば，手術例

の約10％は術前の身体症状に精神医学的問題が関与している．また，手術成績不良例の約30％で精神医学的問題が手術成績不良に関与している．したがって，failed back の症例を減少させるには，術前における精神面の評価が必須である．腰痛診療に従事する者は，普段から心理の評価を心掛けて，その評価法に理解を深めておく必要がある．最近では，簡単に評価できる方式も報告されているので，それを利用すればよい．

整形外科医は，一般に，「腰痛はすべて合理的に説明できる」と認識して日々の診療を行っている．しかし，非合理的腰痛（丹羽真一）も存在しているのである．これに対応するのには腰痛がいかに非合理的かを患者に説明する必要がある．医師が治療を放棄しても問題解決にはならないのである．このような場合，先ず，患者の訴えを医師が受け入れることから診療を始める，ということを念頭に置いて対処することが重要である．

今後，このようなアプローチで腰痛患者に対応すれば，本当に治療成績がより改善され，failed back の症例が減少し，そして患者の QOL が向上して高い満足度が得られるのかどうかの検証が必要である．

8 リエゾン精神医学からの提言

ここでは同僚の心身医療科丹羽真一教授と始まったリエゾン・カンファレンスで得た教訓と丹羽先生の提言を踏まえてポイントを紹介する．なお，リエゾン診療については別に述べる〔第Ⅸ章「リエゾン診療からの提言」(277 頁)〕．

1．愁訴の聞き方

筆者らが行っている難治性の運動器疼痛疾患患者に対する心身医療科とのリエゾン診療の経験から，慢性腰痛患者を診療する場合の提言をする．

先ず，医療従事者は診察に際して，患者の愁訴をいったんは受け入れることである．この態度が，診療の第一歩である．事実，患者は，訴えを聞いてもらえたというだけで，かなりの満足感が得られることが多い．整形外科医は，とかく疼痛を合理的に説明しようとし，合理的な説明ができない場合は，いかに合理的でないかを説明して，そのことを患者に納得させようとする．しかし，そのような説得の仕方は最小限にすることが望ましい．なぜならば，理論で患者を説得しても患者は決して納得せず，患者との信頼関係は築けないからである．

次に，愁訴それ自体についてよりも，愁訴の背景や患者の生活や仕事の環境についてより具体的に聞く必要がある．それによって，心理的・社会的要因が明らかにできる．患者本人からだけでなく，家族や会社の同僚，あるいは上司からの聞き取りにより，重要な情報が得られることがある．このような時間が必要な場合には，診療時間とは別に時間を設けてじっくりと「聞く場」を設定することが必要である．

整形外科医は，治療に対する捉え方の転換も必要である．整形外科医は「受診イコール治っていない」，あるいは「受診なしイコール治癒」，と考えがちである．しかし，症例によっては必ずしもそうではない．受診を含めてのライフサイクルを患者が受け入れていれば，症状が残存していてもそれはそれで良いのではないかという捉え方も時に必要である．とくに，難治性疼痛の場合，医療機関を渡り歩くことなく通院していること自体が，1つの治療の成功形態である．一方，長い時間単位で患者をみていくと患者の疼痛の関与因子が分かり，患者の QOL や満足度を向上させるのにはどうしたら良いかということが分かってくる．つまり，「疼痛の除去」だけを目的とするのではなくて，患者にとっての「疼痛の意味」を尋ね，「どのような障害があるのか」という視点に立った診療も必要である．これによって，多面的・集学的アプローチが可能になり，鎮痛は「目的」でなく，障害を取り除くための「手段」として考えることにより患者の症状（疼痛による障害）が軽快することが期待できる．

2．慢性疼痛と関連しうる人格・行動特徴

慢性疼痛と関連しうる人格・行動特徴の1つ

に，完全主義がある．「これさえなければ仕事ができるのに」といって日々，痛みの点検をして，その行為がかえって痛みを固着してしまうタイプである．もう1つは，逃避である．「仕事に自信がない，痛みのせいで集中できないから休みたい」ということを言う．このタイプでは，逃避しはじめるとますます自信がなくなり，最後には，自分の愁訴が痛みなのか自信喪失なのか自分でもよく分からなくなってしまう．最後に，"サド・マゾヒズム傾向"（被罰・被虐の体験／他罰的対人関係）がある．「なぜ私がこんな辛い目にあわないといけないのか」という思いから，もっていき場のない怒りがますます亢ずる．このような人格・行動特徴を把握してから，その人の特徴に応じた治療を組み立てる必要がある．

3. 慢性疼痛への対処—心理療法，認知行動療法

慢性疼痛への具体的な心理療法，あるいは認知行動療法として最も大切なことは，愁訴の治癒過程を丁寧に追っていくことである．医療従事者が患者の話を聞くことにより，患者は自分の哀しみや苦しみが分かってもらえた満足感が得られる．そして，時間経過それ自体と医療従事者が保証・励ましを与えることにより，「安心」という学習効果が得られる．それにより，患者なりに症状の受容ができる．

次に，医療従事者は患者の訴えを受け入れる態度で接することである．最初から訴えを否定したり，あるいは初めての診察後に，「異常はない」とは言わない．前述したように，先ず患者を受け入れて，患者に対して共感を示すことが患者との信頼関係の第一歩である．

さらに，患者の訴えを十分聞いたうえで，これ以上の悪化はなく，心配する必要はないと保証してやり，時間的経過のなかで患者自身が実際に大丈夫であることを学習する「時間」に医療従事者はつき合う．こうすることによって，患者は徐々に自信を取り戻していく．

最後に，患者が症状を受容する考え方ができるように，医療従事者の前向きな話し方が大切である．前述したように，楽観的な話し方が患者の自信を回復させるのである．

4. 心身医療科（精神科）への受診の勧め方

慢性腰痛を訴える患者に心身医療科（精神科）への受診を勧めると，大多数の患者はそれを拒否して，結果的に医療機関や民間療法施設を渡り歩くことになる．したがって，上手な「精神科への受診の勧め方」が重要である．勧め方のポイントの1つは，精神病だからだとはいわない．第2に，心身医療科（精神科）では心身医学もやっているからと勧める．第3に，腰痛は不安のなせる技であり，不安を取り扱う専門は心身医療科（精神科）だからと勧める．第4に，疼痛の周辺症状としての不眠の訴えが多く，不眠治療のスペシャリストが精神科医であるので，治療できるところから治療しましょうと勧める．このような勧め方をすることで，心身医療科（精神科）受診の垣根を低くすることも腰痛治療従事者には大切な診察技術の1つである．最後は，患者の訴えている症状は，運動器に関する疼痛であるので，すべてを精神科や心療内科に任せるのではなく，運動器疾患のスペシャリストとして，整形外科医が今後も治療にかかわることを明言する必要がある．

9 非特異的腰痛と特異的腰痛の鑑別の重要性

非特異的腰痛にはプライマリ・ケアの視点（cureの視点）で，特異的腰痛に対しては整形外科の視点で対処することが大切である．腰痛外来の大部分の患者は非特異的腰痛に分類される．非特異的腰痛とは，前述したように，腰部脊柱に起因するが，下肢に神経症状を伴わない，あるいは重篤な脊椎疾患を有していない症例である．従来は，このような非特異的腰痛も，椎間板ヘルニア，LSS，あるいは化膿性脊椎炎などの特異的な腰痛に対するのと同様に対処していた．近年の腰痛病態解明の進歩により，プライマリ・ケア段階では，生物学的損傷に基づく機械的な刺激や圧迫に対処するという治療概念よりも，むしろ心理

的，社会的因子を生物学的要因と同様に重視した，多面的アプローチが重要であるとの認識が深まってきている．つまりcureのみからcareとcureという視点の転換である．

したがって，診療現場で非特異的腰痛を扱う場合には，腰痛の原因を局所的に追求すると同時に，「腰痛を訴える人」という視点から治療方針を立てて対応していくことが大切である．一方，椎間板ヘルニアやLSSにより下肢に明らかな神経症状を伴っている場合には，整形外科的な概念に基づく治療が有効であることはいうまでもない．しかし，その場合でも，精神医学的アプローチによる評価とそれに基づいた多面的な治療計画の設定が，より良い治療成績と高い満足度を患者にもたらすと思われる．

10 腰痛評価時に陥る専門家の落とし穴

腰痛を取り扱う医療従事者は，広範な領域に存在している．それだけに，専門家は時に自分の立場からの一方的な視点でしか腰痛の病態全体像を捉えることができず，結果として専門家ゆえの誤診に陥る場合もある．例えば，整形外科医は，神経学的所見の評価が時に欠如する．一方，神経内科は，脊柱所見を見落としてしまうことがある．結果的に，それぞれの欠落した所見をみておけば，容易に正しい診断に至ったであろうという場合もある．

専門家が，ある1つの症状をみた場合どのような疾患を想定するかを考えてみる．ここで下垂足を考えてみる．下垂足を診た神経内科医は，最初にCharcot-Marie-Tooth病が頭に浮かぶかもしれない．一方，整形外科医は，腓骨神経麻痺を先ず考える．どちらが正しいかということではなく，専門家がいかに自分の領域からの観点に捉われがちであるかを示すエピソードである．

整形外科領域内でも同じような問題が時に発生する．高齢者の男性で，変形性膝関節症による大腿後面，膝窩部から下腿後面の痛みを訴えた場合，整形外科医は大腿後面から膝窩部の痛みを

たす疾患として，第1に腰椎の退行性疾患を考える．その結果，LSSの診断のもとに手術を行っても症状が軽快せず，初めて誤診に気がつく場合がある（図Ⅴ-3）．このような症例の場合，高齢者なので，当然，画像は腰部脊柱の高度の退行性変化を呈している．その結果，短絡的にこの所見を患者の主訴である下肢痛に結びつけてしまいがちである．この誤診の背景には，男性の高齢者には，変形性膝関節症が女性に比べて少ないという事実が，患者，医師の双方の念頭にあり，膝由来の痛みである可能性を排除してしまう．したがって，このような誤診を防ぐためには，問診の仕方を工夫することと膝の可動域の評価を自分の診察手順のなかに入れておくことである．

11 所見の位置付け

神経学的所見を含む理学的所見の記載は，あくまでも問診で想定された病態の補強ないしは確認の手段である．しかし，時に脊柱所見や神経学的所見と問診を対比・検討せずに，身体所見や神経学的所見の記載自体が目的になってしまっている場合がある．その結果，これらの所見が病態把握の手段として有効に利用されない．身体所見や神経学的所見の所見の評価による病態（責任高位や重症度）の把握は，責任高位の決定や治療法を選択するのに欠かせない情報なので，問診や画像所見との有機的な対比・検討による評価は欠かせない．

12 神経性間欠跛行の評価—有用性と限界

1. 歩行負荷試験

LSSの手術的治療において，その術式決定には神経障害型式の把握が不可欠である．

LSSに伴う神経性間欠跛行の評価法として，種々の方法が報告されている．Stoop testは前屈位での歩行障害の改善を評価する方法であり，bicycle testは腰椎前屈位となる自転車駆動での自覚症状の変化を評価する方法である．ともに姿

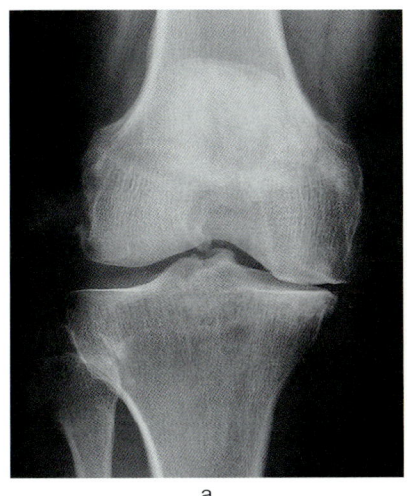

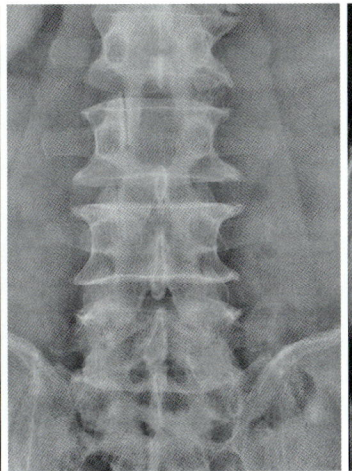

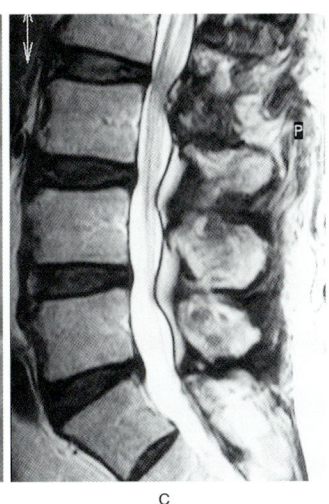

図V-3 変形性膝関節症が間欠跛行の原因であった症例(71歳,男性)
a:膝関節単純X線写真,前後像
b:腰椎単純X線写真,前後像
c:MRI,矢状断像
LSSが間欠跛行の原因としてL2/3高位での後方除圧術を受けた.しかし,間欠跛行は消失しなかった.膝関節内への局所麻酔薬の注入により間欠跛行は一時的に消失する.

勢因子の関与の有無の評価で,血管性間欠跛行との鑑別に有用である.一方,treadmill testはトレッドミルを用い,定速歩行を課し,歩行可能な距離と時間を評価する方法である.Shuttle walking testは10mの平地歩行を決められたタイミングで繰り返し,遅れずに歩行できた距離で評価する方法である.両者とも歩行能力を定量的に評価するのに有用である.また,大型床反力計による歩行分析は大型床反力計上で約10mの歩行を行い,歩行の要素を分析し歩行障害を定性的,定量的に評価する方法である.

これらの評価手段に対して,歩行負荷試験は,検者が被験者とともに歩行して,出現する自覚症状と神経学的所見の変化を評価する方法である.すなわち,歩行負荷試験は,歩行可能距離の定量的な評価による間欠跛行の有無あるいは程度だけでなく,自覚症状と神経学的所見の変化から神経障害型式や責任高位の判定といった機能的評価も併せて行う方法である.

LSSに伴う神経性間欠跛行の責任高位判定は,自覚症状,神経学的所見,および画像所見の三者の情報を総合し,障害神経を推定して行う.さらに,神経根障害が疑われた場合には推定された障害神経根に対して神経根ブロックを行い,責任高位を確定する.しかし,歩行に伴い症状が変化する間欠跛行を有する症例では,安静時の自覚症状と神経学的所見のみによる評価では不十分である.もちろん,画像所見では臨床症状の程度と画像所見の程度は必ずしも相関せず,無症候性の狭窄が高頻度に認められることが知られている.

歩行負荷試験により,全症例で安静時にはない自覚症状を誘発し,70%の症例で安静時にはない新たな神経学的所見を誘発できる.これらの変化は,間欠跛行を再現した時点での所見であり,より信頼性の高い自覚症状と神経学的所見と考えられる.したがって,歩行負荷試験は,自覚症状,神経学的所見,および画像所見から罹患神経を絞り込む段階でその診断精度を高める.さらに,歩行負荷試験の後に,神経根型と評価された場合には神経根ブロックによる確認を行う.これにより,診断精度がさらに向上すると考えられる.すなわち,歩行負荷試験は単独では責任高位

を診断することはできないが，他の補助診断との組み合わせにより正確な責任高位診断を可能にする検査法といえる．正確な責任高位診断を可能とする歩行負荷試験の意義は高い．

自覚症状と安静時の症状のみで責任高位を判定し手術を行った場合，術後における歩行能力の改善に伴い，術前には評価しきれなかった責任高位由来の症状が顕在化してくる可能性がある．歩行負荷試験は被験者が歩行不能となるまで歩行を課すため，普段の生活では無意識に避けている負荷を強制し，潜在的な障害を顕在化させる可能性がある．歩行負荷後に得られた症状や所見が，負荷前に判定した責任高位と異なる高位である場合，歩行負荷試験が除圧不足による failed back syndrome というリスクの回避につながる．本研究において，安静時の自覚症状と神経学的所見のみでは診断できなかった責任高位の存在を歩行負荷により判明する症例は約 10% である．これらの症例は，failed back syndrome のリスクを回避し得た症例といえる．

2. 立位伸展負荷試験

歩行負荷試験は，優れた評価方法である反面，試験に要する時間と歩行する空間が必要となり，外来診察において実行することは困難である．そのため，それに代用できうる方法の開発が必要である．立位伸展負荷試験は，患者に立位中間位よりもやや伸展位の姿勢を維持してもらい，自覚症状や神経学的所見の変化を観察する負荷試験であるため，空間的な負担は軽減される．

立位試験の検討で判明したのは，以下の点である．第 1 に，自覚症状の変化の比較では，立位伸展負荷試験と歩行負荷試験での結果は 100% 一致する．第 2 に，神経学的所見の変化の比較では，筋力，知覚，下肢深部反射で歩行負荷試験との一致率は 94〜100% である．第 3 に，神経障害型式の変化の比較では，立位伸展負荷試験と歩行負荷試験での結果は 100% 一致する．第 4 に，責任高位診断の変化の比較では，病態に関与していると考えられる新たな責任高位が判明した症例は，立位伸展負荷試験と歩行負荷試験での結果は，100% 一致する．

以上の結果から，立位伸展負荷試験は，歩行負荷試験と同程度に神経障害型式などの病態把握，あるいは安静時には隠蔽されていた責任高位診断に有益な自覚症状や神経学的所見の誘発試験であるといえる．したがって，LSS の診断では，病態把握や責任高位診断を正確に行うための負荷試験として，立位伸展負荷試験は歩行負荷試験に代わりうる．

ここで，安静時には L4/5 高位が責任高位と判定される症例のうち，歩行負荷により L3/4 高位も責任高位と判定される約 10% の症例について考えてみる．両者の間に，硬膜管面積の平均値に有意差は認められない．但し，動的因子の関与の有無は検討できていない．只，安静時から L3/4 高位の障害が明らかな症例では，平均年齢が高く，狭窄の程度も強い傾向が認められる．

3. 負荷試験の限界

歩行負荷試験を施行するにあたり，その限界について留意する必要がある．第 1 に負荷試験単独では最終的な責任高位を判定できないことである．これは，負荷試験により得られた症状と所見は障害神経高位を推定する段階で有用だが，診断確定には神経根ブロックによる確認が必要となるからである．すなわち，責任高位の診断には歩行負荷試験と神経根ブロックを併用する必要がある．

第 2 に，validation study による検証が行われていないことである．その理由として，歩行負荷試験は，患者に負荷をかける検査であり繰り返し行うには適さないため，再テスト法による信頼性の評価が困難である．さらに，歩行負荷試験に対する gold standard がなく，妥当性の評価が困難である．

第 3 に observation bias が入り込む余地があることがある．歩行負荷試験の性質上，検査方法の説明と指示の仕方，問診や神経学的所見のとり方などが検者間で差がある場合，結果に影響する可能性がある．この observation bias は検査を担当する医師間で歩行負荷試験の手順，説明内容，問

診や身体所見のとり方を統一することで低減できる．しかし，人的要素の多い歩行負荷試験の性質上，完全に排除することは難しい．

以上述べたように，歩行負荷試験には限界があり，これを踏まえたうえで評価に用いる必要がある．

13 診断サポートツール

LSSの診断上の問題点としては，診断基準がないこと，画像主体の診断では診断不可能であること，そして，脊椎外科の専門医であっても，神経根型，馬尾型，混合型の分類を正確にできるとは限らないことなどが挙げられる．すなわち，LSSは多彩な症状を呈するために，一般医にとって初期に的確に診断することは必ずしも容易ではない．病歴，診察所見など，日常診療の場で簡便に入手できる情報を用いて，患者を選び出す補助となるツールを診断サポートツールという．診断サポートツールは，100％の診断ではなく，あくまで診断の確率（可能性）を高める道具である．しかし，一般医を対象にしてLSSの診断サポートツールを作成して，本症を早期に発見して，病状に応じて専門医に相談できる体制がとれれば，患者のみならず社会にとっても大きな恩恵となる．そこで，日本脊椎脊髄病学会は，診断サポートツール作成のための実行委員会を組織して，プロジェクト研究を行った．さらに，東北腰部脊柱管狭窄研究会は，自記式の診断サポートツールを開発した．そこでこれらの研究内容と結果を紹介する．

1. 日本脊椎脊髄病学会版診断サポートツール

詳細は原著（Konno S, et al.: Eur Spine J 16: 1951–1957, 2007）に譲る．

下肢のしびれや痛みのために参加施設の整形外科外来を調査日に受診したすべての新患患者を対象に，専門医の問診・診察所見を記入する調査票，患者自己記入式の問診調査票，画像診断所見，そして専門医による診断所見を検討して作成したツールである．

その結果，一致率は60.8％であり，κ（カッパ）係数は0.261（95％CI, 0.185–0.336）と低く，marginal reproducibilityという結果を得ている．その後，エキスパートによるコンセンサスパネル会議で再検討を行い，多変量解析の結果と診断の重み付けを基に作成したのが，この診断サポートツールである（表V–2）．ROC下面積は0.918であった．すなわち，診断サポートツールとして，高い信頼性を有しているといえる．感度と特異度の合計点が最も高いカットオフ値は7点であった．7点をカットオフ値に設定した場合の感度は92.8％，特異度は72.0％であった．例えば，カットオフ値を8点とすると，特異度は上がるが，感度は低下する．LSSの見落としを抑えることが本研究の目的の1つであることから，感度の比較的高い7点というカットオフ値は妥当と考えられる．

2. 自記式診断サポートツールの開発

神経障害型式の鑑別には，問診が最も重要である．この観点から，東北腰部脊柱管狭窄研究会では，問診のみで診断可能な，かつ神経障害型式が予測できる患者自記式の診断サポートツールの開発を試みた．自記式診断サポートツールを示す（表V–3）．

質問1から質問4すべてが"はい"の場合は，LSSと判定する．質問1から質問4までのうち1つ以上が"はい"で，かつ質問5から質問6まで2つ以上が"はい"の場合には，馬尾障害を有するLSSである可能性が高い．自記式診断サポートツールを利用することにより，大規模な疫学調査の実施が可能となる．すなわち，LSSの年代別有病率，危険因子，治療の実態などを明らかにすることが可能である．また，自己診断が可能であることから，早期診断に役立つ可能性がある．さらに，馬尾障害の有無を推定できるので，馬尾障害の早期診断や治療法の選択に利用可能である．

最後に，Logistic解析による多変量解析を行い，腰椎椎間板ヘルニアとの鑑別の精度を高めたLSSと椎間板ヘルニアの自記式診断サポートツー

表V-2　腰部脊柱管狭窄診断サポートツール（日本脊椎脊髄病学会）

当てはまる項目をチェックし，チェックした（　）内の数字の合計点を求めて下さい．
ただし，アンダーラインの項目の数字は点数がマイナスですので注意して下さい．

病歴

年齢	□60歳未満(0)		
	□60〜70歳(1)		
	□71歳以上(2)		
糖尿病の既往	□あり(0)	□なし(1)	

問診

間欠跛行	□あり(3)	□なし(0)
立位で下肢症状が悪化	□あり(2)	□なし(0)
前屈で下肢症状が軽快	□あり(3)	□なし(0)

身体所見

前屈による下肢症状出現	□あり(−1)	□なし(0)
後屈による下肢症状出現	□あり(1)	□なし(0)
ABI*0.9	□以上(3)	□未満(0)
ATR**低下・消失	□あり(1)	□正常(0)
SLR***テスト	□陽性(−2)	□陰性(0)

合計点　　　点

*ABI(ankle brachial pressure index)
**ATR(achilles tendon reflex)アキレス腱反射
***SLR(straight leg raising)

7点以上の場合は，腰部脊柱管狭窄である可能性が高いといえます．専門医へ紹介し，診断を確定してください．

表V-3　自記式腰部脊柱管狭窄診断サポートツール Ver.1（東北腰部脊柱管狭窄研究会）

以下の項目は，腰部脊柱管狭窄を診断するための項目です．項目を読みながら，あなたの症状を考えてみて下さい．あなたの症状にあてはまる場合には『はい』に，あてはまらない場合には『いいえ』に○をつけて下さい．

1. 太ももからふくらはぎやすねにかけて，しびれや痛みがある．　　　はい　　いいえ
2. しびれや痛みはしばらく歩くとつよくなり，休むと楽になる．　　　はい　　いいえ
3. しばらくたっているだけで太ももからふくらはぎやすねにかけてしびれたり痛くなる．
　　　　　　　　　　　　　　　　　　　　　　　　　　　　　　　　はい　　いいえ
4. 前かがみになると，しびれや痛みは楽になる．　　　　　　　　　　はい　　いいえ
5. しびれはあるが痛みはない．　　　　　　　　　　　　　　　　　　はい　　いいえ
6. しびれや痛みは足の両側にある．　　　　　　　　　　　　　　　　はい　　いいえ
7. 両足の裏側にしびれがある．　　　　　　　　　　　　　　　　　　はい　　いいえ
8. おしりのまわりにしびれがでる．　　　　　　　　　　　　　　　　はい　　いいえ
9. おしりのまわりにほてりがでる．　　　　　　　　　　　　　　　　はい　　いいえ
10. 歩くと尿が出そうになる．　　　　　　　　　　　　　　　　　　　はい　　いいえ

ルを表に示す(表V-4, 5). LSS のサポートツールのカットオフ値は 13 点であり，感度 92.7%，特異度 84.7%，陽性尤度比 6.074，陰性尤度比 0.087 である．椎間板ヘルニアのサポートツールのカットオフ値は 11 点であり，感度 91.0%，特異度 85.2%，陽性尤度比 6.148，陰性尤度比 0.106 である．今後，外的妥当性の検討が必要であるが，本サポートツールの使用により，より精度の高い疫学調査や早期診断が可能になると考えられる．

実際，診断サポートツールを用いての自記式 LSS 診断的中率は 85.8% である．しかし，神経根障害型式の判定は，馬尾型では 86.5% と高いが，神経根型は 42.0% と低い．

3. DISTO-project

DISTO-project とは，Lumbar Spinal Stenosis Diagnosis Support Tool-project の略称である．LSS は，腰痛，下肢痛，および間欠跛行などを呈する代表的な病態であり，高齢者に多い．高齢社会の到来により，その頻度は増加している．LSS は，さまざまな症状を呈することから，整

表V-4 自記式腰部脊柱管狭窄診断サポートツール Ver. 2（東北腰部脊柱管狭窄研究会）

因子	重み付け
1. しびれや痛みはしばらく歩くと強くなり，休むと楽になる	5
2. しばらく立っているだけで，太ももからふくらはぎやすねにかけてしびれたり痛くなる	5
3. 年齢（60 歳以上）	4
4. 両あしの裏側にしびれがある	3
5. おしりのまわりにしびれがでる	3
6. しびれや痛みはあしの両側（左右）にある	2
7. 前かがみになると，しびれや痛みは楽になる	1
8. しびれはあるが痛みはない	1
9. しびれや痛みで，腰を前に曲げるのがつらい	−1
10. しびれや痛みで，靴下をはくのがつらい	−1

表V-5 自記式椎間板ヘルニア診断サポートツール（東北腰部脊柱管狭窄研究会）

因子	重み付け
1. 太ももからふくらはぎやすねにかけて，しびれや痛みがある	10
2. しびれや痛みで，腰を前に曲げるのがつらい	1
3. しびれや痛みで，靴下をはくのがつらい	4
4. しびれや痛みで，あしを伸ばしてあおむけに寝るのがつらい	1
6. いすに腰かけて，しびれや痛みのある方のひざをピンと伸ばすのがつらい	1
8. しばらく立っているだけで，太ももからふくらはぎやすねにかけてしびれたり痛くなる	1
10. しびれはあるが痛みはない	−1
11. しびれや痛みはあしの両側（左右）にある	−3
12. 両あしの裏側にしびれがある	−4
15. 歩くと尿が出そうになる	−1
年齢＜40 歳	5

形外科以外の内科やプライマリ・ケア医を受診する可能性が高いが，LSSに対する認知度は高くない．また，LSSは，腰痛，下肢痛，および間欠跛行によってQOLを低下させてしまう．しかし，加齢とともに包括的QOLが低下することから，LSSそれ自体に伴うQOLの低下がどの程度影響しているのかが不明である．さらに，QOL障害の程度を科学的に示した研究は少ない．ここに述べたような背景から，加齢とともに増加するLSSの診断を遅らせている可能性がある．LSS診断サポートツールを普及させることで，LSSの診断と治療の実態を把握することと，早期発見と治療に貢献することが期待できる．そこで，LSSの認知度向上と，サポートツールのversionアップを目的に，医師用LSS診断サポートツール，自記式問診票(あしのしびれ・痛み自己チェック票)とJOABPEQの関連について，日本脊椎脊髄病学会が主導となり日本医師会，日本臨床整形外科学会，日本整形外科勤務医会と共同で多施設共同前向き横断研究を行った．現時点での得られた概略を述べる．

a. 腰痛有訴者とLSSの心理社会的背景について

腰痛有訴者は腰痛のない群と比較して，運動を定期的に行うように心掛けている人の割合が低くストレスを強く感じている人の割合が高い．仕事については腰や足にかかる負担が大きいと感じている割合が高く，仕事に対する満足度(仕事の内容，収入，職場の人間関係，職場環境)が低い．

b. ABIは後脛骨動脈触知で代替可能か

医師の最終診断をgold standardとしたときのLSS診断サポートツールの感度は88.18%，特異度は83.91%である．ABI(ankle brachial pressure index)<0.9の項目を後脛骨動脈触知の低下または消失で置き換えた場合の感度は87.66%，特異度は78.3%である．この結果から，ABI<0.9の項目を後脛骨動脈触知の低下または消失で置き換え可能と考えられる．

c. 腰痛有訴者とLSSのJOABPEQ

腰痛有訴者とLSSでは，加齢とともにJOABPEQの歩行機能障害，社会生活障害，心理的障害が低下する．この事実から，腰痛患者やLSS患者をJOABPEQで評価する場合には，年代別に評価する必要があるといえる．

d. 安静時足底症状／膀胱直腸障害ありのJOABPEQ

安静時足底症状を有しているLSS患者は，安静時足底症状を有していない患者に比較して，有意にJOABPEQのすべてのドメインの得点が低い．膀胱直腸障害を有するLSS患者は，膀胱直腸障害を有しない患者に比較して，有意にJOABPEQのすべてのドメインの得点が低い．

e. 診断サポートツールの認知度と使用経験

診断サポートツールの認知度は整形外科以外の開業医29.9%，整形外科開業医70.2%，整形外科勤務医では68.6%である．使用経験は整形外科以外の開業医44.8%，整形外科開業医37.9%，整形外科勤務医では37.1%である．診断サポートツールが使用しにくいと感じている頻度は整形外科以外の開業医48.1%，整形外科開業医48.5%，整形外科勤務医40.8%である．その理由は「時間がかかる」と「ABIの測定が困難」が大部分を占めている．LSS診断サポートツールのABI<0.9の項目を後脛骨動脈触知の低下または消失で置き換えると特異度は低下するが感度はほぼ変わらない．ABI<0.9の項目を後脛骨動脈触知の低下または消失で置き換えることによりABIの測定が不要になり，LSS診断サポートツールの使いやすさは向上すると考えられる．

14 産婦人科領域の腰痛

年代性別の腰痛有訴者率(平成22年国民生活基礎調査)をみてみると，有訴者率は男女とも年代層が上がるにつれて増加している．これを詳細にみると，10歳代までは男女差はないが，20歳代以降はすべての年代で女性の有訴者率が高い．とくに，70歳代以上で女性の有訴者率が急激に増加している(図Ⅴ-4)．この理由は，20歳代以降での妊娠出産に関連する腰痛の発生，中年期以降での女性骨盤内臓器疾患に伴う腰痛の発生，そして高齢者での閉経後の骨粗鬆性椎体骨折の高頻度の発生と考えられる．これらの事実は，女性に特

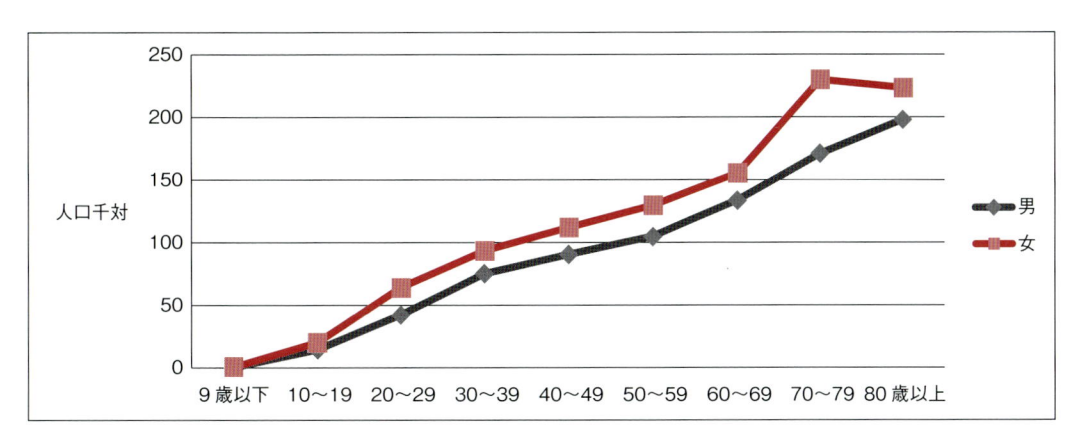

図V-4　年代性別腰痛有訴者率(平成22年国民生活基礎調査)
(厚生労働省:平成22年国民生活基礎調査の概況,2011)

表V-6　女性に特有な腰痛

第Ⅰ群:産婦人科疾患自体による腰痛
　　　子宮筋腫
　　　卵巣嚢腫
　　　月経に伴う腰痛
第Ⅱ群:産婦人科疾患に関連して発生した脊柱・骨盤の病的状態による腰痛
　　　妊娠・分娩
　　　　　腰椎アライメントの変化
　　　　　骨盤外傷(恥骨結合離開)
　　　　　骨盤輪不安定症
　　　子宮内膜症
　　　　　梨状筋症候群
　　　女性生殖器悪性腫瘍
　　　　　脊柱・骨盤への浸潤,転移
　　　　　放射線照射後の骨壊死や神経障害
第Ⅲ群:産婦人科疾患とは独立して発生した脊柱・骨盤の病的状態による腰痛
　　　妊娠中の腰椎椎間板ヘルニア
　　　閉経後骨粗鬆症に伴う脊椎圧迫骨折

有な腰痛が少なくないことを示唆している.女性の腰痛を診療する際には,女性特有の問題に対する配慮が必要である.

1. 産婦人科側からみた腰痛の分類

産婦人科側からの視点で腰痛を分類してみると,産婦人科疾患自体による腰痛,産婦人科疾患に関連して発生した脊柱・骨盤の病態による腰痛,および産婦人科疾患とは独立して発生した脊柱・骨盤の病態による腰痛の3群に大別できる(表V-6).

第Ⅰ群は,産婦人科疾患自体による腰痛である.この群に属する疾患には子宮筋腫,卵巣嚢腫,あるいは生理現象である月経に伴う腰痛などがある.これらはいずれも産婦人科医自身が対応できる腰痛である.

第Ⅱ群は,産婦人科疾患に関連して発生した脊柱・骨盤の病態による腰痛である.この群に属する産婦人科疾患には,妊娠・分娩,子宮内膜症,および女性生殖器の悪性腫瘍などがある.これらの疾患により発生した脊柱・骨盤の病態による腰痛への対応としては,産婦人科的治療が継続して

いる場合には整形外科医が主に治療していく．骨盤輪不安定症に伴う腰痛を例に挙げると，妊娠中は産婦人科で，分娩後は整形外科で対応するのが妥当である．

第Ⅲ群は，産婦人科疾患とは別個に発生した脊柱・骨盤の病態による腰痛である．妊娠中に偶発的に発生した腰椎椎間板ヘルニアや外傷による脊椎圧迫骨折などである．これらの腰痛に対する治療は整形外科で行われる．しかし，妊娠中の腰椎椎間板ヘルニアに対しては，通常の鎮痛処置を行うことが困難である．その場合には，産婦人科医との協同での治療が必要になる．

2. 腰痛をきたす代表的な女性の疾患
a. 卵巣腫瘍による腰痛

卵巣に腫瘍や囊腫が発生すると，下肢へ放散する疼痛が発生することがある（図Ⅴ-5）．卵巣の病変で下肢痛が惹起される機序としては，関連痛のような反射経路で説明されるが，卵巣と腰仙骨神経幹や後腹膜の神経叢が隣接して局在しているという解剖学的理由から，卵巣の病変が大きくなると坐骨神経への直接刺激も考えられる．

卵巣腫瘍による腰痛や下肢痛は，しばしば誘因なく急性に発症する．下肢痛は，坐骨神経の支配領域に一致していることから，一見すると椎間板ヘルニアや脊柱管狭窄による神経根障害と誤診される症例もある．また，脊椎疾患と卵巣腫瘍が合併している症例もあり，卵巣腫瘍の摘出後も腰痛や下肢痛が残存しているために，整形外科を紹介される症例もある．卵巣腫瘍が認められる症例で腰痛や下肢痛を有する場合には，腫瘍摘出術の施行前に，卵巣腫瘍以外の腰下肢痛を惹起する脊椎疾患が存在するか否かを調べておく必要がある．

b. 骨盤輪不安定症による腰痛

妊娠の後期になると体重が増加し，腹部が前方へせり出して腰椎の前弯が増強してくる．さら

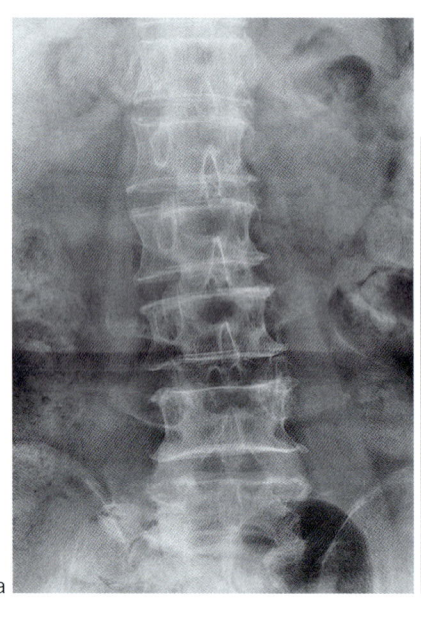

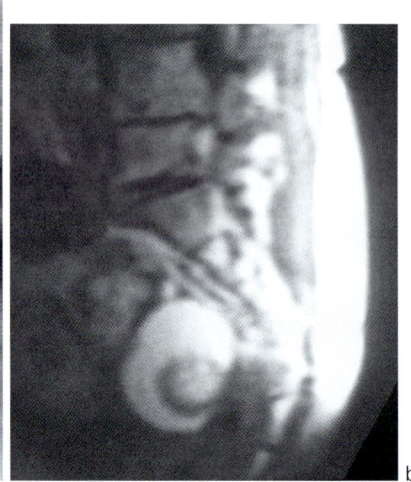

図Ⅴ-5 卵巣腫瘍による腰痛（60歳，女性）
a：腰椎単純X線写真，前後像
b：腰椎MRI，矢状断像
主訴は殿部痛である．左大腿内側にしびれがあり，大腿神経伸展テスト（femoral nerve stretch test）が陽性であったことからL3/4椎間板ヘルニアによる第4腰神経根障害が疑われた．しかしMRIで明らかになった卵巣腫瘍の摘出により，殿部痛や下肢のしびれは消失した．

に，靱帯が弛緩して骨盤に不安定性が惹起される．妊娠中の腰痛は，これらの要因が重複して発生してくる．妊娠中の腰痛合併率は50％近いとする報告があるほどである．そのような腰痛であっても出産すると消失してしまうのが一般的である．しかし，一部の症例では出産後の骨盤輪の不安定性が遷延化して腰痛が持続する．この病態は，女性の腰痛で見逃されることが多いので診断に際して注意を要する．

(1) 骨盤輪不安定症の定義

骨盤輪不安定症とは，女性において仙腸関節や恥骨結合に異常可動性が生じ骨盤輪が不安定となることが原因となって，主に腰痛をきたす疾患である．骨盤輪不安定症の発症要因は，内的要因と外的要因に分けられる．内的要因としては，妊娠・分娩に関連した女性特有のホルモン環境，関節弛緩，および骨盤の力学的弱点がある．一方，外的要因としては，荷重や分娩時の骨盤外傷がある．

(2) 診断

骨盤輪不安定症の腰痛は，両側の仙腸関節部を中心として局在している．下肢に放散する痛みを合併することもある．疼痛は，歩行，起立，寝返り，および立位の保持といった動作時に増強する．痛みの性質は，歩行が不可能なほどの激烈な疼痛の場合がある．また，「腰が張り裂けそう」などと奇異な訴え方をすることもある．第1子の出産後に腰痛が発生した症例では，その後に妊娠・分娩を重ねることにより症状が悪化する傾向がある．

妊娠中，あるいは分娩後に腰痛が発生した症例に対しては，骨盤輪不安定症を疑って診察を行う．分娩後であれば画像検査も行う．骨盤輪不安定症ではNewton test (図Ⅴ-6)，Patrick test，およびGaenslen testといった骨盤負荷テストが陽性となる．神経学的異常所見は伴わない．骨盤輪不安定症に特徴的なX線所見としては，片脚起立時の恥骨結合部での両恥骨枝の配列異常と仙腸関節部の骨硬化像である (図Ⅴ-7)．

(3) 治療

骨盤輪不安定症の治療には整形外科的対応が必要で，主として装具療法が行われる (図Ⅴ-8)．しかし，整形外科へ紹介する前段階で，産婦人科医ができる簡便な治療法がある．市販の腰椎保護ベルトやガードルを装着させることでも症状が軽減してくることが少なくない．分娩後で，授乳中の

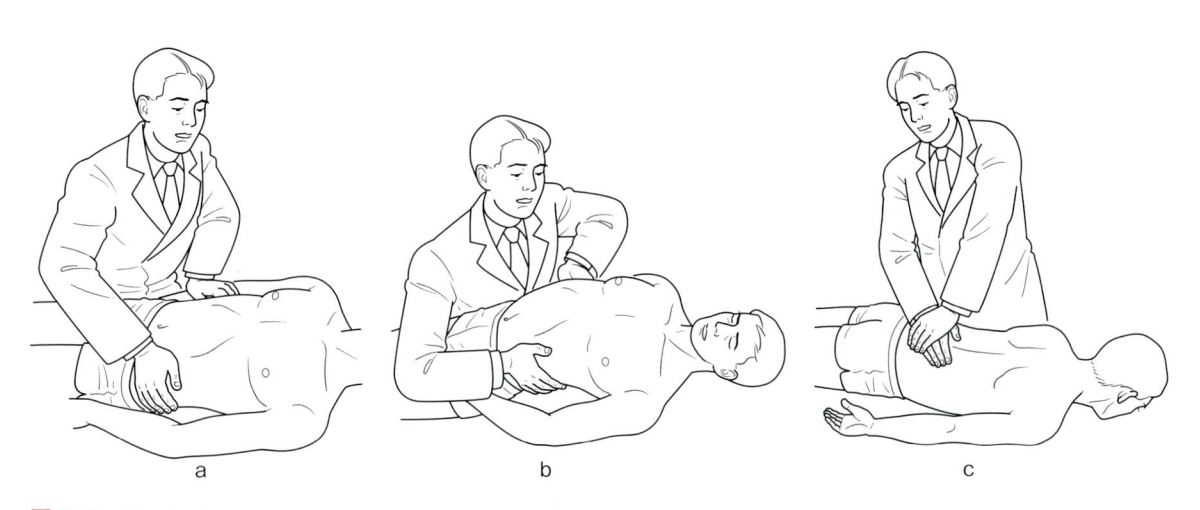

図Ⅴ-6　Newton test
a：第1手技
b：第2手技
c：第3手技
(菊地臣一，他：整・災外 27：1297-1304, 1984, 表11より転載)

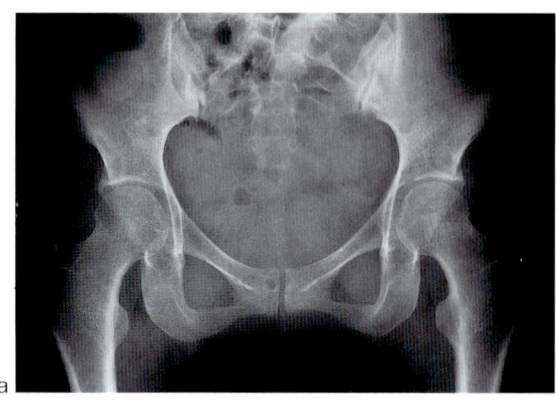

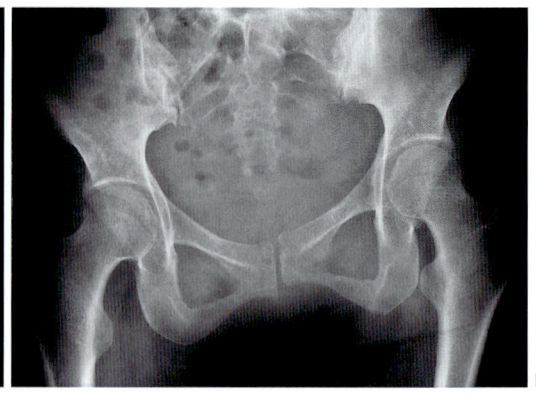

図V-7 骨盤輪不安定症の画像（36歳，女性）
a：骨盤単純X線写真，前後像（立位）
b：骨盤単純X線写真，前後像（左下肢片脚起立）
第3子妊娠中に腰痛が出現し，出産後も腰痛が持続していた．Newton testなどの骨盤負荷テストはいずれも陽性であった．立位では恥骨結合部の配列異常は認められないが，片脚起立で，恥骨結合部に2mm以上の転位が認められる．

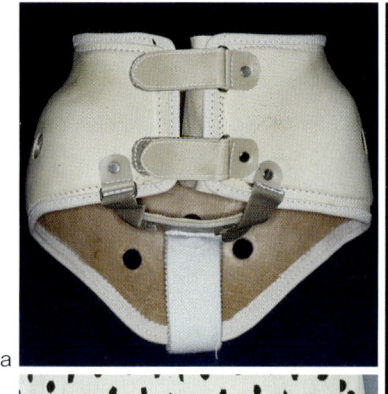

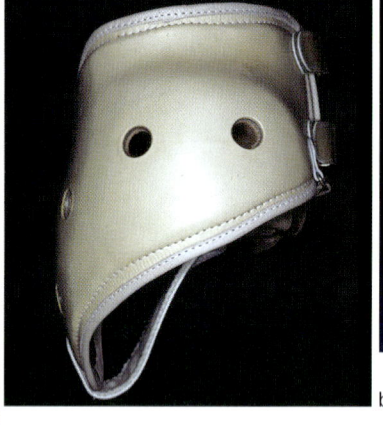

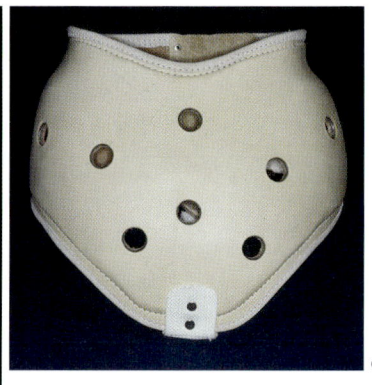

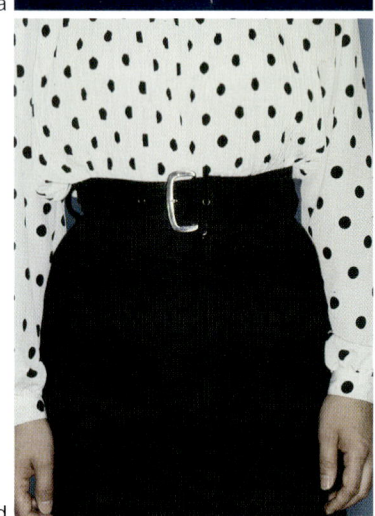

図V-8 骨盤輪の固定装具
a：腹側
b：側面
c：背側
d：装具装着下の外観
装具を装着しても着衣によりその外観の自然さは保たれる．

症例に対しては装具療法が最適である．装具装着によりいったんは症状が軽快した後に再発することもあるので，症状再発時には再装着を勧める．しかし，装具療法で疼痛のコントロールが不十分な症例に対しては，授乳を中止させて薬物療法を行う．薬剤としては，非ステロイド性消炎鎮痛薬が第1選択である．疼痛過敏な状態が認められる症例に対しては抗不安薬や抗うつ薬が有効である．保存療法が無効の場合には，両側の仙腸関節と恥骨結合部の3関節固定術が適応となる．

3. 分娩時の恥骨結合離開

分娩は骨盤に対しては外傷であり，その典型が恥骨結合離開である．骨盤前方部の恥骨結合部が離開して，後方部の仙腸関節部にストレスがかかり痛みが発生する．離開している恥骨結合部が閉じるように骨盤輪全体をバンドなどで外固定する．このような治療で通常は治癒することが多い．分娩時の恥骨結合離開の症例がそのまま骨盤輪不安定症に移行するわけではない．

4. 子宮内膜症に伴う梨状筋症候群

子宮内膜症で整形外科的対応が必要となるのは梨状筋症候群を呈する場合である（図Ⅴ-9）．梨状筋部に子宮内膜症が発生すると，梨状筋に隣接して走行する坐骨神経が障害されて下肢痛（坐骨神経痛）が惹起される．

臨床症状としては，坐位で殿部痛や下肢への放散痛が惹起される．身体所見では梨状筋部に著明な圧痛が認められ，FAIR肢位による疼痛の誘発手技（図Ⅴ-10），Freiberg test（梨状筋の passive stretch test：被検者を仰臥位として股関節を屈曲・内旋すると疼痛が誘発される），あるいはPace test（股関節外転・外旋の抵抗運動で，疼痛が誘発される）が陽性となる．これらの所見が得られれば，梨状筋部での坐骨神経ブロックによる疼痛消失が確定診断となる．

治療は，子宮内膜症に準じた薬物療法が第1選択である．梨状筋部に明らかな腫瘤形成が認められる場合には外科的切除が必要になる場合がある．

5. 妊娠中の腰椎椎間板ヘルニア

妊婦に発生した椎間板ヘルニアに対しては保存療法が原則である．しかし，その治療は困難と言わざるを得ない．なぜなら，椎間板ヘルニアに対する一般的治療を行うことが困難なためである．

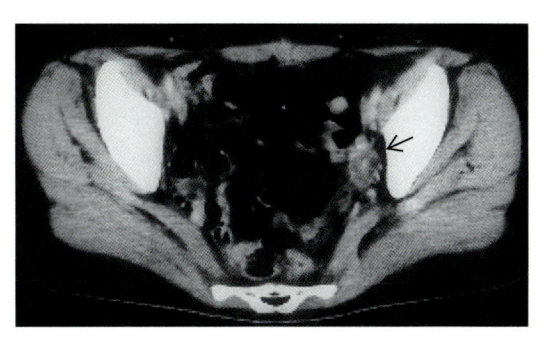

図Ⅴ-9 子宮内膜症による梨状筋症候群（39歳，女性）
腰痛と大腿後面痛を主訴として出現した．さまざまな保存療法を受けたが軽快しなかった．月経に同調して腰痛は消失した．CT像で子宮内膜の腫瘤（矢印）が発見された．梨状筋の切離により症状は消失した．

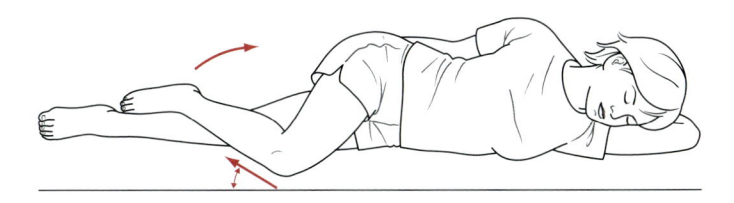

図Ⅴ-10 FAIR肢位
患者を，痛みのある側を上にした側臥位とする．そして患側の股関節を屈曲（flexion），内転（adduction），内旋（internal rotation）の肢位をとらせることで疼痛が誘発される．

椎間板ヘルニアを有する妊婦に対する治療は，短期の安静臥床や妊婦に影響を与えない鎮痛薬の投与で対応する以外にない．その際，椎間板ヘルニアは自然縮小することや予後良好であることを患者に説明し，病状に対する患者の理解と安心感を得る必要がある．このような状態でも，安全な妊娠の継続が可能であることや，いつになったら疼痛から解放されるのかといった患者の疑問に応えて不安を解消してあげることが重要である．しかし，どうしても痛みに耐えられない症例も存在する．その場合には，妊娠を中絶して椎間板ヘルニアの治療に専念せざるをえないこともある．

15 高齢者の腰痛

高齢社会の到来に伴い，骨粗鬆を有する患者が増加している．その結果，「高齢者の腰痛」は日常診療上，最も遭遇する病態である．高齢者の腰痛の診断を進める場合には，高齢者が有している加齢性変化と症状との関係について留意しておくべき事実がいくつかある．

1つは，加齢変化イコール自覚症状の原因ではないことである．これについては，第Ⅹ章「疫学と自然経過」（305頁）に述べる．すなわち，脊椎症性の変化があるから，それが腰痛の原因と直結できない．われわれは，画像だけで加齢性変化と病的変化を画然と区別できない．

第2に，加齢変化によると考えられる自覚症状も時間の経過とともに変化するという事実である．例えば，腰痛や坐骨神経痛の予後は，時間の経過とともに軽快する傾向にある．また，LSSの自然経過は，神経根型では時間の経過とともに軽快する傾向にある．一方，馬尾型では，自然寛解傾向が認められない．この馬尾障害を呈する症例では，頚椎の椎孔も狭小化を呈しており，後日，20%の症例に頚部脊髄症が発症している．したがって，患者へのpan-spinal canal stenosisに対する十分な説明と定期的な観察が必要である．あるいは，X線学的不安定性を有する症例では，10年以上経過すると，不安定性それ自体は20%で消失する．また，不安定性のタイプによっては症状が消失する．このようなことは，あらゆる疾患や病態でみられる．

第3は，加齢変化による病態の自覚症状は，年齢により異なっている可能性があるということである．画像上は同じ所見でも，病態は年齢によって変化している可能性がある．その代表例は，腰椎分離・分離すべり症の年代別検討にみられる．詳細は，第Ⅲ章「腰椎分離・分離すべり症」（119頁）に述べる．最後に，高齢者では，臓器相関という視点から，腰の評価とともに，膝や股関節などの症状関与をも評価しておく必要がある．

第4に，糖尿病を合併している高齢者が腰痛を主訴として受診した場合は注意を要する．このような症例では，一度は化膿性脊椎炎が原因である可能性を疑い，安静時痛の有無，長期間にわたる疼痛の持続，棘突起部の叩打痛の有無，そして臨床検査の評価をする必要がある．

第5に，高齢者は高齢それ自体（50歳以上）が悪性腫瘍を疑う危険因子の1つである．したがって1カ月以上続く腰痛を訴える場合は重篤な疾患である可能性を考慮して診察にあたる必要がある．

以下に高齢者の腰痛診療についての留意点を簡単に記す．

1. 高齢者に対する診療の特徴

高齢者は，孤独を癒しに外来へ来ている可能性がある．外来のかなりの部分を占める高齢者の腰痛患者は，脊柱に骨粗鬆症をはじめ，さまざまな病態生理学的な因子を合併している．同時に，内科的な合併症やうつ状態を代表とする精神医学的なさまざまな問題が腰痛の発生や慢性化に複雑に関与している．さらに，近年の核家族化の進行に伴い，高齢者は独り暮らしをしている患者が少なくない．このような患者の場合には，医療機関受診の目的が孤独を癒すためであり，話す相手を外来の待合室で探すことであったり，あるいは愚痴を聞いてもらう対象者として医療従事者を捉えていたりしている．このようなことを考えると，「患者の話を聞く（傾聴）」という行為もプライマリ・ケアの観点から重要な治療手段の1つになっ

ていると言える．なかなか症状が軽快しない非特異的慢性腰痛の高齢者に対しては，時に手術を含む積極的な治療を考えることも必要である．しかし，その前に，患者の個人的背景を探り，その腰痛の背景にある危険因子と思われる要因に対しての処置として，「話を聞く」や「スキンシップ」で対応すると，患者の満足度は高められ，驚くほど治療効果が向上する．

「腰痛が消失した」と高齢者が医療従事者に述べることは，「医療機関に来なくてもよい」ということをも意味する．こういう言葉は，患者によってはかえって自分を辛い立場に追い込んでしまう場合もある．つまり，再び自分が社会とのかかわりを絶たれた孤独な状態になってしまうのである．このような状況の医療を，「医療費削減の政策に反する」，あるいは「それは医療ではなく福祉の問題である」と切り捨てるのは容易である．事実，そのとおりでもある．一方，今日の医療現場はケアの役割を果たしていることも，もう1つの現実である．したがって，高齢の患者に対してはどのような症状の内容なのか，日常生活上における支障はどの程度かなど，患者の背景を十分考えて"cure"とともに"care"の視点からも対応する必要がある．

2. 高齢者の画像診断―過剰診療や誤診の回避

高齢者の画像診断にあたっては，画像評価を過度に重視することによって，誤診の可能性があることに注意する必要がある．高齢者では脊椎変性変化の存在は当然であり，それが症状と関与しているかどうかは症状や所見の存在が前提である．

高齢者，とくに女性では，骨粗鬆という所見は，多かれ少なかれ存在する．画像で骨粗鬆の所見を認めた場合には，原発性骨粗鬆症と最終診断する前に，骨粗鬆症類似疾患を除外する必要がある．したがって，骨粗鬆症の診断には誤診を避けるためにも臨床検査値の確認が必須である．画像診断の問題については，第Ⅶ章「画像による病態診断」(235頁)で述べる．

3. 臓器相関という視点からの評価―相互影響の可能性

加齢に伴う腰部脊柱のアライメントの変化は，頸椎や胸椎といった隣接脊柱，仙腸関節，股関節，そして膝関節に影響を及ぼす．これらについては，第Ⅲ章の「臓器相関の観点からみた腰痛」のなかの「Hip-spine syndrome」(157頁)および「Knee-spine syndrome」(160頁)と第Ⅶ章「仙腸関節の変化」(247頁)で述べる．

4. 高齢者の膝内側部痛―膝痛との鑑別

日常診療で高齢者の膝痛，とくに膝内側部痛は，治療する機会の最も多い症状の1つである．その原因は，変形性膝関節症(以下，膝OA)であることが多い．しかし，症例によってはその原因が腰部神経根症の部分症状である場合があり，正確な鑑別と適切な治療がなされていない可能性がある(図Ⅴ-11)．

膝関節，とくに膝関節の前内側部分の知覚は，主として大腿神経の広筋筋枝と伏在神経に支配されている．それらの神経の髄節高位により，第2，3，4の腰部神経根症でも膝OAと類似の膝内側部痛を呈しうると思われる．筆者らの検討では，神経根症が関与している膝内側部痛を疑わせる特徴としては，訴えは膝内側部痛であっても，

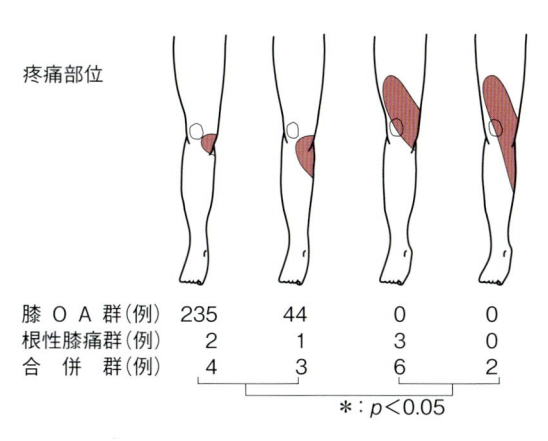

疼痛部位				
膝OA群(例)	235	44	0	0
根性膝痛群(例)	2	1	3	0
合併群(例)	4	3	6	2

*: $p<0.05$

図Ⅴ-11 変形性膝関節症と第4腰神経根障害による膝痛の頻度

(矢吹省司，他：臨整外 33：1381-1385, 1998, 図1より転載)

痛みの範囲が膝OA群に比べて広いこと，とくに大腿部への拡がりが認められること，femoral nerve stretch testやKempの手技で膝内側部痛が誘発されること，膝蓋腱反射（patellar tendon reflex；PTR）の左右差の存在，知覚障害の存在，そして腰痛の合併である．膝OAとして加療されている膝内側部痛を訴える高齢者のうち約7%は，神経根症が関与している可能性がある．60歳以上の症例での検討では，約7%に神経根症が関与しており，高齢者の膝内側部痛では膝OAのみに眼を奪われることなく神経根症の関与も念頭に置いて評価する必要がある．

膝OA治療に抵抗する症例に対しては，腰部神経根症，とくに第4腰神経根症の関与を疑って神経根ブロックなどによる評価を追加する必要がある．そして，それらの治療手技の結果により治療方針を変える必要がある．

5. 術後の両側鼠径部・大腿前面痛—腸腰筋拘縮の関与

高齢者では，元々腰部脊柱のアライメントは円背傾向にあり，下肢に神経症状を有する症例では，神経の圧迫を防ぐために脊柱管をできるだけ拡大し，腰部脊柱と股関節が軽度屈曲位をとっていることが普通である．手術によって，神経組織の除圧が達成されると，術後には直立位保持が可能となる．すなわち，腰部脊柱と股関節の屈曲位が解除される．この結果，短縮していた腸腰筋や第4腰神経根にストレッチメカニズムが働いて，鼠径部や大腿前面に痛みを訴えることが時にある（図Ⅴ-12）．このような場合，この疼痛を第4腰神経根由来と誤診する可能性があるので注意が必要である．

6. 加齢性変化と脊柱アライメント—後弯変形と変性側弯

加齢に伴って脊柱のアライメントは変化する．病的変化の代表として，矢状面では後弯変形，前額面では変性側弯がある．脊柱の後弯変形によって，腰痛性間欠跛行が特徴的に認められる．腰痛性間欠跛行の病態には，腰部コンパートメント症

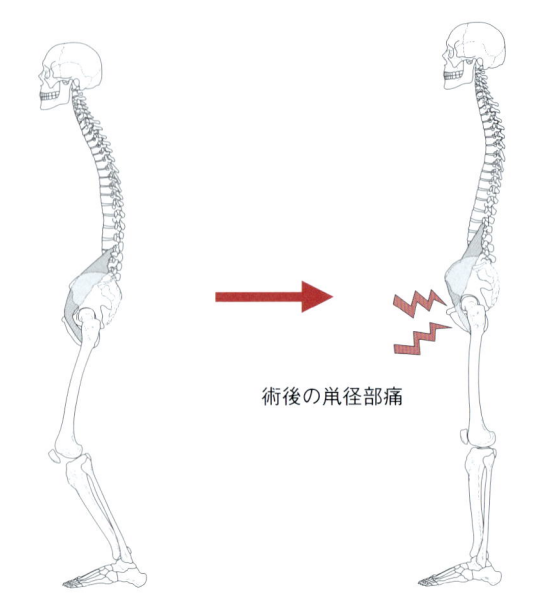

図Ⅴ-12　立位姿勢の改善による腸腰筋へのストレッチメカニズム

候群と腰椎背筋群の機能不全の両者が関与していると考えられる．この点に関しては，第Ⅲ章「筋電図学的検討」（95頁），「腰痛性間欠跛行の電気生理学的検討」（99頁），および「コンパートメント症候群—その概念と課題」（143頁）で述べる．

前額面の変化としての変性側弯は，非典型的な神経根症状を呈することが特徴的である．この点に関しては，第Ⅲ章の「変性側弯」（149頁）に述べる．高齢者に特徴的な脊柱後弯変形や変性側弯という2つの病態に対する治療法の選択や利害得失についてはまだ結論が出ていない．これについては別に述べる〔第Ⅹ章「変性側弯症」（368頁）〕．

7. Post-fusion stenosis—長期経過後に出現する特異な病態

固定術を実施して長期間経過後（平均3～13年）にこの病態は惹起される．固定術は，一般には，壮年期に行われることが多い．したがって，結果的に，この病態は高齢者にみられることが多い．その病態は複雑なので評価は慎重を要する．評価に関しては第Ⅲ章の「Post-fusion stenosisに伴う神経根障害」（150頁）に述べる．

8. 腰痛と血流—密接な関係

高齢者では，多かれ少なかれ動脈硬化を合併している．動脈硬化に伴う血流変化と腰痛に関しては，第Ⅲ章の「動脈硬化と腰痛」(154頁)と「血管性腰痛症」(169頁)に述べる．また，高齢者では，LSSによる神経性間欠跛行のほかに血管性間欠跛行の鑑別診断や合併例の存在に留意する必要がある．この鑑別に関しては，第Ⅵ章の「間欠跛行の有無と鑑別」(217頁)に，血管性腰痛については第Ⅲ章の「血管性腰痛症」(169頁)で述べる．

9. 高齢者の腰痛の治療

高齢者の腰痛の治療では，先ず抗炎症薬による消化器病変発生という合併症の発現に留意する必要がある．長期にわたる疼痛というストレス，高齢という年齢，抗炎症薬それ自体のもつ危険といったことを考えると，消化器病変発生という危険度は低くない．また，高齢者の腰痛の治療にあたっては，"cure"とともに"care"の視点の導入が求められている．この点に関しては，第Ⅱ章の「整形外科医に対する『求められる役割』の変化」(39頁)に述べる．高齢者の腰痛の手術にあたっては，高齢者の手術成績は壮年者よりも劣り，経年的低下の傾向を認めることに留意して術前の説明にあたる必要がある．詳細は，第Ⅹ章の「手術にあたっての高齢者に対する留意点」(363頁)に述べる．

16 小児の腰痛

1. 有病率について

腰痛の医療従事者には，一般的には，小児の腰痛は成人と比べて少なく，小児の腰痛をみた場合には重篤な疾患の存在を想定する必要があるという認識がある．事実，多くの成書は，「若年者の腰痛は稀で，腰痛を訴える場合には，重大な疾患が背景にある可能性がある」と記載している．しかし，いくつかの報告は，若年者における腰痛の有病率は成人の有病率とほぼ等しいことを指摘している．研究によって差はあるが，30～51%と推定されている．そして，腰痛の有病率は，年齢とともに上昇することについても一致している．これらの研究は，腰痛は若年者には稀であるという従来の認識と正反対の結果を提示している．腰痛の医療従事者はこのような報告を認識して診療にあたる必要がある．

2. 腰痛のリスクファクター

若年者の腰痛に対するリスクファクターは，成人のそれと同じであるかどうかについて，見解が一致するほど報告はまだ多くない．数少ない研究によれば，成人と同様に，社会・心理学的因子が身体的因子よりも重要であることを報告している．これらの報告では，力学的因子は腰痛の訴えと関連がなく，少なくとも短期的には，社会・心理学的因子がより重要であることを指摘している．そして，精神的悩みが1つの因子である可能性を提示している．また，過動および情動障害といった心理学的問題を抱える症例に腰痛が多くみられると指摘している報告もある．腰痛のリスクファクターに関しては，今後の研究の進展が待たれる．

3. 自然経過

若年者の腰痛の自然経過について論じた研究報告は少ない．成人の場合には，従来，認識されているよりも再発を繰り返していることが少なくないことがすでに明らかになっている．若年者の腰痛の自然経過についての数少ない報告によれば，若年者では腰痛はよくみられる症状であり，年齢とともに増加し，再発もする．時の経過とともに悪化することはない．大部分の症例は，成人の活動障害や腰部障害に発展することはない．別な研究によれば，腰痛がありMRIが撮像された症例では，MRI上で初期の椎間板変性がみられる小児は，成人後に腰痛を経験することが多いと報告している．しかし同時に，思春期におけるX線上の変性の存在が，将来の腰部疾患が発生するリスクの増大には関係していないことも明らかになっている．

4. 原因疾患

若年者の腰痛の原因は，成人の腰痛の原因と同

じなのかという疑問がある．成人の腰痛患者では重篤な基礎疾患の占める割合は極めて低い．一方，小児ではその逆であるような認識を一般的にはもたれている．このことを考察している研究はほとんどない．従来言われているよりも，小児の腰痛の有病率が高い事実を考えると，腰痛をきたす重篤な疾患が若年者に多いということは必ずしも言えないのかもしれない．数少ない研究をみると，骨シンチグラフィーを受けた，持続的な活動障害性の腰痛を有する小児（平均年齢13歳）の約8割の症例は，特定の診断が下されていない．また，半数以上の症例で器質的原因を見出すことができなかったことを報告している論文がある．このような報告を考えると，「若年者の腰痛には重篤な疾患が多い」とは必ずしも言えないのではないだろうか．

5. 疼痛管理

以前と比較すれば，小児の疼痛に対する理解が随分深まっているし，治療法も進歩している．しかし，依然として小児の疼痛管理は十分とは言えない．乳児期や小児期に激痛を経験すると，その後，疼痛に対して過剰反応するようになり，生涯にわたり疼痛過敏になってしまう可能性が指摘されている．また，疼痛管理が不十分だと，治療が遅れたり感染に対する抵抗力も弱くなる．さらには死亡リスクも上昇する．すなわち疼痛のもつ意義は，成人のそれと同様なのである．

疼痛は，血圧，心拍数，呼吸数，体温に次いで第5のバイタルサインである．疼痛を有する小児でも重要な健康状態把握の指標である．小児の疼痛も成人と同様に，疼痛を早期に徹底して管理することが大切であると言える．

参考文献

1. Wiesel SW, Tsourmas N, Feffer HL, Citrin CM, Patronas N : A study of computer-assisted tomography. I. The incidence of positive CAT scans in an asymptomatic group of patients. Spine 9 : 549-551, 1984
2. 菊地臣一：いわゆる馬尾性間欠跛行．日整会誌 62：567-575，1988
3. Boden SD, Davis DO, Dina TS, Patronas NJ, Wiesel SW : Abnormal magnetic-resonance scans of the lumbar spine in asymptomatic subjects. A prospective investigation. J Bone Joint Surg Am 72 : 403-408, 1990
4. Coulier B, Devyver B, Ghosez JP : Severe underestimation of lumbar spinal stenosis by supine imaging. Clin Radiol 58 : 167-169, 2003
5. 二階堂琢也，菊地臣一，紺野慎一，矢吹省司，大谷晃司，高山文治：腰部脊柱管狭窄におけるL3/4高位脊柱管狭小　硬膜管横断面積の検討．日脊会誌 17：284，2006
6. 紺野慎一，林野泰明，福原俊一，菊地臣一：腰部脊柱管狭窄の診断サポートツール．臨整外 41：859-864，2006
7. 紺野慎一，林野泰明，菊地臣一，福原俊一：腰部脊柱管狭窄診断サポートツールマニュアル．医薬ジャーナル．大阪，2006
8. 菊地臣一：腰痛と加齢　高齢者の腰痛に対する治療．ジェロントロジーニューホライズン 18：126-133，2006
9. Konno S, Hayashino Y, Fukuhara S, Kikuchi S, Kaneda K, Seichi A, Chiba K, Satomi K, Nagata K, Kawai S : Development of a clinical diagnosis support tool to identify patients with lumbar spinal stenosis. Eur Spine J 16 : 1951-1957, 2007
10. Konno S, Kikuchi S, Tanaka Y, Yamazaki K, Shimada Y, Takei H, Yokoyama T, Okada M, Kokubun S : A diagnostic support tool for lumbar spinal stenosis : a self-administered, self-reported history questionnaire. BMC Musculoskelet Disord 8 : 102, 2007
11. 紺野慎一，菊地臣一，国分正一，田中靖久，島田洋一，嶋村正，山崎建，横山徹，武井寛：腰部脊柱管狭窄の診断　自記式問診票の開発．日整会誌 81：S258，2007
12. 大谷晃司，菊地臣一：難治性腰痛における治療戦略　難治性腰痛の原因とその対策　特に非器質的腰痛について．整形外科 60：np1-np7，2009
13. 高山文治，菊地臣一，大谷晃司，関口美穂，紺野慎一：腰部脊柱管狭窄の診断における歩行負荷試験の有用性の検討．臨整外 45：587-595，2010
14. 高橋直人，菊地臣一，矢吹省司，大谷晃司，紺野慎一：腰部脊柱管狭窄の診断に対する立位伸展負荷試験の有用性　歩行負荷試験との比較―前向きコホート研究：臨整外 46：333-340，2011
15. 大谷晃司：チーム医療における心身医学的アプローチ　福島県立医科大学附属病院における運動器の慢性疼痛患者に対するリエゾン診療．心身医学 51：709-714，2011
16. Kozlowski LJ, Kost-Byerly S, Colantuoni E, Thompson C, Vasquenza KJ, Rothman SK, Billett C, White E, Yaster M, Monitto CL : Pain Prevalence, Intensity, Assessment and Management in a Hospitalized Pediatric Population. Pain Management Nursing. Available online 8, 2012
17. 関根拓未，菊地臣一，矢吹省司，大谷晃司，恩田啓，二階堂琢也，紺野慎一：腰部脊柱管狭窄診断サポートツールを用いた診断適中率の検討．Journal of Spine Res 3：859-862，2012

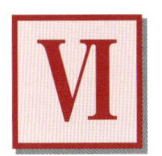

VI 診察の進め方
―病態把握の手順

1 診察の目的―なぜ医師は診断するのか

　診断の目的は2つある。1つは，特定の疾患（神経症状合併例，重篤な疾患）を正確に除外することである。もう1つは，患者の不安を軽減することである。この目的のために，腰痛を病態別に分類することが求められる。すなわち，非特異的腰痛，重篤な疾患・外傷，そして神経症状（馬尾，神経根）の3群である。これらにより，的確で効率的な診療が可能になる。

　腰痛に対する問診や理学的所見の意義は，以下のとおりである。先ず第1に，問診や理学的所見の評価は，病態把握に重要な情報を与えてくれる。第2に，問診や理学的所見の評価は，その行為自体が患者との信頼関係に役立っている可能性が高い。そして第3に，次の診察手順である画像診断や臨床検査を意義のある検査にするためにも問診や理学的所見の評価は必須である。

　以下に各診察手技について述べる。

2 主訴の把握

　診察は，患者が診察室に入ってきたときのきちんとした挨拶から始まっている。診療に重大な影響を与える患者と医師との間の良好な信頼関係が成立するかどうかは，ほぼこの時点で決まってしまう。したがって，第IV章「信頼関係確立のためのアート」(184頁)に述べているようなことに留意する必要がある。また，患者が診察室に入ってくるときの表情，歩行状態，および姿勢などに注意を払う必要がある。これらを観察することにより，心理状態，疼痛の部位とその程度，そして下肢の筋力低下の有無などを推察することができる。

■ 主訴の明瞭化

　問診で最初に行うことは，主訴の把握である（表VI-1）。主訴が「腰痛」では，漠然としていて，誤診を招く原因となる。患者の腰痛とはどの範囲を指しているのか，下肢痛をも含むのか，あるい

表VI-1　問診の必要事項

下記のような自由形式の質問から，より詳細な情報を得るための追加的問診や，特殊な質問の必要性を推測できる。
■症状は？
　痛み，しびれ，筋力低下，こわばりなどはどうか？
　症状は主に腰か？　下肢か？　その両方か？
　痛みは持続的か？　間欠的か？
■この症状でどの程度制約を受けているか？
　どのくらいの時間座ったり，立ったり，歩いたりできるか？
　どのくらいの重さのものを持ち上げられるか？
■今の症状はいつ始まったか？
　どのくらいの間，行動が制約されているのか？
　4週間以上か？
　以前に似た症状があったか？
　以前に検査または治療を受けたか？
■今日の受診でわれわれ(医師)に何を期待しているのか？
　（訳者注：患者の受診目的は何か？）

(菊地臣一，監訳：成人の急性腰痛―その診断と治療，Exepta Medica. 1995. Acute Low Back Problem in Adults : Assessment and Treatment. US Department of Health and Human Services, AHCPR Publication, 1994, p7の図より転載)

は下肢痛だけを腰痛と表現しているのかなどの確認が必要である．また，痛みといっても患者にとっては真の痛み(real pain)ではなく，「しびれ」を痛みと表現していることもあるので確認する必要もある．問診の際，愁訴は複数なのかどうかも確認する必要がある．愁訴が複数である場合には，非器質的腰痛，あるいは心理的・社会的背景の要素が大きく関与している場合がある．さらには愁訴の内容や程度は，時間の経過とともに変化しているのか，いないのかによって，その病態の予測も可能である．

腰と腰痛の定義

腰の範囲や腰痛の内容は個人によって異なる．腰痛の診療に大きな混乱がある理由の1つは，腰痛の定義が個人によってさまざまであることにある．もう1つの理由は，腰の範囲についての混乱である．腰がどの範囲を指しているのかは，国によって，そして個人によって異なっているのが，混乱に拍車を掛けている(図Ⅵ-1)．

本書では，腰痛の定義を「解剖学的な腰仙椎部に局在する疼痛で，神経根に由来する下肢痛や馬尾由来の下肢症状を含む」としている．

次に，腰仙椎部の範囲はどこかという問題に関しては，解剖学的には，脊柱管に包含されている神経組織に脊髄を含まない．L2/3椎間高位以下から仙骨部までを腰仙椎部と定義する(図Ⅵ-2)．MRIによる検討でもこの定義の妥当性は裏付けられる．わが国の人々の腰の範囲に対する認識も異なっている．

3 病歴の作成

先ず，患者の腰痛の内容を大雑把に把握する必要がある．最初に，必要最低限な事実を確認し，その内容に応じて追加的な問診や特別な質問をすればよい(表Ⅵ-1)．以下に，必要最低限の問診の内容を示す．

先ず，症状に関する問いかけである．痛み，間欠跛行，しびれ，筋力低下など，主訴は何なのかを確認する．また，症状は腰に局在しているのか，下肢痛なのか，あるいは両方かといった症状の局在を把握する．そして，痛みは持続的か，間欠的かを問い掛ける．

次に，腰痛により，日常生活や仕事上の支障をどの程度受けているかという不自由度を確認する．具体的に，どのくらいの時間座ったり，立っ

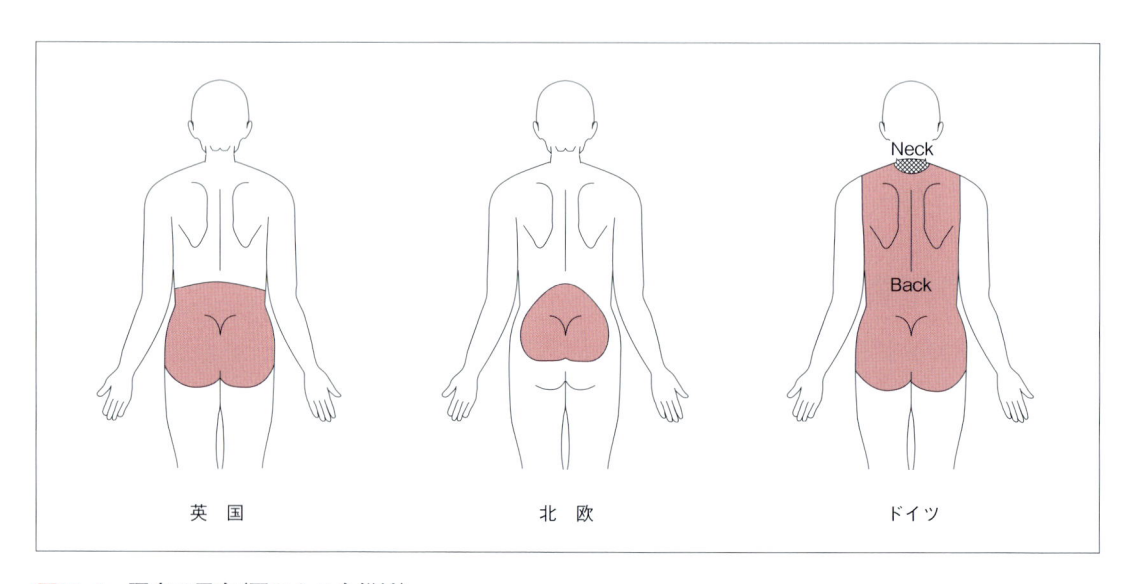

図Ⅵ-1 腰痛の局在(国による多様性)
(Croft P, et al.: Baillière's Clin Rhemat 9: 563-583, 1995 より改変)

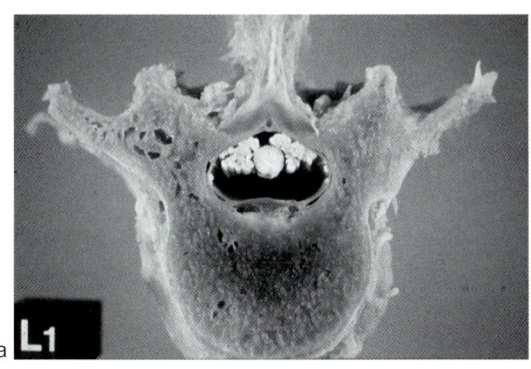

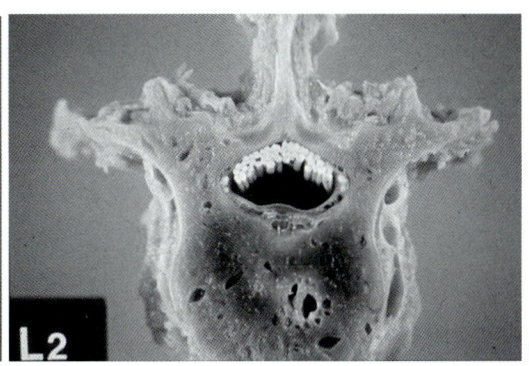

図Ⅵ-2　腰椎横断図
a：L1高位
b：L2高位

たり，歩いたりできるのかを聞けばよい．さらに，症状はいつから始まって，どのくらいの期間，自分の仕事や生活の支障になっているのかを確かめる．少なくとも1カ月以上続いているのか否かを聞いておく．なぜなら，長期間持続している場合には，重篤な疾患か，あるいは慢性痛として対応する必要があるからである．そして，このような疼痛が以前にもあったのかどうかも聞いておく．あった場合には，そのときに検査や治療を受けたのか，またその効果はどうであったかを確認しておく．最後に，第Ⅴ章の「受診目的の把握」(192頁)で述べたように，患者の受診目的が何かを明確にしておく必要がある．それによって，診療の手順や内容も自ずと変わってくる．

近年，病歴作成には，さまざまな問題が存在していることが指摘されている(表Ⅵ-2)．これらの指摘は，病歴作成にあたっては注意深い作成が必要で，言葉の定義も不明瞭であることに注意を払う必要があることを示唆している．

表Ⅵ-2　病歴作成の注意点

- 疼痛や外傷のある状態で聴取した病歴の信頼性は低い
  (Don AS, Carragee EJ：Spine J 9：4-12, 2009)
- 重篤な病態を同定する red flags を用いる診断手順は有効でない
  　有効なのは骨折のみ
  (Henschke N, et al.：Eur Spine J 16：1673-1679, 2007, J Clin Epidemiol 61：110-118, 2008, Arthritis Rheum 60：3072-3080, 2009)
- 診断手順の有効性の証拠なし
  (Underwood M：Arthritis Rheum 60：2855-2857, 2009)
- プライマリ・ケア医による腰痛治療は診療ガイドラインと不一致
  (Williams CM, et al.：Arch Intern Med 170：271-277, 2010)
- 個々の理学所見の診断精度は高くない
  　組み合わせで特異度上昇
  (van der Windt DA, et al.：Cochrane Database Syst Rev 2：CD007431, 2010)
- 坐骨神経痛の定義が不一致
  　→　治療法の検証の妨げ
  (Genevay S, et al.：Spine 35：803-811, 2010)
- 誤診を避けるには診察時間に十分な時間を
  (Caldwell G：BMJ 341：c4593, 2010)

■ 安静時痛の有無

安静時痛の有無は，問診において必須の質問事項である．安静時痛の有無は，退行性疾患による病態と感染を含む炎症や腫瘍(転移性脊椎症など)を鑑別する有力な手掛かりである．退行性疾患による疼痛は，動作や姿勢によって疼痛が変化する．一般的には，患者は腰痛が軽快する動作や姿勢を認識している．

これに対して，炎症や腫瘍では，安静にしても疼痛は軽減しない．但し，本章の「身体検査での重要な所見」(234頁)で紹介しているように，安静時痛の重篤な疾患を示唆する感度は高いが，特

異度は低い．すなわち，安静時痛があるからといって，それが必ずしも悪性腫瘍の存在を意味しているわけではない．

安静時痛の有無を確認する場合に，「安静時痛はありますか」という不用意あるいは無神経な聞き方では，自分の望んだ回答は得られない．患者に聞く場合には，「楽になる姿勢はあるのか」，「姿勢によって痛みは変わるのか」，あるいは「天候や入浴と痛みの関係はあるのか」，「夜間，睡眠が妨げられるほどの痛みがあるのか」などと，聞き方を工夫することによって安静時痛の有無を的確に評価できる．さらに女性の場合には，生理と痛みの関係はあるのかを確認しておくことも除外診断に有用な情報となる．

随伴症状の有無

随伴症状の有無を聞くことも必要である．間欠跛行を有する患者で，下肢に冷感を合併していたり，あるいは姿勢を変えても下肢の症状に変化がない場合には，LSS ではなく，閉塞性動脈硬化症を代表とする PAD が疑われる．また，会陰部症状，直腸膀胱障害，あるいは性機能障害がある場合には，馬尾障害を合併していることが容易に想定できる．会陰部症状，直腸膀胱障害，あるいは性機能障害については，こちらから積極的に問診しない限り患者から話すことはないと考えておいたほうがよい．

直腸膀胱障害を評価する場合，男性の便秘は特別な場合を除き異常だと考える必要がある．女性では，腹圧性尿失禁が膀胱障害の原因であることが少なくない．超高齢社会の今，過活動性膀胱を合併して整形外科を受診している場合があることも留意しておく．直腸膀胱障害が少しでも疑われれば，残尿検査を行うとよい．現在では，非侵襲的で，簡便に，実施が可能である．この検査で，容易に膀胱機能を評価することができる．

性に特有な疾患の想定

性に特有な疾患の想定も問診を行ううえでは重要である．例えば，生理に同調した腰痛であれば子宮内膜症を考える必要がある．また，出産を契機に発症しているのであれば，骨盤輪不安定症を考えなければならない．疼痛出現の初期に見落としがちなのが，男性での強直性脊椎炎，女性での関節リウマチである．

発症誘因の有無

発症に対する誘因の有無も問診によって確認しておくことが必要である．転落や尻餅などの外傷があれば，椎体骨折や椎間板損傷などを想定して問診を進める必要がある．重量物挙上などの動作がきっかけで発症している場合には，椎間板ヘルニアなどが考えられる．椎間板ヘルニア発症の危険因子としては座位の仕事，スポーツ，重量物挙上などが指摘されている．また，LSS では，重労働者に多く認められるという事実がある．問診の際に記憶しておくと有用な情報である．ただし，急性腰痛と外傷との関係に関しては，急性腰痛は，必ずしも外傷が契機として発症するわけではないという指摘がされている．このことについてはⅡ章「腰痛診療を巡る環境の変化」(5頁)で述べる．これらの報告が医療従事者に問い掛けていることは，腰椎損傷とか腰椎捻挫という言葉の使用を，はたして無条件にそのまま使い続けてよいのかどうかという問題である．なぜならば，腰痛が外傷により発生するとなると，それに関与しての医療経済上の負担が大きく変わってくるからである．

急性腰痛との関係には不明瞭なことが多い．例えば，腰椎損傷とは，数分，あるいは数時間以内に症状を引き起こすものをいうのか．それとも症状がもっと徐々に現れてくる場合も含まれるのか．さらには，患者さんは，腰痛の引き金となる動作をなぜ正確に記憶しているのか．診察する側も，患者が腰痛の原因だと考えている動作を，なぜ何の疑いもなく腰痛の原因だと受け入れているのか．このような疑問に対して，われわれは明確な答えをもっていない．したがって，診察する人間は「腰痛は，明らかな原因がなくても起こりう

る」という認識をもつことも必要である．

　ただ，実際の診療現場では，患者自身が，「腰痛は外傷がきっかけとなって起こる」という認識でいるので，きっかけとなる外傷，例えば，重量物を持ち上げたり，ベッドから起き上がったり，道路で滑って転んだりといったきっかけがなく発症している場合には，転移性脊椎腫瘍を含む重篤な疾患を想定して問診を進めることが必要である．

疼痛の部位・性質

　疼痛の分野や性状についても確認しておく必要がある．本章の「腰と腰痛の定義」(214頁)で述べたように，一口に腰痛といっても，背中や殿部の痛みを腰痛と訴えている場合があるので，疼痛の存在部位を正確に確認しておくことが必要である．

症状の経過の評価

　症状の経過の評価も重要である．症状が時間の経過とともに増強しているのか，あるいは軽減しているのかを確認する．退行性疾患による疼痛の場合には，時間の経過とともに軽快していくのが普通である．逆に，進行・再発性の場合には，重篤な疾患や手術適応例である可能性を念頭に置いて，問診を進める．

　また，治療を受けている場合には，一時的にせよ治療に反応するのか否かを確認する．これは，炎症や腫瘍との鑑別の他に，器質的腰痛(椎間板ヘルニアなどの腰痛の原因となる疾患によって引き起こされた腰痛)か非器質的腰痛(腰痛の原因となる身体的要素によらない心理性の腰痛)かどうかを鑑別することにも役に立つ．

間欠跛行の有無と鑑別

　高齢者に多い愁訴の1つである間欠跛行の有無は問診で確認が必要である．第5次循環器疾患基礎調査[第5次循環器疾患基礎調査結果の概要(平

表VI-3　腰部脊柱管狭窄による神経性間欠跛行の機能別分類

	自覚症状	他覚所見
馬尾型	しびれ	多根性障害
神経根型	疼痛	単根性障害
混合型	しびれ+疼痛	多根性障害

成12年11月実施)，東京，厚生労働省，2001年6月6日ホームページに掲載]では，60歳代で5.6％，70歳代で12.6％の日本人が何らかの原因による間欠跛行を自覚している．診療上最も重要な問題は，間欠跛行が脊柱管狭窄だけでなく動脈硬化を原因とする末梢動脈疾患でも高率に出現するという事実への留意である．鳥畠によれば，間欠跛行を有する患者の8割が整形外科を受診している．そのうちの8割が脊柱管狭窄，1割が末梢動脈疾患，1割が両者の合併である．この割合は末梢動脈疾患の多い欧米とは全く逆である．脊柱管面積の違いなどが要因に挙げられるが，明確な理由は分かっていない．また，日本脊椎脊髄病学会が主導した多施設研究では，脊柱管狭窄に末梢動脈疾患が合併する割合は6.7％である．この合併型に対し，どちらが有意な病態かを評価する診断法や治療の優先順位に関して，明確な答えは，現時点では得られていない．

　両者の鑑別点で最も重要なものはpostural factor(姿勢の変化によって下肢症状が軽快する)である．脳・心血管性疾患を合併していることやABI(ankle brachial index)が低値を示すことは，末梢動脈疾患の関与を示唆する所見である．また，脊柱管狭窄に伴う間欠跛行の場合，歩行による自覚症状の出現や変化から，神経障害型式(馬尾型，神経根型，および混合型)や責任高位を推定することが可能である(表VI-3)．

　間欠跛行の発症機序に関しては，脊柱管狭窄は静脈うっ血による神経組織の血流不全，末梢動脈疾患は酸素需要による筋肉組織の相対的虚血と考えられている．そのため，治療として血流改善薬が両者に対して有効である．

　両病態ともに，休息期間に神経組織や筋肉組織の病的状態を修復し次の歩行に向けての準備を

行っている点は共通である．そのため，予防手段として下肢痛が出現する前に休息するように指導するなど，間欠跛行を生体代償機構の1つとして活用することも重要である．

4 既往歴・他科受診の把握

既往歴や他科受診の有無を確認することは，患者の背景にある疾患を明らかにするという点で大切である(図Ⅵ-3)．現在加療中の他科疾患，あるいは既往の疾患が，現在の愁訴に関係しているかどうかを考える手掛かりになる．不十分な聞き取

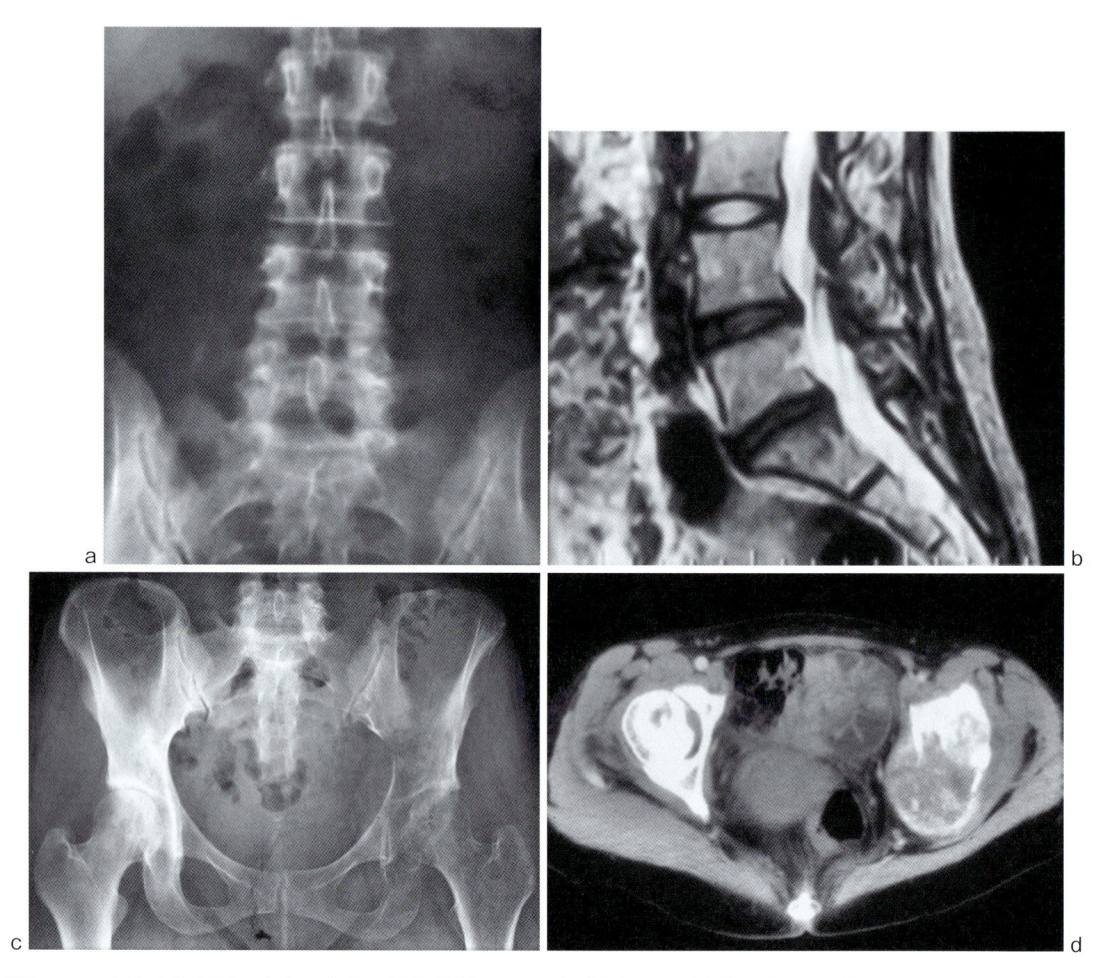

図Ⅵ-3 安静時と夜間の疼痛の存在で最終診断に至った転移性腸骨腫瘍(43歳，女性)
a：腰椎単純X線写真，前後像
b：腰椎MRI，矢状断像
c：骨盤単純X線写真，前後像
d：骨盤部CT，横断像

9年前に胃癌の手術の既往がある．当科紹介の7カ月前に左下肢痛が出現した．安静時痛と夜間痛を伴っていた．「坐骨神経痛」の診断で加療を受けていたが，軽快しなかった．転院先でのMRIで，骨盤腫瘍が疑われ当科へ紹介された．腰椎単純X線写真では腸骨の病変は描出されていない．MRI像は脊柱管の軽度の狭窄を示すのみである．骨盤部の単純X線写真で明瞭に骨破壊像が描出されており，CT像ではその拡がりが確認できる．既往歴の聴取の重要性と安静時痛に注意を払う必要性を示唆している症例である．

りだと，本人には告知されていない可能性がある悪性腫瘍，あるいは本人が隠している可能性のある精神科的疾患を見落としてしまう可能性がある．また，結核，関節リウマチ，肝硬変，糖尿病，皮膚疾患，胃切除などの既往の存在は，腰部脊柱にも病変を惹起したり，腰部脊柱由来の症状と似たような症状を呈したり，さらには，皮膚症状に脊柱の病変を合併している可能性を考えさせる．このようなことがありうるという医療従事者の認識が欠如すると誤診を招く可能性がある．服薬状況も聞いておく必要がある．副腎皮質ホルモン，抗痙攣薬，あるいは免疫抑制薬の服用などは，骨粗鬆をきたしたり，感染に対する抵抗力減弱による脊椎への感染の可能性を示唆している．

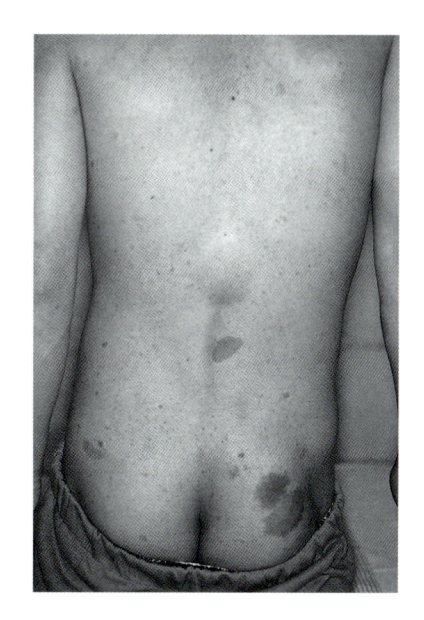

図Ⅵ-4　Café-au-lait 斑
外観上の異常は，下着の陰に隠れてみえないことがあるので注意が必要である．

5　身体所見の評価

身体所見の評価は，視・触診，脊柱所見，神経学的所見，そして鑑別手技で行う．身体所見の診察における位置付けは，問診で想定された病態をさらに絞り込んだり，あるいは確認するための手段である．身体所見は，陽性所見のみでなく陰性所見を含めて確認することが重要である．

■ 視診，触診

視診や触診を十分に行うためには，原則として下着のみの着衣として，視診の見落としを防ぐ．視診では，von Recklinghausen 病に合併する皮膚の café-au-lait 斑（図Ⅵ-4）や脊椎すべり症でみられる階段状変形が日常診療の場で時に認められる．そのほかに，異常発毛や皮膚陥凹（dimple）は，脊椎・脊髄の形成異常を疑わせる（図Ⅵ-5）．また，下肢痛に伴う殿筋や下肢筋の萎縮を認めれば，椎間板ヘルニアの存在を疑う（図Ⅵ-6）．したがって，殿筋の視診は欠かせない診察手順の1つである．

さらに，殿部を触診することにより，腫瘤や硬結を見出せば坐骨神経腫瘍，あるいはガングリオンなどを見出すことがある（図Ⅵ-7）．また稀であるが，腰の激痛を訴える高齢者をみた場合には，

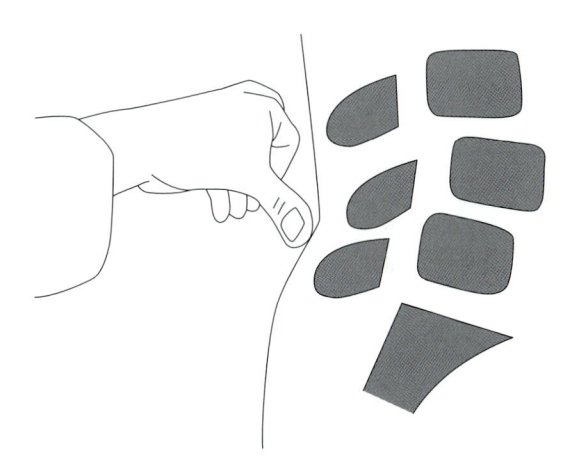

図Ⅵ-5　第4腰椎変性すべりに伴うL4/5椎間の棘突起間隙のへこみ
（菊地臣一：名医に学ぶ　腰痛診療のコツ．永井書店，大阪，2006，p 50，図6より転載）

解離性腹部大動脈瘤などの急性大動脈症候群を疑い，腹部を触診して腹部大動脈の拍動を確認する必要がある．圧痛や叩打痛は，省略されてしまうことの多い診察手技の1つである．しかし，圧痛や叩打痛は，高齢者で骨粗鬆による椎体圧迫骨折の急性期を鑑別するうえでは必須の診察手技であ

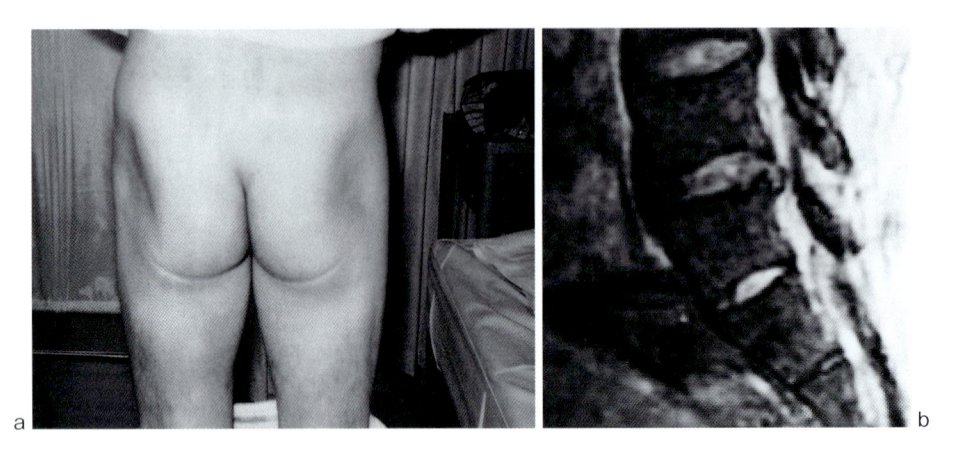

図Ⅵ-6　椎間板ヘルニア(L4／移行椎)に伴う右殿筋の萎縮(51歳，男性)
a：殿部の外観．右殿裂の下降と右殿部萎縮が認められる．
b：MRI矢状断像．L4／移行椎椎間に後方突出を認める．

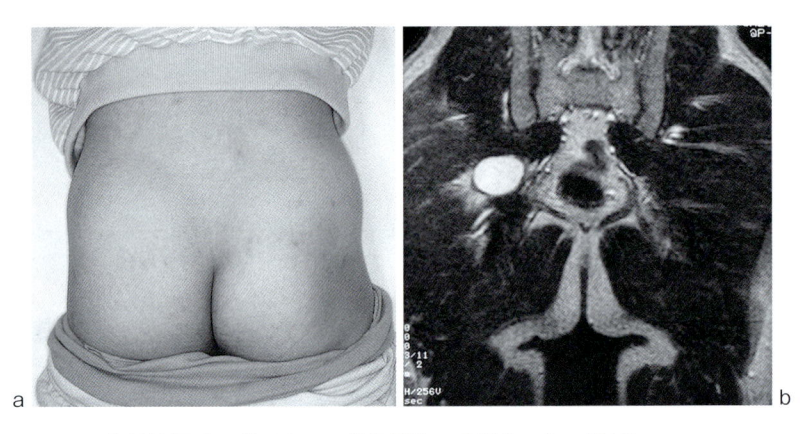

図Ⅵ-7　坐骨神経ガングリオンに伴う殿筋の萎縮(36歳，男性)
a：殿部の外観
b：骨盤部CT，前額断
触診により右殿部の深部に腫瘤を触れる．右殿筋の盛り上がりが左と比べて小さい．CTで殿部に腫瘤が認められる．この症例は長い間，殿部痛の原因が不明で，医療機関を渡り歩いていた症例である．

る．なぜならば，無症状な椎体変形は日常診療でごく普通にみる画像所見であり，この無症状の椎体変形と急性の圧迫骨折を鑑別するのは，唯一，圧痛や叩打痛の存在だからである．このように，圧痛・叩打痛は，とくに高齢者においては圧迫骨折の鑑別をするうえで極めて重要な手技である．但し，この手技の診断精度については報告が少なく，評価が定まっていない．

　視診，触診の大切な手技の1つとして，下肢における末梢動脈拍動(足背動脈と後脛骨動脈)の確認がある．この手技は，神経学的所見を評価する前後に行うことが普通である．しかし，省かれてしまうことが多い．末梢拍動の確認は鑑別診断をするうえで極めて重要なので，自分の診察手技の手順のなかに組み込んでおくとよい．拍動の消失や左右差を認めた場合には，間欠跛行の有無について問診で確認しておく必要がある．只，前述したように，末梢拍動の消失が閉塞性動脈硬化症を

代表するPADによる間欠跛行を意味するわけではないことに留意する必要がある．末梢拍動の消失や左右差を認めた場合には，冷感，絞扼感，しびれなど，阻血に伴う随伴症状の存在を患者に確認する必要がある．また，疼痛の局在について，膝より末梢にだけ疼痛が存在するのか否かを確認しておくことも鑑別するうえでの参考になる．但し，足背動脈の触知に関しては，健常例でも約1割の症例で触知できないことは留意しておく必要がある．したがって，後脛骨動脈で評価したほうがよい．さらに，たとえPADによって下肢の末梢動脈拍動が消失していても，側副血行路の発達によって全く症状がないことも珍しくない．

視診でよくみられる椎間板ヘルニアに特徴的な肢位がある．

椎間板ヘルニアによる坐骨神経痛を有している場合，屈曲時に，患者は坐骨神経の緊張を緩めるように患側の股関節と膝関節を少し曲げて立ち，下肢は梨状筋による坐骨神経の圧迫を避けるように外旋位をとっている(図Ⅵ-8)．

最後に，視診で見落とされがちなのが，脊柱アライメントの腰や膝への影響である．脊柱のアライメントが変化すると，それが股関節や膝に影響が及ぼしてこれらの関節に疼痛を惹起することがある．事実，股関節や膝関節の手術後に腰痛が消失・軽快することはよく知られている．したがって，腰を診察する場合には，第Ⅲ章「臓器相関の観点からみた腰痛」(157頁)という概念で脊柱のアライメントを評価する必要がある．代表的な病態としてhip-spine syndromeあるいは，knee-spine syndromeがある．

脊柱所見

脊柱所見は，主として，前・後屈の可動域と症状再現の有無によって評価する．腰に痛みがある場合には，前屈から直立位をとるときに独特の戻り方をする．すなわち，痛みのない場合には，直立位に戻ろうとするときは，先ず腰を伸ばし起き上がる．膝は曲げない．一方，腰痛がある場合には，腰を伸ばすよりも先に膝を曲げて，骨盤を腰の下に押し込むようにする．次いで，腰を少しずつ伸ばして最後に膝を伸ばして直立位になる(図Ⅵ-9)．前屈を評価する場合，棘突起間隙の拡がりをみる(図Ⅵ-10)．なぜなら，痛みのために前屈は股関節で代償している可能性があるからである．同時に，疼痛性側弯や不撓性の有無も確認する．疼痛性側弯は椎間板ヘルニアでよくみられる(図Ⅵ-11)．著明な不撓性は，急性腰痛や結核性脊椎炎でよく認められる．

前屈制限があれば，下位腰椎での椎間板ヘルニアが疑われるし，後屈制限とそれに伴う症状再現が認められれば，脊柱管狭窄が疑われる．Kemp徴候(患者の膝関節の伸展を保持させて，体幹を患側に側屈させたまま後屈させて下肢痛を誘発する)陽性の場合には，脊柱管の外側陥凹狭窄による神経根の圧迫が強く疑われる〔図Ⅵ-12(223頁)〕．したがって，LSSの神経根型や椎間板ヘルニアの症例で陽性所見が認められることが多い．

神経学的所見

腰部脊柱の病変は，しばしば神経根や馬尾の圧

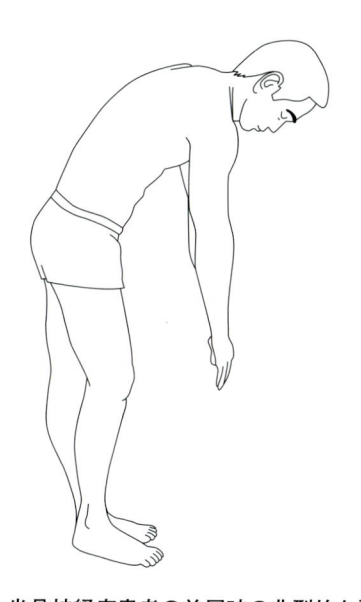

図Ⅵ-8 坐骨神経痛患者の前屈時の典型的な姿勢
(菊地臣一：名医に学ぶ 腰痛診療のコツ．永井書店，大阪，2006，p51，図9より転載)

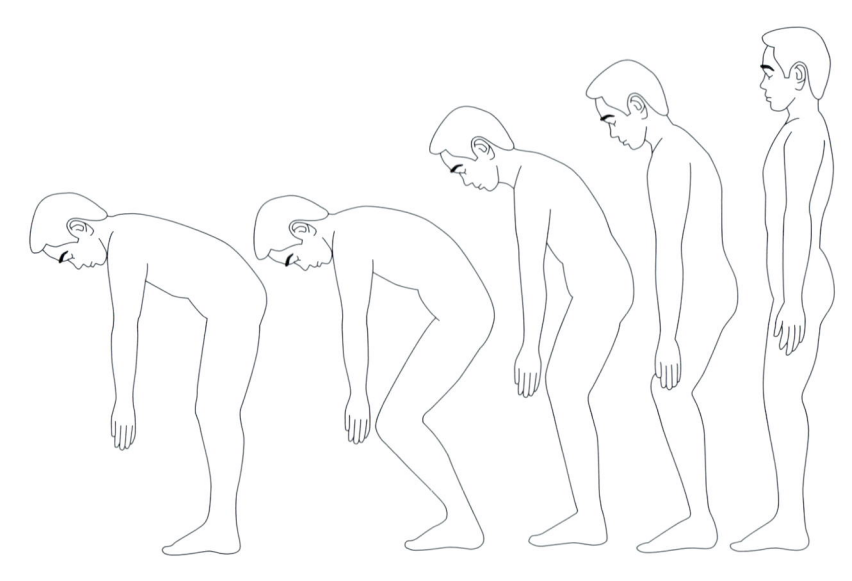

図Ⅵ-9 腰が痛いときの起き上がり方
(菊地臣一:名医に学ぶ 腰痛診療のコツ. 永井書店, 大阪, 2006, p58, 図9より転載)

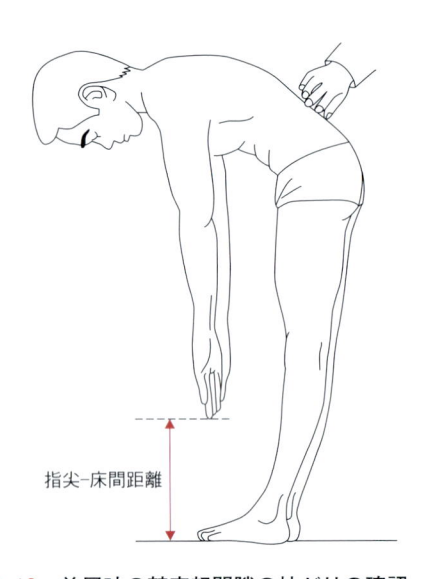

図Ⅵ-10 前屈時の棘突起間隙の拡がりの確認
(菊地臣一:名医に学ぶ 腰痛診療のコツ. 永井書店, 大阪, 2006, p57, 図17より転載)

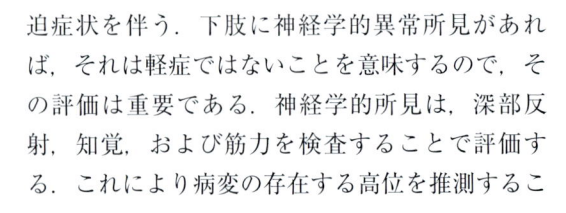

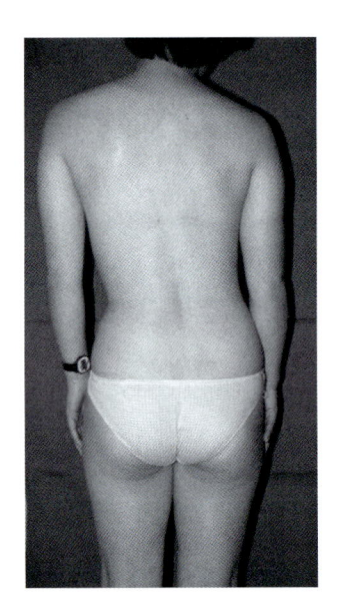

図Ⅵ-11 椎間板ヘルニアに伴う疼痛性側弯

迫症状を伴う．下肢に神経学的異常所見があれば，それは軽症ではないことを意味するので，その評価は重要である．神経学的所見は，深部反射，知覚，および筋力を検査することで評価する．これにより病変の存在する高位を推測することが可能である〔図Ⅵ-13（224頁）〕．

1．深部反射

日常臨床では，PTRとアキレス腱反射（Achilles tendon reflex；ATR）がよく用いられる．両検

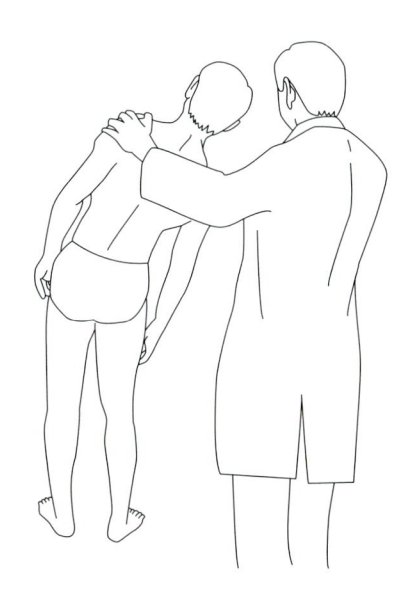

図Ⅵ-12 Kemp's test
（菊地臣一，他：整・災外 27：1297-1304，1984，図10 より改変）

査とも，検出しやすい肢位で観察することが大切である〔図Ⅵ-14（224頁）〕．膝蓋腱反射の低下・消失は，主に第4腰神経根の障害を疑わせる．アキレス腱反射の低下・消失は，主に第1仙骨神経根の障害が疑われる．

両側の下肢深部反射亢進は，中枢神経障害を疑わせる．一方，両側のアキレス腱反射の低下・消失は，馬尾障害を疑わせる．但し，高齢者では，健常人でも両側の下肢深部反射の低下が，70歳代で10％，90歳代で30％認められるので，その評価では他の検査所見との整合性をみて判定する必要がある．また，最近では糖尿病に合併した多発性神経炎も珍しくはないので，深部反射の両側での低下・消失を認めた場合には，糖尿病合併の有無を確認する必要がある．

前述したような事実から，深部反射では左右差の有無が重視される．一般成人を対象にした左右差の検討によれば，深部反射の左右差を認める症例は，PTRで全体の7.3％，ATRで9.6％である．年代別にみると，PTR，ATRともに，40歳代までは左右差を認めた症例は3％以下と，ほとんど存在しない．50歳代以降になると年齢を重ねる

とともに漸増する．70歳代と80歳代でPTRではそれぞれ9.6％，10.7％，ATRではそれぞれ11.3％，13.8％に左右差を認める．

左右差と腰・下肢痛の既往との関係を854名を対象に検討してみると，PTRの左右差を示した症例は110例（12.9％），ATRの左右差を示した症例は106例（12.4％）である．一方，腰・下肢痛の既往がない646名で，PTRの左右差を示した症例は9例（1.4％），ATRの左右差を示した症例は53例（8.2％）である．PTRとATRの左右差は，いずれも腰・下肢痛の既往を有する症例で統計学的に有意に高い．

以上の結果から，PTRまたはATRの左右差は，50歳以上から漸増する．また，PTRまたはATRの左右差を認めた症例では，現在あるいは過去に腰・下肢痛を有している頻度が高いといえる．

神経学的所見の評価を十分にしないと，神経根障害，馬尾障害，末梢神経障害，あるいは心因性要素の荷重の評価の失敗につながる．また，膝から末梢しか診察していない場合には，神経根障害と腓骨神経麻痺の鑑別に失敗することがある．

2. 知覚

知覚の検査は，表在知覚と深部知覚を評価する．腰仙椎部神経根障害の場合には，図Ⅵ-13に示すような知覚の低下が認められる．ストッキング型の知覚障害が認められる場合には，中枢性神経障害（脊髄症など）や他の末梢神経障害（阻血性疾患や糖尿病性神経炎など）を考える必要がある．

深部知覚の検査では，位置覚と振動覚を評価する．解離性知覚障害（触覚や深部知覚と痛覚のいずれかがより強く障害されている）を認める場合には，脊髄空洞症や髄内腫瘍などを考える．

しびれを含めた知覚障害が全く認められない場合には，motor neuron disease も含めた，他の神経疾患の可能性にも留意する必要がある〔図Ⅵ-15（225頁）〕．

3. 筋力

筋力は徒手筋力テストで評価する．腰仙椎部神

責任神経根	L4	L5	S1
責任高位	L3/4	L4/5	L5/S1
脊柱所見	後屈制限	前屈制限	前屈制限
神経根緊張徴候 SLRテスト FNSテスト	陰性 陽性	陽性 陰性	陽性 陰性
知覚障害			
筋力低下	<u>腸腰筋,大腿四頭筋</u>	長母趾伸筋,前脛骨筋	長母趾屈筋,腓腹筋
深部反射	膝蓋腱反射	<u>後脛骨筋</u>	アキレス腱反射
筋萎縮	大腿	腓腹部	腓腹部

凡例: ■:80%の頻度で認められる知覚障害の領域　■:知覚固有域(100%に認められる)

図Ⅵ-13　脊髄神経の支配領域

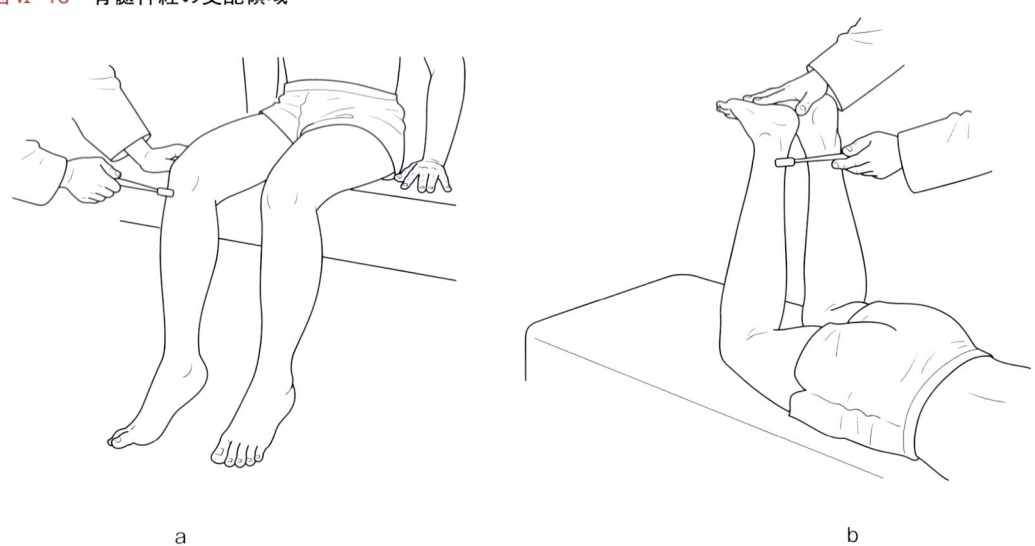

図Ⅵ-14　下肢深部反射評価の手技
a：PTR
b：ATR

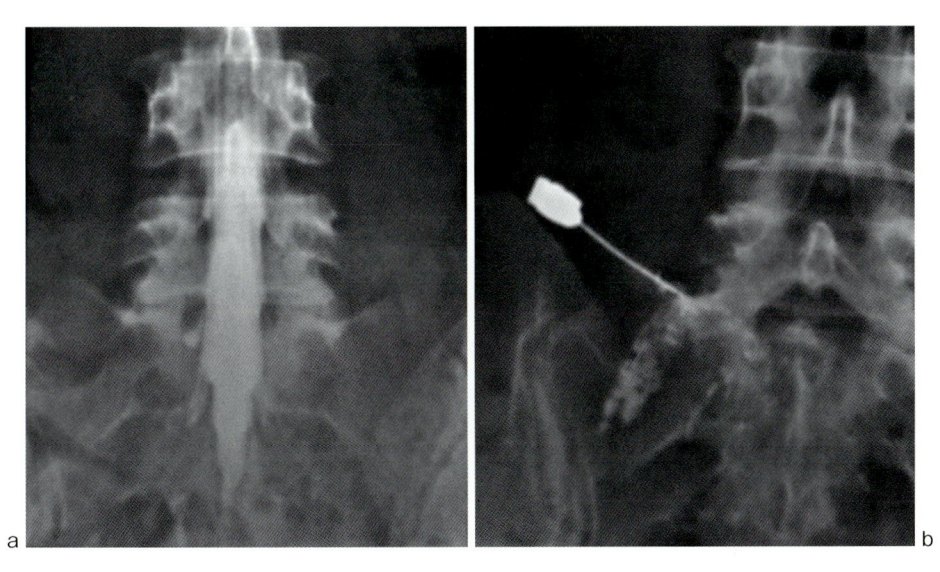

図Ⅵ-15 腰仙椎部退行性疾患による下垂足と誤診した筋萎縮性側索硬化症（偽多発神経炎型）
（50歳，女性）

a：脊髄造影，前後像
b：右第5腰神経根造影，前後像

以前より，腰痛の発作を繰り返していた．急に腰痛が再燃し，2，3日身動きができなかったが，疼痛の消失とともに突然下垂足が出現した．足を捻挫しても痛みがないことに不安を感じ，下垂足発生2週間後に紹介されて入院した．脊柱所見に異常はなく，SLRテストも陰性であった．右第5腰神経根に高度な，第1仙骨神経領域に軽度な筋力低下を認めた．知覚障害は認められなかった．病歴より脱出型の腰部椎間板ヘルニアを疑った．脊髄造影(a)では，脊髄液検査も含めて異常所見は認められなかった．L5/S1 椎間孔部での圧迫による第5腰神経根障害を想定して，右第5腰神経根造影・ブロックを行った．ブロックにより第5腰神経根支配領域の筋力低下の増強と知覚障害の出現を得た．この麻痺が既存の麻痺域と重なったため，第5腰神経根障害と判定した．第5腰神経根造影像(b)は，椎間孔部での停止像を示していた．筋電図検査では，第4腰神経根領域と反対側の第5腰神経根領域にも脱神経の所見を認めた．この時点で神経疾患の可能性も考えたが，神経内科の見解が否定的なことと，病歴が脱出型の椎間板ヘルニアを思わせることにより，左第5腰神経根の除圧術を行った．術中，椎間孔内口部に神経根圧迫所見は認められなかった．筋電図検査の再実施の所見とその1週間後，反対側にも下垂足が出現したことより，入院後約3カ月の時点で最終診断に至った．腰痛の発作とそれに続く一連の流れで下垂足が出現したことで腰椎由来と診断したことが誤診につながった．知覚障害が全くないことと下肢痛を伴わなかったことに留意すれば誤診は防げた．

経根障害の場合には，特定の筋に筋力低下が認められるので，深部反射や知覚障害と合わせて責任高位を判定する（図Ⅵ-13）．簡単に下肢筋力を調べる方法としては，第4腰神経根支配筋の筋力を評価するかがんだ状態からの立ち上がり（do a single squat and rise），第5腰神経根支配筋を評価する踵歩行（heal gait, stand on heels），そして第1仙骨神経根支配筋を評価するつま先歩行（toe gait, stand on tip toes）がある．

4. 神経緊張徴候
a. SLRT

SLRTは，椎間板ヘルニアによって圧迫・刺激されている神経根を伸展させて下肢の痛みを再現する手技である．30°以上，70°以下の角度で伸展挙上をさせ，大腿後面から下腿後面にかけて疼痛が惹起されたときには，第5腰神経，あるいは第1仙骨神経根への圧迫があると判断できる（図Ⅵ-16-a）．この手技には，さまざまな変法がある．例えば，Lasègue testは，被検者の股と膝を

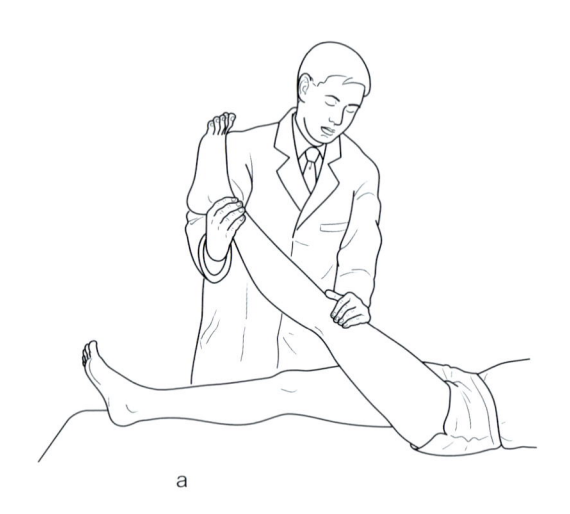

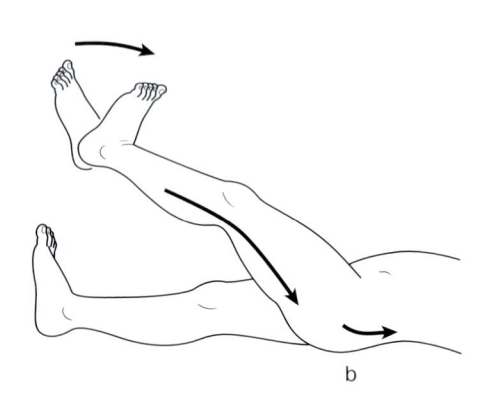

図Ⅵ-16 SLRT の手技
a：SLRT の手技
b：Bragard sign の手技

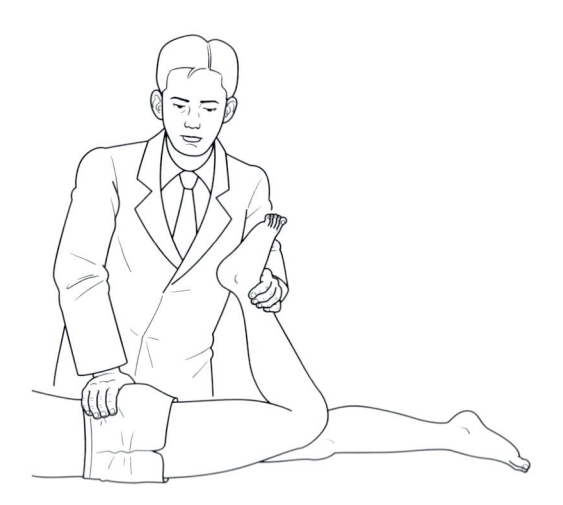

図Ⅵ-17 大腿神経伸展テスト（femoral nerve stretch test）の手技

屈曲させ，その後，股関節を曲げたまま膝を真っ直ぐにして，坐骨神経痛が惹起されるかどうかを確認する手技である．

似たような手技に Bragard sign がある（図Ⅵ-16-b）．先ず，被検者を背臥位にして SLR テストの手技を行う．この手技で陽性となった角度よりわずかに下肢を降下させ，疼痛が消失した状態で足関節の背屈を強制する．神経根緊張症状のある症例では坐骨神経に沿って疼痛が誘発される．この手技は仙腸関節，腰仙椎部，そして梨状筋には動きを起こさないので，SLRT が陽性でも軽度で，nerve stretch test 陽性と判定してよいかどうか疑問のある場合に有効な鑑別手技である．SLRT と Bragard sign が陽性であれば神経根緊張症状が存在すると判定してよい．

SLRT は，神経緊張徴候（tension sign）の存在を評価する最も正確で再現性の高い手技であるが，現場では坐骨神経痛の定義をめぐって診断に混乱が生じている．坐骨神経痛とは，膝より末梢，典型的な場合には腓腹部から足にかけて放散する，通常，単一神経根分布を呈する疼痛である．本手技で，腰，殿部，あるいは大腿後面に生じる疼痛は陽性とは評価しない．このことが判定をめぐる混乱の原因である．正しく本手技を行えば，SLRT の感度は 80％，特異度は 40％ である．また，再現性は 56～97％ である．ただし，年齢によってその感度は変わってくる．若い人では感度が強く，年齢が高くなるにつれて感度が落ちてくる．

b. 大腿神経伸展テスト

大腿神経伸展テスト（femoral nerve stretch test）は第 4 腰神経根の圧迫を示唆する疼痛誘発手技である（図Ⅵ-17）．被検者を腹臥位とする．検者は，膝を 90° 屈曲した下肢を一方の手で把持し，股関節の伸展を強制する．その際に，検者は

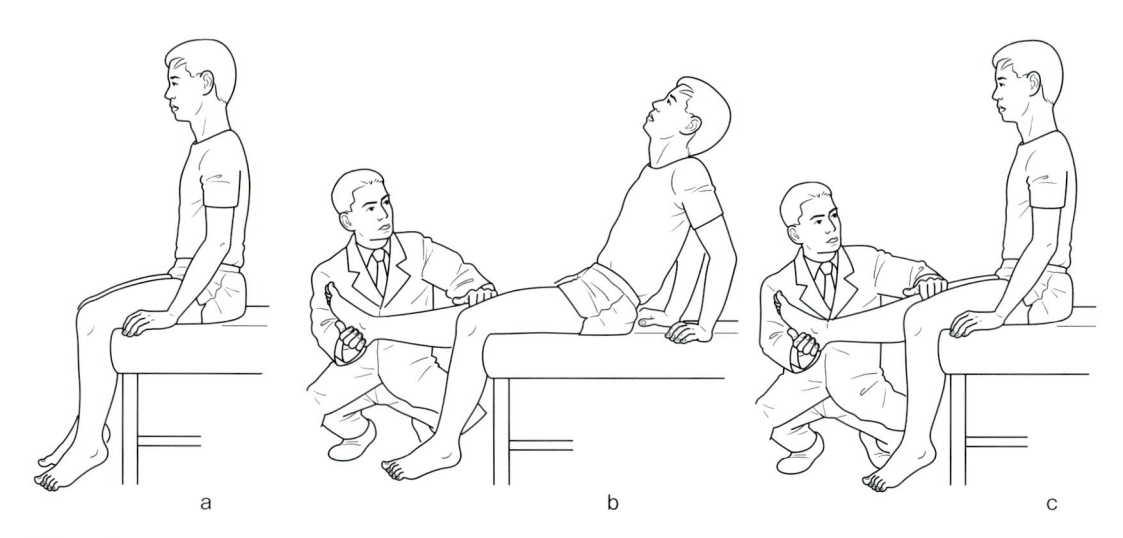

図Ⅵ-18 Flip sign
a：手技実施前の姿勢
b：陽性
c：陰性
SLRT が陽性で本手技が陰性の場合は非器質的腰痛が疑われる．

他方の手を殿部にあてることは，股関節の伸展強制を容易にする．膝関節に可動域制限や疼痛がある場合には膝伸展位のままで行ってもよい（Wassermann の手技）．本手技陽性例では大腿前面に疼痛が誘発される．この手技は上位腰神経根の nerve stretch test である．上位腰椎椎間板ヘルニア例では，100％に陽性である．しかし，腸腰筋や大腿直筋に障害のある症例でも本手技が陽性となる場合があるので，他の神経学的所見や脊柱所見もあわせて解釈しなければならない．

c. 坐位膝伸展テスト（図Ⅵ-18）

Flip sign ともいう．患者を殿部と膝を 90°に曲げさせて台の上に座らせる．検者は膝蓋部や足底を診察するかのようにゆっくりと膝を伸ばす．この手技は，仰向けでまっすぐに下肢を挙上する SLRT と同程度に神経根を伸ばすことになる．この手技は，非器質的腰痛の発見にも有効である．

d. Crossed straight leg raising test

患者の無症状の下肢を伸展挙上させたとき，坐骨神経痛を有する下肢に痛みが生じる場合を陽性とする．交叉痛の存在は，SLRT よりも神経根圧迫の存在をより強く示唆する徴候である．本手技は SLRT よりも感度は低い．L4/5，L5/S1 椎間板ヘルニア例の 25％ で陽性となるだけである．しかし，本手技で陽性である症例が椎間板ヘルニアを有している可能性は高く，この手技の特異度は 90％ 以上に達する．この事実を認識して本手技の評価をすると椎間板ヘルニアの診断上，極めて有用な情報となる．

■ LSS に伴う神経根障害 ―身体所見の診断精度

LSS による神経根障害の信頼性を，術前診察における脊柱所見と SLRT の感度，特異度，および陽性反応適中度について検討した結果を示す．なお，対象症例は，全例で術中所見では椎間板ヘルニアは認められず，後方要素による圧迫が主病態であると確認されている．

脊柱所見のうち，前屈での症状誘発の感度は 18.8％，特異度は 99.3％，陽性反応適中度は 77.2％ である．一方，後屈での症状誘発の感度は 73.3％，特異度は 99.4％，陽性反応適中度は 94.2％ である．SLRT での感度は 10％，特異度は

98.5%，陽性反応適中度は 35.2% である．Kemp's test での感度は 60%，特異度は 98.6%，陽性反応適中度は 84.3% である．前屈と SLRT は特異度が高いが，感度と陽性反応適中度が低い．一方，後屈と Kemp's test では，前屈と SLRT に比べ，特異度は同程度であるが，感度と陽性反応適中度が高い．すなわち，後屈と Kemp's test は，LSS による神経根障害における診断上の信頼性が，前屈と SLRT に比べて高いと言える．

下肢索路障害テストの有効性

下肢索路障害テスト（足 10 秒テスト，10 秒足踏みテスト，および 3 点ステップテスト）は圧迫性頚髄症において有用な評価法である．腰仙椎部退行性疾患においても，これらのテストにより，従来の診察では明らかにできない治療前後の神経機能の変化を評価できる可能性がある．そこで，腰仙椎部退行性疾患における下肢索路障害テストの反応性を検討した結果を述べる．

術前と術後 1 年の時点で，足 10 秒テスト，10 秒足踏みテスト，および 3 点ステップテストを行った結果，各テストで有意な改善が認められる．すなわち下肢の索路障害テストは，腰椎疾患において，手術に対する反応性を有している．しかし，術前の索路障害テストと JOABPEQ，および術後の各テストの改善度と JOABPEQ の改善度との間に有意な相関は認められない．すなわち索路障害テストと自記式質問票である JOABPEQ は，異なる点を評価しているといえる．この結果から，下肢索路障害テストは，腰仙椎部退行性疾患においても反応性を有する評価法であるといえる．これらのテストは，JOABPEQ と異なる，客観的な下肢機能を評価する方法である可能性がある．今後，神経の電気生理学的検討により，索路障害の意義を明らかにしていく必要がある．

鑑別手技

腰部脊柱由来の痛みと誤診する病態がいくつかある．以下にそれを述べる．誤診を避けるポイントの 1 つは，腰部脊柱以外の疾患でも腰部脊柱由来と似た症状を呈する病態があるという事実を念頭に置いて，自分の診察手順のなかに鑑別手技を加えておくことである．

1．骨盤部，股関節疾患との鑑別

これらの鑑別にさまざまな手技が報告されてい

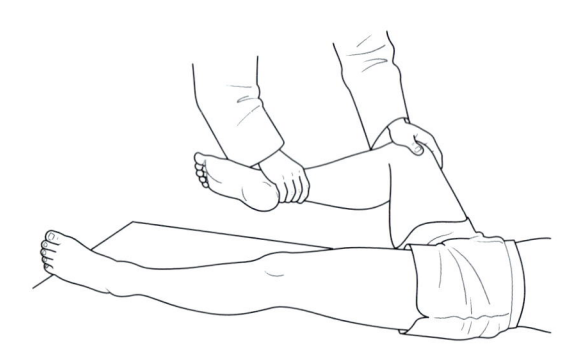

図Ⅵ-19　Fabere test
患者を仰臥位にして，膝関節を軽度屈曲させて膝と下腿を把持する．股関節を屈曲（flexion），外転（abduction），外旋（external rotation）させた後に，伸展（extension）を強制する．この手技で疼痛が誘発された場合には，股関節疾患が疑われる．

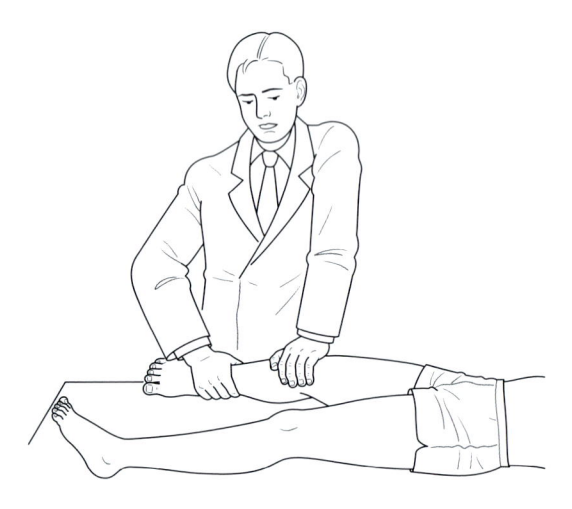

図Ⅵ-20　Fadire test
Williams test とも呼ばれる．患者を仰臥位にして，膝関節を軽度屈曲させて膝と下腿を把持する．股関節を屈曲（flexion），内転（adduction），内旋（internal rotation）させた後に，伸展（extension）を強制する．この手技で疼痛が誘発された場合には，仙腸関節の障害が疑われる．

る．代表的な手技としては，Fabere test（図Ⅵ-19），Fadire test（図Ⅵ-20），そして Newton test〔図Ⅴ-6（205頁）〕がある．とくに，出産後の腰痛や下肢痛をきたす代表的な疾患である骨盤輪不安定症の鑑別手技として Newton test は有用である．出産後の腰痛患者を診る場合には，常に骨盤輪不安定症の可能性を考え，この手技による疼痛誘発を試みる価値がある．

　稀であるが，子宮内膜症による腫瘤で梨状筋症候群が発生して坐骨神経痛が惹起されていたり，子宮内膜症自体で腰痛が惹起されていることがある．梨状筋症候群が疑われる場合には，問診により産婦人科疾患に伴う症状の有無の確認をするとともに疼痛誘発手技〔図Ⅴ-10（207頁）〕で評価する．

　梨状筋症候群という名称は広く知られている．しかし，その存在や病態に対しては，よくみられる病態であると主張する意見から，極めて稀な病態であり，その存在や病態に疑義を挟む意見まであり，見解は一致していない．梨状筋症候群の診断にはさまざまな問題がある．第1に，症候学と理学所見を交えた梨状筋症候群の診断基準が存在しないことである．診断基準が定まらない限り診断が普遍化することはなく，病態の解明にもつながらない．第2に，梨状筋症候群に特徴的であるとされる疼痛誘発試験である Freiberg テストなどの身体所見の特異度と感度が不明であることである．この解明なくして，診断基準の確立はなしえない．そして，第3に，梨状筋を含めた坐骨神経の骨盤出口部の画像診断の精度向上の必要性である．現在の画像診断の精度をもってしても，坐骨神経出口部での坐骨神経と周囲組織の関係が明瞭に鑑別できるとはいいがたい．画像診断の精度の向上が，梨状筋症候群の病態解明に直結すると思われる．

　また，坐骨神経の腫瘍や圧迫病変と腰仙骨神経根由来の麻痺の鑑別には，坐骨神経に支配されておらず，腰仙骨神経叢から直接分岐している下殿神経に支配されている大殿筋や，上殿神経に支配されている中殿筋の筋力を評価することも鑑別の目安になる．これらの評価により梨状筋症候群を含む坐骨神経の病変が疑われる場合，鑑別対象の病態としては腰仙骨神経根由来の疼痛と末梢神経由来の疼痛なので，単一神経根で説明できるかどうかがポイントになる．もちろん，脊柱所見は鑑別ポイントの1つであるが，SLRテスト自体は坐骨神経の stretch test なので両者の鑑別点にはならない．

2．末梢神経障害との鑑別

　下垂足など麻痺が愁訴となっている場合，時に第5腰神経根障害か総腓骨神経麻痺かの鑑別が問題になる．総腓骨神経麻痺の場合には Tinel 徴候の有無が大きな目安になる．もう1つの鑑別点は，第5腰神経根の支配筋群は膝より中枢部にも存在するので，膝より中枢側での第5腰神経支配筋群（大殿筋，中殿筋など）の筋力を評価する必要がある．また，膝から末梢部でも後脛骨筋は総腓骨神経支配ではなく，脛神経支配なので後脛骨筋の筋力低下の有無は有用な鑑別点の1つとなる．但し，極めて稀であるが第5腰神経根と後脛骨神経とが重複して障害されている症例がある．この場合には電気生理学的検査が必須である．

3．他科疾患との鑑別

　他科疾患との鑑別上，重篤な疾患として急性大動脈症候群がある（図Ⅵ-21）．腰部の激痛を訴え，ショック状態で搬送されてきた場合，あるいは激烈な腰痛や背部痛の発症を正確に何時何分と言える場合にはこの疾患を第1に考える必要がある．

　泌尿器疾患も時に鑑別の対象疾患となる．尿路結石は，発作性の片側の腰背部痛で，間欠的に疼痛が発生することと尿所見（血尿）に注目すると診断が容易である．女性の場合，時に急性腎盂腎炎が鑑別対象疾患となる．膀胱刺激症状を認めることが多いので問診で確認する．

　婦人科疾患としては，前述した子宮内膜症が代表的な鑑別対象疾患である．その他，消化器疾患では急性膵炎，胃十二指腸潰瘍，潰瘍性大腸炎，さらには進行した結腸癌や直腸癌が鑑別対象疾患となる．これらの疾患は随伴症状に注目するとおおよその鑑別が可能である．ここでも的確な問診

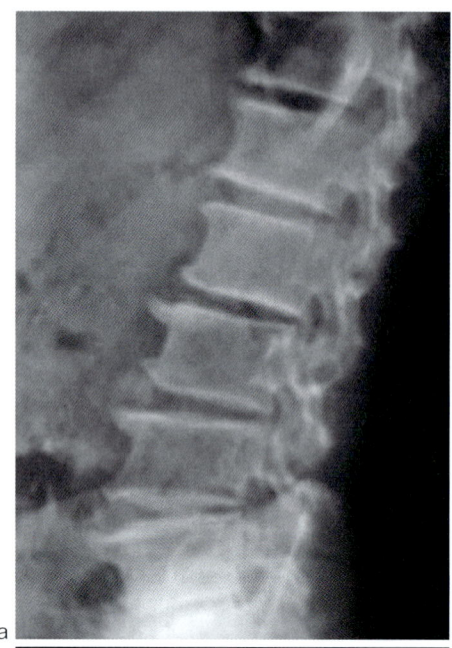

図Ⅵ-21 腰痛を主訴とした解離性腹部大動脈瘤(65歳,男性)
a:腰椎単純X線写真,側面像
b:腹部CT,横断像
c:腹部大動脈造影,前後像

激烈な腰痛を主訴として,救急車で来院した.当初,"急性腰痛症"の診断で整形外科に紹介された.疼痛の内容から上記を疑い,診断が確定して救命できた.

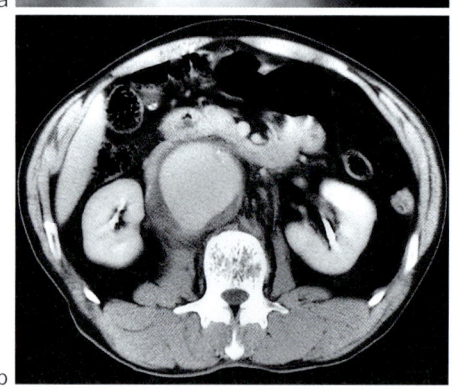

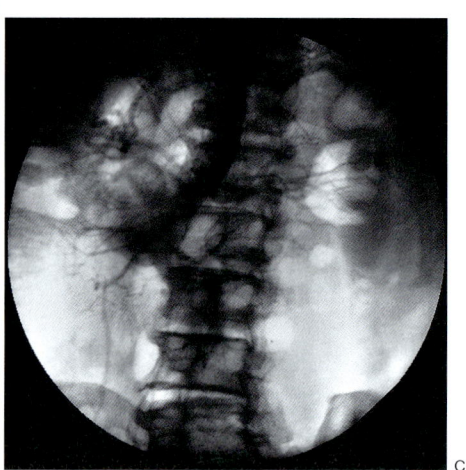

の重要性が指摘できる.

4. 非器質的腰痛との鑑別

 腰痛には多かれ少なかれ情動的要素が加わっている.この関与の有無やその程度を評価することが,腰痛の診察には極めて重要である.非器質的腰痛の鑑別手技としてはBurns' test(図Ⅵ-22),あるいはFlip sign〔図Ⅵ-18(227頁)〕がある.

 この鑑別の場合,われわれ医療従事者が留意しておくことがある.それは,痛みを誇張したり,大袈裟な動作や身振りで表現する患者に対する対応である.正直なところ診察する側にとっては,そのような患者は扱いにくい.例えば,椅子に坐っていての下肢伸展には坐骨神経痛を訴えない患者が,ベッドでのSLRTでは著明な陽性所見を呈するという矛盾した反応を示す場合である.医師は,当然,身体以外の要因が患者のこのような反応に関与しているのではないかと疑う.痛みについて,患者が長々とその苦痛を述べたり,大袈裟な訴え方をしたり,うめき声をあげたり,痛そうに身体を動かすことをみると,診断する側は時に感情的になり,医学的判断を誤らせることになる.このような矛盾のある所見や痛みの表現を単に詐病と切り捨ててしまって放置することは,患者にも医師にとってもプラスにはならない.このような矛盾や痛みの表現は,患者が医師に助け

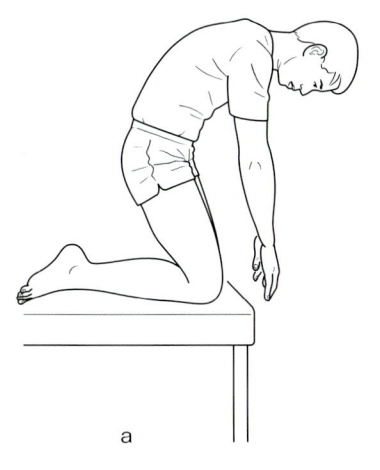

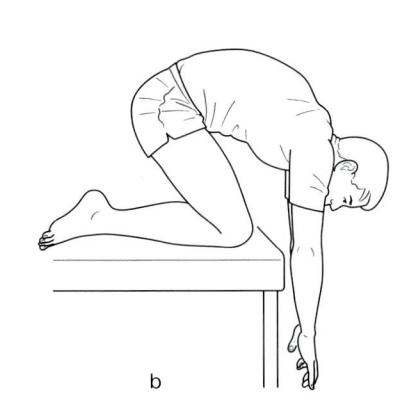

図Ⅵ-22 Burns' test
a：陽性
b：陰性
被検者を椅子またはベッドに，ひざまずかせる．膝が屈曲位をとることにより，急性腰痛や股関節，膝関節の高度の可動域制限を有する場合を除いては，神経根の緊張は解除される．したがって，神経緊張徴候陽性例でも，前屈の姿勢がとれる(b)．一方，非器質的腰痛の場合には，できないと訴える(a)．

を求め，その支持を取り付けようとしていると考えるとよい．注意深い問診によって，そのような患者の背景を探ると，家庭内不和，職場の人間関係の不調和，保険会社との交渉がうまくいっていない，あるいは裁判にかかわり合っているなどの事情が明らかになることがある．

このような場合，できるだけ患者への心理的・社会的背景を明らかにして，その背景に対する対策を，治療とともに行うことが必要である．このような症例の治療は，医学的治療，ないしは心理的・社会的アプローチ各々単独ではうまく奏効せず，両者の治療を併行して行って初めて治療効果が上がる．医学的治療をしないということは，患者に「分かってもらえない」，あるいは「医師に切り捨てられた」という想いをもたせるので，「医療行為という逃げ場」を閉ざさないでおくことも治療効果を上げるうえでは時に必要である．

5. 神経内科疾患との鑑別

四肢や体幹の痛み，しびれ，あるいは運動麻痺といった症状を呈する患者を診察する場合に，脊椎外科医は，常に神経内科疾患との鑑別を念頭に置く必要がある．

脊椎疾患と神経内科疾患との鑑別の第1歩は，病歴，患者の自覚症状と他覚所見，あるいは補助検査などが，すべて脊椎疾患で一元的に説明可能かどうかを注意深く吟味することである．ポイントを以下に記す．

a. 病歴・家族歴

数分単位の急激な発症は，血管障害が考えられる．月単位や年単位で進行する場合は，脊椎変性疾患，腫瘍，あるいは神経変性疾患が考えられる．

家族歴の同定も重要である．両親や兄弟姉妹，親戚に同様な症状を呈した人がいる場合，遺伝性疾患を念頭に置く．

b. 脊柱所見・負荷所見

退行性脊椎疾患であれば，一般には脊椎を動かしたり(脊柱所見，spinal sign)，立位や歩行といった負荷をかけることで症状が出現する．あるいは，頚椎や腰椎を伸展位に保持することで脊柱管狭窄の状態が悪化し，症状が出現したり，あるいはより顕在化する．少なくとも，このように神経組織や脊柱管に負荷をかけることで症状が誘発

されたり増悪する場合には，脊椎疾患の存在を念頭に置く．

c. 神経学的所見

筋力，感覚（自覚的なしびれ感も含む），および反射の組み合わせで，ある程度，病変部位（責任高位）を絞り込むことができる．

一般に，知覚障害が存在しない退行性脊椎疾患に伴う神経圧迫障害は存在しないと考えてよい．したがって，知覚障害がなく，運動麻痺のみを呈する場合には，運動ニューロン疾患を念頭に置く必要がある．例外として，いわゆる Keegan 型上肢麻痺あるいは頚椎症性筋萎縮症や若年性一側性上肢筋萎縮症（平山病）は，運動ニューロン類似の症状を呈するが，脊椎疾患である．また，徒手筋力テストで対称性に近位筋の筋力低下が認められるが，感覚障害がない場合は，筋疾患を念頭に置かねばならない．

一方，筋力低下の有無にかかわらず，四肢末梢優位の感覚障害を認める場合は，末梢神経障害を考える．末梢神経障害には，外科的な治療の対象になる神経根症や圧迫性末梢神経障害と，神経内科疾患であるニューロパチーに大別される．とくに，全身の末梢神経がびまん性に障害されるポリニューロパチーは，glove and stocking 型といわれる左右対称の感覚障害を呈する．

深部反射の亢進は，中枢神経の疾患を疑わせる．一方，深部反射の低下や消失は，末梢神経系の疾患を疑わせる．しかし，膝蓋腱反射やアキレス腱反射は，経年的に生理的な変化として低下してくるので両側での低下や消失には注意深い評価が必要である．

d. 補助検査

脊椎疾患による脊髄，馬尾，および神経根に対する圧迫病変が存在するかどうか，あるいは神経組織に質的変化があるかどうかを観察するには，MRI は必須の検査である．また，電気生理学的検査（筋電図と神経伝導検査）は，病変の主体が筋原性か神経原性か，あるいは病変の広がりを特定するのに極めて有用な検査法である．筋疾患を念頭に置いたときは，血清クレアチンキナーゼ（creatine kinase）の測定も必須である．また，急速な脱力を呈した場合には，周期性四肢麻痺を鑑別におき，血清カリウムなどの電解質の測定も重要である．亜急性連合性脊髄変性症では，巨赤芽球性貧血を呈するので，末梢血の測定が診断に役立つ．

MRI の発達により脊髄造影を行わなくなってから，髄液検査を施行することが少なくなってきた．しかし，脊髄炎，感染症，あるいは悪性腫瘍の髄内転移などを疑った場合には，現在でもなお重要な補助検査である．

e. 陽性所見と陰性所見

自覚症状，病歴・家族歴，神経学的所見，および補助検査結果について，脊椎疾患で過不足なく説明できるかどうかを注意深く吟味する．この際に重要なことは，陽性所見（異常が認められる所見）と陰性所見（異常が認められない所見）を整理して検討することである．陽性所見に目が向きがちであるが，陰性所見を検討することで，診断の確定ができることがある．例えば，筋萎縮性側索硬化症の陰性所見が有名である．筋萎縮性側索硬化症は運動ニューロンの疾患であり，感覚神経や自律神経，小脳系は侵されない．したがって，他覚的感覚障害，膀胱直腸障害，小脳徴候，および錐体外路徴候を欠く．これらが陽性の場合は，筋萎縮性側索硬化症とは診断できない．

f. 経過観察の重要性

典型的な神経筋疾患の場合は，短期間で診断を確定することができる．しかし，初診時の症状が軽微である場合，あるいは，非典型的である場合は，厳重な経過観察が必要である．自然寛解，あるいは進行が極めて緩徐である場合は，その神経症状は脊椎の退行性疾患による可能性が高い．一方，数ヵ月の期間で症状が進行する場合には，筋萎縮性側索硬化症といった神経変性疾患についても，改めて検討する必要がある．また，多発性硬化症では，症状が増悪・寛解を繰り返す時間的多発性や，病巣の多発性により多彩な症状が同時に生じる空間的多発性が特徴とされる．

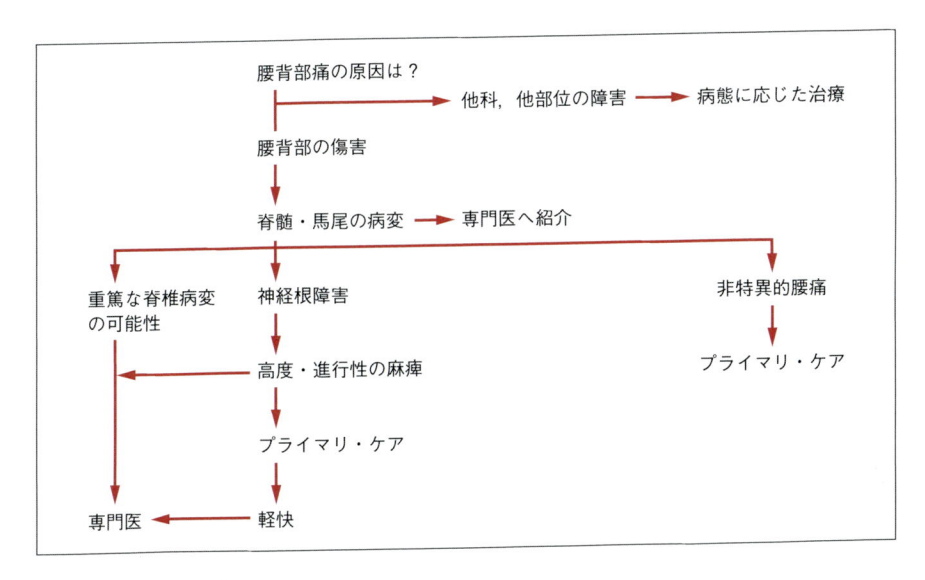

図Ⅵ-23 診察の手順
（英国の診療ガイドライン，2001 より改変）

■ 腰痛の診断手技
—EBM からの検証

　腰痛診断を巡る問題点としては，診断基準の作成とその信頼度の検証がいまだなされていない点が指摘できる．診断の精度を明らかにするためには，感度(sensitivity)と特異度(specificity)の検証が必要である．感度とは，ある疾患に罹患している場合に，当該検査で陽性結果が生じる可能性をいう．一方，特異度とは，ある疾患に罹患していない場合には，当該検査で陰性結果が生じる可能性をいう．このことから，gold standard の検査手技とは，感度が非常に高く非常に特異的であればよいということになる．つまり，その疾患をもっている患者で陰性の結果が出る患者はほとんどいない(感度)．そしてその疾患をもっていない患者はすべて陰性の結果が出る(特異度)．また，手技の再現性が高いことも大切である．さらには，評価者の再現性(intraobserver, interobserver reliability)が高いことも求められる．

　診察によって得られる情報，すなわち病歴や理学的所見といった有用な情報を入手する条件は，患者と医師との信頼関係が確立されていることである．言葉を換えていえば，患者との良好な信頼関係確立が診断の精度をより高くするともいえる．このことについては，臨床の診療ガイドラインが等しく指摘していることである．ここで，英国の診療ガイドラインが提示している診察の流れを示す(図Ⅵ-23)．

1. 必要な問診事項

　必要な問診事項としては，先ず，年齢，癌の既往，原因不明の体重減少，症状持続期間，そして治療歴がある．第2に，静脈注射による薬物使用や尿路感染の有無を確認する必要がある．これによって，脊椎の感染を疑うことができる．第3に，年齢や性の問診が必要である．これによって，若い男性によくみられる強直性脊椎炎を疑うことができる．第4に，安静時痛は，重篤な疾患を診断する際の感度は高いが特異度は低い．第5に，坐骨神経痛や神経性間欠跛行の存在は，神経障害合併の可能性を示唆する．第6に，神経症状のうち馬尾症状(残尿などの膀胱障害や会陰部の知覚障害など)は見逃してはならない症状である．しかし，これらについて患者自らが述べることは少ないので，医療従事者からの積極的な問診が必要である．

　最後に，心理・社会学的因子の評価が必要であ

る．これは，予後を判定し，治療方針を決定するうえで有用である．とくに，無効だった治療，習慣性の薬物，労災補償，さらには抑うつなどを評価する必要がある．

2. 身体検査での重要な所見

身体検査では，先ず，脊椎の感染を示唆する所見は少ない．持続性の疼痛の存在は，悪性腫瘍に対しては感度は良好だが，特異度は低い．第2に，軟部組織の圧痛は有用な情報にはならない．第3に，前屈制限という所見は，診断上，感度も特異度も低い．第4に，坐骨神経痛や神経性間欠跛行が疑われる患者では，SLRTを両側で実施すべきである．第5に，神経学的検査では足関節，足指背屈力，アキレス腱反射，知覚検査を重視する．最後に，亜急性（1～3カ月未満の疼痛），慢性腰痛（3カ月以上）の患者では抑うつ，認知，心理・社会学的要素に関して1つ，あるいはそれ以上の検査が必要である．これにより腰の症状の結果，あるいは増悪因子としての精神的抑うつを同定できる．

3. 病歴・所見の診断精度

脊椎の悪性腫瘍，圧迫骨折，椎間板ヘルニアの病歴所見の精度を表に記す（表Ⅵ-4）．

表Ⅵ-4 病歴・所見の診断精度

	感度	特異度
脊椎の悪性腫瘍		
50歳以上	0.77	0.71
安静時痛	0.90	0.46
保存療法無効 　（1カ月以上）	0.31	0.90
赤沈 　（20 mm／時間以上）	0.78	0.67
圧迫骨折		
70歳以上	0.22	0.96
ステロイド使用	0.66	0.99
椎間板ヘルニア		
坐骨神経痛	0.95	0.88

(Nachemson AL, Jonsson EE, eds : Neck and Back Pain. The Scientific Evidence of Causes, Diagnosis, and Treatment. Lippincott Williams & Wilkins, Philadelphia, 2000, 表9.3. より改変)

参考文献

1. 鳥畠康充，田中宏幸，毛利良彦，斉藤裕，北川清秀：血管性間欠跛行に対する整形外科医の役割．整・災外 46：1087-1094，2003
2. 二階堂琢也，菊地臣一，紺野慎一，矢吹省司，大谷晃司：下肢深部反射の疫学的検討—左右差の意義．日整会誌 79：S262，2005
3. 五十嵐環，菊地臣一，紺野慎一，大谷晃司：腰部脊柱管狭窄に伴う神経根障害　理学所見の診断精度．日整会誌 79：S394，2005
4. 大谷晃司，菊地臣一：脊椎疾患と神経内科疾患との鑑別．日脊会誌 17：723-735，2006
5. 大谷晃司，菊地臣一：末梢神経障害—基礎と臨床のすべて　梨状筋症候群．整・災外 51：569-574，2008
6. Uesugi K, Sekiguchi M, Kikuchi S, Kanayama M, Takahashi K, Chiba K, Doita M, Toribatake Y, Matsuo H, Yonenobu K, Matsuyama Y, Konno S : Lumbar spinal stenosis associated with peripheral arterial disease : a prospective multicenter observational study. Orthop Sci 28. : 673-681, 2012
7. 渡邉和之，大谷晃司，二階堂琢也，加藤欽志，矢吹省司，菊地臣一，紺野愼一：腰仙部退行性疾患患者における下肢索路障害テストの有用性についての検討．日整会誌 86：S600，2012

VII 画像による病態診断

　日常臨床における腰痛の病態把握は，最終的には，腰部脊柱の形態を評価できる画像で行われることが多い．しかし，対象症例の大部分が退行性疾患であるため，最も診断上の落とし穴となる領域でもある．画像の評価にあたっては，「解剖学的な損傷・障害が腰痛に直結している」という概念の修正が必要である．それに伴って，形態学的因子と同様に，機能的因子への配慮が必要である．

1 画像診断の問題点

　腰痛診断における腰痛診断の問題点は2つに大別できる．1つは，機器の問題である．もう1つは，読影者側の問題である．機器の問題としては，現在の画像機器のほとんどが，身体から取り出した情報をコンピュータによってデジタル化処理し画像へと再構築しているため，その過程においてさまざまなノイズやアーチファクトが入り込む危険性を有していることである．一方，読影者側の問題としては，先ず，画像技術が向上するにつれ，読影者がコンピュータによって詳細に再構築された画像を，症状と直結した意味のある所見と思い込み，過剰評価してしまうという危険性を常に有しているということが指摘できる．次に，各種画像の検査目的が時に不明瞭になり，検査それ自体が目的となってしまい，何をするための手段としての画像検査実施であるかが，画像検査する側で分からなくなってしまっていることがある．さらには，所見と診断を混同してしまい，結果，画像所見が診断として一人歩きしてしまい，誤診に至ることがある．最後に，各種画像の対費用効果に対する評価は十分ではなく，今後の検討課題である．

2 退行性疾患における画像検査の位置付け

　退行性疾患における画像検査の位置付けは，愁訴を把握し，その愁訴に基づいて考えられる病態をリストアップし，リストアップされた病態を問診で絞り込んでいく．その結果，絞り込んだ病態が，得られた他覚所見の結果と矛盾がないかどうかを検討する．最終的に，想定できた病態と責任高位が，画像で確認できるかどうかを対比する．このような手順で画像検査を用いれば，退行性疾患の評価でも画像による過剰診断になることは少ない（図VII-1）．現在までにおける退行疾患に対する画像診断の意義を表VII-1にまとめる．

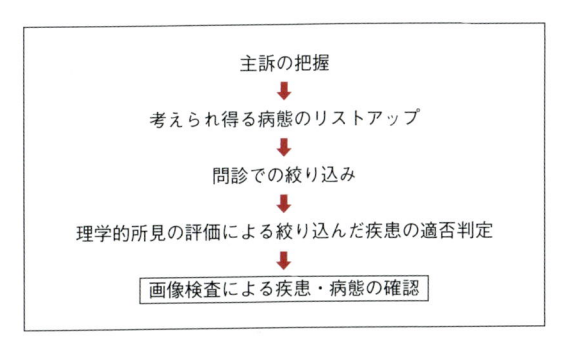

```
主訴の把握
  ↓
考えられ得る病態のリストアップ
  ↓
問診での絞り込み
  ↓
理学的所見の評価による絞り込んだ疾患の適否判定
  ↓
画像検査による疾患・病態の確認
```

図VII-1 腰椎退行性疾患に対する画像検査への過程

表Ⅶ-1　画像診断の価値と課題

- 脊椎画像検査は過剰使用
    約 1/4 は不適切
  [National Committee for Quality Assurance (NCQA) : The state of healthcare quality 2007]
  [National Committee for Quality Assurance (NCQA) : The state of healthcare quality 2008]
- 椎間関節炎は腰痛とは無関係
    有痛性の椎間関節を同定できる画像検査はない
  (Kalichman L, Hunter DJ : Semin Arthritis Rheum 37 : 69-80, 2007)
- 不適切な画像検査と外科的治療や注射の実施率上昇には関連あり
  (Deyo RA, et al. : J Am Board Fam Med 22 : 62-68, 2009)
- プライマリ・ケア医に不要な検査・治療―トップ5リスト―
    1番目に，発症6週間以内の腰痛に対する画像検査（神経障害や骨髄炎などが疑われる場合は除く）
  [Good Stewardship Working Group〔NPA（全米医師連盟）〕: Arch Intern Med 171 : 1385-1390, 2011]
- MRI
  ・腰痛と椎間板変性との間に関連性なし
      腰痛経験者の 47% は正常な MRI
  (Savage RA, et al. : Eur Spine J 6 : 106-114, 1997)
  ・有痛性のヘルニアと無症状のヘルニアでは緩和時間と椎間板変性の程度が異なる
  (Boos N, et al. : JOR 15 : 141-149, 1997)
  ・MRIの画像で新しい腰痛エピソードの説明がつくことは稀
  (Carragee E, et al. : Spine J 6 : 624-635, 2006)
- 腰痛患者のX線写真，最新の画像検査が患者のアウトカムの改善に結び付かない（米国内科学会の声明）
  (Chou R, et al. : Ann Intern Med 154 : 181-189, 2011)
- 最新の画像検査の相当多くが患者の治療に限定的な価値しかない
  (Hillman BJ, Goldsmith J : Health Aff 29 : 2231-2236, 2010)
- 画像装置を自分で持つ医師による画像検査は，治療期間や費用のうえで利点に関連しない
  (Hughes DR, et al. : Health Aff 29 : 2244-2251, 2010)
- 画像装置を備えた医師は，患者に画像検査を受けさせる可能性が高い
  (Baker LC : Health Aff 29 : 2252-2259, 2010)
- MRI 撮像はその後の治療に大きく影響する
  (Webster B, et al. : Melbourne International Forum XI, 2011)
- MRI を所有する医師は患者に脊椎手術を受けさせることが多い
  (Shreibati JB, Baker LC : Health Serv Res 46 : 1362-1381, 2011)

3 単純 X 線写真の位置付け

　単純 X 線写真は，外来診療で最も用いられている画像である．しかし，単純 X 線写真は，非特異的腰痛の診断にはほとんど意味がない．現時点での退行性疾患の診断における単純 X 線診断の位置付けは限定的なもので，感染性疾患などを含む脊椎炎，骨折，あるいは腫瘍のような重篤な病態を否定するためにあると言ってよい（表Ⅶ-2）．

　診断的価値が必ずしも高くない単純 X 線写真撮影が，日常診療上，最低限必要な検査のごとく行われているのはなぜだろうか．この疑問に対して，症状の経過と性（男性）が X 線写真撮影の実施に関係していて，しかも X 線写真撮影が重要であると考えている患者のほうが，撮影の適応でない割合が高いとの指摘がある．さらに，X 線写真自体が有する治療効果も理由の1つだとされている．そして，撮影の最大の動機は，重篤な疾患はないと患者を安心させたいという医師の希望であるという．しかし，このような医師の希望による X 線写真撮影が，臨床的な配慮のみで対応するより，患者により大きな安心感を与えているという証拠はない．このような報告を考えると，患

表Ⅶ-2　単純X線写真撮影の適応

1. 外傷後に高度な腰痛が発生
2. 安静時における高度な腰痛や下肢痛
3. 骨粗鬆症や転移性脊椎腫瘍などを疑わせる既往や症状を有する症例
4. ステロイドの服用者，アルコール多飲者，および癌の既往例で，外傷がなく突然に腰痛や下肢痛が発生した場合
5. 撮影を希望する症例（過度に神経質な患者などでは単純X線撮影を行わないと，十分な診療を受けていないと誤解する可能性がある）
6. 交通事故や労災で補償が関係している症例
7. 強直性脊椎炎を疑わせる既往歴や理学的所見を有する症例（仙腸関節も撮影する）
8. 脊柱所見から明らかに脊柱変形が疑われる症例
9. 高度な脊柱所見（著明な不撓性と可動域制限）や神経障害が認められる症例（転移性脊椎腫瘍を除外診断することが要求される）
10. 原因不明の急激な体重減少
11. 高い発熱（38℃以上）

者の訴えに耳を傾けて，患者の安心感や満足度を高めることは，NBMの視点からだけでなく単純X線写真撮影の頻度を減らすためにも重要であることが分かる．

重篤な疾患を見逃さないための単純X線像の読影のチェックポイントは，ABC'S，すなわちA：alignment（配列），B：bone（骨），C：cartilage（軟骨），S：soft tissue（軟部組織）の順序で読んでいくことである．読影手順をマニュアル化することで見逃しを少なくすることができる．

4　不安定腰椎と神経障害

不安定腰椎は，外来における単純X線写真の検査でよくみられる所見の1つである（図Ⅶ-2, 3）．しかも，その所見は読影者にとっては明解であるために，しばしばその所見と症状を直結して評価しがちである．ここで，不安定腰椎と神経障害について考えてみる．

■ 脊柱アライメントと症状との関係

先ず，脊柱アライメントと下肢症状は，相反する関係にあることに留意する必要がある．腰部脊柱管狭窄を例に考えてみる．前屈でX線学的アライメントは不良になるが，下肢症状は改善する．一方，伸展位ではX線的アライメントは良好になる．しかし，馬尾や神経根由来の下肢症状は増悪する．このように，X線学的なアライメントは良好でも，下肢症状はX線学的アライメン

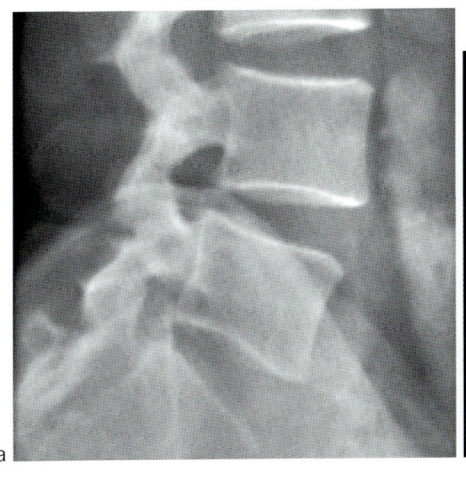

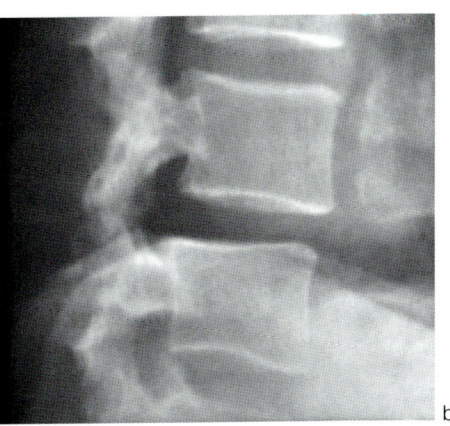

図Ⅶ-2　腰部脊椎症に伴う不安定性（38歳，女性）：腰椎単純X線写真，側面機能撮影
a：中間位（軽度すべりあり）
b：前屈
前屈により第4腰椎に前方すべりと後方開大を認める．この症例は後日すべりが発生した．

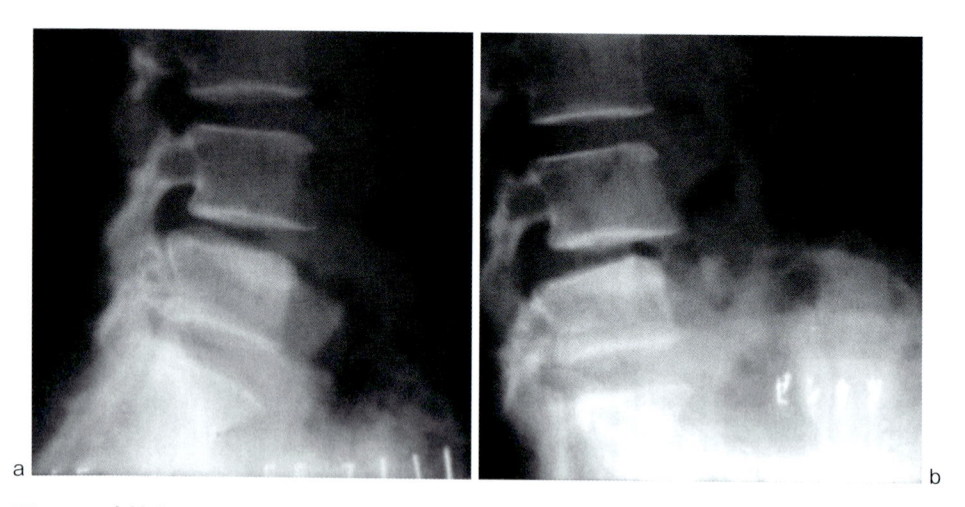

図Ⅶ-3　変性すべり症に合併した不安定性（42歳，女性）：腰椎単純X線写真，側面機能撮影
a：中間位
b：前屈
図Ⅶ-2の症例と比較すると，より高度な不安定性が認められる．このような高度な不安定性を呈していても患者の愁訴は馬尾障害であって，腰痛ではない．

トに比例して良好にはならない，という事実に注意する必要がある．

　次に，不安定性が影響する症状について考えてみる．X線写真にみられる不安定性は，腰痛自体に対しては危険因子と考えられる．なぜならば，不安定性を有する症例に対する手術成績は，不安定性を有しない症例と比べて，腰痛に関しては劣る傾向があるからである．また，腰背筋の筋内圧は，不安定性を有する症例では高い．では，馬尾や神経根に対しては，不安定性は危険因子として働くのであろうか．これに関しては，まだ明解な答えが得られていない．

　次に，診療現場での視点から考えてみると，腰痛を有していない症例でもX線学的不安定性を合併している所見は稀でないということがある．この事実は，外来ではX線学的不安定性の所見が度々認められるにもかかわらず，それらの症例が長期間にわたって腰痛を訴え，ついには手術に至るということはほとんどないことでも裏付けられる．

■ 不安定腰椎を有する症例の長期予後

　変性すべり症のX線学的不安定性それ自体は，長期予後には関与していない．また，不安定性を有する症例の長期経過をみると，機能的予後は不安定性それ自体が関与しているのではなく，その症例が有している解剖学的素因に左右されていることが分かっている．このような事実を考えると，X線学的不安定性の解消をすることが，高度に障害された神経機能のより良い回復に結びつくかどうかは，現時点では不明と言わざるをえない．

　今後，不安定腰椎の神経組織や筋肉などの腰部脊柱の構成要素に与える長期の影響については，さらなる研究の実施が望まれる．

5 椎間孔部圧迫病変

　MRIをはじめとする画像検査の発達に伴い，椎間孔部での神経根障害が注目されるようになってきた．椎間孔部における神経根の形態学的変化としては，走行異常（横走）（図Ⅶ-4-a），圧痕形

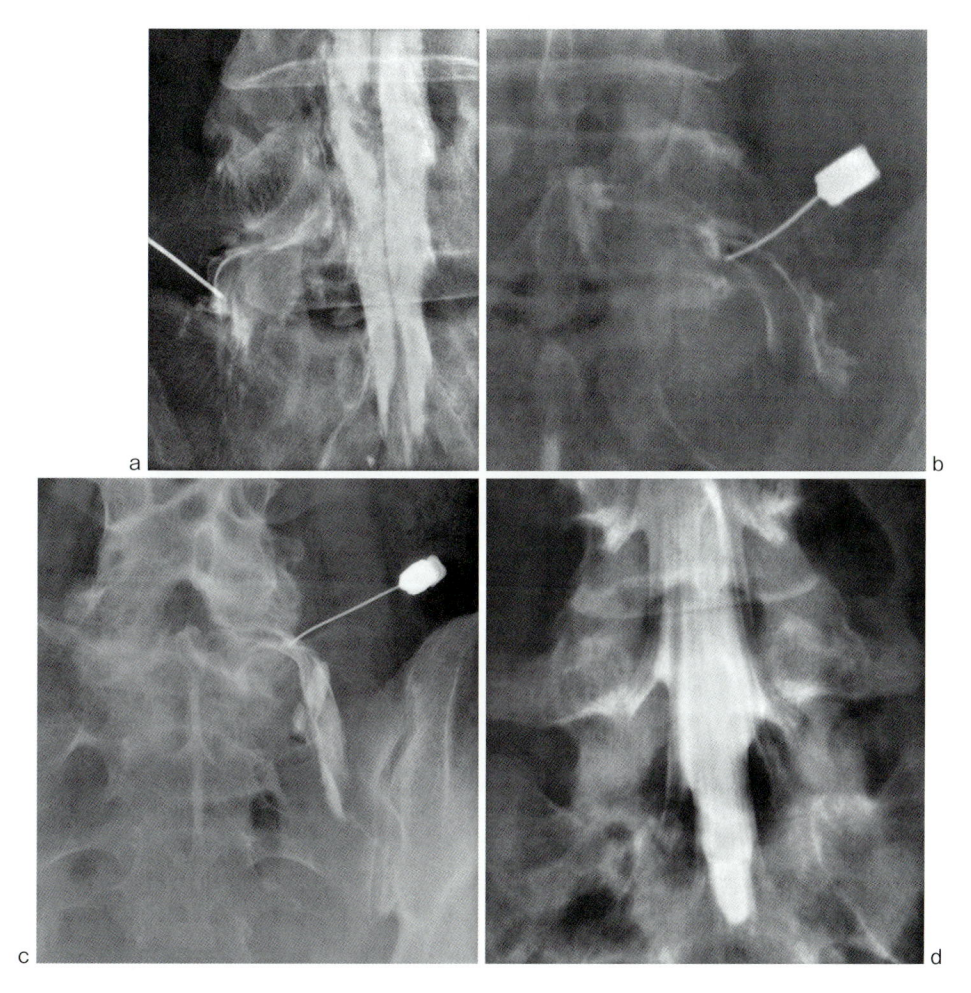

図Ⅶ-4　椎間孔部における神経根の形態学的変化

a：神経根横走(50歳，男性)．L5/S1椎間板ヘルニアにより，第5腰神経根障害を呈している．第5神経根は椎間孔部で横走を呈している．
b：椎間孔絞扼：(外口部での停止)(71歳，男性)．L5/S1椎間板ヘルニアと脊柱管狭窄の合併により第5腰神経根は，L5/S1椎間孔外口部で停止像を呈している．
c：椎間孔絞扼：(内口部での停止)(44歳，女性)．癒合椎の隣接椎間関節が高度な変性をきたし，第5腰神経根像はL5/S1椎間孔内口部で停止像を呈している．
d：神経根の形成異常(18歳，女性)．第5腰神経根の硬膜分岐高位が末梢で，第1仙骨神経根と同岐高位を同じくするconjoined nerve rootである．

成(図Ⅶ-4-b, c)，そして形成異常(図Ⅶ-4-d)が認められる．しかも，これらの変化は決して稀ではない．しかし，これらの解剖学的変化の存在とそれが臨床症状を起こすかどうかについては両者の頻度に乖離があるので，それらの変化を症状と直結して考えるのには慎重を要する．日常臨床上，椎間孔部圧迫病変の描出にはヘリカルCTが有用である．また，MRIでの傍矢状断画像やMRミエログラフィー(3D True FISP)もスクリーニングとして有用である(図Ⅶ-5)．しかし，神経根造影では通過障害を呈していないのにMRIでは狭窄や閉塞の所見を示す症例がある．したがって，MRI像は，われわれの認識以上に過剰に圧迫病変を表現して描出している可能性が

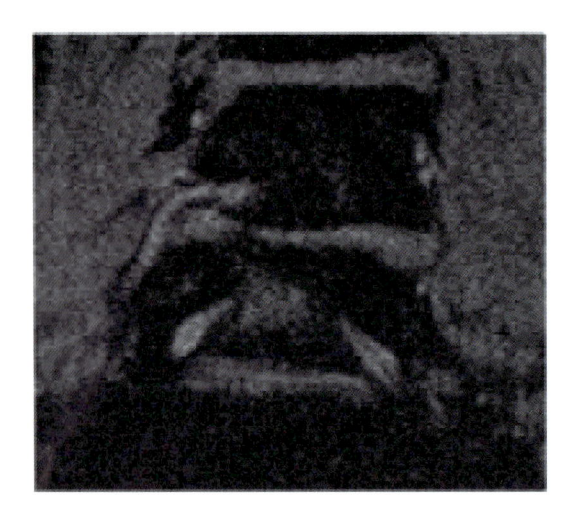

図Ⅶ-5 MRミエログラフィー，冠状断像（63歳，男性）
第4腰椎変性すべり症に伴う変性側弯症により，L4/5椎間の右椎間孔に狭窄が認められる．

6 多椎間欠損と神経障害

　腰部脊柱管狭窄でよくみられる2椎間の圧迫は，神経症状の発現に深く関与していることが指摘されている．馬尾に対する2椎間圧迫の実験的研究でも，単椎間では障害を発生しえない程度の圧迫を2椎間にかけると馬尾に障害が発生することが立証されている．しかし，臨床例で画像上に多椎間欠損を有するからといって，その椎間から分岐する神経根やその高位の馬尾がすべて症状を起こしているということではない（図Ⅶ-7）．つまり，多椎間欠損の存在は多根障害，あるいは多椎間での馬尾障害を意味しない．大多数の症例では1椎間での1根障害（両側罹患を含む）か1椎間多根障害である．事実，短期成績ながら，馬尾・神経根に対する2椎間圧迫に対して責任高位のみを選択的に除圧しただけで症状が良くなることはすでに証明されている．画像で2椎間に狭窄があっても，責任高位のみの選択的除圧を行った後に症状が回復するのは，動物実験の結果を考えると，馬尾にかかっている圧迫は単一椎間では障害を発生しうるほど高いものではなく，残した単椎間の狭窄は馬尾に障害を与えていないと推定される．

ある（図Ⅶ-6）．また，神経根の横走もたびたび認められる所見であるが，それが症状の原因となっていることは少ない．もし，横走している神経根が圧迫されているとしたら，椎間孔部での圧迫が多いので，この部位に注目して評価を進める必要がある．

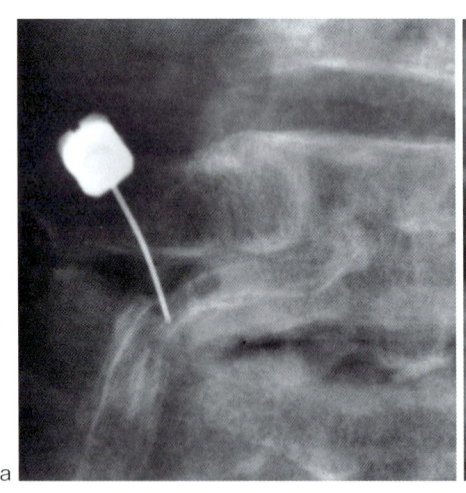

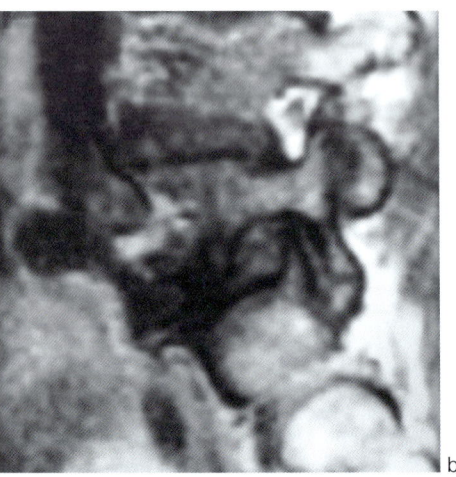

図Ⅶ-6 神経根造影所見とMRI所見の乖離（69歳，女性）
a：第5腰神経造影，前後像
b：MRI，T2強調矢状断像
神経根造影像は，subarticular entrapmentを示しており，椎間孔部では走行異常も圧迫像も認められない．しかし，MRI矢状断像は椎間孔での神経根圧迫を示唆する所見である．

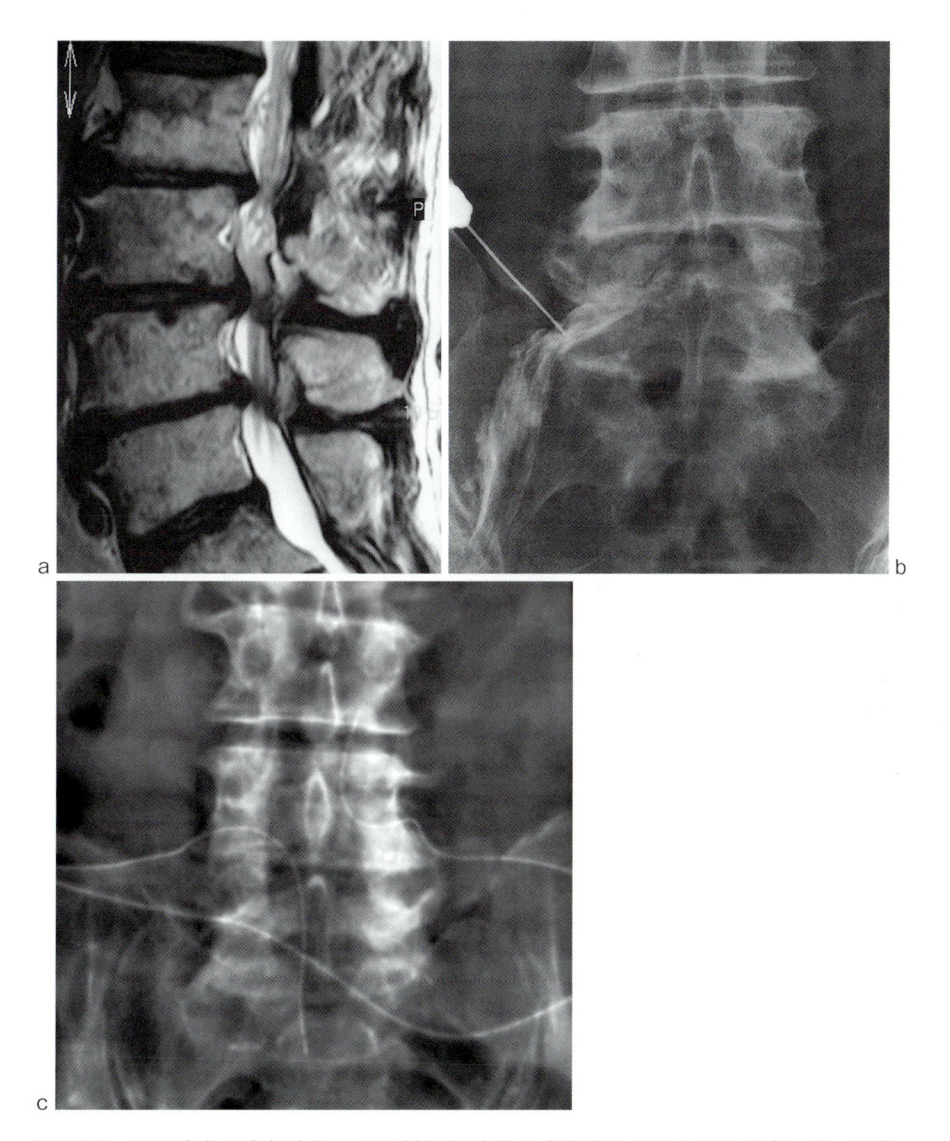

図Ⅶ-7 馬尾障害の責任高位上限と神経根障害の責任高位が異なる症例(72歳,男性,腰部脊椎症による混合型障害)

a：MRI, 矢状断像
b：第5腰神経根造影, 前後像
c：術後単純X線写真, 前後像

歩行負荷試験によって安静時には正常であったPTRが両側で消失した．両下肢痛は第5腰神経根ブロックで一時的に消失した．歩行負荷による神経学的評価で，馬尾障害の責任椎間はL3/4，神経根障害の責任椎間はL4/5と判定できた．しかし，MRIで狭窄を認めるL4/5椎間が馬尾障害に関与していないとは判定できない．最終的に，CEAP(cauda equina action potential)による評価で，L4/5椎間も馬尾障害の責任椎間であることを確認した．

この無症候性の圧迫が，長期間経過した後の手術成績や経時的な手術成績の劣化に関与するのかどうかは現時点では不明である．

また，多椎間欠損を有している単一椎間障害例に対する多椎間除圧術の成績と単一椎間除圧術の術後成績は，少なくとも短期的には明らかな差は

認められない．さらに，LSSの片側神経根障害例に対して，症状側のみの除圧術の長期成績でも同一高位の反対側の神経根症状出現のために手術が必要になった症例は，5年間の追跡調査で約10%である．したがって，予防的除圧を反対側に実施するかはリスクとして術前説明に入れておいて，患者と相談しておく必要がある．

ここで，除圧術を画像から考えるといくつかの問題点が指摘できる．1つは予防的除圧術の妥当性の問題である．症状を有していない無症候性の圧迫椎間に対して除圧術を予防的に行う場合には，それが真に予防となるのか，あるいは術後の馬尾障害の発生という危険を冒しても多椎間の除圧を行う利益があるのかという疑問に対して，われわれは長期観察例から結論を出す必要がある．事実，動物実験では腰椎後方手術侵襲後には，ほとんどの症例で一過性ないし半恒久的な馬尾癒着が発生することが報告されている．そして，椎弓切除数が増えるほど馬尾集合体形成の程度の減少時期が遅延する．すなわち，多椎間と単椎間の椎弓切除術後を比較すると，馬尾血管透過性亢進とそれに引き続く馬尾集合癒着の程度は，手術による除圧範囲が広いほど高度であり，その回復には長時間を要する．しかし，多椎間椎弓切除により馬尾癒着の回復遅延が存在しても，歩行機能や馬尾の電気生理学的所見には異常をきたさない．この動物実験は長期間での経過観察ではないので，臨床上多椎間椎弓切除に伴い馬尾癒着が発生し，その後に招来される馬尾癒着の回復遅延が長期経過後に何らかの症状を惹起する可能性は否定できない．

もう1つは，多椎間欠損像と責任椎間や部位の問題である．前述したように，馬尾の圧迫部位はarticular segmentのみであるが，神経根の圧迫部位は隣接椎間を含めてさまざまである．したがって，神経根障害の病態を分析する際には椎間レベルで分析するのではなく，神経根側からみて神経根の圧迫部位はどこであるかという捉え方をする必要がある（図Ⅶ-8，9）．

7 RNR

RNRが，LSSと密接な関係にあることは，すでに多くの報告が指摘している．しかし，RNRはLSSの症状発生に関与しているのか，単なる形態学的変化なのかについては，いまだ十分に解明されたとはいえない．ここでは筆者らの研究を基にして考えてみる．

■ 解剖・臨床的検討

解剖学的所見については別に述べる〔第Ⅲ章「分岐神経」(50頁)〕．

第1に，RNRという所見の存在頻度とその程度は，臨床例と解剖例とでは異なっている．すなわち，解剖では臨床で認められるほど高頻度は認められないし，存在したとしてもそのredundancyは軽度である．その理由は，髄液に浮遊していない遺体という条件が関与しているのか，あるいはその差こそが病態を表しているのかについては今後の検討課題である．第2に，硬膜の頭，尾側端を持って，頭尾方向に引っ張ると，弛緩しているのは後根だけで前根は全く弛緩していない〔図Ⅶ-10(245頁)〕．第3に，RNRが脊髄造影像や硬膜外造影像に与える影響である．RNRが存在する場合には，くも膜下腔の横断面積での神経組織に対する空間的余裕度は，RNRが存在しない症例よりも少なくなる．この結果，脊髄造影像は完全停止，あるいは不完全停止像を呈しやすくなることが予想される．事実，このような症例の硬膜外造影像は，完全停止像を呈することは少なく，不完全停止像を呈することが多い．すなわち，RNRが存在する場合には，くも膜下腔の空間的余裕度と硬膜外腔の空間的余裕度は必ずしも並行関係にはない〔図Ⅶ-11(245頁)〕．

■ 臨床所見と脊髄造影所見の対比

RNRは腰部脊柱管狭窄の約50%に合併し，脊柱管狭窄が高度な症例や多椎間狭窄の症例に高頻度に認められる．一方，脊柱管狭窄を伴わない腰

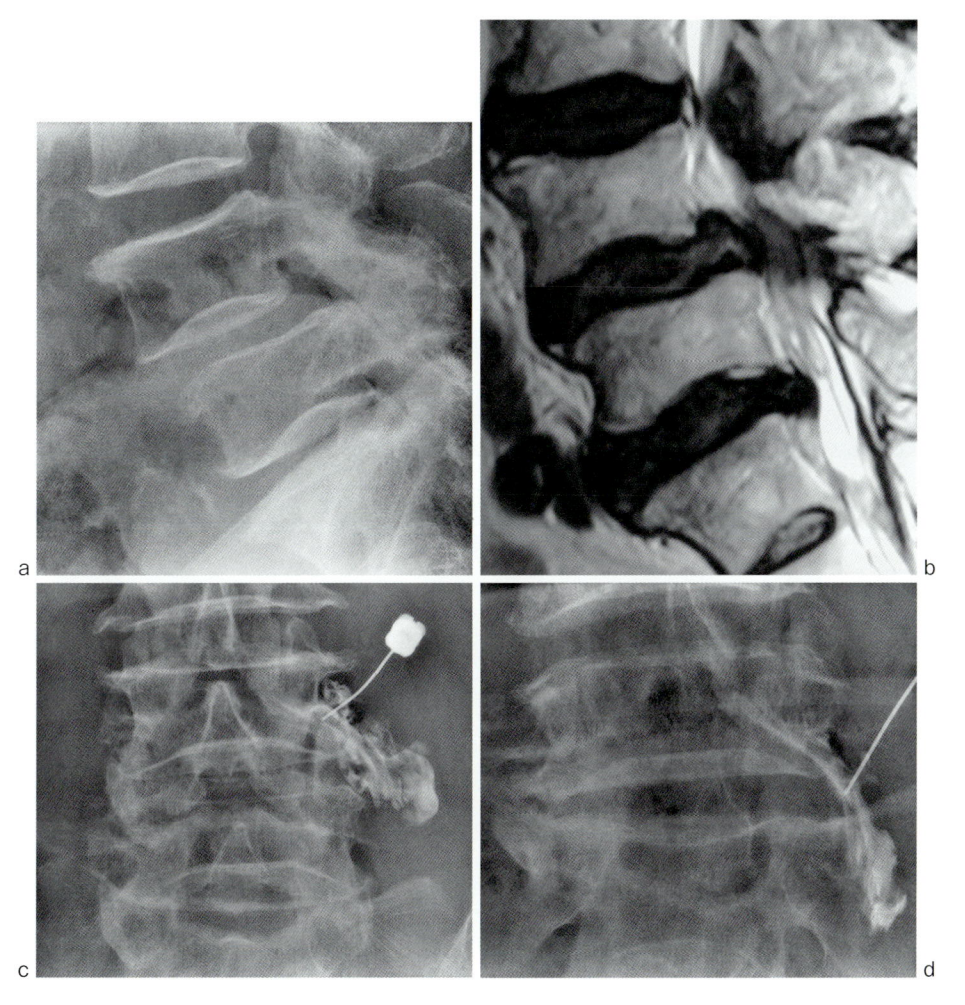

図Ⅶ-8 責任椎間が複数椎間で，その病態が異なる症例（77歳，男性，腰部脊椎症による第4腰神経根障害，第4腰椎変性すべり症による混合型障害）

a：単純X線写真，側面像
b：MRI，矢状断像
c：左第4腰神経根造影，前後像
d：左第5腰神経根造影，前後像

歩行による両下肢のしびれと左下肢痛が主訴である．安静時では，左のFNSテストとKemp徴候が陽性で，PTRが左で低下，ATRは両側で消失している．歩行負荷試験により会陰部症状も出現し，第5腰神経以下の多根障害と判定した．

MRIはL3/4, 4/5の狭窄を呈している．左第4腰神経根ブロックで，左FNSテストと左のPTRが消失する．また，右第5腰神経根ブロックで右下肢痛とKemp徴候が消失する．神経根造影では，第4腰神経根はL3/4椎間でのsubarticular entrapment，第5腰神経根はL4/5椎間でのsubarticular entrapmentであることを示している．神経根障害は神経根ブロックで，馬尾障害に対しては腰部交感神経節ブロックで症状軽快し，治療後約1年，なお手術が回避されている．

椎椎間板ヘルニアの症例にはRNRの合併は認められない．この事実から，RNRの発生には，脊柱管狭窄という形態学的変化が深く関与している ことが示唆される．一方，脊柱管狭窄の程度が同じ症例で比較してみると，神経根障害と馬尾障害それぞれのRNRの合併頻度に有意差がないこと

a	b	c
d	e	

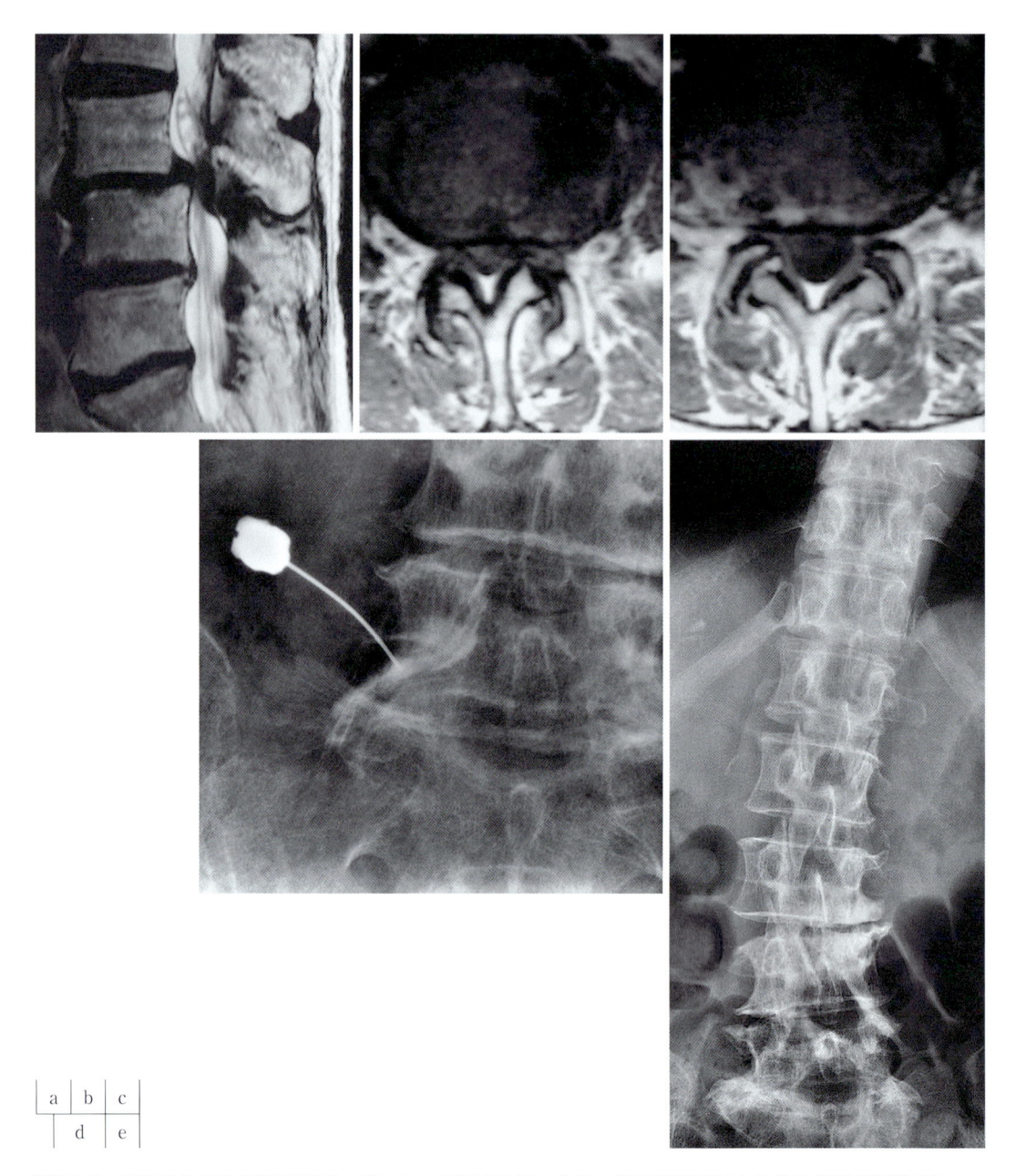

図Ⅶ-9 画像の狭窄と責任椎間が一致しない症例(67歳,女性,腰部脊椎症による第5腰神経根障害)
a:MRI,矢状断像
b:MRI,横断像(L3/4)
c:MRI,横断像(L4/5)
d:第5腰神経根造影,前後像
e:単純X線写真,前後像―術後

両側下肢痛を主訴としている.MRI像は第3腰椎の前方すべりとL3/4椎間の高度な狭窄を呈している.神経学的には,第5腰神経根支配領域の疼痛であり,第5腰神経根ブロックで疼痛は消失する.手術は両側の第5腰神経根の除圧術が行われ,術後,疼痛は消失した.

より，RNRが合併するからといって必ずしも馬尾障害を呈するとはいえない．また，神経障害型式が同じ症例同士では，RNRの合併の有無により安静時におけるしびれの合併頻度に差は認められない．これらの事実から，RNRのLSSによる症状発現への関与は小さいと考えられる．このように，RNRは脊柱管狭窄部での機械的圧迫により絞扼されて生じた単なる馬尾の形態学的変化であり，神経障害型式や自覚症状への関与は小さいと考えられる．したがって，RNRの存在は，臨床的には脊柱管狭窄の程度が高度であることを単に示しているのにすぎないのではないかと考えられる．

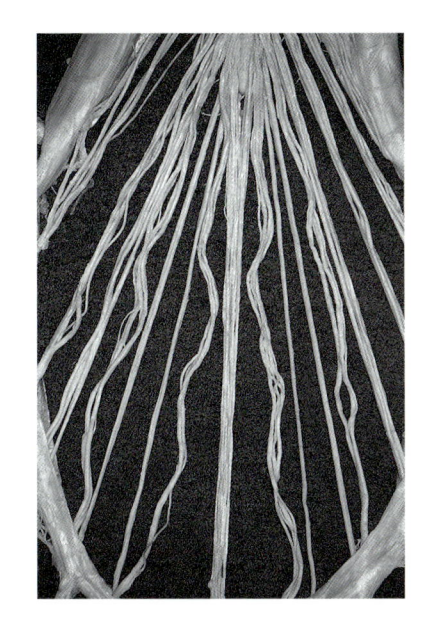

図Ⅶ-10　RNR—解剖例
頭尾側方向に馬尾を引っ張ると，第2, 3仙骨神経の後根だけが弛緩状態にある．

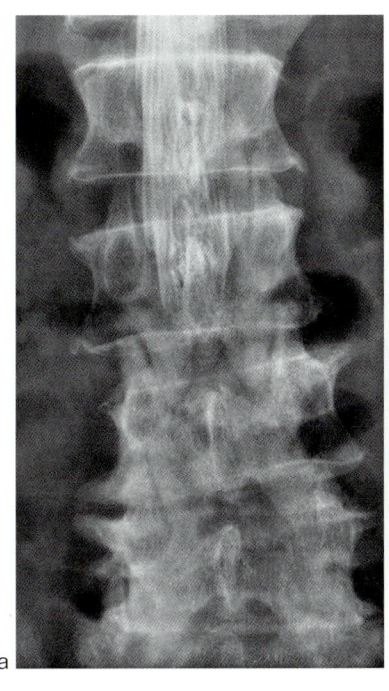

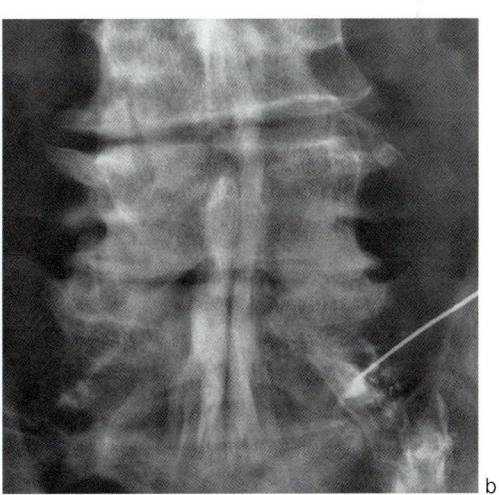

図Ⅶ-11　RNR—臨床例（75歳，男性）
a：脊髄造影，前後像
b：硬膜外—神経根造影，前後像
この症例の主訴は，歩行時の左下肢痛である．脊髄造影で，典型的なRNRが認められ，造影像はL3/4椎間高位で完全停止を呈している．一方，硬膜外造影では，L3/4, 4/5椎間での両側根嚢像欠損を呈しており，完全停止像ではない．左第5腰神経根ブロックで間欠跛行は一時的に消失する．

LSSの手術成績との対比

　RNRがLSSの術後成績不良の危険因子になる可能性は否定できない．神経障害型式別に手術成績を検討してみると，神経根障害に対する手術成績はRNRの有無により影響を受けていない．また，馬尾障害に対する手術成績もRNRの有無により影響を受けていない．このように，神経障害型式別にRNRの程度による手術成績の差を検討すると，同一神経障害型式同士では，RNRの有無や程度にかかわらず手術成績に有意な差は認められない．この事実は，RNRの合併は手術成績に何の影響も与えていないことを示している．

無症状例における出現頻度

　無症状例にRNRが存在しているのかどうかについては，研究の難しさもあり，報告が少ない．疼痛やしびれなどの下肢症状を有しない各種脊椎疾患の症例でRNRの有無をみてみると，約40％の症例にRNRが認められる．この事実は，RNRの存在自体は直接症状発現に関与しているとはいえないことを示唆している．一方，RNRを合併するLSSの手術成績は不良で，RNRの存在は臨床症状の不可逆性を示しているとの報告が多い．しかし，RNRと既往歴の関係をみてみると，RNRを有する症例では，過去に下肢症状の既往を有する頻度が有意に大きいが，調査時には，subclinicalな異常が存在している可能性は否定できないが，自覚症状としては認められない．このことより，RNRを有しているからといって臨床症状が不可逆的であるとは限らないと言える．また，脊柱管狭窄を認める症例にRNRの合併率が有意に高いことより，RNRは脊柱管狭窄と密接な関係にあることが改めて確認できる．

8　MRIにおけるblack lineの臨床的意義

　近年，椎間板ヘルニアに対してさまざまな低侵襲の手術が開発されている．各手技の適応を決定する際に，椎間板ヘルニアと後縦靱帯との相互関係が重要である．MRIで捉えられるblack lineを後縦靱帯として，その連続性の有無でヘルニアのタイプを分類できるという報告が相次いでいる．しかし，MRIによるヘルニアタイプの判定が術前と術中で必ずしも一致せず，その一致率は報告者によって異なる．一致率が異なる理由として，「black lineは後縦靱帯自体を描出されているのではない」という仮説が成立しうる．以下にこの点について述べる．

　腰椎部の後縦靱帯は，椎間高位で椎間板の全体を覆ってはいない．この所見は下位腰椎部で著明で，ヘルニア好発部位である傍正中部は後縦靱帯で覆われていない．一方，臨床例で観察すると，椎間板高位での後縦靱帯の幅がより広いL1/2椎間ではblack lineが観察されず，椎間板高位での後縦靱帯の幅が狭いL5/S椎間ではblack lineが認められるという，解剖学的所見とは矛盾した結果が得られる．事実，椎間板ヘルニア症例を対象とした臨床的検討でも，撮像条件の差でblack lineの途絶像が得られる．また，解剖学的検討では，硬膜管と神経根をつけた状態でblack lineが認められた椎間で，後縦靱帯を切除した後もblack lineは観察される．これらの事実から，遺体での観察という条件下ではあるが，black lineが後縦靱帯自体であることは否定せざるをえない．したがって，black lineの本態は，組織に対応しているのではなく，MRI特有のartifactの可能性が考えられる．すなわち，black lineは，chemical shift artifactである可能性がある．

　これら解剖と臨床例の検討結果より，腰椎椎間板ヘルニアにおけるMRIでのblack lineの本態は，chemical shift artifactであり，この所見に基づいて，ヘルニアの後縦靱帯穿破を鑑別することは不可能であると言わざるをえない．このように考えると，近年の椎間板ヘルニアを後縦靱帯穿破の有無で分類する試みが，報告者により病態分類に差があったり，手術所見との対比が必ずしも相関しないことの原因の1つはこの点にあるとも考えられる．椎間板ヘルニアの形態学的分類を行うときに留意すべき点の1つである．

9 仙腸関節の変化

腸骨硬化性骨炎と仙腸関節

　仙腸関節は腰痛の発生源の1つとして，昔からさまざまな研究が行われてきている．仙腸関節に密接に関係した病態として腸骨硬化性骨炎がある．腸骨硬化性骨炎とは，単純X線写真で仙腸関節に接する腸骨内下方部に三角形の形に限局した骨硬化像をきたす変化に対する名称である（図Ⅶ-12）．当初は独立した疾患という概念であったが，症例の集積にしたがって，疾患としての独立性は否定されるようになってきている．現在では，単純X線写真における腸骨内側下方部の骨硬化像を示す名称として用いられるのが一般的である．

1. 腸骨硬化性骨炎の定義と概念

　腸骨硬化性骨炎という名称は，画像診断上の用語と定義したほうが理解しやすい．以下にその理由を記す．

・腸骨の骨硬化像は骨盤の機械的負荷に対する反応性変化である

　単純X線写真で腸骨硬化性骨炎の所見を呈する症例はほとんどが女性で，しかも経産婦に多い．しかし，この所見は未産婦にも認めることができ，稀ではあるが男性にも認められる．これらの事実から，腸骨硬化性骨炎という所見が男性よりは女性に発生しやすく，女性のなかではより経産婦に発生しやすい病変であるといえる．その理由として，女性の骨盤は男性の骨盤と比較して，恥骨結合面の断面積が小さく，かつ骨盤輪の前後径が大きいために，女性の力学的強度が劣っていることが報告されている．また，妊娠や分娩時の女性ホルモンの影響で靭帯や関節包が弛緩して，その結果として骨盤の力学的強度の脆弱化が発生する．このように，骨盤の強度が脆弱化している状態に機械的負荷が繰り返し加えられたことに対する反応性変化として腸骨硬化性骨炎が発生してくると推察される．

　ほとんどの症例は，両側性の変化を示すが，稀に片側性の症例も存在する．股関節疾患を有する症例のうち，片側性罹患の症例では，股関節の罹患側と反対側の仙腸関節部に腸骨硬化性骨炎と同様の骨硬化像が認められることがある．片側性の股関節疾患を有する症例では，骨盤に対しては左右均等に荷重はかからず，左右の仙腸関節に対する力学的負荷の不均衡が生ずる．その結果として，力学的負荷が多くかかる側に腸骨硬化性骨炎が出現すると考えられる．

・腸骨硬化性骨炎の所見は症状発生に直接結びついていない

　腸骨硬化性骨炎の所見に対応する症状としては腰痛と殿部痛がある．しかし，画像上この所見を有していても自覚症状が欠如している症例が存在する．筆者らの調査でも，過去および現在に腰痛，または殿部痛を有する症例の頻度は約70%で，残りの21%の症例は無症候性である．すなわち，腸骨硬化性骨炎では画像上の変化が症状発生に直接結びついていない．

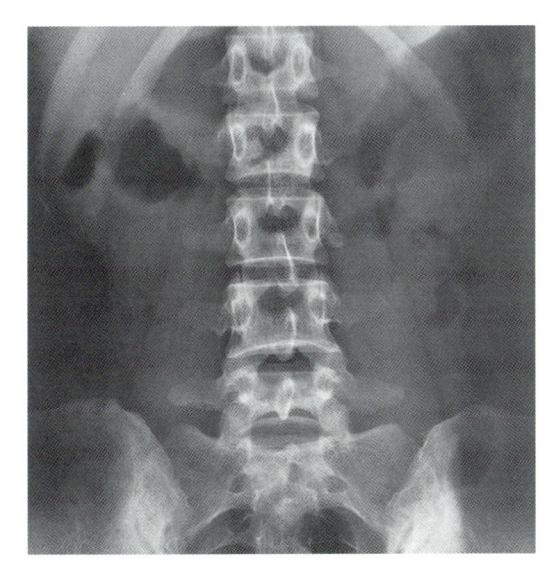

図Ⅶ-12　腰仙椎部痛を主訴とした症例の単純X線写真，前後像（42歳，女性）
画像は，高度な腸骨硬化性骨炎の所見を呈している．

・腸骨硬化性骨炎は病理所見に由来する名称ではない

　腸骨硬化性骨炎の骨硬化部の病理学的変化は，いわゆる炎症を示唆する所見は認められず，非特異的な阻血性変化と考えられる．「骨炎」とは名ばかりで，少なくとも病理学的所見に基づいた名称とはいえない．

2．腸骨硬化性骨炎の疫学

　筆者らの調査では，内科受診患者 1,000 例（男性 500 例，女性 500 例）の腹部単純 X 線前後像のうち，「腸骨硬化性骨炎の所見あり」と判定された症例は，1,000 例中 14 例（1.4%）で，全例が女性である．過去のわが国における腸骨硬化性骨炎の発生頻度は 0.9〜1.16% と報告されている．一方，外国における腸骨硬化性骨炎の発生頻度は，英国では 2.2%，ドイツでは 2.5% と報告されている．欧米人に比べて日本人の発生頻度がやや低い傾向にある．肥満者に腸骨硬化性骨炎の発生頻度が高いという報告もあることから，欧米人と日本人の発生頻度の差には，両者の体格の差が関与している可能性がある．

3．腸骨硬化性骨炎の病態と骨盤輪不安症との関係

　腸骨硬化性骨炎の成因は，いまだ確定はしていない．しかし，繰り返し負荷される単純な力学的負荷による仙腸関節部の障害という外傷説が最も有力である．腸骨硬化性骨炎の所見は，骨盤輪の力学的強度が生来または何らかの後天的な機序で弱化している症例や骨盤輪に過度の力学的負荷がかかるような状態にある症例に発生してくると考えられる．

　一方，骨盤輪不安定症は，腸骨硬化性骨炎の所見を呈する疾患の1つである．骨盤輪不安定症は，前述したように，主に女性において仙腸関節や恥骨結合に異常可動性が生じ，骨盤輪が不安定となることが原因となって主に腰痛をきたす疾患として，田中（田中宏和：臨整外 13：822-831，1978）によりその概念が提唱された．女性の腰痛の原因として重要な疾患なので，詳細は第Ⅴ章「骨盤輪不安定症による腰痛」（204 頁）に述べる．

4．骨硬化の最終的変化

　腸骨に発生した骨硬化像は不可逆性変化ではない．長期に経過観察できた症例のうち，この硬化像が消失した症例が報告されている．おそらく，骨盤輪の不安定な状態が安定化したり，骨盤にかかる過度の負荷が消失することにより徐々に骨硬化像が消失すると考えられる．骨硬化像が改善または消失するまでに要した期間は最短 3 年，最長で 20 年と報告されている．

5．鑑別診断

　鑑別診断はそれほど困難ではない．腸骨硬化性骨炎と鑑別を有する最も重要な疾患は強直性脊椎炎である（図Ⅶ-13）．腸骨硬化性骨炎の画像上の変化は腸骨に限局している．一方，強直性脊椎炎の病変は仙腸関節部から初発し，しだいに脊椎へ波及していく．しかし，初期の段階では，仙腸関節にまでは波及せずに腸骨のみに病変が留まっていることがある（図Ⅶ-14）．強直性脊椎炎は男性に多いこと，血液検査で炎症反応が陽性であることで，腸骨硬化性骨炎と鑑別できる．

　その他，腸骨硬化性骨炎と鑑別を要する疾患として，変形性仙腸関節症，仙腸関節炎〔結核性（図Ⅶ-15），化膿性〕，および Paget 病がある．変形性仙腸関節症は，高齢者に多いこと，画像所見で骨棘形成や仙腸関節周辺の靱帯骨化を合併していることから腸骨硬化性骨炎と鑑別できる．結核性あるいは化膿性仙腸関節炎は，画像所見で関節裂隙まで病変が及んでいること，血液検査で炎症反応が陽性であることから腸骨硬化性骨炎と鑑別できる．Paget 病では，非活動期に骨硬化性病変が認められるが Paget 病の骨病変はびまん性で，かつ腸骨に留まらず頭蓋骨や四肢の長管骨にまで及んでいる．また，血清アルカリホスファターゼの上昇や尿中のヒドロキシプロリンの上昇が認められることから，Paget 病と腸骨硬化性骨炎との鑑別は容易である．

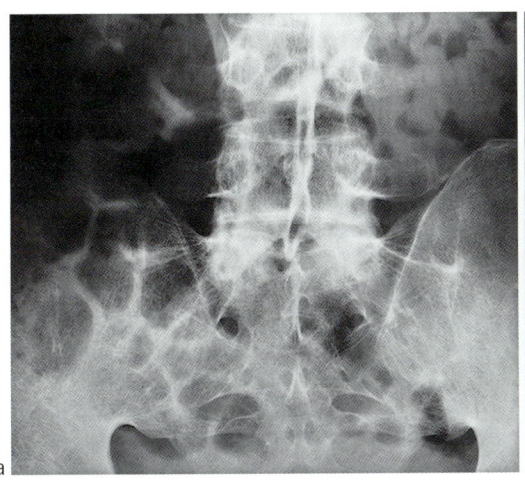

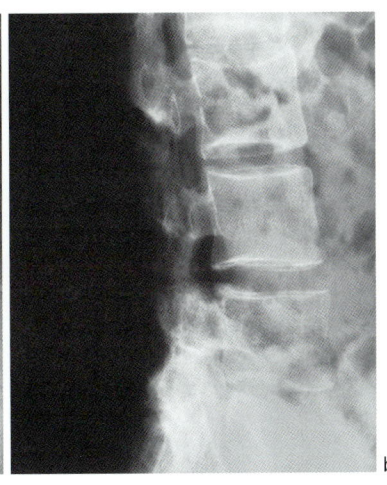

図Ⅶ-13 典型的な強直性脊椎炎の単純X線写真（30歳，男性）
a：骨盤前後像
b：腰椎側面像

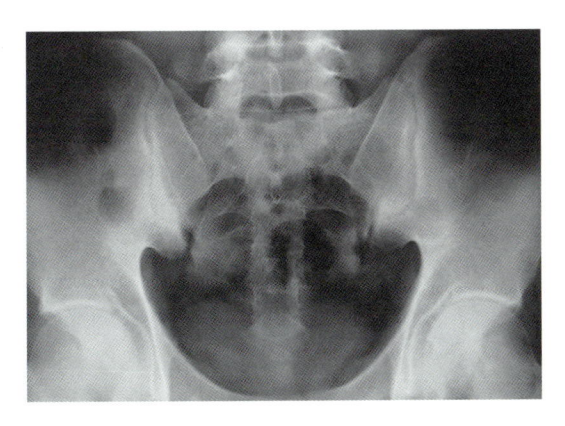

図Ⅶ-14 腰仙椎部の疼痛を主訴とした強直性脊椎炎（初期）の骨盤単純X線写真，前後像（25歳，男性）

激痛のため，松葉杖を使って来院した．若い男性が痛みのために松葉杖を使って歩いているというので，初め，心因性腰痛の関与が強く疑われた．理学的所見や血液検査で強直性脊椎炎が疑われ，後に典型的な病像が出現した．

変形性股関節症が仙腸関節に与える影響

　変形性股関節症（以下変股症と略す）はhip-spine syndromeに代表されるように，股関節以外の臓器と臓器相関の関係を有している．腰椎と股関節の中間に位置する仙腸関節が股関節疾患により何らかの影響を受ける可能性は十分に考えられる．

　変股症と仙腸関節との関連について述べた報告は少ない．また，仙腸関節痛の判定基準における疼痛誘発テストや仙腸関節ブロックの診断精度は，プラセボ効果の存在から相当緻密なstudy designを設定しないと必ずしも高くない．したがって，仙腸関節痛の判定基準を最も簡便な指標とするのが妥当である．この定義に従って，仙腸関節の障害により生じる固有疼痛域の疼痛を診断基準とすると，仙腸関節の障害により生じる固有疼痛域とは，上後腸骨棘の遠位，縦10cm幅3cmの部位である（図Ⅶ-16）．

　このような判定基準で検討すると，変股症患者における仙腸関節痛は，比較的若年者で，骨盤輪の不安定性を認める症例に多く認められる．変股症における仙腸関節痛が比較的若年者に多く認められる理由は，活動性の高さが関与していると考えられる．次に，変股症における仙腸関節痛の骨盤輪の不安定を認める症例に多かった理由は，骨盤輪の不安定性それ自体が仙腸関節に対して負荷を多く与えているためであると考えられる．そのうえ，変股症によって少なからず股関節の可動域

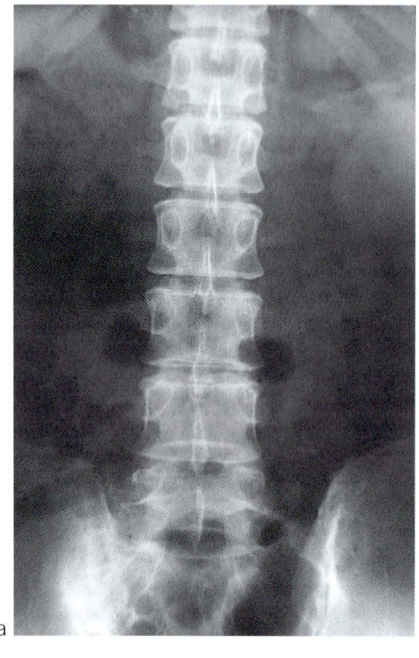

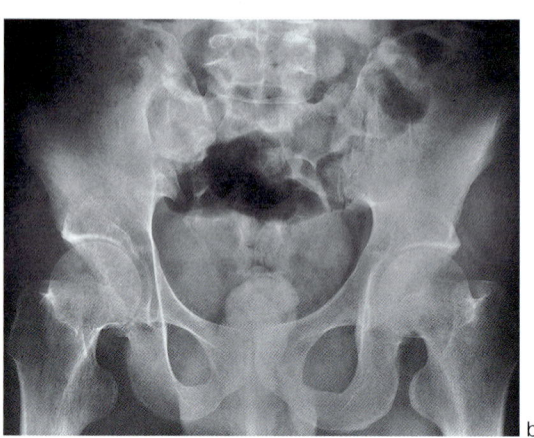

図Ⅶ-15　結核性仙腸関節炎(23歳,男性)
a：腰椎単純X線写真，前後像
b：骨盤単純X線写真，前後像
腰仙椎部痛を主訴として来院した．腰椎の写真で，画面の端に仙腸関節病変が描出されていた．

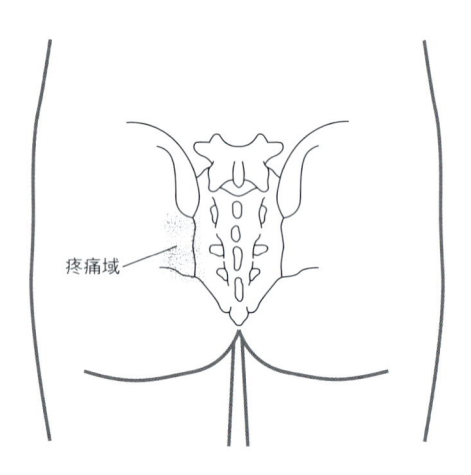

図Ⅶ-16　仙腸関節の障害により生じる固有疼痛域
(斎藤昭,他：臨整外37：231-236,2002,図1より転載)

が制限されているため，仙腸関節に対する負荷はより増加している．しかし，股関節の可動域の小さい症例が仙腸関節痛が出現しやすいという傾向はない．関節可動域の小さい症例は変股症の病期

も進行しており，活動性の低下が同時に存在するためではないかと思われる．

次に，変股症における仙腸関節部の骨硬化像について考察する．変股症例における仙腸関節部の骨硬化像の出現頻度は，約57%であり，筆者らが以前に報告した内科受診者1,000例における退行性変化としての仙腸関節部の骨硬化像の出現頻度17.5%と比較すると，有意に高い．すなわち，変股症の存在は，仙腸関節の退行性変化をより促進するといえる．

この仙腸関節部の骨硬化像は比較的若年者，下肢長の長い側，そして変股症の罹病期間の長い症例に有意に多く認められる．比較的若年者に骨硬化像が多いという事実は，仙腸関節痛の発現機序と同様に患者の活動性が関与していることを示唆している．次に，仙腸関節部の骨硬化像が下肢長の長い側，変股症の罹病期間の長い症例に多く認められる理由について考察してみる．股関節の内外転は，仙腸関節に対しては解離，そして圧縮す

るベクトルとして働く．その負荷の増大が，仙腸関節部骨硬化の誘因と思われる．変股症は，病期の進行とともに大腿骨頭の扁平化や近位への偏位のために患側下肢長の短縮が起こる．患側の下肢長の短縮や硬性墜下跛行は，歩行時の健側股関節の内外転の動きを増大させ，その結果として仙腸関節へより強い負荷が加わるようになる．また，股関節痛の存在は歩行時の健側股関節への荷重時間を増大し，その結果，健側の仙腸関節の負荷を増大させる．そのうえ，変股症の罹病期間の長い症例では，仙腸関節への負荷が長期に続くと考えられ，退行性変化として下肢長の長い側の仙腸関節部の骨硬化像が出現すると考えられる．しかし，仙腸関節部の骨硬化像を呈している症例に仙腸関節痛が多いという結果は得られない．この事実から，X線写真にみられる仙腸関節部の骨硬化像とは，仙腸関節への負荷の増大を示唆する所見であって，痛みの原因ではないと言える．

10 画像診断の落とし穴とその対策

■ Asymptomatic と symptomatic な形態異常の鑑別失敗

退行性疾患の symptomatic abnormality と asymptomatic abnormality は，画像からは症状・所見との対比以外に鑑別手段はないというのが現状である．腫瘍，炎症，あるいは骨折の場合は，読影自体が診断になる．一方，退行性疾患の場合には，自覚症状や他覚所見との対応による解釈があって初めて画像評価の意義がでてくる．この点が画像診断の最大の落とし穴でもある．画像上，椎間板ヘルニアや分離・すべりの所見が認められても，それらが必ずしも症状を惹起しているとは限らないことは留意しておくべきポイントの1つである（図Ⅶ-17〜19）．

■ 画像の端の見逃し

画像を読影する場合，先ず，自分の想定してい

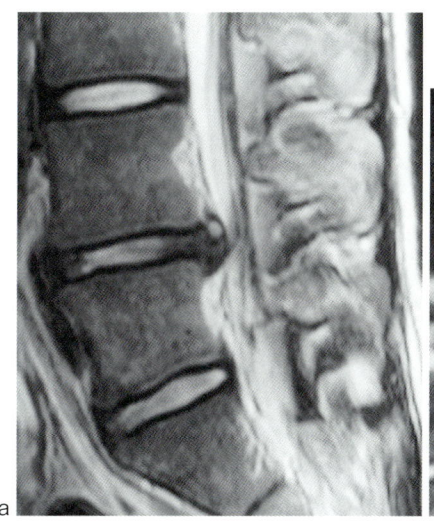

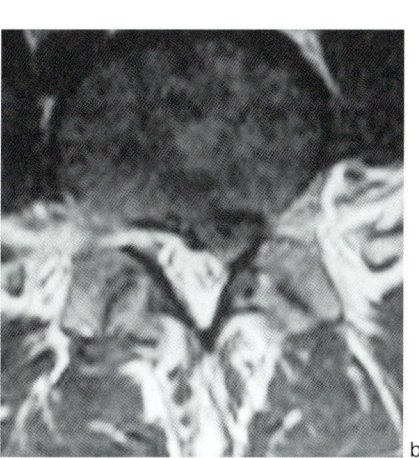

図Ⅶ-17　無症状の椎間板後方突出（20歳，男性）
a：MRI，T2強調矢状断像
b：MRI，T2強調横断像
以前に腰痛と大腿後面痛を訴えたことがある．症状消失後1年以上経過して，MRIで限局性の椎間板の後方突出を認める．画像と症状を直結して考えることの危険性を提示している．

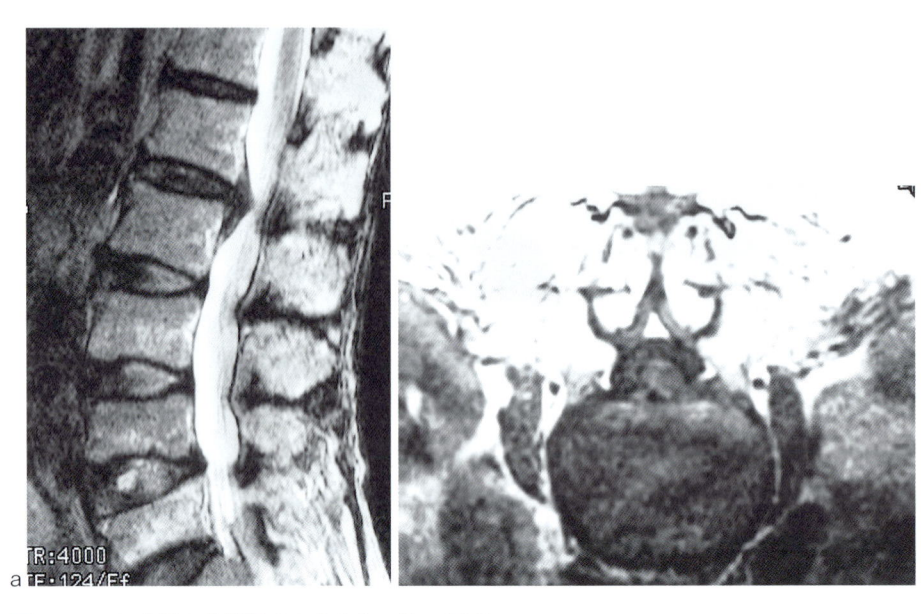

図Ⅶ-18 無症状の椎間板後方突出（84歳，女性）
a：MRI，T2強調矢状断像
b：MRI，T1強調横断像
第4，5腰椎の圧迫骨折を疑ってMRIを撮像したところ，L1/2椎間に巨大な椎間板の中心性突出を認めた．この症例はこの時点まで，全く症状を有していない．

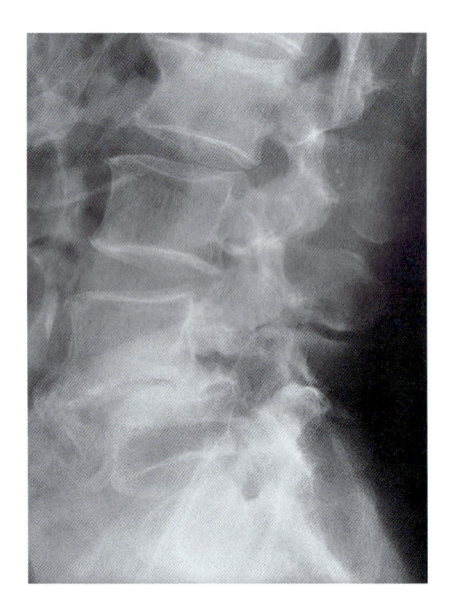

図Ⅶ-19 無症状の第4腰椎分離すべり（52歳，男性）
頚部脊髄症（Keegan型）の治療の際に発見された分離すべりである．本人の記憶には腰痛や下肢痛の既往はない．

る病態が画像に見出せるかという視点から，あらかじめ想定した病態を画像で確認するという作業になる．この場合，読影の焦点は最初に画像中央部に向かい，端の部位の読影は見逃しがちである．したがって，画像の端から読影を始めることを習慣づけておくと良い（図Ⅶ-20）．画像の端の見落としは単純X線写真ではあっても，MRIやX線CTでは考えられないと思われている．しかし，実際はMRIでも見落としは発生している（図Ⅶ-21）．

高齢者の多椎間欠損に対する過剰診断

　高齢者における多椎間欠損の存在も画像診断の落とし穴となる．高齢者によくみられる多椎間欠損は，すべての椎間が症状に関係があるわけではなく，大多数の症例では単一椎間での単一神経根の障害である．また，狭窄所見の程度と責任高位は必ずしも一致しないことも誤診の理由の1つで

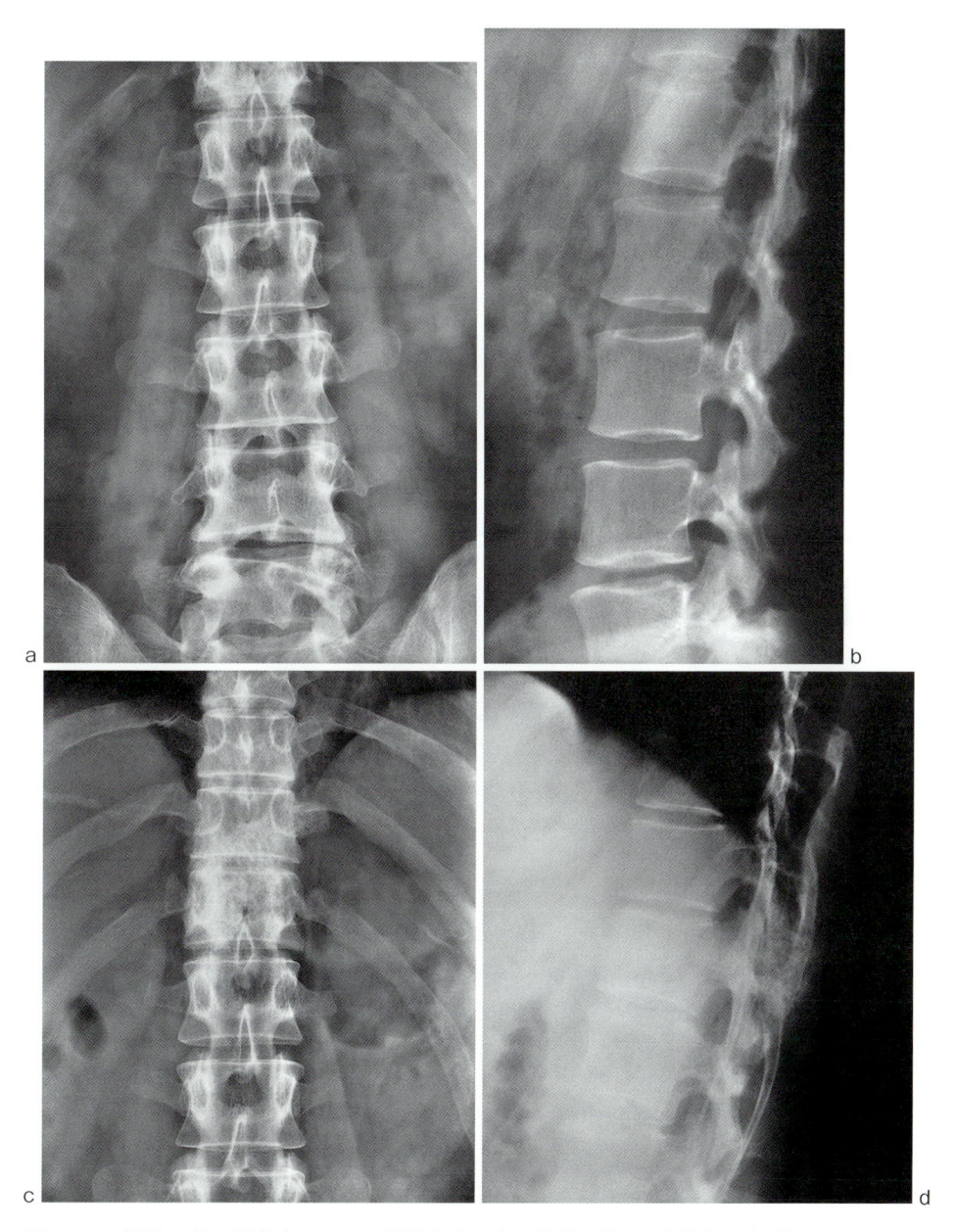

図Ⅶ-20　画像の端の見落としによる誤診例（36歳，男性，第12胸椎軟骨肉腫）

a：腰椎単純X線写真，前後像（初診時）
b：腰椎単純X線写真，側面像（初診時）
c：胸腰椎移行部単純X線写真，前後像
d：胸腰椎移行部単純X線写真，側面像

腰痛を主訴として来院した．内服薬で一時軽快したが，疼痛再発して再度外来を受診した．精査のため入院した．研修医の指摘で第12胸椎の異常所見が発見された．筆者の「腰部」の認識と患者のそれとの相違，そして画像の端の所見を十分読影しなかったための誤診であった．

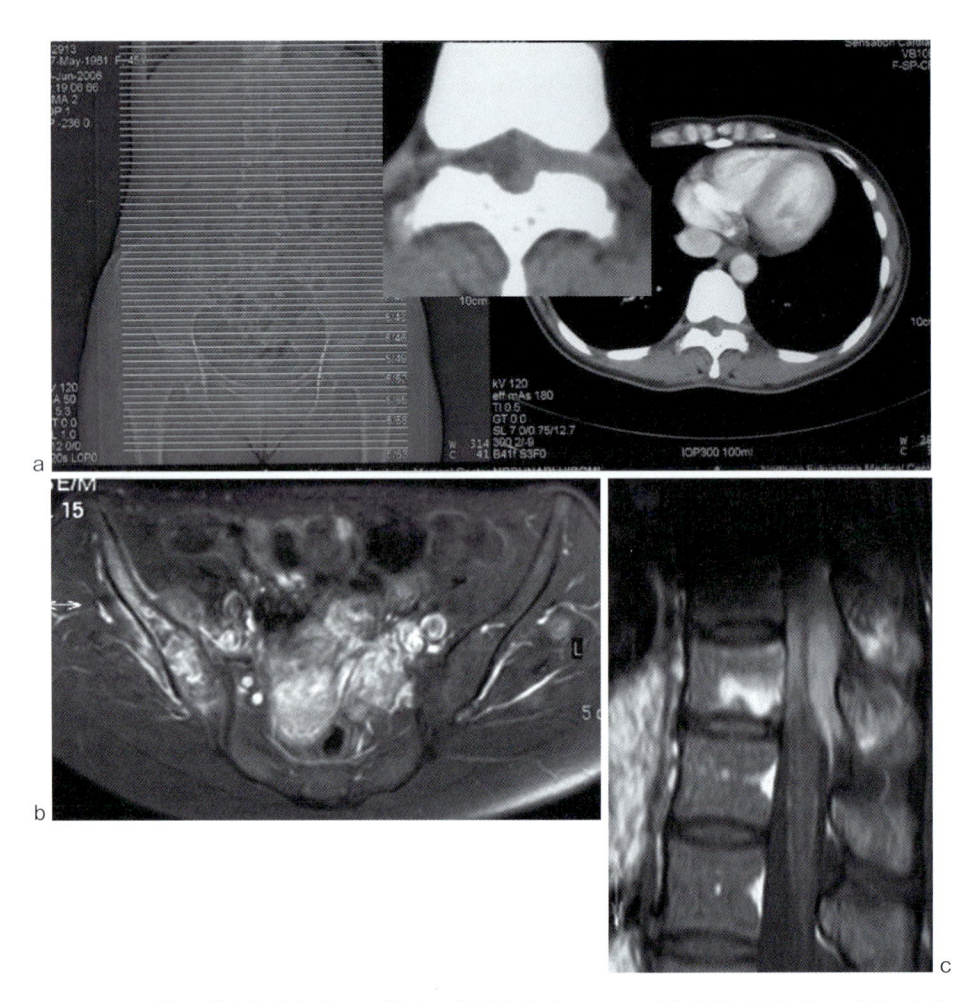

図Ⅶ-21 画像の端を見落とすのは単純X線写真だけではない（骨原発性悪性リンパ腫，初診後3カ月，44歳，女性）
a：腹部CT，横断像，最頭側（L1/2）
b：骨盤部CT，横断像
c：造影MRI矢状断像
右腸骨に異常信号領域が認められる．下肢脱力が出現したため，当科へ紹介された．この時点ではL1/2の所見には気付かれていない．神経学的所見から脊髄圧迫を疑い，画像により硬膜外病変が発見された．

ある．すなわち，狭窄が最も高度な高位が，症状を起こしている椎間とは限らない（図Ⅶ-22）．

■■ 時間的推移に対する注意不足

長い治療期間や疼痛の経過を辿っている症例では，経過観察中における新たな病態の発生を常に念頭に置く必要がある．新たな病態の発生は2つに大別できる．1つは，腰部脊柱の退行性変化が原因ではない疼痛の出現である〔図Ⅴ-1（190頁），2（191頁）〕．もう1つは，腰部脊柱由来の，新たな病態の発生である（図Ⅶ-23）．もし，疑わしい画像をみた場合には，臨床検査の結果に異常はないのかを確認する．また，疑わしい場合には，時期をおいて再度画像検査を行うと有用である．

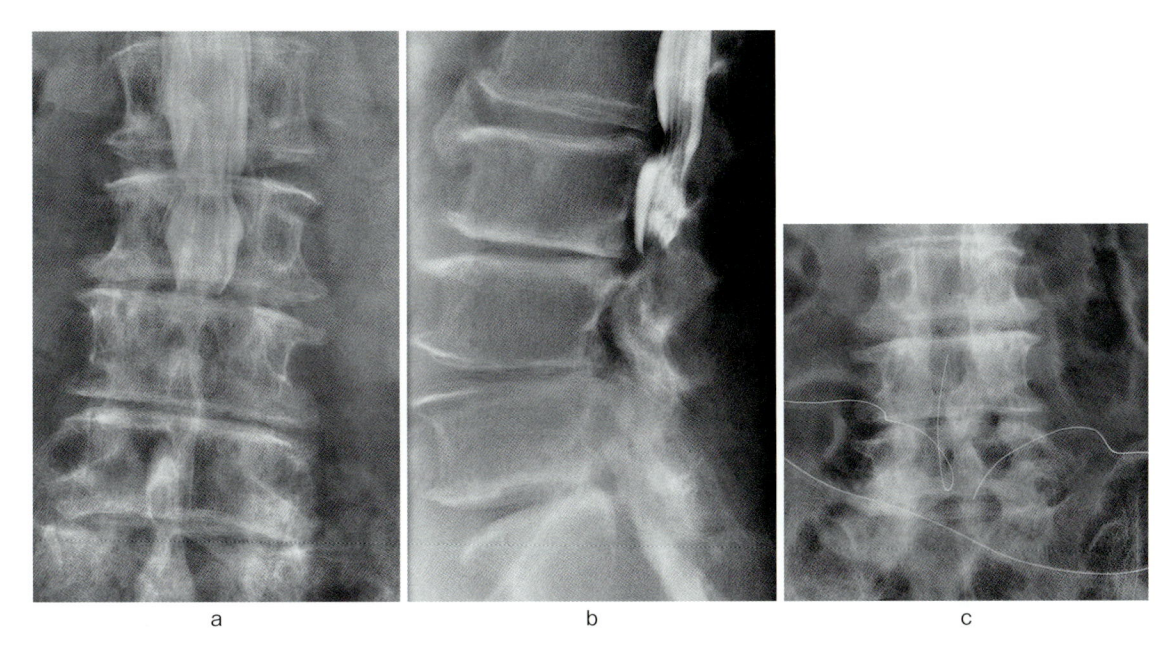

図Ⅶ-22 画像上の狭窄高位の除圧では症状軽快しなかった症例(78歳，男性，failed back)
a：脊髄造影，前後像(他院，術前)
b：脊髄造影，側面像(他院，術前)
c：単純X線写真，前後像(術後)
画像で最も狭窄の高度なL3/4椎間の除圧が他院で行われた．術後，症状の寛解が得られず来院した．歩行負荷と神経根ブロックによる評価で腰部脊椎症による混合型間欠跛行(L4/5)と判定されて，L4/5椎間の除圧を行い，間欠跛行は消失した．

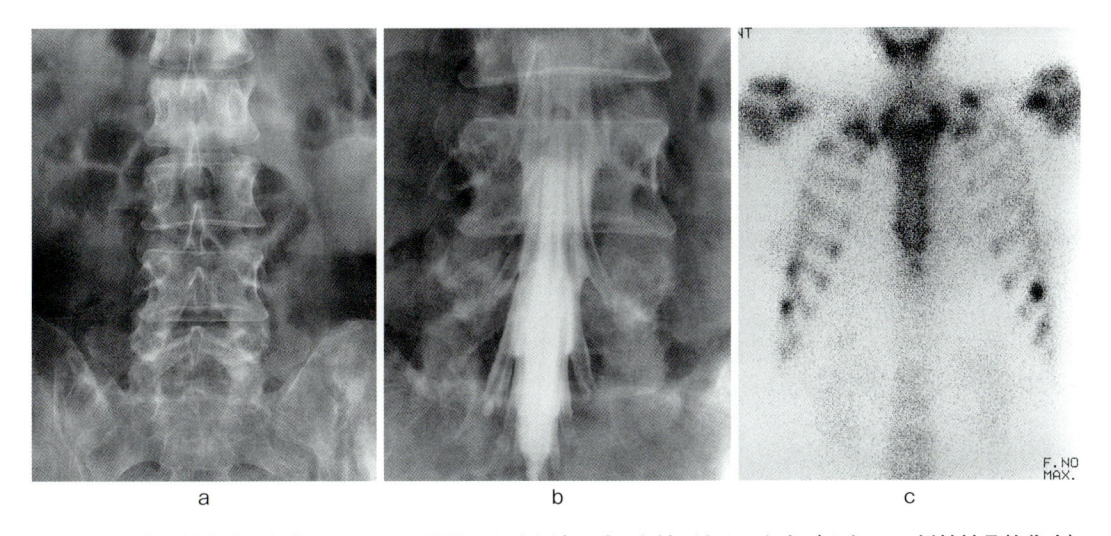

図Ⅶ-23 臨床検査値を軽視したために誤診した症例(47歳，女性，低リン血症ビタミンD抵抗性骨軟化症)
a：腰椎単純X線写真，前後像
b：脊髄造影，前後像
c：骨シンチグラフィー
腰仙椎部の疼痛を主訴として通院していた．血清P値が正常下限であるにもかかわらず，そのまま外来で保存療法を継続していた．その後，前胸部痛を合併してきたため，再度の血液検査と骨シンチグラフィーを行い，最終的にはビタミンDの定量で診断が確定した．

11 MRI撮像の利害得失

転移性脊椎腫瘍の早期発見

近年，日常臨床上，汎用されるようになってきたMRI撮像は腰痛の評価に大きな進歩をもたらした．従来の影の画像から神経や筋肉自体を描出する画像の出現は画期的である．その有用性に関しては，先ず，椎間孔内外病変の描出が1枚の画像でできることが挙げられる（図Ⅶ-24）．次に，転移性脊椎腫瘍の早期発見が可能になった（図Ⅶ-25）．

ここで，転移性脊椎腫瘍の診断に際してのMRIの有用性を骨シンチグラフィーと対比して考えてみる．脊椎の腫瘍に限らず転移性骨腫瘍を早期に診断するうえで，骨シンチグラフィーは感受性が高く，全身の骨転移の検索ができるという点で有用な検査法である．しかし，骨シンチグラフィーの集積は血流や骨組織の変化を捉えており，骨の変化をきたさないような転移巣の検出は困難であるとされている．一方，MRIは骨髄に転移した腫瘍自体を直接描出することができるため，骨組織に変化をきたさない早期の転移巣でも検出することが可能であると考えられている．筆者らの検討では，脊椎の転移椎体の約10%が，骨シンチグラフィーでは異常を指摘できず，MRIでのみ検出が可能であった．逆に，骨シンチグラフィーのみが異常所見を呈し，MRIでは異常が認められなかった症例は1例も存在しなかった．したがって，転移性脊椎腫瘍の診断能力に関しては，MRIは検索範囲は限定されるが，骨転移巣の検出において骨シンチグラフィーより敏感な検査法といえる．脊椎は骨転移の好発部位であり，最近では脊椎転移に対して積極的な手術的治療が行われるようになってきており，脊椎転移の早期診断と正確な局在診断が必要になっている．このようなことを考えると，MRIは無侵襲であり，脊椎転移巣の検索に有用な検査法であるといえる．

では，MRI画像のうち何が診断に有用かにつ

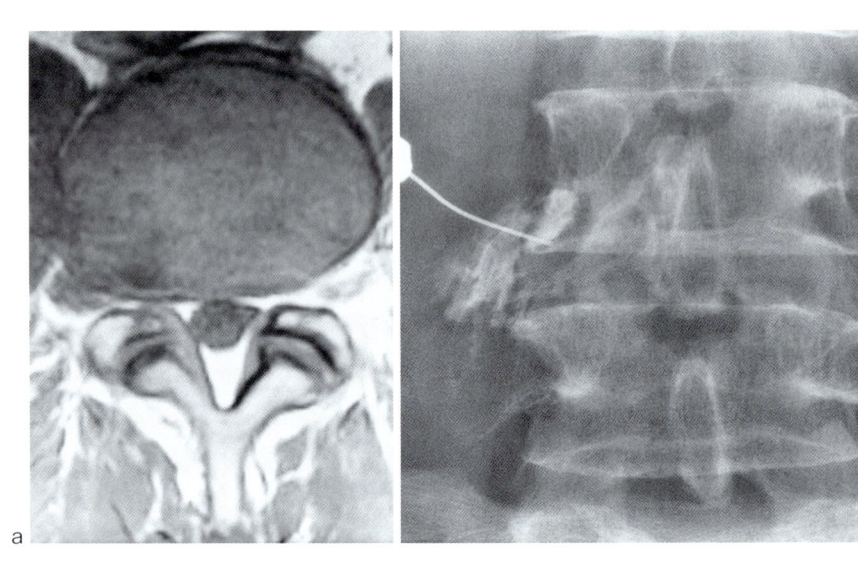

図Ⅶ-24 L4/5椎間板外側ヘルニアによる右第4腰神経根障害
a：MRI，T1強調横断像
b：右第4腰神経根造影，前後像
神経学的には第4腰神経根障害が疑われた．MRIで椎間孔外側ヘルニアが認められる．右第4腰神経根ブロックで疼痛，脊柱所見や神経緊張徴候（FNSテスト）が一時的に消失した．神経根造影像は，椎間孔部での神経根の横走と途絶像を示している．

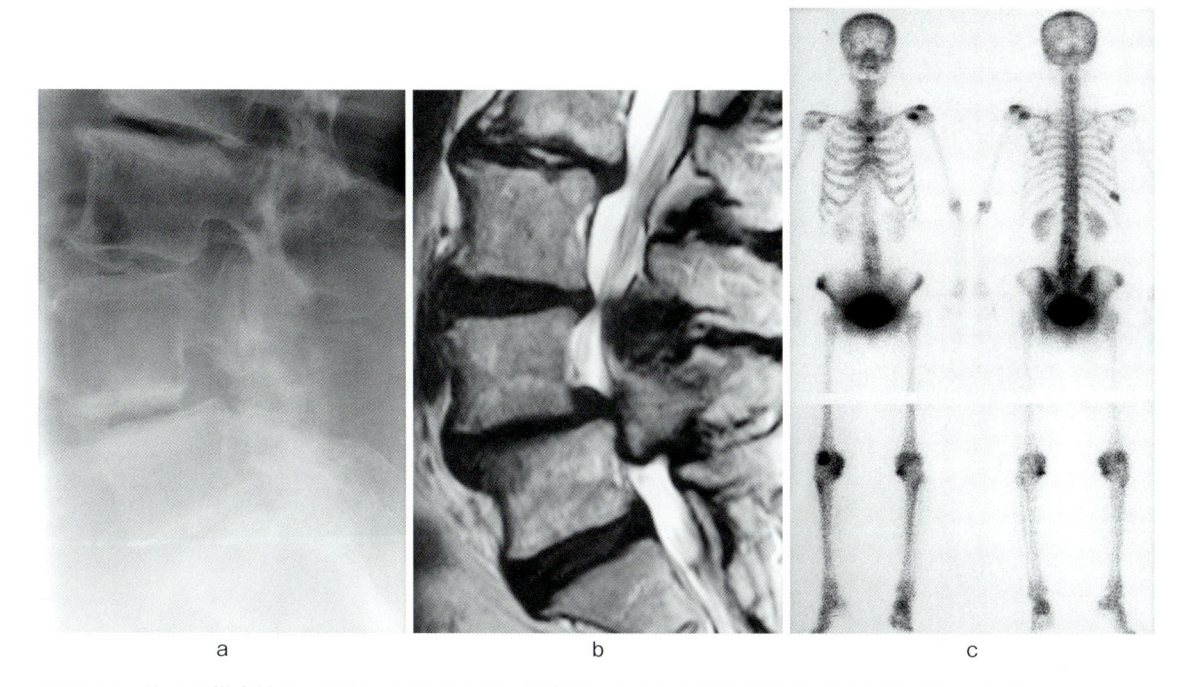

図Ⅶ-25　第4腰椎変性すべり症による混合型間欠跛行に合併した第5腰椎の転移性脊椎腫瘍(75歳，女性)
a：単純X線写真，側面像
b：MRI，T2強調矢状断像
c：全身骨シンチグラフィー
腰部脊柱管狭窄の治療に際して撮像したMRIが，第5腰椎の前方部分に異常所見を示している．骨シンチグラフィーで，右第9肋骨，胸骨，左肩，第2, 4, 5腰椎に集積像が認められる．1年前に乳癌の手術を受けていた．

いて考えてみる．転移性脊椎腫瘍はMRIのT1強調画像で低信号領域として明瞭に描出される．これは椎体内の骨髄組織が腫瘍によって破壊され，骨髄組織の主成分である脂肪からの信号が消失したことを意味する．また，T2強調画像では高信号領域を呈することが多いが，昨今ほとんどのMRI装置で用いられている高速スピンエコー法によるT2強調画像では骨髄組織も高信号強度を示すため，骨転移の検出が困難である．このような場合，脂肪抑制T2強調画像あるいはSTIR(short-T1 inversion recovery)法を用いることで病変の描出が可能となる．しかし，これら非造影MRIで描出された異常病変には腫瘍実質のほかに腫瘍周囲の反応性骨髄浮腫を含んでいる可能性を有している．また，T1強調画像では，腫瘍実質の水分と骨髄の脂肪との間で起こるchemical shift artifactにより腫瘍の輪郭が正確に描出されないことがある．一方，造影T1強調画像では信号増強効果を認めるが，正常骨髄と同等の信号強度となり，かえって描出が不鮮明になることがほとんどである．このような場合，脂肪抑制をかけたうえで造影を行うことで病変の描出が可能となる．造影MRIは腫瘍の血流を反映した撮像法であるため，非造影MRIよりも腫瘍の形と大きさを正確に捉えることが可能である．それに加えて，腫瘍内部の壊死や嚢胞形成といった質的診断も可能である．また，脂肪を抑制することで，chemical shift artifactの問題も解決できる．以上の事実から，脊椎転移巣の検出にはT1強調画像，脂肪抑制T2強調画像，STIR法，および脂肪抑制造影T1強調画像が有用であるといえる．

また，以前は脊髄造影の完全停止例では，完全停止椎間より尾側の病変の有無に関しては，硬膜外造影のような他の造影法を用いることによって

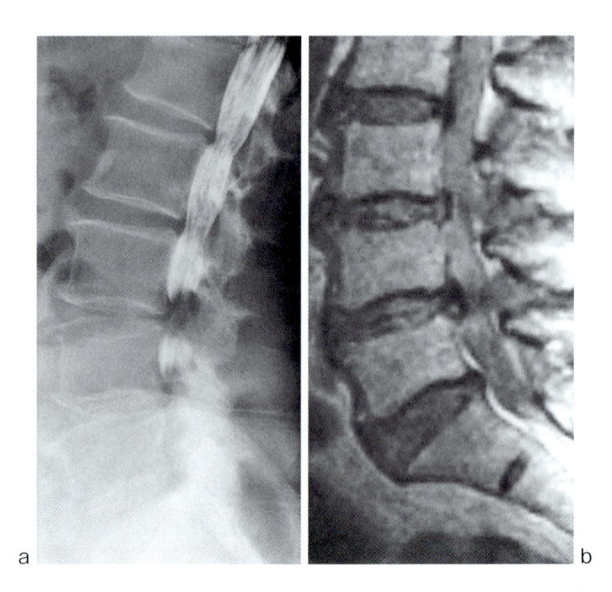

図Ⅶ-26 腰部脊椎症による馬尾型間欠跛行(65歳,女性)
a:脊髄造影,側面像
b:MRI,T1強調矢状断像
神経学的所見は,第5腰神経以下の多根性障害を示している.責任椎間はL4/5と推定できる.脊髄造影は,L3/4椎間での不完全停止とL4/5椎間での完全停止像を呈している.しかし,L5/S1椎間での狭窄は明らかでない.これを明らかにするためには,仙骨裂孔からの硬膜外造影が必要である.一方,MRIでは,L3/4,L4/5での狭窄と同時に,L5/S1椎間高位での狭窄は軽度であることが描出されている.

しか明らかにすることができなかった.しかし,MRI撮像は,全脊柱の病態を明らかにすることができるようになった(図Ⅶ-26).最後に,すべりは単純X線写真でも分かるが,症状の有無は別にして,すべりに合併した馬尾腫瘍や椎間板ヘルニアの描出が可能である(図Ⅶ-27).最近では,HIZ(high intensity zone)を評価することにより,痛みが見える可能性が出てきた(図Ⅶ-28).今後,筋肉組織の評価についてもその臨床的意義が明らかにされることが期待できる.

一方,MRI撮像の導入によっても,なお未解決な問題は残っている.それは,機能評価に対する欠如である.多椎間狭窄例で責任高位がどこであるかはMRIの撮像でも決定できない.また,画像上得られた椎間板ヘルニア様の椎間板の後方突出の所見が,はたして症状に関与しているのかどうかの判定はMRI撮像でも不可能である.

MRIといえども,画像と病態の不一致は診断上の落とし穴になる.MRIも形態診断であるので,画像上の異常所見から症状の有無,神経障害型式,責任高位,責任部位,そして腰痛発生の予測などの判定は不可能である.最近では脳機能診断法としてのfunctional MRI(fMRI)が開発され,慢性腰痛の病態解明に用いられ始めている.しかし,脳内の賦活化が本質的にどういった神経活動を反映しているのかについてはいまだに不明であり,その臨床的意義を明確に示すまでには至っていない.

診療上の価値

MRIの出現により,脊椎の異常診断能力は向上した.只,無症状例に高頻度な形態学的異常も少なくないことも明らかになった.最近では,腰

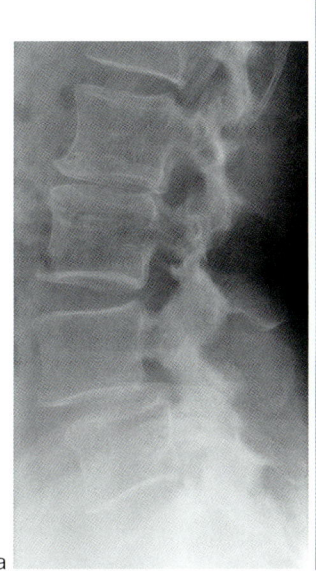

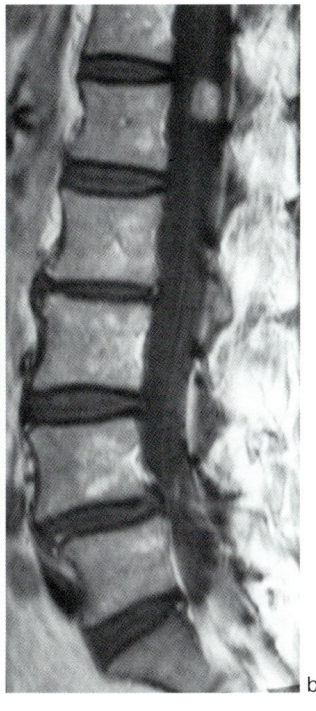

図Ⅶ-27 第4腰椎変性すべり症に合併した馬尾腫瘍（54歳，女性）
a：単純X線写真，側面像
b：MRI，T1強調矢状断像
右殿部痛を主訴として来院した．単純X線写真は，第4腰椎の変性すべりを示している．MRIで，馬尾腫瘍が発見された．殿部痛の原因がどちらにあるかは不明だが，MRIの撮像により馬尾腫瘍を見逃さずに済んだ．

痛出現後に撮像されたMRI所見が，腰痛を説明するような新たな所見である可能性は低いことが指摘されている．

　MRIが臨床の現場ではどのくらい有用かについて検討することは，費用対効果を考えるうえでも大切な視点である．論文を見る限り大きな利点はないと言える（表Ⅶ-3）．只，近年，単純X線写真の被曝による発癌の可能性が危惧されている（表Ⅶ-4）．したがって，単純X線撮影やX線CT，あるいはMRIの検査を実施する際には，この点も考慮に入れて決定する必要がある．今後，MRI機器の発達により多くの限界は克服されると期待できる．現時点では他の画像（X線CTや神経根造影・ブロックなど）と併用して病態把握に努める必要がある．

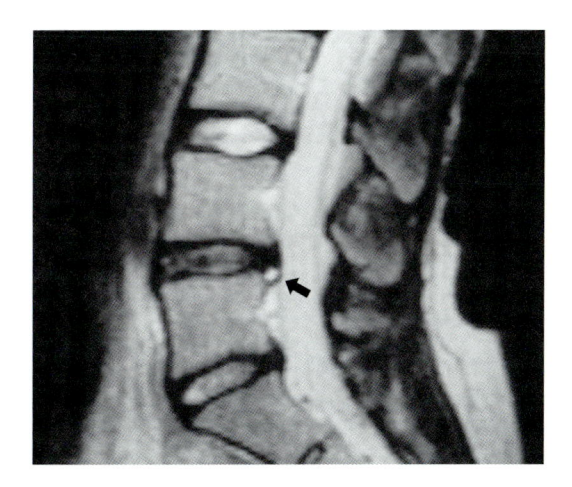

図Ⅶ-28 MRI，T2強調矢状断像で認められるHIZ（22歳，女性）
健康診断で偶然発見されたHIZ（矢印）の像である．本人に腰痛の愁訴はない．

表Ⅶ-3　MRIの診療上の価値

- MRIと単純X線写真の比較
  - プライマリ・ケアレベルでは転帰はほぼ同じ
  - 医師も患者もMRIを好む
  - MRIは，患者にとって付加価値が少ない
  - 手術の件数が増加し，医療費の増加を招く可能性

  (Jarvik JG, et al.：JAMA 289：2810-2818, 2003)
- 早期のMRI/CTは治療成績を向上させるか
  - 早期群がより大きな改善
  - 全体的な治療には影響なし
  - 治療成績のわずかな改善の対費用効果は？

  (Gilbert FJ, et al.：Radiology 231：343-351, 2004)
- 早期のMRI検査に利点はない
  - 転帰不変
  - 満足度が低くなる可能性

  (Modic MT, et al.：Radiology 237：597-604, 2005)
- MRIの画像で新しい腰痛エピソードの説明がつくことは稀

  (Carragee E, et al.：Spine J 6：624-635, 2006)
- 早期の画像検査（単純X-P，CT，MRI）は不要

  (Chou R, et al.：Lancet 373：463-472, 2009)

表Ⅶ-4　X線被曝による発癌の危険性

- 低線量X線によるDNA損傷は，高線量のものより長引く

  (Rothkamm K, et al.：Proc Natl Acad Sci USA 100：5057-5062, 2003)
- 放射線被曝による発癌は，日本が最高

  (Berrington de González A, et al.：Lancet 363：345-351, 2004)
- 全身CT検査の放射線量は，広島・長崎の被曝による低線量被曝した生存者と同程度

  (Brenner DJ, et al.：Radiology 232：735-738, 2004)
- 医療に伴う放射線被曝は1980年代初めの7倍

  (NCRP report No. 160, 2009)
- CT検査による放射線被曝は予想以上に発癌リスクが高い

  (Berrington de González A, et al.：Arch Intern Med 169：2071-2077, 2009)
  (Smith-Bindman R, et al.：Arch Intern Med 169：2078-2086, 2009)

12 神経根ブロックの臨床的意義

　神経根造影・ブロックは，形態学的診断法のもつ欠点，すなわち，機能評価ができないという点を補う補助検査法の1つである．神経根障害を呈している症例が対象である．神経根を造影して形態学的所見を評価するとともに，局所麻酔薬を同時に注入することにより，症状や所見の変化を確認する〔図Ⅶ-29, 30〕．これにより，神経根の責任高位や責任部位を明らかにできる〔図Ⅶ-31（262頁），32〜34（263頁），35（264頁）〕．適応としては，画像と症状や所見が一致しない症例〔図Ⅶ-36（265頁）〕，画像上多椎間欠損像を呈していて責任高位の決定が困難な症例〔図Ⅶ-37, 38（266頁）〕，逆に症状や所見が存在しているにもかかわらず画像では何らの異常所見が認められない症例〔図Ⅶ-39（267頁）〕，そして，画像の診断価値が減ずる手術既往例である〔図Ⅶ-40（268頁）〕．神経根ブロックの腰仙骨神経根障害に対する診断精度は，症状のみならず所見の評価を合わせて行えば，感度，特異度とも高い．

　しかし，本法も限界を有する．先ず，神経根由来の疼痛がどんな病態によって引き起こされているかどうかの解明は困難である〔図Ⅶ-41（269頁），42（270頁）〕．次に，責任部位の決定は，必ずしも正確にはできない．これは，形態学的補助診断共通の限界である．最後に，患者の応答にその治療効果の判定を頼っているために，患者の主観が判定に介入してしまう．すなわち，純客観的な検査ではない．したがって，情緒不安定な症例，認知症，あるいは知的障害のある患者からは十分な情報は得られない可能性がある．

13 神経根ブロックによる腰痛と殿部痛の分析

　腰痛や殿部痛の起源は必ずしも明らかになってはいない．筆者らの検討では，腰仙椎部神経根障害に腰痛が合併する頻度は30％，殿部痛が合併する頻度は66％である．これらの腰痛，殿部痛のうち，神経根ブロックにより下肢痛の責任神経根と同じ神経根由来の腰痛，あるいは殿部痛と判定された頻度は，腰痛では80％，殿部痛に至っては95％を超えている．すなわち，腰仙椎部神経根障害に腰痛や殿部痛が合併する場合，その腰

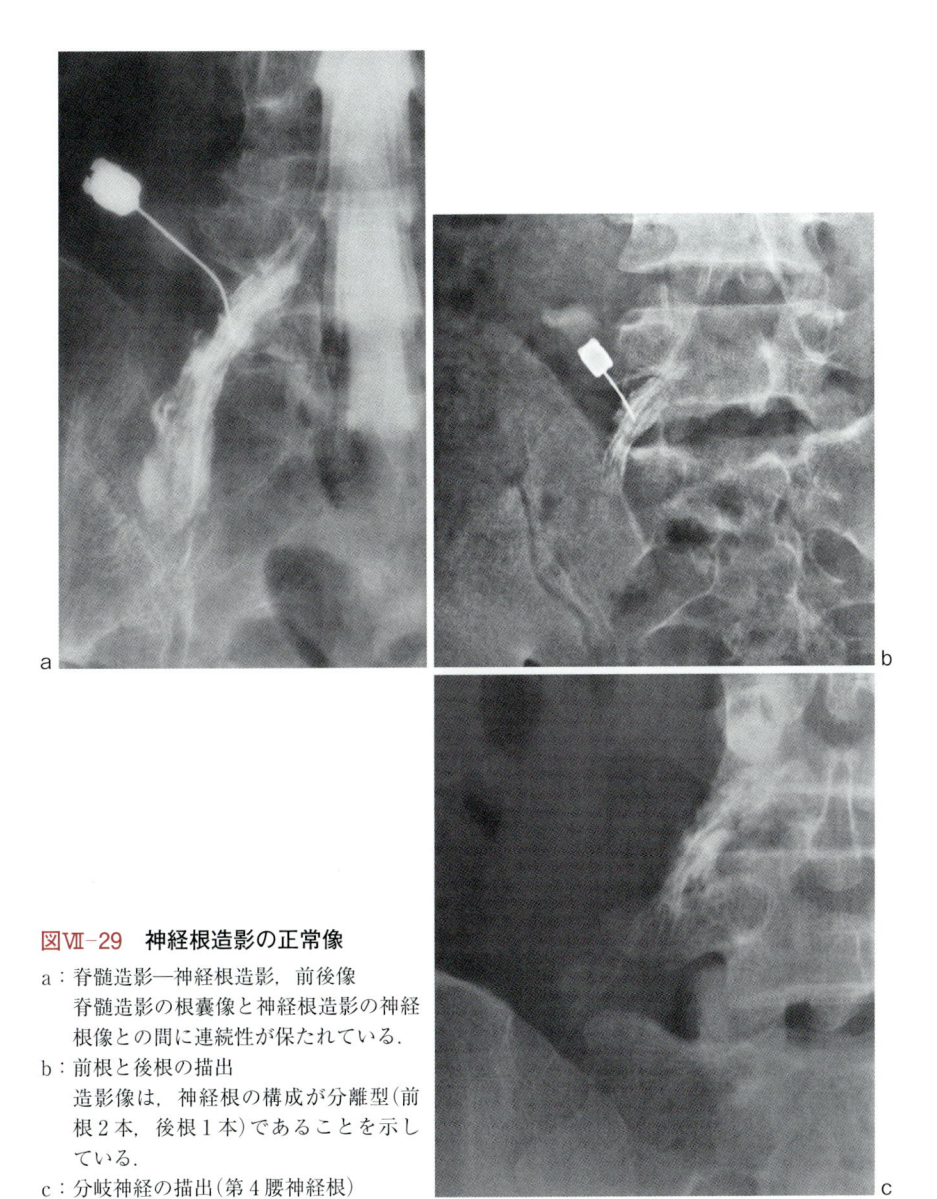

図Ⅶ-29　神経根造影の正常像
a：脊髄造影─神経根造影，前後像
　脊髄造影の根嚢像と神経根造影の神経根像との間に連続性が保たれている．
b：前根と後根の描出
　造影像は，神経根の構成が分離型（前根2本，後根1本）であることを示している．
c：分岐神経の描出（第4腰神経根）

痛や殿部痛の起源は，下肢痛の責任神経根と同じ神経根由来であることが圧倒的に多いと言える．

この検討の問題点としては，腰仙椎部神経根障害例という限られた条件での分析結果であること，疼痛分析が完全に遂行されておらず，腰痛や殿部痛の起源が明らかになっていない症例が多数存在すること，非髄節性の腰痛に対する腰部交感神経節ブロックと第2腰神経根ブロックの効果の差異についての検討がなされていないこと，各種ブロックの治療成績が明らかになっていないことなどが挙げられる．さらに，神経根ブロックは，あくまで神経伝達の経路を遮断するだけであり，神経根障害がどの部位で生じているかを示しているわけではない点に留意する必要がある．今後，圧迫性神経根障害による神経根腰痛や殿部痛と判断された腰痛や殿部痛が，神経根に対する単なる除圧術だけで確かに良くなるか否かについての検証が必要である．

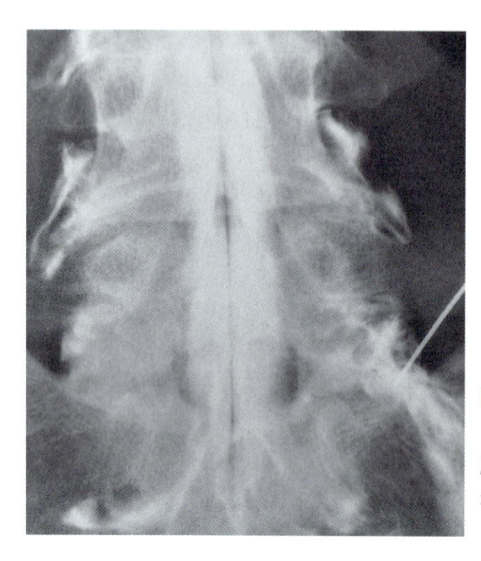

図VII-30 神経根周囲の血管緊張を示す神経根造影像（30歳，女性）

腰部脊椎症による第5腰神経根障害を呈している．神経根造影像は，神経根表面に著明な血管の怒張が存在していることを示している．

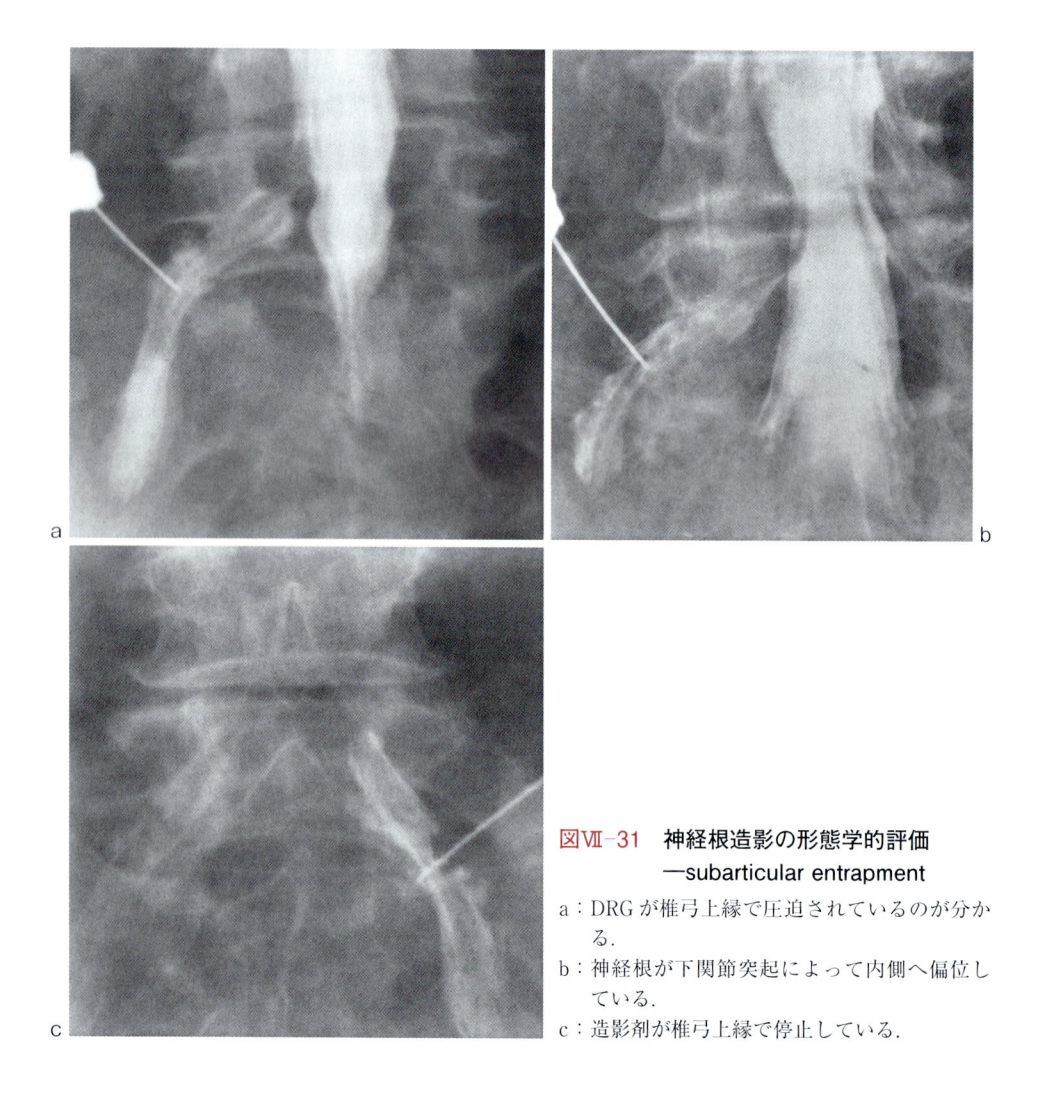

図VII-31 神経根造影の形態学的評価
　　　　—subarticular entrapment
a：DRGが椎弓上縁で圧迫されているのが分かる．
b：神経根が下関節突起によって内側へ偏位している．
c：造影剤が椎弓上縁で停止している．

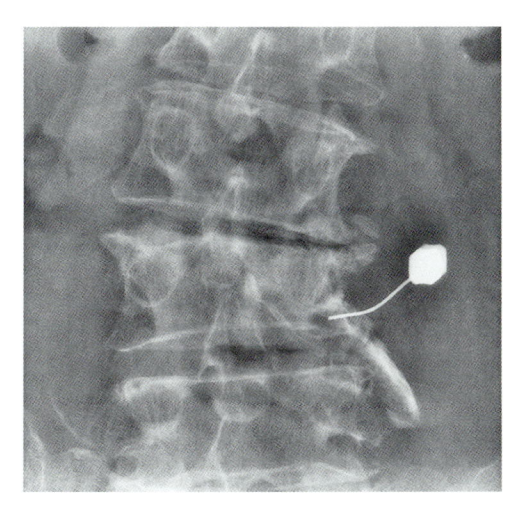

図Ⅶ-32 神経根造影の形態学的評価―pedicular kinking

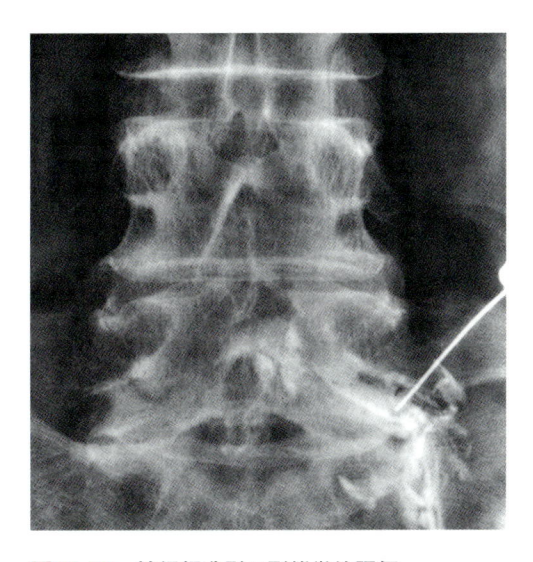

図Ⅶ-33 神経根造影の形態学的評価―extraforaminal entrapment

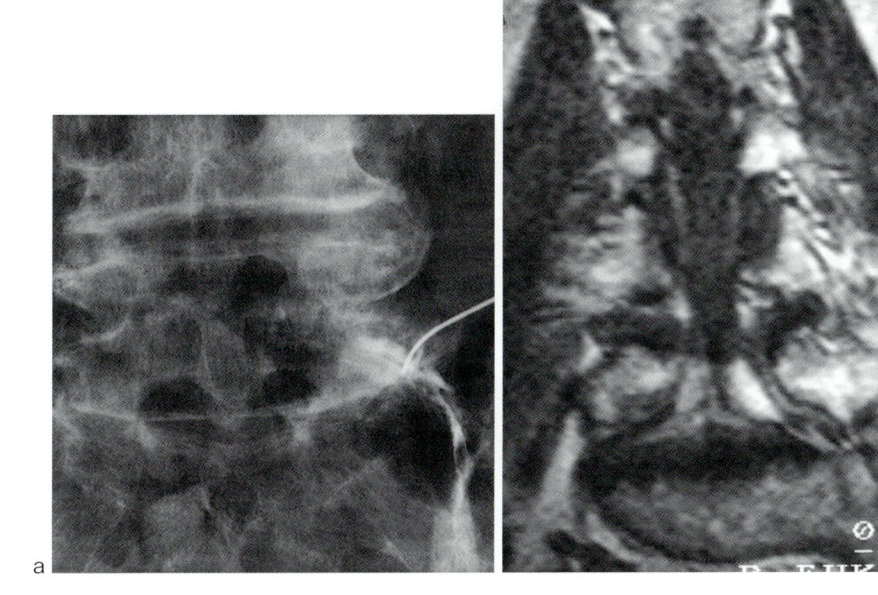

図Ⅶ-34 神経根造影の形態学的評価―foraminal encroachment
a：神経根造影像
b：同一症例の MRI 像

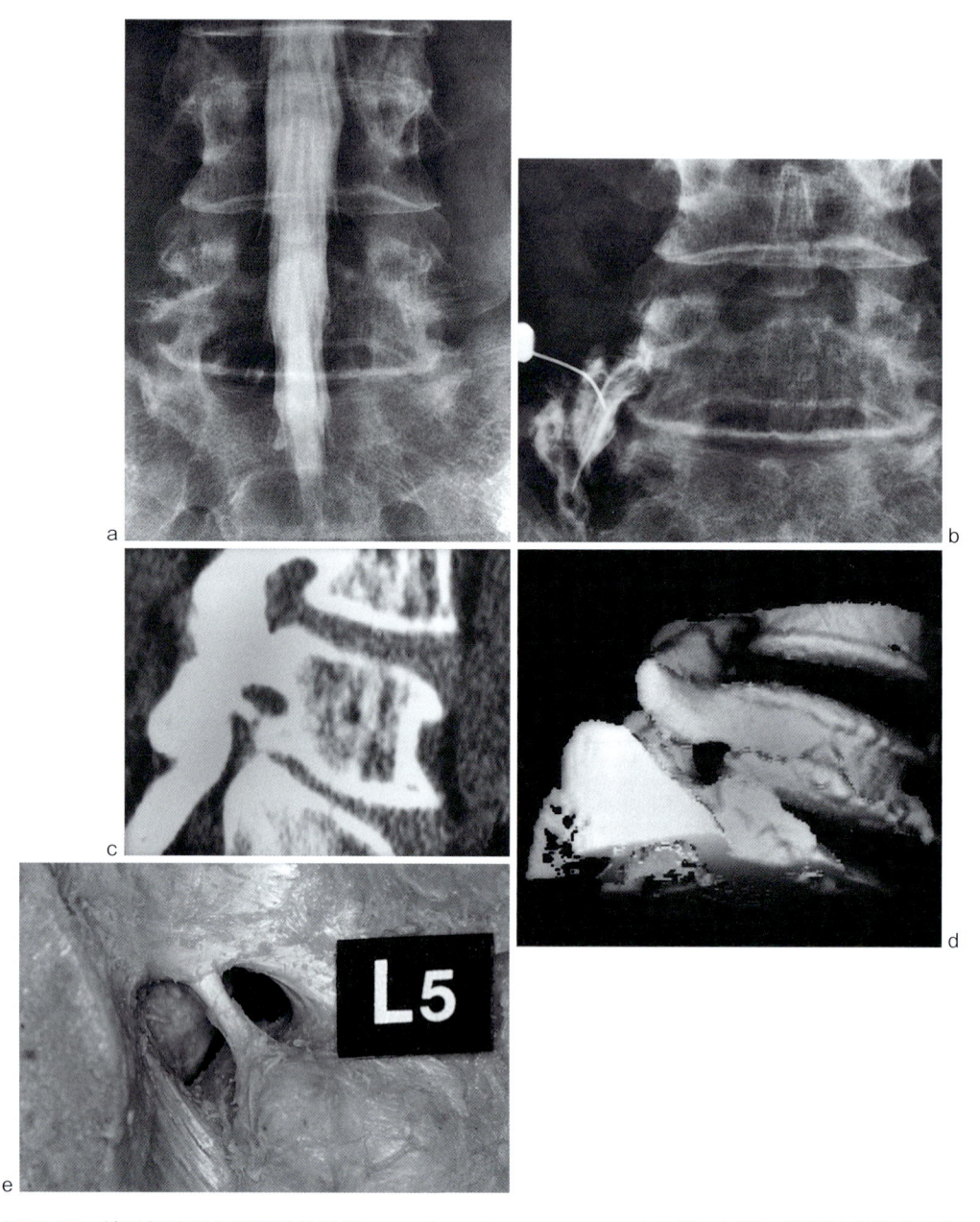

図Ⅶ-35 神経根造影の形態学的評価—extraforaminal entrapment（63歳，男性，椎間孔横靱帯骨化症による第5腰神経根障害）

a：脊髄造影，前後像
b：第5腰神経造影，前後像
c：椎間孔部CT像（術前）
d：椎間孔部3次元CT像（術後）
e：椎間孔横靱帯（解剖）

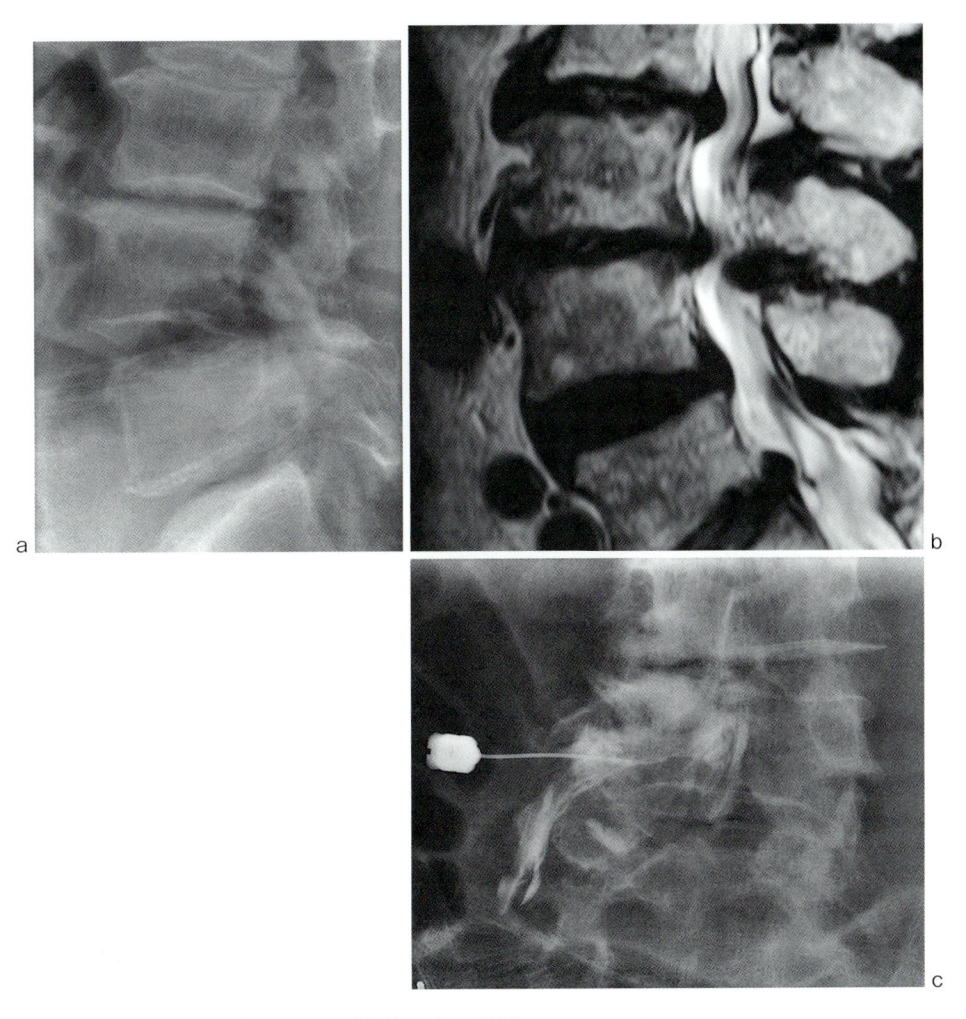

図Ⅶ-36 画像と責任高位の不一致例(67歳,男性)
a:単純 X 線写真, 側面像
b:MRI, 矢状断像
c:第 4 腰神経根造影, 前後像
主訴は, 右大腿前面から膝内側部痛による間欠跛行である. 単純 X 線写真からは第 4 腰椎変性すべり症による第 5 腰神経根障害が, あるいは稀な病態として L4/5 椎間での foraminal encroachment による第 4 腰神経根障害が考えられる. しかし, 第 4 腰神経根造影, ブロックにより, 責任神経根は第 4 神経根で, 責任部位は, L3/4 椎間での subarticular entrapment による第 4 腰神経根障害であることが分かる. 神経根の横走は認められるが, 椎間孔部や椎間孔外での造影像の通過障害は認められない.

14 腰痛に対する画像診断 —誤診を避けるために

症状や所見に対応した画像の解釈

画像所見の意義付けに留意する必要がある. 画像所見の存在が, そのまま自覚症状の原因とは限らない. 退行性の変化は, 加齢変化や無症候性変化の可能性が少なくないので, 自覚症状や他覚所見との対比が必須である.

誤診を避ける3つのポイント

画像診断の落とし穴を避けるポイントは3つあ

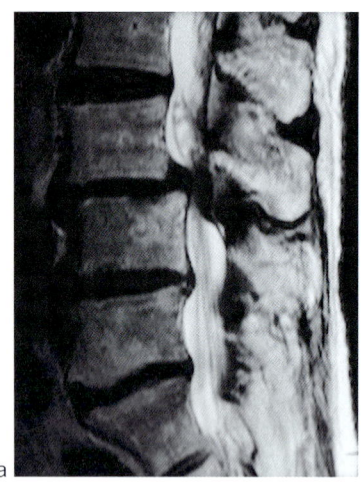

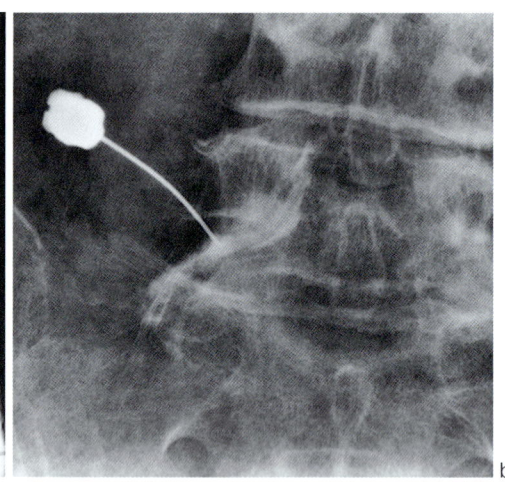

図Ⅶ-37　多椎間狭窄を呈している症例（67歳，女性，腰部脊椎症による両側第5腰神経根障害）

a：MRI，矢状断像
b：第5腰神経根造影，前後像

神経根型間欠跛行の症例である．MRI上はL3/4椎間の狭窄がより高度である．しかし，責任椎間はL4/5である．第5神経根ブロックで疼痛は一時的に消失する．
画像は，高度な腸骨硬化性骨炎の所見を呈している．

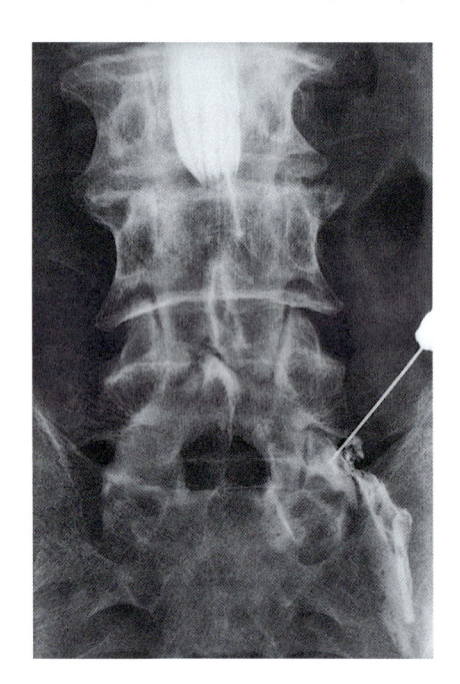

図Ⅶ-38　多椎間狭窄を呈している症例〔78歳，男性，腰部脊椎症による混合型（片側神経根）間欠跛行〕

脊髄造影はL3/4椎間での完全停止像を呈している．神経学的評価は，第5腰神経以下の多根性障害である．疼痛は，第5腰神経根ブロックにより一時的に消失する．以上の結果より，責任椎間はL4/5椎間の単一椎間障害と判定できる．

る．1つは，腰痛の診断・評価は，問診や診察に尽きるということに留意することである．画像をみて症状を解釈するという診断の過程を決してとってはならない．画像から症状を解釈することは誤診への道である．第2は，読影手順のパターン化である．ABC'Sのように，自分の画像読影手順を決めておき，陰性所見も読んでいくことが見逃しを防ぐポイントである．最後に，読影部位への配慮がある．読影は，端の部位から中心部へと読んでいくことが見逃しを少なくするコツである．

15　EBMからみた画像診断の価値と限界

　画像検査は，外来診療における最も有用な補助診断法である．そこで，現時点におけるEBMからみた画像診断の価値と限界について，外来でよく用いられている単純X線写真と精査をする場合に繁用されるMRIについて考えてみる．

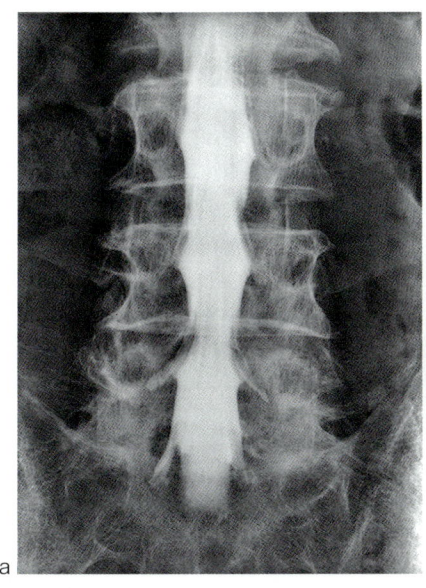

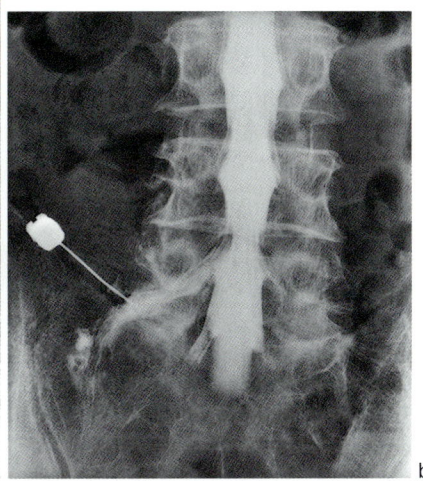

図Ⅶ-39 画像上異常所見の認められない症例〔65歳，男性，腰部脊椎症による混合型（片側神経根）間欠跛行〕
a：脊髄造影，前後像
b：脊髄造影—神経根造影，前後像
神経学的には，第5腰神経根以下の多根性障害である．脊髄造影では，L4/5椎間に多根性障害を思わせる狭窄所見は認められない．下肢痛は，第5腰神経根ブロックで一時的に消失する．

単純X線写真

　英国や米国の診療ガイドラインでは，"red flag"のない特定の治療可能な疾患の疑いで撮影するX線検査には，診断的価値はないとしている．また，「X線所見と非特異的腰痛との間に関連があるかどうか明確な証拠はない」として，分離すべり症，すべり症，二分脊椎，移行椎，変形性脊椎症，Scheuermann病を挙げている．さらに，X線写真撮影前に臨床的に疑われていなかった"red flag"疾患が撮影により明らかになった症例は，2,500例中1例しかなかったという報告もある．このようなことから，単純X線写真の診断価値は，外傷，炎症，腫瘍性疾患の存在を否定するための限局的な役割りであると結論付けられている．一方，米国の診療ガイドラインに従って単純X線写真を撮影すると従来よりも撮影頻度が高くなってしまうので，ガイドラインの重篤な病態検出能力を維持して，検査実施率を下げるためには，赤沈という臨床検査の併用が有用であるということが報告されている．

　本章「MRI撮像の利害得失」（256頁）で述べたように，単純X線写真やX線CTに伴う放射線被曝という点も，画像検査を実施するうえでは考慮する必要のある点である．

MRI

　MRIを画像診断に導入することによって，「"red flag"を含む脊椎の異常の診断能力は向上したが，腰痛の治療成績が向上したという報告はない」と報告されている．また，MRIは低侵襲で神経根障害のある症例に適用される．MRIの導入により，X線CTの50％以上，脊髄造影の90％以上が不要になると結論付けている報告もある．さらに，無症状例に高頻度の形態学的異常を描出するので，それをそのまま評価すると過剰治療になる危険を指摘している報告もある．一方，一

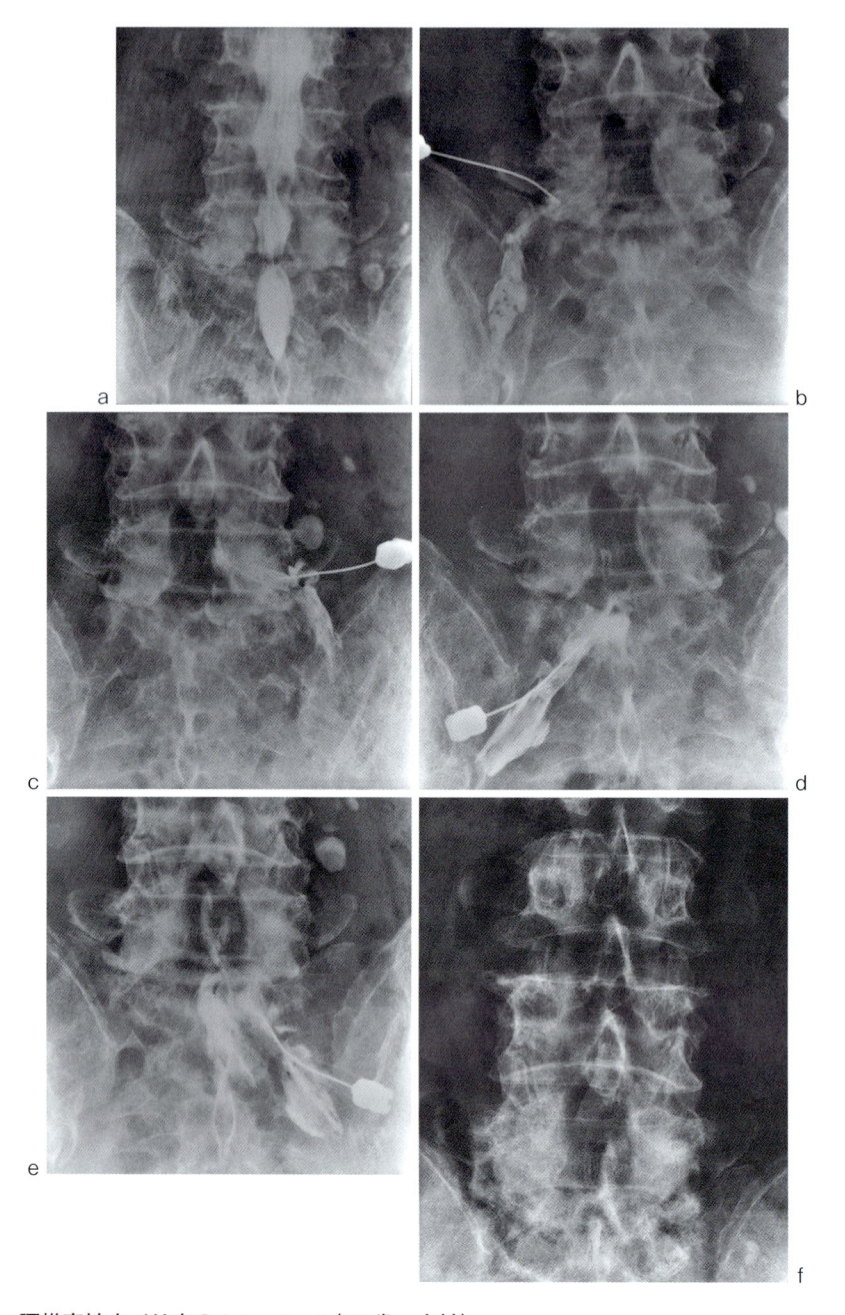

図Ⅶ-40　第4腰椎変性すべり症の failed back（76歳，女性）

a：脊髄造影，前後像
b：右第5腰神経根造影，前後像
c：左第5腰神経根造影，前後像
d：右第1仙骨神経根造影，前後像
e：左第1仙骨神経根造影，前後像
f：単純X線写真，前後像（術後）

10年前に椎弓切除を受けたが疼痛は消失しなかった．神経学的評価で，両側の第5腰神経根と第1仙骨神経根の2根障害が疑われた．2つの神経根ブロックで疼痛は一時的に完全に消失する．神経根造影像は，第5腰神経が foraminal encroachment，第1仙骨神経根は subarticular entrapment を示している．したがって責任椎間は L5/S1 椎間で，1椎間2根障害という病態であると判定できる．

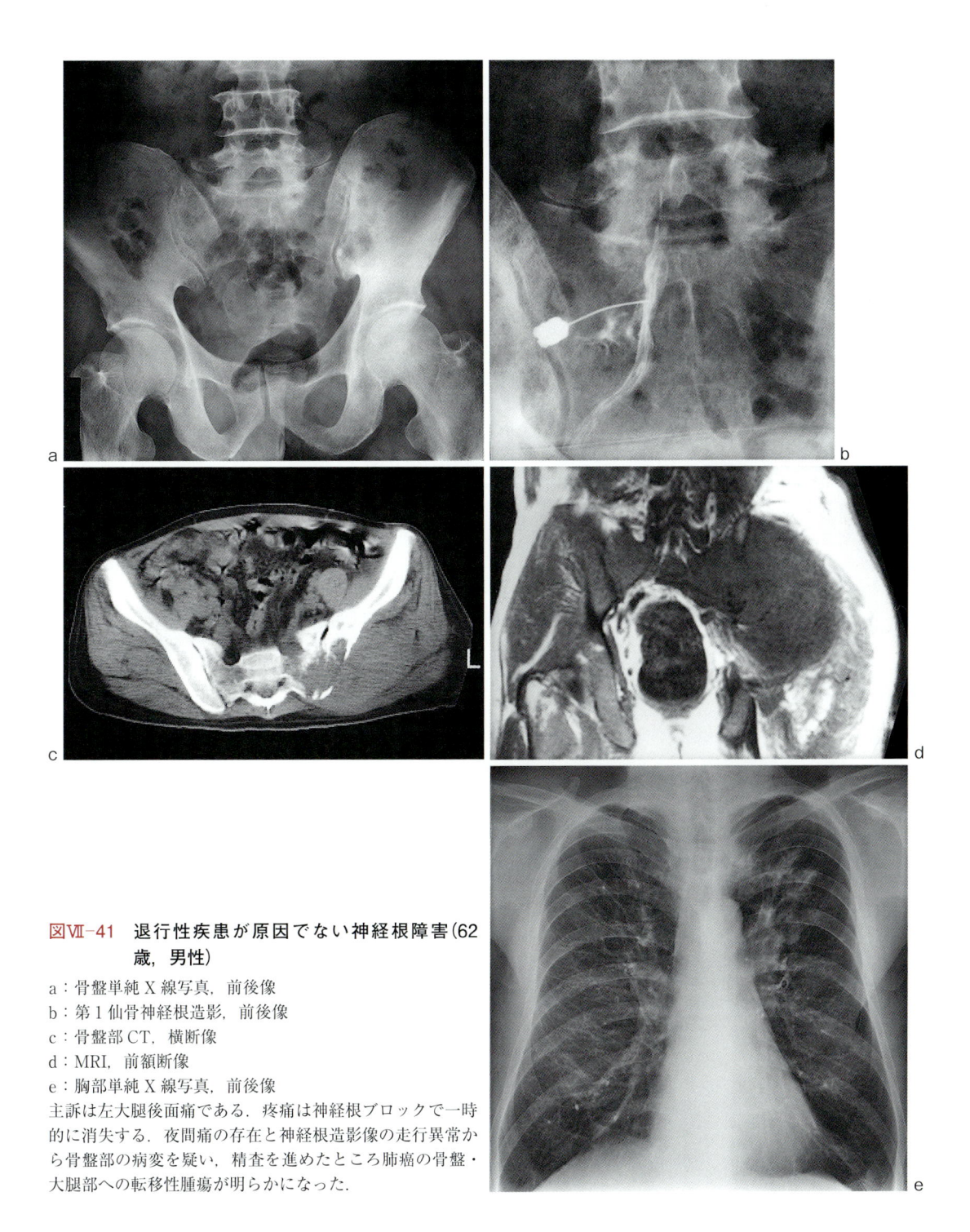

図Ⅶ-41 退行性疾患が原因でない神経根障害（62歳，男性）

a：骨盤単純X線写真，前後像
b：第1仙骨神経根造影，前後像
c：骨盤部CT，横断像
d：MRI，前額断像
e：胸部単純X線写真，前後像

主訴は左大腿後面痛である．疼痛は神経根ブロックで一時的に消失する．夜間痛の存在と神経根造影像の走行異常から骨盤部の病変を疑い，精査を進めたところ肺癌の骨盤・大腿部への転移性腫瘍が明らかになった．

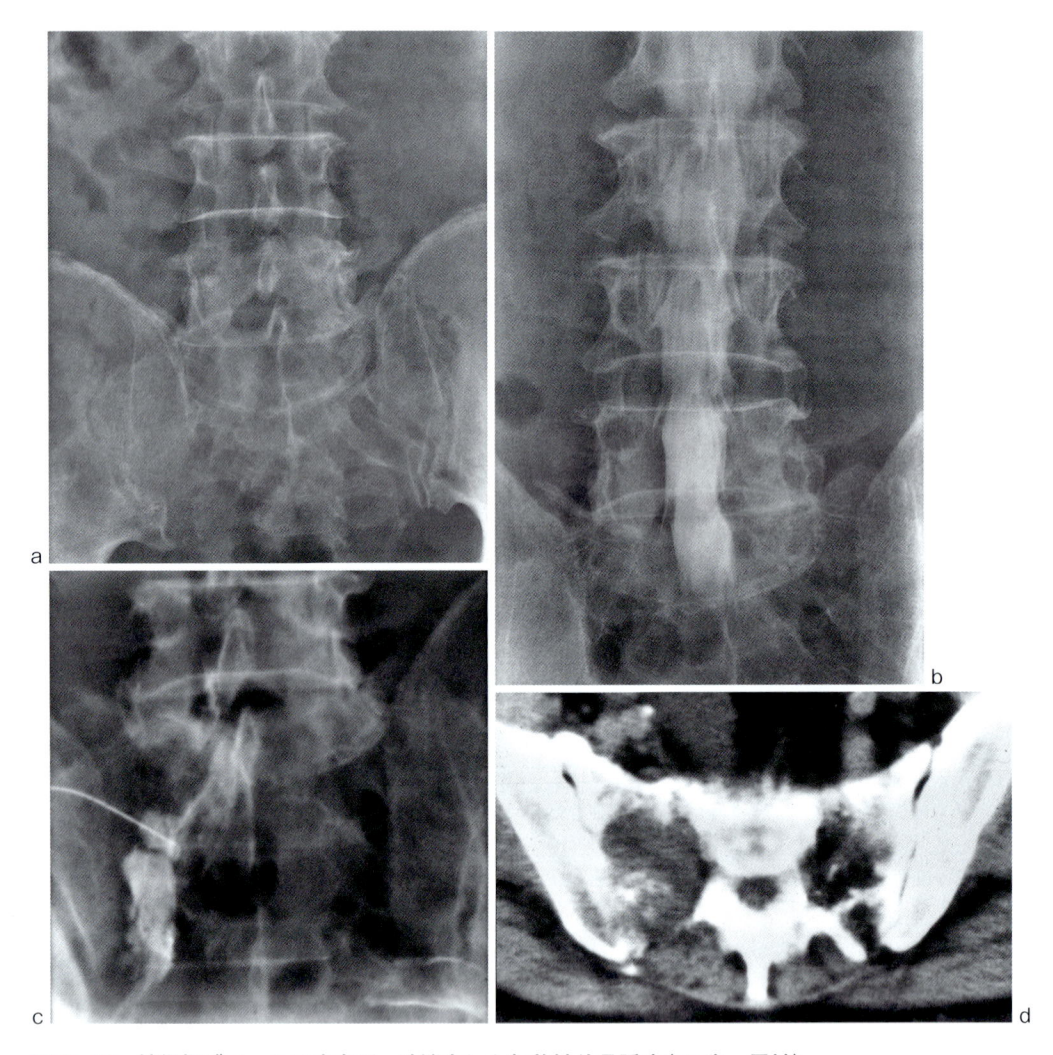

図Ⅶ-42 神経根ブロックで疼痛が一時消失した転移性仙骨腫瘍（65歳，男性）
a：骨盤部単純X線写真，前後像
b：脊髄造影，前後像
c：右第1仙骨神経根造影，前後像
d：仙骨部CT，横断像

右下肢痛を訴えている症例である．安静時痛も伴っていた．骨盤部の単純X線写真ではガス像の重なりもあり，骨破壊像は指摘できない．右第1仙骨神経根ブロックで疼痛は一時的に消失する．神経根造影像にも異常は認められない．疼痛の性状より悪性腫瘍を疑い，CTで仙骨部に骨破壊像を確認した．原発巣は肺癌である．

時，「腰痛がみえる」ということで話題になったHIZの診断的価値は低いと最近では結論付けられている．また，腰痛の主たる原因とされている椎間板変性と腰痛との間には関連性がないとしている報告がある．これによれば，腰痛経験者の47％が正常なMRI所見を呈している．さらに，MRI上disc extrusionを呈する健常者が5年，あるいは7年後に坐骨神経痛や重篤な腰痛を発現することはないとしている報告もある．

神経根障害の存在を明らかにするために造影MRIがよく用いられる．しかし，「Gd-enhanced MRIの神経根性疼痛の評価や椎間板手術の成否の予測に対する価値は不明である」という報告がある．したがって，腰痛やfailed backに対する

診断価値や成績向上へのMRIの寄与は明らかでないと結論付けている．また，「MRI造影診断の神経放射線学的診断価値を支持する根拠は今のところない」としている報告もある．同様に，MRI，X線CT，あるいは脊髄造影は神経症状のある症例には有用だが，無症状例にも同様な変化が認められることが指摘されている．すなわち，感度は有効だが特異度は低いという結論である．さらに，画像の重要性と同様に，心理・社会的因子の重要性を指摘した論文がある．それによれば，椎間板の手術適応例では危険因子を揃えると無症候性の画像上のヘルニアが73％もあり，手術適用群のヘルニアによる神経圧迫はより高度であるが，その他の差は手術群では仕事上のストレスが大きく，仕事に対する満足度が低い．さらに，個人的に不安・抑うつの傾向が大きいことが報告されている．MRIと手術の関係について述べている報告によれば，「手術後の仕事への復帰は心理要素と仕事の心理・社会的側面に影響を受けており，MRI所見や臨床所見には全く影響されない」という．このことから，脊椎外科医は手術を実施するにあたっては，心理・社会的因子に配慮する必要性が強調されている．

以上述べてきたように，EBMの観点から画像診断の意義を考えると，「画像は日常診療上の最大の補助診断法であるが，画像所見の意義付けには難しい問題が含まれている」といえる．また，問診から重篤な病態が疑われる場合や下肢に神経症状がなく，単に「腰痛」が主訴の場合には画像の診断的価値は高くないともいえる．したがって，MRIの撮像機器や撮像技術が発展し，MRミエログラフィーやfMRIといった新しい撮像法が導入された現在でも，画像の評価にあたっては，自覚症状や他覚所見との対比が必須であり，読影所見と解釈を厳密に区別する必要がある．

16 椎間板造影術への危惧

椎間板造影術は，疼痛誘発試験によって有痛性椎間板を同定する手技として，昔から広く用いられている検査である．脊椎固定術の高位や範囲，あるいは椎間板置換の適応検査に広く用いられている．最近では，骨形成蛋白質，遺伝子，あるいは細胞を用いた治療には線維輪を穿刺して椎間板へ進入する手段としても用いられている．

最近，細い針，低圧での椎間板造影術でも7～10年という期間では，対照群と比較して椎間板の変性加速，椎間板ヘルニアの発生，そして椎間板高の減少や信号強度の低下が惹起されるという報告がある．椎間板変性を加速させても症状を引き起こさなければ影響は少ないのではないかという疑問をもつが，10年間の追跡では，椎間板造影剤を受けた群の手術を受けた頻度は明らかに高い．そして重度な腰痛エピソード，欠勤，そして受診といった有害事象が多く発現し，しかも時間の経過とともに増加している．

この結果を考えると，椎間板治療の多くが椎間板変性の予防，あるいは改善を目的としているだけに，矛盾した手技になってしまう．別な椎間板内への到達路を考える必要がある．

この問題に関しては多くの追試験が行われているが，この結論が事実だとすると次の疑問にわれわれは答えなければならない．

それは，椎間板変性の加速が認められた群と認められなかった群との差は何かという問いである．もう1つは，椎間板変性の加速が認められた群のうち重度な腰痛が発生した症例と発生しなかった症例の差は何に由来するのかという問いである．今後の検討課題である．

参考文献
1. 大歳憲一，菊地臣一，紺野慎一，荒井至：馬尾弛緩の臨床的検討（第2報）無症状例における馬尾弛緩の出現頻度．臨整外 40：177-182, 2005
2. 大歳憲一，菊地臣一，紺野慎一，荒井至：馬尾弛緩の臨床的検討（第3報）手術成績の検討．臨整外 40：1121-1124, 2005
3. Carragee E, Alamin T, Cheng I, Franklin T, van den Haak E, Hurwitz E : Are first-time episodes of serious LBP associated with new MRI findings? Spine J 6 : 624-635, 2006
4. National Committee for Quality Assurance : The State Health Care Quality, 2007
5. National Committee for Quality Assurance : The State Health Care Quality, 2008
6. Carragee EJ, Don AS, Hurwitz EL, Cuellar JM, Carrino

JA, Herzog R : 2009 ISSLS Prize Winner : Does discography cause accelerated progression of degeneration changes in the lumbar disc : a ten-year matched cohort study. Spine 34 : 2338-2345, 2009

7. 大谷晃司, 菊地臣一, 矢吹省司, 恩田啓, 二階堂琢也, 紺野愼一：神経根ブロックによる腰痛と臀部痛の分析　腰仙椎部退行性疾患による下肢痛を有する症例での検討. Journal of Spine Res 2 : 1122-1125, 2011

8. Carragee E, Hurwitz E, Carrino J, Herzog R : Does Provocative Discography Cause Clinically Important Injury to the Lumbar Intervertebral Disc? A Ten-Year Matched Cohort Study, presented at the annual meeting, North American Spine Society, 2011

VIII 臨床検査

臨床検査は，整形外科の外来診療において往々にして省かれることが多い検査の1つである．しかし，転移性脊椎腫瘍や骨粗鬆を合併している可能性のある高齢者の受診が多い今日，初診時に，最低限いくつかの検査を行っておくと誤診を免れることができる．

ここで注意しなければならないのは，採血時の針による神経損傷である．診療現場では，肘部での採血が，今なお一般的である．しかし，肘部での採血には安全域は存在しないという事実に留意して実施する必要がある．

1 臨床検査の役割

臨床検査の役割は，画像検査のそれと同様に，想定した疾患と対応しているかどうかを確認するための手段の1つである．臨床検査を行う場合には，患者のQOLという観点から，何を実施して何を省くかという考察が必要である．外来で臨床検査を行う場合には，以下の項目を念頭に置くことが求められる．

① 患者が持参した過去の検査成績があればそれを確認する．
② 検査の優先順位や組み合わせを診察の目的に応じて考える．
③ 患者の生活像を問診で十分知ったうえで臨床検査項目を決定する．
④ 検査項目は，患者の精神的，肉体的，そして経済的負担を考えて設定する．
⑤ 検査を実施する前での実施理由と内容の説明，そして検査後の結果の説明を十分に行う必要がある．

往々にして，検査値が正常である場合には，医療従事者は患者に結果を伝えることを省いている場合が少なくない．

このような些細なことが，医師と患者との信頼関係醸成に妨げになることもある．

2 外来初診時における必須の臨床検査

腰痛の外来では，骨を対象にしているだけに安易に「骨粗鬆症」と診断して，結果的に重篤な疾患や二次性の骨粗鬆症を見逃す場合がある．誤診の危険性とそれがもたらす結果を考えると，赤沈，末梢血，CRP，カルシウム(Ca)，リン(P)，アルカリホスファターゼ(ALP)の検査は行う必要がある．これにより，骨粗鬆症と間違えやすい重篤な疾患の除外ができる（図VIII-1）．骨粗鬆症の診断には単純X線での骨萎縮の程度や骨密度減少を確認する必要がある．骨の質，治療効果，そして将来の骨折リスクの評価には骨代謝マーカーの測定が有用である．

1. 赤沈

腰痛の外来で最も役立つ臨床検査の1つである．赤沈の検査を実施することにより，腰痛の画像検査として繁用されている単純X線写真撮影の実施率を下げることができるという報告があるほど，その診断的価値は高い．また，脊椎炎，転移性脊椎腫瘍，多発性骨髄腫，白血病などが疑われる患者のスクリーニングに有用である．女性よ

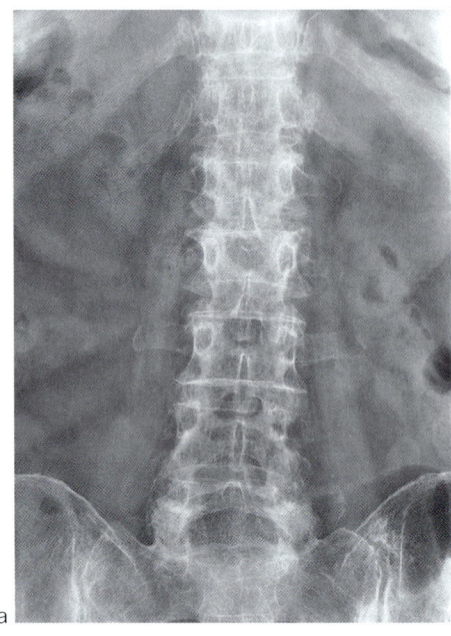

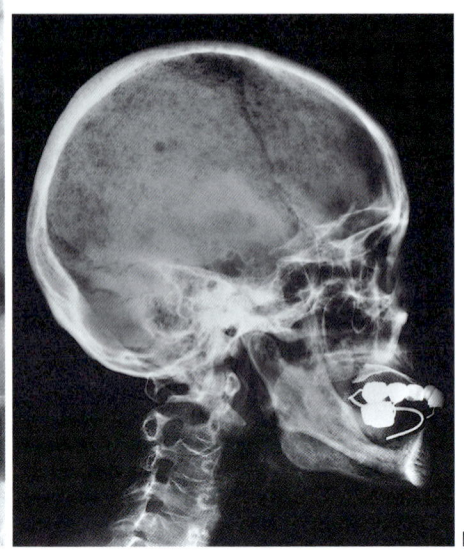

図Ⅷ-1　長期間，骨粗鬆症として治療されていた多発性骨髄腫（65歳，女性）
a：腰椎単純X線写真，前後像
b：頭蓋骨単純X線写真，側面像
臨床検査を実施せずに，長い間，骨粗鬆症として治療を受けていた．"きたない骨粗鬆症"の所見から，多発性骨髄腫が疑われ，精査の結果，診断が確定した．

り男性のほうが基準値が高く，加齢により増加する．妊娠時の女性では週数とともに増加する．高齢者で，赤沈が100 mm/h以上の亢進が認められる場合には，多発性骨髄腫を考える．結核性脊椎炎では100 mm/h以下の中等度亢進であることが多く，慢性期になると正常範囲内に入ることが多い．強直性脊椎炎の早期診断には赤沈の亢進とHLA-B27の陽性が早期診断の決め手となる．化膿性脊椎炎は，急性発症の場合には著明な赤沈の亢進をみるが，慢性期に移行した症例では赤沈の亢進はそれほど著明ではない．CRPも上昇する疾患では，赤沈の変動はCRPよりも遅れて起こる．

2. CRP

CRPは末梢白血球数と相関し，12,000/mm³以上では約80％が陽性となる．白血球数は，CRPと同時に，あるいはそれより早期に増加し，CRPの陰性化より早く正常に復する．CRP陰性で赤沈が亢進している場合には，急性炎症性疾患の回復期，貧血，ネフローゼ症候群，妊娠，高γ-グロブリン血症（多発性骨髄腫，原発性マクログロブリン血症）を考える．CRP陽性で赤沈の亢進を認めない場合には，急性炎症性疾患の初期，多血症，あるいは播種性血管内凝固（disseminated intravascular coagulation；DIC）を考える．

3. 血清カルシウム（Ca）とリン（P）

代謝性疾患では，初発症状が腰痛であることも少なくない．問診と画像により代謝性骨疾患が疑われた場合には，図Ⅷ-2に示すような順序で診断を進めると良い．原発性骨粗鬆症では，通常は血清CaとP値は正常範囲内である．甲状腺機能亢進症による骨粗鬆症では，軽度の高Ca血症と高P血症がみられる場合がある．ステロイド投与の副作用による骨粗鬆症では，低Ca血症と低P血症がみられることがある．骨軟化症では，血清Caは正常，血清Pは低値を示す〔図Ⅶ-24（256頁）〕．しかし，進行すれば血清Ca値も低下す

```
第1段階                    第2段階                   第3段階
X線写真                    骨塩量測定                 骨生検
末梢血検査                  副甲状腺ホルモン測定
血沈                        血中 T₃ 濃度測定
血清カルシウム(Ca)           ステロイドホルモン測定
血清リン酸(P)                蛋白電気泳動
血清アルカリホスファターゼ(ALP)
```

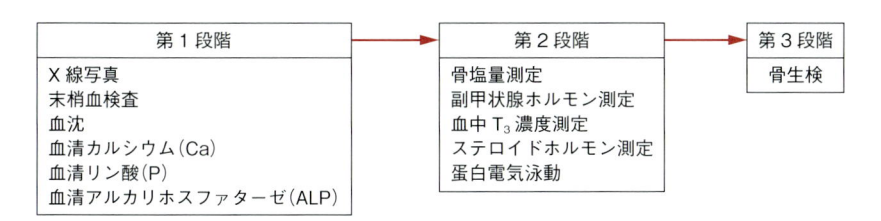

図Ⅷ-2 代謝性骨疾患の診断の進め方
(菊地臣一,編：整形外科外来シリーズ1,腰椎の外来.メジカルビュー社,東京,1997,p81,図1より改変)

表Ⅷ-1 血清Ca,血清無機P,血清ALPの異常と主な疾患

検査	上昇	低下
血清Ca	・原発性上皮小体機能亢進症 ・ビタミンD中毒 ・ミルク・アルカリ症候群 ・特発性高カルシウム血症(1歳未満) ・遅発性低ホスファターゼ症(重症例) ・骨幹端異形成症(Jansen型)	・ビタミンD欠乏症 ・ビタミンD依存症 ・偽性上皮小体機能低下症 ・腎性骨ジストロフィー ・管状骨狭窄症 ・骨形成不全症(若干例) ・早発性大理石骨病(常時ではない)
血清無機P	・偽性上皮小体機能低下症 ・腎性骨ジストロフィー ・末端肥大症 ・管状骨狭窄症(一過性)	・原発性上皮小体機能亢進症 ・ビタミンD欠乏症 ・ビタミンD依存症 ・Fanconi症候群 ・低リン血症性くる病 ・骨形成不全症(若干例) ・早発性大理石骨病(常時ではない)
血清ALP	・原発性上皮小体機能亢進症 ・くる病,骨軟化症,Paget病 ・多骨性線維性骨異形成症 ・高ALPを伴う骨肥大症 ・骨内性骨増殖症(約50%) ・乳児性皮質骨増殖症 ・Gaucher病	・低ホスファターゼ症 ・leprechaunism

(菊地臣一,編：整形外科外来シリーズ1,腰椎の外来.メジカルビュー社,東京,1997,p82,表4より改変)

る.血清Pは,副甲状腺ホルモンにより腎尿細管での再吸収を抑制されている.すなわち,副甲状腺ホルモンは,血清P値を低下させる.したがって,原発性副甲状腺機能亢進症では血清Ca値の上昇と血清P値の低下を認める.一方,特発性,あるいは偽性副甲状腺機能低下症では,血清Ca値の低下と血清P値の上昇を認める.

4. アルカリホスファターゼ(ALP)

代謝性骨疾患が疑われる場合には,Ca,Pと ともに必須の検査である.骨粗鬆症では,ALPは正常値を示す.この値が高いときには,骨軟化症,骨折,あるいはステロイドの過剰投与などを考慮する.整形外科領域で問題となるCa,P,APLの異常を示す主な疾患を表Ⅷ-1に示す.骨軟化症では,血清APLの高値と血清P値の低値が特徴的である.

5. 血清蛋白とその分画

高齢者の患者の激増,そして,糖尿病患者に合

```
                    ┌─────────────────────┐
                    │  骨粗鬆症の診断の確定  │
                    └──────────┬──────────┘
                               ↓
                ┌──────────────────────────────┐
                │  骨代謝に影響する薬物の確認      │
                │  服用があれば,少なくとも1ヵ月は中止※│
                └──────────────┬───────────────┘
                               ↓
                ┌──────────────────────────────┐
                │ ①骨吸収マーカー(DPD, NTX, CTX, TRACP-5b)の測定 │
                │ ②骨形成マーカー(BAP, P1NP)の測定            │
                └──────┬───────────────────┬───┘
                       ↓                   ↓
              ①が基準値上限以下      ①,②のいずれか基準値上限以上
                                           ↓
                                ┌──────────────────┐
                                │ 転移性骨腫瘍などの骨疾患や│
                                │ 骨・カルシウム代謝異常の再確認│
                                └────┬─────────┬───┘
                                     ↓         ↓
                                    なし        あり
```

図Ⅷ-3 骨粗鬆症治療薬の選択時における骨代謝マーカーの測定

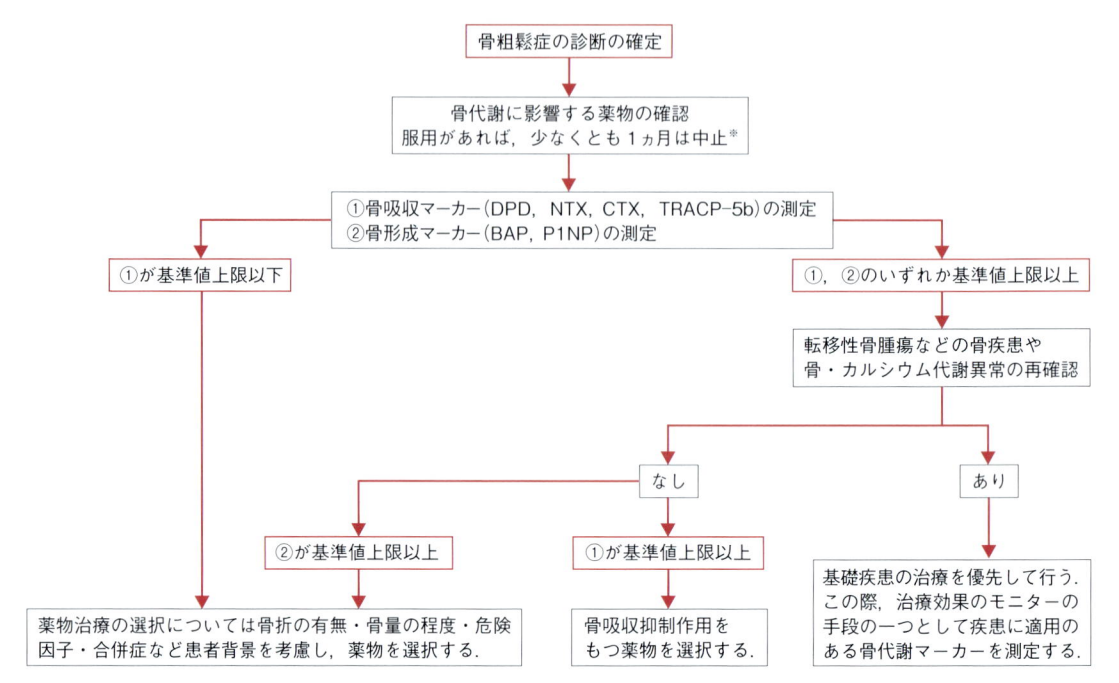

- ②が基準値上限以上 → 薬物治療の選択については骨折の有無・骨量の程度・危険因子・合併症など患者背景を考慮し,薬物を選択する.
- ①が基準値上限以上 → 骨吸収抑制作用をもつ薬物を選択する.
- あり → 基礎疾患の治療を優先して行う.この際,治療効果のモニターの手段の一つとして疾患に適用のある骨代謝マーカーを測定する.

※ビスホスホネートでは少なくとも3ヵ月の中止後.
ビスホスホネート製剤(エチドロン酸二ナトリウム・アレンドロン酸ナトリウム水和物・リセドロン酸ナトリウム水和物・ミノドロン酸水和物),SERM(ラロキシフェン・バゼドキシフェン),エストロゲン製剤(エストラジオール・エストリオール),カルシトニン製剤(エルカトニン・サケカルシトニン),活性型ビタミンD_3製剤(エルデカルシトール)が骨吸収抑制作用をもつことが知られている.

〔日本骨粗鬆症学会 骨代謝マーカー検討委員会編:骨粗鬆症診療における骨代謝マーカーの適正使用ガイドライン(2012年版),2012より転載〕

併した骨関節感染症の増加により,腰痛診療における血清蛋白とその分画の意義は近年ますます高まっている.なぜならば,65歳以上の手術患者では,半数近くが栄養不良で,術後感染率が高いという報告があるからである.したがって,手術予定患者では血清蛋白量とともにアルブミン減少の有無を確認する必要がある.また,関節リウマチを治療する場合には,グロブリンが増加するために,血清蛋白量のみを測定しても全身状態の指標にはならない.したがって,血清蛋白が正常範囲であっても,A/G比が低下している場合には,全身状態は不良と考える必要がある.このように,全身状態の良否を判定するには血清蛋白のアルブミン分画の計測が役立つ.

6. 骨代謝マーカー

骨形成マーカーとして,骨型アルカリホスファターゼ(BAP),Ⅰ型プロコラーゲン-N-プロペプチド(P1NP)などがある.骨吸収マーカーとしては,Ⅰ型コラーゲン架橋N-テロペプチド(NTX),酒石酸抵抗性酸ホスファターゼ-5b(TRACP-5b)などがあり,いずれも血中の値として測定できる.骨粗鬆症患者の骨代謝マーカーの高値は骨代謝亢進を反映しており,将来の骨量低下や骨折リスクの増加と関連している.骨吸収マーカーの高値は,骨吸収抑制作用を有する薬物が推奨される(図Ⅷ-3).治療効果の判定にはベースライン値からの変化を評価する.

参考文献

1. 茂呂貴知,菊地臣一,紺野慎一,鳥越均:肘部での採血の危険性 肘関節屈側の皮静脈と神経の解剖.日整会誌 16:38-41,2004
2. 日本骨粗鬆症学会 骨代謝マーカー検討委員会編:骨粗鬆症診療における骨代謝マーカーの適正使用ガイドライン(2012年版),2012

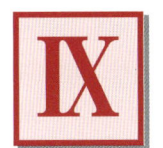

IX 誤診例と治療難航例からみた診療のポイント

　腰痛を取り扱う医療現場で一番問題になるのは，治癒しえない腰・下肢痛への対応である．また，治癒しない腰・下肢痛を少しでも減らすためには，どのようなアプローチが構築されるべきかが今問われている．ここでは誤診例や治療難航例を背景に診療のポイントをまとめてみる．

リエゾン診療からの提言

1 心理・社会的因子と腰痛

　脊椎退行性疾患の身体症状に影響する精神医学的問題の重要性については十分認識されつつある．しかし，精神医学，あるいは心身医学に不慣れな整形外科医が，患者に精神医学的問題を有しているかどうかを見極めるのは難しい．筆者らは，整形外科医が，精神医学的問題が存在しているかどうかを簡単にスクリーニングすることを目的に，BS-POPを開発した．

　BS-POPの信頼性や妥当性は，すでに立証されている．この評価法を用いた検討の結果，以下の事実が明らかとなっている．1つは，疼痛と心理的要因の関係である．VASとBS-POPの経時的変化をみてみると，心理的要因に影響している．また，BS-POPを治療中，あるいは治療後に再評価することにより，スクリーニングとしてのみならず，治療効果判定のツールとして有用である可能性がある．

　次に，腰仙椎部神経根障害における疼痛と腰部関連機能障害の乖離との関係である．腰下肢痛と機能障害の程度に乖離がある症例が約7割存在する．乖離のある症例とない症例では，BS-POPのスコアに差は認められない．したがって，両者の鑑別はBS-POPでは困難である．BS-POPは，仕事上の問題点を検出することはできないため，これに対するスクリーニングを考慮する必要がある．

　最後に，腰仙椎部退行性疾患の手術成績とBS-POPとの関係である．BS-POPは精神医学的問題のスクリーニングだけでなく，手術成績を予測する有用なツールでもある．より良い手術成績を得るためには，BS-POPなどの心理的因子や社会的因子の評価が必須であるといえる．

2 精神医学的問題を有する治療難航例に対する診療の現状

　患者の訴える症状に精神医学的問題の関与が疑われる場合，精神科，あるいは心療内科へ紹介すればそれで良いというわけではない．たとえ，患者が精神科や心療内科で治療が開始されても，身体症状が軽減するのはわずか1/3である．現状は，腰仙椎部退行疾患による身体症状が精神医学的問題による影響を受けていると判断される症例の治療で，それに対する適切な治療方針がないままに整形外科医，あるいはペインクリニック医がその対応に苦慮しながら保存療法を行っている．その結果，患者が受けている医療機関からドロップアウトして，他の医療機関や民間療法施設を

転々としているのが現状である.

運動器の疼痛を扱う整形外科医は,精神医学的問題を有する患者の難治性疼痛に対する治療法の開発に積極的に関与していく必要がある.また,医療訴訟を含む患者とのトラブルを避けるためにも,慢性疼痛を訴える患者の診療にあたっては,症状やそれに伴う機能障害にのみ焦点をあてるのではなく,精神医学的問題,あるいは,広くは社会的背景を考えて診療するという姿勢で取り組む必要がある.したがって,とくに手術的治療を考慮するときは,精神医学的問題が存在しているかどうかの判定が重要である.場合によっては,精神医学的問題の存在により,手術を回避したほうが良い症例も存在する(図Ⅸ-1).

ここに掲載した症例(図Ⅸ-1)の,筆者の施設を受診したときの主訴は,腰痛,両下肢後面の痛みとしびれ,頭痛,両側後頸部から肩甲帯にかけての痛み,と多岐にわたっている.現病歴をみると,追突事故による腰下肢痛がきっかけである.5年間,多数の医療機関で各種保存療法(詳細不明)を受けるも症状は不変であった.その後も,インストルメントの抜去や硬膜外刺激電極埋め込み術を受けた.術後1週ほどは症状軽快していたが,症状は元に戻ってしまった.その後,腰椎部癒着剝離の目的でepiduroscopyを受けたが,症状は不変であった.

筆者の施設を受診時には,神経学的に異常は認められなかった.腰椎単純X線写真では,L4/5,L5/S1間で椎体間固定がなされており,骨癒合が得られていた.

SF-36では,すべての項目において,健康関連QOLの著明な低下を,腰痛関連機能障害を評価するRDQ(Roland-Morris disability questionnaire)でも著明な障害を示していた.

精神医学的評価法であるBS-POP患者用は23点,医療者用は17点であり,何らかの精神医学的問題の存在が示唆された.MMPI(Minnesota Multiphasic Personality Inventory)では,第1,2,3,4,8尺度が高値であり,精神医学的問題の存在が示唆された.

本人の同意のもとに,心身医療科とのリエゾン診療を開始した.精神科の診断は,身体表現性障

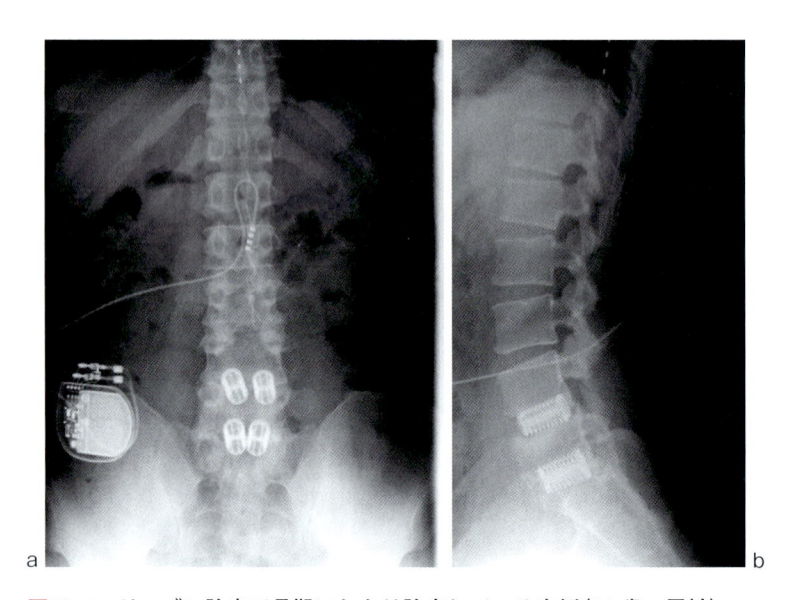

図Ⅸ-1 リエゾン診療で長期にわたり診療している症例(51歳,男性)
a:単純X線写真,前後像
b:単純X線写真,側面像
腰椎X線写真(当科初診時).L4/5,L5/S1間で椎体間固定がなされている.また,胸腰移行部に硬膜外刺激電極が挿入されている.

害(疼痛性障害)，人格障害，発達障害，気分変調性障害(遷延性抑うつ)であった．抗うつ薬と抗精神病薬の投与を開始したが，症状は一進一退である．治療開始後8年の現在も，定期的に筆者の施設の整形外科と心身医療科に通院している．医療機関を転々とするということはなくなったが，症状に明らかな改善は認めていない．

　本症例の経過を振り返ってみると，手術成績不良の原因は，手術手技に起因する問題と患者自身が有する問題の2点に分けることができる．この症例では，脊椎外科医は，手術成績向上のためには，適切な患者選択が重要であることを示している．脊椎外科医は，最後は手術でなんとか患者の苦痛を軽減しようと考える．その発想は，善意から出ている．しかし，手術治療の限界について，常に考えておく必要がある．すなわち，メスを持つ前に，手術ができるから手術をするのではなく，手術治療により，患者の症状を本当に良くすることができるかどうかを吟味する必要がある．したがって，手術は症状改善が可能であるという合理的な判断ののちに選択すべきである．さらには，疼痛性疾患に対して手術を行う場合には，その後も患者が他の医師，あるいは医療機関での治療を望まない限りは，メスを持った医師が責任をもって術後のケアにもあたるという覚悟が必要である．われわれ整形外科医は，術後経過不良例で医療機関を転々とする"医療難民"を増やさない努力をする必要がある．

治癒しえない腰・下肢痛 ―考えられる原因

　治癒しない腰・下肢痛を評価するとき，考えられる原因は2つに大別できる．1つは，診断が誤っている場合である．もう1つは，治療適応の誤りである．以下にこの2つに分けて診療のポイントを考えてみる．

1 診断の誤り

◼️ 他科疾患の誤診

1．精神科的疾患

　他科疾患の誤診として，最も注意を要するのが精神科的疾患による精神症状の合併である．すなわち，器質的異常による身体症状に精神症状が合併している場合に，その鑑別と評価が問題になる(図Ⅸ-2, 3)．精神科的疾患として，日常臨床上しばしば問題になるのは，身体表現性障害(転換性障害，身体化障害，心気症など)，統合失調症(精神分裂病)，そして全般性不安障害である．問診の際には，患者の複数の愁訴，あるいは不眠，抑うつ，イライラ感といった訴えの有無に留意する必要がある．このような症状がある場合には，精神科とのリエゾンアプローチが有用である．とくに，人格障害，身体化障害，あるいは心気症と診断された患者では，治療後の残存症状に固執することが多く，治療に対する満足度が低い傾向にある．したがって，このような症例に腰の手術をした場合には，患者は，残存症状にこだわり，治療に対する満足度が低く，かつ治療そのものに対して不満を示し，結果として failed back になる可能性があるので注意が必要である．

2．動脈疾患

　次に問題になるのが，閉塞性動脈硬化症(arteriosclerosis obliterans；ASO)を代表とする PAD に伴う間欠跛行と激しい腰痛を主訴として救急外来に搬送されることが多い解離性腹部大動脈瘤である〔図Ⅵ-21(230頁)〕．LSS(神経根型)と PAD との鑑別診断は，別に記すので省略する〔第Ⅵ章「間欠跛行の有無と鑑別」(217頁)〕．留意すべき点は，末梢動脈の拍動，疼痛の局在，あるいは画像上のLSS所見の存在は必ずしも鑑別ポイントの決め手にはならないという点である．解離性腹部大動脈瘤は激烈な腰背部痛を主訴とするので，急性腰痛症と診断され，往々にして正確な診断が遅れることがある．患者が，激烈な腰痛の発症時期を正確に何時何分と覚えている場合には，一度

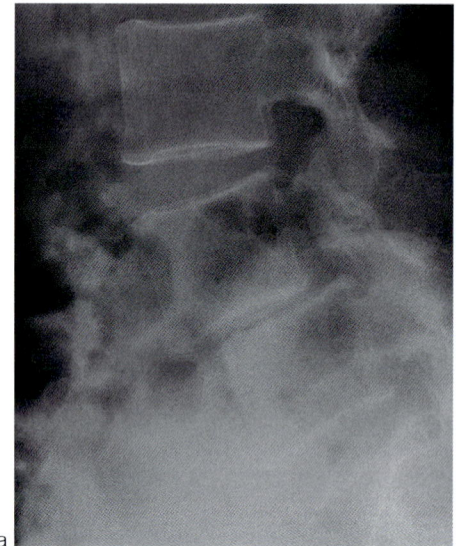

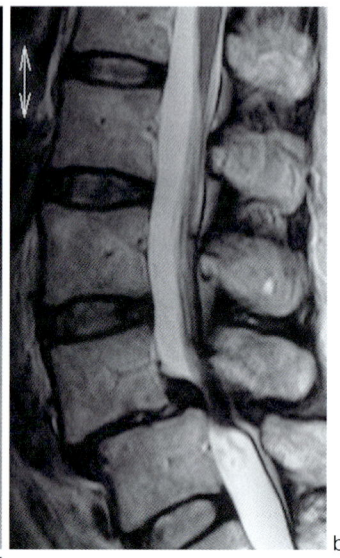

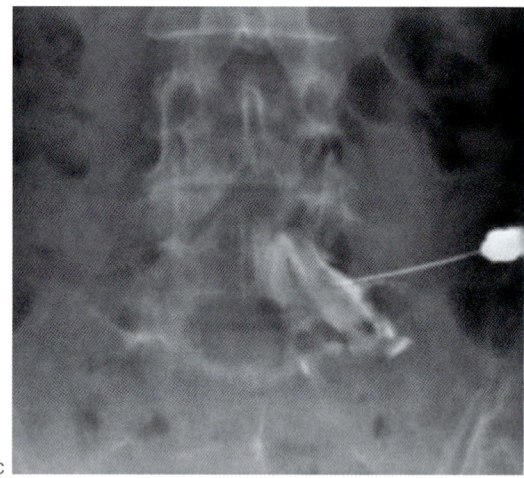

図Ⅸ-2 第4腰椎すべり症の症状が不安状態により悪化した症例（57歳，女性）

a：腰椎単純X線写真，側面像
b：MRI，矢状断像
c：第5腰神経根造影，前後像

主訴は，両側の殿部から下肢にかけての疼痛である．症状が非髄節性であることと疼痛回避の動作努力がみられないことから，疼痛出現に心因的要素が関与していると判定した．疼痛分析とリエゾン療法を目的に入院した．その結果，第4腰椎変性すべり症による両側第5腰神経根障害と不安状態の診断がなされた．整形外科，精神科，そしてソーシャルワーカーの介入により，ブロックによる疼痛の軽減，精神科的治療，そして経済的不安のないことの確認により，現在の症状を患者が受け入れるようになり，退院した．

は本症を念頭に置いて診察することが必要である．

3. 婦人科疾患

婦人科疾患は，腰部脊柱の退行性疾患による腰痛と時に誤診されてしまうことがある〔図Ⅸ-4（282頁），図Ⅴ-5（204頁），9（207頁）〕．子宮内膜症を有する患者で腰痛や下肢痛を有している場合には，問診による注意深い鑑別が必要である．

4. 血液疾患

血液疾患も誤診に至る症例が存在する．血液疾患でも初発症状が腰痛であることがある〔図Ⅷ-1（274頁）〕．とくに，高齢者における多発性骨髄腫は，しばしば骨粗鬆症として治療されていることがある．高齢の骨粗鬆症の診断をする場合には，初診時の血液検査は欠かせない．

5. その他

消化器癌〔図Ⅸ-5（282頁）〕，末梢神経腫瘍〔図Ⅵ-7（220頁）〕，あるいは骨軟化症〔図Ⅶ-23（255頁）〕などが誤診されることがある．その鑑別については別に譲る．

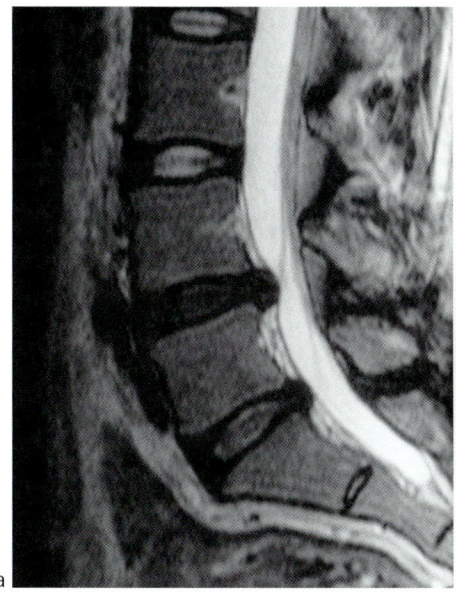

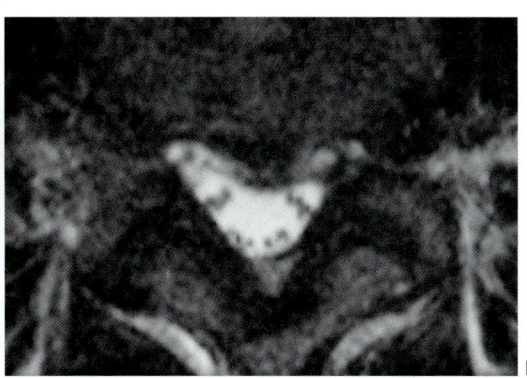

図IX-3 身体表現性障害(転換性障害)が深く疼痛に関与していた症例(30歳, 女性)
a：MRI, 矢状断像
b：MRI, 横断像
主訴は腰痛と両側の下肢痛である．椎間板ヘルニアで，馬尾障害をきたすことなく両下肢痛が惹起されるのは解剖学的にはありえないので，心理・社会的因子の検討とその対応のために入院した．MMPIは転換V型を示した．父親不在の精神構造，職場(医療機関)や医療に対する不信感が強いことが判明し，担当医が父親役を演じ，職場の上司には事情を話して受け皿をつくってもらい，職場に復帰が可能となった．通院によりこの状態を保持している．

整形外科領域での誤診

1. 他部位の疾患

　整形外科領域でも腰部脊柱以外の領域からの疼痛が，腰部脊柱の退行性疾患による腰痛と間違われることがある．最も注意を要するのが，骨盤部腫瘍の見逃しである〔図IX-6(283頁)〕．骨盤部は，しばしばガス像が重なり，仙骨や腸骨の異常陰影が見逃されてしまうことがある〔図IX-7(283頁)〕．疼痛の局在や画像で疑わしい所見を認めた場合には，慎重な診察と時期を変えての再度の単純X線撮影か他の画像検査が必要である．

　出産後の腰痛をきたす病態として代表的な疾患である骨盤輪不安定症も見逃されることが多い〔図V-7(206頁)，図IX-8(284頁)〕．出産後の腰痛を主訴として受診した女性に対しては，常に骨盤輪不安定症の可能性を念頭に置いて，疼痛の局在や疼痛誘発手技を通じての鑑別診断をする必要がある．

　その他に，詳細は別に記すが，画像所見の過大評価，あるいは過小評価によってhip-spine syndromeの評価を誤ることがある〔図III-123(158頁)，124(159頁)〕．この鑑別には，腰部脊柱のみならず，股関節の理学的所見の評価が欠かせない．必要に応じて，股関節内への局所麻酔薬注入や腰仙骨神経根ブロックによって腰痛の起源を確かめる必要がある．また，knee-spine syndromeも鑑別対象疾患として重要な病態である．さらに，第4腰神経根障害と変形性膝関節の内側部痛は時に間違われることがある．とくに，男性で高齢者の場合は，患者，医師双方ともに変形膝関節症は男性には少ないという思い込みで，膝窩部から大腿後面や下腿にかけての痛みを，腰部脊柱由来の坐骨神経痛と判定してしまうことがある〔図

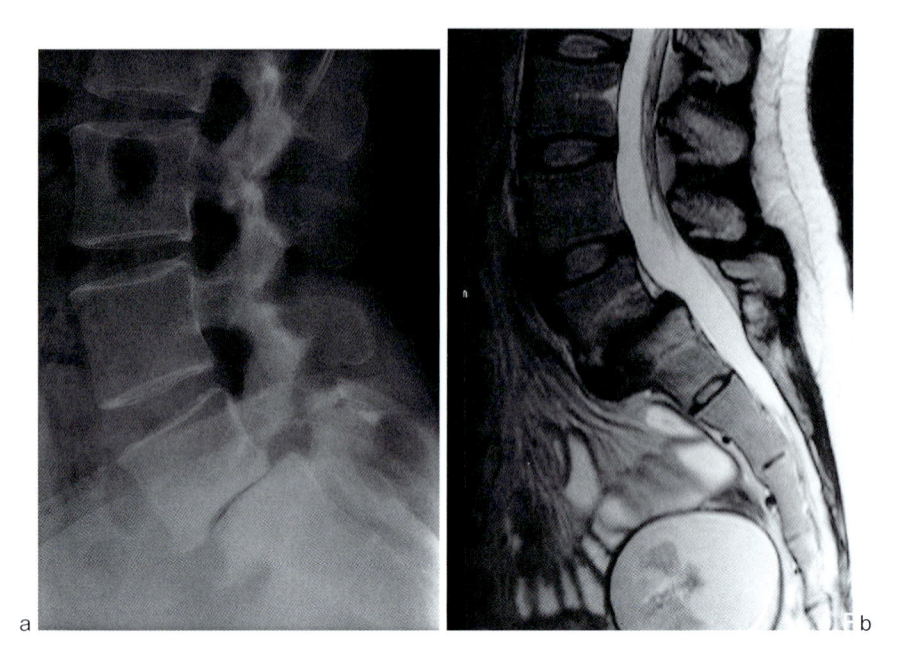

図Ⅸ-4 無症候性の卵巣腫瘍(31歳,女性)
a:腰椎単純X線写真,側面像
b:MRI,矢状断像
主訴は腰痛と右下肢のしびれである.腰椎伸展とKempの手技で腰痛が再現される.単純X線写真で,第5腰椎の分離すべりが認められる.MRIで偶然に卵巣腫瘍(奇形腫)が発見された.摘出後も腰痛に変化はなかった.

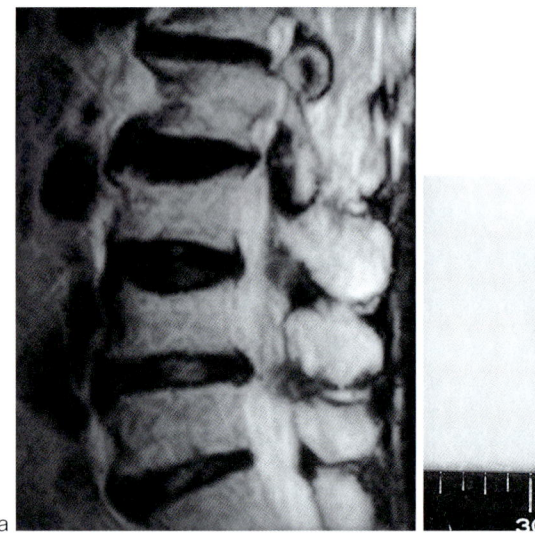

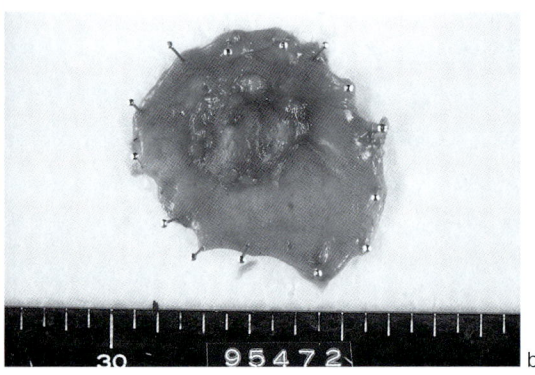

図Ⅸ-5 腰部脊椎症による馬尾障害と誤診された上行結腸癌(83歳,女性)
a:MRI,矢状断像
b:腫瘍の摘出標本
主訴は肛門部の疼痛である.肛門部の症状イコール馬尾障害と短絡して考えたがゆえの誤診例である.精査の結果,上記の病変が明らかになり,手術により肛門部の痛みは消失した.

Ⅴ-3(197頁)〕．

2. 非退行性脊柱疾患

同じ脊柱でも退行性疾患でない疾患と間違われることがある．強直性脊椎炎や関節リウマチの初期〔図Ⅶ-13, 14(249頁)〕，仙骨腫瘍〔図Ⅸ-9(285頁)〕，あるいは原発性ないし転移性の脊椎腫瘍が腰痛を初発症状とすることはよくみられるので，問診や理学所見で鑑別する必要がある〔図Ⅴ-1(190頁)，図Ⅸ-10(286頁)〕．

3. 神経疾患

脊髄，馬尾，あるいは末梢神経疾患でも腰痛や坐骨神経痛ないしは類似の疼痛が惹起される〔(図Ⅸ-11(287頁)〕．脊髄や馬尾の腫瘍〔図Ⅶ-27(259頁)，図Ⅸ-12(288頁)〕，脊髄炎〔図Ⅸ-13(289頁)〕，坐骨神経腫瘍・ガングリオン〔図Ⅵ-7(220頁)〕，あるいはヘルペスによる下肢痛やしびれが日常臨床上の鑑別対象疾患となる．とくにヘルペスの場合には，発疹は疼痛より遅れて出現するために，往々にして誤診する．

4. 腰仙椎部退行性疾患

一口に，腰仙椎部退行性疾患といっても，疼痛をはじめとする症状惹起部位はさまざまである．

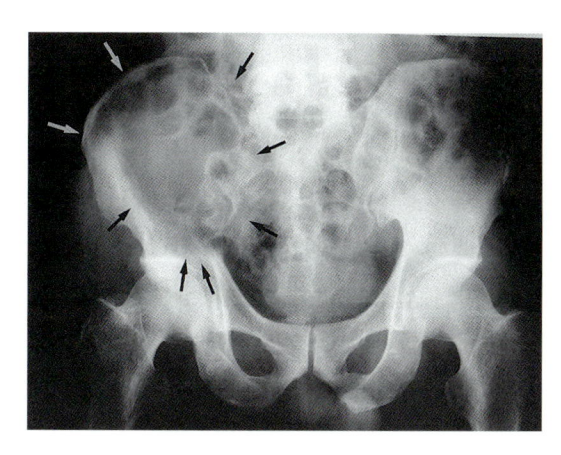

図Ⅸ-6 ガス像による遮蔽のため見逃されていた転移性腸骨腫瘍(72歳，男性)
高度な殿部痛を訴えて起床できずにいたが，他科入院患者のため，十分な評価をしなかったのとガスのために腸骨の異常陰影が見逃されていた．原発巣は肺癌である．

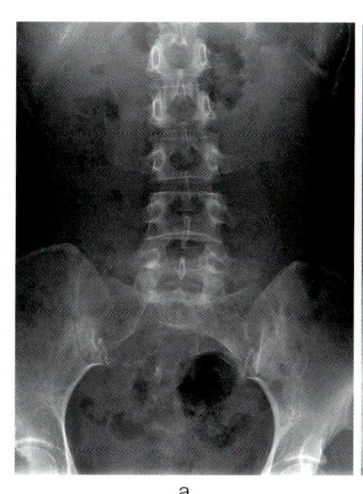

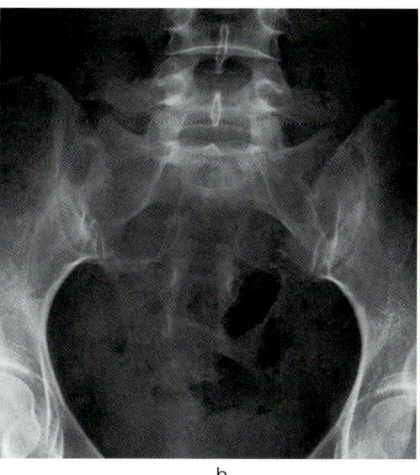

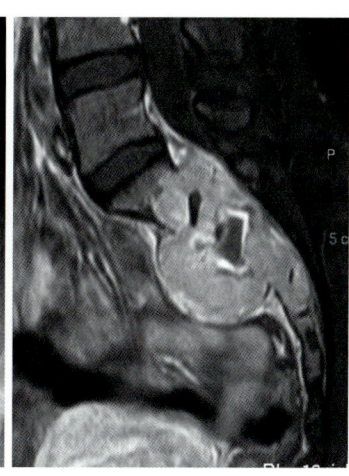

図Ⅸ-7 骨盤を含めた単純X線写真でも見逃された仙骨腫瘍(23歳，女性)
a：単純X線写真，前後像(初診)
b：単純X線写真，前後像(他医，4カ月後)
c：MRI，側面像
右殿部痛(安静時痛なし)を主訴として受診した．念のために前後像で骨盤を含めて撮影したが発見できなかった(a)．1カ月後，他医で仙骨の異常を指摘され(b)，MRIで確認した(c)．

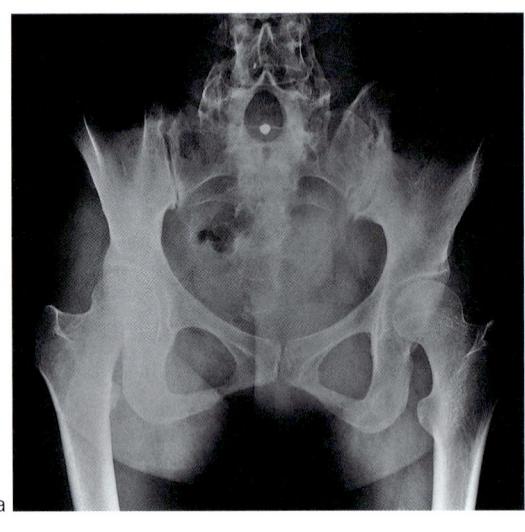

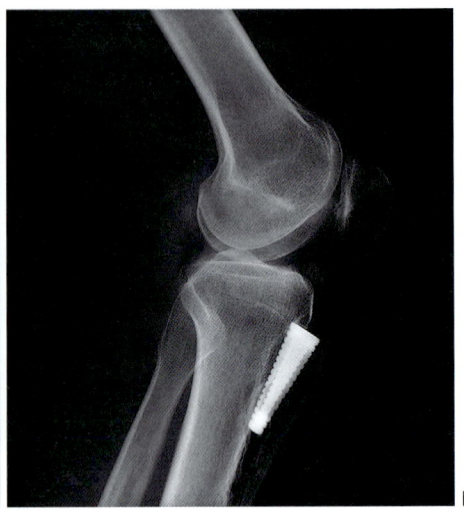

図Ⅸ-8 長い間誤診されてさまざまな治療を受けていた骨盤輪不安定症(28歳,女性)
a:骨盤部単純X線写真,前後像
b:右膝単純X線写真,側面像
腰仙椎部や股関節から大腿前面にかけての痛みを訴えていた.腰の手術(椎弓切除術,後側方固定術)と右膝の手術(滑膜切除術,脛骨粗面浮上術)を合計4回受けている.出産の既往はないが,joint laxity を認める.理学的所見と片脚起立のX線所見で上記と診断し,装具を装着した.疼痛は軽減し,水泳のインストラクターとして復帰して結婚した.

症状の起源としては,神経根,馬尾,あるいは両者の合併,さらには椎間板,椎間関節,筋肉や筋膜,靱帯などが考えられる.これら症状誘発部位の評価を誤ると,治療内容が異なってくるために,治療しても症状が軽快しないということが起きる.

さらに,手術を前提とした場合には,責任高位や部位評価の誤りが,結果的に治療難航例を作ることになってしまう.最も間違えやすいことは,画像の所見を即症状の原因と判断することである〔図Ⅸ-13(289頁)〕.次に,高度な狭窄を責任高位と即断してしまう危険性もある〔図Ⅶ-9(244頁)〕.また,神経根の障害は,さまざまな部位で起こり得ることも留意すべき事実である.臨床的には,subarticular entrapment, foraminal encroachment, pedicular kinking,そして椎間孔外の圧迫と,神経根への圧迫が単独あるいは重複して存在していることもあることに留意して評価を進める必要がある.

2 治療適応の誤り

経験を積んだ医師なら誰でも,手術は完璧に行われたが,術後に患者から"良くなった"という言葉が得られず,手術結果に満足しないという経験を有している.例えば固定術をしても,結局主訴である腰・殿部痛が消失しない症例〔図Ⅸ-14(290頁)〕である.腰痛を長年診療していると,説明のつかない腰痛が明らかに存在していることを実感する.

手術の適応なしとして退院させてしまった症例が,その後に自殺をしてしまった経験もある.今から考えれば,うつ病などの精神医学的関与を疑えばリエゾンアプローチで救えた患者である.

手術が腰痛治療の最後の手段であると考えていた若いときに,術後に良くなったことに感謝する患者がいる反面,残存する症状に固執する患者が存在することに気づいた.このような術後の状態が術前に把握できれば,failed back を減らせるのではと考えた.これがリエゾンアプローチを始

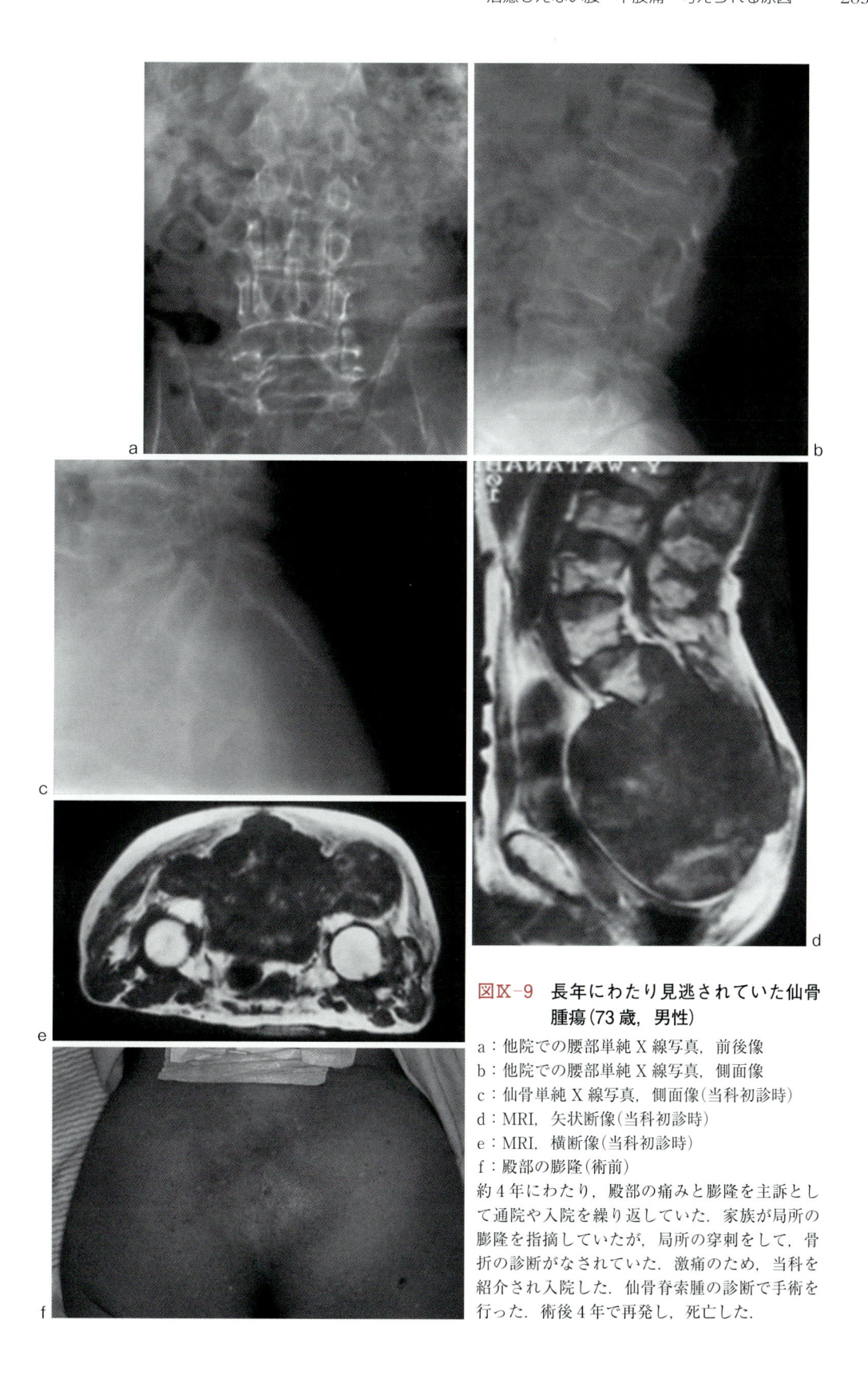

治癒しえない腰・下肢痛—考えられる原因　285

図Ⅸ-9　長年にわたり見逃されていた仙骨腫瘍(73歳, 男性)

a：他院での腰部単純X線写真, 前後像
b：他院での腰部単純X線写真, 側面像
c：仙骨単純X線写真, 側面像(当科初診時)
d：MRI, 矢状断像(当科初診時)
e：MRI, 横断像(当科初診時)
f：殿部の膨隆(術前)

約4年にわたり, 殿部の痛みと膨隆を主訴として通院や入院を繰り返していた. 家族が局所の膨隆を指摘していたが, 局所の穿刺をして, 骨折の診断がなされていた. 激痛のため, 当科を紹介され入院した. 仙骨脊索腫の診断で手術を行った. 術後4年で再発し, 死亡した.

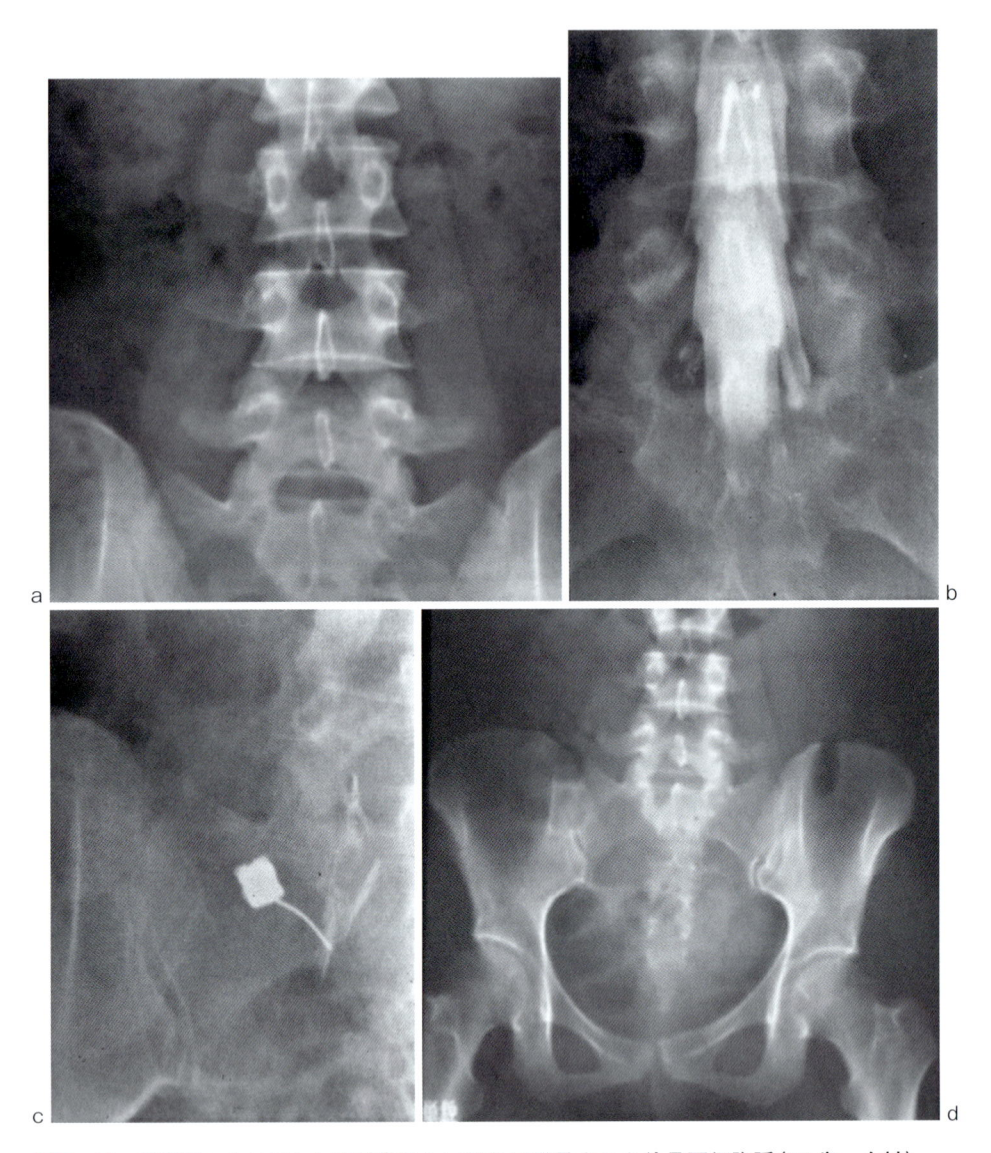

図Ⅸ-10　椎間板ヘルニアとして手術をして初めて発見された仙骨巨細胞腫（24歳，女性）
a：腰椎単純X線写真，前後像
b：脊髄造影，前後像
c：右第1仙骨神経根造影，前後像
d：骨盤単純X線写真，前後像（術後）

右下肢痛を主訴としており，腰椎前屈が制限され，右下肢痛が惹起される．知覚や運動障害は認められなかったが，右アキレス腱反射が消失していた．SLRTは右40°で殿部痛が誘発された．第1仙骨神経根ブロックで疼痛は一時的に消失した．L5/S1椎間板ヘルニアの診断で手術が行われて，術中に術野からの異常な出血があり，手術直後の写真（d）で仙骨の骨破壊像が発見された．初診時の写真（a）でも気をつけて読影すれば異常所見を捉えられたはずである．神経根造影（c）でも骨破壊病変は描出されていたが誰も気づかなかった．

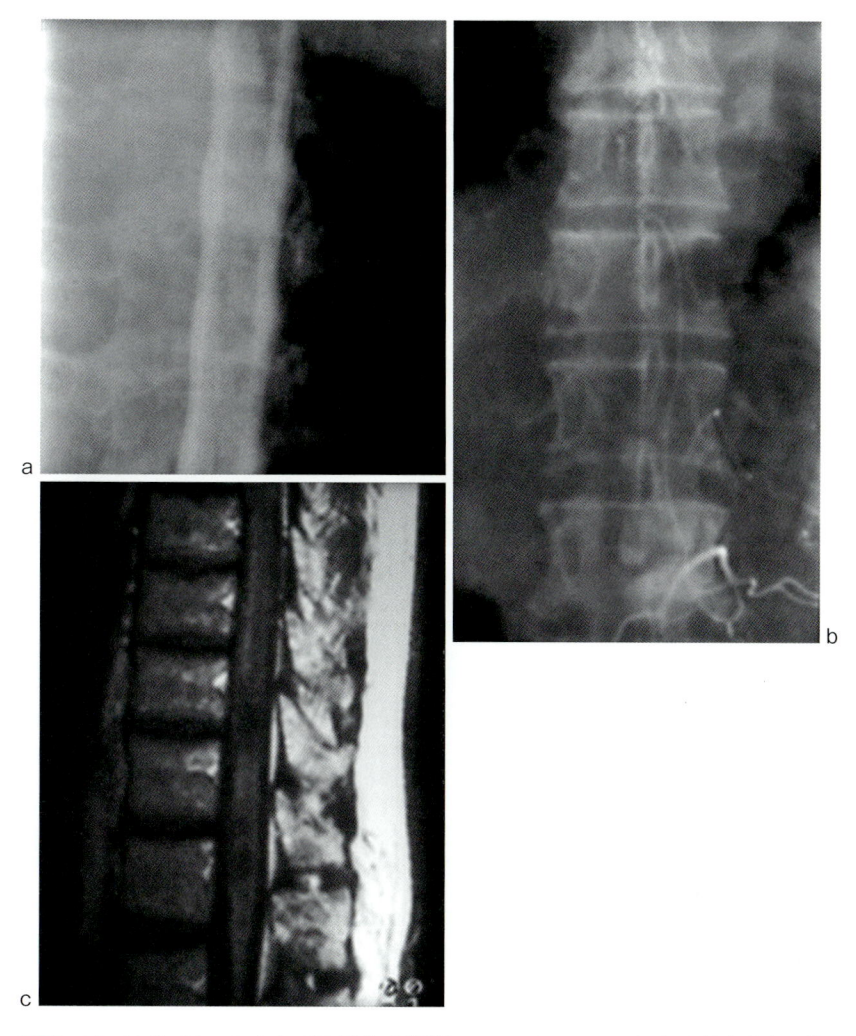

図Ⅸ-11　Failed back として入院した硬膜 AV malformation による対麻痺(66歳，男性)

a：胸椎部脊髄造影，側面像
b：選択的脊髄動脈造影，前後像
c：胸椎部 MRI，矢状断像

最終診断の約3年前，筆者が第5腰神経以下の馬尾障害と診断をして入院・精査を勧めた．その後，他院で LSS の診断で2度にわたって手術が行われた．しかし，症状が軽快せず，3年後に再度，来院した．来院時での筆者の診断は failed back syndrome であった．しかし，2度にわたる腰の手術が無効であったことに疑問をもったこと，そして神経学的評価(第11胸髄節以下の知覚鈍麻とアキレス腱反射や膝蓋腱反射の消失)から，脊髄性病変を疑い精査した結果，最終診断に至った．この症例は，LSS と紛らわしい初期症状を呈するさまざまな病態が存在すること，そして時間的推移の変化を注意深く追うことの大切さ，さらには十分な神経学的評価をすることの重要性を思い知らされた症例である．最終的に，硬膜 AVM の局在(脊髄腹側)，そして高度な脊髄変性のため，手術による回復は期待できず，手術を断念して現在に至っている．現在は，完全対麻痺の状態である．

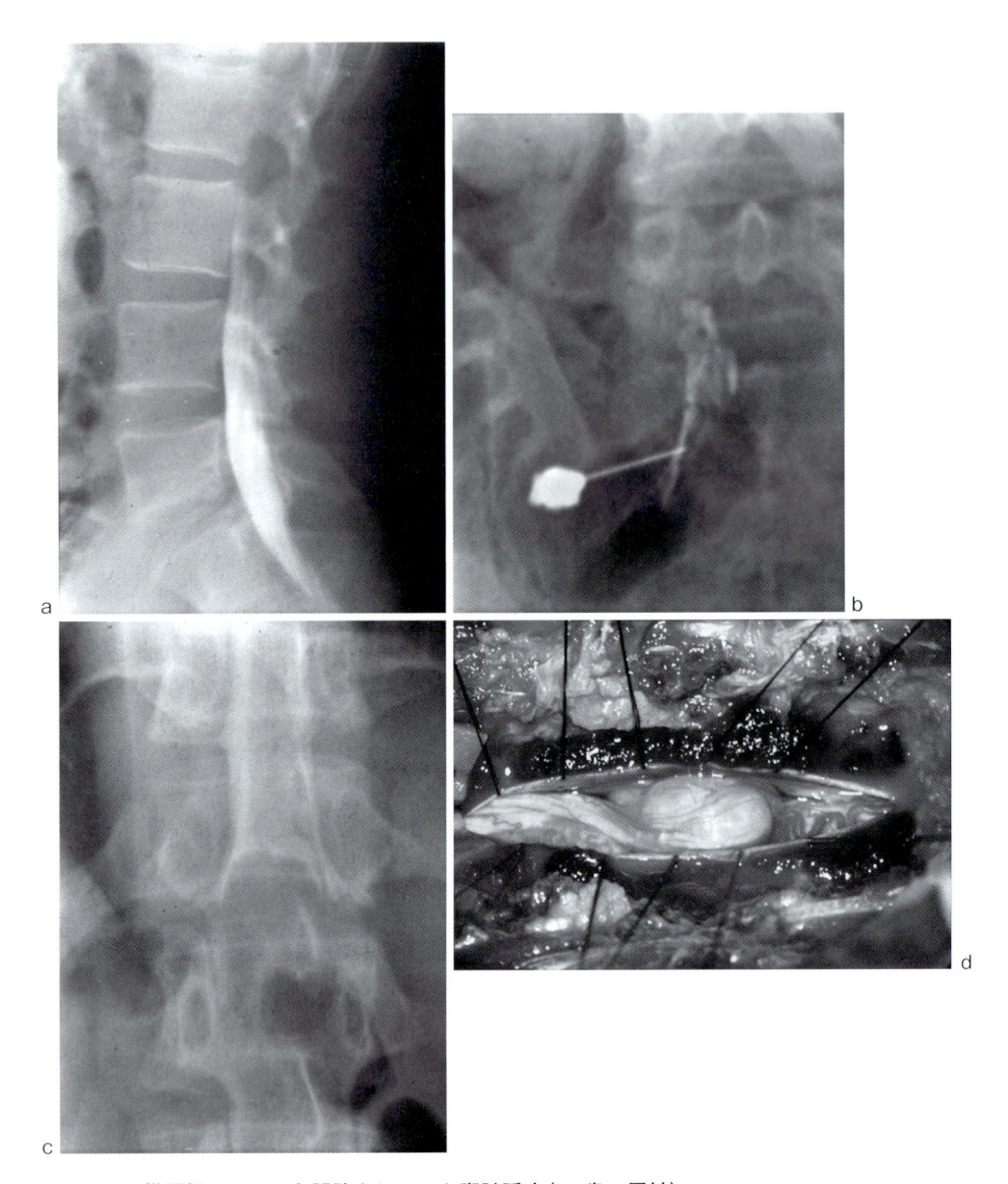

図IX-12　椎間板ヘルニアと誤診されていた脊髄腫瘍（30歳，男性）

a：脊髄造影，側面像
b：第1仙骨神経根造影，前後像
c：下行性脊髄造影，前後像
d：術中所見

難治性のL5/S1椎間板ヘルニアによる第1仙骨神経根障害として紹介されて入院した．第1仙骨神経根ブロックで一時的に痛みは消失した．しかし，神経根造影像に形態学的異常は認められない．時間の経過とともに疼痛は増強し，安静時痛も認められるようになった．第1回目のL3/4椎間の穿刺による脊髄造影では，L5/S1椎間には異常は認められない．このときに，脊髄液の検査で蛋白の500 mg/dlという値に注目をしていなかった．痛みの増強により，この髄液蛋白に注目し，再度，下行性の脊髄造影を行い，脊髄円錐部に脊髄腫瘍が発見された．このような誤診は，MRIが導入された現在でも，画像の端の見逃しや純然たる見落としという点でありうる．

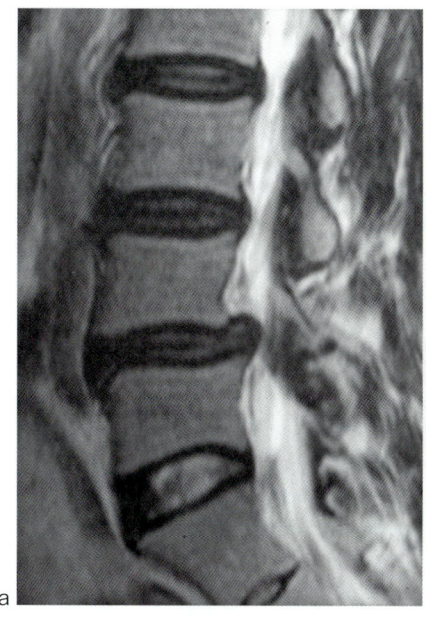

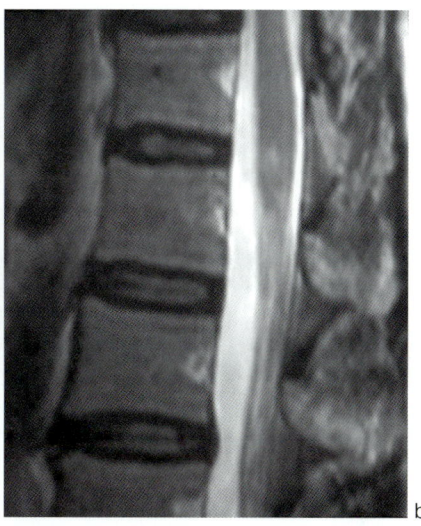

図IX-13 第4腰椎変性すべり症による馬尾障害と誤診されていたSjögren症候群による脊髄炎
a：腰部MRI，矢状断像
b：胸腰椎移行部MRI，矢状断像
両下肢と会陰部のしびれを主訴としている．間欠跛行は認められず，アキレス腱反射も含めて他覚所見に異常は認められなかった．画像の過大評価（変性すべり症）で誤診されていたが，最終的にはMRIで脊髄に異常所見を発見し，最終診断に至った．

めたきっかけである．

また，胸椎カリエスに対して前方固定術を実施した日の夜半に，術後，不穏症状を過換気症候群と誤診して対応が遅れ，救えなかった経験がある．振り返って考えれば，術後のストレス潰瘍と考え，その後に発売されたH_2ブロッカーが使えれば救えたかもしれない症例である．

ここでは，治療適応の誤りについて考えてみる．

精神医学的問題への配慮不足

腰仙椎部退行性疾患による手術例は，約10％で術前に精神医学的問題により身体症状が影響を受けているという事実がある．また，手術成績不良例の約30％で精神医学的問題が成績不良に関与している（図IX-15, 16）．事実，リエゾン・カンファレンスを実施すると，精神医学的な立場から手術を回避すべきと判断される症例が存在する．このような事実を考えると，術前や治療難航例では，精神医学的評価は必須であるといえる．

社会的背景への配慮不足

腰痛の増悪や遷延化には社会的背景も重要な因子となっている．事実，椎間板ヘルニアの症状発現には画像所見（神経根の被圧迫度）とともに，精神社会学的側面（不安，抑うつ，自制心，結婚生活）と仕事に対する姿勢（仕事上のストレス，集中度，満足度，失職）が関与しているということが報告されている．また，従来から，労災や賠償が関与している症例の治療成績が劣ることはよく知られている．したがって，治療計画を設定するにあたっては，患者の個人的，社会的背景の評価も必要である．治療難航例では，社会的背景の評価は必須であるといえる．

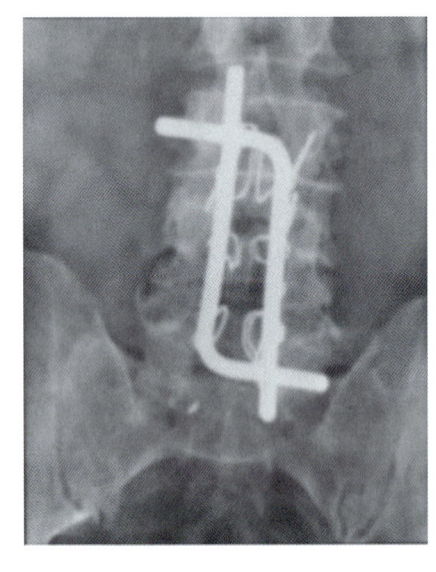

図Ⅸ-14 インストルメンテーションを併用した固定術後も腰痛持続した症例(男性)

腰痛と殿部痛を主訴とした第4腰椎変性すべり症である．第5腰神経根ブロックで主訴は一時的に消失した．固定術を実施したが術後32年の時点で主訴は軽快していない．この症例で筆者は，腰痛は局所だけの問題ではない，固定術を行っても消えない腰痛があるという結論を得た．腰痛研究を始めたきっかけになった症例である．

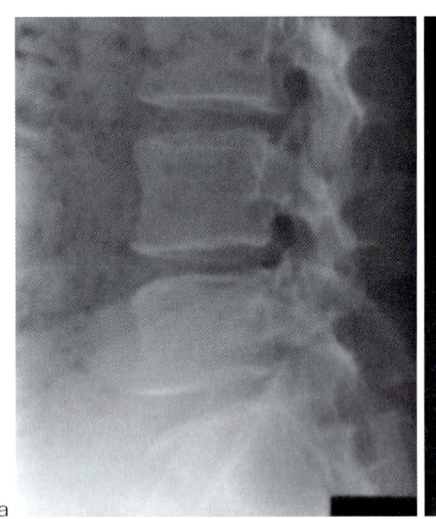

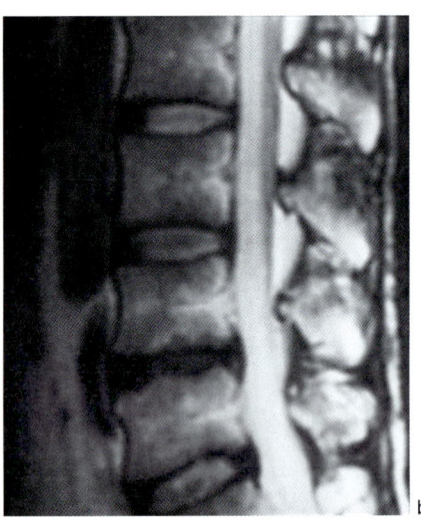

図Ⅸ-15 手術によっても改善されない慢性腰痛―チーム医療有効例(43歳，男性，心気症)

a：腰椎単純X線写真，側面像
b：腰椎MRI，矢状断像

8年前の腰痛出現時に，背部に音がしたという．これを理由に手術を希望したため，医師や看護師から精神病と疑われ，医療不信に陥った．結局，腰椎椎間板ヘルニアの診断で経皮的髄核摘出術を受けた．一時症状改善したが，徐々に増悪した．その後，切れた靱帯の修復を目的とした手術を希望したが，担当医に受け入れられず，当科へ紹介され入院した．当科初診時，本人は「心因性腰痛」という言葉に強い拒否反応を示した．精神科の評価で，脳波やMMPIの評価でも異常が認められた．しかし，精神科的な薬物療法は拒否した．ソーシャルワーカーに介入してもらい，患者は女性問題や職業上の不安を抱えていることが明らかとなった．リエゾン・カンファレンスでの最終評価は，生来の神経質な性格や脳機能異常を基盤として，上記の問題が不安を増大させ，他者が理解不可能な身体症状が惹起された，となった．手術は行わず，不安は誰にでもある妥当なものであることをソーシャルワーカーに説明してもらい，整形外科医は相手の話を受け入れ，聞くことに努めた．その結果，本人の話によれば，7割は不安が解消し，職場に復帰した．画像はL4/5に強い変性を示している．

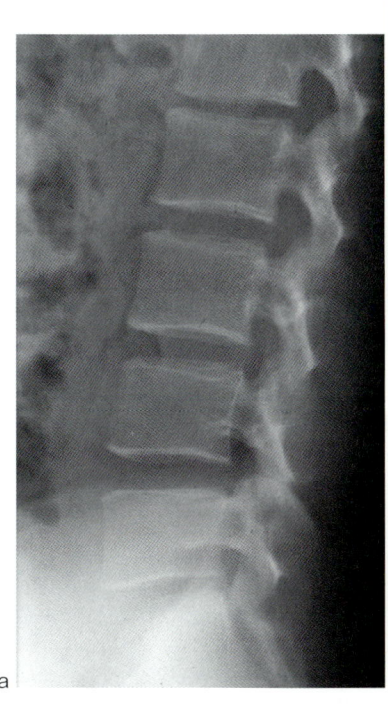

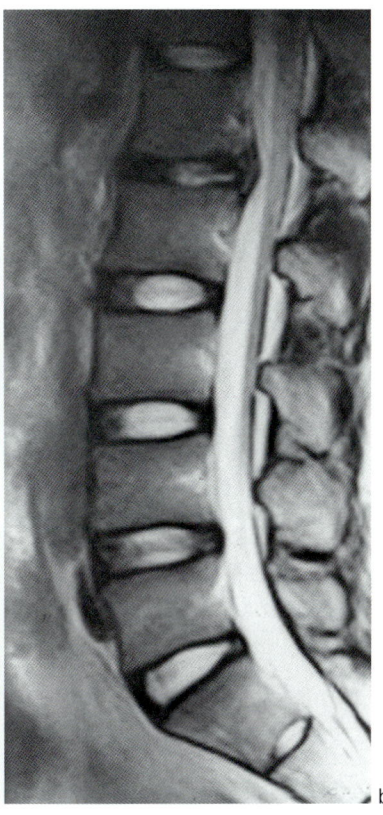

図Ⅸ-16 リエゾンアプローチが劇的な効果を発揮した作業関連腰痛（28歳，男性）

a：腰椎単純X線写真，側面像
b：腰椎MRI，矢状断像

介護業務で急性腰痛が出現した．その後，さまざまな治療（ブロック，椎間板注入，筋膜切開術など）が行われたが無効で，当科に紹介された．腰に触れられただけで体が反り返る．医療行為に対する不信感，そして家族を養わなければならないのにこんな体で働けないという思いがあることが分かった．以上の事実から，疼痛に対する過敏反応，注射に対する強い拒否反応，そして将来に対する不安という心理的不安があると判定した．入院後，医療提供者が患者の話をよく聞き，同時に本人の不安を解消するために運動療法が処方された．目標到達を設定し，そのことを毎日指摘して腰痛の自己管理を行わせた．この結果，1年以上良くならなかった腰痛が2日間で軽快し，約2カ月で完全消失が得られた．

■ 病態を無視した治療計画の設定

病態を無視して治療計画を設定した場合には，当然適切な治療とはならないので，症状の寛解は得られがたい．例えば，神経根症状は，単一神経根障害で，疼痛を主訴としていることが普通である．一方，馬尾症状は，多根性障害で，しびれを主訴としている．この両者は，病態も予後も異なる．神経根症状には自然寛解傾向を認める．一方，馬尾症状には自然寛解傾向は認められない．したがって，治療計画を設定する場合，神経根症状には，自然経過を説明した後に，患者の希望に応じて抗炎症薬，硬膜外，あるいは神経根ブロックなどの保存療法を第1選択とすることが妥当といえる．一方，馬尾症状には，保存療法は効果が少ないので大きな治療効果は望めない．先ず，自

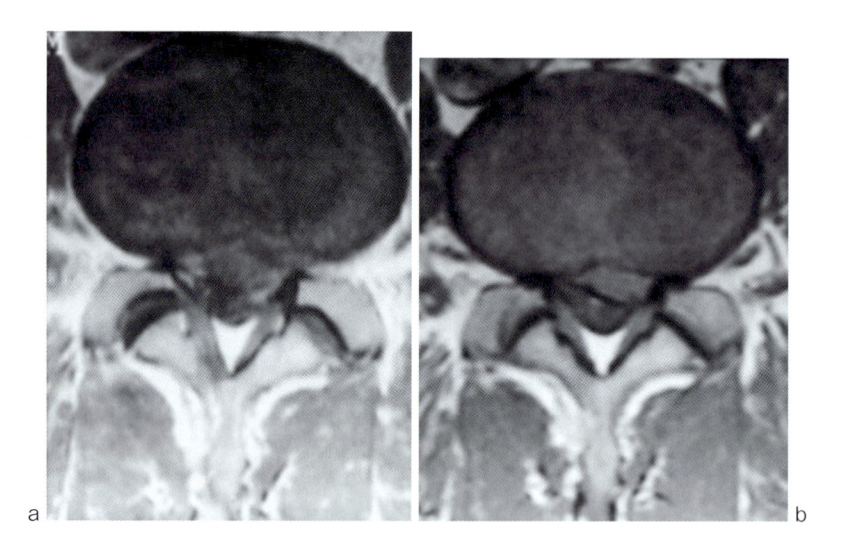

図Ⅸ-17 症状消失するも，画像上は明らかな変化を認めない椎間板ヘルニアの症例(55歳，男性)

a：MRI，横断像(L4/5，初診時)
b：MRI，横断像(L4/5，1年後)

右下肢痛を主訴としたL4/5椎間板ヘルニアの症例である．SLRTは右で70°陽性，MMTで第5神経根領域が4であったが，知覚障害は認められなかった．症状の存在している時点でのMRI像(a)では，中央から左側にかけて前方からの硬膜管と右第5腰神経根の圧迫を認める．1年後，患者の症状は全く消失しており，SLRTも陰性で，筋力も左右差を認めない．しかし，1年後のMRI(b)は，初診時の異常所見とほとんど変化はない．このように，症状のないときにMRIを評価する場合，この画像所見は単なる椎間板の後方突出であり，椎間板ヘルニアではない．画像の意義は，症状や所見が存在していることが前提で，症例・所見に対応した画像所見があるかという評価の仕方が大切である．

然経過を説明しておく．もちろん，手術を計画する前の最後の手段として，あるいは手術が困難な症例，あるいは手術を望まない症例に対しての腰部交感神経節ブロックなどの保存療法は，選択肢として考慮する価値はある．しかし，多くは望めない．

このような事実から，神経根症状には保存療法が第1選択となり，馬尾症状には常に観血的治療を視野に置いて治療を進める必要がある．

■ 誤った病態把握に基づいた治療

病態の把握を誤った場合には，当然治療効果は期待できない．最も陥りやすい病態把握は，無症候性の画像所見を治療している可能性である．画像に，椎間板ヘルニア(図Ⅸ-17)，分離，あるいは分離すべり，さらには変性すべり(図Ⅸ-18)などの狭窄の画像所見を認めても，それが症状を惹起しているかどうかは全く別の問題である．そのため，何らかの手段でこれらの画像所見として捉えられている病態が，症状をきたしているかどうかの評価が必要である．下肢痛に対しては，神経根ブロックで評価ができる〔図Ⅸ-19(294頁)〕．しかし，腰痛や馬尾障害に対しては信頼性の高い確認手段は今のところないといってよい．さらに，狭窄が高度な高位が責任高位とは限らないので，手術をする場合には，神経学的所見と画像との慎重な対比が必要である〔図Ⅸ-20(295頁)〕．最後に，神経根の圧迫部位はさまざまなので，手術を決定した場合には除圧部位とその範囲を入念に評価して，手術の術前評価を十分行う必要がある．

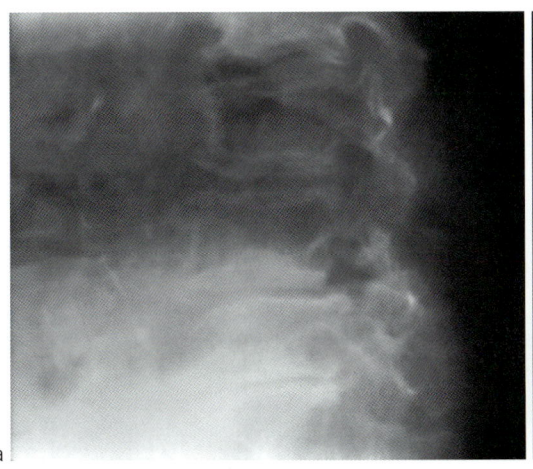

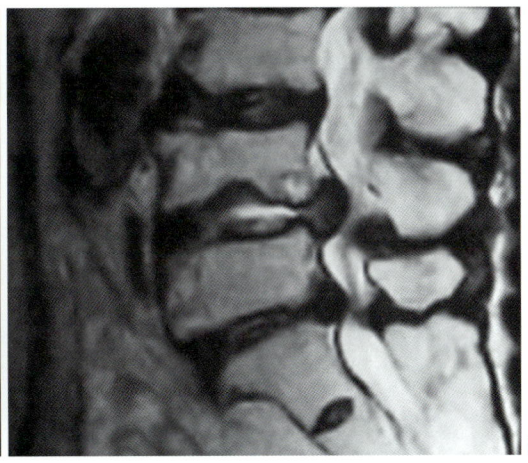

図Ⅸ-18 馬尾症状が，変性すべりではなく，椎間板ヘルニアによって惹起されている症例（78歳，女性）
a：腰椎単純X線写真，側面像
b：腰部MRI，矢状断像
単純X線写真からは，第4腰椎変性すべりが馬尾障害を惹起していると思われる．しかし，MRIでは，椎間板の後方突出による硬膜管の高度な圧迫が存在していることが分かる．すなわち，変性すべりそれ自体は，症状の主要な因子ではない．

誤診への対策

1 腰痛の病態の多様性への配慮

　病態の評価に誤りがあれば，それに基づいて決定された治療では当然，症状は軽快しない．そのため，治療成績向上のためには病態把握の失敗はどうしても避けなければならない．すなわち，誤診を避けることが治療成績向上の最大のポイントになる．

　診断の誤りを避けるために最も大切なことは，腰痛の病態の多様性への配慮である．病態の多様性を鑑別するためには，積極的な問診が必須である．会陰部症状や直腸膀胱障害は，こちらからの問いかけがない限り患者は訴えない．また，臨床検査の活用が必須である．骨粗鬆症の鑑別には，血清カルシウム（Ca）やリン（P）などの検査は欠かせないし，赤沈やアルカリホスフォターゼ（ALP）などの値は，重篤な疾患の鑑別に重要な情報を提供してくれる．

　また，多岐にわたる腰痛の原因を問診を含む診察で絞り込んでいく場合，多様な腰痛の原因をあらかじめ評価する側が知っておく必要がある．そのためには，1つの症状を聞いた場合に想定できる病態について，経験や文献で自らの知識のキーボックスを増やしておくしかない．あらかじめ症状から考えうる病態を知識としてもっていなければ，知らないことはいくら考えても出てこないからである．

2 画像所見の過大評価，過小評価

　画像所見の慎重な評価も誤診を避けるために重要である〔図Ⅸ-21（295頁），22（296頁）〕．この点については，第Ⅶ章「症状や所見に対応した画像の解釈」（265頁）で詳細を記した．

3 治療適応の誤り

　治療適応の誤りに対する対策は，本章「治療適

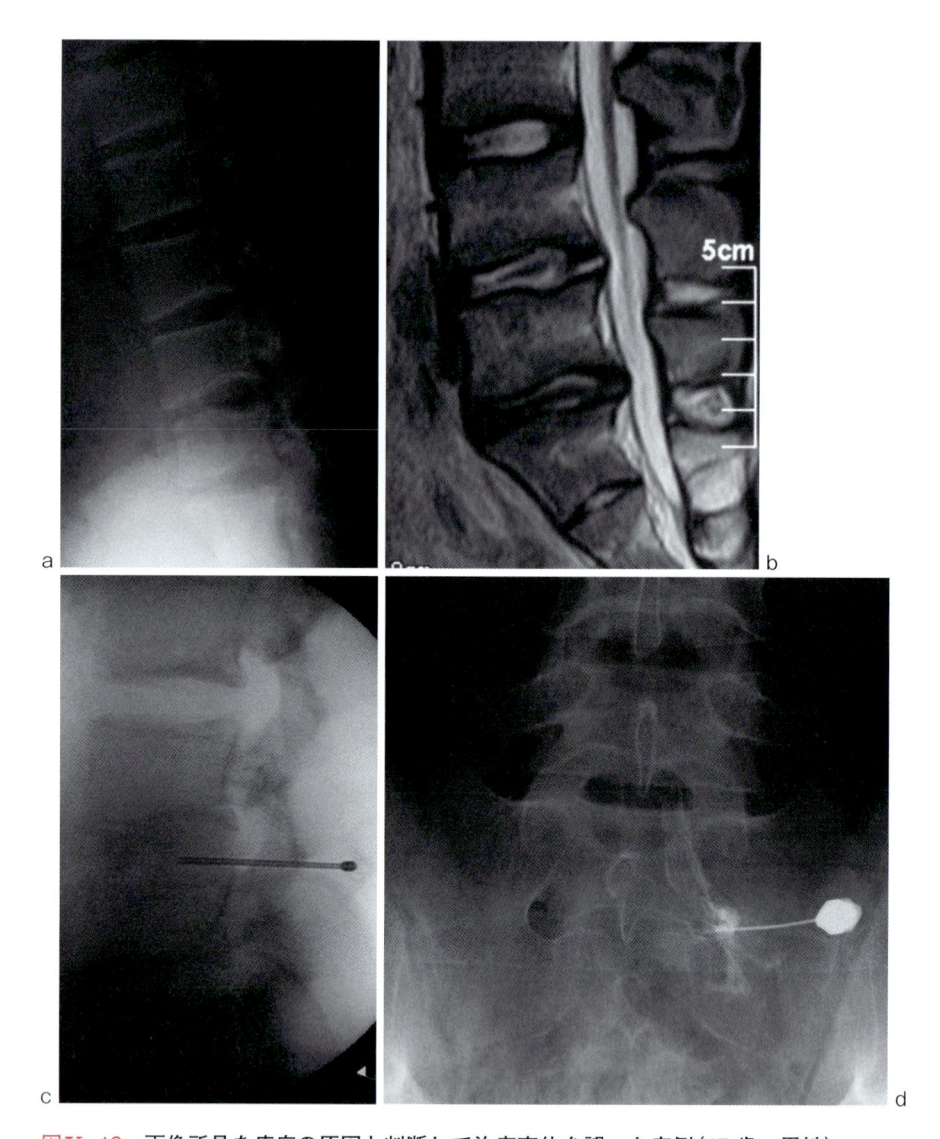

図Ⅸ-19 画像所見を疼痛の原因と判断して治療高位を誤った症例(17歳,男性)
a:単純X線写真,側面像(前屈位)
b:MRI,矢状断像
c:単純X線写真,側面像(透視下)
d:第1仙骨神経根造影像,前後像
腰・下肢痛を主訴とした症例で,前屈位でL4/5椎間に後方開大を認める.MRIで同高位に高度な変性と後方突出を認める.レーザー治療を同高位に行ったが全く症状は軽快しなかった.他医で,第1仙骨神経根ブロックで症状・所見とも永続的に消失した.

応の誤り」(284頁)に記したように精神医学的評価,社会的背景の評価,そして正しい病態把握とそれに基づいた治療計画である.

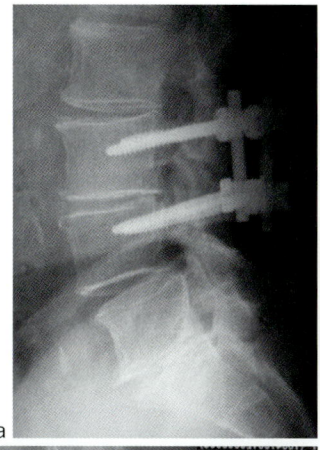

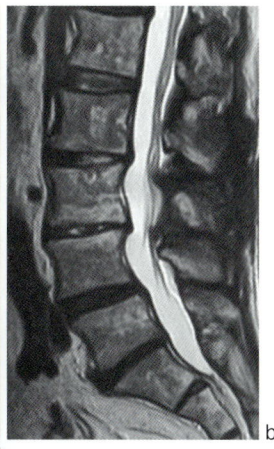

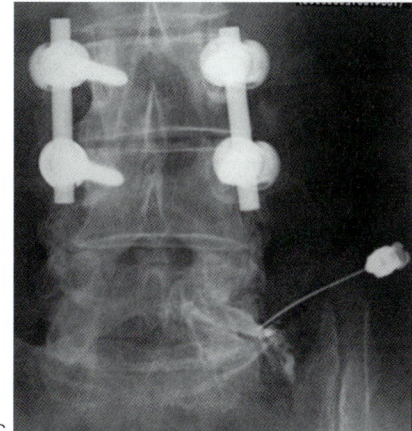

図Ⅸ-20 最狭窄高位が責任高位でなかった腰部脊椎症（74歳，男性）

a：腰椎単純X線写真，側面像
b：MRI矢状断像
c：左第5腰神経根造影，前後像
左下肢痛を主訴とした症例に対してL3/4高位の除圧，固定が実施された．術後，全く症状が軽快せず，他医を受診した．痛みの部位や神経学的所見から左第5腰神経根障害と判定した．ブロックにより永続的に下肢痛は消失した．

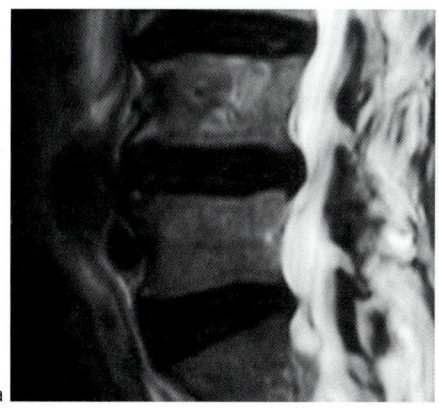

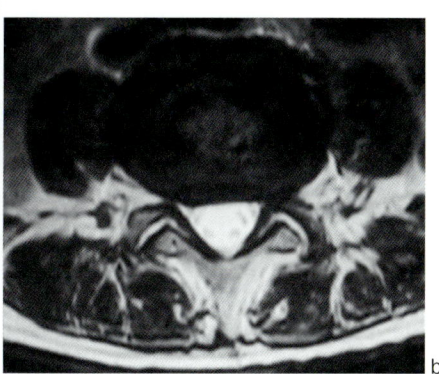

図Ⅸ-21 矢状面と横断面，両者の画像評価が重要であることを示唆する腰部脊椎症（62歳，男性）

a：腰部MRI，矢状断像（L4/5）
b：腰部MRI，横断像（L4/5）
主訴は，動作開始時の腰痛である．MRIの矢状面では，L4/5，L5/S1椎間の椎間板変性と後方突出が認められる．とくにL4/5は，一見，椎間板ヘルニアの存在を疑わせる．しかし，横断像では，硬膜管や神経根の明らかな圧迫所見は認められない，bulging discの所見である．このように，MRI像の評価にあたっては，横断面と矢状面，両者での評価が必要である．

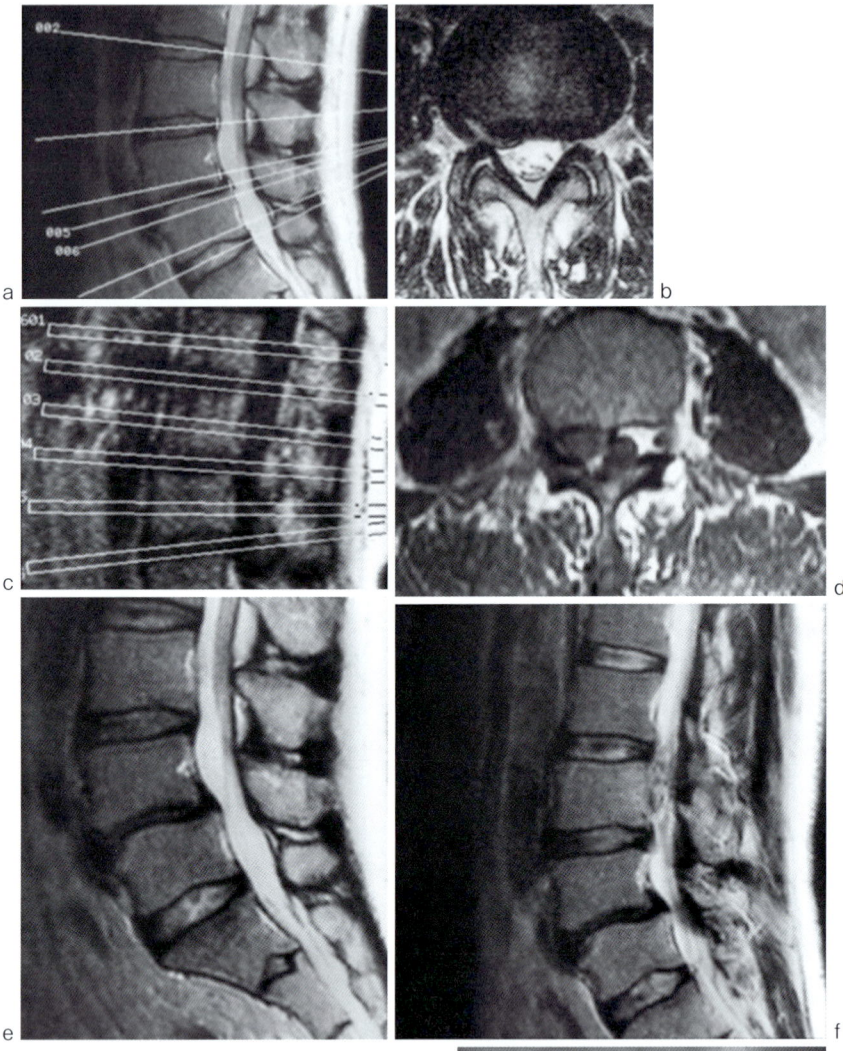

図Ⅸ-22 撮像面の設定不備で椎間板ヘルニアが描出されなかった症例（46歳，男性，L3/4椎間板ヘルニアによる第3腰神経根障害）

a：MRI 横断面撮像設定位置　　　b：MRI，横断像（L3/4）
c：MRI 横断撮像設定位置（再設定）　d：MRI 横断像（L3 椎体高位）
e：MRI，矢状断像（正中部）　　　f：MRI，矢状断像（傍正中部）
g：腰椎単純 X 線写真，前後像

L3/4椎間板ヘルニアの頭側転位による第3腰神経根障害の症例である．単純X線写真（g）で第4腰椎に変性すべりを認めるが，症状には無関係である．MRI の不十分なスカウトビュー（a）の設定で，頭側転位した L3/4椎間板ヘルニアを見逃した．初回の MRI 横断像（a）では，小さなヘルニアしか描出できなかった．再設定した横断画像（c）では，右側に巨大なヘルニア腫瘤を描出できた（d）．矢状断像でも，正中部（e）だけではなく，傍正中部（f）を確認する必要がある．MRI の評価にあたっては，撮像面を正確に設定しないと，椎間板ヘルニアをはじめ，非典型的な病態を見落とす可能性がある．

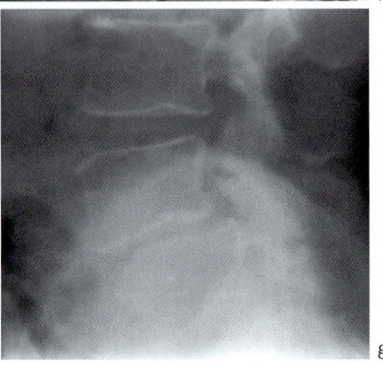

望まれる集学的アプローチの構築

　誤診例や治療難航例を少しでも少なくするためには，どのようなアプローチが望ましいのだろうか．腰痛を生物学的，心理的，社会的疼痛症候群と捉えれば，当然，集学的アプローチが採るべき道といえる．

　症状の増悪や遷延化，あるいは患者の満足度や治療成績に精神医学的要素が大きく関与していることはよく知られている．したがって，腰痛の診療にあたっては精神科との連携は欠かせない．また，症状に対する個人的，社会的背景も大きく関与していることが分かってきている．この対応としては，看護師（看護診断の利用），ソーシャルワーカー，家族，職場の労働衛生管理者，損害保険会社，あるいは，労働基準監督署との連携が求められる．さらに，画像に対する過大ないし過小評価が常に問題になる．これに対する対応としては，放射線科（とくに神経放射線科）との連携が望ましい．このようなシステムを作ることにより，腰痛への適切な対応が可能となる．

　しかし，残念ながら，このようなシステムを作っても，作ることが個人の努力と善意にかかっており，そのシステムや個人的な努力に対する経済的補償は何もない．何らかの形でこのようなシステムに対する診療報酬の設定が望まれる．

まとめ

　腰・下肢痛には従来考えられていたより，より早期から精神社会学的側面が大きく関与しているので，腰・下肢痛の治療従事者は，精神医学的知識の修得が必須で，精神科との連携が重要である．また，腰・下肢痛の病態は多様なので，問診が重要である．MRIに代表される画像を過大評価しないことが，治療難航例や誤診例を減少させるうえで大切なポイントである．

参考文献

1. 佐藤勝彦，菊地臣一，増子博文，丹羽真一：脊椎・脊髄疾患に対するリエゾン精神医学的アプローチ（第1報）脊椎退行性疾患の身体症状に影響する精神医学的問題の検討．臨整外 34：1499-1502，1999
2. 佐藤勝彦，菊地臣一，増子博文，岡野高明，丹羽真一：脊椎・脊髄疾患に対するリエゾン精神医学的アプローチ（第2報）整形外科患者に対する精神医学的問題評価のための簡易質問票（BS-POP）の作成．臨整外 35：843-852，2000
3. 渡辺和之，菊地臣一，紺野愼一，丹羽真一，増子博文：整形外科患者に対する精神医学的問題評価のための簡易質問票（BS-POP）妥当性の検討．臨整外 40：745-751，2005
4. 五十嵐環，菊地臣一，紺野愼一，大谷晃司：疼痛と心理的要因の関係 VASとBS-POPの経時的変化．日脊会誌 17：610，2006
5. Takahashi N, Kikuchi S, Konno S, Morita S, Suzukamo Y, Green J, Fukuhara S：Discrepancy between disability and the severity of low back pain：demographic, psychologic, and employment-related factors. Spine 31：931-939, 2006
6. 五十嵐環，菊地臣一，紺野愼一，大谷晃司：腰仙部神経根障害における疼痛と腰痛関連機能障害の乖離 BS-POPの有用性．臨整外 43：1205-1209，2008
7. 大谷晃司：チーム医療における心身医学的アプローチ 福島県立医科大学附属病院における運動器の慢性疼痛患者に対するリエゾン診療．心身医学 51：709-714，2011
8. Yoshida K, Sekiguchi M, Otani K, Mashiko H, Shiota H, Wakita T, Niwa Si, Kikuchi S, Konno S：A validation study of the Brief Scale for Psychiatric problems in Orthopaedic Patients(BS-POP) for patients with chronic low back pain(verification of reliability, validity, and reproducibility). J Orthop Sci 16：7-13, 2011
9. 大谷晃司，菊地臣一，矢吹省司，恩田啓，二階堂琢也，渡辺和之，紺野愼一：腰仙椎部退行性疾患の手術成績とBS-POPとの関係 前向き研究．Journal of Spine Res 2：639，2011

X 腰痛の治療

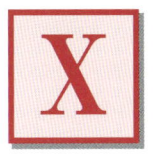

新しい概念の登場

1 従来の腰痛治療の問題点と新しい概念の確立

「どんな治療をするか」から「誰を治療するか」へ

　EBMの観点から，従来から行われてきた治療法のほとんどが科学的根拠の裏付けに乏しいことが指摘されている．また，腰痛の増悪や遷延化には，従来考えられていた以上に早期から，心理的，そして社会的要因が深く関与していることも分かってきている．従来の治療体系には，これらの点に対する配慮が不十分であったと言わざるをえない．さらに，医療従事者と患者との信頼関係などの人間関係や患者の性格が，治療効果や患者の満足度，さらには免疫機能にまで大きく影響することが分かってきている．別に記したように，患者の満足度という観点からの評価という概念も，医療従事者側には不十分であったことは否めない．EBMの知見に基づいて治療の要諦を考えると，「どんな診療をするか」が問題なのではなくて，「誰を治療するか」が重要であると言える．

主体的な医療の実施

　医療提供側に立った新しい腰痛治療の概念では，腰痛治療の目的は疼痛を除去することではなく，元の健康な状態になるべく早く復帰させることである．そのためには患者にとっての「疼痛の意味」を探る必要がある．疼痛対策は，目的ではなく手段である．

　次に，治療への取り組み方の変革が挙げられる．それは，医療提供者のみが治療の主体的な役割を果たすという「受け身の治療」ではなく，患者自身も治療方針の決定や治療に積極的に参加して，医療従事者とともに疾患に立ち向かうという「攻めの（主体的な）治療」の体系確立が必要である．

情報提供と患者教育の重要性

　当然のことながら，患者が治療方針の決定や治療に参加するという主体的な医療を実践するためには，患者への情報提供と教育は必須である．すなわち，患者に理解できるように，個人の資質に合わせて正確な情報を提供する．腰痛の発生機序の説明や不安の除去を目的とした簡単なパンフレットでも十分な効果が得られるとの報告もある．ただし，情報の量を多くしたり質を高めても，それが必ずしも治療成績の向上にはつながらない．

　次に，神経症状を伴う特異的腰痛や重篤な疾患が認められない限りは，早期の回復が望めることを患者に説明をして安心させる．さらに，症状を緩和させるとともに，必要に応じて生活，あるいは職場での生活様式や職場環境の改善を勧める．そして，その改善に伴う患者の変化に医療従事者は関心を示し，関心をもっていること，そして変

化を確認していることを患者に明確に伝えることが望ましい．

このようなことは，大多数の住民を相手にしてもあてはまる．市民に対する腰痛についての率直で明快なメッセージが驚くほど腰痛の治療に効果があることが，すでに報告されている．「Back Pain：Don't Take It Lying Down（腰痛に屈するな）」と名付けられたオーストラリアと英国・スコットランドでのキャンペーンで，腰痛があっても活動的な生活や仕事を続け，安静や活動障害を最小限にすべきとの主張が広報された．つまり，住民と医師に，腰痛を過度に医療対象にすることや診断のための不必要な検査や治療を避けるように，そして活動的な状態の維持を勧めた．これらのキャンペーンの結果，患者の意識は改善され，活動障害が軽減され，結果として莫大な医療費の節約が達成できたという．このように，患者への情報提供は，規模の大小に関係なく，驚くほど効果を上げることが実証されている．

このような実情を踏まえて，急性の非特異的腰痛を考えてみる．治療に際しては，先ず，患者に十分に説明して不安を解消する．次に，疼痛に対して何らかの処置を行う．そして，治療体系のなかに患者自身が行う手技や日常生活上の注意の実践を組み込む．診療のなかでは，患者が腰痛を重篤な疾患として捉えないように教育しながら，自信を回復させる．結果としての安静は別として，動くことを勧める．このような治療体系が望ましいといえる．

■ プラセボ効果への認識

EBMの導入により新しい概念やそれに基づく治療方針が提言されるとともに，0か100かという概念に対しての反省も出ている．ヒポクラテスが指摘しているように，疾患を単なる客観的原因として捉えるよりも，個々の「病める人」の状態として捉えて，そのなかにこそ医療（アート）が存在するという概念は以前から存在している．すなわち，医療は科学とアートの統合であるという捉え方である．もちろん，医療がすべて科学的に立証された内容から構成されているわけではない．最近では，現代の科学の観点からみても，治療における最も強力な心理的効用は医師の個人的な力（人柄）であり，プラセボ（placebo，偽薬）は最も有効な治療の1つであるとの指摘もなされている．

事実，プラセボ効果は，疼痛に対して何もしないよりは明らかに効果のあることが報告されている（表X-1）．治療における心理的効用の重要性は，以前から多くの医療従事者が経験していることである．つまり，プラセボ効果は信仰によるものでもないし，異常な人に認められる現象でもないのである．しかも，患者と医師の円滑な関係確立が患者の満足度を高め，さらには患者との会話のなかで患者を楽観主義におくことが，免疫機能の維持にプラスになるともいわれている．別に述べるように，医療従事者と患者との信頼関係が，治療効果や患者の満足度に極めて大きな影響を与えている．医療が科学として追究されればされるほど，個々の診療ではアートの要素が重要であることが明らかにされつつあるのである．事実，海外ではプラセボ薬が実際に処方されている．

2 腰痛の実態に対する認識の変化

プライマリ・ケアの段階での腰痛は従来，セルフリミットで，その予後は良好であり，あまり問題ないとされてきた．しかし，最近の研究で，必ずしも急性の病態ではなく，生涯にわたって断続的に発生する再発性，ないしは慢性の経過をとることが多いことが分かってきた．また，治療によって自然経過が長期にわたって改善できる根拠は乏しいことが指摘されている．さらには，従来は，腰痛は壮年期によくみられる症状の1つとされていたのに対し，最近では10歳代の若者から高齢者に至る広い年齢層で腰痛が問題にされてきている．

一方，治療難航例として，医療現場で問題になっている慢性腰痛の症例はごく一部で，それらの症例は慢性再発の腰痛を繰り返し，最終的には

表X-1 プラセボ効果

- プラセボ効果は内服で50％，手術では70％に
- 慢性痛に対する薬剤や緩和処置の効果判定では，プラセボコントロールが必須
- プラセボ効果はゆっくり，長く持続
 (Fine PG, et al.：Pain 56：235-242, 1994)
- 鎮痛治療ではプラセボ効果が大きな役割
 (Turner JA, et al.：JAMA 271：1609-1614, 1994)
- プラセボ効果は，医師-患者の信頼関係があり，治療意欲のある患者で良好
 (中野重行, 他：臨床薬理 30：1-7, 1999)
- 治療行為自体にプラセボ効果増強作用
 (Kaptchuk TJ, et al.：J Clin Epidemiol 53：786-792, 2000)
- プラセボは脳を刺激し，疼痛緩和作用を発現
- 疼痛緩和の予期が脳の活動を刺激
 (Wager TD, et al.：SCIENCE 303：1162-1167, 2004)
- プラセボの投与で鎮痛に関与している脳内化学物質（内因性オピオイドのエンドルフィン）が直接活性化
 (Zubieta JK, et al.：J Neurosci 25：7754-7762, 2005)
- 治療を遵守する人はプラセボでも死亡率が下がる
 (Wu JY, et al.：BMJ 333：522-525, 2006)
- プラセボ効果は，高い価格の薬の鎮痛薬でより効果的で，鎮痛効果も高い
 (Waber RL, et al.：JAMA 299：1016-1017, 2008)
- プラセボ効果は，ワインにもあてはまる
 (Plassmann H, et al.：Proc Natl Acad Sci U S A 105：1050-1054, 2008)
- RA専門医や一般内科医は，日常的に鎮痛薬や抗菌薬を"プラセボ薬"として処方
 (Tilburt JC, et al.：BMJ 337：a1938, 2008)
- プラセボの鍼治療は，過敏性大腸症候群に有効
 (Kaptchuk TJ, et al.：BMJ 336：999-1003, 2008)
- 患者の期待がプラセボ効果を増強
 (Lidstone SC, et al.：Arch Gen Psychiatry 67：857-865, 2010)
- プラセボ効果の研究を進めて治療改善に役立てる必要
 (Finniss DG, et al.：Lancet 375：686-695, 2010)

長期の就労障害に陥る．これらの症例の腰痛治療にかかる費用が腰痛に関する医療費の大部分を消費してしまい，医療費，産業界のコスト，そして家庭の心理的，経済的負担に深刻な影響を与えている．今後，このような症例についての研究を進めることが緊急の課題である．「慢性腰痛」については別に述べる〔第Ⅱ章「慢性腰痛に対する新たな視点——『解剖学的損傷』から『生物・心理・社会的疼痛症候群』へ」(16頁)〕．

3 多面的・集学的アプローチの必要性と問題点

　従来，非特異的腰痛も手術を要するような特異的腰痛に対する捉え方と同様に認識されてきた．すなわち，「脊椎の障害」と考えられていた．その概念にしたがえば，非特異的腰痛に対する治療は，局所に対する治療が主体となる．しかし，近年，腰痛は生物・心理・社会的疼痛症候群として捉えたほうが理解しやすいとの考えが広く受け入れられるようになってきた．すなわち，「形態学的な障害」として捉えると同時に，「機能障害」としても捉えることの大切さの認識である．事実，腰痛は，心理的問題と密接に関係していることは多くの報告が指摘している．

　身体症状のすべてが腰椎脊柱を構成している組織や器官の病理学的異常だけでは説明が困難で，心理・社会的因子の強い関与が疑われた症例を対象とした筆者らの検討では，心理・社会的問題は，疫病関連因子，職場関連因子，家庭関連因子，および医療不信の4因子に大別され，どの関連因子がより強い因子かは，患者の置かれている職場や家庭の環境により大きく異なる．そして，患者自身の性格的な問題から発生する種々の心理・社会的問題は，わずかな身体的異常をきっかけとして身体化したり，腰仙椎部退行性疾患による症状を修飾する．約1/3の症例は医療不信に陥っている．その原因としては，病状の説明不足，予想外の病状悪化，そして患者の意向を無視した治療方針の強要などである．

　こういう事実を考えると，医療に対する患者の権利意識が高くなってきていることから，治療方針の決定は，患者の意向や背景にある心理・社会的因子を考慮したうえで，患者が主体性をもってなされる必要がある．医療従事者は，椎間板の損傷それ自体より，心理的に状況に対応する技術が劣っているために腰痛を惹起するという指摘に留意しておく必要がある．

　ここで問題なのは，心理的・社会的要因の関与が強調されるあまり，腰痛の病態把握に従来の解剖学的障害・損傷の評価は無視されて良いのかと

いう点である．最初は，脊椎のどこかで，何かが疼痛を引き起こすのは事実であり，痛みの起源が脊椎に存在することを誰も否定できない．したがって，腰痛を考える場合に，解剖学的な問題はとるに足らないと考えるのは行き過ぎである．現時点では，特異的腰痛と非特異的腰痛を分けて考えることと，機能障害の原因となる心理的・社会的背景や「疲労」にも目を向けることが大切と言える．

それでは，配慮を求められる心理・社会的問題や「疲労」を的確に把握したり，それらの問題が大きく関与している患者を同定するために何か良い方法があるのか，そして，そのような患者に相応しい治療があるのかという疑問が浮かぶ．残念ながら，それらはまだ確立されていない．現時点では，各症例によって解剖学的，生理学的，心理的，そして社会的な各因子の関与の仕方が違っているので，医療従事者は柔軟に対応する必要がある．今後，生理，心理，そして社会的な問題を検出するための最良のスクリーニングの手段，例えば心理評価のBS-POPなどの開発，そしてそのような症例に対する治療体系の確立が望まれる．もちろん，その整備を可能にするには，医療提供側に経済的な報酬が得られることが必要である．

最後に，われわれが留意しておかなければならないのは，ここまで述べてきたような腰痛の治療を巡る混乱は，痛みに対する治療と腰痛発生組織に対する治療が画然とは分けて考えられてきていないことから生じている．しかも，各々の問題点がまだ十分に解明されていない．腰痛の病態を把握・評価する場合には，この2点を常に意識する必要がある．

4 新たな概念への医療従事者の対応

腰痛に対する捉え方の変化に伴って，われわれ自身が，従来の概念を変えることは必ずしも容易ではない．腰痛に対する新たなアプローチ（臥床安静を勧めることを止め，可能な限り画像検査の削減をして，患者が主体となった治療を実践する

表X-2 "安静"に対する考え方の転換

- 治療手段としては成立しない—患者の選択次第？
  米国の診療ガイドライン　1994
  (Malmivaara A, et al.: N Engl J Med 332 : 351-355, 1995)
  (Allen C, et al.: Lancet 354 : 1229-1233, 1999)
  (Vroomen PC, et al.: N Engl J Med 340 : 418-423, 1999)
  英国の診療ガイドライン　2001)
  [Hofstee DJ, et al.: J Neurosurg 96(1 suppl) : 45-49, 2002]
  (Rozenberg S, et al.: Spine 27 : 1487-1493, 2002)
  (Hagen KB, et al.: Spine 30 : 542-546, 2005)
- "stay active"の勧めは，急性腰痛に対して多少の効果
  坐骨神経痛に対しては，ほとんどないか無効
  有害という証拠はない
- 長期臥床がさまざまな有害事象があることを考えると，"stay active"の指導は妥当
  (Hilde G, et al.: Cochrane Database Syst Rev 18 : CD003632, 2007)

こと）の実践は困難ではあるが可能である，という報告が出されている．したがって，われわれもその概念に基づいて少しずつ，自分達の腰痛に対する認識とそれに基づく治療内容を変えていく必要がある．とくに"安静"に対する考え方が180°変わったことは留意しておく必要がある（表X-2）．

安静臥床の排除については，心カテーテルや腰椎麻酔などの手技，あるいは内科疾患でも提言されている．結果としての安静は別にして治療としての安静は成立しない．運動しない生活の問題は，別なところで紹介するが，寿命，癌，認知症，あるいは生活習慣病などに深く関与しているだけに重要である．この点については別に述べる〔第Ⅱ章「健康寿命と腰痛」（10頁）〕．

5 治療方針の決定—informed consent から informed decision へ

腰痛治療の新たな概念に従えば，治療の基本は患者の理解とそれに基づいた自らの実践である．そのためには，当然，インフォームド・コンセント（informed consent ; IC）が必要となる．ICとは，説明と同意と翻訳されている．しかし，単に

表X-3　インフォームド・コンセントの方法
1. 患者本人と家族に限定する.
2. 話をする相手は3人以下
3. 治療開始から2週間以上，間隔をあけない.
4. 繰り返して話す場合には同じ相手にする.
5. 同一医師が繰り返し行う.
6. 笑い声などの周囲の雑音を除き，静謐な場所で行う.
7. 相手の知的レベルを把握する.
8. 医学用語は，極力使わない.

(菊地臣一，編：急性腰痛の最新治療. 医薬ジャーナル社，大阪，1997，p 95，表1より転載)

表X-4　患者に説明すべき基本的な事項
1. 日常生活上守るべき注意
2. 治療や入院の必要性
3. 治療方針や受けている治療の段階
4. 使用する薬剤の作用・副作用
5. 検査の目的
6. 治療や入院期間の見込み
7. 医療費

(菊地臣一，編：急性腰痛の最新治療. 医薬ジャーナル社，大阪，1997，p 96，表2より転載)

病状を説明し，治療法についての同意を得ればよいというのではない．患者（家族を含む）との対話を通じて，医療を行う側と患者側の信頼関係を確立したうえで適切な診断や治療を効果的に行うのがその目的である．

ICの仕方を表X-3に示す．ICの対象は，患者と家族に限定する．職場の上司や友人は対象外であり，説明する医師は同席を明確に断る必要がある．多人数を相手にするICは極めて困難である．希望する家族が多いときは理解力があるか，家族のリーダー格の人を選んでもらうほうがよい．同じ内容のICでも，医師によるニュアンスの違いが患者の不安を増幅し，不信感を招くことがあるので，説明する医療側の代表は1人に絞ったほうが良い．病状の説明をしながら相手の反応に応じて説明の仕方を適宜に変更していく．医師の判断のみでなく，看護師らの協力を得て相手の理解が不十分であると判断されたら，根気よく再度ICを行う必要がある．

たとえ，ICの相手が医療職であっても医学用語は極力使ってはいけない．1つの不要な用語が，その後の相手の理解度を著しく低下させるからである．また，交通事故の場合には，ICに加害者を同席させるべきではない．とくに，加害者が医師の知人やその関係者のときは接触を控えるべきである．患者の状態のみによって病態を評価するという原則は，賠償，あるいは保険金などの社会的・経済的要因の存在によって多少でもゆるがされてはならない．

患者に説明する基本的な事項としては表X-4の項目が挙げられる．医師の説明しなければならない範囲は，各症例により異なり，侵襲程度の大きい医療ほど，広範囲になされる必要がある．患者に説明しながら，同時に説明内容を説明者と説明を受けた人の名前とともに残しておくべきである．医師の説明の後に，患者やその家族がきちんと理解できたか否かを看護師など他の職員に確認してもらうのがよい．「分からないこと，お聞きになりたいことがありましたらどうぞ」の一言が，患者や家族に安心感を与える．

また，患者の多くは，診断名よりも，その疾患の予後や治療の必要性についての説明を望んでいる．患者への情報提供は，必要なことをできるだけ医学専門用語を使わず，相手の理解度に応じて患者の反応を確かめながら説明することが大切である．

腰痛をきたす病態の大部分は，生命予後に関係ない．しかも，患者が腰痛の治療に積極的に参加することが良い結果を生むこともよく知られてきている．したがって，腰痛の発生に対する患者の個人的・社会的背景の関与を考えると，ICより一歩踏み込んで informed decision までもっていくことが望ましい．すなわち，医師が自分の経験のみから選択した治療方針を押しつける，形だけのICではなく，患者の個人的・社会的背景を考慮に入れて，できるだけ多様な医療情報を提供して，最終的には患者自身に治療方針を決定してもらうのである．そのことが，患者が腰痛の治療に主体的に取り組むことになり，さらには最終的な治療の結果について，責任の一端を患者も担うことになり，医療トラブルの減少が期待できる（図

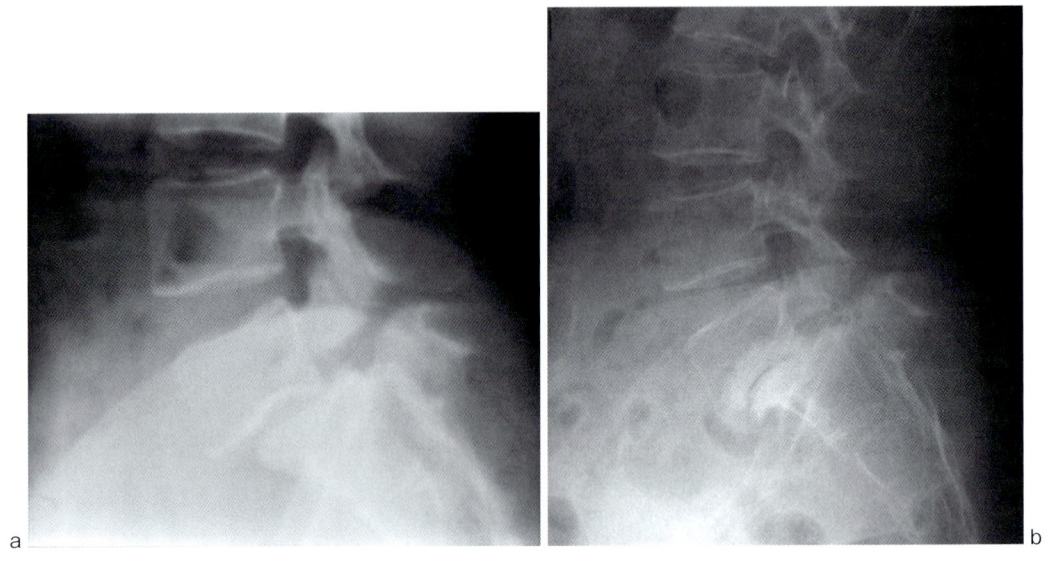

図Ⅹ-1　本人が納得のうえで15年以上経過をみている第5腰椎分離すべり症
a：腰椎単純X線写真，側面像（38歳時）
b：腰椎単純X線写真，側面像（53歳時）
主訴は腰痛である．神経症状はなく，日常生活の工夫で耐えられる範囲内であるので，手術をしないで様子をみることにした．10年以上手術をしなくとも，腰痛は日常生活上支障になっていない．「分離すべり症があるから手術をしなくてはならない」とか，「腰痛があるから手術をしなくてはならない」ということにはならない．分離すべり症であっても，本人の納得が得られれば，病態によっては経過を観察するだけでも，とくに問題はないことを示唆している．

Ⅹ-1）．

もし，医療の現場で時にみられるように，医師が「このような悪い状態を見逃せない」，「このまま放ってはおけない」といって，患者への説明を不十分なまま，あるいは医療提供者の使命感だけで治療を実施したとする．治療結果が良く，患者も満足している場合には問題はないが，患者が残存症状に固執する性格であったり，腰痛が何かの表現の代用であったり，あるいは必ずしも当初の見通しのような治療効果が上がらない場合には，医療従事者が一方的にその責任を追及され，患者の怨みを買ってしまうことも可能性としては存在する．このような不幸な状況を招かないためにも，治療方針の決定に際しては，できるだけinformed decisionまでもっていくことが望ましい．

最後に，大切な点を強調する．それは，前述したような行為を記録に残しておくことである．万一，医療トラブルに巻き込まれた場合には，この記録が医師を守る有力な武器となる．

6 治療自体に求められる条件

腰痛の治療に際してはさまざまな治療手技が用いられている．新しい概念に従えば，各治療手技自体に求められる条件は3つに集約される．

第1は，RCTのメタ分析を基本にした評価と選択である．

第2に，採用しようとする治療手技とその病態の自然経過との比較が求められる．すなわち，用いようとしている治療方針が自然経過と比べて，より治療効果が優れているのか，あるいは最終的な予後は同じでも，より短期間で軽快するのかといった疑問に対して，その優位性を提示する必要がある．

第3に，プラセボ効果への配慮である．

診療におけるプラセボ効果〔本章「プラセボ効果

への認識」(300頁)〕の重要性は，医療提供側に患者や医師を含む医療提供側との信頼関係確立への努力（よく聞く技，患者への関心を相手に伝える技），心理・社会的背景評価の必要性（精神医学的評価，家庭や職場の人間関係への注意など），症例に応じた多面的・集学的アプローチの採用（幻想や偏見の排除，患者への的確な指導など），そして治療方針決定や治療への患者の取り込み（患者の意識改善，満足度向上の各種アプローチなど）などとともに強調されている．

自然経過に関しては，腰痛のさまざまな病態と自然経過は必ずしもまだ明らかにされているとはいえない．今後，われわれは各病態の自然経過を明らかにするとともに，自然経過との対比検討による治療法の臨床的意義を立証することが求められている．

プラセボ効果への配慮についてはすでに指摘した〔本章「プラセボ効果への認識」(300頁)〕．したがって，治療の実施や治療法の選択にあたっては，プラセボ効果を無視すべきではなく，むしろ積極的に活用すべきであるといえる．

手術に関して言えば，「手術後の仕事への復帰は，心理的要素と仕事の心理・社会的側面に影響を受けており，MRI や臨床所見には全く影響されない」という，脊椎外科医にとっては意外な報告がある．この報告は，脊椎外科医は，手術にあたっては患者の心理・社会的因子に配慮する必要性を示唆している．

疫学と自然経過

1 疫学

■■ わが国の実態

腰痛は事実上，人の一生においていつかは直面する問題だといわれている．わが国の統計（平成22年度）をみると，腰痛は，有訴者割合が男性で1位，女性では2位の症状である．通院者の割合

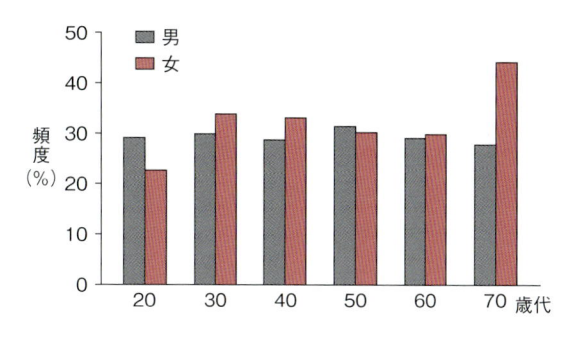

図X-2 腰痛の有病率
〔福原俊一，他：腰痛に関する全国調査報告書 2003年．(www.joa.or.jp/jp/media/comment/pdf/lumbago_report_030731.pdf) より転載〕

も多く，男女ともに上位5傷病に含まれている．腰痛は，欧米の場合と同様に，外来受診や入院による医療費の負担に加えて，仕事を休むなどによる個人のみならず，家族，地域，職場，そして国家の財政など間接的な負担も大きい．

日本整形外科学会による全国調査によれば，腰痛の有症状割合は，男性で29.2%，女性で31.8%である．しかも，高齢になるほど高くなるという事実はない（図X-2）．すなわち，非特異的腰痛は，壮年・高齢者に限ったことではない．只，治療を必要とする腰痛が起こった頻度を年代別にみると，年代が上がるにつれて高くなっている〔図Ⅱ-1(6頁)〕．すなわち，治療を必要とするほどの腰痛は年齢とともに増加する．腰痛を有する人々の特徴をみてみると，腰痛は併存疾患の数が多いこと，腰痛の家族歴の存在，短い教育歴，強いストレスの存在，抑うつ症状の存在と関連がみられる．

下肢症状の疫学について，別の調査でもわが国における40〜79歳を対象にした研究では，男女ともに年代が上がるにつれて増加し，70歳代では30%を超える．

インターネットによる調査によれば，神経障害性疼痛の疑いのある患者は，24.1%を占めていて，慢性疼痛の4人に1人は神経障害性疼痛の疑いがある．また，慢性疼痛のうち医療機関での治療経験者の72.4%が治療を中止しており，その多くが満足する治療効果が得られていないことを理

由に挙げている．

超高齢社会の今，腰部脊柱管狭窄(LSS)と末梢動脈疾患(PAD)の合併が問題になっている．そこで，日本脊椎脊髄病学会主導による腰部脊柱管診断サポートツールとMRIを用いた多施設共同の前方視的観察研究を行った．それによれば，LSS患者のうち38例(6.7%)がPADを合併している．そしてLSSにPADを合併している患者の約半数がPADの加療を受けていない．LSSにPADを合併した患者と関連が強い因子は，高齢，糖尿病の合併，脳血管障害の既往，虚血性心疾患の既往である．追跡調査期間中のLSSに対する治療法はLSS＋PAD群(保存療法53.3%，手術療法46.7%)とLSS群(保存療法48.1%と手術療法51.9%)の間で有意な差は認められない．症状に関して，LSS＋PAD群はLSS群に比べて殿部または下肢の痛みの改善の度合いが有意に低い．JOABPEQによる評価では，LSS＋PAD群とLSS群に有意な差は認められない．SF-36による評価では，LSS＋PAD群はLSS群に比べてgeneral healthの改善の度合いが有意に低い．PADを合併したLSS患者では，殿部，あるいは下肢の痛みが難治性であり，QOLが改善し難いといえる．したがって，LSS患者を診察する際は，PADの合併を念頭に置く必要がある．

作業関連腰痛については，業務に関連して補償の対象となった腰痛の発生件数は年間約7,000人という結果が報告されている．その詳細については，中央労働災害防止協会からの報告書で知ることができる．

地域での調査

先ず，加齢と腰下肢痛の関係についてみてみる(図X-3)．福島県会津地方の中山間地域の調査によれば，腰痛の有病率は，年齢とともにわずかずつ上昇はしているが，50～60歳以降は，その有病率の増加は認められない．これに対してX線学的な変化は，年齢とともに急速に有所見率が増加する．このように，加齢とともに腰痛の退行性変化は進行し，X線上は変形性脊椎症と診断される

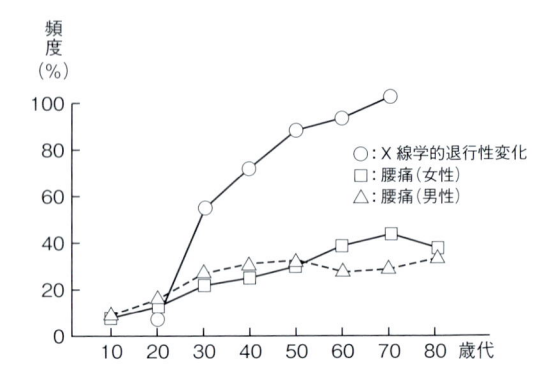

図X-3 腰痛の有病率とX線学的変性所見
(長総義弘，他：整・災外37：59-67, 1994，図5，図8より改変)

所見が確実に増えるが，腰痛は必ずしもそれに対応して増えているわけではない．この事実は，退行性変化が即腰痛に結びついていないということを示唆している．この有病率を男女別にみてみると，男性の有病率は，50歳以降あまり変化はないが，女性ではX線学的変化の有所見率ほどではないが，加齢とともに腰痛が増加する．この差は，おそらく骨粗鬆症に由来する症状によるものではないかと考えられる．

次に，日常診療上少なからず見受けられる高齢者における慢性腰痛の一症状である腰痛性間欠跛行についてみてみる．疫学調査によれば，高齢者における腰痛の有病率は約50%であり，腰痛を有する者のうち腰痛性間欠跛行を呈するのは約40%である．これを年齢別にみてみると，65歳未満では約10%，65歳以上では約60%と，腰痛性間欠跛行は高齢者の慢性腰痛の一症状としてかなり高率に認められる．また，この腰痛性間欠跛行は，女性，高齢者，脊柱後弯変形を有する症例に高率にみられるが，とくに脊柱後弯変形は腰痛性間欠跛行の発生に深く関与している．

筆者らは，長年地域での運動器に関する疫学を実施してきた．ここで，その結果を述べる．

先ず，LSSと腰痛関連QOLとの関係である．横断研究によれば，40～80歳の地域住民を対象とした研究(男性1,289名，女性1,954名)では，腰痛の有病割合は男性で15.8%，女性で17.6%で

ある．

　LSSの頻度を診断用質問表により調査してみると，LSSは年齢とともに高頻度になる．性別では女性に多い（図X-4）．別な大規模調査でもその傾向は変わらない（図X-5）．そして，LSSの存在は，腰痛関連QOLを低下させている．

　この結果を，縦断研究で追跡してみると，LSSの症状が軽快すると腰痛関連QOLは向上する．そして，LSSの症状が出現すると腰痛関連QOLが低下する．この事実は，横断研究で明らかになった「LSSの存在は腰痛関連QOLを低下させる」という事実を裏付ける結果である．

　次に，LSSと健康関連QOLとの関係を，横断研究でみてみる．LSSの存在は，包括的健康関連QOLを低下させる．そして，LSSは，精神的健康度よりも身体的健康度に，より強い影響を与えている．

　視点を腰痛と日常生活への支障にあてて検討してみる．それによれば，日常生活に影響を与える腰痛とは，運動能力や腰椎の運動機能への影響を及ぼす腰痛である．この事実は，腰痛治療におけるADL障害の改善とは，疼痛管理のみでなく，移動や腰椎の運動機能の改善も含むことを示唆している．

　ここで，腰痛で通院している患者を対象に，通院治療する要因をみてみる．それによれば通院している患者は，通院していない人と比較して，腰痛によるQOLの障害が高度であり，痛みの程度が強い．単純X線写真の所見には両者間に差は認められない．そして，通院している患者は，通院していない人と比較して，家での仕事や移動に関する障害が多い．

　LSSで神経障害形式を決定するうえで重要な下肢深部反射を疫学調査でみてみる．下肢症状の既往がなく，腰仙椎部神経障害の既往の可能性が低い人でも，PTRは5.3%，ATRは8.9%の頻度で左右差が認められる．その頻度は，50歳代を境に増加する．

　腰痛発生に椎間板変性の関与が強く疑われている．そこで，単純X線写真の立位側画像で，椎間板変性の程度，腰椎前弯角，腹部大動脈の動脈硬化の程度，腰椎すべりの有無，腰椎椎体の楔状変形や扁平化の有無の5項目と腰痛の有無の相互関係を検討した報告がある．それによれば，腰痛の有無に腰椎の変性が影響を及ぼしてはいるが，その関与は小さい．

　この結果を縦断的にみてみると，腰痛の2年間の経時的変化を予測する因子として腰椎変性所見の有用性は低い．これらの事実は，腰痛を有する患者に対して単純X線写真で認められる腰椎変性所見が腰痛にかかわっていると説明できるほどの十分な根拠はないことを示している．

　ここで，腰痛と精神医学的問題との関連につい

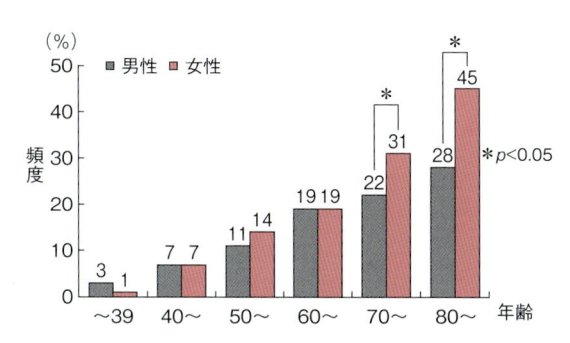

図X-4　腰部脊柱管狭窄の頻度—1,862人の調査—
（大谷晃司，他：臨整外 43：789-796：2008，図3より転載）

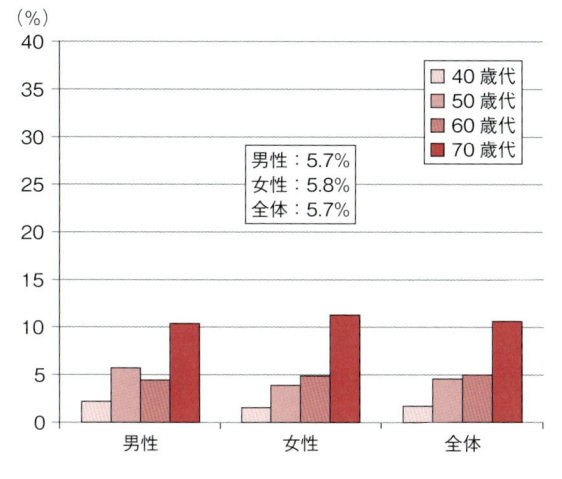

図X-5　腰部脊柱管狭窄—性別，年代別有病率—
(Yabuki S, et al.: Prevalence of lumbar spinal stenosis, using the diagnostic support tool, and correlated factors in Japan: a population-based study. J Orthop Sci 18: 960-1295, 2013より転載)

ての疫学を述べる．インターネットを使った大規模調査によれば，RDQ で，治療する前の腰痛関連機能障害が7点以上の症例が3点未満に改善した場合には，治療成績は極めて良好と考えられる．また，うつ状態，不安な気分，身体面での易疲労性，および睡眠障害は，RDQ を低下させる要因となっている．これらの事実から，腰痛の症例には身体のみならず精神的ケアを同時に行う必要があるといえる．

次に，詳細は別に述べる BS-POP を用いて RDQ との関連をみると，若年女性と高齢者では抑うつを評価する質問が高得点となることが多い．そして，若年者ほど不安感を有する頻度が高い．すなわち，BS-POP の内容を検討する場合には年齢や性別を考慮する必要がある．これに対して BS-POP 総得点は，年齢や性別により影響を受けない．さらに，うつ状態，不安な気分，身体面での易疲労性，および睡眠障害は，腰痛関連 QOL を低下させる要因である．

ここで，病院に勤務している看護師528名を対象に JOABPEQ を用いての筆者らの調査結果について述べる．それによれば，業務内容が腰部に負担があると感じている人では疼痛関連障害を訴える頻度が高い．医療機関受診者では，腰痛機能障害や歩行機能障害を訴える頻度が高い．そして，病院勤務の女性看護職において社会生活障害があると判定された頻度は41％，心理的障害があると判定された頻度は99％である．これが，腰痛一般における普遍的事実なのか，女性看護師における腰痛の特徴であるのかは，今後の研究課題である．

最後に，運動器の機能低下と心血管疾患，QOL，そして医療費との関係を検討している LOHAS(locomotive syndrome and health outcome in Aizu cohort study)を紹介する．運動器の機能低下は，加齢によるところが大きく，高齢者に高頻度に認められることはよく知られている．超高齢社会においては，高齢者の運動器の機能低下を予防，あるいは低下を遅らせることが医療費や介護費用を増大させないために有効である．そのためには，運動器の機能低下と，心血管疾患の発症，QOL，死亡などの長期的なアウトカムとの関連性を検討することが必要である．筆者らは，運動器の機能低下と関連する要因，および運動期の機能低下が心血管疾患，QOL，医療費，死亡に及ぼす影響を評価するために LOHAS を開始した．

LOHAS の対象者は，南会津町，只見町で毎年自治体により実施されている特定健康診査(40～74歳)・健康診査(75歳以上)に参加している40～80歳までの住民である．2008～2010年まで，毎年健診時に運動器に関する健診(運動器検診)を実施した．運動器検診では，頸椎，腰椎，上肢，下肢に対する医師の診察と握力，片足起立時間の測定，3 m timed up-and go test などの身体機能を測定した．高血圧，その他の血液データを含む心血管疾患のリスク要因は，通常の健診の一環として測定された．運動器に関する症状の有無や程度，うつ，ストレスなどの心理・社会的要因，QOL は自記式質問票により測定した．また，アウトカムの追跡には，人口動態調査死亡小票，レセプト，介護保険制度の要介護度を用いることとした．心血管疾患について，診療報酬明細書(レセプト)と一部，病院での調査を行うことにした．

この時点(2012年8月)までの結果を紹介する．ベースライン1年目の LOHAS 参加者数は，男性1,289名(平均年齢65.7歳)，女性1,954名(平均年齢66.2歳)である．Body mass index が25 (kg/m^2)以上である割合は，男性31.9％，女性34.3％である．健診の血液データなどにより判定した高血圧の割合は41.0％，糖尿病は7.0％，脂質異常症は43.6％である．腰部脊柱管狭窄の有病割合は，男性10.7％，女性12.9％である．腰痛の有病割合は，男性15.8％，女性17.6％である．

LOHAS は，運動器の機能低下が心血管疾患，QOL，医療費，死亡のリスクを推定する影響を推定する新しい地域ベースの新しい前向きコホートである．本研究の実施により，今後，運動器の機能低下に対する政策を考えるための基礎的な疫学情報を得ることが期待される．

ヨーロピアン・ガイドラインから

　一生涯にわたる腰痛の罹患率は84%である．初回の腰痛発現後，44〜78%の患者が再発性の疼痛に苦しみ，36〜37%で休職が度重なっている．非特異的慢性腰痛の罹患率に関するエビデンスはほとんどない．最も信頼性が高い推定値によると約23%の罹患率であり，11〜12%の患者は腰痛のために機能障害をきたしている．

腰痛のリスクファクター

　椎間板変性は，腰痛の原因として最も重要とされている．その椎間板変性に対する重要な危険因子として，職業上の負荷(重労働)，脊椎損傷の既往，振動の影響，喫煙，女性，高齢者，あるいは肥満がよく知られている．最近でも，ウエストが太い人は脊椎の障害が現れるリスクが高いとか，喫煙や肥満と腰痛との間には弱いけれども明白な関連が認められているという報告がある．しかし，これらのライフスタイル因子ともいうべき要素と腰痛との因果関係は，従来言われているほど強固ではない．腰痛と腰椎変性所見の関連をみた地域研究では，腰痛の有無に影響を及ぼす因子として腰椎変性の関与は小さいことが報告されている．また，ライフスタイル因子よりむしろ遺伝性の因子が極めて重要な役割を果たしているという報告がある．遺伝性因子や未知の因子の影響は，従来，危険因子として重要視されていた環境因子と比べて，問題にならないほど大きいとされている．

　さらには，無症候性の椎間板ヘルニアと手術適応になる椎間板ヘルニアとの差異では3つの要素が指摘されている．1つはMRI上，神経根の圧迫の度合いが違うということである．他の2つは，仕事に対する姿勢(仕事上のストレス，仕事への集中度，仕事への満足度，失職)や精神社会学的側面(不安，抑うつ，自制心，結婚生活)の2つである．すなわち，手術適応群のほうが，仕事による精神的ストレスの度合いが高く，仕事に対する満足度が低いという特徴が認められる．しかも，これらの人々には抑うつや不安を訴えることが多く，自制心のある人が少ないという結果である．

　リスクファクターとしての心理・社会的因子は，椎間板ヘルニアに限らず腰痛に深く関与していることは多くの報告が指摘している．最近では，腰痛は，腰痛の家族歴，教育歴の低さ，そして併存疾患がある人に多いことが報告されている．そして，高齢者の女性に腰痛を訴える人が多いことも明らかにされている．

　腰痛性間欠跛行のリスクファクターとしては女性，高齢者，重労働者が指摘されている．最近では，腰痛とうつ病は，その一部は，アレルギー反応やその他の炎症反応の際に放出されたサイトカインの遅発性作用が原因となっている可能性があるという報告さえある．幸い，生活習慣病の危険因子とされるアルコール摂取が，腰痛の原因であるという説は今のところない．

　腰痛は，急性，慢性に限らず，精神や身体にさまざまな二次的変化を引き起こす．日常生活上の低下，不眠，孤独感，倦怠感などはその最たるものである．その結果，その人の社会生活や個人生活にも大きな影響が及ぶ．それらの関係は，昔から指摘されてはいたが，相互関係についての詳細な研究は決して多くない．一般には，腰痛に伴って発生したさまざまな影響は，腰痛の消失とともに軽快するということが言われている．しかし，もう一歩踏み込んで，臓器相関という観点からの研究が報告されている．それによれば，腰痛が一般の健康状態にかなり影響を及ぼしているという．すなわち，腰痛の有無が一般の健康状態を説明する重要な因子であるとするこの研究は，腰痛を単に局所の問題として捉えるのではなく，臓器相関という観点から評価することの重要性を示唆している．

　仕事に支障をきたす腰痛が新たに発生するリスクファクターとしては，腰痛の既往，持ち上げ動作が頻繁(1日の作業時間の半分以上)，そして職場での対人関係のストレスが強いことであることが報告されている．

2 自然経過

　腰痛を治療する者にとって，自然経過は常に知識としてもっている必要がある．なぜならば，治療効果は常に自然経過の対比においてでしか検証できないからである．しかし，現実には全く治療を受けていない症例の時間的推移を観察することは不可能である．腰痛という症状の予後については，横断研究では予後良好とされてきたが，縦断的研究によれば必ずしも良好ではない．再発することが稀ではないし，1年後もなお腰痛が持続していることが珍しくはない．只，腰痛を繰り返していることは増悪を意味していない．わが国の腰痛診療ガイドラインによれば，腰痛の程度は発症後1カ月で急速に改善するが，約60%の患者は12カ月後も腰痛を有する．腰痛の再発を経験する患者は約60%である．心理・社会的因子は腰痛遷延の要因となる．

　ここでは，保存療法後や治療断念後の放置例を長期間追跡調査した報告に基づいて検討してみる．以下に疾患別に自然経過をみてみる．

■ 椎間板ヘルニア

1．保存療法の予後

　腰部椎間板ヘルニアの大部分の症例で，その予後は良好である．この見解については多くの報告が一致している．筆者らの研究によれば，腰部椎間板ヘルニアとして入院し，保存療法を受けた症例を5年後に追跡して調査してみると，50%の症例には全く症状がなく，42%の症例には症状はあるが，日常生活には支障はないという結果であった．症状があって，なおかつ日常生活で困っているという症例は8%にすぎなかった．この事実は，腰部椎間板ヘルニアにより画像上明らかな神経圧迫所見が存在していても，時間の経過とともに大部分の人の症状は良くなってしまうということを示している．しかし，これらの症例がいつ良くなるかについてはさまざまである．

2．整形外科医を対象とした検討

　腰痛や坐骨神経痛の自然経過を整形外科医自身に聞いてみた研究がある．40歳以上の整形外科医で，腰部椎間板ヘルニアと診断され保存療法を受け，発症後5年以上経過した整形外科医の予後をみると，症状が全くなくなっている症例が40%，症状があって日常生活に支障のある症例が約11%，症状があってもとくに日常生活に支障はない症例は52%である．こうしてみると，腰部椎間板ヘルニアで長時間悩まされている整形外科医は約1割しかいないということになる．また，50歳以上の整形外科医を対象として腰痛・坐骨神経痛の症状持続期間をみると，腰痛が3カ月以上続いている整形外科医は10.9%にすぎない．坐骨神経痛については8.6%である．

　さらに，腰痛や坐骨神経痛を経験した50歳以上の整形外科医のうち，発症後最低5年以上，最高30年以上経過している医師を対象として，その予後を聞いてみると，症状がない整形外科医は約23%，症状があっても障害がない症例が約68%，症状があって日常生活上支障がある整形外科医はわずか9%である．

　下肢痛に絞ってみてみると，成人における下肢痛の発生頻度は，約40%前後と言われている．しかし，3カ月以上持続するのは10%に満たない．この下肢痛経験例における間欠跛行の占める割合は65%である．

　椎間板ヘルニアの予後が良好なのは，ヘルニア腫瘤が縮小・消失するためであるという報告が，MRIの導入後に多くみられるようになってきている．MRIの導入は，椎間板ヘルニアの自然経過のメカニズムを明らかにした点で極めて画期的である．しかし，問題はそれほど単純ではない．解剖学的観察によれば，高齢者に椎間板ヘルニア所見を認めることは珍しくない．それらの症例がすべて死亡時まで坐骨神経痛を有していたかどうかということは不明だが，その存在頻度ほどヘルニアの発症例があるとは思えない．つまり，椎間板ヘルニアが縮小・消失すれば，痛みは消失する．あるいは逆に，椎間板ヘルニアが縮小・消失しないなら疼痛が消失しないかという問いに対し

て，われわれはいまだ明解な答えをもっていない．事実，図Ⅲ-81(112頁)や図Ⅲ-82(113頁)に示したように，MRIの変化と症状の推移には直接的な関係はないのである．また，椎間板ヘルニアの形態やサイズと腰痛坐骨神経痛との関係にも一対一の関係は存在しない．最近，坐骨神経痛の改善度とヘルニア腫瘤縮小群と不変群との間にはほとんど差がなく，ヘルニア腫瘤の縮小・消退が必ずしも症状の改善と相関しないことを指摘している報告もある．

3. 手術拒否例の予後

入院して保存療法を施行したが治療効果がなく，手術を勧められた椎間板ヘルニアの症例のうち，手術を拒否した症例を約10年間追跡調査をしてみると，ほとんどの症例で良好な治療成績が得られている．これらの症例の入院時での他覚所見と追跡調査時の成績との間には関連性はない．また，罹病期間が長い症例でもその長期予後は良好である．退院から症状消失までの期間は，約50％の例で3カ月以内である．麻痺の改善も退院後，6カ月以内で認められている．これらの症例の約半数はその後もとくに治療を受けておらず，ほぼ全例が原職に復帰している．このような結果から，椎間板ヘルニアの治療にあたっては，疼痛や麻痺の程度から手術が必要と考えられる症例でもその長期予後は良好であるという事実を医療従事者は治療方針決定の際に念頭に置く必要があるし，患者にもこのような情報を説明することが望ましい．

4. 症状からみた手術適応

最近のMRIを用いた研究によれば，遊離脱出型椎間板ヘルニアでは，自然縮小・消退が期待できることが明らかにされている．この事実が，椎間板ヘルニアでは保存療法が奏効することが多い理由の1つと考えられている．では，従来，手術の良い適応とされてきたこれらのヘルニアの症例に対して，それなら手術をする必要がないのかどうか問われた場合に，見落としてはならない点がある．それは急性期での激烈な疼痛の存在である．臨床的，基礎的研究から，椎間板ヘルニアによる疼痛は，ヘルニア腫瘤の形態や大きさに関連があるのではないことは明白である．医療従事者は，患者の治療に対する希望とともに疼痛や他覚所見の有無と程度により，治療方針を決定していくのである．激烈な疼痛のコントロールが不可能，あるいは神経脱落所見が高度であれば，近い将来にヘルニアの縮小が期待できても手術的治療を選択肢として当然考えなければならない．このように，ヘルニア腫瘤の変化と症状とを短絡的に結び付けて治療法を選択すべきではない．

LSS

LSSの自然経過を知ることは，LSSが高齢者に多く，リスクの高い患者が少なくないだけに臨床上は極めて重要である．LSSの自然経過は，神経障害形式によって異なる．馬尾障害は軽快傾向を示さず，患者は種々の工夫により日常生活を送っている．これに対して，神経根障害は軽快傾向を示す．また，重症度によって治療予後は異なる．安静時症状，特に足底部のしびれは，たとえ手術をしても症状の軽快はなかなか得られない．これに対して，歩いて出現する症状は手術直後から軽快する．このような自然経過やその治療効果について，医療従事者は治療前に患者に十分に説明して同意を得ていくことが必要である．このような説明が，患者との間の治療後の無用なトラブルや不信感をもたれることを避けるうえで極めて大切である．

地域研究で，LSSと判定された群で1年後にもLSSと判定された頻度は43％である．それら住民は，始めの時点で腰痛関連QOLが低い．只，1年という期間では，LSSの症状発現に対して，硬膜管の絞扼の程度自体が直接関与しているとはいえない結果を得ている．今後，長期にわたる調査が必要である．

分離・すべり症

腰痛分離・すべり症の長期経過をみた結果で

は，分離のみで推移する症例は，腰痛で発症して，時間の経過とともに徐々に軽快していく．長期的には全く症状が消失してしまう症例も少なくない．50％以上の症例に腰痛が残存しているが，その程度は軽く，日常生活上支障をきたすことはほとんどない．すなわち，分離のみで，すべりへ移行しない症例の機能的予後は良好であるといえる．

次に，すべり増強のない分離すべり症では，初診時は腰痛が主症状であるが，下肢症状を伴っていることも多い．その後，時間の経過とともに新たに下肢症状を合併してくる症例もあり，長期の機能的予後は不良であるといえる．

分離症が時間の経過とともにすべりに移行する症例の場合には，初期の愁訴は腰痛であることが多いが，すべり発生後は腰痛に加えて下肢症状を伴ってくることが多くなってくる．神経根性間欠跛行や同一姿勢の保持が困難など，日常生活に支障をきたす症例が多い．すなわち，すべり発生例の機能的予後は不良といえる．すべり発生後は，加齢による椎間高狭小化を伴いながら，椎間の不安定性も減少し，すべり椎間が安定化してくる傾向があることから，X線学的変化の進行とともに症状も落ち着いてくると考えられる．高齢者で，分離すべり症による腰仙椎部神経根障害のために，手術に至る症例が少ないという事実からもこの推測が裏付けられる．

一方，すべり増強例では，最初の愁訴は腰痛であることが多く，また下肢症状も約半数に認められる．しかし，時間の経過で新たに下肢症状を呈してくるということはなく，腰痛のみが持続している．日常生活上支障をきたしていると思われる症例は50％にみられ，機能的予後としてはやや不良といえる．

では，分離・すべりを有する場合，運動を続けて悪化する可能性はないのかという疑問がある．この問いには，長期予後を調査した結果からしか答えられない．この疑問に対して，第Ⅲ章の「スポーツ・運動と分離症・分離すべり症」(174頁)で述べたように，少なくとも一流スポーツ選手とバレエダンサーに関しては，脊椎すべり症にスポーツは禁忌とはいえないという結果が出されている．1つは，5年間の経過観察で，無症候性の分離症または軽度のすべり症のある青少年のスポーツ選手が集中的にトレーニングを再開しても疼痛が出現したり，すべりが著しく進行することはないという．この結果からは，脊椎分離症，または軽度の脊椎すべり症の選手に競技スポーツを止めるように勧める根拠はない．

もう1つは，バレエダンサーを対象にしたX線学的検討である．それによればバレエダンサーの約30％に脊椎分離症が認められ，分離症が認められた症例のうちの約80％がすべりを合併している．バレエダンサーの分離症やすべり症発生リスクは，対照群と比較すると5倍も高い．しかし，活動制限や就労制限の増加は全くないという．

このような結果から，脊椎分離症やすべり症が存在していても，必ずしも運動制限を指示する理由はないということになる．したがって，痛みがなければ，あるいは痛みが自制内であれば，定期的な受診を指示して，とくに運動制限を設ける必要はないといえる．

次に，分離すべり症を年代別に検討してみる〔図Ⅲ-87(119頁)〕．20歳未満ではすべり症の合併頻度は低く，自覚症状も腰痛が主で，下肢症状合併例は少ない．このことより，分離発生期の症状の特徴は下肢症状を合併しない腰痛であるといえる．20～40歳代では，すべり症の頻度は加齢に伴い増加する．しかし，すべり度の増加は認められず，この時期はすべり症の発生時期と考えられる．自覚症状としては下肢症状合併例の増加が認められることから，下肢症状の出現にすべり症の関与が示唆される．50～60歳代はすべり症の頻度，すべり度，ともに増加する．すべり症の進行期であり，下肢症状合併例の頻度も最大となる．70歳代以降はすべり度の進行が停止し，それに伴い下肢症状合併例の頻度も減少する．しかし，腰痛は持続しており，この年代の腰痛にはすべり症以外の病態の関与が示唆される．

最後に，すべり発生例の検討から，分離からすべり発生の機序は以下のように考えられる．椎間

関節の水平化という後方支持要素の弱化を有している症例が，繰り返しのストレスによって分離を生じた場合，後方支持要素の弱化が助長されるとともに椎間板の不安定性，あるいは加齢変性といった前方支持要素の機能破綻が加わって，すべり症が発生する．したがって，後方支持要素の水平化に加えて，不安定性を有している分離症の症例については，症状が持続している場合には，将来のすべり発生が危惧されるので経時的な観察が望ましい．

■■ 変性すべり症

　変性すべり症は40歳過ぎの女性に多く，しかも馬尾性間欠跛行を呈するLSSの代表的疾患の1つである．それだけに，この疾患の自然経過は，治療方針を決定するうえで極めて重要な情報になる．筆者らが，非手術的に最低10年以上経過した症例を追跡した結果によると，すべり椎やその上位椎の後方支持要素は，経年的に水平化を増し，それに伴いすべりも増加する．変性側弯の合併頻度をみると，初診時では約30%と低いが，調査時には約50%に増加している．また，初診時に腰痛のみを主訴とした症例の約半数は長期経過後には無症状となる．しかし，初診時に下肢症状を呈していた症例は，その後も何らかの症状が持続する傾向にある．不安定性と自覚症状の推移との間には統計学的相関は認められない．さらに，経過中，神経根障害を有していた症例では，初診時の症状の有無や内容に関係なく，X線計測上，上切痕距離が小さく，馬尾障害を有している症例では脊柱管前後径が小さい．自覚症状の推移に関与する因子としては，不安定性や%slipなどのX線計測上の因子ではなく，各個人の持つ脊柱管の形態が重要である．

　それでは，変性すべり症における特徴的な所見である不安定性の臨床的意義は何かという疑問が提起される．短期の観察によれば，不安定性を有する症例の約20%は，短期間のうちに症状の変化を示す．この事実は，不安定性が腰仙椎部神経症状の発現因子の1つであることを示唆している

る．また，不安定性を有している変性すべり症は，時間的推移に伴う自覚症状や他覚所見が変化する可能性があるといえる．さらに，第Ⅲ章の「各種腰痛疾患と筋肉圧」(99頁)で述べたように，椎間不安定性は背筋群の筋内圧と関係がある．すなわち，椎間不安定を伴っている変性すべり症は，背筋群の筋内圧が立位と坐位で，椎間不安定性のない症例と比べて有意に高値を示している．この事実は，椎間不安定性の存在は腰痛の発生と関係がある可能性を示唆している．

　症状の変化した時点でのX線上の不安定性をみてみると，初診時のそれと変化はない．このことから，X線上の不安定性による構築学上の変化自体が症状の変化を惹起するのではなく，不安定性により二次的に脊柱管内に何らかの変化が起こり，症状が変化すると考えられる．

　最後に，すべりの発生を確認した症例と10年以上の長期経過後もすべり発生がみられない群のX線学的特徴を検討することにより，腰椎変性すべりの発生機序を考えてみる．腰椎変性すべりには，すべり発生以前より前方支持要素の機能破綻と後方支持要素の水平化が存在していることは明らかである．さらに，時間的推移によってもすべりが発生しない症例では，椎間不安定性の有無にかかわらず，後方支持要素の水平化は認められない．また，椎間不安定性を有していても，後方支持要素の水平化が存在しなければすべりは発生しない．これらの事実から，以下のような推察が成り立つ．すべりの発生には発育性素因としての後方支持要素の水平化が必要条件である．この条件なしにすべり発生はない．この条件にさらに，椎間板変性や椎間不安定性を含む前方支持要素の機能破綻が加わったときに初めてすべりが発生する．したがって，前方支持要素の破綻は欠かせない条件であるが，後方支持要素の水平化こそすべり発生にとってより重要な因子と考えられる．どの程度の水平化がすべりを生じさせうるのかに関しては，椎弓角の順列が逆転しているか，椎弓角の絶対値が124°以上であれば，後方支持要素が水平化していると判断でき，すべり発生の危険が高いといえる．但し，すべり発生例は女性に多い

ことや卵巣摘出術後に生じやすいことなどの内分泌学的な要素や全身性関節弛緩の影響，さらには家族集積性など，その他の因子の存在も無視できない．今後，大規模な疫学調査によって発生機序を明らかにされることが期待できる．

不安定腰椎

X線上認められる腰椎の不安定性は，著明な所見だけに治療する側にとっては見逃せない所見である．分離やすべりを伴わないこの不安定性が症状に関係あるのかどうか，あるいはこの所見を有する症例の長期的な機能的予後はどうなのかに関してはいまだ十分に明らかにされていない．しかし，腰椎不安定性の長期経過を明らかにすることは腰椎不安定性の臨床的意義を明らかにすることにつながり，極めて重要である．

10年以上，経過観察をした多数の症例で自然経過をみてみると，画像上の不安定性それ自体は約20%の症例で消失していた．自覚症状に関していえば，調査時には何らの症状も有していない症例が約20%に認められる．そして，半数以上の症例は，調査時に日常生活に支障となる症状を有していない．日常生活上，支障などをきたすような特異な不安定性という所見は統計学的には見出せない．10年以上の時間的経過を追ってもなお日常生活上支障があるような症状を有している症例には，日常生活上支障ない症例と比較して，X線学上の不安定性が増強したり，あるいは新たな変化を引き起こしているのであろうかという疑問が提起される．この疑問に対しては，日常生活上支障を認める症例は，調査時不安定性の不変・増強を示すことが多く，日常生活上支障を認めない群では不安定性が減少・消失を示すことが多い．しかし，両群に統計学上の有意差は認められない．不安定性が，加齢とともに減少していく可能性は大いに考えられる．しかし，この研究からは不安定性の長期にわたる自然経過に及ぼす加齢の影響は大きいといえない．調査時になお下肢症状を有する症例では，初診時から外側陥凹前後径の狭小を認めている．

また，われわれが普段利用しているX線学的不安定性の定義を満たす所見は，過去・現在を通じて，全く腰痛を訴えなかった人たちにもかなり頻繁にみられるという事実がすでに指摘されている．腰痛や下肢痛が存在するときに，X線像で不安定性の所見を認めれば，医師はこれを症状の原因と考える．しかし，同一症例で無症状期にこの所見が発見されたら，この所見はどう解釈するのか．この問いに対して，われわれは現在のところ明解な解答をもっていない．

したがって，現時点では，腰椎の不安定性に対して固定術を実施することは極めて妥当である．だからといって，その腰椎の不安定性が即症状に関係ありとして，その事実のもつ意義や病態を考えることを放棄するのは医療の進歩を図るうえでは必ずしも良いとはいえない．

変性腰椎側弯

変性腰椎側弯は，高齢者に多く，LSSによる症状を呈するが，他の疾患とは極めて異なった病態を有していることから，今後ますます診断・治療上問題になる疾患である．この疾患が注目されるようになったのは近年であり，その疫学や自然経過は必ずしも明らかでない．

10年以上の自然経過を観察した結果では，変性腰椎側弯の発生頻度は約20%で，性別による差はない．変性腰椎側弯が10年という経過のなかで発生する症例は，発生しない症例と比べて，初診時に高度な（日常生活に支障をきたす）腰痛を有している頻度が高い．また，その後の経過中も腰痛を有する頻度が高い．しかし，変性腰椎側弯発生の有無で下肢症状の有無や程度に差はない．このことから，変性腰椎側弯の発生と密接に関係する臨床症状は腰痛と考えられる．一方，別な報告では，腰椎側弯が発生しても背部痛の頻度が増加することはなく，側弯発生と背部痛の出現には関係はないと指摘している．今後の大規模な疫学調査が望まれる．

一方，横断的な研究によれば，変性腰椎側弯の頻度は約13%で，その頻度は高齢化とともに高

くなり，60歳代以降では女性に多く認められる．そして，変性腰椎側弯の自覚症状の特徴は腰痛であるが，中等度以上の側弯例では下肢痛を伴う頻度が高い．また，40，50歳代の変性腰椎側弯例では自覚症状の合併している頻度が高いが，60歳代以上では，側弯の有無による自覚症状の合併頻度に差はない．

別の地域研究では，Cobb角10°以上の変性側弯の頻度は14.1%である．10°未満の群と比較して腰痛の程度，ADL障害，およびRDQ偏差得点に有意差がない．

以上のような事実をみてみると，変性腰椎側弯を有する症例の治療にあたっては，腰痛に対する詳細な評価が必要であるといえる．

治療にあたっての留意点，副作用(合併症)とその対策

日常臨床上最も繁用する治療手段として，鎮痛を目的とした非ステロイド抗炎症薬(non-steroidal anti-inflammatory drugs；NSAIDs)の投与，感染予防を目的とした周術期における抗菌薬療法の実施，そして手術による出血対策としての輸血が挙げられる．以下に，各治療における実際の問題とその対応について簡単に述べる．

1 下肢症状に対する保存療法—予後不良因子

初診時に，腰仙椎部退行性疾患に伴う下肢症状の予後を予測することは難しい．初診時40歳以上の患者の下肢神経症状に対する保存療法で，予後不良に関与する因子が存在する．1つは，神経障害型式である．馬尾障害は原因疾患にかかわらず，神経根障害と比較して，保存療法の成績が劣っている．したがって，保存療法の治療成績を予測する際には，神経障害型式の把握が重要である．もう1つは，神経根障害の原因疾患である．神経根障害では，変性すべり症による神経根障害が，椎間板ヘルニアや脊椎症に伴う神経根障害に比べ，保存療法の治療成績が劣っている．

この事実は，神経根障害に対する保存療法の治療成績に原因疾患が関与していることを示唆している．したがって，変性すべり症による神経根障害は，椎間板ヘルニアや脊椎症よりも保存療法に対する予後が劣ることを念頭に，治療開始時に患者への説明を行う必要がある．一方，椎間板ヘルニアによる神経根障害では，保存療法の成績不良例は良好例に比べて罹病期間が長い．この事実は，椎間板ヘルニアに伴う神経根障害では，罹病期間の長短が保存療法の予後に関与していることを示唆している．すなわち，長い罹病期間は，椎間板ヘルニアによる神経根障害に対する保存療法の予後不良因子といえる．

これらの2つの予後不良に関与する因子を念頭に置いて，腰仙椎部退行性疾患の保存療法を計画することが望ましい．

2 NSAIDs

慢性腰痛の治療薬としてわが国で最も使われているのはNSAIDsである．NSAIDsは，侵害刺激により内因性発痛物質が引き起こすアラキドン酸カスケード内のcycloxygenase(COX)を阻害し，炎症のメディエーターであるprostaglandin (PG)合成を抑制することにより疼痛発現を抑制する効果をもつ．一方，NSAIDsには表X-5に示す副作用があり，処方の際には注意を要する．

表X-5 NSAIDsの副作用

1) 上部消化管障害：胃潰瘍，十二指腸潰瘍，びらん
2) 下部消化管障害：回盲部の潰瘍，アフタ様びらん
3) 腎障害：急性尿細管壊死，間質性腎炎，腎不全
4) 呼吸器系障害：喘息，アナフィラキシー
5) 中枢神経系障害：せん妄，行動異常，めまい
6) 肝機能障害：GOT，GPT，γGTPの上昇
7) 血小板機能抑制：出血時間の延長
8) 皮膚障害：薬疹，Stevens-Johnson症候群
など

(川口善治，他：高齢者の腰痛「高齢者に対する薬物療法の注意点」，Orthopaedics 22, pp.35-41, 2009より転載)

したがって，漫然としたNSAIDsの投与は避けなければならない．副作用のなかでも，NSAIDs起因性胃潰瘍は，無症候性で見逃されやすく，重篤に陥る可能性が高い．このなかには無症状のまま突然の大量下血で発症し，大量出血発生の直後に下血が確認される場合がある．このことは，大量下血で発症した場合の早期診断の困難性を示唆している．NSAIDs起因性胃潰瘍の危険因子としては，高齢（65歳以上），胃潰瘍の既往，ステロイドの併用，高用量あるいは複数のNSAIDs併用，抗凝固療法の併用，重篤な全身疾患の合併，ピロリ菌の感染，喫煙，飲酒などが挙げられている．NSAIDs起因性胃潰瘍を軽減するためには，COX-2選択的阻害薬の投与，胃粘膜防御因子増強剤，H_2受容体拮抗薬，場合によってはミソプロストールの併用といった予防対策の実施が望ましい．また，NSAIDsによる腎障害は，時に不可逆性となることがあるので，高齢者での長期投与ではとくに注意する必要がある．腎障害の原因は，PG低下による腎血流量の減少であると考えられている．GFR（糸球体濾過量）が60 mL／分／1.73 m² 未満の場合，NSAIDsは慎重投与の必要がある．30 mL／分／1.73 m² 未満の場合は，投与を回避すべきである．

その他に，呼吸器系の副作用として，アスピリン喘息といわれる呼吸困難が，あるいは中枢神経系の副作用として，高齢者におけるせん妄や行動異常がある．肝機能障害や血小板抑制機能による出血時間の延長にも注意が必要である．

NSAIDsは，他の併用薬剤との相互作用による問題もある．とくに，相互作用に伴う問題は，糖尿病，心血管障害，あるいは腎障害のある高齢者に起こりやすい．経口糖尿病薬とサリチル酸併用による血糖降下作用の増強，降圧薬投与患者における血圧上昇，抗凝血薬との併用による出血傾向の増強，メトトレキサートとの併用による汎血球減少，ニューキノロン系抗菌薬との併用による痙攣の誘発が指摘されている．この場合は併用を避けるか，併用を考慮せざるを得ない場合は影響が少ない組み合わせにするように注意する必要がある．

3 ブロック療法

ブロック療法は，その劇的な鎮痛効果ゆえに，臨床の現場で数多く用いられている．繁用されているブロックの手技としては，椎間関節ブロック，硬膜外ブロック（持続硬膜外ブロックを含む），そして神経根ブロックが代表的である．一方，ブロック実施に伴う合併症に対する危惧が，人々にブロック療法を保存療法の一手段として用いることをためらわせていることも事実である．また，患者も必ずしもブロック療法のような治療を強く望んでいるわけではないという実態調査の結果もある．さらに，これらのブロック療法が，予後を変えるほどの有効性があるのかどうかに関しては，有効，あるいは無効と判定できるほどの根拠はまだ得られていないというのが実態である．プラセボ効果の有効性や副作用が軽度であることも，ブロック療法が無効と判定することをためらわせている．研究デザインと結果が不十分なために最終結論が得られていないと指摘している報告もある．

近年のブロック療法の有効性についての報告をまとめてみると，エビデンス不足と言わざるをえない．

■ 治療効果予測

ここで，筆者が以前から用いている神経根ブロックの治療効果予測について述べる（図X-6）．神経根ブロックの放射線被曝や疼痛誘発というデメリットを考えると，治療効果を診断手技（診断を目的とした第1回目の造影，そして少量の局所麻酔薬によるブロック）の結果で予見できれば，検者・被検者双方の得るところは大きい．診断手技施行後24時間の時点で有効性を検討してみると，ブロック有効例と無効で手術に至った症例との間に明らかな差異を認める．すなわち，神経根ブロック24時間の時点で自覚症状と他覚所見の変化をみると，神経根ブロック有効例のうち85%は症状，および所見の消失が続いている．一方，結果として手術に至った症例の95%は24

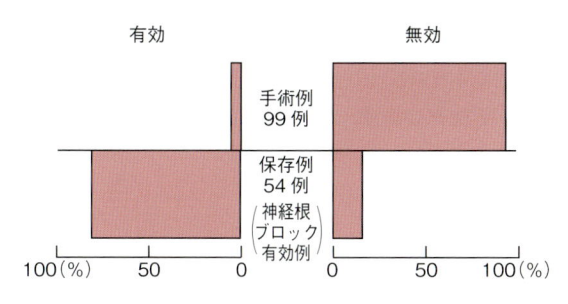

図X-6 ブロック効果よりみた治療成績（ブロック施行後24時間での効果）

（菊地臣一，他：整・災外 27：1897-1904，1984．図13より転載）

時間以内に症状・所見が再燃している．この結果から，本手技のブロック効果が24時間以上持続しない場合には治療効果は期待できないといえる．もう1つの予後予測因子は，神経根ブロックによる治療奏効後の残存症状・所見の有無である．完全に症状や所見が消失した場合には長期に完全寛解が期待できる．一方，症状や所見が一部残存している場合には再燃する可能性がある．

神経根ブロックの実施回数は何回が限界かということが話題になる．これに対する科学的な解答はまだない．しかし，この問いに対しては，患者側からの視点も考慮する必要がある．本当に自分によく効くと患者が評価したならば，患者から実施を希望するし，実施を問いかければ患者が実施の必要性を判断するはずである．筆者自身は，複数回実施して，それが何らかの合併症を引き起こしたという経験はない．

疾患別治療効果

神経根ブロックの治療効果を疾患別にみてみる．椎間板ヘルニアでは，実施後6カ月では脊椎症と差はないが，2年以上経過した時点では脊椎症に比べて有効例が多い．これは，椎間板ヘルニアは，治療後2年以上経過後では脊椎症に比べて，経時的に症状がさらに寛解する症例が多いためと思われる．造影像を検討してみると，造影像が椎間関節内縁で停止している症例では無効であることが多い．治療成績をprospectiveに検討してみると，神経根ブロックは椎間板ヘルニアの治療成績を良くしているわけではないし，手術例を減少させている証拠もない．しかし，神経根ブロックは，少なくとも疼痛持続期間を減少させている．患者のQOLを考えると，価値ある保存療法の一手段といえる．

次に，脊柱管狭窄に対する神経根ブロックの有効性をみてみる．筆者らは，脊柱管狭窄の神経根型の症例で，硬膜外ブロックが無効な症例に対して，保存療法の最後の選択肢として神経根ブロックを行っている．神経根ブロックで初めて症状が改善する症例が存在することから，硬膜外ブロックが無効な症例でも神経根ブロックを行うことで手術を回避できる症例があると言える．このような適応で，神経根障害に対する神経根ブロックを行うと，実施後6カ月の時点では，優が約20%，良が約30%を占めている．また，経時的な変化をみてみると，改善する症例が17%，逆に悪化する症例は5%認められる．改善例は脊椎症に多く，しかも65歳以上に多い．一方，悪化例は不安定性を有している変性すべり症に多い．

一方，馬尾障害に対しては有効な保存療法はほとんどない．唯一，現時点では腰部交感神経節ブロックが期待できる．筆者らの検討では，腰部交感神経節ブロックが1年以上有効な馬尾障害の症例が約30%存在する．腰部交感神経節ブロックの効果が7日以上認められる症例では，治療効果が期待できる．また，罹病期間の短い症例では有効率が高い．交感神経切除や腰部交感神経節ブロックが膀胱容量を減少させ，尿道抵抗を低下させ，そして尿回数を増加させるという報告の存在を考えると，残尿量をも減少させる可能性も期待できる．

腰痛に対する腰部交感神経節ブロック

腰仙椎部退行性疾患が疑われ，さまざまなブロック（神経根ブロック，椎間関節ブロック，仙腸関節ブロック，腰部交感神経節ブロック）により腰痛の分析が行われた236名を対象とした検討

結果を述べる．

この研究によれば，下肢痛を伴う腰痛の65％，殿部痛の82％が，下肢症状の原因である罹患神経根のブロックで，その腰痛や殿部痛が消失する．すなわち，下肢痛に伴う腰痛や殿部痛は，神経根障害による症状である可能性が高い．一方，下肢痛を伴わない殿部痛の80％が神経根ブロックにより疼痛が消失したのに対し，下肢痛を伴わない腰痛では，約20％しか神経根ブロックで腰痛は消失しない．すなわち，下肢痛を伴わない場合でも殿部痛は，神経根障害の症状である可能性が高い．一方，下肢痛を伴わない腰痛は，神経根障害以外の部位がその発痛源である可能性が高い．

今回の検討では，下肢痛の有無にかかわらず，神経根性腰痛以外の腰痛の半数近くが非髄節性の腰痛と診断されている．一方，今回の検討では，非髄節性の殿部痛と診断された症例は1例も存在しない．以上の検討から，非神経根性腰痛の半数近くが非髄節性腰痛であるので，腰部交感神経節ブロックは，腰痛の診断や治療を行ううえで必要な手技の1つであると考えられる．

本研究の問題点としては，疼痛分析が完全に遂行されておらず，腰痛の起源が明らかになっていない症例が存在すること，非髄節性の腰痛に対する腰部交感神経節ブロックと第2腰神経根ブロックの効果の差異についての検討がなされていないこと，そして，これらの治療成績がいまだ明らかになっていないことが挙げられる．今後のさらなる検討が必要である．

硬膜外ステロイド注入の効果

脊柱管狭窄に対する硬膜外ステロイド注射の実施率が，近年，米国で急上昇している．それにもかかわらず，硬膜外ステロイド注射が脊柱管狭窄の有効な治療であるという決定的なエビデンスはない．そして，硬膜外ステロイド注射により手術を回避できるというエビデンスも存在しない．むしろ，硬膜外ステロイド注射が実際には脊柱管狭窄の回復を妨げる可能性があることを示唆する研究が存在する．ただし，長期的有益性についての結論は得られておらず，今後長期追跡調査を伴う大規模無作為比較試験の必要性が指摘されている．

合併症・副作用

ブロック療法の合併症や副作用としては，実施直後の局所麻酔薬による急性中毒とアナフィラキシーショックが代表的である．アナフィラキシーショックは極めて稀で，副作用のほとんどは局所麻酔薬の中毒によると考えられる．局所麻酔薬中毒には，薬剤を誤って血管内に投与することによって引き起こされる即時型（投与直後）と血管外に過量投与された薬剤が血中に移行することによって引き起こされる遅延型（投与後5～30分）がある．したがって，ブロックを行うにあたっては，必ず吸引テストを行い，局所麻酔薬を血管内や骨髄に注入することなく，薬剤注入にもゆっくりと時間をかけることが大切である．骨粗鬆症が強い患者では，ブロック針が容易に骨髄内に刺入されることがあることに留意する．そして，ブロック中は実施者が絶えず患者に話しかけ，患者の変化に注意しながら行うことがコツである．局所麻酔薬は，遮断された領域の運動，知覚，そして交感神経を抑制させる。そのため，脱力や血圧低下に注意する必要がある．また，高度な疼痛にはブロックの際にオピオイドを併用することもあるが，オピオイドは呼吸抑制や尿閉をきたすので，それらに対する配慮も必要である．持続硬膜外ブロックの場合には，中枢神経系の作用としての呼吸抑制，あるいは末梢神経系の平滑筋への作用としての便秘や排尿困難に注意をする．稀に，硬膜外チューブがくも膜下腔に入り，くも膜下ブロックになる可能性がある．持続硬膜外のカテーテルを挿入する場合には，イメージによるX線透視下に造影剤を用いてカテーテルの位置を確認することが望ましい．

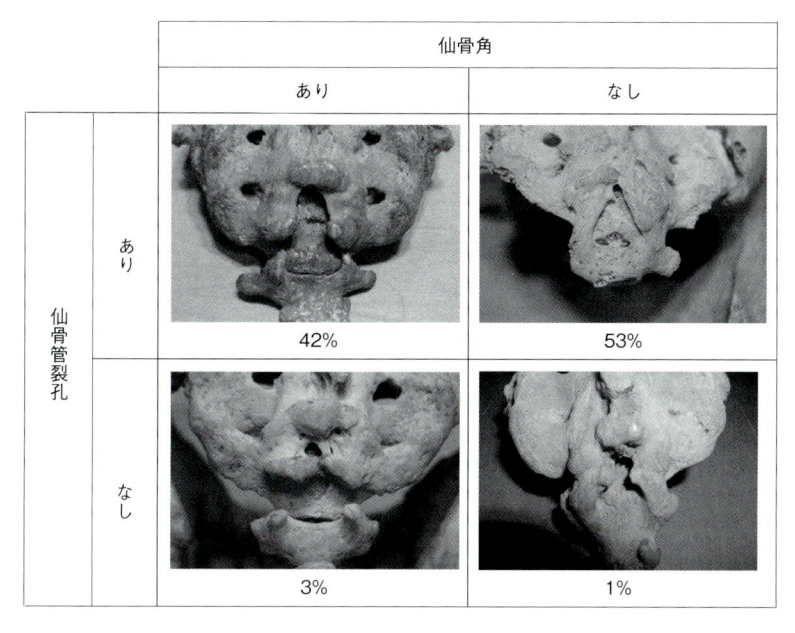

		仙骨角	
		あり	なし
仙骨管裂孔	あり	42%	53%
	なし	3%	1%

図X-7　仙骨管裂孔の変異

■ 実施手技のコツ

ブロック療法では実施に際して，針刺入による痛みが欠点として指摘されている．とくに神経根ブロックではそれが問題になる．これには実施手技に問題があることが多いと筆者自身は感じている．その理由を以下に記す．神経根ブロックの目的は，局所麻酔薬の注入であって神経根に針をあてることではない．ましてや明瞭な造影像を得ることでもない．このことは，開発初期の論文のタイトルが"nerve root block"ではなく，"nerve root infiltration"となっていることでも明らかである．

実施時の痛みを少なくするコツは3点である．第1点はブロック針の使用である．これは針先が鈍にカットされている．第2点は横突起に針をあてて尾側内方に針を進めるときに，針をゆっくりと進めることである．第3点は，針が神経根の近くまでくると下肢にしびれや放散痛が起こりそうな違和感を患者が訴えるので，そこで針を止めて注入することである．注入時に抵抗が強い場合や注入時痛を強く訴える場合には無理に注入はしてはならない．造影像の明瞭さでブロック効果や治療成績に差はないのである．硬膜外ブロックも仙骨裂孔局在とその変異（刺入しにくい症例の存在）を熟知していれば1回の刺入で硬膜外腔に達することができる（図X-7）．

4　代替療法

代替療法とは一般に，大学の医学部で教育されている主流の現代西洋医学〔主流医学（mainstream medicine）ともいう〕以外の医療と定義されている．代替療法という言葉は，米国で主として使われているもので，ヨーロッパでは補完医療（complementary medicine）と呼ぶことが多い．この代替療法には，現代西洋医学以外のすべての医療が含まれる．したがって，漢方医学，鍼，灸などの東洋医学を始め，ハーブ療法やさまざまな民間療法，カイロプラクティックを代表とする徒手療法，あるいは催眠療法などが含まれる．

代替療法は最近，世界的な関心を呼んでいる．事実，代替療法を受けている患者は，近年，急激に増加している（表X-6）．わが国でも多くの患者が治療を受けている（表X-7）．その理由は，西洋医学への不信からではなく，健康への関心の高ま

表X-6　代替療法の人気（米国）

- 腰痛／頚部痛の利用件数は2億件以上（1997, 米国）
  種類：カイロプラクティック　18%, マッサージ　9%
  治療内容：従来　31.3%, 代替併用　43.5%, 代替　20.5%
  （Wolsko PM, et al.: Spine 28：292-298, 2003）
- 代替療法の受診者は高学歴，高収入者が多い
  （Eisenberg DM, et al.: N Engl J Med 328：246-252, 1993）
- 慢性疼痛を有する多くの人は，医師の治療を受けようとしない
  （Smith BH, et al.: Pain 113：249-250, 2005）
- 慢性疼痛の約50%が医師に，1/4が代替療法を受診
  （Blyth FM, et al.: Pain 113：285-292, 2005）

表X-7　わが国における代替療法受診の実態―腰痛治療に行った施設―

整体・整骨・接骨	47.7%
地域の整形外科医院	47.0%
マッサージ	22.5%
鍼灸	19.3%
総合病院	18.3%
かかりつけ医	9.8%
大学病院	4.0%

（福原俊一，他：腰痛に関する全国調査報告書．日本リサーチセンター，2003より転載）

りや自分自身でQOLを高めるようとする意欲のためであるとされている．このような時代背景に応じて，米国の医科大学では半分以上の医科大学が代替療法のカリキュラムを設定している．なぜ，これほど，代替療法に関心がもたれているのであろうか．そこには疾病構造の変化が大きく関与してくる．

　西洋医学は，デカルトの哲学がその基盤にあり，要素還元法的なアプローチで病態を解明し，その病態解明に応じた治療を確立してきた．例えば，糖尿病はインスリンの不足に基づくことを明らかにして，それに応じた治療法の開発に成功した．感染症に対する抗生物質の治療も然りである．一方，複雑な世情のなかで，近年，診療することの多くなっている慢性的な，器質障害が明らかでない，複合的な原因が関与している病態，あるいは精神的な要素の関与する病態については，西洋医学の分析科学的な手法ではなかなかうまく対応できない．西洋医学は，その手法のゆえに，「病人」よりも「病気」に焦点があたりがちであるからである．また，国民の間に質の高いQOLに対する欲求が高まり，機能や満足度の高い医療を求めるようになってきたことも大きな理由である．その結果，「病気」だけでなく，「病人」という個人を対象にして治療をしていく「全人的治療」への期待が大きくなってきている．代替療法は，一般には，患者を全人的に治療するのが基本方針である．西洋医学が病態解剖学的に体の異常を追求していくのに対して，代替療法は病態生理学的に捉えていくといってもよい．

　今なぜ代替療法か，という問に対する別な側面は，医療費の高騰である．医療費削減の解決策の1つの選択として，代替療法に支払い側の関心が向いている面も否定できない．実際，米国では，NIH（National Institutes of Health）に代替医療の研究室が設置され，代替医療に関する研究や調査が行われるようになってきている．代替医療は自己負担で行われており，その医療費は，西洋医学での医療費の自己負担分を大きく上回っている．したがって，医療費を減らす最も簡単な方法は，代替医療を盛んにし，自己負担分を多くすることでもある．

　世界的な代替療法に対する関心の高まりとともに，腰痛の医療従事者も代替療法に関心をもち，その概念を正しく把握し，患者の質問に的確に答えたり，求めに応じて自分の医療に活かす必要がある．一方，代替療法それ自体は，今後EBMの観点から治療効果の立証が求められてくる．実際，RCTの結果からマッサージの有効性が提示されている．わが国では，あんま・マッサージ・指圧師，鍼灸師，柔道整復師といった認定された専門家の他，多くの人たちによって代替療法が実施されている．これらの正式に認定されていない代替療法の実施者の数があまりにも多く，しかもこれらの人々には公的資格がないことや正式な教育機関が存在していないことが問題である．この点が欧米とわが国との代替療法の決定的な差異である．今後，国民の健康や医療の質を保証すると

表X-8 各種代替療法の有効性

ヨガ
- 慢性腰痛治療に指導書による自己管理よりも有効
  (Sherman KJ, et al.: Ann Intern Med 143: 849-856, 2005)
- 少数民族の慢性腰痛にヨガが有効
  (Saper RB, et al.: Altern Ther Health Med 15: 18-27, 2009)

鍼治療
- 無治療より有効
  従来の治療の補助として非特異的腰痛に有効であり得る
  (Yuan J, et al.: Spine 33: E887-E900, 2008)
  ⇕
- 鎮痛効果は低い
  (Madsen MV, et al.: BMJ 338: a3115, 2009)
- 真と模擬鍼で有効性に差なし(両者同等の効果)
  (Cherkin DC, et al.: Arch Intern Med 169: 858-866, 2009)

表X-9 脊椎マニピュレーション―有効性に疑問符―

- 持続的腰痛に対して,マッサージの有効性が顕著
  - マニピュレーションは,他の治療法と同等の有効性
  - 鍼治療は漠然としている
  (Cherkin D, et al.: Ann Intern Med 138: 898-906, 2003)
- マニピュレーションは,一般に推奨されている他の治療(薬物,運動,教育,PT)と同等の効果
  - 偽のマニピュレーションよりは効果が大
  - 受動的な治療(安静,牽引,局所ゲル,コルセット,温熱)よりも優れている
  (Assendelft WJ, et al.: Ann Intern Med 138: 87-88, 2003)
- 脊椎マニピュレーションには一般的な治療(鎮痛薬,PT,運動,腰痛教室)を上回る臨床的利点なし
  (Assendelft W, et al.: Cochrane Database Systematic Review 1: CD000447, 2004)
- カイロプラクティックマニピュレーションやマッサージが有効な治療と結論づけるエビデンスは得られない
  (Ernst E: Clin J Pain 20: 8-12, 2004)
- 費用対効果を考えなければマニピュレーション+運動療法が最も高い治療効果,考えればマニピュレーションだけがベストな選択
  (UK BEAN Trial Team: BMJ 329: 1377-1381, 2004)

いう点からもこの混乱に対する対策が早急に求められている.

■ 東洋医学

東洋医学の代表的な治療に漢方療法や鍼灸がある.西洋医学の教育を受けた者にとっては,東洋医学の概念を把握するのはなかなか難しい.そのために,西洋医学を学んだ者は,その概念を西洋医学とは別に学ぶ必要がある.個々の患者の症状に応じた治療という点では,東洋医学は今後,ますます需要が高まると思われるので,医療従事者は国民の疑問に対して正しく指導できるような知識や技術を身につけることが望まれる.近年は,治療効果に関してEBMの観点からいくつかの報告がある(表X-8).

■ 徒手療法(マニュピュレーション)

徒手療法には,さまざまな手技がある.McKenzie法, osteopathy, カイロプラクティック, arthrokinetic approach(AKA法)など多岐にわたる.それぞれ少しずつ概念や手技は異なるが,徒手的に腰痛を治療するという点では同じである.その病態と捉え方も言葉の定義からして違うので,西洋医学を学んだ者にとっては戸惑うことが多い.一方,欧州や米国では,整形内科(orthopatic medicine)という英国のDr. James Cyriaxの創始した徒手療法が,整形外科医も参加しての大きな分野に発展している.事実,海外の腰痛診療ガイドラインではspinal manipulationが推薦されている.わが国でも,腰痛診療をする場合には多岐にわたる選択肢をもつという点で,少なくともその概念の理解は必要である.

只,近年,脊椎のマニュピュレーションに対して,その有効性に疑問が投げかけられている(表X-9).今後,緻密なstudy designによる有効性のさらなる検証が必要である.

一方,マニュピュレーションの鎮痛効果発現機序について,新たなアプローチによる解明が試みられている(表X-10).今後,このアプローチによる研究の進展が期待される.

5 輸血療法

従来,輸血は同種血輸血がその主体であり,輸

表X-10 マニピュレーションの鎮痛効果発現機序

従来：生体力学的変化
- マニピュレーションは仙腸関節を動かしていない
- 軟部組織へ作用？

(Tullberg T, et al.: Spine 23:1124-1129, 1998)

近年：神経生理学的効果
- 脊髄後角を介してのC線維への入力抑制

(George SZ, et al.: BMC Musculoskeletal Disorders 7:68, 2006)

表X-11 輸血療法に関するインフォームド・コンセントに必要な項目

患者又はその家族が理解できる言葉で、輸血療法にかかわる以下の項目を十分に説明し、同意を得た上で同意書を作成し、一部は患者に渡し、一部は診療録に添付しておく（電子カルテにおいては適切に記録を保管する）．

1	輸血療法の必要性
2	使用する血液製剤の種類と使用量
3	輸血に伴うリスク
4	医薬品副作用被害救済制度・生物由来製品感染等被害救済制度と給付の条件
5	自己血輸血の選択肢
6	感染症検査と検体保管
7	投与記録の保管と遡及調査時の使用
8	その他，輸血療法の注意点

(厚生労働省「輸血療法の実施に関する指針」及び「血液製剤の使用指針」，2005より転載)

血後肝炎と輸血後移植片対宿主病（post-transfusion graft-versus-host disease；輸血後GVHD）が重篤でなおかつ大きな拡がりをもつ問題であった．しかし，さまざまな対策によりその発生頻度は大幅に減少している．その結果，現在では輸血を巡る大きな問題は，人為的過誤（血液取り違い，輸血患者取り違い，検体取り違いなど）に起因する不適合輸血による急性溶血である．また，もう1つの問題は，輸血による感染症である．確かに輸血の安全性は極めて高くなったが，window期（感染後にウイルスが検出されるまでの期間）での感染（HIVなど）が示すように，リスクの根絶は難しい．これらのリスクを勘案してもなお輸血のメリットが大きく，それ以外の手段がないと判断した場合に初めて，輸血という治療行為が成立する．したがって，輸血を実施する場合には，得られる利益と危険性を考慮して適応を決定し，必要だと判断された場合には患者に対する十分な説明が必須である（表X-11）．

現在は，待機手術患者では自己血が用いられ，緊急症例や夜間手術では同種血輸血が利用されることが多い．日常臨床上，最も重篤な合併症である輸血後GVHDや輸血後肝炎などの可能性を考えると，先ず現時点では予防対策の実施により輸血が回避できないかを検討するのが妥当である．次に，どうしても輸血が必要な場合には，まず自己血輸血を考慮する．同種血輸血の際には，新鮮血や血縁者からの輸血を避け，必ず放射線照射後の血液を使用するべきである．

以下に，代表的な副作用（合併症）についての必要事項を述べる．

1. 不適合輸血

ABO血液型不適合輸血の死亡率は20%前後で，DICや腎不全が死因として指摘されている．不適合輸血の局所症状としては，輸血開始直後から血管痛，不快感，胸痛，腹痛などの症状を訴える．悪寒戦慄，発熱，悪心・嘔吐，呼吸困難が出現し，血圧は上昇の後に低下し，生命の危機に晒される．但し，麻酔中は症状に乏しいので，採血部の止血困難，異常な出血や血尿，あるいは輸血を行っても血圧の低下が遷延する場合にはこの副作用を疑う必要がある．

治療としては，いったん発生した場合には重篤な状態になるので予防が第1である．不適合輸血の90%は夜間に生じているとの報告があり，人為的過誤の関与が大きい．血液型の判定は同一検体について異なる2人の検査者がそれぞれ独立に検査し，ダブルチェックを行い，照合確認するように努める．また，交差適合試験は，原則として，ABO血液型検査検体とは別の時点で採血した検体を用いて検査を行う．確認，照合を確実にするために，患者のリストバンドと製剤を携帯端末（PDA）などの電子機器を用いた機械的照合を併用することが望ましい．血管内溶血がいったん発生してしまった場合には直ちに輸血を中止し，

腎不全に対する処置を優先する．腎不全は，一過性のこともあるが，急性尿細管壊死から非可逆性に陥ることもある．素早い対応を可能にするために不適合輸血発生時の対応マニュアルを作っておくことが望ましい．手術の参加者だけでこの副作用発生に対応するのは困難なので，集学的アプローチが必須である．

2. 輸血後 GVHD

輸血後 GVHD は，致命率も高く，最も重篤な輸血合併症である．典型例では，輸血後 1, 2 週間で突然に発熱や紅斑が生じ，続いて肝障害や下痢が出現する．最終的には，1 カ月以内に汎血球減少症や多臓器不全で死亡する．有効な治療法はなく，予防が唯一の対策である．放射線照射血液使用の徹底により 2000 年以降，わが国では放射線照射血液製剤による輸血後 GVHD の確定症例の報告はない．

3. 輸血感染症

輸血を介する感染症の発生は，十分な予防と対策により激減した．輸血感染症は window 期に献血された血液が原因となることが多い．また，現在のスクリーニング対象は限られたものであり，今後はさらに未知の病原体が発見される可能性も否定できない．したがって，輸血の際にはインフォームド・コンセントを実施し，輸血後は経過観察（肝炎ウイルス，HIV 抗体検査など）が必要である（表X-11）．最近の輸血感染症確認例は，HBV が最も多く 2006 年に 6 例，2007 年に 14 例，2008 年に 4 例，そして 2009 年に 7 例である．HCV は 2006 年に 1 例，2007 年に 1 例でそれ以降はない．HIV は 2003 年に 1 例で，それ以降の発生はない．

4. 自己血輸血の利点と注意

同種血輸血は，重篤なウイルス感染症や免疫副作用発生という問題はなお存在するが，極めて安全な治療法といえるまでになっている．むしろ，自己血採血時の反応や自己血の細菌汚染などを考慮すれば，同種血のほうが安全になっているとさえいえる．しかし，同種血輸血の合併症は，いったん発生すると救命率が必ずしも低くなく，また将来の癌発生など重篤な問題を抱えるので，できるだけ自己血で対応するのが望ましい．自己血は，同種血が有している問題点を回避できる他に，患者自身の自己血採血を通じての闘病意欲の亢進や骨髄造血機能の刺激などといった利点を有しているうえに，医療従事者の輸血への意識改革や院内輸血体制の改善などの副次的な効果も期待できる．さらに，術後感染症に関しては，自己血は手術創感染の頻度が同種血よりも低いとされている．したがって，自己血貯血に耐えられる全身状態の患者の待機的手術においては，循環血液量の 15% 以上の術中出血が予測され，輸血が必要になると考えられる症例では積極的に推進することが求められている．但し，貯血式自己血輸血の禁忌に注意する（表X-12, 13）．

6 周術期における抗菌薬の投与

米国外科学会（ACS）による手術創の分類（表X-14）では，整形外科領域の待機手術の大部分は Class I の清潔創である．これは，Class II の準清潔創に分類される外科領域の手術よりも清潔度が高い．整形外科の手術では，人工関節，脊椎インストルメンテーション，骨折に対する内固定材など巨大な非生体材料を高頻度に使用するという特徴がある．体内にインプラントを使用することは，手術の目的を達成するうえで必要不可欠である一方で，生体にとっては異物である．このことが，手術部位感染（surgical site infection；SSI）の危険性を高めている．SSI が発生した場合，インプラントを抜去しなければならなくなることも多い．その場合，本来の手術の目的が達成されないばかりでなく，手術前よりも状態が悪化することも稀ではない．そして，複数回の追加手術を含めた長期にわたる治療が必要となり，身体的負担はもとより患者の精神的苦痛はかえって増し，医療経済面での損失も大きくなる．すなわち，インプラントを使用する手術の SSI は，その予防に最大

表X-12 貯血式自己血輸血の主な適応

1	自己血貯血に耐えられる全身状態
2	循環血液量の15％以上の術中出血が予測され，輸血が必要になる可能性が高い
3	自己血輸血の意義を理解し，協力が得られる
4	稀な血液型やすでに免疫(不規則)抗体を有する
5	信仰上の理由などで同種血輸血を受け入れない

〔厚生労働省「輸血療法の実施に関する指針」(改定版)2005〕
(自己輸血学会・日本輸血学会合同小委員会：自己血輸血ガイドライン改訂案について：自己血輸血 14：1-19, 2001)

表X-13 貯血式自己血輸血の禁忌

1	治療を必要とする皮膚疾患・露出した感染創，熱傷を有する
2	下痢をしている
3	抜歯後72時間以内
4	IVHを施行中
5	抗菌薬服用中
6	不安定狭心症患者
7	高度の大動脈弁狭窄症患者
8	NYHA Ⅳ度以上の患者

〔厚生労働省「輸血療法の実施に関する指針」(改定版)2005〕
(自己輸血学会・日本輸血学会合同小委員会：自己血輸血ガイドライン改訂案について：自己血輸血 14：1-19, 2001)

表X-14 手術創の分類

Class Ⅰ／清潔 (Clean)	炎症がなく，気道・消化器・生殖器・未感染尿路に到達しない非感染手術創
Class Ⅱ／準清潔 (Clean-Contaminated)	管理された状態で気道・消化器・生殖器・尿路に達した異常な汚染のない手術創
Class Ⅲ／不潔 (Contaminated)	偶発的新鮮開放創，無菌手技の破綻した手術創，あるいは消化管からの著しい漏れ，内部に非化膿性炎症のある切開創
Class Ⅳ／汚染-感染 (Dirty-Infected)	壊死組織が残っている古い外傷および臨床的に感染症状があるかまたは内臓が穿孔しているもの

(American college of surgeons：The Committee on Control of Surgical Infections of the Committee on Pre-and Postoperative Care, J B Lippincott：pp 19-30, 1984 より転載)

限の努力をする必要がある．

米国CDCガイドライン

1999年に米国疾病予防管理センター(Centers for Disease Control and Prevention；CDC)から発表されたSSI防止ガイドラインを通じて多くのエビデンスが紹介された．その結果，SSI防止はそれまでの科学的根拠が十分でない周術期感染管理の経験に基づく対策から，エビデンスに基づく対策に大きく変化した．

予防的抗菌薬は，多くの場合第1世代セファロスポリン系薬剤が適応となる．腰椎に対する手術の場合も例外ではない．予防的抗菌薬投与時期に関しては，執刀時に抗菌薬が十分な殺菌作用を有する血中および組織内濃度に達していることが重

要である．このため，通常は，手術開始前30分以内での投与が望ましい．投与期間に関しては，期間を延長してもSSIに対する予防効果に差がないことが，多くのRCTやメタアナリシスで指摘されている．したがって，予防投与は，術中のみの投与もしくは，手術当日までの投与が推奨されている．しかし，長時間手術，大量出血，あるいは肥満患者では手術中に追加投与を行うことも必要である．そして，創の閉鎖後も数時間は有効血中濃度を維持できるようにする．72時間を超えて投与すると薬剤耐性菌出現のリスクが高くなると言われている．

ただ，CDCガイドラインは，無菌領域の手術を行う整形外科手術に限定しているわけではない．このガイドラインの整形外科手術への適応には，さらなる検証の必要性が指摘されている．

わが国のガイドラインと今後の課題

2006年に日本整形外科学会から骨・関節術後感染予防ガイドラインが発表された．ここで，骨・関節領域におけるSSIの疫学や対策がその推奨gradeとともに提言されている．このなかで，脊椎手術における深部SSI発生率は0.6〜11.9%と報告されている．予防的抗菌薬投与については，人工関節置換術に対する投与法についてのエビデンスが紹介されている．それによれば，1回投与量は，各抗菌薬の標準投与量とし，投与間隔は6〜8時間とされている．投与期間については術後24〜48時間である．そして，整形外科領域の清潔手術における第1選択の抗菌薬としては，第1，第2世代セフェム系薬とペニシリン系薬が推奨されている．しかし，質の高い整形外科関連の論文が非常に少ないこと，わが国の論文が少ないことがこのガイドラインの問題点として指摘されている．

今後の課題としては，先ず，ガイドラインで推奨された予防的抗菌薬投与法を導入した後のSSIサーベイランスを行い，ガイドラインの妥当性を検証することである．次に，脊椎外科領域においても，EBMの概念に基づいた予防的抗菌薬投与に関するガイドラインの作成が望まれる．最後に，何より重要なことは，医療に従事するすべてのスタッフがSSIに関する正しい知識を身につけ，SSI予防に高い意識をもつことである．

7 術後疼痛

近年，術後鎮痛の必要性が注目され，侵害受容の病態解明も進み，さまざまな新しい薬剤やアプローチが試みられるようになった．従来は，医療従事者側に患者の術後疼痛に対する配慮が少なかったと言わざるをえない．不十分な術後鎮痛は，患者に身体的・精神的苦痛をもたらすばかりでなく，術後合併症の発生や予後にも影響する．近年，術後疼痛は「治療から予防」，そして「患者の痛みに応じた鎮痛」という概念が拡がっている．このことは，「患者の視点からの評価」という新しい概念がここにも反映されていることを示唆している．

これらの術後鎮痛の変革には，麻酔法の進歩が背景にある．超短時間作用型麻薬性鎮痛薬であるレミフェンタニルの登場や，超音波ガイド下末梢神経ブロックの普及などにより術中麻酔管理や術後鎮痛方法が大きく変遷している．従来の術後疼痛管理法では，硬膜外鎮痛やオピオイドの皮下投与による持続的な鎮痛が一般的で，そこにNSAIDsや非麻薬性鎮痛薬の皮下，筋肉，あるいは直腸内投与が併用されることが多かった．最近では，術後鎮痛に「先制鎮痛（preemptive analgesia）」と，「痛みに応じた鎮痛」という考え方から導入された「自己調節鎮痛法（patient-controlled analgesia；PCA）」という概念が取り入れられるようになってきている．

先制鎮痛という概念は，最近の疼痛の発生機序の解明とともに普及した概念である．以前から，疼痛を訴える前から鎮痛処置を行うとその後の痛みの訴えは軽度で，術後疼痛管理も容易であることは臨床の場では認識されていた．例えば，手術に際し，外科的侵襲を加える前に創となる部位を局所麻酔薬でブロックしておくと，全身麻酔のみ

で手術を行った場合より術後の痛みは小さい．現在では，多くの手術の麻酔に硬膜外麻酔が併用されているのは，この概念に基づいた対応である．ほかに，手術に先立ってのNSAIDsやオピオイドの投与，末梢神経ブロック，硬膜外ブロック，あるいは手術開始時の創部への局所麻酔薬の浸潤の実施などがある．

　PCAは，患者自身の判断により適宜鎮痛薬を投与可能にする方法である．これにより，鎮痛薬を安全に投与できる機器の発達がこの方法を可能にした．投与経路としては，経静脈的に行うPCAと硬膜外腔に挿入されたカテーテルを利用する硬膜外PCAがある．PCAの利点としては，先ず，リアルタイムな疼痛管理が可能であることが挙げられる．また，PCA療法の実施により患者の痛みに対する恐怖感を減らすことができる．さらには，痛みの程度に応じた鎮痛薬の投与が可能となる．最後に，疼痛に応じた頓用投与に比べて副作用が少ない．

　今後，われわれは術後疼痛に対する管理システムを，「患者に苦痛を与えない」，そして「患者の高い満足度」という視点から構築する必要がある．

8 深部静脈血栓症（DVT）発生予防

　脊椎手術後の肺血栓塞栓症の発生数は，麻酔1万件当たり3〜5人と多くはない．しかし，脊椎手術後の静脈造影では，15.5〜28.6％の無症候性DVTの存在が報告されており，その発生頻度の高さが再認識されるようになった．DVTは，致死的な肺血栓塞栓症の原因になることから，適切な予防が不可欠である．DVTを未治療のまま放置していると，約50％で肺血栓塞栓症が発症し，その場合の死亡率は14％と報告されている．わが国では，欧米の予防ガイドラインを参考に，日本人に最も妥当と考えられる肺血栓塞栓症／深部静脈血栓症（静脈血栓塞栓症）予防ガイドラインが2004年に同作成委員会により策定された．さらに，静脈血栓塞栓症の予防としての抗凝固療法の普及に伴って，日本整形外科学会静脈血栓塞栓症予防ガイドラインが2008年に発表された．このガイドラインでは，疾患や手術によって，リスクレベルを低リスク，中リスク，高リスク，最高リスクの4段階に分類し，それぞれのリスクに応じた予防法を推奨している．このリスク分類では，脊椎手術は中リスクに分類されている．最終的なリスクレベルは，疾患や手術それ自体のリスクの高さに，肥満，高齢，長期臥床，下肢麻痺，静脈血栓塞栓症の既往，悪性疾患，血栓性素因などの付加的な患者固有の危険因子を加味して総合的に判定する．

　低リスクの患者では，早期離床と積極的な運動，中リスクの患者では，弾性ストッキングの装用あるいは間欠的空気圧迫法，そして高リスクの患者では，間欠的空気圧迫法あるいは低用量未分画ヘパリンが推奨されている．最高リスクの患者では，低用量未分画ヘパリンと間欠的空気圧迫法の併用，あるいは低用量未分画ヘパリンと弾性ストッキングの併用が推奨されている．近年，静脈血栓塞栓症の発現リスクの高い下肢整形外科手術施行患者に対しては，選択的Xa阻害薬であるフォンダパリヌクスが適応となった．さらに，低分子ヘパリンであるエノキサパリンも下肢整形外科手術に認可され，静脈血栓塞栓症の予防は新しい時代に入った．但し，脊椎手術では血腫による神経麻痺が発生する可能性があり，予防的な抗凝固療法は推奨できない．すなわち，ガイドラインでの予防法をすべての患者に画一的にあてはめることは困難であり，とくにリスクの高い患者においては，個々の静脈血栓塞栓症と出血リスクを評価したうえで，担当医師と患者の間で十分話し合って最終的に予防法を決定しておく必要がある．

手術時のトラブルとその対策

　手術時のトラブルは，術者のミスにより発生する．「人はミスする」のであり，どんなに手術に習

熟した術者であっても完全にトラブルを避けることはできない．一方，ミスがすべてトラブルにつながるとは限らない．患者の身体に危害が及び発症に至るミスがアクシデントであり，すなわちトラブルとなる．一方，患者の身体に直接の危害が及ばないか，及んだとしても発症に至らない小さなミスがインシデントである．日頃から術中のインシデントを把握し，トラブルにならないよう手術手順の見直しや手術器具類の操作の習熟に努め，大きなミスをしないことが肝要である．

術者となるからにはどんなトラブルがあるのか，そのトラブルが発生したときにどのように対処すべきかを理解しておくことが不可欠である．手術によるトラブルは，体位に関連したトラブルと手術操作に関連したトラブルに大別される．さらに，それらのトラブルは，手術中に認識できるものと，術後に症状が出現して初めて術中損傷が明らかになるものの2つに細分類される．

1 腰椎後方手術

■ 手術体位によるトラブルとその対策

後方手術における体位によるトラブルは，術中出血に関連する場合と，術後に発症して初めて認識される場合がある．

1. 腹圧による術中出血

腰椎後方手術では，腹圧を減少させることが術中出血量を少なくするキーポイントである．腹圧が上昇すると，下大静脈系の還流が減少し，それに代わり脊椎静脈系が心臓への血管還流側副血行路として働くため，硬膜外静脈叢が怒張する．この現象が，腰椎後方手術で出血量が増大する最大の要因である．

対策：腹圧の減少が得られるような体位をつくる．腰仙椎部の椎間板ヘルニアや脊柱管狭窄に対しては，腹圧が完全に除去できる Hastings' frame（図X-8）が推奨されている．また，インストルメントを併用する手術ではイメージを使用す

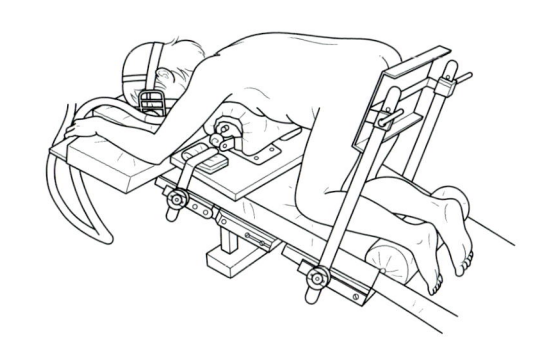

図X-8　Hastings' frame
（菊地臣一：臨整外 20：1180-1190, 1985, 図5より転載）

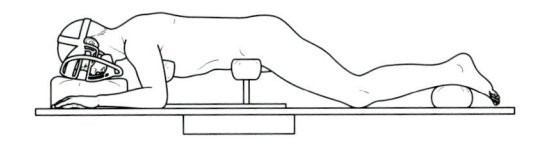

図X-9　Hall frame

る際の利便性から Hall frame（図X-9）が使用されている．Roll sponge-frame 体位や Mackay-frame 体位は，腹圧が十分に減少できないという欠点を有している点で，腰椎後方手術には不適切である．

2. 術後の手術体位によるトラブルとその対策

腰椎後方手術は腹臥位で行われるため，術後に不適切な体位による症状が出現してトラブルになることがある．手術体位によるトラブルは，使用したフレームに関連するものとそうでない場合に大別される．

a. フレームに関連したトラブルとその対策

フレームに関連したトラブルは，ここでは Hastings' frame と Hall frame に関して記述する．

(1) Hastings' frame の問題点と対策

このフレームを用いて体位を作ったときに出現しうるトラブルは，先ず，股関節と膝関節の過屈曲による下肢血流障害である．次に，体重を支持する局所（膝，胸）の圧迫性障害である．そして肘関節部での尺骨神経障害の3つが挙げられる．

対策：Hastings' frame では，膝と股関節の屈曲角度は90°の屈曲位に固定することになっている．膝や股関節が90°以上に過屈曲すると，下肢の血流障害が発生する可能性がある．この体位を作るときには膝と股関節の屈曲角度が鋭角にならないように注意する．また，長時間の手術では，体重を支える膝や胸の圧迫が問題になる．膝や胸を保護するため，膝や胸の下にマットを敷いておく．さらに，肘関節部で尺骨神経が手台に直接当たって圧迫されていないかを確認する．尺骨神経を保護するために，肘関節部の下にソフトマットを敷いておく．

(2) Hall frame の問題点と対策

　このフレームを用いて体位を作ったときに出現しうるトラブルは，先ず，腋窩部や鼠径部での血流障害と神経障害である．次に，上前腸骨棘部での大腿外側皮神経障害である．そして，肘関節部での尺骨神経障害の3つが挙げられる．

対策：支持パッドが腋窩部や鼠径部に食い込んでいないことを確認する．もし食い込んでいれば，支持パッド間の頭尾側や左右の幅を調整して圧迫を取り除く．また，手術が長時間に及ぶ場合には前腸骨棘部での大腿外側皮神経障害の発生頻度が高くなる．手術が長時間に及ぶことが予測される場合は，あらかじめ発生しうる合併症としてこのことを患者に説明しておく必要がある．

b. 頭部固定による眼球圧迫とその対策

　すべての腹臥位に共通する圧迫性障害として眼球圧迫がある．この合併症は，いったん発生したら取り返しがつかない．成書にもこの合併症回避の重要性が警告されている．頭部の固定器具やテーブルが直接眼球を圧迫すると失明する危険がある．また，眼瞼が完全に閉じていないと，乾燥による角膜障害が発生する．

対策：眼球圧迫を避けるため，野球用のキャッチャーマスクが有用である．現在では，さまざまな保護具がある．気管内挿管が完了したら，仰臥位のままで眼球に当たらないようマスクを装着する．そのとき，挿管チューブはマスクの網の目から脇に出しておく．それからマスクを装着したままで腹臥位にすると眼球圧迫の心配はなくなる．また，角膜保護のために眼瞼にテープを貼って眼瞼を閉じるようにする．

手術操作によるトラブルとその対策

1. 術中のトラブルとその対策

a. 神経損傷

(1) 硬膜損傷

　椎弓切除や黄色靱帯を切離する際にドリルやケリソンパンチでの操作中に硬膜を損傷しやすい．硬膜損傷にとどまらず馬尾や神経根の損傷を合併することもある．一般的には，脊柱管狭窄の程度が高度なほど硬膜とその周囲組織との癒着が強いので硬膜損傷の危険性が高くなる．硬膜を損傷すると髄液が術野に流出してくるので，それと分かる．脊柱管狭窄を有する症例ではしばしば馬尾弛緩を合併していて，硬膜の裂け目から馬尾を形成している根糸が噴出してくる．

対策：硬膜を損傷しないためには，硬膜とその周囲組織との癒着の有無を確認して，癒着がある場合には，あらかじめ十分に剥離してからケリソンパンチを使用する．ドリルの使用は，両手でしっかり把持して，骨が紙1枚の厚さになったところで止める．これらの操作を術者本人にマニュアル化させて，安全手技を確立することが最も重要である．

　硬膜が損傷されたときには，直ちに硬膜を修復する．髄液の漏出のみの小さな硬膜損傷では，縫合しなくとも吸収性ポリグルコール酸不織布シート（ネオベール®）とフィブリン糊で修復することができる．しかし，硬膜の裂け目から馬尾を形成している根糸が噴出している場合には，硬膜をしっかり修復しなければならない．先ず，噴出している根糸をノイロシート®などで覆いさらなる損傷を防止する．次に，硬膜縫合のために必要な術野を確保されているか確認し，足りない場合は椎弓切除の範囲を広げる．硬膜の切離縁を確保し，切離縁の内側と外側に糸をかけて吊り上げると根糸を還納することができる．操作中にはできるだけ血液が硬膜内に入り込まないよう注意す

る．もし硬膜内に血液が大量に入り込むと癒着性くも膜炎が発生して術後にトラブルとなりうる．大きな硬膜欠損を伴う場合には，腰背筋膜や人工硬膜でパッチして修復する．また，筋肉片を用いて硬膜損傷部や欠損部の修復を行う方法がある．水密性を高く縫合するには，脂肪組織を縫合線上に置きこれを縫着する方法がある（Eismont法）．縫合後に麻酔科に依頼して気道内圧を上昇させてもらい，髄液圧が上昇して硬膜管が膨れあがっても髄液が縫合部から漏出しないことを確認する．

(2) 牽引過多による神経損傷

椎間板正中の巨大ヘルニアに対する後方手術でのヘルニア摘出や，腰椎後方椎体間固定術（PLIF）での椎体間へケージを設置して自家骨移植を行う際に，神経根や硬膜管を反対側へ過剰に牽引することにより神経損傷が発生することがある．

対策：硬膜管前方の椎間板に対する操作を行う場合，十分な空間的余裕を確保するため，椎弓切除の範囲を頭尾側方向や左右方向へ広げておく．手術用顕微鏡を用いることで微細でより安全な手技が可能となり，神経損傷の危険性を低減できる．神経を牽引する助手と十分な打ち合わせを行い，最小限の牽引に留めることも神経損傷防止には重要である．

正中部の巨大ヘルニアでは一塊として摘出しようとせずに piece by piece に脱出髄核を摘出する．硬膜管の両側からアプローチすることでそのリスクを低減できる．

(3) インストルメンテーションに伴う神経損傷

神経組織が露出した状態で，椎弓根スクリュー設置の操作を行うと，弾みで設置器具やスクリューが脊柱管内に突っ込み，それらの先端で神経組織を損傷してしまうことがある．このミスを未然に防ぐ方法として，除圧する前にスクリュー設置を施行しておくことが推奨されている．

b. 大血管損傷

後方から椎間板切除を行う際に，髄核鉗子が前縦靱帯を穿通して前方の大血管に損傷をきたした症例が報告されている．発生高位は，L4/5椎間が最も多く，次いでL5/S1椎間，L3/4椎間の順となっている．血管損傷の内容は，大動脈あるいは大静脈の単独損傷と動脈と静脈の複合損傷による動静脈瘻がある．椎間板切除の最中あるいは切除後に，急激な血圧低下と頻脈が発生すれば，大血管損傷が疑われる．大血管損傷が発生した場合の死亡率は80〜100％と高率である．しかし，大血管を損傷しても，椎間板を通して出血が認められるのはこの合併症の半数にすぎず，熟練した術者でも，その半数は椎間板の前方を穿破したことを気づいていなかったといわれている．大血管を損傷した場合でも動静脈瘻を形成した場合には，著しい出血や血圧の変動が欠如し，手術中に全く気づかれず，後日，腹部の有痛性腫瘤と雑音，あるいは下肢腫脹や心不全により発見される．

対策：術中に椎間板から強い出血が認められたら大血管損傷を疑う．その後は迅速に対応しなければならない．先ず，麻酔科医に血管損傷が生じたことを告げ，緊急輸血の準備を指示する．また，（血管）外科医に緊急事態の発生を連絡する．それと同時に，救急処置として椎間板内から前縦靱帯の穿破部を通して止血材（アビテン®〈シートタイプ〉）を後腹膜腔に押し込み，さらに椎間板内に止血綿などを詰め込んで少しでも出血の勢いを弱める処置を行う．X線透視が可能であれば透視下に行うのがよい．そして創内にガーゼを詰め込んで表面をドレープで覆い，患者を仰臥位とする．血圧低下の進行が抑えられなければ直ちに開腹して止血する．（血管）外科医の到着が間に合わないときは，整形外科医が開腹し，後腹膜部の血管損傷部位を圧迫止血する．

2. 術後のトラブルとその対策

手術中に何らかの組織損傷が発生しても，手術中にはそれによる変化や症状がすぐに出現しない．そのため術後に症状が出現して初めて術中損傷が明らかになる．

a. インストルメンテーションに伴うトラブルとその対策

インストルメンテーション手術では，術後に疼痛や麻痺が出現して，初めて術中での問題が明らかになることがある．それらには，椎弓根スク

リューが脊柱管内を貫通するような不適切な設置やすべりや側弯の矯正で椎体間に圧着力を加えたときの椎間孔部神経根絞扼がある．さらに，仙骨に椎弓根スクリューを設置する際に，スクリュー先端が椎体前方の骨皮質を貫通して血管を損傷するトラブルがある．

対策：すべりや側弯では椎体に回旋変形を伴うためスクリューの設置の難易度が高くなる．椎弓根にスクリューを正確に設置するためには，体位を作るときにX線透視装置で骨形態が明確に判断できる体位を作ることが最も重要である．さらに，スクリュー設置のシミュレーションが重要で，術前にスクリューの長さ，径，至適設置角度など計測しておく．最近では，navigation systemを用いて椎弓根スクリューを正確に設置する方法が試みられている．

b．硬膜外血腫とその対策

硬膜外血腫は，術後の比較的早期から症状が出現し，速やかに対処しないと永続的な障害を残しうる重大なトラブルである．腰椎手術での発生頻度は0.1〜0.5％で，ほとんどは5日以内に発生するとされている．発症要因は，術前からの患者の凝固系の問題，術中の不適切な止血，および術後のドレーン管理の問題など多彩で複合的であり，完全に予防することは不可能である．

対策：早期発見が何より大切である．術直後に術前と比べて麻痺の増悪がないことを必ず確認しておく．患者本人と家族にもそれを確認してもらっておくことがリスクマネジメントとして重要である．医師や看護師は，創部と下肢症状を注意深く観察する．術後ドレナージが不良であれば血腫形成につながるので，ドレーンからの出血量をこまめに観察させ，少ないときはミルキングを行う．硬膜外血腫による症状は，術前にあった神経障害の範囲や程度を超えて，激しい痛みや広範囲の麻痺が出現してくる．この徴候が発生したら血腫を疑い，直ちに血腫除去術を施行する．

c．髄液漏とその対策

硬膜損傷や硬膜修復を行った後に髄液漏となり，表層の皮膚が治癒しても深部に髄液が貯留して偽性髄膜瘤を形成することがある．さらに，髄液漏出が持続する場合には，創部に瘻孔を形成して髄膜炎や創部感染の原因となる．

対策：髄液貯留が皮下筋層内に留まっている場合は，穿刺排液は無効で自然消退を待てばよい．しかし，髄液漏出が持続する場合には，経皮的くも膜下ドレナージで対応する．

2 腰椎前方固定術

■ 手術体位によるトラブルとその対策

腰椎前方手術の体位は，進入椎間と進入経路により異なる．筆者の施設では，L4/L5椎間より頭側では腹膜外路法，L5/S1椎間では経腹膜法で行っている．腹膜外路法で前方から進入する場合には右下半側臥位，完全な側方からの進入では右下の側臥位，経腹膜法では仰臥位で行う．

1．側臥位と半側臥位でのトラブルとその対策

・腋窩部での神経および血管の圧迫
・腓骨頭部での腓骨神経障害

対策：腋窩部に枕などを入れ，圧迫がかからないようにする．また，腓骨頭部はソフトマットなどを敷いて保護する．

2．仰臥位でのトラブルとその対策

・膝窩部での圧迫による腓骨神経障害

対策：膝窩部に入れる枕が腓骨頭に当たらないようにする．

■ アプローチに関連したトラブルとその対策

図X-10に腰椎前方固定術に関連した局所解剖を示す．

1．腹膜外路法における腹膜損傷

過去に開腹手術を受けている場合に損傷しやすい．腹膜は腹側で薄く，背側にいくほど厚い．進

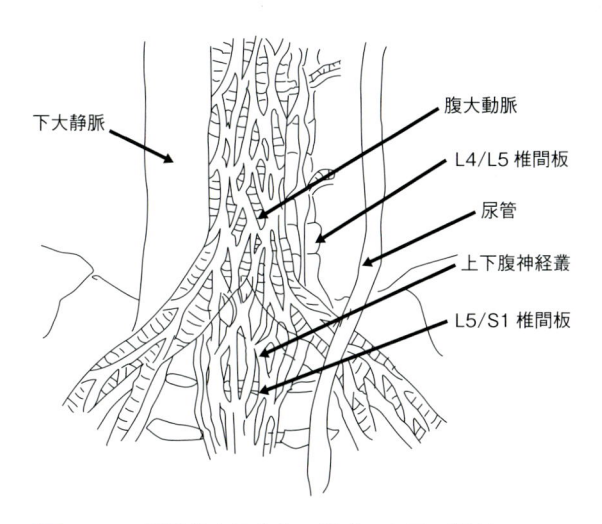

図X-10 腰椎前方固定術に関連した局所解剖

入に際しては，腹横筋をへらなどで分け，ツッペル鉗子を用いて鈍的に剝離する．この際，後腹膜腔の脂肪は壁側に残すようにし，できるだけ腹膜の折り返しを確認しつつ，腹側（手前）に向かって剝離を進める．腹膜損傷を生ずると，腹膜内に空気が流入する．腹膜の断裂が大きい場合には，腸管が出てくることもある．

対策：損傷を発見したら縫合する．欠損が大きくなると縫合しにくくなる．また，腸管など腹腔内の臓器を一緒に縫合しないよう注意する．縫合すればとくに問題とはならない．

2．腸管損傷

腹膜外路法では腸管損傷が起こることは少ない．経腹膜法で腹腔内に癒着が予想される患者では，腹膜外路法や後方法の選択も考慮する．やむを得ず経腹膜法を行う場合には消化器外科医の協力を受けることも必要である．

対策：腹腔内臓器は損傷しないように丁寧に扱う．損傷が生じたら消化器外科医に処置を依頼するほうが良い．

3．尿管損傷

尿管は腰椎の前側面で，大腰筋の前面に接して縦走している．尿管は，小骨盤腔の高さで，総腸骨動静脈の前方を乗り越える．損傷しないように注意が必要である．

対策：尿管は腹膜外路法では腹膜とともにレトラクトされる．アプローチの途中で蠕動する尿管を確認する．但し，腹膜外路法による再手術では尿管が壁側に癒着しているので，損傷しないように注意深く剝離する．経腹膜法によるL5/S1椎間への進入では，通常，尿管が術野に出ることはない．

4．大血管（腹大動脈，下大静脈，総腸骨動脈・静脈）の損傷

大静脈は圧迫すると平坦になり目立たなくなるので損傷しないように注意が必要である．通常，L4/L5椎間には大血管の左側から進入し，L5/S1椎間には大血管の分岐部中央から進入する．あらかじめ進入経路について，CTスキャンあるいはMRIにより大血管と手術椎間との位置関係を把握しておく．血管の位置関係から進入が困難と考えられる場合には，側方からのアプローチとする．また，脊椎カリエス（とくにL5/S1椎間），化膿性脊椎炎，陳旧性外傷例，高度な動脈硬化例，あるいは動脈瘤例では，アプローチの変更を含めて術式を検討する必要がある．分節腰動・静脈や腸腰静脈の中枢側は二重結紮とする．損傷すると大量出血をみる．

対策：用手的に仮に止血し，大量の輸血を準備して縫合をする．縫合困難な場合には血管外科医の協力を求める．

5．交感神経幹の損傷

進入椎間によっては，解剖学的に交感神経幹を翻転，あるいは切離せざるをえない場合がある．また，椎体前面に存在する細かな神経叢を完全に温存することは難しい．損傷すると，下肢皮膚温の上昇や発汗減少などがみられる．術前に本合併症の可能性について説明し，インフォームドコンセントを得る必要がある．但し，これらの症状が患者の術後愁訴となることは少ない．

対策：術中に交感神経幹を確認し，可及的に温存する．

6. 手術高位の誤認

術前に，MRIの矢状面像などで臍の位置を確認し，椎間板の高位の腹部皮膚にマジックなどにて印をつけておく．また，大動脈や大静脈の分岐高位や配置についてCTやMRIで検討しておく．L4/L5椎間では，必ず術中にX線撮影を行い高位を確認する．ただし，経腹膜法によるL5/S1椎間への進入では岬角を触れるため，通常，手術高位は明らかである．

対策：術中にX線撮影を行い確認する．

7. 上下腹神経叢損傷

男性患者において，上下腹神経叢を損傷すると性機能障害(dry ejaculation)を生ずる可能性がある．筆者の検討によると，その頻度は約5％である．本合併症は，とくにL5/S1椎間高位への進入，あるいはL4/L5，L5/S1 2椎間手術の際に発生する可能性が高い．

対策：後腹膜腔は鈍的に剝離し，電気メスなどの使用は最小限に留める．但し，肉眼的に本神経叢の判別は難しく完全に損傷を予防することはできない．術前に本合併症についてインフォームド・コンセントを得ることが大切である．患者の希望によっては術式の変更も考慮する．

8. 腰神経叢損傷

側方からの小皮切による前方固定術(後腹膜腔鏡視下手術を含む)で，大腰筋を剝離する際に陰部大腿神経や腰神経叢を損傷する可能性がある(図Ⅹ-11)．

対策：解剖の熟知と術中の確認が重要である．場合により，術式の選択をも含めて検討する．

9. 下肢深部静脈血栓症

手術時における下大静脈から総腸骨静脈の圧迫は，深部静脈血栓症，時に肺血栓塞栓症発生の危険因子である．

対策：下肢深部静脈血栓症の予防のため，術中弾性靴下，あるいは弾力包帯を両下肢に装着する．また，原則として下肢での血管確保は行わない．術中大静脈のレトラクトを時々緩めて血管の圧迫

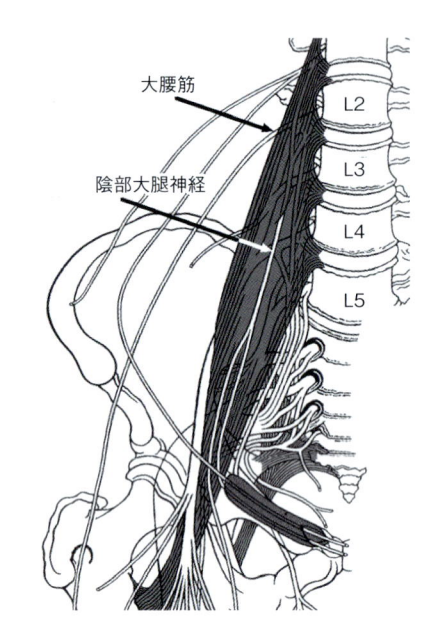

図Ⅹ-11 陰部大腿神経の解剖―模式図

を解除する．術直後から積極的に下肢自動運動を行わせ，静脈還流を促進する．弾性靴下のほかに，器械的に静脈還流を促す装置を使用する．術後，腓腹筋部の把握痛や足関節背屈による疼痛の惹起，鼡径部の圧痛など血栓性静脈炎を示唆する徴候に注意する．術前に下腿と大腿の周径を計測しておき，術後の値と比較する．急性期にはヘパリン，ウロキナーゼを使用し，その後ワルファリンによる治療を行う．肺動脈血栓塞栓症では致死的となることもある．

新しい概念に基づいた治療体系

腰痛に対する新たな概念の登場にしたがって，治療体系も新しい概念に基づいて作成する必要がある．

先ず，変革の第1点は，治療成績評価基準である．客観性重視から主観性を重視した評価基準に，そして医師の評価から患者の視点に立った評価への転換も求められている．つまり，治療成績

の評価は，患者の満足度やQOLに配慮して行うことが求められているのである．言い換えれば，評価の視点を「病気」から「病人」へ変えることである．こういう概念は，与える「受け身の医療」から，患者が治療方針や治療に参加する「攻めの医療」を導入する必要性を示唆している．このような観点に立てば，医療従事者は以下のような認識をもつ必要がある．すなわち，疾患の予後は，患者自身の有しているさまざまな因子と病態の内容でほぼ決定されると思われる．となると，医療従事者の役割は，患者の予後を変える努力をするのではなくて，患者の疾患に対する闘う意欲や適応力の向上に力を貸すことにあるといえる．前述したように，患者に最も勇気を与えるのは，患者に対する共感の提示である．さらに，第三者からは対費用効果の評価をすることも求められている．

第2の変革としては，腰痛病態に対する認識の変化がある．すなわち，腰痛を「脊椎障害」という捉え方でなく「生物・心理・社会的疼痛症候群」という視点から病態把握することが求められている．また，「形態学的異常」という捉え方から「形態・機能障害」という複合的な視点からの評価も求められている．さらには，腰痛はself-limitedで，予後良好だとされていたが再発率を考えると実態は必ずしもそうではなく，生涯にわたり再発を繰り返すことが少なくないということが指摘されている．このような概念から，新しい治療体系では心理的・社会的関与因子への評価・対策が必要で，集学的，多面的なアプローチによる治療が求められている．

このような認識の変革は，病態把握の仕方にも変更を迫っている．従来は，腰痛を1つの視点（脊椎の障害）からのみていたが，これからはプライマリ・ケアのレベルでは非特異的腰痛を他の腰痛（特異的腰痛や重篤な疾患）とは切り離して，対応することが望ましいのではないかと思われる．つまり，非特異的腰痛（腰部に起因するが，神経障害や重篤な基礎疾患を有していない）は，プライマリ・ケアの視点で治療（対応）する．

一方，特異的腰痛（腰部に起因する神経症状を有している）や重篤な脊椎疾患（骨折，腫瘍，感染症）に対しては整形外科の視点で治療する．このように病態に応じて異なった対応をとることにより，より良い患者の満足度や治療成績を得られることが期待できる．

第3の変革は，根拠のある医療の実践である．先ず，EBMの導入により，患者自身が参加しての治療方針決定と治療の実施が望ましい．患者への情報提供と患者教育は，患者自身が病気に積極的に立ち向かうことを促し，同時に患者自身の意識を改革することが期待できる．次に，医療従事者と患者との信頼関係確立が極めて重要である．また，これもすでに述べたように，informed consentやさらに踏み込んだinformed decisionの徹底は，患者自身が主体的に診療の実践に取り組むためにも必須となってきている．さらには，治療内容は単一的なアプローチではなく，集学的・多面的アプローチが望ましい．現在では，EBMの導入により診療ガイドラインが作成されてきているので，それに則った治療の実施が望ましい．以上のような内容をまとめると表X-15のようになる．

現時点での新しい治療体系は，新知見の確立とともに変わることが予想されるし，また，変わらなければならない．新しい概念を作成するための必要条件としては，表X-16に示したような事柄が挙げられる．今後，医療従事者はこの必要条件を意識して症例を積み重ねていくことが求められる．

近年，EBMの導入とともに，診療体系は大幅に変わってきている．しかし，EBMが導入されても医師と患者との関係は変わらない．なぜなら，EBMは第三者の知恵を自分の診療に借用す

表X-15　新しい概念に基づく治療体系

- ■患者との信頼関係確立
  非特異的にはプライマリ・ケアの視点で，特異的腰痛や重篤な疾患には整形外科的手法で対応
- ■情報提供と患者教育
- ■Informed consent, informed decision
- ■治療としての「安静」の排除
- ■集学的アプローチの採用

表X-16 新しい概念作成に望ましい必要条件

■質の高いRCT
- 50例以上
- 対象の病態統一
- 臨床症状の統一
- 対象のランダム化
- 経過観察期間
  2年以上(手術)
  1年以上(保存)
- 追跡調査率：90%以上
- 独立した評価者(担当医以外)
- 評価には患者の評価を含める

るシステムである．しかし，医療は，診断と治療という行為だけで成り立っているわけではない．むしろ，その行為を成立させるための診察と治療実施中や実施後の経過観察という，エビデンス(evidence)を適用する前後のプロセスが重要である．しかも，このエビデンスを適用する前後のプロセスは，患者と医療従事者との一対一との人間関係であり，誰かにこれを代わってもらうことはできない．そこでは，EBMを適用するにあたって必要な患者の個人的，社会的背景の評価が医師に求められている．このような背景から，今，われわれはEBMとNBMが両立した医療の実践が求められているのである．

NBMは決して難しい概念ではなく，わが国の第一線の現場では昔から行われている「手当」がそれに相当する．このことの重要性は，本書でもたびたび指摘している．NBMは，医療従事者は患者個人に関心をもっていることをどう示すか，そして一対一の関係をどう作るかという概念でもある．何度も繰り返すことになるが，われわれは「病気」を診るのではなく，「病気をもっている人」を診るのである．このことの再確認が，新しい概念に基づく腰痛治療体系のキーである．

成人の腰痛に対する保存療法

1 成人の急性腰痛に対する治療

腰痛の定義および腰痛に関する急性，亜急性，慢性といった時期の分類には論文によって違いがある．したがって，論文をレビューするにあたっては対象の違いに留意する必要がある．しかも，EBMから導き出される結論は必ずしも統一されているわけではない．もちろん共通した見解もある．ここではそれらについて述べる．

■ レビューによる考察

2012年10月に刊行されたわが国の腰痛診療ガイドラインでは，腰痛を発症からの期間によって急性(1カ月以内)，亜急性(1～3カ月)，慢性(3カ月以上)に分けている．このうち，ぎっくり腰とも称される急性腰痛は比較的若年で発症し，1カ月以内に治癒することが多く，一般にその予後は良好であると解釈されている．

急性腰痛の治療の基本は保存療法である．急性腰痛については，従来からベッド上安静が推奨されていた．しかし，安静の効果は低く，むしろ痛みに応じた活動を行ったほうが機能を回復させるのに有効であるとするエビデンスがある．作業関連性腰痛についても，痛みに応じた活動性維持は，より早期の痛みの改善につながり，休業の短縮とその後の再発予防にも効果的であるとされている．したがって現時点では，「治療としての安静」は積極的には指示せず，患者の希望に任せても良いといえる．すなわち，寝ていたければそれでも良いし，患者が完全な鎮痛を求めているなら各種ブロックの単独あるいは他の治療との併用が適応になる．治療の選択に，患者の希望や選択という視点が入ってよい．

急性腰痛に対する薬物療法については，わが国

ではNSAIDs，筋弛緩薬が多く使用され有効性が認められている．これらの薬剤については副作用に注意しながら使用する必要がある．NSAIDsは，消化管，腎臓，心血管，血小板，呼吸器などの臓器障害をきたす可能性がある．一方，筋弛緩薬は眠気などを生じることがある．また，アセトアミノフェンは欧米で多く使用されているが，2010年の用法用量の改訂後わが国においても適応のある症例で本薬剤の使用がこれまで以上に考慮される可能性がある．

急性および亜急性腰痛に対して，物理療法のうち温熱療法は短期的には有効であるとされる．一方，運動療法は急性腰痛に対して効果がないと言われており，積極的な運動は疼痛がある程度軽減してから行うことが望ましいと思われる．ブロックについては，一定の見解が得られていない．

わが国では多くの腰痛患者が代替医療にかかっているという実態がある．腰痛診療ガイドラインでは，徒手療法，マッサージ，鍼灸は，他の保存療法よりも効果があるとは言えないとされている．海外においては成人の急性腰痛の治療についてはいまだに見解の統一はなされておらず混乱をみせている．脊椎マニピュレーションに関する数多くの研究が専門家や他の領域の研究者から報告されている．欧米での脊椎マニピュレーションに関しては，欧米とわが国では医療制度の違いや教育機関などさまざまな問題があり，脊椎マニピュレーションについての結論がそのままわが国に適用されるかどうかの判断については慎重を要する．

非特異的腰痛に対する治療

外来での腰痛患者の大部分を占める非特異的腰痛(腰痛に起因するが，下肢に神経症状や重篤な基礎疾患や外傷を有していない痛み)の治療に関して考えてみる．この病態の治療に関して最も重要なことは，患者に重篤な疾患ではないということを説明して安心させることである．そして，自信を回復させることである．また，痛みに対しては，単純な対症療法にとどめ，いたずらに濃厚な医療(検査や治療)は避け，腰痛を局所の問題としてではなく，全体と関連させて考えるべきである．これにより患者を無理やり病人に仕立て上げてしまう危険を回避できる．

2 成人の慢性腰痛に対する治療

長期間持続する腰痛を慢性腰痛と呼ぶ．過去の報告では疼痛の持続期間は4週以上，7週以上，2カ月以上，3カ月以上，6カ月以上とさまざまであり，一般には，3カ月以上と定義する報告が多い．その頻度は，腰痛で外来を受診する患者の約60％を占める．慢性腰痛には，腰痛がいったん軽快していたが再び起こった再発性腰痛とずっと軽快しない持続性腰痛がある．再発性腰痛は，急性腰痛に準じた対応が奏効する場合が多い．問題は，持続性腰痛に対する治療である．

慢性腰痛を捉えるうえで重要な点は，非器質的要因，すなわち精神障害や心理的要因，あるいは社会的要因の影響が深く関与していることが多いことである．慢性腰痛を訴える患者のなかには，時に精神心理的影響が明らかに強いという特徴を有する症例が存在し，そのような患者の治療は難渋する．

慢性腰痛を訴える患者は，症状に多種多様な個人的背景が複雑に影響を与えており，個人個人に合わせたきめ細かい対応が必要である．医師の患者に対する共感的理解と真摯な態度で傾聴する姿勢を通じて，患者の心のうちを探ろうとすることが重要である．先ずは，患者との意思疎通，ラポール(患者との心のつながり)の形成を図るよう努める．

患者への対応として重要なことは，医師のみでなく，患者に関与しているすべての医療従事者が患者の苦悩を理解して，その患者を受け入れているというメッセージを患者へ向けて発信することである．医師だけのメッセージではその有効性は期待できない．関係している医療従事者1人1人が，患者へ関心を有しているというメッセージを送ることは，慢性腰痛に対する対応として最も重

要なポイントの1つである．

慢性腰痛の治療に関して，もう1つ医療従事者が理解しなければならないことがある．それは慢性腰痛の予後は，患者自身の有しているさまざまな因子と病態の内容でほぼ決定されるという事実である．したがって，医療従事者の治療上の役割は，予後を変える努力をすることではなくて，患者の疾患に対する闘う意欲や適応力の向上に力を貸すことにある．患者に最も勇気を与えるのは，医療従事者が腰痛と闘っている患者に対して共感を表明することである．

レビューによる考察

前述したように，急性腰痛に対してはいくつかの治療手段の有効性が報告されている．一方，慢性腰痛に対しては長期間にわたり有効とされている治療法はほとんどないと言わざるをえない．慢性非特異的腰痛管理―ヨーロピアンガイドライン―によると慢性腰痛に対する治療の勧告として表X-17に示したものが挙げられている．これら多くの治療法が勧告として示されている事実は，逆に慢性腰痛に決定的な治療法が現時点で存在していないことを意味する．『腰痛および坐骨神経痛（慢性）．クリニカルエビデンス ISSUE9 日本語版』〔日本クリニカルエビデンス編集委員会（編）〕には，「慢性腰痛には保存療法のうち単独で有効性が確認されている治療法はない」と記載されている．

わが国の腰痛診療ガイドラインは，薬物療法，運動療法，患者教育，認知行動療法が慢性腰痛の治療として有効であることを指摘している．

薬物療法としては，NSAIDs（COX-2阻害薬を含む）（Grade A）とアセトアミノフェン（Grade A）が第1選択として推奨されている．また，第2選択としては抗不安薬（Grade A），抗うつ薬（Grade B），筋弛緩薬（Grade I），オピオイド（Grade A）が推奨されている．このうちオピオイドについては，アセトアミノフェンやNSAIDsで治療に難渋する重篤な急性・慢性腰痛に有効である高いエビデンスがあるとされた．しかし，すでに多くの腰痛患者に用いられている欧米での経験を踏まえ，オピオイドについては長期投与による有害事象や乱用・依存の問題に注意して，適応を慎重に選び，定期的な評価を欠かさず，長期投与にならないよう努めていく必要がある．

表X-17 慢性非特異的腰痛管理―ヨーロピアンガイドライン―
　　　　―慢性腰痛に対する治療の勧告―

- ●保存療法
  - 認知行動療法
  - 管理下の運動療法
  - 教育的指導
  - 多面的アプローチ（生物・心理・社会的）
  - 腰痛学級，短期の徒手療法
  - 理学療法は勧めない
- ●薬物療法
  - NSAIDs やオピオイドの短期投与
  - 抗うつ薬，筋弛緩薬，温湿布も症状に応じて使用
- ●侵襲的手技
  - 鍼
  - ブロック
  - 椎間板焼灼
  - 脊髄刺激は勧めない
  - 非特異的腰痛に対する手術は勧めない

［Airaksinen O, et al.：Eur Spine J, 15(Suppl 2)：S192-S300, 2006］

慢性腰痛に対する運動療法は有効である，とする質の高いエビデンスを有する論文が多数報告されている．只，最適な運動の種類，頻度，強度，期間については明らかでなく，現時点では運動の習慣をつけることが重要であると解釈される．

認知行動療法は認知の偏りを修正するという精神療法と，学習理論に基づいて行動をするという行動療法とを合わせもった治療法である．慢性腰痛に対する有効性については欧米からの多くの報告がある．しかし，わが国ではこの分野の専門的アプローチが慢性腰痛の治療として実践され効果を上げている報告はいまだ多くない．

一方，慢性腰痛患者には身体的症状にうつ状態が高頻度で合併していることが指摘されている．この事実は，身体症状に対する治療のみでは慢性腰痛の改善が得られないことを示唆している．従来からの治療手段が，慢性腰痛に対して必ずしも有効ではないとされた現状では，われわれの採るべき選択肢は，慢性腰痛の病態を理解したうえで，医療従事者自身が身体症状のみならず心因性要素に対する治療も併せて行う必要があると言える．しかし，有効だとされているこれらの治療手技も，報告によりその効果についての結論はさまざまであるのが実状である．

最新のレビューによれば，慢性腰痛の治療のポイントは，医療化に陥ることを避け，疼痛に対する対策とともに，症状に応じた集学的なアプローチだとしている．そして，薬物療法については長期の投与は避け，活動性を高める目的にのみ症状に応じて投与して，定期的な投与は避けるべきだとしている．徒手療法や運動療法も推奨されている．しかし，費用対効果の観点からもその有効性が立証されている治療法は，現時点ではないと言ってよい．

最近，慢性化のリスクが高い症例を早期に同定できれば，より効果的な治療を行える可能性があるという報告がある．患者を層別化して，その結果に基づいて個別に治療を行うというアプローチである．今後の追試による発展が期待される．

3 腰痛の予防

EBMの観点から，「腰痛の予防」について考えてみる．腰痛発生に大きな役割を占めていると認識されている椎間板の変性には遺伝的要因の関与が大きいこと，椎間板ヘルニアの家族集積性，さらには椎間板ヘルニアの症状増悪や遷延化に果たす心理・社会的要因の大きな役割，などを考えると腰痛発生を何らかの手段で予防できるかということに関して，悲観的にならざるをえない．

「腰痛の予防」は3つの観点から論じられる．すなわち，1つは初発腰痛の発症予防，腰痛の再発予防，次に，急性腰痛の慢性腰痛への移行予防，そして慢性腰痛に伴う休職や障害発生予防である．腰痛の予防の具体的方法については，運動療法，コルセット，認知行動療法，活動性維持，姿勢やボディメカニクスの指導などがある．わが国の腰痛診療ガイドラインでは，運動療法は腰痛の発症予防に有効であることが記載されている．論文で検討された運動療法は，腹筋・背筋の増強訓練，ストレッチング，持久性運動などである．他の新規の体系的レビューには，組織化された運動プログラムは将来の腰痛発生率を下げること，あるいは運動療法には筋力，持続力，そして柔軟性を向上させるという生理学的目標を超えた全般的な利点があると考えられることが指摘されている．一方，米軍兵士4,000人以上を対象にした大規模な無作為比較試験では，体幹安定化トレーニングは予防法として推奨されてきたが，本研究では腰痛に対する従来の運動療法と比較してとくに予防効果は認められなかったこと，むしろ，腰痛への恐怖感や脅威を緩和する短時間の心理社会的教育プログラムのほうが医療機関の受診が必要な腰痛の発生率を低下させたと結論付けられている．ここでは，わずかではあるが，運動療法と組み合わせたプログラム，すなわち，腰痛に対する考え方を変えることが鍵を握っていることが明らかである．

運動療法の治療効果発現機序には，さまざまな因子が関与していると考えられており，運動療法それ自体が有効なのか，あるいは運動療法を積極

的に行うような人の前向きな性格，あるいは積極的な姿勢が予防につながっているのかについてはまだ不明である．

運動療法以外の「腰痛の予防」に関し，わが国の腰痛診療ガイドラインは，以下の項目を指摘している．コルセットの腰痛予防効果に関しては，一致した見解がないこと，認知行動療法は，腰痛が慢性化し身体障害の発生や病欠が長期間に及ぶのを予防するために有効であること，腰痛発症後の活動性の維持が職業性腰痛において腰痛の遷延や身体障害の発生を予防し，病休の長期化を防ぐことである．作業関連腰痛では，心的要因が大きいハイリスク群に対する腰痛発症後早期の対処が，腰痛の慢性化や身体障害の発生を防ぐことである．しかし，これらの項目についてもエビデンスのある論文は多いとは言えず今後のさらなる検証が必要である．

EBMの研究成果からは，「健全な精神は健全な肉体に宿る」ではなく，「健全な肉体は健全な精神に宿る」と考えるのがより妥当であると言えるので，心理・社会的要因への対応が腰痛の予防につながる可能性がある．もし腰痛が予防できるとしたら，どのような予防策が真に有効なのか，今後，腰痛専門家から国民に対して明確な提示をする必要がある．

薬物療法

腰痛は発症からの期間によって急性(1カ月以内)，亜急性(1〜3か月)，慢性(3カ月以上)に分けられる．このうち急性腰痛はぎっくり腰とも称されるように比較的若年で発症し，1カ月以内に治癒する予後の良好な疾患概念であると解釈されている．

急性腰痛の治療の基本は保存療法である．従来よりベッド上安静をとることが推奨されていた．しかし急性腰痛に対する安静の効果は低く，むしろ痛みに応じた活動を行ったほうが機能を回復させるのに有効であるとするエビデンスがある．すなわち，腰痛が我慢できる範囲内で普段の生活をできるだけ維持することが早期の社会復帰につながる．

急性腰痛については薬物療法が行われるが，日本ではNSAIDs，筋弛緩薬が多く使用され有効性が認められている．これらの薬剤については副作用に注意しながら使用するべきである．NSAIDsは，消化管，腎臓，心血管，血小板，呼吸器などの障害をきたす可能性がある．一方，筋弛緩薬は眠気などに注意する．また急性腰痛にはアセトアミノフェンが欧米で多く使用されているが，2010年の用法用量の改訂後わが国でも適応のある症例で本薬剤の使用がより多く考慮される可能性がある．

理学療法

腰痛に対する理学療法には，大別して受動的理学療法と能動的理学療法がある．前者は，文字どおりに，患者が医療者の前で受動的に治療を受けるものである．物理療法，牽引療法，装具療法などが含まれる．これに対して後者は，患者自身が体を動かして治療するものであり，運動療法がその代表である．本項では，EBMからみた受動的理学療法に関して述べる．

1 物理療法

腰痛の際に，「温めるか冷やすか」は些細な問題かもしれないが，患者にとっては非常に大きな問題である．温熱療法の効果に関しては，中等度にエビデンスの高い報告がある．急性および亜急性腰痛に対する温熱療法は，プラセボを内服したコントロール群と比較して，治療開始後5日の時点で疼痛，QOLを有意に改善させた．同様に，急性および亜急性腰痛に対する温熱療法と運動療法の併用は，温熱療法あるいは運動療法単独治療と比較して，治療開始後7日の時点で，疼痛と機能改善に有効であった．しかし，慢性腰痛に対する

温熱療法の効果に関しては，高いエビデンスの報告はない．また，寒冷療法の腰痛に対する効果に関しても質の高いエビデンスはない．

寒冷療法は，打撲やスポーツ損傷など，いわゆる外傷に起因する急性腰痛には効果があると考える．しかし，非特異的腰痛などに対しては，急性期であろうと主に温熱療法が有効であろう．慢性腰痛に対しては運動療法の効果に関して高いエビデンスが報告されている．したがって，この時期では温熱療法を運動療法に対する「補助療法」と位置づけて併用すべきである．

2 経皮的電気神経刺激療法

経皮的電気神経刺激療法（transcutaneous electrical nerve stimulation ; TENS）の効果に関しては，EBMで意見が分かれている．施行直後は疼痛の軽減に有効であるが，数日経過するとその効果が消失するという報告がある．また，プラセボと比較して，疼痛・機能改善，QOL向上には有意差がないという報告もある．疼痛改善に関しては，ゲートコントロールセオリーなども考慮すると，短期間ではあるが，一定の有効性を示す可能性がある．しかし，その効果の持続性に関しては疑問の余地が残る．いずれにせよ，機能改善の効果には乏しく，単独での治療法にはならず，他の治療法との併用が勧められる．

3 牽引療法

欧米の論文を中心に，牽引療法が単独で腰痛に効果があるという報告はない．むしろ，「有害である」という報告もある．しかし，坐骨神経痛を有する腰痛に限れば有効であるという報告があるのも事実である．牽引時には，腰椎の局所安静や腰背筋のマッサージおよび刺激効果がもたらされることが知られている．プラセボ効果も含めて，何らかの有益な効果が存在することが推察できる．わが国独自の大規模前向き研究が必要である．

4 装具療法

腰痛に対する装具（コルセット）の主な目的は，疼痛改善，機能改善による職場への早期復帰，そして腰痛発症予防である．日常臨床の場で，頻回に用いられる治療法である．しかし，驚くべきことに，EBM上，その効果に関する質の高いエビデンスは少ない．疼痛改善に関しては，コルセットの効果はないという報告がある．一方，機能改善に関しては有効であるという報告がある．慢性腰痛に対するコルセットは，無治療と比較して疼痛および機能改善には効果がないという報告がある．腰痛の発症予防効果に関しても，意見は分かれている．

コルセットが体幹筋の腹圧増強効果を補助し，体幹筋とともに，腰椎保持・安定性向上に寄与することは事実である．筋電図学的研究で，コルセットが体幹筋機能を補助することも知られている．基礎的研究からは，コルセットの効果に関してポジティブな意見が多い．システマティックレビューが述べるように，コルセットに関する研究では，腰痛の種類（急性，亜急性，慢性など），使用されるコルセットのタイプなどがしっかりと定義されず，統一されていない．さらに，装具療法では，患者がそれを確実に装着しているか否か，コンプライアンスが極めて重要となるが，これに関する記載も乏しい．今後，より質の高い研究が望まれる．

運動療法

1 運動療法に対する評価と課題

運動療法は，短期的にはその有効性が認められている治療法である（表X-18）．運動療法は，主体的な治療（自分で決心，自分で行う）という点でQOLや満足度の向上，機能障害の軽減，そして治療成績の向上が期待できる．また，運動の量と

表Ⅹ-18 非特異的腰痛に対する運動療法—有効性の確認

- ●メタ分析
  - 慢性(12週以上)では,痛みを軽減,機能を改善
  - 急性(6週以内)では,未治療や他の保存療法と同等

  (Hayden JA, et al.: Ann Intern Med 142: 765-775, 2005)
- ●体系的レビュー
  - 監督者付きで,痛みと機能を改善する可能性

  (Hayden JA, et al.: Ann Intern Med 142: 776-785, 2005)
- ●腰痛患者は,腰に限った運動をするのではなく,さまざまな身体活動をするほうが痛みを軽減し,精神的健康を改善

  (Hurwitz EL, et al.: Am J Public Health 95: 1817-1824, 2005)
- ●体系的レビュー
  - 慢性腰痛を含む広い範囲の疾患で有効

  (Taylor NF, et al.: Aust J Physiother 53: 7-16, 2007)

有用性とは関係ないことも指摘されている.しかし,未解明な点が少なくない.現在までに判明しているのは,急性期には適応がないが,亜急性期や慢性期には有効性が認められているという事実である.長期的な有効性については,なお不明である.また,運動の内容や種類は有効性に関与していない.事実,どのような運動が良いかについては,今なお明確な提唱は出ていない.只,運動療法は,しないよりは有効であるとの報告はある.そのなかで,体幹筋力強化運動は,有酸素運動やMcKenzie法とは差がないことも指摘されている.

運動療法の予防と治療に対する真の価値について,われわれは容易にいくつかの疑問点を指摘できる.1つは,運動療法は,腰痛の予防や治療において有効なのか無効なのかという疑問である.もし有効ならば,どのような種類の運動をどのくらいの頻度で,どの程度行えば良いのか.そして,運動はどこで,例えば自宅か,スポーツクラブか,あるいは専門施設で行えば良いのかという疑問もある.すなわち,実施施設により運動療法の有効性に差はあるのかという疑問である.最後に,長期成績に差はあるのかという問題がある.

治療効果発現機序を考えてみても,効果があるとしたら,その効果は特異的な理由(筋肉の状態の改善など)によるものか,あるいは非特異的な理由(心理的効用,すなわち不安の除去,前向きな姿勢,自信,施療者の患者への関心など)によるものか,さらには両者が関係しているのか,についてもまだ明らかになっていない.

腰痛に対する運動療法の実施に関しては,なお,解決すべき問題がある.1つは,運動療法の効果の予測や定量化が必ずしも十分にできない点である.また,長期的な有効性については,前述したようにまだ未知である.われわれは,今後,運動療法が疼痛緩和と機能向上に有効であることを実証する必要がある.それができないと,将来は治療法としては存続するが,医療保険の対象外となる可能性があると思われる.

現時点では,われわれはどうすべきであろうか.運動の有効性については見解が一致している.したがって,誰でも,いつでも,どこでもできる運動としてウォーキングが良いと筆者は考えている.事実,古来から歩くことの重要性は認識されてきている〔表Ⅱ-7(15頁)〕.

2 腰痛に対する一番有効な保存療法は何か

EBMの視点から多くの保存的治療法が再検証され,その有効性が否定されてきている.では,腰痛に対して一番有効な保存療法は何かということが問題にある.いくつかの報告で,McKenzie法,カイロプラクティック,マニュピュレーション,教育パンフレット,さらには伝統的理学療法,運動療法などを比較検討している.いずれの報告も,効果の点では明らかな差はないとしている点で一致している.しかし,患者の満足度には差異があり,この意義と費用対効果を対比して考えると,どんな保存療法も過大に評価することのないようにする必要がある.

3 高度な機能回復訓練と外来での理学療法との対比

腰痛の治療効果については,外来での従来の理

学療法よりは，高度な機能回復訓練のほうがより良いのではないかと思われがちである．しかし，3週間の集中的な集学的機能回復プログラムを組んだ機能回復訓練と8週間の有酸素運動と抵抗訓練を主体とした外来での理学療法を比較しても，1年後の最終成績には差がないことが報告されている．それによれば，高度な機能回復訓練はQOLをより改善しても職場復帰が促進されているわけではない．この結果から，費用がかさむ機能回復訓練というプログラムの価値は果たしてあるのかどうかが問題になる．

4 腰痛に対する効果的な運動療法の検討

どのような方法で行う運動療法が慢性腰痛に対して最も効果があるのかという問題が長年議論されてきている．この報告によれば，家庭での指導に基づいた自分で行う30分の理学療法，器具を用いた2，3人での1時間の筋肉コンディショニング，そして10〜20人で1時間の全身ストレッチや軽い運動療法の3群を比較した結果，12週間では3者の治療効果に差はない．しかし，各手技の個人に対するコストを比較してみると，運動療法は理学療法の1/6，器具を用いたトレーニングの1/4である．この結果から，治療効果は同じでも，コストには差があることが分かる．もし長期成績で差がなければ，治療の選択はコストのより掛からない治療手技で行うべきであるということになる．

5 腰痛の予防に対する運動療法の価値

一般の診療現場では，腹筋強化を主体とした運動療法が治療や予防のために処方されている．しかし，腹筋強化訓練は，はたして腰痛発生を予防できるのであろうか．この問題に対するRCTが報告されている．腹筋強化運動と腰痛教室による教育指導というグループと腰痛教室による教育指導のみを行うグループを対比した．対照群には，弱い腹筋を有していて，腰痛はない人達が選ばれている．2年間の経過観察では，両者の間に腰痛出現頻度に差はないことが明らかにされた．すなわち，腹筋強化運動療法をしても腰痛は予防できるとは必ずしも言えない．一方，職場における腰痛予防について，コルセット，教育，運動療法の有効性に対する系統的レビューによれば，運動療法には腰痛発症を予防可能であるという限られたエビデンスがある．運動の内容は，腹筋・背筋の増強訓練，ストレッチング，持久性運動などである．コルセットに関しては腰痛を予防可能であるというエビデンスはない．

予防という観点から運動療法の位置づけをみると，現時点では一次予防については悲観的であるが，再発，受診，身体障害，失業など，腰痛のその後の経過予防に関してはかなりの効果があり，運動は中心となる選択肢の1つであるといえる．近年，人間工学的介入や運動の組み合わせにより，二次予防が期待できるといういくつかの報告がみられる．

6 現時点での運動療法の位置付け

以上のような最近の報告をまとめてみると，腰痛に対する運動療法は，治療手段として有効である可能性が強く示唆されているといえる．しかし，運動療法の種類，内容，および期間などについては，なお不明な点が多い．そして，運動療法の治療効果発現機序については，特異的な要素と非特異的な要素が関与していると考えられる．最後に，患者自身の積極的な姿勢が治療成績に関与している可能性があるといえる．

腰痛に対する手術療法

手術についての検討は，手術術式にのみ関心が集まりがちである．しかし，手術それ自体は，手術療法あるいは治療の一部を構成しているにすぎ

ない．患者の満足度や治療成績は，手術の前後における医師と患者との信頼関係に左右されることを忘れてはならない．「腰痛診療ガイドライン2012」では，非特異的腰痛に対する手術適応の決定は慎重に行う必要があると述べられている．米国では，消費者側から医療における過剰な検査や治療として back surgery が筆頭に挙げられている．この事実を考えると，手術の適応について，術前に慎重に吟味して，そのうえで患者と十分な話し合いをもつことが必要である．以下に手術に関する主な問題点につき述べてみる．

1 手術の適応と価値

EBM からみた手術の適応と価値を考えてみる．手術は，侵襲的な治療法のために，EBM の観点からの検証は実施上困難な点があるので，十分には進んでいないというのが現状である．また，術者により手術成績に差があることも報告されている．しかし，いくつかの事実はすでに明らかにされている．1つは，高度麻痺例に対する除圧術が保存療法より勝っているという証拠はないという事実である．日常臨床上は，高度な麻痺に対しては手術が適用されることが多い．しかし，除圧術の実施によって神経根性脱落所見の予後が影響されるということはないということがすでに報告されている．第2に，固定術で腰痛が必ずしも消失するわけではない．第3に，固定術の術式や術後後療法で確立されたものはない．第4に，instrumentation surgery の実施により骨癒合率の改善は得られるが，手術成績の向上は必ずしも得られていない，などである．

手術の適応について，手術を実際に行う脊椎外科医の間でも，われわれが考えているほど必ずしも見解の一致が得られていない．それによれば，先ず，高度な麻痺を伴う有痛性の椎間板ヘルニアに対する手術の適応について一致した見解は得られていない．最新の研究でも手術の優位性を立証するエビデンスは得られていない．第2に，進行性の知覚障害を伴う椎間板ヘルニアに対する手術の適応についても同様である．第3に，巨大な椎間板ヘルニアに対する手術の適応についても一致していない．さらには，脊柱管狭窄による疼痛に対する手術の適応はどうかという疑問に対してもいまだコンセンサスは得られていないというのが実情である．唯一，見解が一致しているのは腰痛に対する椎弓切除術の適応はないという点である．

米国で問題となっている"腰痛"に対する手術では，近年，手術の適応は少ないという見解が出されている．それによれば，局所痛（軸性疼痛）に対しては，理学療法や抗炎症薬の有効性が高いとしている．

腰の手術に対して，第三者から懐疑的な意見が出される理由の1つに，第Ⅱ章「不適切な医療」（7頁）で述べているように，脊椎手術の著しい地域差がある．また，MRI 装置の多い地域で腰の手術が過剰傾向にあることも指摘されている．

今後，われわれは，これらの疑問や批判に対して第三者が納得する解答を出していく必要がある．

2 脊椎手術の費用対効果

近年，手術が費用対効果という観点から検討されるようになってきた．報告のいくつかをここで紹介する．先ず，変形性脊椎症による脊柱管狭窄の除圧術の費用対効果は高い．その程度は，長い追跡調査期間での冠動脈ステントと同様であることが明らかにされている．それに対して，変性すべり症は，ほとんどが固定術が併用されているせいか低い．この結果は2年の追跡調査期間での結果であり，長期ではどうかという疑問が残る．

別な報告によれば，整形外科の手術では股関節の全置換術（total hip arthroplasty；THA）が gold standard であり，それと比較すると，脊柱管狭窄（脊椎症），すべり症，不安定性に対する手術が最大の改善策である．椎間板ヘルニアは，中程度，慢性腰痛はわずかの改善である．近年は，新たな薬剤や術式が導入され，脊椎手術に掛かる費用はますます高騰している．そんななか，固定術への骨形成蛋白質（bone morphogenetic protein；

BMP）の使用が，今，費用対効果のみならず癌を代表とする合併症発生の可能性，あるいは治験実施での倫理上の問題が，米国で急浮上している．手術手技の複雑さが重篤な合併症と法外な費用の発生を惹起しているとの指摘も出されている．

3 低侵襲手術の価値と今後の課題

最近の脊椎の手術には大きな1つの流れがみてとれる．それはできるだけ低侵襲で手術の目的を達成しようとする試みである．長い入院期間を要する手術よりはday surgeryでできる手術，大きな苦痛を与える手術よりは患者に優しい手術，そして創の大きい美容的に問題のある手術法よりは小さな目立たない創の手術法というような流れである．近年，患者の治療の質への要求度はますます高くなってきている．したがって，今後，退行性疾患に対しても，手術を含めた低侵襲の治療手技の開発が時代とともに進歩していくと思われる．そして，それは十分達成可能だと思われる．

しかし，ここで忘れてならないのは，「低侵襲なのだから，治療成績は従来の侵襲度の高い手技よりも少々劣ってもそれは仕様がない」というような論理は，患者には受け入れられないということである．椎間板ヘルニアでは，従来の観血的手術によって80〜90％の患者で良好な成績が得られる．しかもその治療成績は長期間持続し，患者の満足度も低くないことは，多数の質の高い論文によって証明されている．したがって，低侵襲だから，良好な治療成績が得られる従来の手技よりも成績が劣ってよいということにはならない．成功率の低い低侵襲の方法を患者に勧めることは，倫理的にも科学的にも成立しない．この点に関して，最近は低侵襲手術自体の評価について質の高い論文が次々と発表されている．低侵襲手術の治療成績を論ずる場合には，他の術式や保存療法も比較の対象にする必要がある．近年，顕微鏡手術と低侵襲手術で術後成績には差がないという報告がある．さらには，最終的な治療成績が同じであっても，どれだけ短期間で元の健康な状態に戻

れるかという点での検討も必要である．なぜなら，最終的な治療成績は同じであっても低侵襲で，かつ，より短時間で元の健康な状態に戻ることが可能ならば，それは治療手段の1つとして成立しうるからである．

われわれが注意しなければならないことは，低侵襲という言葉の厳密な意味である．低侵襲手術というのは，簡単にいうと体に優しいということになる．最近，開発されている低侵襲手術はいずれも患者には好評である．しかし，目的とする臓器に対しても本当に優しい手術，つまり低侵襲なのかどうかは全く別問題である．なぜならば，ターゲットとする臓器に対する侵襲には違いはないからである．

また，低侵襲手術を実施するという理由だけで従来の論理的に構成された術式を変更することは，手術本来の目的に適っていない．術式を，低侵襲の手術をするために本質的な術式のポイントを変えることがあってはならない．さらには，低侵襲手術を行うために，"機能に与える影響が少ない"という理由で神経や血管を不用意に切断することも避ける必要がある．なぜなら，それらの組織を切断しても本当に機能に影響がないのかはまだ分かっていないからである．従来の術式では切断しないで実施している場合には，十分な検討をしてからの術式決定が必須である．

最近では，免疫学的にも，あるいは患者の疼痛という面からも低侵襲手術の有用性が証明されつつある．今後は，従来の手術と比較しての真の利点と欠点，すなわち適応と限界を明らかにすることが必要である．と同時に，術者が手技的な問題で合併症を起こすことのないような教育システムの確立が求められる．

4 椎間板ヘルニアに対する保存療法と手術療法との比較

椎間板ヘルニアに対する治療法には，保存療法と手術療法がある．文献検索をすると，これらの治療法を比較した数多くの研究がある．ここで

は，椎間板ヘルニアに対する安静臥床，保存的治療と手術療法(Love法)の比較について述べてみる．椎間板ヘルニアに対する保存療法と手術療法をRCTで比較した研究は数少ない．それらによると，治療成績は治療後1年以内では手術療法群の治療成績が保存療法群のそれより有意であるが，4年以上経過すると両者の差がなくなり，10年後の時点では下肢痛や腰痛を有する症例は両群ともに存在しない．椎間板ヘルニアの治療において，短期間では保存療法よりも手術療法が有意であるが，長期にみれば保存療法と手術療法の治療成績には差がないと報告されている．

別な報告によれば，手術と保存療法の自己選択で，10年後では，手術の69%，保存療法の61%が改善を持続している．この結果は，治療法選択が重要であることを示している．

米国で大規模な比較試験が行われたが，保存療法の遵守率が低く優劣の評価ができないという結果である．また，この研究は無作為化されていない条件での自己申告という限界を有している．したがって，転帰は慎重に解釈する必要がある．

別な報告では，下肢痛と障害の改善は手術が速やかだが，手術と保存療法の差は6カ月までに消失してしまい，割り付けから2年まで同等である．最近の体系的レビューによれば，短期では，手術が保存療法よりも有効であるが，長期では差がないと結論付けられている．

費用対効果の面から椎間板ヘルニアに対する手術療法を検討した研究によれば，手術療法は，保存療法と比較して費用の面ではやや劣るが，QOLの面では痛みを速やかに取るため，保存療法より優れている．保存療法は，疼痛の持続する期間がより長いために，療養期間中の医療費や休業補償などの社会的損失が大きい．その結果，手術療法は，費用対効果の面でも良好な治療法であると結論付けられている．近年，早期の手術は，長期保存療法よりも費用対効果が高いとの報告がある．

治療上，難航することの少なくない労災患者の椎間板ヘルニアに対して，手術と保存療法を比較した研究がある．それによれば，労災患者の椎間板ヘルニア手術が保存療法より有効であるとは言えない．

このような結果をみると，椎間板ヘルニアに対する手術療法は比較的安全性が高く，しかも早期に疼痛から逃れられる手段として臨床的にも医療経済的にも意義ある治療法と位置づけられる．しかし，椎間板ヘルニア自体は，自然経過が良好な疾患である．大半の症例でヘルニア塊の自然退縮が観察されるという事実もある．椎間板ヘルニアで，急性発症の高度な麻痺や直腸膀胱障害のような馬尾障害を有する症例以外の症例に対しては，保存療法で対応可能である．したがって，手術するか否かはこれらの情報を患者に与えたうえで，患者自身が自身の個人的・社会的背景を考慮して患者自身に選択させるというのが妥当な対処の仕方といえる．

5 脊柱管狭窄に対する手術

LSSに対する手術療法の基本は，後方からの神経組織の除圧術と脊椎固定術である．しかし，どの症例に固定術を併用すべきか，固定術を併用することで手術成績が向上するのかという問題は，なお，未解決のままである．

脊柱管狭窄を伴う脊椎症に対する手術療法について考えてみる．すべり症を除く脊柱管狭窄，すなわち脊椎症に伴う脊柱管狭窄では，除圧術は保存療法より良好であると結論付けている大規模調査がある．また，脊柱管狭窄に対して手術は有効だが経年的劣化の傾向がみられることは，以前から，診療ガイドラインを含め多くの研究が指摘している事実である．

脊椎症で後方除圧術に後側方固定術の併用の必要性について検討した研究がある．その研究によれば，椎弓骨切り術(開窓術)，椎弓切除，および後側方固定併用切除術という3群間での比較試験では，3群間の手術成績には差はないと報告されている．すなわち，脊柱管狭窄を伴う脊椎症に対する手術療法では，除圧術に固定術を併用することが手術成績をさらに向上させるという証拠は見あたらない．

次に，脊柱管狭窄を伴う変性すべり症に対する手術療法について考えてみる．RCT によれば，変性すべり症において除圧術のみと固定術併用除圧術の比較対照試験では，両者間で手術成績に差があり，固定術を併用した群が手術成績がより有意であった．この問題に関しては，欧米の対象群には馬尾障害がほとんど存在しないために神経障害型式の差異による比較・検討がなされておらず，神経根障害に対する手術成績の比較・検討となっている．したがって，わが国にこの結果をそのままあてはめることは必ずしも妥当ではない．

さらに，力学的に強固な固定術の治療成績が必ずしも有意というわけではないことを指摘している論文もある．それによれば，Ⅰ度とⅡ度の分離すべり症に対する後側方固定術と後側方固定術＋椎体間固定をインストルメンテーション併用で比較した結果，Oswestry disability index による評価によれば，後側方固定術がより良い成績であったことを報告している．但し，すべり矯正の持続や骨癒合は，全周性の固定術が良好である．この報告は，脊椎外科医がともすれば，力学的に強固な固定術が治療成績をより向上させるという考え方に一石を投じているといえる．

LSS の手術で問題になることの多いのは，変性すべり症である．保存療法が良いのか手術が良いのかが常に問題になる（表X-19）．この問題で，討論が噛み合わないのは，対象としている症例の神経症状，画像所見，そして患者の背景など，各症例で異なっている要因をすべて一緒にして検討していることにある．

次に，手術する場合には除圧だけで良いのか固定術併用が良いのか，さらには固定術にインストルメンテーションを併用することでより良い治療成績が得られるのかといった疑問に対しても，多くの研究で検討されているが，まだ見解の一致をみていない（表X-20）．固定術の詳細については別に述べる〔本章「固定術の適応と問題」（347頁）〕．

海外のガイドラインによれば，脊柱管狭窄を有する高齢の患者は日常生活活動が適切に行える場合は，保存的療法による管理が可能である．脊柱管狭窄の発症後，3カ月は外科手術を考えるべきではない．治療に関する決定は，患者の生活様式，希望，他の医学的問題，および外科手術の危険性が考慮されなければならない．また，脊柱管狭窄の患者の外科手術の決定は，単に画像検査の結果によるのではなく，持続的な神経性間欠跛行，活動性，および認識される神経学的障害を考慮すべきである．しかし，このような条件は，必ずしも科学的根拠をもって語られているわけではない．つまり，脊柱管狭窄に対する手術の有効性はいまだ明らかでないのである．これは，欧米での対象患者の愁訴が神経根性疼痛のために保存療法や自然経過例との差が出にくいためと考えられ

表X-19 手術 vs 保存療法―変性すべり症―

- 2年間の追跡では手術群（固定，非固定）が保存群よりも良好
  [SF-36，Oswestry disability index]
  (Weinstein JN, et al.：N Engl J Med 356：2257-2270, 2007)
- 固定術は保存療法より良好なアウトカム
  [SF-36，Oswestry disability index]
  (Carreon LY, et al.：Spine J 8：747-755, 2008)
- 保存療法より手術が良好な成績
  (Chou R, et al.：Spine 34：1094-1109, 2009)

表X-20 除圧 vs 除圧＋固定（インストルメンテーション）―変性すべり症―

- 固定群が椎弓切除のみより，術後のすべりの進行が少なく，治療成績（腰痛，下肢痛）も良い
  (Herkowitz HN, et al.：J Bone Joint Surg Am 73：802-808, 1991)
- 除圧のみ，Graf 制動術併用，PLF 併用の比較
  - 制動術や固定術の併用は，術後残存腰痛の防止に有効
  - 神経症状の改善には3群間で差なし
  - 下肢症状の再燃に制動や固定が有効とはいえない
  (Konno S, et al.：Spine 25：1533-1537, 2000)
  (紺野慎一，他：臨整外 38：249-255, 2003)
- 固定術が除圧群より良好な成績
  但し RCT 以外を含んだ systematic review
  (Martin CR, et al.：Spine 32：1791-1798, 2007)
- 固定術の併用は，すべりの進行を抑制し，良好な成績
  但し，その根拠は強固ではない
  (Watters WC 3rd, et al.：Spine J 9：609-614, 2009)

る．馬尾性間欠跛行を有する症例が少なくないわが国とは同列に論じられない．

わが国における「腰部脊柱管狭窄症診療ガイドライン 2011」では，先ず，初期治療は保存療法が原則であるが，保存療法が無効である場合には手術治療が推奨できる．次に，不安定性のない腰部脊柱管狭窄症に対する手術治療（除圧術）の 2 年成績は保存治療より優れていると述べられている．しかし，その基になっている論文が欧米の論文であることも知っておく必要がある．

6 脊椎インストルメンテーションの妥当性について

後側方固定術に対して pedicle screw の併用を RCT で検討した論文は他の術式に関する論文と比べると多い．これらの結果によれば，併用を支持したのは一研究のみで，しかもこの研究は準 RCT である．これらの報告によれば，治療成績に関与しないが骨癒合率は向上するとの結論が多い．また，インストルメンテーション使用群では手術合併症が多い．したがって，費用対効果や安全性についてはインストルメント併用群が劣っていると言わざるをえない．但し，これらのメタ分析にはいくつかの問題が指摘できる．すなわち，対象疾患の不統一，骨癒合評価の信頼性，使用されているインストルメントの不統一などである．そして，最も問題なのは，治療成績の評価基準が統一されていないことである．

慢性腰痛に対する後側方固定術単独，後側方固定術およびインストルメンテーション，後側方固定術およびインストルメンテーションに椎体間固定術〔PLIF（posterior lumber interbody fusion）または ALIF（anterior lumber interbody fusion）〕を加えたものの 3 種類の手術法間で治療効果を検討した研究がある．それによれば，3 群間に有意差は認められない．

7 椎間板ヘルニアに対する手術

海外のガイドラインによれば，椎間板ヘルニアに対する手術については，約 1 カ月の保存的療法の後に，患者とその他の治療法の選択について話し合うことが勧められている．以下のすべての条件が揃ったときは，患者を専門医に紹介することを考えるべきであるとしている．その条件とは，1 つは坐骨神経痛が高度であり耐え難い．2 つ目は，坐骨神経痛の症状が持続し改善がみられない．そして 3 番目は，神経根関与の臨床的根拠がある．という 3 つである．

近年，手術の実施時期で最終的な治療成績を比較している報告がある．それによれば，手術の決断を 3〜6 カ月まで遅らせても早期手術群と成績は変わらない．手術の適応や時期を考慮する際には有用な情報である．

最近盛んに行われている経皮的髄核摘出術やレーザー椎間板切除術の有効性は，現時点ではいまだ確認されていない．わが国の腰椎椎間板ヘルニア診療ガイドラインでも，経皮的椎間板摘出術の有効例が 70% 前後であること，顕微鏡視下腰椎椎間板ヘルニア摘出術の適応例すべてに適応できないことを考慮すると，経皮的椎間板摘出術が顕微鏡視下腰椎椎間板ヘルニア摘出術よりも総合的に優れた術式とは言えないと述べられている．また，レーザー椎間板蒸散法による報告では，経皮的椎間板摘出術と同程度の臨床結果が示されているが，隣接組織への副作用，合併症が多く，また健康保険適用外である点から推奨すべき術式とは言えないと述べられている．

このような最近の知見を考慮すると，従来から行われている椎間板切除術を超える手技はいまだ現れていないといってよい．低侵襲や良好な視野の獲得といった利点が強調されているマイクロ鏡視下の手術も，出血量，入院期間，そして瘢痕形成についての有意性はいまだ証明されていない．最近，免疫機能やストレスに対して，内視鏡手術は従来の手技よりは有意性を示しているので，今後の症例の集積とともにその利点や欠点が明らか

にされていくものと思われる．

8 脊椎外科医への問いかけ

以上のようなRCTの研究や最近の腰痛の概念の変革に伴ってわれわれ脊椎外科医は自らに問いかける必要がある．それは，「腰痛はメカニカルストレスにより惹起される」という前提の妥当性の検証である．この前提が妥当であれば，メカニカルストレスの除去が治療のすべてであるという結論が導き出される．しかし，最近の知見はこの概念に否定的である．また，failed backの症例に対する原因も，整形外科医自身の知識，技術，あるいは評価上の問題に帰せられることが一般的である．しかし，人間が病気をもっているのではなく，病気を合併した患者を診ているという最近の概念に則れば，要素還元的な分析ですべてを了解できるはずがないと言える．Failed backは自分達の問題からのみ発生しているので，手術の適応基準や患者選択は問題でなく，自分達の対応次第でfailed backはなくせると考えるのは，脊椎外科医はあまりにも傲慢で，かつ自虐的ではないだろうか．

9 術前説明での留意点

手術を実施するにあたっては，通常，詳細な術前説明（手術に際しての説明）が手術を受ける本人と家族に対して行われる．その際に，手術の実施目的とその内容はもちろんのこと，手術の限界も同時に十分説明しておく必要がある．手術の利点と同時に限界をも提示することにより，患者に手術の結果に対して過剰な期待を抱かせないようにする．このことは，術後に医療従事者と患者とのトラブルを避けるうえで重要である．

腰の手術は，前述したように，われわれが漠然と認識しているほどには，術者の手術適応に対する見解が一致しているわけではない．したがって，各術者なりの手術に対する考え方を明確に患者に提示しておく必要がある．それと同時に，手術によって改善されない可能性のある臨床像（高度麻痺，安静時におけるしびれ，あるいは便秘など）については，術後必ずしも患者の満足が得られるほどには回復しないことが多いことを，あらかじめ患者に納得をしておいてもらうことが大切である．もちろん，手術は痛みに対しては非常に有効であることも説明をして，患者に希望をもたせることは欠かせない．しかし，疼痛の劇的な改善といっても，局所症状である腰痛それ自体に対する効果は，下肢のそれに対する手術の有効性と比べると，不確実で，下肢ほどではないことも話しておく必要がある．

最後に，informed consent/informed decisionの仕方に触れる．術前には，手術の実施や内容について，「先生の良いように」とか，「先生にお任せします」ということがよく患者から述べられる．しかし，患者に，医療従事者にとって常に「良い人」や「悪い人」はいない．術後の状況に応じて患者は「良い人」にもなるし，「悪い人」にもなるという事実を知っておく必要がある．術後の結果について，水掛け論や感情論に陥らないためにも，説明した内容や図を記録に留めておくことや，術前の説明の場に参加した人々の名前を記録しておくことも必要である．事実，手術の説明の後に患者が理解しているかどうか確認すると，患者はそのほとんどを理解しておらず，もう一度同じことを説明者に問いかけて，説明する側の人間を唖然とさせることは珍しいことではない．したがって，時間がかかっても相手が理解しやすいように，簡単な模型を使ったり，平易な言葉や図を用いての説明と記録が必要である．

固定術の適応と問題

1 固定術の目的

固定術は，一般的には，腰椎のすべりやX線学的不安定性を合併している場合に適用される．このような症例に対して固定術をする目的は，第1に局所症状の改善である．腰痛が存在する場合

にはその治療である．存在しない場合にはその予防である．第2には，下肢症状のより良き改善である．第3には，再燃・再発の予防である．これら3点の固定術の目的が十分達成されるかどうか不明であることが固定術を巡る混乱の原因である．

ここで事実を整理しておく．先ず，変性すべり症における臨床上不安定腰椎と定義されているX線所見を有している無症状例は稀ではない．不安定性を有している症例の長期予後は必ずしも悪くない．不安定性それ自体が予後に関与しているのではなく，脊柱管狭窄の有無が影響している．固定術の腰痛や「不安定性」に対する有効性は確認されていない．事実，腰痛に対する固定術は有効であるというわれわれの認識に多くの疑問が投げかけられている．一方，人工膝関節全置換術(total knee arthroplasty；TKA)，THA，あるいは冠動脈バイパス手術とSF-36でみる限り，同等な費用対効果が得られるという報告がある．只，この報告に対しては，study designと商業的バイアスに問題ありとの指摘がある．

以下の問いにわれわれは答えられるだろうか．「腰椎のすべりやX線学的不安定性の存在は腰痛の発生や増悪に関係しているのか」，「関与しているとしたらそれによる患者の不自由度は手術を要するほどのものか，そして，その術式は固定術が必須なのか」，「固定術を行えば，神経症状の改善は，固定術を併用しない場合より明らかに良いのか」，「固定術の併用により下肢症状の再発・再燃は，固定術を併用しない場合より明らかに低く抑えられるのか」，さらには「固定術は，退行性脊柱疾患の手術成績にみられるような経年的手術成績の劣化をも，より抑えられるのか」．このような問いに対して，誰もその答えをもっていないのが現状ではないだろうか．

2 固定術の問題点

固定術を実施する理由の1つは，椎間板の変性を機能破綻として捉えていることにある．しかし，よく知られているように，固定術の隣接椎間への影響は無視できない．インストルメンテーション併用の有用性を報告している論文は数多い．しかし，その有用性は骨癒合率やすべり進行防止に対してであって，手術成績が向上するかどうかについては明らかでない．筆者らは，現在，変性すべり症に対して，選択的除圧術のみ(非固定)，選択的除圧術にGraf systemを併用，そして選択的除圧術に後側方固定術併用の3術式を順次行い，治療成績の比較を行っている．この研究は継続中であるが，現在までのところ，Graf system併用と後側方固定術併用では，術後残存腰痛の頻度が低下している．したがって，「X線学的不安定性と腰痛との関連はある可能性が高い」といえる．また，術後3年以内では，3群間で治療成績に明らかな差はなく，制動術や固定術を併用しても，下肢神経症状のさらなる改善や下肢症状の再発や再燃を抑えられるとは言えない．

インストルメンテーションを併用すれば固定術の影響はさらに大きくなる恐れがある．椎間板の変性という面を重視すれば，すべり椎間に限らず，隣接椎間板の変性にも配慮しなければ，治療概念に矛盾が生じてしまう．事実，固定術の実施後に非責任椎間にpost-fusion stenosisが発生する．固定術を併用した場合のこのような問題点については，術後の隣接椎間板への影響の有無とその程度，それに伴う症状(局所や下肢の症状)発生の危険性，およびそれに関与する危険因子の検討が望まれる．これらの解明により，固定術の利害得失の1つは明らかになる．

術式を考えるうえで考慮すべき点が3つある．1つは圧迫する側，すなわち腰椎変性すべり症とか不安定性という脊柱の因子である．この点については脊柱のアライメントも含めて現在まで相当検討されてきた．2つ目は，圧迫される側，この場合には馬尾と神経根である．この点についても，近年は解明が進んできている．3つ目は，外因性支持要素の1つである体幹の筋組織である．この場合には腰背筋である．この点については，現在まで脊椎外科医の関心はあまりにもなさすぎたと言わざるをえない．後方手術の筋組織への影響は，侵襲が大きいとそれに比例して大きくな

る．固定術を行った場合，除圧術単独よりは筋組織への影響は大きい．筋組織への影響には，傍脊柱筋の展開に伴う脱神経や牽引・圧迫による阻血による変化も含んでいる．インストルメンテーションを併用する場合，術野の展開や術後筋組織への内固定具の圧迫を考えると，その影響はさらに大きくなると考えなければならない．そうであるとすると，今後の固定術の併用によって得られる脊柱のアライメント（整復しない状態での固定を含む）や支持性の獲得によって得られる利点と外因性支持要素の重要な一因子である腰背筋の損傷によって被る失点との比較が必要である．

固定術を巡っては，術式それ自体がもつ問題より，より深刻な問題が提起されている．それは，固定術にかかる費用と合併症の問題である．これらの問題は，ある意味，術式自体の問題より遥かに深刻である．脊椎外科医は，第三者に明確な説明責任と解決策の提示が求められている．

1つは，米国で複雑かつ高リスクの固定術が急増しており，このことが重篤な合併症と法外な費用の発生を引き起こしているという指摘である．

もう1つは，除圧術，簡単な固定術，そして複雑な固定術の3群を比較した報告の問題提起である．それによれば，複雑な固定術が実施されている群では，合併症の発現率，再入院の可能性，そして入院費用の点で明らかに高いという．

このような事態を，何の説明もなしに放置しておくと，支払い側や医療提供側から不信を招いてしまうことになる．医療提供側からの正確な説明と緻密な臨床研究の実施が早急に求められている．

3 固定術実施に伴う採骨部痛

固定術を行う場合には，腸骨からの移植骨の採取が必要である．この移植骨採取に伴う術後の採骨部痛が，症例によっては高度で，その治療に難渋することが少なくない．成書によれば，術後の採骨部痛は約30％と記載されている．しかし，採骨部痛の頻度やその程度について厳密に検討した報告はないと言ってよい．したがって，正確には，術後採骨部痛がどの位の頻度であるのかは不明といわざるを得ない．

最近の報告によれば，術後の採骨部痛の頻度は，術者側の質問の仕方によって大きく差があるという．採骨部の痛みを患者に意識させるような聞き方をすると，そうでない場合よりも採骨部痛の頻度が約1.5倍位増えてしまう．間接的な質問で評価すると，実際の採骨部痛は約20％位であると指摘している．この深刻な採骨部痛の対策として，最近では，骨形成蛋白質-2（Bone morphogenic protein 2；BMP-2）の適用が試みられている．今後われわれは，術後採骨部痛の頻度やその程度を緻密なstudy designにより明らかにする必要がある．その際，術前採骨部痛と誤解されやすい仙腸関節や股関節を含む骨盤部の病変の有無，およびそれらの組織節由来の症状の有無を術前に詳細に評価しておく必要がある．また，質問の仕方にもバイアスが入らないような工夫も求められる．

4 腰椎変性すべり症に対する固定術の意義—非固定，Graf制動術，後側方固定併用術の比較

固定術の利点を活かしつつ，その問題点をも克服する1つの手段としてGraf制動術が開発された．Graf制動術は，責任椎間の頭尾側にある椎体にpedicle screwを刺入し，その間に人工靱帯を装着する方法である．この手技は，従来の固定術とは異なり，手術椎間に可動性を残しながら不安定腰椎を機能的に安定させることを目的としている．しかし，このGraf制動術が，他の手術手技よりもより良い治療成績をもたらすという証拠はない．そこで，筆者らは，変性すべり症に対して非固定群，Graf制動術群，そして後側方固定術群の3群間で術後1年と3年経過時の手術成績を比較してみた．この結果は，術後3年という短い追跡調査期間，固定術の症例数がまだ少ないという制約された条件での中間報告である．その結果，

① 制動術や固定術の併用は，術後残存腰痛の防止に有効である．
② 制動術や固定術を併用しても，神経症状の改善は非固定術よりも明らかに良いとは言えない．
③ 制動術や固定術の併用により下肢症状の再燃・再発は，非固定術よりも明らかに低く抑えられるとは言えない．
④ 制動術や固定術の併用により，すべり率の進行の抑制と椎間可動域の減少が期待できる．
⑤ 術後，3年以内では，3群間で治療成績に明らかな差はなく，制動術や固定術を併用しても神経症状のさらなる改善や下肢症状の再発・再燃を抑えられないと考えられる．

本研究の結果より，腰椎変性すべり症の手術における未解決な疑問点を考察してみる．先ず，X線学的不安定性の存在が腰痛の発生や増悪に関与しているのかという問いに関しては，明らかな制動効果を有するGraf制動術や固定術の併用により術残存腰痛の頻度は低下していることから，X線学的不安定性と腰痛との関連がある可能性は高いと言える．しかし，X線学的不安定性による腰痛の程度に関しては，術後の%slipと椎間可動域を明らかに抑制したGraf制動術群や固定術群と非固定術との間で術後の腰痛の程度に差がないことから，X線学的不安定性による腰痛の程度は少なくとも手術を必要とするほどは強くないと考えられる．制動術や固定術を行えば神経症状の改善は，固定術を併用しない場合より明らかに良いのかという疑問に対しては，術後3年までは非固定群とGraf制動術群や固定群との間で手術成績に差がなかったことから，制動術や固定術を併用しても神経症状のさらなる改善は期待できないと言える．制動術や固定術の併用により下肢症状の再発，再燃は，制動術や固定術を併用しない場合より明らかに抑制できるのかという疑問に対しては，術後3年までは3群間で手術成績に差がなかったことから，制動術や固定術を併用しても下肢症状の再発，再燃は抑えられないと言える．最後に，固定術の併用により経年的手術成績の劣化を抑制できるかという疑問に答えるには，固定群の症例数が少なく，現時点では結論できない．さらに症例の集積と長期間の経過観察の継続が必要である．

5 腰椎変性すべり症に対する今後の課題

腰椎変性疾患の患者に対して，脊椎後側方固定術，インストルメントを併用した後側方固定術，インストルメントを併用した全周にわたる脊椎固定術，そして標準的な保存療法の比較をRCTで行い，2年間追跡調査した報告がある．それによると，3種類の固定術は保存療法よりも優れている．また，インストルメンテーションを併用しない固定術が，術後成績が同等，そして合併症の発現率が低いという点で併用した固定術よりも優れている．最後に，固定術は疼痛や活動障害をわずかに改善することはできるが，患者を完全な痛みのない状態にするわけではない．この研究は，腰椎変性疾患に関係した高度な腰痛に対する最初の画期的なRCTといえる．只，この研究デザインにも問題がある．本研究の対象症例は，保存療法が無効例が被験者になっており，保存療法の症例はまた同じ治療法に無作為に割り付けられているという重大な欠陥がある．

固定術併用の是非を論ずるにはさらにいくつかの研究が必要である．1つは，腰痛の病態解明である．医学的な問題に限定しても，「固定術を行えば腰痛は解決する」と思っている脊椎に関する専門家は1人もいないであろう．腰痛の病態解明が進むとともに，腰痛の治療手段としての固定術の適応はその数を減らしていくであろう．もう1つは，prospective studyの実施である．今までの研究成果から，少なくとも除圧術のみ，あるいは固定術のみ，さらには両術式の併用を行ってその結果を追跡することは倫理上も問題ない．実際，われわれができる方法としては，除圧術のみの群と除圧術に固定術併用群との比較であろうし，やるべきである．

最後に，偽関節例の検討もわれわれに固定術併用の是非を論ずる際に1つの手掛かりを与えてくれる可能性がある．偽関節の多くは成績不可に属

しているが，なかには成績優に属する症例も存在している．この両極端な群を比較することにより，固定術の適応に関して新たな展開が期待できる．

6 腰痛に対する固定術の有効性―最終的な問題解決とならない

海外，とくに米国では腰痛に対する固定術の実施率は上昇している．このような潮流に対して，固定術には以下のような批判がある．先ず，脊椎外科医は，慢性腰痛例の85％に疼痛発生源を同定できていない．第2に，脊椎の治療学会は，意見の相違によって分断された競合するフランチャイズの世界である．第3に，固定術を支持する根拠（経験的裏付け）に乏しい．第4に，金銭的な問題が，診断や治療の選択に影響を及ぼしている．第5に，脊椎外科医の急増と手術技術の普及が手術率を上昇させている．第6に，弁護士と診断する医師との癒着が労災患者に対する不必要な手術を増やしている．第7に，専門家グループとインプラント製造業者がEBMに基づく研究を妨げている．このような固定術に対する批判は，医療の受け手側との対話が重要であり，従来はそれが不十分であったことを示唆している．

腰痛に対する固定術には，多くの課題が存在する．先ず第1に，固定術の適応決定に際し行われる椎間板造影術に対する問題がある．すなわち，椎間板造影術は椎間板変性を促進する．椎間板造影術は腰痛に対する診断手技としてgold standardではない．このような報告を考えると，椎間板造影術を固定術の適応決定法として使用するのは問題があるといえる．第2に，他の保存療法（運動療法／認知行動療法）に対する固定術の優位性が未確立という事実である．すなわち，非特異的腰痛に対する固定術が有効であるというエビデンスはない．運動療法を併用した認知行動療法と固定術の治療効果には差がない．インストルメンテーション併用の固定が，使用しない固定よりも臨床的に優れているという科学的根拠も乏しい．さらに，後側方固定よりも全周にわたる固定のほうが優れているというエビデンスはない．非特異的腰痛に対する人工椎間板の治療効果は固定術と同等である．医療費の高騰，そして合併症の多さから，米国では腰に対する人工椎間板の適用は事実上禁止されている．

米国では腰痛に対する適切な保存療法が行われていないことは多数の研究から実証されている．最近，フロリダ州のMedicare受託業者 First Coast Service Options Inc. は固定術に対する抑制法として，固定術適用の保険適用の新基準をまとめた．この基準は，Centers for Medicare and Medicaid Services（http://www.cms.gov/）のウェブサイト上に公開されている．

変性性椎間板疾患に対する固定術に関して，手術前少なくとも6カ月間は保存療法，すなわち抗炎症薬，鎮痛薬，毎日の運動，活動性と生活習慣の改善，適切な減量，監督下での理学療法や集中的な集学的リハビリテーションなどを実施するよう求めている．また，この基準では，手術前に認知性，行動性，および依存性の問題について評価，治療を行うことが定められている．但し，この基準には批判もある．多くの地域で日本と同様に集学的治療が保険適用になっていないため，現実的ではないという批判である．

このような報告を踏まえると，手術実施にあたっては以下の点を留意する必要がある．第1に，手術によって最終的な問題解決が図れるということは事実ではないということを医師と患者との間で共通認識としておく必要がある．第2に手術によって期待できる効果，不確実性，限界を術者が認識することである．そして，それに基づいた患者への説明（患者の手術に対する過剰な期待を抑制）が必須となる．最後に，最終判断は患者（informed decision）に委ねられる．「手持ちのカードは手術しかないから手術をする」は，現在の医療情勢では，善意からの行為だとしても結果が悪ければ（患者の満足が得られなければ）医療トラブルのもとになる．

主要な疾患に対する治療の実際―留意点

1 椎間板ヘルニア

長期予後からみた治療法の選択

　腰仙椎部椎間板ヘルニアの保存的治療と手術的治療による予後の差については，従来は，長期成績においては差異を認めないとされていた．一方，最近の前向きコホート研究によれば，長期になればなるほど，両者の差は減少するが，臨床症状に関しては，手術的治療のほうが良好な成績を示すとの報告が多い．しかし，保存療法を省略して，即手術的療法を選択すべきという結果は得られていない．また，保存的治療の予後不良因子も確定していない．したがって，現状では，腰仙椎部椎間板ヘルニアの治療にあたっては，保存的治療を第1選択とするのが妥当である．速やかな除痛や社会復帰を望む場合，あるいは，十分な保存的治療が無効であり，かつ，手術的治療によるさらなる症状軽快を望む場合に，手術的治療を行うという従来の治療方針が遵守されてよいと考える．近年，別に述べたように，手術時機を従来考えられている以上延ばしてもよいという報告がある．

　低侵襲手術，あるいは，生物学的製剤を含む新たな薬物による椎間板ヘルニア腫瘍や疼痛に対する治療といった新たな治療法の開発が，従来の治療方針を転換できるかどうかについて，今後の検討が待たれる．

手術術式からみた治療法の選択

　通常の椎間板ヘルニア摘出術と，顕微鏡や内視鏡によるヘルニア摘出術の手術成績には明らかな差異がないとされている．内視鏡による手術は，他の術式に比べてサイトカインやCRPの反応などの点からは，より低侵襲であることが示唆されるが，臨床成績では大きな差異は認められない．差異を認めない理由の1つは，手術成績の評価法が，それぞれの差異を検出できるほどの感度を有していない可能性があるという仮説がある．今後，この仮説の検証が求められる．

　初回手術における固定術の併用についても，現時点では，積極的な意義は認められていない．手術高位の再発率は，固定術により予防できるが，固定隣接椎での椎間板ヘルニア発生を含めた全体の下肢痛の再発率には，固定群と非固定群の間において差異は認められない．

　したがって，治療法の選択については，患者に利害得失と限界を説明して，患者に選択してもらうのがよい．

椎間板ヘルニアと腰痛

　腰痛は，腰仙椎部椎間板ヘルニアに必ずしも必発な症状ではない．中心性のヘルニアに下肢痛を伴わない腰痛のみを主訴とする患者がいることが明らかになっている．一方，ヘルニア摘出術により，下肢痛とともに腰痛も消失する症例が多いことは，臨床家であればしばしば経験する事実である．椎間板ヘルニア自体が腰痛の発痛源になっている場合，下肢痛を惹起している罹患神経根が腰痛に関与している場合（神経根性腰痛），あるいは硬膜自体が腰痛の発痛源となっている場合など，さまざまな原因が想定されている．しかし，椎間板ヘルニア患者が訴えている腰痛の起源は特定されないことが多い．今後の研究の進展が望まれる分野である．

2 LSS

神経障害型式同定の重要性

　LSSの治療を考えるうえでは，神経障害型式の同定が必須である．なぜならば，LSSの自然経過は，神経障害型式により異なるからである．すなわち，神経根型は，その大多数が単一神経根障害例であり，自然寛解傾向を認める．

一方，馬尾型と混合型が有する馬尾症状は，それ自体が重症であり，自然寛解は期待できない．したがって，神経根症状を呈する神経根型に対しては，保存的治療が，馬尾症状に対しては，手術的治療が第1選択となる．

　神経根症状に対しては，神経根ブロックの有効性が高い．一方，馬尾症状は，選択的脊髄動脈造影や腰部交感神経節ブロックにより，症状が軽快する症例も少なからず存在するので，手術の実施が困難な症例，例えばリスクファクターを有する症例に対してはこれらの保存療法を試みてみる価値はある．

除圧術に対する考察

1. 選択的除圧術の長期成績

　LSSに対する手術は，原因疾患に関係なく除圧術が基本手技となる．除圧術としては，椎弓切除術が一般的である．近年は，後方支持要素をできるだけ温存するために，開窓術が広く行われるようになってきている．筆者は，LSSに対する除圧は，画像所見のいかんにかかわらず，責任高位での責任部位のみの除圧（選択的除圧）を行っている（図X-12）．

　術後10年以上経過した責任椎間・責任部位のみの選択的除圧術実施例でみると，長期の術後成績は，手術に対する満足度を除いたすべての検討項目において，馬尾障害型は神経根障害型よりも劣っている．また，術前のX線学的な不安定性は手術成績に大きな影響を及ぼしていない．しかし，矢状面と前額面の両方向で不安定性を合併している神経根型の症例では，術後3年以後で成績が低下しており，これらの症例に対しては，固定術，あるいは制動術を追加する必要があった可能性がある．固定術や制動術により，治療成績が改善されるかどうかについては，今後の検討課題である．さらに，無症候性の不完全停止像も手術成績に有意な影響を及ぼしてはいない．

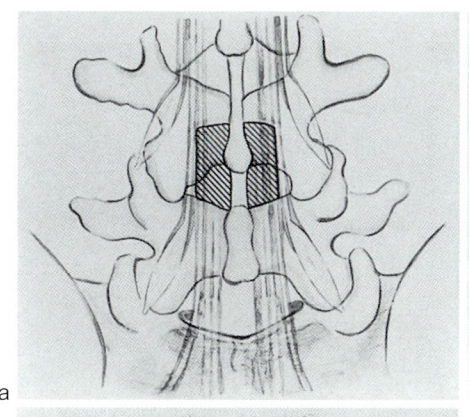

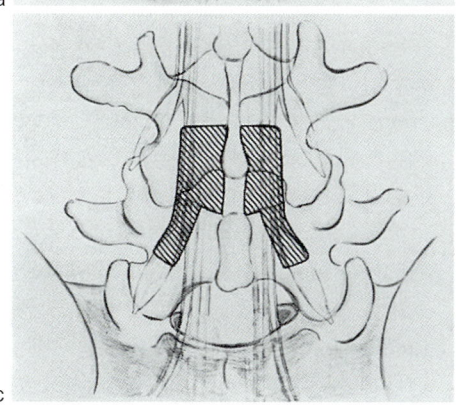

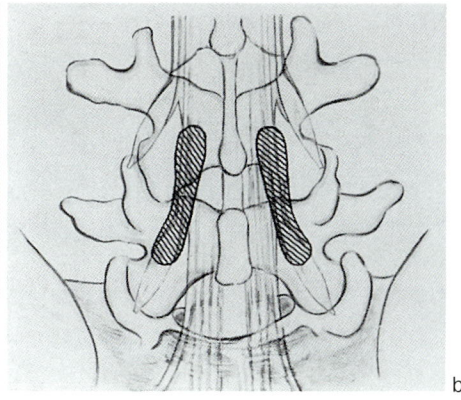

図X-12　LSSに対する選択的除圧術の除圧範囲
a：馬尾型
b：神経根型（両側罹患例）
　片側の場合は片側のみの除圧を行う
c：混合型（馬尾＋両側神経根罹患例）
神経根の除圧は両側あるいは片側罹患に応じて行う
（菊地臣一：臨整外 20：1180-1190, 1985, 図4より転載）

2. 選択的除圧術への疑問点とそれに対する考察

　LSSの除圧にあたって，筆者が用いている責任椎間・責任部位のみの除圧である選択的除圧の問題点としては，以下の3点が挙げられる．1つは，無症候性の多椎間の狭窄を除圧せずに放置した場合，将来その椎間が症状を惹起しないかという危惧である．第2には，片側の神経根型の症例に対しては，片側のみの除圧しかしていない．その場合，反対側の非除圧側が将来症状を発生することはないのかという危惧である．最後に，症状を惹起していない椎間を除圧しないと術後成績に悪影響を与えるのではないかという疑問である．

　筆者らによるprospective studyによれば，責任椎間のみの除圧を行った多椎間狭窄の症例と，1椎間のみに狭窄を認めた症例に対する除圧術の成績に差はない．また，画像上，多椎間に狭窄が認められる症例に対して責任椎間のみを除圧した場合と画像所見に従って狭窄のある高位をすべて除圧した場合との手術成績の比較では，術後3年の時点では，術後のJOA scoreと平均改善率，いずれも両群間で有意差は認められない．

　すなわち，画像で多椎間に狭窄を認めた症例に対し画像所見に従って多椎間の除圧を行った場合でも，術後の症状は同程度に回復するといえる．この結果が術後長期にわたって維持されれば，責任椎間のみの除圧でもよいということになる．これらの検証は，今後の検討課題である．

　一方，術前の画像で狭窄の認められる他椎間に術後，新たな症状が出現する症例はごく少数例であり，その頻度は高くない（図Ⅹ-13，14）．さらに，除圧側の反対側に症状が出現したのは，われわれの5年経過の追跡調査で約10％である．問題は，術前の画像所見から，対側の症状出現因子を特定することはできないことである．

　さらに，興味ある臨床的事実がある．片側のみの除圧を行い，Graf制動術を用いて背屈位に責任椎間を制動しても，反対側の椎弓間隙には全く除圧操作をしていないにもかかわらず，反対側に症状が出現した症例は1例もない．この事実は，画像の機械的圧迫のみで神経根障害の発生を論ずることの矛盾を示唆している．これらの結果をどう捉えるかは，術者の手術に対する概念や患者の状態によって異なってくる．少なくとも現時点では，筆者は，LSSによる片側神経根障害に対しては，症状側のみの除圧で対応し，新たな症状が生じたときに対応すればよく，予防的な対側除圧はしていない．

　最後に，無症候性の狭窄椎間を除圧しないことによって，手術成績へ悪影響があるかという問題がある．先人達により，LSSにおけるtwo-level stenosisの神経症状発現への関与が指摘されている．とくに，馬尾に対するdouble-level compressionは，single-levelでは障害を発生し得ない程度の圧でも，この圧をdouble-levelにかけると馬尾に障害が発生することが実験的研究で証明されている．臨床例で，LSSによる神経性間欠跛行を有し，脊髄腔造影において2椎間（L3/4とL4/5）に完全または不完全停止像を呈したtwo-level stenosisの症例と1椎間（L4/5）に完全または不完全停止像を呈したone-level stenosisの術後成績を比較してみると，両群間に有意な差は認められない．

　神経障害型式をみてみると，two-level stenosisの症例は馬尾障害を呈することが多い．しかし，安静時症状の合併頻度や重症例の割合にも両群間に差はない．造影所見で2椎間に狭窄があっても責任高位のみの選択的除圧を行った後に症状が回復しているのは，馬尾にかかっている圧がone-levelで障害を発生しうるほど高いものではなく，除圧していない椎間の狭窄だけでは馬尾に障害を与えていないと推定される．また，この結果から2椎間圧迫の存在は，馬尾障害発現の一因子であることが示唆される．以上の事実をまとめると，LSSによるtwo-level stenosisに対して，責任椎間のみを選択的に除圧してもその術後成績は良好であるのは理解できる．

　筆者の行っている責任椎間・責任部位のみの選択的除圧術は，退行性疾患によるLSSに対して適用されるのは妥当だとしても，軟骨無形成症（achondroplasia）のような骨系統疾患によるLSSに対しても適用できるのかという疑問がある．

	a	b	c
	d	e	f

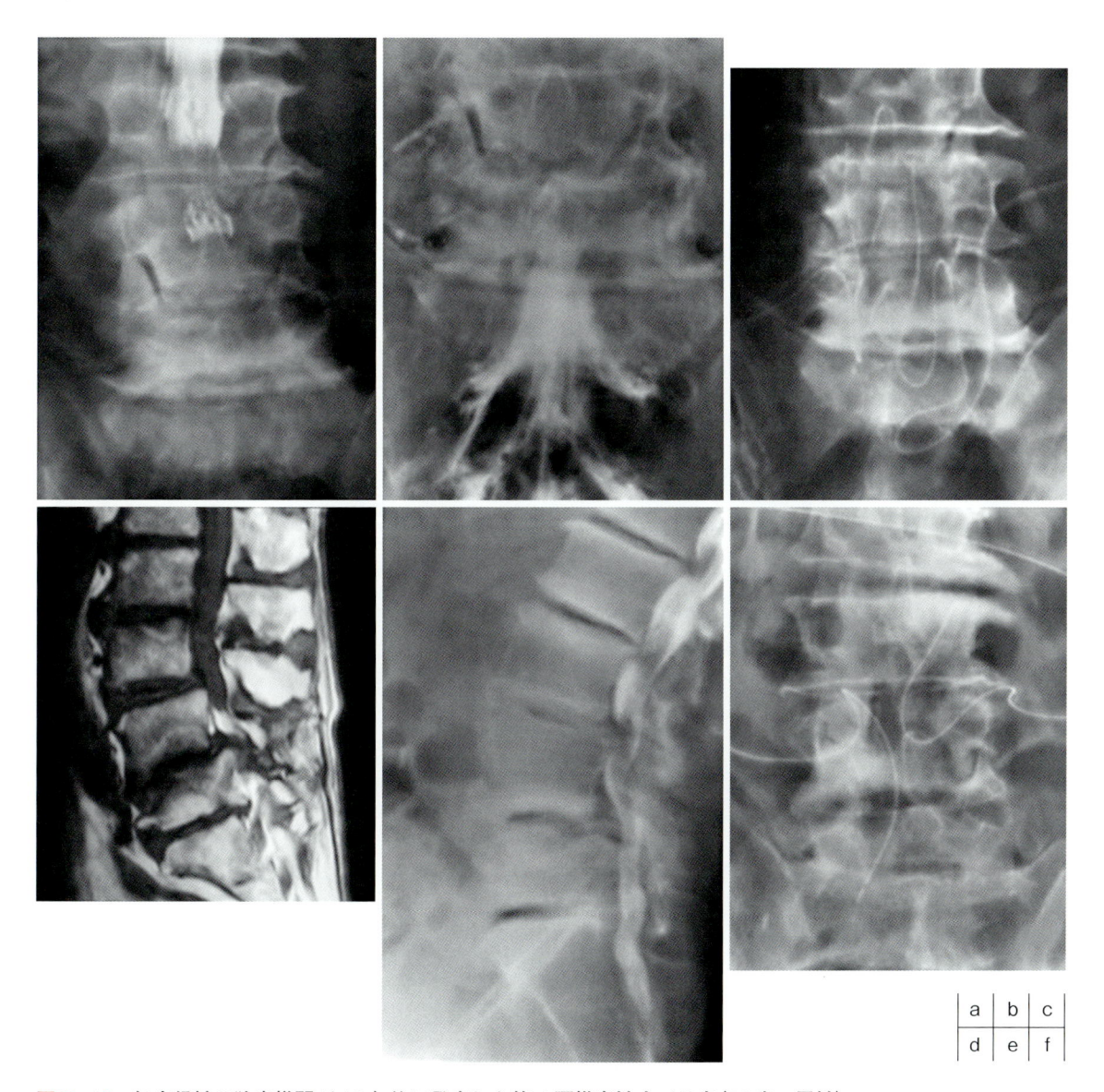

図X-13 無症候性の狭窄椎間が13年後に発症した第4腰椎変性すべり症（54歳，男性）
a：脊髄造影，前後像（54歳時）
b：硬膜外造影，前後像（54歳時）
c：単純X線写真，前後像（術後）（54歳時）
d：L3/4以下の多根性障害発生時のMRI矢状断像（68歳時）
e：脊髄造影，側面像（68歳時）
f：腰椎単純X線写真，前後像（術後）（68歳時）
54歳時，第5腰神経以下の多根性障害を呈していた混合型（両側神経根障害）間欠跛行の症例である．L4/5椎間の選択的除圧術を実施して間欠跛行が消失した．14年後（68歳時），無症候性であったL3/4椎間での第4腰神経以下の多根性障害（馬尾型）間欠跛行が出現した．L3/4椎間の除圧術を行い間欠跛行は消失した．この症例は，無症候性の狭窄がある場合に予防的手術を行うべきかを考えさせられる症例であるが，このような症例は数が少ない．

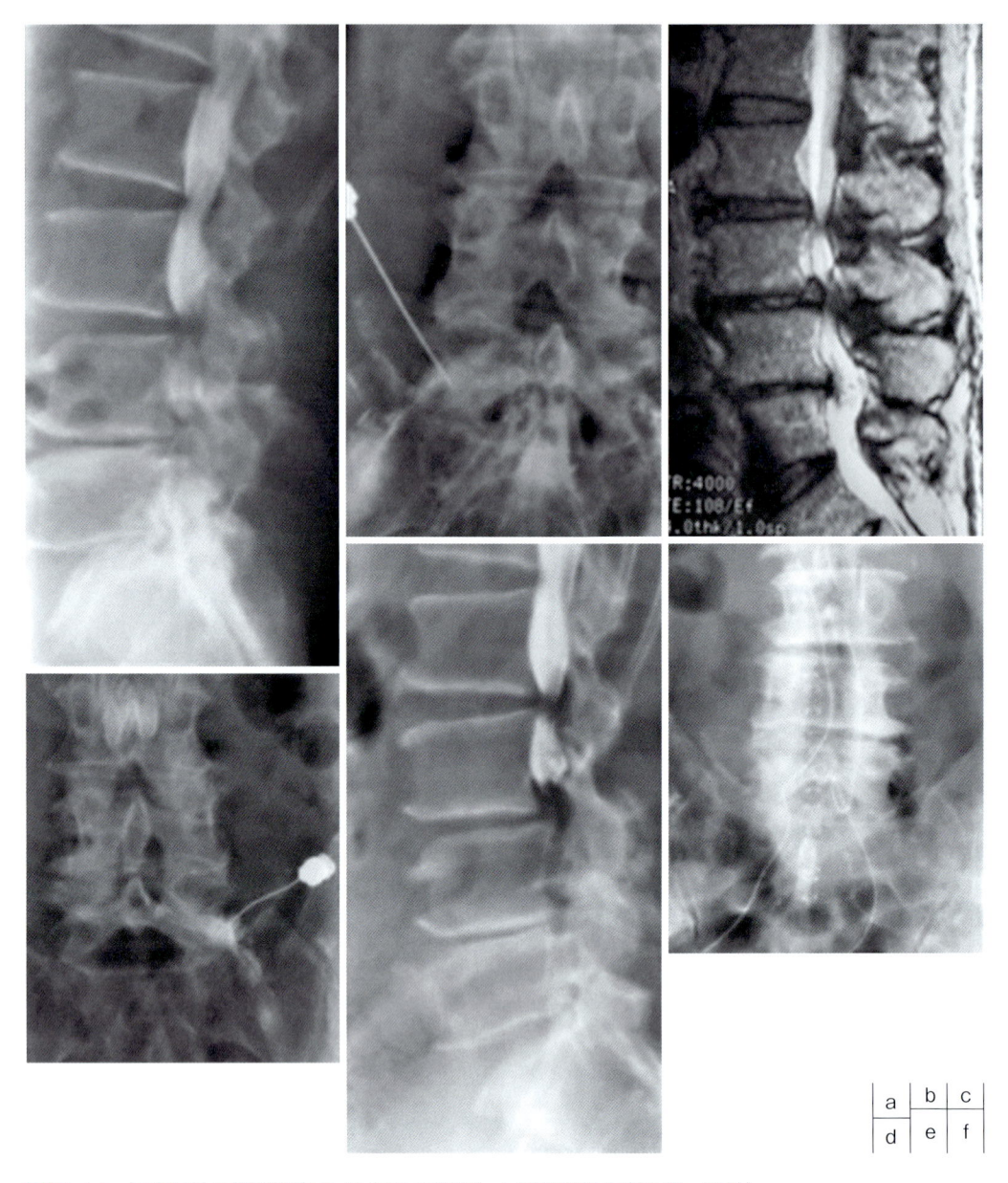

図Ⅹ-14　無症候性の椎間狭窄が10年後に発症した腰部脊椎症(66歳,男性)

a：脊髄造影,側面像(66歳時),　　b：硬膜外造影—第5腰神経根造影,前後像(66歳時),
c：MRI 矢状断像(76歳時),　　　　d：脊髄造影—第5腰神経根造影,前後像(76歳時),
e：脊髄造影,側面像(76歳時),　　　f：腰椎単純X線写真,前後像(術後,76歳時)

66歳時,両側第5腰神経以下の多根性障害を呈する混合型(馬尾＋両側神経根の障害)間欠跛行を呈していた.脊髄造影は,L3/4椎間で不完全停止,L4/5椎間で完全停止像を呈していた.L4/5椎間の選択的除圧術により,下肢のしびれは残存したが,間欠跛行は消失した.68歳時に,第3腰椎の変性すべりが確認された.76歳時に第4腰神経以下の多根性障害が出現し,L3/4椎間での馬尾型間欠跛行と診断した.また,第5腰神経根ブロックにより歩行時の疼痛が一時消失したために,L4/5椎間での両側第5腰神経根障害の合併と判定した.すなわち,責任椎間は馬尾障害の責任がL3/4椎間で,L4/5椎間の関与も否定できない.神経根障害の責任椎間はL4/5椎間である.脊髄造影はL3/4椎間での完全停止像を呈している.L3/4,L4/5椎間の選択的除圧術により82歳で死亡するまで,下肢のしびれは残存していたが,神経性間欠跛行は消失していた.

筆者の経験では，軟骨無形成症のような先天性の脊柱管狭窄を伴っている症例で，術前に多椎間狭窄を呈していたとしても，責任高位のみの除圧を行うことで長期にわたり良好な成績が維持されている．したがって，軟骨無形成症による脊柱管狭窄に対しても，退行性疾患による脊柱管狭窄と同様に診断・治療することが可能であると言える．

3. 従来の椎弓切除術の問題

従来の椎弓切除術は，とくに失うものはないと言われ，長い間広範囲椎弓切除術が行われてきた．しかし，後方支持要素の破壊が構築学的な弱点を惹起すること，あるいは椎弓切除が硬膜外腔への瘢痕組織の侵入を許してしまうことなど，いくつかの問題点が以前から指摘されている．

近年，腰椎後方手術の侵襲後には，ほとんどの症例で一過性ないし半恒久的な馬尾癒着が発生することが指摘されている．腰椎後方手術侵襲や硬膜外異物によって惹起される馬尾癒着は，いったん発生した場合には，有効な治療法がないのが実状である．したがって，予防が最大の重要課題である．予防手段の確立には，馬尾癒着発生の病態生理の解明が必須である．

動物実験では，椎弓切除をするとその後に常に馬尾伴行血管の拡張と馬尾間に介在するフィブリン様物質の析出が生じ，高率に馬尾が相互に相寄って癒着が生じる．ここで，後方手術の侵襲範囲によって硬膜外組織に惹起される炎症反応や馬尾集合・癒着の状態は異なるのかという疑問がある．術後に発生する癒着性くも膜炎の程度や持続時間を左右する因子は，侵襲局所の炎症反応の程度であると考えられている．

筆者らの実験によれば，馬尾集合・癒着は，椎弓切除の範囲にかかわらず，椎弓切除後24時間の時点で発生する．しかし，馬尾集合・癒着の持続時間は，椎弓切除の範囲により異なる．2椎間以内の椎弓切除では，馬尾集合・癒着は術後3週の時点で軽減する．これに対し，3椎間椎弓切除では，馬尾集合・癒着の軽減には6週間を要する．すなわち，椎弓切除の範囲が広くなるほど馬尾集合・癒着の持続時間が長くなる．

本研究の結果は，責任椎間を絞り込み，可能な限り椎弓切除数を少なくすることが癒着性くも膜炎発生の予防策として重要であることを示している．また，このような多椎間椎弓切除に伴う馬尾集合・癒着という形態学的な反応は，術後に機能障害を惹起する可能性は否定できない．正常な馬尾への栄養供給は，58％が脳脊髄液からの拡散により，35％が馬尾栄養血管により行われている．しかし，馬尾集合・癒着の状態では，脳脊髄液からの栄養供給は28％に減少して低栄養状態となり，反対に何らかの代償機構が働き馬尾栄養血管からの栄養供給は153％に増加する．また，炎症が持続した場合，この代償機構が十分に機能せず，馬尾は低栄養状態となり神経変性が惹起されることが危惧される．さらに，低栄養状態の馬尾では，温痛覚潜時の遅延が出現するとの報告もある．筆者らの結果では，運動（歩行）機能や電気生理学的機能に関しては，椎弓切除の範囲の多寡にかかわらず，各測定時点で有意な変化は認められない．すなわち，多椎間椎弓切除により馬尾集合・癒着の回復遅延という形態学的変化が存在しても，歩行機能や馬尾の電気生理学的機能に明らかな機能障害は惹起されない．ただし，電気生理学的検討のなかで，振幅の変化率だけは，術前と比較して，減少する傾向が認められる．

本研究の結果からは，多椎間椎弓切除により馬尾集合・癒着が発生し，その結果，将来，馬尾癒着の回復遅延が何らかの臨床症状を惹起する可能性は低いといえる．しかし，臨床での癒着性くも膜炎による症状発生は長期間経過後に発生する．臨床の時間的推移を考えると，本研究は6週間という短期間の観察であるため，長期間経過後の馬尾の機能障害の発生の危険性を全く否定できるものではない．このような事実から，「広範囲椎弓切除術は失うものがないので，疑わしい椎間は罰する」という概念での予防的椎弓切除術の正当性は今後再検討が必要かもしれない．

ここで，広範囲椎弓切除術を実施する理由を考えてみる．第1に，症状形成に関与している可能性のある狭窄因子はすべて排除することが手術成

績を向上させるはずという認識のためであろう．第2に，将来の症状発生の可能性を排除するためである．しかし，これらの理由の妥当性を科学的に検証した研究結果はまだ提示されていない．すなわち，広範に除圧することが手術成績を良くするかどうかは分からない．また，予防的椎弓切除術が真に予防効果を発揮するのかについても立証されていないのである．

　ここで，実際に椎弓切除術を行う場合を想定してみる．「狭窄を呈している椎間はすべて除圧する」との方針を厳密に考えれば，どの程度の狭窄があれば椎弓切除の適応なのか明確な基準を提示しなければならない．しかし，実際には個人の経験に基づいて行っているのが実情であろう．固定術の範囲をどうするのかと同様に，椎弓切除術もどの範囲まで行うかは，現在のところ科学的な根拠に基づいた見解の一致はみられていないと言って良い．このように，従来の椎弓切除術に関しても，厳密には科学的な検証がまだ不十分であるということは認めざるをえない．

4．最近の術式の考察

　最近，腰椎の後方筋群へ侵襲の軽減をめざした内視鏡や顕微鏡下片側進入対側除圧，棘突起間進入椎弓間除圧，あるいは棘突起縦割式椎弓切除といったさまざまな術式が考案されている．これらの術式は，椎間板ヘルニアに対する内視鏡手術と同様に，従来の術式に比べてサイトカインやCRPの反応などの点からは，より低侵襲であることが示唆されている．しかし，従来法と比べて臨床成績が明らかに良好であるという報告はない．これらの工夫が，真に臨床的にどんな意義があるかを，今後のさらなる検証で明らかにしていくことが必要である．

5．LSSに対する糖尿病の影響

　現在，わが国では，1,000万人を超える人口が糖尿病，あるいは糖尿病予備軍とされている．これに伴い，糖尿病を合併しているLSSの症例が増加しており，治療や周術期の対応に苦慮することが多い．糖尿病により末梢神経が障害されると，四肢末梢にしびれが出現する．また，自律神経が障害されると膀胱直腸障害が出現することもある．このため，LSSに糖尿病が合併している症例では，自覚症状や神経障害型式に糖尿病が影響を与えている可能性がある．つまり，糖尿病による両足部のしびれや膀胱直腸障害，LSSによる馬尾障害と誤診してしまう可能性がある．事実，糖尿病を合併している症例に術前での安静時における下肢のしびれの合併頻度が高い．その理由としては2つ考えられる．1つは，糖尿病性神経障害によるしびれを合併している可能性である．しかし，糖尿病性神経障害は，血糖のコントロールをして血糖を正常化すると痛みやしびれが軽減すると言われている．2つ目は，糖尿病により，馬尾や神経根の易損性が高くなっている可能性である．LSSのために，馬尾や神経根が圧迫を受けた場合，糖尿病を合併している症例では神経の変性が生じているため症状が出現しやすい可能性がある．糖尿病を合併する症例に術前の下肢しびれの頻度が高いという事実は，馬尾や神経根の易損性を示唆している．しかし，手術による安静時での下肢のしびれの改善度は，糖尿病を合併している症例で低いわけではない．すなわち，糖尿病の合併は，障害された神経組織の回復を妨げるほどの影響を与えていないと考えられる．

　糖尿病を合併しているLSSのもう1つの問題点は，術後合併症としての感染である．さらに，糖尿病の合併は術後成績にも影響を与えている可能性がある．しかし，LSSの手術にあたっては，術前に血糖コントロールが良好であれば，術後の糖尿病による易感染性や創傷遷延治癒は予防可能で，また，術後成績にも差はない．したがって，糖尿病を合併しているLSSの手術にあたっては，糖尿病の周術期の血糖コントロールが重要であると言える．

6．LSSと腰痛

　北米脊椎外科学会や日本整形外科学会のLSSの診療ガイドラインでは，LSSにおける腰痛は，LSSに必須の症状ではないとしている．LSSに

伴う下肢症状は，馬尾あるいは神経根の圧迫病変としての症状ということで理解が進んでいる．しかし，LSS に合併する腰痛の起源は，いまだ明らかになっていない．

筆者らの調査によれば，除圧術によって術前の腰痛が NRS（numerical rating scale）20 mm 以上改善した症例の割合は，脊椎症で 58.3%，変性すべり症では 82.1% である．JOABPEQ 腰椎機能障害における除圧術の有効率でも脊椎症に比べて変性すべり症のほうが有意に高い．すなわち，L4/5 高位の LSS に伴う腰痛は，神経障害型式にかかわらず，変性すべり症が存在していても，脊椎症と同等以上に除圧術単独で改善する．この事実から，LSS でも，変性すべり症が，脊椎症に比べて，神経障害に起因する腰痛の割合が高いと言える．

腰部脊柱管に腰痛が合併しているときには，下肢痛を惹起している罹患神経根が腰痛に関与している場合（神経根性腰痛），硬膜自体が腰痛の発痛源となっている場合，あるいは，椎間関節や椎間板など，さまざまな原因が想定されている．椎間板ヘルニアにおける腰痛と同様に，今後の研究の進展が望まれる分野である．

7. 精神医学的因子が手術成績に与える影響

JOABPEQ は，患者立脚型の評価法であり，その結果には，精神医学的問題が大きく影響する．BS-POP による術前評価と JOABPEQ との関係を検討してみる．

術前の BS-POP による精神医学的評価で異常と判定される症例では，術後の JOABPEQ 重症度スコアと手術有効率が低く，精神医学的問題が患者立脚型の手術評価法に影響を与えている．この結果から，LSS の手術成績を予測するうえで，術前の精神医学的評価は不可欠と言える．

次に，手術成績と BS-POP による精神医学的評価との関係をみてみる．術前に BS-POP が異常を示した症例群のうち，約 30% は術後も BS-POP が異常を示す．残りの約 70% は術後に BS-POP が正常化し，下肢痛を除いては，術前から BS-POP が正常であった群を比較して，手術成績は変わらない．術前・術後ともに BS-POP が異常を示した症例は，手術により自覚症状の改善が得られなかったために BS-POP の異常が残存しているのか，あるいは術前から手術によっては改善し得ない精神医学的問題の存在があるために BS-POP の異常が残存しているのかは明らかではない．今後，術後に BS-POP が改善するか否かを術前に予測できる精神医学的問題を明らかにする必要がある．

ここで，高齢者（70 歳以上）を対象に，術後での QOL を RDQ を用いてその特徴をみてみる．それによれば，70 歳以上群では腰痛と下肢のしびれの程度が，70 歳未満群に比べて有意に高い．JOA スコアは，70 歳以上群のほうが 70 歳未満群よりも有意に低い．腰痛関連 QOL は，RDQ の偏差得点で比較すると両群間で差は認められない．すなわち，両群とも術後の腰痛関連 QOL は，全国の腰痛有訴者の RDQ 基準値まで回復する．精神医学的問題を有する症例は，年齢にかかわらず手術に対する満足度と腰痛関連 QOL が明らかに低いので，手術適応は慎重に判断する必要がある．

8. 手術前後での自覚症状の推移

LSS の手術で，間欠跛行や膀胱直腸障害は術後良好な改善を認める．一方，下肢のしびれは高頻度に残存することが報告されている．安静時症状と歩行時症状を区別して検討してみると，安静時症状は歩行時症状に比較して残存率が高い．症状別でみると，安静時の下肢のしびれは，歩行時の下肢のしびれに比較して残存しやすい．この結果では自覚症状のみでの検討であり，歩行負荷試験を行っていない．したがって，しびれの内容については，神経根障害に伴うしびれか，馬尾障害に伴うしびれか，あるいは単根性か多根性かなど，その程度や性質は区別せずに自覚的な異常感覚すべてを対象としている．

LSS による安静時における下肢のしびれは，神経障害型式を問わず，安静時でも存在している静的な要因が関与していると考えられる．関与因子の 1 つとして，神経組織の器質的な変化が考えら

れる．動物実験では，脊髄神経根の圧迫開始後1週間で組織学的に神経の変性像を認める．別の馬尾慢性圧迫実験では，圧迫開始後2週間で，馬尾の軽度圧迫により，馬尾部の脊髄神経に脱髄変化が認められる．中等度から強度の圧迫では，軸索変性を起こしている．しかし，圧迫開始後30日目では一部に神経線維の再生像を同時に認める．さらに別のモデルによる検討では，4週で馬尾部の脊髄神経に脱髄変化を認めないが，12週と24週では脊髄神経の脱髄変化と軸索変性を認め，馬尾部での膠原線維の増加を認める．

LSSの動物モデルによる検討では，神経根や馬尾に対して慢性圧迫を加えて生じた組織学的変化が，圧迫解除後にはいかなる過程を経るのかについて，長期間にわたり詳細に検討した報告はない．したがって，これらの神経の器質的な変化が，はたして不可逆的な変化であるか否かについては，現時点では明らかでない．

安静時の下肢のしびれは術後に残存しやすいという事実は，神経の器質的な変化が，条件によっては，不可逆的な変化となりうる可能性を示唆している．一方，歩行時に増悪または出現する下肢のしびれは，安静時の下肢のしびれに比較して術後に残存しにくいことは明らかである．歩行時での下肢のしびれは，歩行時に加わる動的な要因が関与していると考えられる．原因の1つとして，馬尾・神経根に対する機械的圧迫の増強による脊髄液の灌流不全や，馬尾・神経根の循環障害が考えられる．LSSによる神経性間欠跛行には姿勢因子が存在するのは明白である．事実，腰椎前屈により脊柱管内の機械的圧迫を軽減すると，短時間の休息によって下肢症状は速やかに回復する．この事実から，歩行時に馬尾・神経根に加わっていた機械的な圧迫因子が手術によって十分に除圧されれば，歩行時の症状は手術直後より消失または大幅に改善することが期待される．事実，間欠跛行については，これまでも手術療法による良好な改善が報告されている．

安静時の下肢のしびれの残存に関与している因子は，手術時年齢と馬尾障害の存在である．馬尾障害における下肢のしびれの残存することが多いという事実は，すでに報告されている．筆者らの検討は，それを支持する結果である．しびれ残存例においては，有意に手術時年齢が高い．この事実は，神経障害からの神経組織の回復力が年齢とともに低下する可能性を示唆している．

筆者らの研究の限界点として2つの点が挙げられる．1つ目は，症状の程度ではなく，症状の有無をその調査対象としていることである．このため，実際には自覚症状の程度が改善していたとしても，症状が少しでも残っていれば今回の研究では「症状の改善なし」と判定されてしまう．自覚症状の詳細な変化を検討するために，今後は症状の程度をカテゴリー分けして評価を行う必要がある．

2つ目は，自覚症状の調査方法が術前後で異なることである．術後1年時点では，歩行負荷試験ではなく問診によって歩行時症状の有無を調査している．そのために，術後に歩行時症状が存在しないと判定された症例のなかに，偽陰性の症例が存在する可能性がある．すなわち，歩行時症状の残存率が実際よりは低い結果が得られてしまう可能性がある．今後の課題として，より長期の観察を行うとともに，しびれや疼痛の部位，性状による症状改善率の違いなど，より詳細な検討が必要である．

9．術後におけるうつ症状の改善

LSSの症例を対象に，前向き調査により，うつ症状が術後成績に及ぼす影響をみてみる．

術前のうつ症状あり群では，なし群に比較して術前のRDQ偏差得点が有意に低いが，術後の検討項目では有意差は認められない．一方，術後うつ症状改善あり群では，腰痛とRDQ偏差得点が，うつ症状改善なし群に比較して，術後に有意に改善する．多変量解析で，術後にうつ症状が改善する予後予測因子として，有意な項目は抽出されない．

この結果をみると，術前にうつ症状が存在しても，その半数以上で術後にうつ症状が改善する．一方，うつ症状が残存する患者群では，術後の腰痛と腰痛関連QOLの改善が悪い．この結果によ

り，術前に BS-POP 医師用・患者用を含めて術後にうつ症状が改善するか否かを予測する因子は同定できない．この課題について，今後，さらに検討する必要がある．

10. 変性側弯を伴う LSS に対する除圧術の成績—JOABPEQ による検討

腰椎変性側弯は，LSS における徐圧術の手術成績の不良因子の 1 つである．LSS に対して椎弓骨切り術を行った症例を対象にして，前向きコホート研究で検討してみる．術前に変性側弯ありと判定されたのは 39 例で，Cobb 角の平均は，16.7° である．術前の腰痛，下肢痛，下肢のしびれ NRS，および RDQ 偏差得点は，2 群間で有意差は認められない．JOABPEQ では，腰椎機能が側弯あり群で有意に低い．すなわち，変性側弯の有無は，術前の症状の強さや RDQ で評価した機能障害とは関連はないが，JOABPEQ からみた腰椎機能は変性側弯の症例で低い．

術後 1 年の時点では，腰痛と下肢痛 NRS が側弯あり群で有意に高い．RDQ 偏差得点と術後満足度は，2 群間で有意差は認められない．JOABPEQ の有効率(疼痛関連／腰痛機能／歩行機能／社会生活／心理的)は，側弯あり群では 63/56/50/44/11，側弯なし群では 63/60/73/60/35 であり，側弯あり群で歩行機能，社会生活，および心理的障害のドメインで低値を示している．JOABPEQ の術前後のスコアの差を 2 群間で比較した結果，側弯あり群で社会生活障害の改善が有意に低い．すなわち，変性側弯の症例では，JOABPEQ からみた術後の改善が低い．

本研究の結果，側弯を伴う LSS に対して，除圧術のみを施行した場合，側弯を伴わない症例と比較して術後の腰痛と下肢痛が強く，JOABPEQ からみた術後の改善が少ない可能性が示唆された．今後は，成績不良例の分析を行い，除圧術の適応について検討する必要がある．

11. 手術前後での自覚症状と JOABPEQ —腰痛の程度と機能障害の乖離例からみた治療評価の妥当性と限界

JOABPEQ は患者立脚型の評価法であり，結果には，精神医学的問題が影響して，症状と機能障害の程度が乖離する症例が存在する．そこで，腰痛と機能障害の程度が乖離する症例の存在と精神医学的問題の関与を明らかにし，JOABPEQ の妥当性と限界を前向きコホート研究で検討してみる．

腰痛と機能障害の程度が乖離する症例の割合をみると，乖離なし群では，術前は各ドメインで 85.7～92%，術後では 84.3～96.3% 存在する．一方，低値群(JOABPEQ のカテゴリが腰痛のカテゴリより低い)は，術前は各ドメインで 5.4～9.8%，術後は 3.7～9.3% 存在する．すなわち，手術前後とも，約 90% の症例では，腰痛と機能障害が同程度で，JOABPEQ で妥当に評価できる．しかし，臨床的に最も問題となる，腰痛の程度に比べて機能障害が強い症例が 4～10% 存在し，これらの症例では，JOABPEQ のみでは十分に評価できない可能性がある．

乖離なし群と低値群の BS-POP を比較してみる．術前の BS-POP で異常と判定された症例は，JOABPEQ の各ドメインの乖離なし群では，8.7～16.2% であったのに対して，低値群では，33.3～75.0% と，手術前後ともすべてのドメインで低値群が有意に高い．すなわち，手術前後とも，腰痛の程度に比べて機能障害の強い症例では，術前の精神医学的問題が影響している可能性がある．

JOABPEQ では，LSS 手術例の約 90% の症例で機能障害の妥当な評価が可能である．しかし，腰痛の程度に比べて機能障害が強い症例が 4～10% 存在し，これらの症例では，精神医学的問題が関与している可能性があり，JOABPEQ のみの評価には限界がある．

腰椎変性疾患の手術成績―患者の満足度という視点からの検討

　患者の視点からみた治療成績という点では，患者の治療に対する満足度は無視できない．今後は，「患者の満足度」という視点からも，手術成績と治療に対する満足度の関与因子を明らかにする必要がある．

　椎間板ヘルニアの手術後10年以上経過例に対する検討では，椎間板ヘルニアに対する治療成績，治療の満足度，およびdisabilityの三者はそれぞれ相互に影響し合っていることが明らかになっている．これら三者に関与する因子としては，治療成績に対しては症状改善，とくに下肢痛の改善が関与している．治療に対する満足度に対しては，腰痛の遺残が最も影響を与えている．一方，disabilityの観点から満足度をみてみると，1日中痛いといった心理的影響を含む疼痛の存在が満足度に最も影響を与えている．術後に疼痛が再燃したり，新たな疼痛が出現した症例では，治療成績が劣る傾向が認められるが，手術関連因子（手術時年齢や手術術式の差異）や他覚所見の異常（筋力低下や感覚異常）が患者の満足度に与えている影響は少ない．この結果をみると，患者にとって術後における最大の関心事は疼痛の消失にあるといえる．この事実はまた，椎間板ヘルニアに対する手術療法では，周術期の疼痛コントロールや術後に疼痛が遺残した場合の疼痛ケアが最終治療成績に影響を与える可能性があることをも示唆している．このような事実を考えると，椎間板ヘルニアに対して手術を実施するにあたっては，手術自体のみでなく，周術期の疼痛コントロールや術後の遺残した疼痛に対するマネージメントを重視することが必要であると言える．

　術後10年以上経過した腰椎変性すべり症の手術例に対する検討では，患者の治療に対する満足度に影響している因子は，腰痛，下肢痛としびれの術前と比較しての相対的な改善度および歩行可能時間である．一方，手術術式（固定術併用の有無）や術前の神経根障害型式（神経根障害，馬尾障害），調査時点での自覚症状（腰痛，下肢痛およびしびれ）の程度（VAS）は，患者の術後における満足度に直接影響を与えているという結果は得られない．したがって，術後での患者の満足度は，術後のそれぞれの時点での自覚症状の改善度に影響されていると言える．前述した椎間板ヘルニア術後10年以上経過例での患者の満足度を調査した結果と比較すると，腰椎変性すべり症は椎間板ヘルニアと同様に，腰痛や下肢痛といった自覚症状の改善度が患者の満足度に影響している．一方，腰椎変性すべり症では，下肢痛やしびれの改善のみならず，歩行時間の改善も治療に対する患者の満足度に関与する大きな要因となっている．したがって，腰椎変性すべり症に対して治療を行う際には，患者の関心事は自覚症状と間欠跛行の改善にあるという事実に留意する必要がある．

　以上の結果をまとめてみると，腰椎変性疾患に対する手術療法を選択するにあたっては，患者が手術治療に何を求めているかを知ることが重要である．また，われわれ医療提供側は，手術療法によって何を提供できるかを術前に十分説明し，治療方針の決定を行う必要がある．

腰椎変性すべり症の腰痛―機能障害からみた評価

　腰椎変性すべり症に対する除圧術前後での腰痛と腰痛に関連した機能障害の推移については，未解明な点が多い．そこで，患者にとって最も重要なアウトカムである機能障害（QOL）を主要アウトカムとして，腰痛の程度や単純X線写真での不安定性と腰痛関連機能障害との関係をみてみる．

　先ず，除圧術後に機能が改善する症例と改善しない症例では，手術前後の矢状面におけるX線学的不安定性に差異は認められない．この事実は，矢状面でのX線学的不安定性は，腰痛関連機能障害の改善の有無に関与していない可能性があることを示唆している．すなわち，患者にとって重要なアウトカムである自覚症状の改善と機能障害の改善は，治療者側の評価，とくに画像検査では評価できない．除圧術のみで，78.3％の症例

で腰痛関連機能障害が改善しているという事実は，X線学的不安定性の存在によって固定術を選択されていた症例でも固定術を回避できる可能性があることを示唆している．

除圧術前後での腰痛と機能障害の関係については，除圧術後に機能が改善する症例と改善しない症例では，術前における腰痛の程度に差異は認められない．一方，術後に，機能が改善しない症例で，腰痛が強い傾向が認められる．この事実は，下肢症状が存在する術前よりも下肢症状が改善する術後のほうが腰痛に関連した機能障害が顕著化する可能性を示唆している．

腰椎変性すべり症に対する手術術式の検討では，倫理的な問題からRCTなどエビデンスレベルの高い研究が制限され，手術手技に関する推奨されるガイドラインはない．今後は，多施設でのRCTや質の高い観察研究の結果による治療体系の統一化が求められる．治療成績の評価には，治療者側のめざすアウトカムだけでは十分とは言えず，患者が求めるアウトカムを設定する必要がある．すなわち，腰椎変性すべり症に対する除圧術の治療成績評価には，機能障害を評価するツールを用いる必要がある．その尺度は，国際的に使用されている方法に準ずることが望ましい．

この検討の限界は，症例数が少なく，術後の評価が1年と短期間であること，X線学的不安定性の評価が矢状面のみであり，対象症例の大部分が椎間可動角やすべり率の小さい症例であること，そしてRDQの項目ごとの変化について検討していないことである．今後，X線学的不安定性が大きい症例で長期での検討が必要である．

手術にあたっての高齢者に対する留意点

LSSは高齢者に多い．高齢者に対する手術を考えた場合には3つの問題が存在する．

第1は，高齢者という年齢からくる身体的条件である．65歳未満群と比較すると，高齢者ではハイリスクによる手術断念例，術前合併症の保有頻度および術後合併症の発生頻度が高い．すなわち，高齢者の手術適応に関しては，十分な術前評価と慎重な術後管理が要求される．

第2は，高齢者特有の神経症状である．65歳未満群と比較すると，高齢者には馬尾障害が多い．馬尾障害は，手術以外に有効な治療手段はないことから，馬尾症状に対する治療効果が問題になる．65歳未満群での馬尾障害による術後のしびれ残存率は，65歳以上群のそれよりも低頻度である．知覚障害は，運動障害よりも改善しにくいという報告を考えると，高齢者の馬尾障害は改善しにくいと言える．このような事実を術前に患者に説明しておくことが，術後成績に関する無用な誤解を避けるために必要である．

第3に，術後成績である．術後に症状が完全に消失した症例では長期にわたりその状態が維持されている．しかし，症状残存例では，経年的にその成績は悪化する傾向が認められる．高齢者では明らかにこの傾向が顕著である．高齢者に発生した神経症状は，加齢とともに不可逆的変化の影響を受けるのかもしれない．高齢者の手術にあたっては，この事実を術前に患者に説明しておくことが必要と考える．

最後に，高齢者に限定した問題ではないが，症状再発・再燃の問題がある．これらの症例では，画像からは除圧不足は認められないし，X線学的不安定性も指摘できない．このような事実は，症状再発・再燃には除圧高位や範囲，あるいは固定適用の問題という次元では論じきれない病態を含んでいることを示している．

手術成績には，馬尾症状，変性すべり症，骨粗鬆症，腰椎後弯変形，運動時コンパートメント症候群，術後合併症の存在という6つの因子が，この順番で関与している度合いが高い．このうち，高齢者では馬尾障害の存在が最も術後成績に影響を与えている．X線学的に判定できる変性すべり，変性側弯，骨粗鬆，腰椎後弯変形などの関与因子の重要性もさることながら，高齢者の治療で最も重要なのは神経障害型式であると言える．

馬尾障害を神経障害型式の視点から考えてみる．高齢者に対する腰仙椎部神経障害の保存療法の効果は，青壮年者に比べて劣るという報告が多

い．しかし，神経根障害例に限定すると，神経根ブロックの治療効果はむしろ高齢者のほうが高い．したがって，その神経障害型式が神経根障害型である症例には，手術を考慮する前に神経根ブロックをはじめとする保存療法を行うことが妥当である．

これに対して馬尾障害は，手術以外に有効な治療手段はなく，術後も高齢者ではしびれの残存率が高い．しかも，この高齢者の馬尾症状としてのしびれは術後も改善しにくい．したがって，以上の事実を患者に十分説明し，双方が納得できる適切なゴール設定を行う必要がある．

また，高齢者では骨粗鬆や腰椎後弯変形，そしてそれらに関連して発生する腰椎背筋群の運動時コンパートメント症候群といった病態の合併や発生にも留意する必要がある．運動時コンパートメント症候群は腰椎後弯変形を呈している症例に多いので，腰椎後弯変形を呈している症例では，術前に本症候群の合併の有無に注目する必要がある．さらに，術後新たな腰痛が出現した場合には，運動時コンパートメント症候群の発生も考慮する必要がある．腰痛性間欠跛行を呈し，その症状出現に対応した筋内圧の上昇を認めれば，本症である可能性が高い．この場合，保存療法としては，カルシトニンの投与や腰椎伸展位機能装具が有効であるが，その長期的な予後は不明である．腰痛が高度の症例には筋膜切開により劇的な症状の軽快が得られる．

3 骨粗鬆症

慢性腰痛

骨粗鬆症それ自体は，痛みを惹起しない．しかし，診療の現場では骨粗鬆症に伴う腰痛は，変形性脊椎症とともに高齢者における腰痛のなかで最大の原因の1つである．基礎実験では，卵巣摘出ラットでは痛み閾値が低下することが示されており，閉経後女性それ自体が痛みの危険リスクである可能性が示されている．骨粗鬆症が疼痛を惹起するのは，急性・慢性を問わず，脊椎骨折が関係している．骨粗鬆症に伴う脊椎骨折のうち，疼痛を伴うのは全体の約1/3にすぎず，その他の症例では疼痛のないままに徐々に脊柱の変形が進行していく．明らかな外傷を伴わない椎体骨折が23％存在するが，椎体骨折に伴う急性腰痛は骨折の治療で対応する．問題は，骨粗鬆に伴う多発性の椎体骨折が原因の脊柱変形による慢性腰痛である．既存の椎体骨折を有する症例では，ない症例と比較して，腰痛の頻度が2.4倍高い．そして1年間に疼痛のために1日以上臥床する頻度が6.7倍高い．

1．発生機序

この慢性腰痛の発生機序を考えてみる．骨粗鬆症では，多くの症例で腰椎の前弯位が減少して円背になる（図X-15）．腰椎前弯が減少すると，椎間関節や椎間板それ自体，そして周囲の骨，軟骨，あるいは靱帯のほかに，傍脊柱筋やそれを包んでいる筋膜に過大な負担が加わる．このような状態下での動的な機械的刺激は，退行性変化を呈している組織に分布している神経終末に異常刺激を与えて，疼痛が惹起される．

また，筋や筋膜に由来する痛みには，疲労性疼痛と阻血性疼痛がある．脊柱の腰背筋は，脊柱アライメントの変化により絶えず筋活動が起こっており，短時間の立位や歩行という軽度な負荷の増大でも，筋はさらなる筋活動を強いられ，容易に疲労性腰痛が惹起される．このような状態に腰椎の前屈姿勢が加わると，傍脊柱筋はますます伸張され，それに対抗するためのさらなる筋収縮が起こって，これが筋の慢性疲労の状態を作り出していく．同時に，筋内圧は上昇して，慢性コンパーメント症候群という病態が発生して筋の血流が低下し，阻血性の痛みが加わると考えられる．このような病態は，筋の脂肪変性を加速させていると考えられる．そのため，腰椎の脊柱変形の強い症例では，慢性腰痛が生じやすい．この筋の過剰活動による筋疲労と筋内圧上昇による阻血が，どの時期にどのように腰痛発生に関与しているのかは，今後の検討課題である．

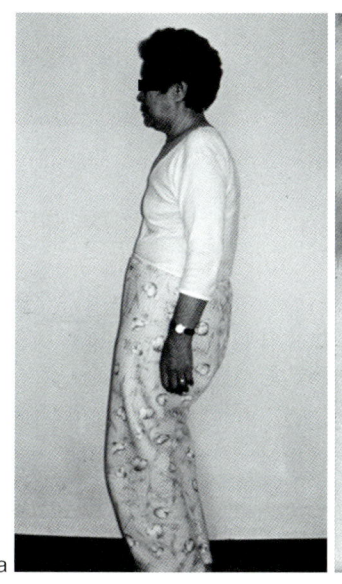

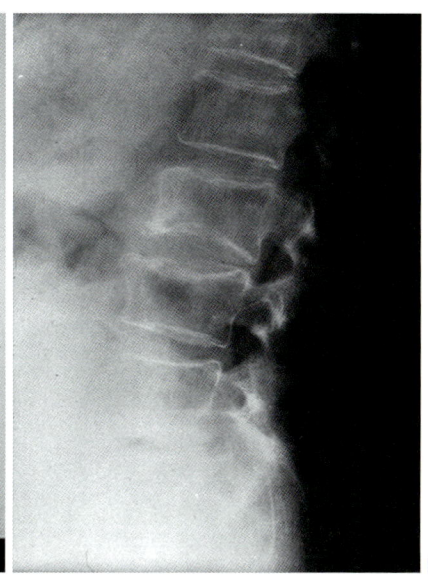

図X-15　脊柱の円背姿勢
a：立位側面外観
b：単純X線写真，側面像

2. 治療の工夫

このような病態を考えると，骨粗鬆症に伴う腰痛治療は，脊椎骨折の予防と骨粗鬆症それ自体に対する治療が基本となる．しかし，脊椎に骨折がすでに生じている場合には，認められない場合と比較して，近い将来の脊椎骨折の発生率は5倍に増える．診療の現場で脊柱変形を防止するのは容易ではない．脊椎骨折の予防は，腰痛に対する日常生活上の工夫を指導することである．すなわち，物の持ち上げ方，あるいは中腰の姿勢を長く続けることを避けるといった脊柱を構成している各組織への負担を減らすための指導である．さらに，椎体骨折の予防や骨密度の増加に運動療法が有用であることが示されている．したがって，運動療法を指導し，継続して運動を行わせることも重要である．脊柱変形に伴う慢性腰痛に対する最も実際的な治療は，杖やステッキの使用である．杖やステッキを使用することにより，歩行時における脊柱の前傾増強を防止することができ，これによって傍脊柱筋の過剰放電を抑制することができる．しかし，杖やステッキの使用は，高齢者に嫌われることが多い．そのため，それらの効果を十分に説明して，その目的を納得してくれた患者には使ってもらうというのが実際的である．一方，骨粗鬆症それ自体に対する薬物療法としては，骨代謝を制御して骨量減少の抑制，ないし増加を図ることになる．近年，ビスホスホネート製剤や副甲状腺ホルモン（PTH）製剤などさまざまな薬剤が使用可能となり，薬物療法による劇的な骨折予防効果が報告されているので，この面では今後の進歩に期待できる．

次に，脊椎の椎体骨折が起きてしまった場合，われわれは自信をもって提示できる標準的治療をもっているのかという問題提起について考えてみる．残念ながら，明確な標準的治療といえる保存療法はないのが現状である．今後，この領域に関する緻密な臨床研究の蓄積が望まれる．

3. 骨粗鬆症性椎体骨折に対する安静臥床の意義―椎体変形からみた治療成績

筆者らは，骨粗鬆症性椎体骨折に関して，疼痛発生早期の造影MRIにより将来の椎体変形は予測可能であり，安静臥床により将来の椎体変形の程度を軽減できる可能性があることを報告してき

た．ここでは，椎体変形の予防という目的での安静臥床の意義を検討してみる．

先ず，非安静群（来院時より痛みに応じて座位や歩行を許可する群）における疼痛発生早期の「造影椎体前縁高比」と疼痛発生後1年経過時点での「椎体楔状化率」の間には強い相関関係が認められる．すなわち，非安静群における将来の椎体変形は，疼痛発生早期の「造影椎体前縁高比」から予測することが可能である．

次に，安静群（3週間の床上安静を行った後に造影MRIを撮像をして，歩行を許可する群）における受傷早期と臥床3週後での「造影椎体前縁化比」は，受傷早期が71±26％，臥床3週の時点では81±26％であり，統計学的な有意差は認められない．但し，臥床を3週行うことで，臥床3週時での椎体前縁の造影範囲は，受傷早期に比べて平均10％増加している．

第3に，非安静群における疼痛発生時の「椎体楔状化率」は74±16％，疼痛発生後1年の時点では64±19％である（平均で10％の減少）．疼痛発生後1年の時点での「椎体楔状化率」は，疼痛発生時と比較して，統計学的に有意に減少している．すなわち，非安静群では，椎体変形は進行する．一方，安静群における疼痛発生時の「椎体楔状化率」は75±16％，疼痛発生後1年の時点では73±15％である（平均で2％の減少）．疼痛発生後1年の時点での「椎体楔状化率」は，疼痛発生時に比較して統計学的に有意な減少は認められない．すなわち，3週間の安静臥床は椎体変形の進行を予防できる．

今回の検討によれば，椎体変形の予防という観点からは，3週間の臥床は，非安静群に比べて有効であるといえる．造影MRIからみると，非安静群では疼痛発生早期の造影MRIが1年経過時点での「椎体楔状化率」を予測できる．このことから，疼痛発生早期の造影MRIで造影効果が認められなかった部位も安静臥床により造影範囲が拡大することが，椎体変形を防止できた理由の1つではないかと考えられる．疼痛発生後1年経過の時点において，非安静群の椎体楔状化の進行は疼痛発生時に比べて約10％であり，安静群では約2％である．この約8％の違いが臨床的にどのような意味をもつかは不明であり，3週間の安静臥床の功罪については，全身的な面からも，今後さらに検討する必要がある．

4. 骨粗鬆症性新鮮椎体圧迫骨折患者のQOL─経時的変化

疼痛発生後1週間以内にMRIが撮像され，新鮮圧迫骨折が確認された症例を対象に，QOLの経時的変化を検討した結果を述べる．

最もひどいときの痛み，平均的な痛み，および日常生活への妨げの程度のVASは，経時的に減少し，1年後には，いずれも1～2点である．一方，Euro QolやRDQは，経時的に回復するものの，国民標準値までには至っていない．

この結果から，骨粗鬆症性新鮮椎体圧迫骨折患者のQOLは，経時的に改善するが，国民標準値からみるとその改善は不十分であるといえる．

5. 手術の検討

最近，脊柱の破壊が高度で脊柱の不安定性，変形，あるいは偽関節，さらには下肢に神経症状を有する症例が増加しており，手術で対応しなければならないことがある．しかし，術式に対しては，骨粗鬆という脆弱な基盤が背景にあり，まだ一定の見解が得られていない．近年は脊柱アライメントの変化に伴う筋疲労性（筋の過剰活動）の腰痛に対して，脊柱のアライメントを矯正するための手術が行われている．しかし，筋原性の疼痛が主体とされている病態に対して実施される手術は，どんな術式でも脂肪変性の進行した傍脊柱筋に侵襲を加えることになると同時に，支配神経である脊髄神経後枝の損傷も避けられない．このような，腰痛の病態と一見矛盾する手術を行って腰痛に対する治療効果は本当に得られるのか，得られるとしたらその効果は永続的なのかという疑問が浮かぶ．また，脊柱アライメントを保持する内固定材料の錨着が維持できるのか，局所のアライメントを矯正したとしても隣接椎間は新たな急激な変化に十分対応可能なのか，あるいは臓器相関という観点から，脊柱のアライメント矯正により

股関節や膝関節への影響も良い方向に向かうことが期待できるのかなどといった疑問点に関して，われわれはまだ結論を出せない．

　現実には，脊柱アライメントの矯正を目的として前方法，後方法，前・後方合併手術，あるいはリン酸カルシウムセメント(calcium phosphate cement；CPC)の使用，あるいは各手技の合併などの手術の報告が増えてきている．手術の実施が増えるとともに，深刻な問題が浮上している．強直性脊椎炎や外傷による変形に対しては，手術に危険はあっても，脊柱変形それ自体を矯正するという治療法の選択以外にないことや病態の重症度から，手術の実施を余儀なくされる．一方，骨粗鬆症に伴う脊柱変形に対する手術は，術者，実施施設，あるいは患者によって手術に求める目的が異なっていることがある．例えば，米国では，美容を目的としても脊柱変形の矯正手術が行われているのが実状である．この手術を行う場合には，先ず手術の目的（腰痛寛解なのか，下肢症状改善か，脊柱変形矯正なのか，ADL改善なのか，あるいは重複しているのかなど）を術者，患者双方ともに明確にする必要がある．さらに加えて，この手術は，骨粗鬆症という固定術を実施するうえでの悪条件を有している高齢者に行うので，手術に伴う周術期の局所や全身の合併症発生の危険性は他の手術と比べて格段に高いといえる．長い年月をかけて完成した脊柱後弯変形を一期的に矯正するということは，他の臓器もそれに応じて矯正力が働くということである．脊椎カリエスの変形を代表とする各種脊柱変形を矯正しようとして大血管系の致命的な合併症を起こして死亡する症例が出たことは，長い経験のある医師なら誰でもが知っている事実である．骨粗鬆症を対象とした矯正手術も，このような致命的なトラブルを含めて，さまざまな合併症が発生する危険を回避できない．したがって，この手術の目的とその効果，そして危険性を患者や家族に十分に説明して利害得失を評価してもらったうえで，「手術実施」という患者の意思表示を確認してから行うことが必須である．そうでないと，術式それ自体のもつ前述したような問題点も絡んで，術後に患者の満足度が得られなかったり，患者に重大な合併症が発生したり，最悪の場合には，死亡という結末で医療トラブルになりかねない．事実，そういう症例が仄聞される．

　高齢者では，痛みの関与因子がより複雑になり，「痛みに対しては鎮痛薬か手術」という定型的な疼痛対策が必ずしも有効でないことがある．事実，鎮痛薬の投与によっても十分疼痛の緩和が得られないという報告もあるので，疼痛寛解を目的としてこの手術を計画する場合には，患者や家族の十分な了解を得てから行うことが必須である．そうしないと，せっかくのこの手術がもっている有効性も少数の手術の不本意な結末によってその評価を下げることになりかねない．事実，高名な医師(Mulholland R)が，「痛みのないアライメントに固定することは，必ずしも容易でない」と，吐露している．

　一方，コンパートメント症候群による阻血性変化に対しては，筋膜切開術という適応が考えられ，事実，短期的には好成績を上げている．しかし，長期間経過後には傍脊柱筋の脂肪変性の進行を阻止できず，筋疲労性の腰痛が出現してくる症例もある．このような事実を考えると，これらの疑問の解答には厳密なprospective studyの実施が求められる．今後，高齢者の腰痛治療という点では，腰椎変性側弯とともに大きな課題である．

椎体骨折に対する経皮・経椎弓根的椎体形成術

　高齢者の増加により，骨粗鬆症に伴う腰痛の治療が最大の問題の1つになってきている．慢性腰痛も深刻な問題であるが，もう1つの深刻な問題として，骨粗鬆症に伴う椎体骨折の急性期や偽関節に対する高度な腰痛の問題がある．従来は，骨粗鬆症に伴う椎体骨折の腰痛は，安静臥床が治療の基本であった．以前と違うのは，対象者の年齢が極めて高齢化していることである．しかも，「安静」はさまざまな全身的な合併症を容易に引き起こす．また，最近では患者自身が，ただ臥床していることを拒否して，すぐに，体に優しい処置

をしてもらい，一日も早い質の高い日常生活への復帰を望んでいる．最後に，医療保険制度が長期の安静臥床をすることを患者にも医療機関にも許さない状態となってきている．つまり，医療提供者は，医学的な理由のみでなく，社会的な面からも，患者が早期に元の状態へ復帰できる治療体系の提供を求められている．

1. PMMAとCPC

このような時代背景のなかで，近年，経椎弓根的に骨セメント(polymethylmethacrylate；PMMA)を骨折椎体に注入して，即時的な安定化と除痛を図る手技が開発されてきた．その治療効果は極めて高く，この手技は急速に普及した．しかし，PMMAを用いる術式は，脊柱管内を含む椎体外への漏出，神経障害，あるいは肺梗塞などの無視できない重篤な合併症を有している．事実，欧州では4〜5%の症例に深刻な合併症が発生しているという．また，PMMAそれ自体の毒性や熱発生の問題もある．さらには，生体との力学的強度の違いによる隣接した椎間や椎体への影響，あるいはスペーサーとしてしか働かないなど多くの問題点を抱えている．このようななかで，ハイドロキシアパタイト(hydroxyapatite)やCPCが開発され，骨粗鬆症に伴う椎体骨折に臨床応用されるようになってきた．とくに，CPCは，生体活性を有しており骨組織と直接結合する．生物学的骨折修復機序も期待できる．これがスペーサーとしてしか機能しないPMMAとの決定的な違いである．

生体活性を有するCPCによる経皮・経椎弓根的椎体形成術は，従来の手術と比較すると低侵襲である．今後，この手技は椎体骨折の偽関節のみでなく，合併症予防や患者のQOL重視という観点から早期離床を図る目的に，急性骨折に対しても適応すると思われる．只，力学的強度の維持，経時的な矯正損失，あるいは疼痛再燃など，長期での治療成績を提示されることが求められる．いずれにせよ，この術式には，現時点では，RCTによる評価はまだないという事実を念頭に置いて術前説明や実施にあたる必要がある．本法は，高齢者の骨粗鬆症に伴う骨折に対して，即時除痛と早期離床を実現しうる脊椎手術の1つとして，今後の発展が期待できる．今後，本術式適応の患者選択を医学的に明確にする必要がある．なぜならば，全例が本術式ないし手術の適応があるはずはないからである．

椎体骨折治療の最前線

近年，椎体形成術(vertebroplasty)に加えて，後弯の矯正も可能な後弯矯正術(kyphoplasty)が開発され，広く実施されるようになってきている．わが国でも，2011年1月から健康保険での診療が可能になり，保存療法が無効な椎体骨折に対する有用な治療法として普及してきている．しかし，その有用性に関して，2009年に発表された2つの論文で，シャム手術と比較して有用性なしとの報告がある．その後も有用性に関する論争が続いている．しかも，study design追加の優れた報告の増加とともに有効率が急激に低下しているのである．

このように，有用性について全く正反対の結論が出されている原因の1つは，椎体骨折に関する自然経過が今ひとつはっきりしないためである．プラセボ効果も関与している．われわれは，今なお，椎体形成術と後弯矯正術の間に治療成績に差があるかどうかにさえ解答できない．

現時点では，先ず保存療法をしっかり行い，それでも疼痛が持続する癒合不全や偽関節症例にのみ椎体形成術や後弯矯正術を実施するという原則を守って治療を進めていく必要がある．緻密なstudy designによる臨床研究の蓄積により，将来，本手技の適応が拡大されるのかもしれない．

4 変性側弯症

変性側弯症の病態は，脊柱管狭窄，脊柱不安定性，脊柱バランス不良であり，これらが組み合わされることによりさまざまな症状を呈する．軽度の側弯変形においては，バランスは良好であり，脊柱管狭窄に伴う間欠跛行が主症状となる．一

方，側弯変形が高度な場合(30°以上)は後弯を伴い，矢状面・冠状面ともバランスが不良となり，高度な腰背部痛と腰痛性間欠跛行を呈し，さらには脊柱管狭窄を合併する．前者では神経除圧と不安定椎間の固定が治療手段となる．一方，後者では脊柱バランスの再獲得が目的となる．除圧固定術に関しては他で述べており〔本章「固定術の適応と問題」(347頁)，「除圧術に関する考察」(353頁)〕，ここでは脊柱バランスの再獲得を目的とする治療について述べる．

ヒトが直立しているとき，前後左右に頭から体幹にかけての体軸の位置がずれると，それを支えるために大きな筋力を必要とする．さらにずれが大きくなり，足底を先端とするバランスの円錐(Dubousset, 図X-16)の範囲から逸脱すると，立位保持が困難となり，片肘で体幹を支え，反対側の手で洗面や炊事を行い，歩行は腰痛性間欠跛行を呈する．このような場合には，矢状面と冠状面両方でのバランスを再建することが必要である．

成人脊柱変形の病態に関してSRS-Schwab Adult Spinal Deformity Classification(2012)を示すために，先ず使用されている単純X線写真の指標について説明する．脊柱の矢状面バランスは，従来，腰椎前弯(LL)，胸椎後弯(TK)と，SVA(sagittal vertical axis：C7 plumb lineと仙骨後上縁との距離)により評価されてきた．近年，最も重視されているのはpelvic incidence(PI)である．これは，仙椎と骨盤の位置関係に基づき，ヒトそれぞれ固有で，変化しない(欧米人では大きく，アジア人では小さい)．このPIは，pelvic tilt(PT：大腿骨頭中心と仙骨の上縁を2等分する点を結ぶ線と鉛直線との角度，骨盤後傾の程度を表す)とsacral slope(SS：仙骨の上縁と水平線との角度)の和として表される(図X-17)．前述した分類では，側弯は30°以上がmajor curveとさ

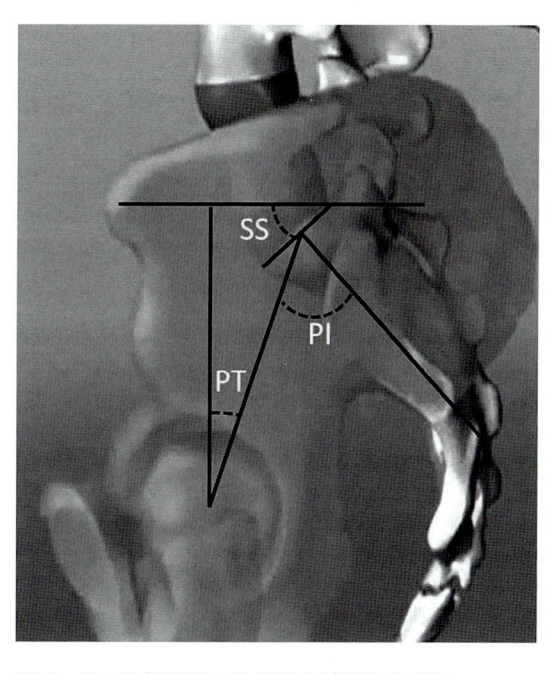

図X-16　Cone of balance or cone of economy

図X-17　骨盤周囲での単純X線写真の指標
(PI：pelvic incidence, PT：pelvic tilt, SS：sacral slope)

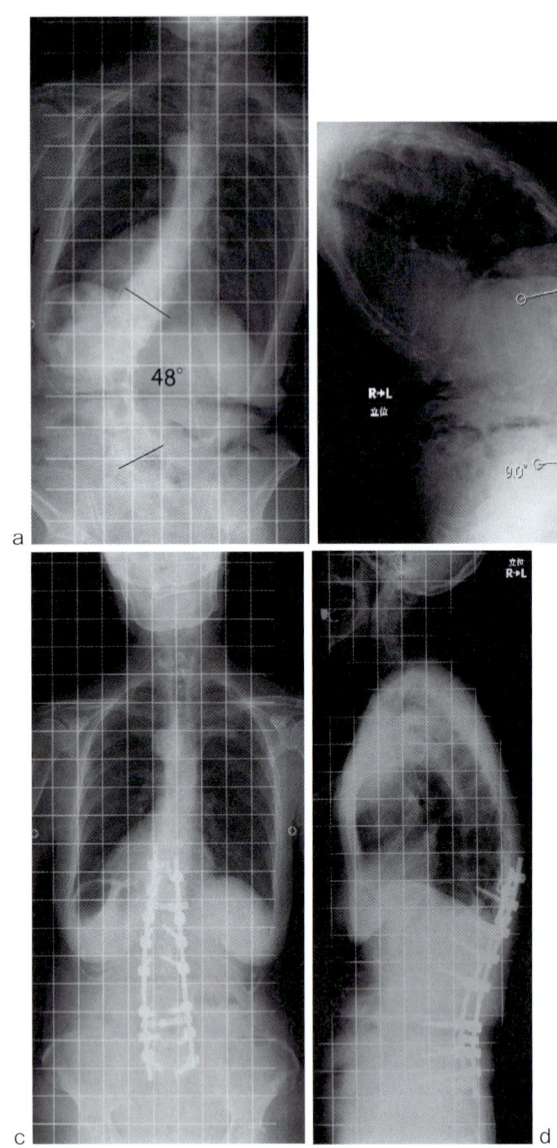

図Ⅹ-18 変性後側弯症．立位保持と歩行困難が主訴である．

Asymmetrical PSO 術後に立位・歩行障害は消失した(75歳，女性)．
a：単純 X 線前後像(術前)：側弯(T12-L4：48°)，coronal offset：70 mm.
b：単純 X 線側面像(術前)：各指標の実測値と Schwab による推奨値を示す．LL：−9°；＞43°，PI：48°，SS：1°；＞32°，PT：47°；＜20°，SVA 300 mm；＜50 mm.
c：単純 X 線前後像(術後)：側弯 15°に改善，coronal offset：10 mm.
d：単純 X 線側面像(術後)：各指標の実測値を示す．LL：45°，PI：48°，SS：28°，PT：20°，SVA 40 mm. いずれも推奨値の範囲内となり，成績・満足度は高い．

れ，矢状面でのバランス異常は3つの型(modifier)から構成されている．すなわち，PI-LL は10°以下が正常，20°以上が逸脱(＋＋)，SVA は4 cm 以下が正常，9.5 cm 以上が逸脱(＋＋)，PT は20°以下が正常，30°以上が逸脱(＋＋)とされている．

外科的治療としては，後屈と側屈により矯正される柔らかい(flexible)後側弯変形に対しては，PLIF(TLIF)を併用した矯正固定術が適応となる．側弯を前弯に変換する derotation 操作は，骨粗鬆症を伴う高齢者の変性側弯では pedicle screw の弛みをきたしやすいため慎重に行う必要がある．一方，硬い(rigid)変形で，少なくとも30°以上の後弯矯正が必要な症例に対しては，椎体後方を楔状に骨切りする PSO(pedicle subtraction osteotomy)が考慮される(図Ⅹ-18).

矯正の目標をどう設定するかに関して，従来は術前の立位単純 X 線写真の側面像で L3 椎体後縁中央から C7 椎体中央にかけて直線を引き，これと鉛直線によってできた角度を PSO の目標骨切

り角度とする作図が推奨されてきた．しかし，術後に骨盤後傾が改善する（PTが減少し，SSが増加する）ことにより矢状面バランスは前方へと再び偏位（SVAが大きくなる）してしまうという問題がある．そこで近年，手術による後弯矯正の目標値として，Rose・BridewellらはLL＞PI＋TK−45を，SchwabらはLL＞PI−10を推奨している．どちらもPIがkey parameterであり，さまざまな成人脊柱変形において個々の患者本来の至適な腰椎前弯角を教示できる．これらの公式を用いることで，術前計画が容易となり，また術後成績の向上が期待できる．

固定範囲に関しては，頭側はT5より頭側，T10，L1に大別される．近位固定椎（proximal instrumented vertebra；PIV）がT9，T11，L1の違いによる単純X線写真，そして臨床的な差はなく，neutral and stable vertebraが好ましいとされる．PIVがT3とT10の2群では，T3群で手術期合併症，偽関節，そして再手術の頻度が高く，T10群ではPJK（proximal junctional kyphosis）発生の頻度が高いことが報告されている．このように，近位固定椎に関してはいまだ一定の方針は得られていない．腰椎の後弯化に伴う胸椎の前弯化例では，術後に腰椎が前弯化すると胸椎が高度に後弯化することがある．こうした症例では，適度の胸椎後弯位での上位胸椎までの固定が必要となる．尾側に関しては，L5までの固定群と仙骨までの固定群において，臨床成績に差はない．合併症の発生率，偽関節の発生率，および再手術率については，仙骨固定群が有意に高い．一方，L5固定群では，L5/S椎間板変性の進行と椎間孔狭窄の出現が問題となる．腸骨や仙椎翼を固定アンカーとする手技が普及しつつあるが，初回手術でそこまで必要かどうか，今後，適応を明確にしていく必要がある．

後弯を伴い，矢状面・冠状面のバランスが不良な変性側弯の病態が解明されてきた．とくに，PIをはじめとする単純X線写真の指標の解析により，症例ごとに適切な矢状面バランスを数値化し得たことによる術前計画への恩恵は大きい．固定範囲や固定隣接椎間障害など未解決な問題はなお多いが，議論していくための土俵が整い，治療戦略も明確になりつつある．

5　脊柱変形（後側弯症）の手術のコツと落とし穴

成人の脊柱変形に対する手術に際しては，成人脊柱に特有な病態を視野に入れた対策と手術手技が必要となる．その1つが，高齢者，とくに女性にみられる骨粗鬆症である．使用する脊椎内固定器具（インストルメント）の選択，使用法には注意を要する．2つ目に，脊柱変形が硬く，柔軟性に乏しい点が挙げられる．実際の変形矯正に際して，注意を要する．そして，3つ目が内科的合併症の存在である．手術中も含めて，周術期対策を十分に講じなければならない．以下，成人の脊柱変形（後側弯症）の手術に際して，筆者の経験に基づいたそのコツと落とし穴について言及する．

■ 使用するインストルメントの正しい選択

使用するインストルメントが十分な効果をもたらすためには，設置するアンカーが十分な固定性を発揮することが必要である．とくに，高齢者では内在する骨粗鬆症のため，いかに適切なインストルメントを選択するかが大事である．椎弓根スクリューは，脊柱の3 columnのすべてを固定することが可能であり，最も使用に適したインストルメントである．椎弓根スクリューをどの脊椎に設置するか，何本使用するかは結論が出ていない．しかし，骨粗鬆症椎でのアンカーの固定性が不良であることから，可及的にすべての固定椎にスクリューを設置する手技（all pedicle screw construct；APSC）が重要である．これには1本のスクリューにかかるストレスを緩和する効果もあり，コンストラクトの強度は増加する．椎弓根スクリュー以外にも，フックや椎弓下ワイヤー（sublaminar wire）も適宜併用する（hybrid construct）．とくに，固定椎間の上下端では，横突起フックや椎弓フック，椎弓下ワイヤーを椎弓根

スクリューと併用し，いわゆる claw 固定とする．これにより，インストルメントの脱転を防止する．最近では，高分子ポリマー素材を用いた sublaminar wire（テクミロンテープ）が使用可能であり，設置が容易である．

■ インストルメントの設置法

椎弓根スクリューの設置に際しては，一般に，X 線透視やナビゲーションなどの画像補助手段が用いられる．しかし，X 線被曝の問題は避けて通れず，ナビゲーションも煩雑なレジストレーションのステップを省略できない．必然的に手術時間の延長が大きな問題となる．この問題を解決するのが，画像補助手段を一切使わずにフリーハンドでスクリューを設置する方法である（フリーハンド法）．この方法は，脊椎の解剖を熟知すれば，比較的容易に実施可能な手技である．いったん取得すれば，その精度はナビゲーションのそれと一切遜色がない．Lenke が報告した，いわゆる pedicle map（椎弓根図）も良い指標となる．実際に胸椎でのスクリュー刺入点の目安は，頭尾側方向で，横突起の「稜」（transverse ridge）が相当する．左右側の目安には，術前に脊椎形成異常の有無を検索するために撮影する CT が参考になる．スクリューの頭尾側刺入方向（screw trajectory）は，全身麻酔後に体位を取った際，手術高位を確認するために撮影する側面 X 線写真が良い指標となる．スクリュー刺入の方向もちろん，スクリューの逸脱には十分な注意が必要である．これには，feeler により，上下・左右，そして奥までの 5 方面にわたる丁寧な椎弓根内側の検索がコツとなる．

スクリューの刺入方向では，左右のスクリューが三角形を形成するように設置することによって，引き抜き強度を上げる．

■ 骨切り術

脊柱変形が重度な症例，非常に硬い（rigid）症例では，インストルメント単独の力による矯正には限界がある．この場合には，適切な骨切り術の併用が必要となる．

1. Ponte osteotomy

多椎間に行う椎間関節切除術である．側弯，後弯矯正の両者に有効である．椎間孔部は，神経根に沿う静脈からの出血が多くなる．適宜，止血材を用いて丁寧に椎間関節切除を行う．椎間関節切除後にスクリューを刺入すると，椎弓根を破損するおそれがある．可能であれば，切除前に設置すると良い．矯正力を加える際には，神経根障害が起こらないように十分に注意する．

2. PSO（図 X-19）

矢状面の硬い後弯を矯正するために有用である．先ず，椎体側面から前面にかけての部位を骨膜下に剥離し，ガーゼなどをパッキングする．椎弓根を目安として骨切りを開始する．椎体内を egg-shell procedure に準じて，くり抜くように切除する．神経根を保護する目的で，椎弓根内壁は最後まで残し，椎体内海綿骨を十二分に切除した後に，椎体後壁とともに椎体のなかに落とし込むように切除する．同時に，椎体側壁の皮質骨を髄核鉗子などにより楔状に切除する．術者は立ち位置を適宜，左右に変更して行う．最後に，椎弓根スクリューに圧迫力を付加して後弯を矯正する．この手技では，神経組織の保護はもとより，硬膜外静脈と洞脊椎静脈からの出血対策が肝要である．止血材や骨蝋などを用いて適宜圧迫止血するが，骨切り後に骨切部を閉鎖することが最大の止血効果である．

3. Vertebral column resection（VCR）

側弯，後弯を含む，三次元の大きく，硬い変形に適応となる．文字どおり，椎体を全摘する手技である．PSO と同様に，先ず固定範囲内のインストルメンテーションを行う．次に，椎体前壁まで骨膜下に剥離することが肝要である．胸椎レベルでは，横突起と付着する肋骨が目安となり，その切除から始まる．肋骨切除時に胸膜を損傷し，気胸のおそれがあり注意を要する．手技自体は

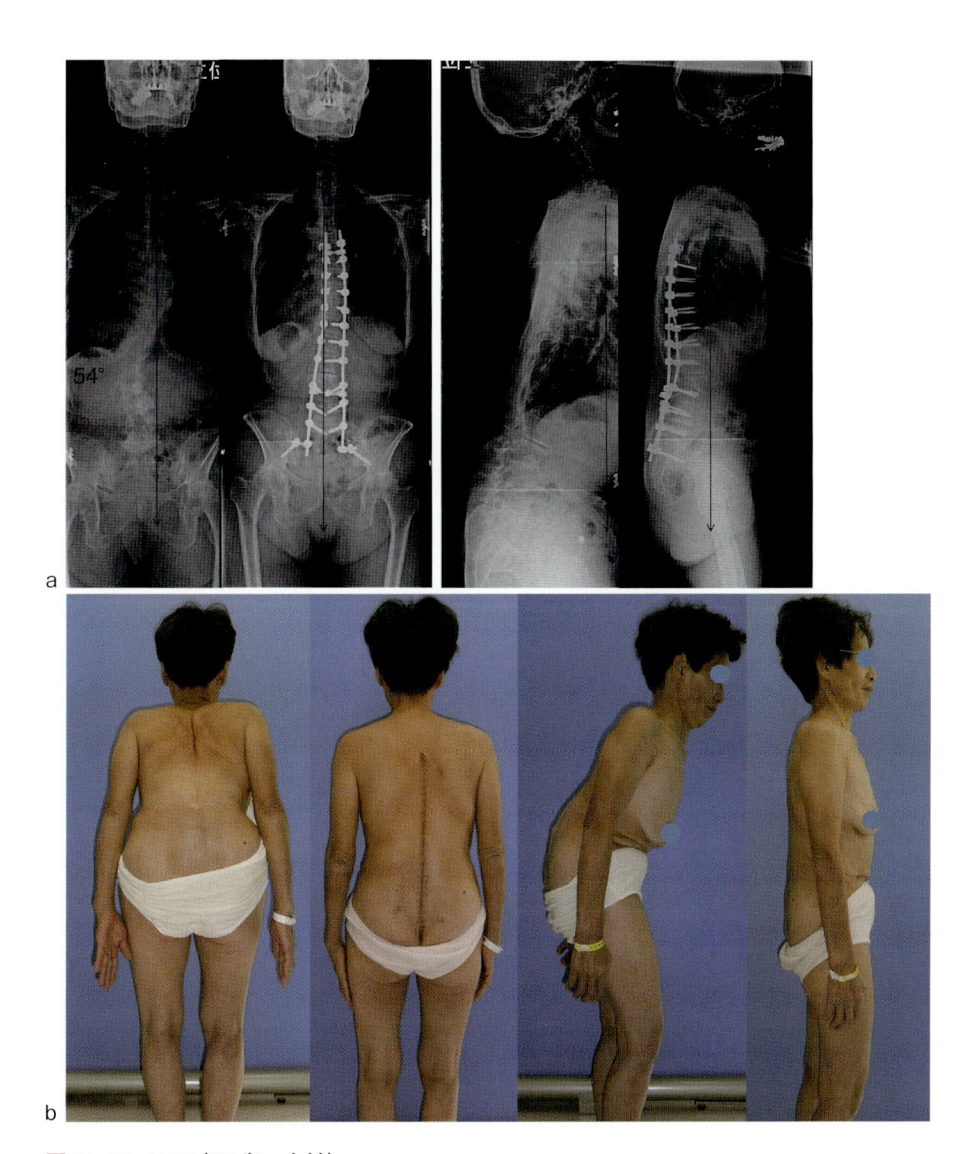

主要な疾患に対する治療の実際—留意点　373

図X-19　PSO（68歳，女性）
a：手術前後の単純X線写真
b：手術前後の外観
変性後側弯症により立位，坐位を取ることが困難であり，頑固な腰背部痛も有した．脊柱に対する美容上の不満も有していた．本文中に記載した注意事項を遵守し，T7から腸骨までの後方・矯正固定術を施行した．固定範囲内のすべての脊椎に，フリーハンド法で椎弓根スクリューを設置した．固定上端にはフックを設置し，claw固定とした．L3でSPOを施行した．変形の矯正が得られ，立位バランスも改善した．

PSOに準じる．脊髄高位で椎体後壁を前方に落とし込む操作時，後壁が厚いままで残っていると，その衝撃が脊髄に伝播し，非常に危険である．十分量の椎体内海綿骨の切除を先行させ，椎体後壁を十分に薄くしてから行う．胸椎高位では，片側の肋間神経を結紮・切離すると広い視野が得られる．椎体側面と前面の骨皮質切除に際しては，リトラクターにより主要臓器を保護して行う．さらに，術者の指で二重に保護して行う．この手技の完了時には，脊柱は非常に不安定な状態

となる．したがって，骨切りの途中で，対側にロッドを設置し，安定性を確保したうえで，骨切りを進める．最後に完成した椎体欠損部よりやや小さいメッシュケージを欠損部内に設置し，ゆっくりと矯正を加える．確実な骨癒合を得るために，ケージ周囲にも十分量の骨移植を行う．胸椎高位の手技では，脊髄モニタリングは必須である．

4. 内科的合併症への対策

　成人，とくに高齢者では高血圧，糖尿病，心臓病(不整脈，冠動脈狭窄など)，脳血管病変など，合併症が多い．手術は長時間に及び，出血量が1,000 mLを超える場合もある．内科的合併症に対して，術前はもちろん，周術期にわたる注意・対策が必要である．内科医への十分なコンサルテーションを行い，緊急時の対策を準備する．出血の対応には，術前の自己血貯血が有利である．しかし，高齢過ぎる場合や，術前から貧血がある場合には，実施しない．自己血貯血の基準は，年齢が80歳以下，Hb量が12 g/dL以上を目安とする．術後の早期離床のためにも，的確かつ強固な内固定が必要とされる．

参考文献

1. Fargally M, Christenson JT : Combined aortic and inferior vena cava injury during laminectomy. A serious complication. Vasa 17 : 288-292, 1988
2. Tallroth K, Alaranta H, Soukka A : Lumbar mobility in asymptomatic individuals. J Spinal Disord 5 : 481-484, 1992
3. Porter RW, Ward D : Cauda equina dysfunction. The significance of two-level pathology. Spine 17(Phila Pa 1976) : 9-15, 1992
4. Sato H, Kikuchi S : The natural history of radiographic instability of the lumbar spine. Spine 18 : 2075-2079, 1993
5. Symonds TL, Burton AK, Tillotson KM, Main CJ : Absence resulting from low back trouble can be reduced by psychosocial intervention at the work place. Spine 20 : 2738-2745, 1995
6. Szolar DH, Preidler KW, Steiner H, Riepl T, Flaschka G, Stiskal M, Moelleken S, Norman D : Vascular complications in lumbar disk surgery : report of four cases. Neuroradiology 38 : 521-525, 1996
7. Sekiguchi Y, Konnai Y, Kikuchi S, Sugiura Y : An anatomic study of neuropeptide immunoreactivities in the lumbar dura mater after lumbar sympathectomy. Spine 21(Phila Pa 1976) : 925-930, 1996
8. 佐藤勝彦，菊地臣一：神経根性腰痛(仮称)の検討．日本腰痛研究会誌 2：33-39, 1996
9. 高橋和久，山縣正庸：腰椎前方固定術．Orthopaedics 11：45-54, 1998
10. Takahashi K, Yamagata M, Moriya H : Sexual dysfunction after anterior lumbar interbody fusion. Chiba Med J 74 : 189-192, 1998
11. 佐藤勝彦，菊地臣一：神経ブロックによる腰痛の分析　脊柱由来の髄節性，非髄節性腰痛の検討．日本腰痛研究会誌 4：81-88, 1998
12. Mao GP, Konno S, Arai I, Olmarker K, Kikuchi S : Chronic double-level cauda equina compression. An experimental study on the dog cauda equina with analyses of nerve conduction velocity. Spine 23(Phila Pa 1976) : 1641-1644, 1998
13. Wolfe MM, Lichtenstein DR, Singh G : Gastrointestinal toxicity of nonsteroidal anti-inflammatory drugs. N Engl J Med 340 : 1888-1899, 1999
14. Keller RB, Atlas SJ, Soule DN, Singer DE, Deyo RA : Relationship between rates and outcomes of operative treatment for lumbar disc herniation and spinal stenosis. J Bone Joint Surg Am 81 : 752-762, 1999
15. Konnai Y, Honda T, Sekiguchi Y, Kikuchi S, Sugiura Y : Sensory innervation of the lumbar dura mater passing through the sympathetic trunk in rats. Spine 25(Phila Pa 1976) : 776-782, 2000
16. 大谷晃司，菊地臣一，紺野慎一，矢吹省司：腰仙椎部椎間板ヘルニア手術後10年以上経過例の腰痛関連QOLの検討．日本腰痛学会雑誌 10：127-131, 2001
17. van Tulder M, Koes B, Bombardier C : Low back pain. Best Pract Res Clin Rheumatol 16 : 761-775, 2002
18. Waddell G : www.workingbacksscotland.com, 2003
19. 平成22年国民生活基礎調査の概況．厚生労働省，2003. http://www.mhlw.go.jp/toukei/saikin/hw/k-tyosa/k-tyosa10/
20. 福原俊一，鈴鴨よしみ，森田智視，髙橋奈津子，紺野慎一，菊地臣一：腰痛に関する全国調査報告書．日本リサーチセンター，東京，2003
21. Brox JI, Sørensen R, Friis A, Nygaard Ø, Indahl A, Keller A, Ingebrigtsen T, Eriksen HR, Holm I, Koller AK, Riise R, Reikerås O : Randomized clinical trial of lumbar instrumented fusion and cognitive intervention and exercises in patients with chronic low back pain and disc degeneration. Spine 28 : 1913-1921, 2003
22. Bridwell KH, Lewis SJ, Lenke LG, Baldus C, Blanke K : Pedicle subtraction osteotomy for the treatment of fixed sagittal imbalance. J Bone Joint Surg Am 85 : 454-463, 2003.
23. Takahashi N, Konno S, Kikuchi S : A histologic and functional study on cauda equina adhesion induced by multiple level laminectomy. Spine 28(Phila Pa 1976) : 4-8, 2003
24. van Poppel MN, Hooftman WE, Koes BW : An update of a systematic review of controlled clinical trials on the primary prevention of back pain at the workplace. Occup Med(Lond)54 : 345-352, 2004
25. Fritzell P, Hägg O, Jonsson D, Nordwall A ; Swedish

Lumbar Spine Study Group : Cost-effectiveness of lumbar fusion and nonsurgical treatment for chronic low back pain in the Swedish Lumbar Spine Study : a multicenter, randomized, controlled trial from the Swedish Lumbar Spine Group. Spine 29 : 421-434, 2004

26. Weinstein JN, Bronner KK, Morgan TS, Wennberg JE : Trends and geographic variations in major surgery for degenerative diseases of the hip, knee, and spine. Health Aff（Millwood）; Suppl Variation : VAR 81-89, 2004

27. Wennberg JE : Practice variations and health care reform : connecting the dots. Health Aff（Millwood）; Suppl Variation : VAR 140-144, 2004

28. Edwards CC 2nd, Bridwell KH, Patel A, Rinella AS, Berra A, Lenke LG : Long adult deformity fusions to L5 and the sacrum. A matched cohort analysis. Spine 29 : 1996-2005, 2004

29. Kim YJ, Lenke LG, Bridwell KH, Cho YS, Riew KD : Free hand pedicle screw placement in the thoracic spine : is it safe?. Spine 29（Phila Pa 1976）: 333-342, 2004

30. Toyone T, Tanaka T, Kato D, Kaneyama R : Low-back pain following surgery for lumbar disc herniation. A prospective study. J Bone Joint Surg Am 86 : 893-896, 2004

31. 茂呂貴知, 菊地臣一, 紺野慎一：内視鏡下手術の視点からの腰部神経叢の解剖. 脊椎脊髄 17：522-526, 2004

32. 紺野慎一, 菊地臣一：腰痛関連機能障害と精神医学的問題との関連 疫学的検討. 日脊会誌 16：68, 2005

33. Atlas SJ, Keller RB, Wu YA, Deyo RA, Singer DE : Long-term outcomes of surgical and nonsurgical management of sciatica secondary to a lumbar disc herniation : 10 year results from the maine lumbar spine study. Spine 30 : 927-935, 2005

34. Carragee EJ, Alamin TF, Miller JL, Carragee JM : Discographic, MRI and psychosocial determinants of low back pain disability and remission : a prospective study in subjects with benign persistent back pain. Spine J 5 : 24-34, 2005

35. Fairbank J, Frost H, Wilson-MacDonald J, Yu LM, Barker K, Collins R : Randomised controlled trial to compare surgical stabilisation of the lumbar spine with an intensive rehabilitation programme for patients with chronic low back pain : the MRC spine stabilisation trial. BMJ 330 : 1233-1239, 2005

36. Ostelo RW, van Tulder MW, Vlaeyen JW, Linton SJ, Morley SJ, Assendelft WJ : Behavioural treatment for chronic low-back pain. Cochrane Database Systematic Reviews 1. CD002014, 2005

37. 竹谷内克彰, 菊地臣一, 紺野慎一, 大谷晃司：腰痛と腰椎変性所見の関連 疫学的検討. 臨整外 41：1281-1284, 2006

38. Takahashi N, Kikuchi S, Konno S, Morita S, Suzukamo Y, Green J, Fukuhara S : Discrepancy between disability and the severity of low back pain : demographic, psychologic, and employment-related factors. Spine 31 : 931-939, 2006

39. 紺野慎一, 菊地臣一：腰痛患者の精神状態に関する疫学的検討. 日整会誌 80：S390, 2006

40. 竹谷内克彰, 菊地臣一, 紺野慎一：腰痛と腰椎変性所見の関連 疫学的検討. 日整会誌 80：S67, 2006

41. 竹谷内克彰, 菊地臣一, 紺野慎一, 大谷晃司：腰痛と腰椎変性所見の関連 横断的, 縦断的検討. 日脊会誌 17：111, 2006

42. 德橋泰明, 三井公彦, 編：脊椎脊髄術中・術後のトラブルシューティング. 三輪書店, 東京, 2006

43. French SD, Cameron M, Walker BF, Reggars JW, Esterman AJ : Superficial heat or cold for low back pain. Cochrane Database Systematic Reviews 25 : CD004750, 2006

44. Clarke J, van Tulder M, Blomberg S, de Vet H, van der Heijden G, Bronfort G : Traction for low back pain with or without sciatica : an updated systematic review within the framework of the Cochrane collaboration. Spine 31（Phila Pa 1976）: 1591-1599, 2006

45. Slade SC, Keating JL : Trunk-strengthening exercises for chronic low back pain : a systematic review. J Manipulative Physiol Ther 29 : 163-173, 2006

46. Burton AK, Balagué F, Cardon G, Eriksen HR, Henrotin Y, Lahad A, Leclerc A, Müller G, van der Beek AJ : Chapter 2. European guidelines for prevention in low back pain. Eur Spine J 15 : S136-S168, 2006

47. Weinstein JN, Tosteson TD, Lurie JD, Tosteson AN, Hanscom B, Skinner JS, Abdu WA, Hilibrand AS, Boden SD, Deyo RA : Surgical vs nonoperative treatment for lumbar disk herniation : the Spine Patient Outcomes Research Trial（SPORT）: a randomized trial. JAMA 296, 2441-2450, 2006

48. Weinstein JN, Lurie JD, Tosteson TD, Skinner JS, Hanscom B, Tosteson AN, Herkowitz H, Fischgrund J, Cammisa FP, Albert T, Deyo RA : Surgical vs nonoperative treatment for lumbar disk herniation : the Spine Patient Outcomes Research Trial（SPORT）observational cohort. JAMA 296 : 2451-2459, 2006

49. Carragee EJ, Lincoln T, Parmar VS, Alamin T : A gold standard evaluation of the "discogenic pain" diagnosis as determined by provocative discography. Spine 31. 2115-2123, 2006

50. Airaksinen O, Brox JI, Cedraschi C, Hildebrandt J, Klaber-Moffett J, Kovacs F, Mannion AF, Reis S, Staal JB, Ursin H, Zanoli G : Chapter 4. European guidelines for the management of chronic nonspecific low back pain. Eur Spine J15（Suppl 2）: S192-300, 2006

51. Smeets RJ, Vlaeyen JW, Hidding A, Kester AD, van der Heijden GJ, van Geel AC, Knottnerus JA : Active rehabilitation for chronic low back pain : cognitive-behavioral, physical, or both? First direct post-treatment results from a randomized controlled trial. BMC Musculoskelet Disord 7, 2006

52. Videbaek TS, Christensen FB, Soegaard R, Hansen ES, Høy K, Helmig P, Niedermann B, Eiskjoer SP, Bünger CE : Circumferential fusion improves outcome in comparison with instrumented posterolateral fusion : long-term results of a randomized clinical trial. Spine 31 : 2875-2880, 2006

53. Onda A, Otani K, Konno S, Kikuchi S : Mid-term and long-term follow-up data after placement of the Graf stabilization system for lumbar degenerative disorders. J Neurosurg Spine 5 : 26-32, 2006
54. 菊地臣一：腰痛と加齢　高齢者に対する手術，特有な症状・病態．ジェロントロジーニューホライズン 18：309-314，2006
55. 大谷晃司，菊地臣一，紺野慎一，矢吹省司，五十嵐環，二階堂琢也：病院看護職の腰痛　新JOAスコアによる検討．日整会誌81：S103，2007
56. 島田洋一，宮腰尚久，本郷道生，粕川雄司，安藤滋：吸収性ポリグルコール酸不織布シートとフィブリン糊を用いた損傷硬膜修復の手技と成績．日脊会誌18：335，2007
57. Slentz CA, Houmard JA, Johnson JL, Bateman LA, Tanner CJ, McCartney JS, Duscha BD, Kraus WE : Inactivity, exercise training and detraining, and plasma lipoproteins. STRRIDE : a randomized, controlled study of exercise intensity and amount. J Appl Physiol 103 : 432-442, 2007
58. Taylor NF, Dodd KJ, Shields N, Bruder A : Therapeutic exercise in physiotherapy practice is beneficial : a summary of systematic reviews 2002-2005. Aust J Physiother 53 : 7-16, 2007
59. Consumer Reports Health 10 overused tests and treatments November 2007
60. Haykowsky M, Tymchak W : Superior athletic performance two decades after cardiac transplantation. N Engl J Med 356 : 2007-2008, 2007
61. Polly DW Jr, Glassman SD, Schwender JD, Shaffrey CI, Branch C, Burkus JK, Gornet MF : SF-36 PCS benefit-cost ratio of lumbar fusion comparison to other surgical interventions : a thought experiment. Spine 32(11 Suppl) : S20-26, 2007
62. Freeman BJ, Steele NA, Sach TH, Hegarty J, Soegaard R : ISSLS prize winner : cost-effectiveness of two forms of circumferential lumbar fusion : a prospective randomized controlled trial. Spine 32 : 2891-2897, 2007
63. Kim YJ, Bridwell KH, Lenke LG, Rhim S, Kim YW : Is the T9, T11, or L1 the more reliable proximal level after adult lumbar or lumbosacral instrumented fusion to L5 or S1?. Spine 32 : 2653-2661, 2007
64. 加藤欽志，菊地臣一，紺野慎一，大谷晃司：腰部脊柱管狭窄に伴う自覚症状　術前後での変化　前向き研究．臨整外42：1007-1011，2007
65. 菊地臣一，和訳監修：COST B13 Working Group on Guidelines for Chronic Low Back Pain（慢性非特異的腰痛管理—ヨーロピアンガイドライン—）．コンテント・エド・ネット，大阪，2008
66. Dagenais S, Caro J, Haldeman S : A systematic review of low back pain cost of illness studies in the United States and internationally. Spine J 8 : 8-20, 2008
67. Henschke N, Maher CG, Refshauge KM, Herbert RD, Cumming RG, Bleasel J, York J, Das A, McAuley JH : Prognosis in patients with recent onset low back pain in Australian primary care : inception cohort study. BMJ 337 : a171, 2008
68. 大谷晃司，菊地臣一，紺野慎一，矢吹省司，五十嵐環，恩田啓，山内一矢，二階堂琢也，竹谷内克彰，高橋一朗，立原久義，高山文治，渡辺和之：運動器に関する疫学調査　南会津スタディ（第1報）腰部脊柱管狭窄の頻度と腰痛関連QOLとの関係（横断研究）．臨整外43：789-796，2008
69. 大谷晃司，菊地臣一，紺野慎一，矢吹省司，五十嵐環，恩田啓，山内一矢，二階堂琢也，竹谷内克彰，高橋一朗，立原久義，高山文治，渡辺和之：運動器に関する疫学調査　南会津スタディ（第2報）腰部脊柱管狭窄と健康関連QOLとの関係（横断研究）．臨整外43：883-888，2008
70. Khadilkar A, Odebiyi DO, Brosseau L, Wells GA : Transcutaneous electrical nerve stimulation(TENS)versus placebo for chronic low-back pain. Cochrane Database of Systematic Reviews 8 : CD003008, 2008
71. 大谷晃司，菊地臣一，紺野慎一，矢吹省司，二階堂琢也：JOA-BPEQによる病院看護師の腰痛調査（第2報）．日整会誌82：S582，2008
72. van Duijvenbode ICD, Jellema P, van Poppel MNM, van Tulder MW : Lumbar supports for prevention and treatment of low back pain. Cochrane Database of Systematic Reviews 16 : CD001823, 2008
73. Tosteson AN, Lurie JD, Tosteson TD, Skinner JS, Herkowitz H, Albert T, Boden SD, Bridwell K, Longley M, Andersson GB, Blood EA, Grove MR, Weinstein JN : Surgical treatment of spinal stenosis with and without degenerative spondylolisthesis : cost-effectiveness after 2 years. Ann Intern Med 149 : 845-853, 2008
74. Hansson T, Hansson E, Malchau H : Utility of spine surgery : a comparison of common elective orthopaedic surgical procedures. Spine 33 : 2819-2830, 2008
75. Weinstein JN, Tosteson TD, Lurie JD, Tosteson AN, Blood E, Hanscom B, Herkowitz H, Cammisa F, Albert T, Boden SD, Hilibrand A, Goldberg H, Berven S, An H : Surgical versus nonsurgical therapy for lumbar spinal stenosis. N Engl J Med 358 : 794-810, 2008
76. Weinstein MC : How much are Americans willing to pay for a quality-adjusted life year? Med Care 46 : 343-345, 2008
77. van den Hout WB, Peul WC, Koes BW, Brand R, Kievit J, Thomeer RT : Prolonged conservative care versus early surgery in patients with sciatica from lumbar disc herniation : cost utility analysis alongside a randomised controlled trial. BMJ 336 : 1351-1354, 2008
78. Peul WC, van den Hout WB, Brand R, Thomeer RT, Koes BW : Prolonged conservative care versus early surgery in patients with sciatica caused by lumbar disc herniation : two year results of a randomised controlled trial. BMJ 336 : 1355-1358, 2008
79. Gibson JN, Waddell G : Surgery for degenerative lumbar spondylosis. The Cochrane Library, 2005
80. Shirado O, Nomoto T, Takahashi K, Oda H, Nagashima M : Reliability and effectiveness of thoracic pedicle screw placement using freehand technique for scoliosis surgery : A clinical, anatomical, and in vivo three-dimensional image study. The proceeding of the 15th International Meeting on Advanced Spine Techniques(IMAST), Hong

Kong, China, 2008

81. Weinstein JN, Lurie JD, Tosteson TD, Tosteson AN, Blood EA, Abdu WA, Herkowitz H, Hilibrand A, Albert T, Fischgrund J : Surgical versus nonoperative treatment for lumbar disc herniation : four-year results for the Spine Patient Outcomes Research Trial(SPORT). Spine 33(Phila Pa 1976): 2789-2800, 2008

82. 大谷晃司, 菊地臣一, 紺野愼一, 矢吹省司, 恩田啓, 二階堂琢也, 立原久義, 高山文治, 渡辺和之 : 運動器に関する疫学調査 南会津スタディ(第4報)腰部脊柱管狭窄と腰痛関連QOLとの関係(縦断研究). 臨整外 44 : 911-917, 2009

83. 大谷晃司, 菊地臣一, 紺野愼一, 矢吹省司, 五十嵐環, 恩田啓, 山内一矢, 二階堂琢也, 竹谷内克彰, 高橋一朗, 立原久義, 高山文治, 渡辺和之 : 運動器に関する疫学調査 南会津スタディ(第3報)Roland-Morris Disability Questionnaire 日本語版を用いた腰痛による日常生活への支障度の検討. 臨整外 44 : 49-54, 2009

84. 渡辺和之, 菊地臣一, 大谷晃司, 紺野愼一, 矢吹省司, 五十嵐環, 恩田啓, 山内一矢, 二階堂琢也, 竹谷内克彰, 高橋一朗, 立原久義, 高山文治 : 運動器に関する疫学調査 南会津スタディ(第5報)住民検診参加者における腰痛患者のRoland-Morris Disability Questionnaire(RDQ)得点からみた通院群と非通院群との比較. 臨整外 44 : 1017-1022, 2009

85. Bigos SJ, Holland J, Holland C, Webster JS, Battie M, Malmgren JA : High-quality controlled trials on preventing episodes of back problems : systematic literature review in working-age adults. Spine J9 : 147-168, 2009

86. Baras JD, Baker LC : Magnetic resonance imaging and low back pain care for Medicare patients. Health Aff (Millwood) 28 : w1133-1140, 2009

87. 川口善治, 浅沼由美子 : 高齢者の腰痛―高齢者に対する薬物療法の注意点. Monthly Book Orthopaedics 22 : 35-41, 2009

88. Madigan L, Vaccaro AR, Spector LR, Milam RA : Management of symptomatic lumbar degenerative disk disease. J Am Acad Orthop Surg 17 : 102-111, 2009

89. Chou R, Baisden J, Carragee EJ, Resnick DK, Shaffer WO, Loeser JD : Surgery for low back pain : a review of the evidence for an American Pain Society Clinical Practice Guideline. Spine 34 : 1094-1109, 2009

90. Cahill KS, Chi JH, Day A, Claus EB : Prevalence, complications, and hospital charges associated with use of bone-morphogenetic proteins in spinal fusion procedures. JAMA 302 : 58-66, 2009

91. Arts MP, Brand R, van den Akker ME, Koes BW, Bartels RH, Peul WC : Tubular diskectomy vs conventional microdiskectomy for sciatica : a randomized controlled trial. JAMA 302 : 149-158, 2009

92. Carragee EJ, Don AS, Hurwitz EL, Cuellar JM, Carrino JA, Herzog R : 2009 ISSLS Prize Winner : Does discography cause accelerated progression of degeneration changes in the lumbar disc : a ten-year matched cohort study. Spine 34 : 2338-2345, 2009

93. Chou R, Loeser JD, Owens DK, Rosenquist RW, Atlas SJ, Baisden J, Carragee EJ, Grabois M, Murphy DR, Resnick DK, Stanos SP, Shaffer WO, Wall EM : Interventional therapies, surgery and interdisciplinary rehabilitation for low back pain : an evidence-based clinical practice guideline from the American Pain Society. Spine 34 : 1066-1077, 2009

94. Allen RT, Rihn JA, Glassman SD, Currier B, Albert TJ, Phillips FM : An evidence-based approach to spine surgery. Am J Med Qual 24 : 15S-24S, 2009

95. Rose PS, Bridwell KH, Lenke LG, Cronen GA, Mulconrey DS, Buchowski JM, Kim YJ : Role of pelvic incidence, thoracic kyphosis, and patient factors on sagittal plane correction following pedicle subtraction osteotomy. Spine 34 : 785-791, 2009

96. Lenke LG, O'Leary PT, Bridwell KH, Sides BA, Koester LA, Blanke KM : Posterior vertebral column resection for severe pediatric deformity : minimum two-year follow-up of thirty-five consecutive patients. Spine 34(Phila Pa 1976): 2213-2221, 2009

97. Hoy D, Brooks P, Blyth F, Buchbinder R : The Epidemiology of low back pain. Best Pract Res Clin Rheumatol 24 : 769-781, 2010

98. Deyo RA, Mirza SK, Martin BI, Kreuter W, Goodman DC, Jarvik JG : Trends, major medical complications, and charges associated with surgery for lumbar spinal stenosis in older adults. JAMA 303 : 1259-1265, 2010

99. 二階堂琢也, 菊地臣一, 矢吹省司, 大谷晃司, 五十嵐環, 恩田啓, 山内一矢, 竹谷内克彰, 高橋一朗, 立原久義, 高山文治, 渡辺和之, 紺野愼一 : 運動器に関する疫学調査 南会津スタディ(第6報)下肢深部反射の疫学的検討. 臨整外 45 : 43-49, 2010

100. Kishen TJ, Diwan AD : Fusion versus disk replacement for degenerative conditions of the lumbar and cervical spine : quid est testimonium? Orthop Clin North Am 41 : 167-181, 2010

101. Genevay S, Atlas SJ : Lumbar spinal stenosis. Best Pract Res Clin Rheumatol 24 : 253-265, 2010

102. Schwab F, Patel A, Ungar B, Farcy JP, Lafage V : Adult spinal deformity-postoperative standing imbalance : how much can you tolerate? An overview of key parameters in assessing alignment and planning corrective surgery. Spine 35 : 2224-2231, 2010

103. Atlas SJ, Tosteson TD, Blood EA, Skinner JS, Pransky GS, Weinstein JN : The impact of worker's compensation on outcomes of surgical and nonoperative therapy for patients with a lumbar disc herniation : SPORT. Spine 35 (Phila Pa 1976): 89-97, 2010

104. 大谷晃司, 菊地臣一, 矢吹省司, 恩田啓, 二階堂琢也, 渡辺和之, 紺野愼一 : 一般住民における腰椎変性側弯の実態―Cobb角からみた検討 : 横断研究. J Spine Res 2 : 431, 2011

105. 竹上未紗, 菊地臣一, 高橋奈津子, 鈴鴨よしみ, 山崎新, 小野玲, 大谷晃司, 福原俊一, 紺野愼一 : 日本における腰痛の有症状割合と腰痛に関連する要因の検討 地域住民を対象とした調査. 臨整外 46 : 917-925, 2011

106. George SZ, Childs JD, Teyhen DS, Wu SS, Wright AC,

Dugan JL, Robinson ME : Brief psychosocial education, not core stabilization, reduced incidence of low back pain : results from the Prevention of Low Back Pain in the Military(POLM)cluster randomized trial. BMC Med 9 : 128, 2011
107. Hill JC, Whitehurst DG, Lewis M, Bryan S, Dunn KM, Foster NE, Konstantinou K, Main CJ, Mason E, Somerville S, Sowden G, Vohora K, Hay EM : Comparison of stratified primary care management for low back pain with current best practice(STarT Back): a randomised controlled trial. Lancet 378 : 1560-1571, 2011
108. 日本整形外科学会・日本脊椎脊髄病学会，監修：腰部脊柱管狭窄症診療ガイドライン 2011. 南江堂，東京，2011
109. 日本整形外科学会・日本脊椎脊髄病学会，監修：腰椎椎間板ヘルニア診療ガイドライン改訂第 2 版．南江堂，東京，2011
110. Howe CR, Agel J, Lee MJ, Bransford RJ, Wagner TA, Bellabarba C, Chapman JR : The morbidity and mortality of fusions from the thoracic spine to the pelvis in the adult population. Spine 36 : 1397-1401, 2011
111. Rihn JA, Hilibrand AS, Radcliff K, Kurd M, Lurie J, Blood E, Albert TJ, Weinstein JN : Duration of symptoms resulting from lumbar disc herniation : effect on treatment outcomes : analysis of the Spine Patient Outcomes Research Trial(SPORT). J Bone Joint Surg Am 93 : 1906-1914, 2011
112. 大谷晃司，菊地臣一，矢吹省司，恩田啓，二階堂琢也，紺野愼一：神経根ブロックによる腰痛と臀部痛の分析　腰仙椎部退行性疾患による下肢痛を有する症例での検討．Journal of Spine Res 2 : 1122-1125, 2011
113. 二階堂琢也，菊地臣一，矢吹，省司，大谷晃司，渡辺和之，紺野愼一：腰椎変性すべり症の腰痛　機能障害から見た評価．東日本整災外 23 : 219-223, 2011
114. 日本整形外科学会・日本腰痛学会，監修：腰痛診療ガイドライン 2012. 南江堂，東京，2012
115. Otani K, Takegami M, Fukumori N, Sekiguchi M, Onishi Y, Yamazaki S, Ono R, Otoshi K, Hayashino Y, Fukuhara S, Kikuchi S, Konno S : Locomotive dysfunction and risk of cardiovascular disease, quality of life, and medical costs : design of the Locomotive Syndrome and Health Outcome in Aizu Cohort Study(LOHAS)and baseline characteristics of the population. J Orthop Sci 17 : 261-271, 2012
116. 菊地臣一，監修，紺野愼一，編集：腰痛診療ガイド．日本医事新報社，東京，2012
117. Matsudaira K, Konishi H, Miyoshi K, Isomura T, Takeshita K, Hara N, Yamada K, Machida H : Potential risk factors for new-onset of back pain disability in Japanese workers : Findings from the Japan Epidemiological Research of Occupation-related Back Pain(JOB)study. Spine 37 : 1324-1333, 2012
118. 菊地臣一，翻訳：筋骨格系問題への取り組み．メディカルフロントインターナショナルリミテッド，東京，2012
119. 小川節郎，井関雅子，菊地臣一：わが国における慢性疼痛および神経障害性疼痛に関する大規模実態調査．臨整外 47 : 565-574, 2012
120. Uesugi K, Sekiguchi M, Kikuchi S, Kanayama M, Takahashi K, Chiba K, Doita M, Toribatake Y, Matsuo H, Yonenobu K, Matsuyama Y, Konno S : Lumbar spinal stenosis associated with peripheral arterial disease : a prospective multicenter observational study : J Orthop Sci 17 : 673-681, 2012
121. 大谷晃司，菊地臣一，矢吹省司，二階堂琢也，渡辺和之，加藤欽志，紺野愼一：地域住民における腰部脊柱管狭窄の実態　前向きコホート研究．Journal of Spine Res 3 : 215, 2012
122. 大谷晃司，竹上未紗，福森則男，関口美穂，大西良浩，山崎新，小野玲，大歳憲一，林野泰明，福原俊一，菊地臣一，紺野愼一：運動器の機能低下と心血管疾患，クオリティ・オブ・ライフ，医療費：Locomotive syndrome and health outcome in Aizu cohort study(LOHAS)の研究デザインとベースライン調査参加者の特性．日整会誌 86 : 82, 2012
123. Schwab F, Ungar B, Blondel B, Buchowski J, Coe J, Deinlein D, DeWald C, Mehdian H, Shaffrey C, Tribus C, Lafage V : Scoliosis Research Society-Schwab adult spinal deformity classification : a validation study. Spine 37 : 1077-1082, 2012
124. O'Shaughnessy BA, Bridwell KH, Lenke LG, Cho W, Baldus C, Chang MS, Auerbach JD, Crawford CH : Does a long-fusion "T3-sacrum" portend a worse outcome than a short-fusion "T10-sacrum" in primary surgery for adult scoliosis? Spine 37 : 884-890, 2012
125. Toyone T, Shiboi R, Ozawa T, Inada K, Shirahata T, Kamikawa K, Watanabe A, Matsuki K, Ochiai S, Kaiho T, Morikawa Y, Sota K, Yasuchika A, Gen I, Sumihisa O, Ohtori S, Takahashi K, Wada Y : Asymmetrical pedicle subtraction osteotomy for rigid degenerative lumbar kyphoscoliosis. Spine 37 : 1847-1852, 2012
126. 二階堂琢也，菊地臣一，矢吹省司，大谷晃司，渡辺和之，加藤欽志，紺野愼一：腰部脊柱管狭窄の腰痛に対する除圧術の効果　疾患と神経障害型式による比較，前向きコホート研究．Journal of Spine Res 3 : 849-854, 2012
127. 矢吹省司，福森則男，関口美穂，竹上未紗，大谷晃司，脇田貴文，菊地臣一，大西良浩，福原俊一，紺野愼一：腰部脊柱管狭窄症の population-based study. 日整会誌 86 : S126, 2012
128. 加藤欽志，菊地臣一，矢吹省司，大谷晃司，二階堂琢也，渡邉和之，紺野愼一：腰部脊柱管狭窄術後におけるうつ症状の改善　前向きコホートによる検討．日整会誌 86 : S439, 2012
129. 渡邉和之，大谷晃司，二階堂琢也，加藤欽志，矢吹省司，菊地臣一，紺野愼一：JOA-BPEQ からみた腰椎変性側彎を伴う腰部脊柱管狭窄に対する除圧術の成績　前向きコホート研究．Journal of Spine Res 3 : 341, 2012
130. 二階堂琢也，菊地臣一，矢吹省司，大谷晃司，渡邉和之，加藤欽志，紺野愼一：腰部脊柱管狭窄における手術前後での自覚症状と JOABPEQ 腰痛の程度と

機能障害の乖離例からみた治療評価の妥当性と限界. Journal of Spine Res 3：427, 2012

131. 二階堂琢也，菊地臣一，矢吹省司，大谷晃司，渡辺和之，加藤欽志，紺野愼一：腰部脊柱管狭窄の腰痛に対する除圧術の効果―歩行負荷試験で誘発される症状による解析. 第20回日本腰痛学会：2012（発表）

132. 大谷晃司，菊地臣一，矢吹省司，二階堂琢也，渡辺和之，加藤欽志，紺野愼一：腰部脊柱管狭窄における腰痛：除圧術後の腰痛が術後成績に与える影響. 第20回日本腰痛学会：2012（発表）

133. Longo UG, Loppini M, Denaro L, Maffulli N, Denaro V：Conservative management of patients with an osteoporotic vertebral fracture：a review of the literature. J Bone Joint Surg Br 94：152-157, 2012

134. Otani K, Kikuchi S, Sato K, Yabuki S, Yamauchi K, Takeyachi Y, Konno S：Does the Fusion of a Lumbar Disc Herniation Improve the Clinical Outcome? An Investigation With a Minimum10-year Follow-up. J Spinal Disord Tech：2012［Epub ahead of print］

135. Yabuki S, Fukumori N, Takegami M, Onishi Y, Otani K, Sekiguchi M, Wakita T, Kikuchi S, Fukuhara S, Konno S：Prevalence of lumbar spinal stenosis and correlated factors in Japan：A population-based study. J Orthop Sci：2013［Epub ahead of print］

136. 渡邉和之，大谷晃司，二階堂琢也，加藤欽志，矢吹省司，菊地臣一，紺野愼一：腰部脊柱管狭窄に対する選択的除圧術の手術成績. Journal of Spine Res 4：270, 2013

137. 大谷晃司，菊地臣一，矢吹省司，二階堂琢也　渡辺和之，加藤欽志，紺野愼一：腰部脊柱管狭窄による片側神経根障害に対する片側のみの除圧術の成績：将来の対側症状出現は予測できるか？. Journal of Spine Res 4：379, 2013

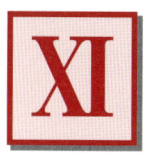

XI 腰痛を考える─私の疑問

　腰痛の病態解明や治療法開発に対する努力は，近年，さまざまな進歩をもたらした．今まで謎，あるいは不思議とされていた事象も，現代科学で明らかにされつつある．また，RCT は意外な結果をもたらし，われわれの従来の概念を変えてきた．しかし，それでもなお，腰痛の発生機序をはじめ，不思議，あるいは未解決なことも少なくない．ここでは今後の検討課題として，いくつか筆者の感じている疑問や不思議を提示する．

■ 腰痛発生における椎間板の役割

　椎間板の変性が腰痛の発生に深く関与していることについては疑う余地がない．只，最近の科学は，それだけでなくさまざまな因子が深く関与していることを明らかにした．では，椎間板がどのように，どのくらい，そしてどのように腰痛の発生，増悪，そして遷延化に関与しているのかについては，まだ見解の一致をみていない．

　ここで椎間板と腰痛について考えてみる．疫学調査によれば，椎間板変性は加齢とともに進む．しかし，腰痛や下肢痛の有病率は加齢とともに椎間板変性と相関して増加するわけではない．但し，医療機関を受診するほどの腰痛は，年齢とともに増加する．また，腰部脊柱管狭窄の症状を呈する患者は年齢とともに増えている．

　解剖学的研究によれば，椎間板の変性は，神経根の圧痕形成に深く関与している．神経根への圧痕形成は加齢とともに増加するのである（図XI-1）．只，第4腰神経根と第5腰神経根の間で，圧痕形成の頻度に差が認められない．臨床症状を惹起する神経根は，第5腰神経根がほとんどである．これら2つの事実から，神経根の圧痕形成は症状の有無に直結するものではなく，加齢変化の1つとして起きている可能性が考えられる．事実，坐骨神経痛の発生が加齢とともに増加するという事実は得られていない．このような諸事実を考慮すると，神経根障害は機械的圧迫だけでは惹起されないといえる．日常臨床のうえで，画像上の椎間高の減少や椎体の骨棘形成を直ちに症状と結びつけることには慎重にすべきといえる．

　もう1つ考慮すべき事実がある．最近の診療現場での変化である．それは，青少年の腰痛が，今，国内外で問題になっていることである（表XI-1）．これらの報告から，青少年における腰痛の有病率や関与因子については従来の概念が否定されている．この背景にあるのが，最近になっての患者の絶対数の増加なのか，あるいは医療機関への受診者数の増加なのかは不明である．世の中の価値観の多様化や，いわゆるストレス社会が関与している可能性はある．若年者でも腰痛の発生は

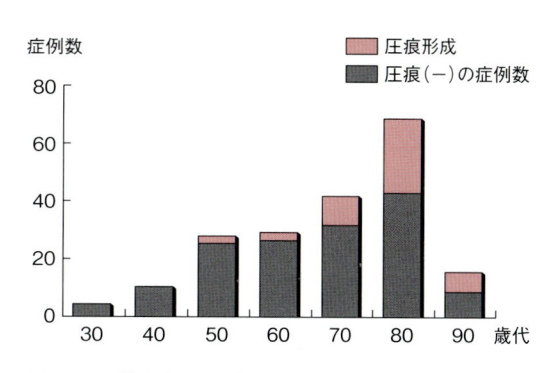

図XI-1　神経根の圧痕形成と年齢─解剖─

表XI-1 小児, 青少年の腰痛

- 有病率：30〜50%
  (Balagué F, et al. : Eur Spine J 8 : 429-438, 1999)
- 主なリスクファクター：心理・社会的因子
  (Watson K D, et al. : Arch Dis Child 88 : 12-17, 2003)
- 傷つきやすさ, 痛みの増悪, 痛みのモデル, 痛みの対処が心理・社会的因子として正の相関がある
  (Merlijn VPBM, et al. : Pain 101 : 33-43, 2003)
- 自然経過：成人のそれと同じ
  (Burton K, et al. : Spine 21 : 2323-2328, 1996)

表XI-2 画像からみた腰痛と椎間板

- MRI上 disc extrusion を呈する健常人が5, 7年後に, 坐骨神経痛や重篤な腰痛発現なし
  (Boden S, et al. : J Bone Joint Surg Am 72 : 403-408, 1990)
  (Boos N, et al. : Spine 20 : 2613-2625, 1995)
- 腰痛と椎間板変性との間に関連性なし
  - 腰痛経験者の47%は正常なMRI
  (Savage RA, et al. : Eur Spine J 6 : 106-114, 1997)
- 椎間板の変性は10歳代前半に始まる
  (Boos N, et al. : Spine 27 : 2631-2644, 2002)
- 仕事／運動に伴う身体的負荷が椎間板変性に与える影響は, ほとんど感知できない程度
  (Videman T, et al. : Spine 32 : 1406-1413, 2007)
- 日常的／反復的な負荷は加齢による椎間板の乾燥を遅らせて, 椎間板には有益な影響
  - 痛みとの関係は？
  - より大きな負荷（職場, 運動）では？
  (Videman T : NASS 2009)
  (Videman T, et al. : Spine J 10 : 26-31, 2010)
- 椎間板変性を腰痛の主な原因と考える医師は23%
- 椎間板変性による腰痛（1椎間）に対して固定術を選択する医師は100名中1名
  (Hanley EN Jr, et al. : J Bone Joint Surg Am 92 : 1293-1304, 2010)

表XI-3 画像による腰痛の可視化

- HIZの診断的価値は低い
  (Smith BM, et al. : Spine 23 : 2074-2080, 1998)
- 腰痛とMRI所見の関係（一卵性双生児を対象）
  - 椎間板高や線維輪断裂の感度は低く, これだけでは臨床的意義は低い
  (Videman T, et al. : Spine 28 : 582-588, 2003)
- 無症状例に対する椎間板造影
  - 椎間板造影時の痛み誘発は, その後の腰痛発生との間に関連は弱い
  - 心理的ストレスと以前から存在する慢性腰痛プロセスがより強い腰痛発生予測因子
  (Carragee EJ, et al. : Spine 29 : 1112-1117, 2004)
- 椎間板造影の検査の頻度, 再現性, 妥当性に疑問 椎間板造影は椎間板の変性を促進
  (Carragee EJ, et al. : Spine 34 : 2338-2345, 2009)

稀ではないという事実から, 椎間板の変性が腰痛の原因とする従来の認識に疑問が呈されている.

ここで, 視点を変えてこの問いかけを考えてみる. 腰痛と椎間板画像からみてみる（表XI-2). 先ず, 画像でみられる椎間板の異常所見と症状が必ずしも直結していない. また, 椎間板の変性は若いときから始まっているという, 今までのわれわれの認識を否定する報告もある. さらには, 椎間板への負荷は悪とする従来の治療方針にも異なった見解が出されている. 最近では, 専門医でも椎間板のみが腰痛の原因と考えている医師は少なくなっている.

画像の進歩は, 研究者達に疼痛を可視化できるのではないかとの期待を抱かせた. しかし, それらを検討した報告は, その期待を否定している（表XI-3). 現時点では, 現在の画像検査の進歩をもってしても疼痛の可視化は不可能と言わざるをえない. 今後, 脳の画像で疼痛の可視化が可能かどうかが次の検討課題となる.

別なところで詳述しているように［第Ⅱ章「慢性腰痛に対する新たな視点――『解剖学的損傷』から『生物・心理・社会的疼痛症候群』へ」（16頁）］, 最近は, 腰痛の増悪や遷延化には, 従来われわれが認識していた以上に早期から, 心理・社会的因子が深く関与している. 他方, 椎間板それ自体の疼痛への関与の研究も進められている（表XI-4). これらの報告をまとめると, 腰痛発生には椎間板の変性が深く関与しているが, その他の多くの因子も関与していると言える. 治療を行う際にはこのような事実を考慮して治療方針を決定する必要がある.

今後, 解明すべき問いとして, 疼痛惹起部位を正確に同定できるか, 変性椎間板で, 終枝も含めて, 痛みのない椎間板と痛みを有する椎間板の差

表XI-4 椎間板の病態生理学的研究

- 有痛性椎間板では神経組織が線維輪の内層1/3や髄核に侵入している
  責任高位と非責任高位では神経侵入の頻度が異なる（57%：25%）
  (Freemont AJ, et al.：Lancet 350：178-181, 1997)
- 侵入神経終末はNGF感受性を有している
  (Freemont AJ, et al.：J Pathol 197：286-292, 2002)
- 固定術を施行した症例の椎間板内には炎症性メディエーターが増加している
  (Burke JG, et al.：J Bone Joint Surg Br 84：196-201, 2002)
- 繰り返しの椎間板への外傷は持続性の炎症の原因となる
  (Ulrich JA, et al.：Spine 32：2812-2819, 2007)
- Chemical radiculitisの存在
  圧迫所見なし
  髄核由来の炎症
  (Peng B, et al.：Pain 127：11-16, 2007)
- 終板が椎間板変性や腰痛と関連
  (Wang Y, et al.：Spine 37：1490-1496, 2012)

表XI-5 肥満と腰痛

- 肥満指数の増加は腰痛と関連あり
  〜腰痛の増悪，慢性化，再発
  (Dunn KM, et al.：Europa Physica 40：9-13, 2004)
- 体質的な側面（肥満，高身長，脚長差）は腰痛の危険因子ではない
  (Burton K, et al.：The Back Pain Revolution 2nd ed, 2004)
- 体重と腰痛の間に関連はない（Systematic review）
  (Leboeuf-Yde C：Spine 25：226-237, 2000)
- 肥満と腰痛との間に関連あり
  ・遺伝子の影響をコントロールできた双生児研究では，体重増加と腰痛との関連は認められない
  (Leboeuf-Yde C：J Electromyogr Kinesiol 14：129-133, 2004)
- 肥満は腰痛発生の原因となる（メタアナリシス）
  (Shiri R, et al.：Am J Epidemiol 171：135-154, 2010)
- 腰痛の改善とBMIには関連性なし（コホート研究）
  (Mangwani J, et al.：Ann R Coll Surg Engl 92：23-26, 2010)
- 14歳から28年間の追跡調査（コホート研究）
- 肥満女性は坐骨神経痛で手術目的に入院するリスクが高い
  (Rivinoja AE, et al.：Am J Epidemiol 173：890-897, 2011)

は何が原因か，有痛性の椎間板をどのように同定できるのかなどがある．これらの疑問を明らかにすることにより，疾患名の混乱（腰椎捻挫，椎間板症，椎間関節症など）も自ずと解消されるはずである．

同時に，椎間板変性を悪と捉える認識も再検討が必要である．加齢による椎間板の狭小化や椎体の楔状化は脊柱の円背化をきたす．その結果，傍脊柱筋の過剰活動が発生し，腰痛を惹起しうる．一方，脊柱の退行性変化により脊柱管は拡大し，神経症状の発生を未然に防ぐ働きをする．また，脊柱管の運動性の低下は，脊柱の支持性を増し，神経保護機能を高めている．こう考えると，椎間板変性は必ずしも悪いことばかりではない．

治療を考えるときにも，椎間板変性の予防や再生といった手段の他に，さまざまな疼痛関与因子への介入ということも，もう1つの治療の選択肢ではないのかという仮説も成立しうる．

■ 肥満と腰痛

診療現場での患者指導でいつも問題になるのが，肥満への対処である．一般的には，「痩せなさい」と力学的な根拠で患者を指導する．しかし，このことについてわれわれはどれほどの根拠をもっているのだろうか．医療従事者は，肥満は腰痛の原因になる，体重増加は症状の増悪を招く，減量すると腰痛は軽減する．そして，標準体重を維持すれば腰痛を予防できると認識しているのではないだろうか．

近年の報告をみると，これらの認識に十分な裏付けがあるとはいえない（表XI-5）．今後，この問題について，本当はどうなのか，関係があるとすればそれはどの程度かを明らかにする必要がある．

腰痛と肥満度との関係については，画像から検討した結果をみても，いまだ見解の一致をみていない．文献により，結論は相反している（表XI-6）．今後，肥満それ自体が腰痛に直結しているのか，関連しているとしたら肥満になる人の何が腰痛の発生や増悪に関与しているのかの追究が必要である．

表XI-6　肥満と画像上の変化

- 持続的体重増加と髄核の信号強度の低下，加齢によるグラディエントの徴候の認められる腰の椎間板の数との間に相関あり
  - 若年時の体重超過は，中年時のそれと比較して，経過観察中の変性椎間板の数の増加の強力な予測因子

  (Liuke M, et al.: Int J Obes 29: 903-908, 2005)
- 体重とMRI上の椎間板変性の進行の間に関連なし

  (Elfering A, et al.: Spine 27: 125-134, 2002)
- 一部の肥満者は，特定の遺伝子多型性により椎間板変性になりやすい可能性

  (Solovieva S, et al.: Eur Spine J 15: 613-619, 2006)
- 体重の力学的影響については，一貫したエビデンスがない

  (Adams M, et al.: The Biomechanics of Back Pain, 2002)

表XI-7　温熱療法の有効性

- 腰痛が3カ月未満の患者の疼痛／機能障害が温湿布で軽減する（中等度のエビデンス）
- 温湿布＋運動で有効性が増す

  (French SH, et al.: Cochrane Database Systematic Reviews, 2006)

[急性腰痛に対する温熱療法]
- Heat wrapはプラセボと比較して腰痛と機能障害を改善する（中等度のエビデンス）
- Heat wrapはアセトアミノフェンと比較して腰痛を改善する（低いエビデンス）
- 教育単独よりも教育＋Heat wrapのほうが腰痛と機能障害を改善する（低いエビデンス）

  (Cochrane library, 2008)
  [Hall H, et al.: Clin Evid(online): 1116, 2008]

[慢性腰痛に対する温熱療法]
- $NSAID_S$単独よりもdeep heat therapy併用のほうが慢性腰痛に有効

  (Shakoor MA, et al.: Mymensingh Med J 17: S32-38, 2008)

治療としての温熱と冷却

　腰痛の診療現場では，温めたほうが良いのか，あるいは冷やしたほうが良いのかという質問を患者からよく受ける．一般的には，急性には冷やし，慢性には温めるという指示を出している．この方針にはどのくらい根拠があるのだろうか．

　文献でみる限り，温熱療法には根拠があるようにみえる（表XI-7）．只，これらの論文を読む際には注意を要する．1つは，study designで，体表温熱療法の実施を患者が分からないようにするのは困難であるという事実である．したがって，有効性が非特異的効果であったり，プラセボ効果が反映されている可能性が否定できない．もう1点は，商業バイアスが介入している可能性がある．なぜなら，多くの研究が製造会社の経済的支援のもとに実施されているからである．冷却療法についてはほとんどエビデンスがない．処方するうえではこれらの事実は留意しておく必要がある（表XI-8）．

苦悩／苦痛と腰痛との関係

　腰痛の発生や持続と心理学的苦痛には関連性があることはすでに証明されている．股関節痛には心理的な苦痛を伴わないのとは対照的である．近年，腰痛は脳の活動と密接な関係にあり，しかも，腰痛を感じる部位は，苦悩や苦痛を感じる部位と近いことも分かってきた．それでは，関節痛に苦悩や苦痛が伴わないのはなぜなのか．この問いには，現時点では答えが得られていない．本当に，股，膝，肩の痛みには心理的な苦痛や苦悩が全く反映されていないかも，結論を出すには検討材料が少ない．今後の検討課題である．

　治療の観点からこの問題を考えてみる．腰痛が苦悩と苦痛を伴うとしたら，治療の選択肢として，痛みの治療とともに苦悩や苦痛も治療の選択肢として考えられるのではないか．つまり，痛みの治療とともに苦悩や苦痛に対する治療も併用することで治療成績が向上するのではないか．あるいは，苦悩や苦痛に対する治療のみで日常生活が支障なければそれでも良いのではないかという仮説も成立しうるのではないだろうか．ここにもtotal painという概念での治療を考える必要性が示唆される．

表XI-8 冷却療法の有効性─不十分なエビデンス─

- アイシングが腰痛の有効な治療であるという質の高いエビデンスはない
  (French SH, et al.: Cochrane Database Systematic Reviews, 2006)
- 軟部組織の損傷／疼痛の治療におけるアイシングの利点に関するエビデンスはほとんどない
  (Bleakley C, et al.: Am J Sports Med 32:251-261, 2004)
- アイシングは，炎症反応の進行を抑制し，遅延効果をもたらすことにより，炎症性疼痛を軽減させる（動物実験）
  (Kenjo T, et al.: Clin Orthop Relat Res 394:271-277, 2002)

■ 運動療法の有効性に対する治療効果発現機序

新たな病態概念が確立されるにつれ，運動療法の有効性や重要性が広く認識されるようになってきた（表XI-9）．具体的には，有効性については，主体的な治療（自分で決心，自分で行う）という点で，QOLや満足度の向上，機能障害の軽減，そして治療成績の向上が期待できる．事実，腰痛の客観的指標となりうるFR(flexion-relaxation phenomenon)が，運動療法により腰痛が改善されるとFRが認められるようになる．

運動療法は，急性期には適応がないが，回復期や慢性期には有効性が認められる．只，長期的な有効性はなお不明である．最後に，運動の種類は有効性に関与していない．われわれが重視して，指導していた体幹筋力強化の治療効果については，考えていたほどではないことが分かってきた．

この運動療法にも"不思議"がなお存在している．例えば，腰の負荷を考えてみる．産業医学では"悪"と捉えられている．スポーツ医学では"必要"と認識されている．そして，臨床の現場や実験的研究では"良い"とされている．作業に伴った腰痛は負荷が原因で，家事やスポーツに伴う負荷では腰痛は発生しないのか．腰への負荷という点では同じで，なぜ，病態や予後が異なるのか．腰への機械的負荷は，環境によって良くも悪くも作

表XI-9 脊椎外科の費用対効果

- 脊柱管狭窄（脊椎症）に対する除圧術は費用対効果が高い
  ⇕
  冠動脈ステントと同様（長い追跡調査期間）
  変性すべり症に対する費用対効果は低い（ほとんどが固定術併用）
  ・2年後の結果→長期では？
  (Tosteson A, et al.: Ann Intern Med 149:845-853, 2008)
- THAが整形外科からみるとGold standard
  脊椎の手術のうち，脊柱管狭窄，すべり症，不安定性に対する手術が最大の改善率，椎間板ヘルニアは中程度，慢性腰痛はわずかな改善
  (Hansson T, et al.: Spine 33:2819-2830, 2008)
- 複雑な脊椎手術の急増は重篤な合併症と法外な費用の発生を惹起
  (Deyo RA, et al.: JAMA 303:1259-1265, 2010)
- 大手保険会社が椎間板変性疾患のみを適応とする固定術の費用償還を拒否
  (2011年1月1日から)
  (BlueCross BlueShield of North Carolina Corporate Medical Policy Lumbar Spine Fusion Surgery September 2010)
- 同じ術式（頚椎前方固定）で総費用が4.8倍の格差
  ・インストルメント：10倍の差
  ・原因：画像，インプラント，薬剤（骨形成促進）など
    →選択肢について患者の意思反映する必要は？
  (Epstein NE, et al.: Spine 36:905-909, 2011)
  (Pearson A: The Spine Blog, May 19, 2011)

用するのだろうか．腰への負荷が生体にとってどんな意義があるのか明確にする必要がある．

腰痛に対する運動療法の重要性については別に述べる〔第Ⅹ章「運動療法に対する評価と課題」（339頁）〕．われわれは，運動療法の意義を再認識して治療体系に導入する必要がある．

運動療法の課題や意外な効果については別に述べる〔第Ⅱ章「健康寿命と腰痛」（10頁），第Ⅹ章「運動療法」（339頁）〕．

それでも，運動療法の有効性は何に由来するのかという疑問が残る．脳や筋肉にそれを解く鍵があるように思うが，今後の検討課題である．

腰痛の予防は可能か

腰痛を予防することは腰痛に携わる人間にとって夢の1つである．医療人の経験，そして医学的検討からも「できる」という声は聞こえてこない．「腰痛持ち」という患者の嘆きは当たっていると感じている専門家は多いのではないのか．

予防に関する唯一のヨーロピアンガイドラインでは，一次予防に関しては悲観的で，わずかに二次予防に可能性をみている．このなかでは，危険因子を排除しても必ずしも予防にはならないとしている．只，唯一，運動が推奨されている．腰痛の発生に椎間板が深く関与しているとしたら，一卵性双生児の追跡調査や遺伝子学的研究をみる限り，親を選ばぬ限り予防は不可能ということになる．

最近，人間工学的介入と一時的な勤務形態の変更を組み合わせると仕事復帰が促進される可能性や運動療法，あるいは腰痛に起因する就労障害や欠勤などの二次予防に人間工学的介入による予防の期待が報告されている．今後の多面的な方面から研究の進展が求められている．

LSSを巡る不思議

1．馬尾型はなぜ下肢痛を惹起しないのか

LSSのうち馬尾型は疼痛を伴わない．馬尾型は圧迫が馬尾で発生し，しびれが特徴である．神経根型は神経根という違いははっきりしている．しかし，これでは疼痛の有無の説明になっていない．このことについてさまざまな基礎的実験を繰り返してきた．このことについては別なところで述べる．

実験の結果，アポトーシスが関与していることが分かってきた．しかし，そのことが疼痛の原因か結果なのかは不明のままである．すなわち，アポトーシスに陥った神経が痛いのか，あるいはアポトーシスに陥るような神経損傷では，痛みを惹起するのかが不明なのである．アポトーシスに陥る経過に関連する物質を抑制することによって，疼痛が惹起されないという報告があることから，アポトーシスに至る過程，または，アポトーシスに陥るほどの要因が神経に加わった場合には疼痛が惹起されると考えられる．すなわち，アポトーシスは，疼痛閾値の低下が惹起される神経損傷の程度を反映しているだけなのかもしれない．今後，精緻な実験により答えが得られる．

2．神経性間欠跛行を伴うLSSと伴わないLSSの差は何か

LSSの臨床症状として，神経性間欠跛行が成書に記載されている．しかし，間欠でない神経性跛行を呈する症例も存在する．また，跛行を呈さない症例もある．神経性間欠跛行の発現頻度については，60～90％であることは多くの文献で一致している．只，椎間板ヘルニアでも低頻度ながら神経性間欠跛行を伴うことがある．神経性間欠跛行を呈する病態と伴わない症例の病態は異なっているのか誰も答えられない．少なくとも画像にその差異は認められない．一方，神経性間欠跛行を呈する症例は時の経過とともに間欠跛行でなく神経性跛行になり，最後は常に症状を呈するようになるという仮説も成立し得る．緻密な症例分析と長期にわたる縦断研究がこの問題を解決してくれる．

腰痛に対する医療費と治療成績との関係

　別なところで述べているが，今，医療費の高騰が問題になっている．超高齢社会のわが国では医療費の高騰が今後ますます深刻になっていくことは間違いない．海外でもこの問題が医療に対する第三者の評価やEBMの導入につながった．

　近年の，インストルメンテーション手術の発展や内視鏡手術を代表とする低侵襲手術や新規薬剤の開発は，脊柱変形の手術や高齢者に大きな福音をもたらした．一方，退行性疾患に伴う治療という視点からは，劇的な治療成績の向上は認められていない．むしろ，高額な注射療法，MRI検査の激増が医療費の高騰に拍車をかけている．とくに，近年は"腰痛"に対する手術に厳しい目が向けられている(表XI-9)．問題は，医療費の高騰に見合った治療成績の向上が認められないことである．最近，米国ではBMP(bone morphogenetic protein)が固定術で多用されてきた．しかし，その治験の透明性，中立性，科学性，倫理性が重大な問題を引き起こしている．高額な医薬品だけに深刻である．とくに，脊椎外科のコストに厳しい目が注がれており，術式選択の妥当性，患者の選択肢などが問われているのが現状である．今後われわれが，コストの妥当性などを自ら説明できれば，現在の診療報酬について，わが国も含めて厳しい見直しが迫られるのは必至である．

参考文献

1. 菊地臣一，蓮江光男：腰仙椎部神経症状—カラーでみる解剖学的背景．金原出版，東京，1996
2. Helewa A, Goldsmith CH, Lee P, Smythe HA, Forwell L : Does strengthening the abdominal muscles prevent low back pain—a randomized controlled trial. J Rheumatol 26 : 1808-1815, 1999
3. Annunen S, Paassilta P, Lohiniva J, Perälä M, Pihlajamaa T, Karppinen J, Tervonen O, Kröger H, Lähde S, Vanharanta H, Ryhänen L, Göring HH, Ott J, Prockop DJ, Ala-Kokko L : An allele of COL9A2 associated with intervertebral disc disease. Science 285 : 409-412, 1999
4. Burton AK, Balagué F, Cardon G, Eriksen HR, Henrotin Y, Lahad A, Leclerc A, Müller G, van der Beek AJ : European guidelines for prevention in low back pain, 2004.
5. Geisser ME, Ranavaya M, Haig AJ, Roth RS, Zucker R, Ambroz C, Caruso M : A meta-analytic review of surface electromyography among persons with low back pain and normal, healthy controls. J Pain 6 : 711-726, 2005
6. Koumantakis GA, Watson PJ, Oldham JA : Trunk muscle stabilization training plus general exercise versus general exercise only : randomized controlled trial of patients with recurrent low back pain. Phys Ther 85 : 209-225, 2005
7. Slade SC, Keating JL : Trunk-strengthening exercises for chronic low back pain : a systematic review. J Manipulative Physiol Ther 29 : 163-173, 2006
8. Burton AK, Balagué F, Cardon G, Eriksen HR, Henrotin Y, Lahad A, Leclerc A, Müller G, van der Beek AJ : Chapter 2. European guidelines for prevention in low back pain : November 2004. Eur Spine J 15 : S136-S168, 2006
9. Bigos SJ, Holland J, Holland C, Webster JS, Battie M, Malmgren JA : High-quality controlled trials on preventing episodes of back problems : systematic literature review in working-age adults. Spine J 9 : 147-168, 2009
10. Reimann F, Cox JJ, Belfer I, Diatchenko L, Zaykin DV, McHale DP, Drenth JP, Dai F, Wheeler J, Sanders F, Wood L, Wu TX, Karppinen J, Nikolajsen L, Männikkö M, Max MB, Kiselycznyk C, Poddar M, Te Morsche RH, Smith S, Gibson D, Kelempisioti A, Maixner W, Gribble FM, Woods CG : Pain perception is altered by a nucleotide polymorphism in SCN9A. Proc Natl Acad Sci U S A 107 : 5148-5153, 2010
11. Science Magazine Podcast, Transcript, 22 October, 2010
12. Rappaport SM, Smith MT : Epidemiology. Environment and disease risks. Science 330 : 460-461, 2010

おわりに

　改訂にあたって，第1版を改めて読み返してみた．当時，一所懸命に，一行を削るのに何度も書き直した．第2版でも，この必死さを保たねばと，心に誓って作業にあたった．整形外科医が，「痛み」一筋に取り組んだ40年であった．本書の刊行は，「愚直なる継続」の結果でもある．

　この本の改訂を通じて，改めて「出会い」に感謝する．恩師の蓮江光男先生，Canada, University of Toronto, Wellesley Hospital, 整形外科のI Macnab教授，Sweden, Gothenburg University, 整形外科のA Nachemson, B Rydevik, K Olmarker, T Hanssonの各教授，USA, UCSD, 麻酔科，末梢神経研究室のR Myers教授に出会わなかったら，今の自分，そしてこの本はなかった．不器用，直裁的で寸鉄人を刺す言動，しかも英語下手な自分に，どの先生も辛抱強く向き合って下さった．"風を待っている軒下の風鈴"ではダメだと，自分を奮い立たせての言動だった．

　思えば，蓮江光男先生から，研究テーマとして「下肢のischemic contracture」を与えられた．当時は，解明の進んでいない病態であった．これが，私の医療の出発点だった．この取っつき難いテーマへの取り組みに，手を抜いたり，諦めていたら，今の自分はない．

　戦後，父は「ほねつぎ」として生計を立てて育ててくれた．母の長期入院で，父の働く姿や診察室での患者さんとのやり取りの見聞，思い出したくない「ほねつぎ」への整形外科医の傲慢な言動，望まなかった医師への道，在学中そして卒業後での大学紛争とその余波の自分への降り掛かり，大学を飛び出した後の武者修行，もう一度やり直したいとは決して思わない．望まなかった"波瀾万丈"の人生だった．

　常に，「地位や年齢とともに求められる役割は変わる」を意識して歩いてきた．最初は解剖，次に神経根ブロックを武器に「腰痛」を学んだ．その後，椎間板ヘルニアと腰部脊柱管狭窄の病態を追究した．それから，EBMやNBMの導入，あるいは新たな診断評価基準の確立に努力した．近年は，競い合ってきた海外の友人達の協力を得て，次代を担う若い医師に海外の一流の臨床家や研究者と直に接する場を作ることに努力した．

　自分の経験から，Competition is important. But, collaboration is more importantを周囲に説いてきた歳月でもあった．すべての出会いが，「腰痛」という一筋の道に繋がっていた．

　診療では，ああすれば良かったという後悔は数限りなくある．今でも患者さんに連絡がつけばと思い続けての，手探りの日々である．おそらく，医師の一生は，後悔，勉強，そして修業の繰り返しなのである．

　「腰痛」を追い続け，自分だけの世界観ができた．今は，そう提示するのは何故かと問われれば，自分なりの根拠をもって答えられる．

　原発事故の対応に追われる日々，今，自分ができるのは「勉強」しかない．これまでの知識，技術，そして知恵を次代を担う人々に託す時である．

　原稿や図表の作成はすべて山田一枝と茨木久美子2人の秘書にお願いした．早朝から深夜まで，週末も出勤して仕事をしてくれた2人に感謝の意を表し，筆をおく．

　2013年2月

菊地臣一
記す

索引

欧文索引

A

Adamkiewicz artery　132
AKA　168
all pedicle screw construct(APSC)　371
articular segment　58

B

black line　246
bony ragged edge　123
Bragard sign　225
brain-derived neurotrophic factor (BDNF)　82
BS-POP　277, 302
Burns' test　229

C

café-au-lait 斑　219
calcitonin gene-related peptide (CGRP)　146
care　19, 40
caspase-3　82
chemical shift artifact　246
CILP 遺伝子　89
COL11A1 遺伝子　89
combined stenosis　129
complementary medicine　319
contralateral sign　111
crossed straight leg raising test　227
CRP　273
cure　19, 40

D

DISTO-project　201
dopamine and opioid system　45
dopamine system　23, 45

DRG の局在　74, 134
―― と神経根分岐高位　74
DVT　326

E

EBM(evidence-based medicine)　7, 299
epidural membrane　61
epiradicular sheath　61
extraforaminal entrapment　70, 131

F

Fabere test　228
facet syndrome　57
Fadire test　228
failed back　20
failed back syndrome　140
――, MRI の　141
FAIR 肢位による疼痛の誘発手技　207
far-out syndrome　123
femoral nerve stretch test　210
fibrocartilaginous mass　123
flexion-relaxation phenomenon　106
Flip sign　229
foraminal encroachment　70, 118, 131, 150
Freiberg test　207
FRS　33
FSU　105
functional MRI(fMRI)　24

G

Gaenslen test　205
Graf system　348
Graf 制動術　349

H

high mobility group box 1　82
hip-spine syndrome　157, 249, 281

HIZ(high intensity zone)　258
HMGB1　82
HMGB1 中和抗体　85
Hofmann 靱帯　62
hybrid construct　372

I

IDET(intradiscal electrothermal annuloplasty)　11
IL　82
informed consent　333, 347
informed decision　303, 333, 347
intraosseous segment　58
ischemic type　127

J

JOA score　38
JOABPEQ　38, 361

K

Kemp's test　131
Kemp 徴候　221
Kemp の手技　210
kinematics　105
knee-spine syndrome　160, 281
kyphoplasty　368

L

lateral spur compression　123
LOHAS(locomotive syndrome and health outcome in Aizu cohort study)　308
LSS(lumbar spinal stenosis)　124, 311, 361
――, 不思議　386
――, 変性側弯　361
―― と PAD の合併　306
―― との関連性　9
―― の Verbiest の分類　127
―― の機能的分類　129
―― の国際分類　127
―― の自然経過　311

―― の神経性間欠跛行の分類
　　　　　　　　　　　　129
―― の蓮江の分類　129
―― の発症機序　139
―― の頻度　307
lumbosacral hood　66

M

mesolimbic dopamine system　45
MMP　82
MR venography　135
MR ミエログラフィー　239
MRI　110, 239, **246**
　―― ，利害得失　256
　―― 所見，腰椎背筋群の　98

N

NBM(narrative-based medicine)
　　　　　　　　　　　　9
nerve growth factor(NGF)　82
neutral zone　105
Newton test　205, 228
NK 細胞活性　156
NRS　33
NSAIDs　**315**

P

Pace test　207
PAD　220, 279
Paget 病　248
pan-canal stenosis　126, 132
pan-spinal canal stenosis　208
patient-controlled analgesia(PCA)
　　　　　　　　　　　　325
Patrick test　205
pedicular kinking　70, 123, 131

pelvic incidence　369
pelvic tilt　369
PG　88
PGC1-α　46
PGE2　82
PLIF　369
polymethylmethacrylate(PMMA)
　　　　　　　　　　　　368
ponte osteotomy　372
post-fusion stenosis　**150**, 348
postoperative spinal stenosis　150
postural factor　127, 170
preemptive analgesia　325
PSO　370, 372
PTR　222

Q

QOL　32

R

radicular low back pain　116
red flag　267
RNR　53, **242**
　―― の合併　242
　―― の程度による手術成績　246

S

sacral slope　369
sarcopenia　46
sensitivity　232
SF-36　20
Sjögren 症候群　289
SKT 遺伝子　90
SLRT　93, **225**
somatostatin　147
specificity　232

spinal manipulation　169
SRS-Schwab Adult Spinal
　Deformity Classification　369
SSI 防止ガイドライン　324
stability　104
stoop test　196
subarticular entrapment
　　　　　　　70, 118, 131, 150
sublaminar wire　372
substance P　147
surgical site infection(SSI)　323
synovial cyst　152

T

TENS　339
THBS2 遺伝子　90
TLIF　369
traction spur　123
transforaminal ligament　66
treadmill test　197
tumor necrosis factor-alpha(TNF-
　α)　82

U

unstable spine　104

V

VAS　33
vertebral column resection　372
vertebroplasty　368
VRS　33

X

X 線学的不安定性　117

和文索引

あ

アキレス腱反射 222
アライメント 116
アルカリホスファターゼ 273
安静 302
安静臥床 366
安静時痛 215

い

イヌ慢性馬尾圧迫モデル 86
インストルメンテーション 346
インスリン様成長因子 84
インターロイキン 82
インフォームド・コンセント 302
移行椎 78

う

ウォーキング 10
うつ症状 360
運動
　── と骨粗鬆症 174
　── と慢性炎症の関係 10
　── と免疫機能の関係 10
運動療法 104, 339, 385

え

会陰部症状 137
疫学 305
　──, 腸骨硬化性骨炎の 248
　── 調査, 腰痛性間欠跛行についての 306
炎症性サイトカイン 46

お

黄色靱帯 64
温熱療法 338

か

カスパーゼ-3 82
カルシウム 273
カルシトニン遺伝子関連ペプチド 147
下肢伸展挙上テスト 130
化学的因子, 髄核の 109
画像検査の位置付け 235
画像の評価 235

回旋変形, すべり椎間における 117
快の情動系 45
解離性腹部大動脈瘤 279
滑膜嚢腫 152
患者立脚アウトカム 31
間欠跛行との鑑別 217
寒冷療法 339
感度 232
漢方療法 321
関節運動学的アプローチ 168
関節リウマチ 283
環境因子 27
鑑別診断, 発生部位の違いによる 167

き

器質的異常による身体症状の鑑別 279
急性大動脈症候群 229
虚血因子 83
強直性脊椎炎 283
　── との鑑別 248
筋活動と腰椎椎間板内圧との関係 104
筋内圧 92, 238
　──, 腰痛出現時の 99
　── と筋血流との関係 94
筋内圧上昇モデル 146
筋膜 101

く

グリア由来神経栄養因子 164
屈曲・弛緩現象 95, 106

け

経皮的髄核摘出術 346
血管性腰痛症 169
血管内皮細胞増殖因子 83
牽引療法 339
　── 施術後の総ヘモグロビン量の変化 97
健康関連QOL 34
原発性骨粗鬆症 274

こ

コルセット 95, 339
コンパートメント 91
コンパートメント症候群 101, 144, 367
固定術 348
　── 併用の是非 350
行動療法的なアプローチ 186

抗血小板薬 88
後根神経節 53, 74
後弯矯正術 368
高位分類, 分岐神経の 51
高血圧症や糖尿病との関連性 9
硬膜嚢末端の位置異常 48
硬膜 AV malformation 287
硬膜外腔圧 139
硬膜外ステロイド注射 318
硬膜貫通型式, 根糸の 47
硬膜管面積 132
構成形態, 前根と後根の 53
骨萎縮 145
骨セメント 105, 368
骨粗鬆 273
骨粗鬆症 99, 364
　──, 原発性 274
　──, 二次性の 273
　── に伴う腰痛 364
骨粗鬆症性椎体骨折 105, 366
骨代謝マーカー 273
骨軟化症 274
　── の鑑別 280
骨盤部腫瘍 281
骨盤輪不安定症 248, 281, 284
根糸 47
混合型 130
混合型間欠跛行 74

さ

サーモグラフィー 133
サイトカイン 163
　──, 椎間関節に存在する 163
作業関連性腰痛 170, 291
坐骨神経ガングリオン 283
坐骨神経腫瘍 283
細菌感染 27
採骨部痛 349
最長筋・腸肋筋からなる脊柱起立筋 91

し

子宮内膜症 207, 229
　── の鑑別 280
自然経過 311, 313, 314
　──, 分離症の 120
　──, 分離すべり症の 120
　──, 腰椎変性すべり症の 114
自記式診断サポートツール 199
自己調節鎮痛法 325
姿勢要素 127
膝痛との鑑別 209
手術, 高齢者 363
手術侵襲 175
手術成績, 精神医学的因子 359

手術的治療，椎間板ヘルニア 352
手術部位感染 323
手術療法
　――，LSS 344
　――，椎間板ヘルニア 344
腫瘍壊死因子 82
術後疼痛 325
小児の腰痛 211
消化器癌の鑑別 280
上行結腸癌 282
上切痕距離 107, 132
上殿皮神経 80
心気症 290
心理・社会的因子 16
心理社会的要因 171
心理療法 195
身体との関係 19
身体表現性障害（転換性障害）
　　　　　　　　　141, 281
神経栄養因子 82
神経根
　―― の圧痕形成 238
　―― の横走 71, 238
　―― の形成異常 239
　―― の走行 71
　―― の走行異常 238
神経根圧迫 69
　―― の重複 72
神経根型 130
　―― の間欠跛行 74
神経根管 69
神経根障害
　――，腰椎分離症に伴う 122
　―― の発生機序，腰椎変性すべり症に伴う 117
　―― の病態，変性側弯に伴う 149
神経根性腰痛 165
神経根造影 260
神経根ブロック 260, 316
　―― の治療効果予測 316
神経障害
　――，分離症の 120
　――，分離すべり症の 120
　――，腰椎変性すべり症の 115
神経障害型式 353
神経性間欠跛行 74, 85, 127, 129
神経性ブロックで消失する腰痛 116
神経成長因子 82, 164
神経損傷マーカー 82
深部静脈血栓症 332
診断サポートツール 199
診療ガイドライン 267
鍼灸 321
人格障害 141
人工椎間板 11

靭帯構造，椎間孔の 66

す

ストレス 155
スポーツ選手に対して行う腰の手術 175
髄核留置モデル 82

せ

セロトニン 84
セロトニン受容体拮抗薬 89
生活習慣病との関連 9
生物，心理，社会的疼痛症候群 20
精神症状の鑑別 279
精神との関係 19
赤沈 273
脊髄液 140
脊髄炎 283
脊髄円錐症候群 58
脊髄円錐上部の境界 59
脊髄円錐部の境界 59
脊髄下端の位置 59
脊髄腫瘍 288
脊髄神経後枝 57, 165
脊髄や馬尾の腫瘍 283
脊柱アライメント
　　　　145, 210, 221, 237, 366
　――，脊椎の圧迫骨折が影響を与える 162
脊柱管前後径 132
脊椎
　―― の運動学 105
　―― への負荷との関係 172
仙骨巨細胞腫 286
仙骨腫瘍 283, 285
仙腸関節 161, 247
　―― との関連 249
　―― に由来する腰痛 168
仙腸関節炎
　――，化膿性 248
　――，結核性 248
仙腸関節固定，前方進入による 80
先制鎮痛 325
先天性形成異常 74
　――，神経根の 48
線維筋痛症 23
線維性軟骨塊 123
選択的 5-HT$_{2A}$ 受容体拮抗薬 84
選択的除圧術 353
　―― の長期成績 353
　―― への疑問点 354
選択的セロトニン再取り込み阻害薬 46
選択的脊髄動脈造影 132, 139

た

ダブルヘルニア 110
多椎間欠損 240
　――，高齢者における 252
多椎間障害 74, 150
多椎間多根障害 74, 150
多発性骨髄腫の鑑別 280
多面的・集学的アプローチ 183
多裂筋からなる脊柱起立筋 91
対費用効果 29
体位
　――，後方手術 327
　――，腰椎前方手術 330
体幹筋 107
大腿神経 50
大腿神経伸展テスト 226
代替療法 319
単純 X 線写真，発癌 259
単純 X 線診断の位置付け 236

ち

地域差，脊椎手術実施の 7
治療
　―― としての温熱 384
　―― としての冷却 384
治療効果発現機序 385
治療効果予測 316
治療成績，患者の視点からみた 362
治療成績評価基準 29
恥骨結合離開，分娩時の 207
長期経過 311, 314
腸骨硬化性骨炎 247
　―― との鑑別 248
直腸障害 137

つ

椎間関節
　―― に起こった炎症 163
　―― 由来の疼痛 91
　―― 由来の腰痛 164
椎間孔外口部 64
椎間孔内外病変 256
椎間孔部での神経根障害 238
椎間板性腰痛 164
椎間板造影術 271
椎間板内圧 101, 102
椎間板ヘルニア 107, 110
　――，硬膜内に脱出した 110
　―― の化学的因子 81
　―― の保存療法 310
　―― に対する手術 103
椎間板変性 103

―― との関係　172
椎間不安定性，腰椎変性すべり症の　117
椎弓切除術　357
椎孔面積　132
椎体形成術　9, 368

て

適応障害　141
転移性脊椎腫瘍　256, 273
転移性腸骨腫瘍　283
殿部痛の起源　260

と

徒手療法　321
疼痛性側弯　221
糖尿病　208
―― の影響, LSS　358
洞脊椎神経　165
動脈硬化　27
特異度　232

な

ナチュラルキラー細胞活性　156

に

二次性の骨粗鬆症　273
日本脊椎脊髄病学会版診断サポートツール　199
人間工学的アプローチ　171
認知行動療法　20, 195, 351

の

脳科学　22

は

馬尾型　130
馬尾型間欠跛行　74
馬尾活動電位　133
馬尾血管透過性亢進　242
馬尾集合　357
馬尾集合癒着　242
馬尾造影効果　137
馬尾癒着　242, 357
配列
　――, 根糸の　47
　――, 馬尾の　55
発生機序, 慢性腰痛　364
発癌, 単純 X 線写真　259

ひ

非特異的腰痛　15, 189
肥満　27
病態別分類, 腰痛の　5
病歴作成　215

ふ

ブロック療法　316
　―― の合併症　318
　―― の副作用　318
プライマリ・ケア　184
プラセボ　300
プラセボ効果　300, 304
プロスタグランジン　88
プロスタグランジン E2　82
不安定性　314
　―― を有する症例の長期経過　238
不安定脊椎　104
不安定腰椎　237
不撓性　221
腹腔外圧　98
分岐神経　50, 74
分離すべり症例の自覚症状と X 線学的特徴　119

へ

ヘリカル CT　239
閉鎖神経　50
変形性股関節症　161
　―― との関連　249
変性すべり症　99, 313
　―― の自然経過　313
　―― の発生　115
　――, 変性すべり症を合併　149
変性椎間板　102
変性腰椎側弯　314
　―― の自然経過　314

ほ

ホットパック施術後の総ヘモグロビン量の変化　97
ポリフェノール　85
歩行負荷試験　197
保存的治療, 椎間板ヘルニア　352
保存療法, 椎間板ヘルニア　344
補完医療　319
膀胱障害　137

ま

マトリックスメタプロテアーゼ　82
マニュピュレーション　321
末梢血　273
末梢神経腫瘍の鑑別　280
慢性炎症　46
慢性コンパートメント症候群　99
　―― の病態　148
慢性疼痛　45
慢性非特異的腰痛管理―ヨーロピアンガイドライン―　336
慢性腰痛　16, 23, 26
　―― の発生機序　364

も

問診　189, 213

ゆ

輸血　321
　―― の合併症　322
　―― の副作用　322

よ

予防, 腰痛　337, 386
予防的除圧術　242
腰仙骨神経幹　50
腰仙椎部　60
腰仙椎部移行椎　60
腰椎　314
　―― の不安定性　314
腰椎安定性　104
腰椎回旋　117
腰椎後方手術のトラブル　327
腰椎前方固定術のトラブル　330
腰椎背筋群の血行　92
腰椎不安定性の長期経過　314
腰椎分離の自覚症状と X 線学的特徴　119
腰椎変性すべり症　119
腰椎変性側弯　149
腰痛　119, 309
　――, LSS　359
　――, 遺伝子　89
　――, 画像　382
　――, 苦悩／苦痛　384
　――, 骨粗鬆症に伴う　364
　――, 骨粗鬆症に伴う椎体骨折　367
　――, 骨盤輪不安定症による　204
　――, 産婦人科側からの視点でみた　203
　――, 椎間板　381

―, 動脈硬化による　154
―, 肥満　383
―, 予防　386
―, 腰椎変性すべり症　362
―, 卵巣腫瘍による　204
―　と精神医学的問題との関連　34
―　と損傷との因果関係　21
―　の起源　260
―　の原因　27
―　の自然経過　310
―　の戦場での関連　19
―　のリスクファクター　309
腰痛診断の問題点　235
腰痛診療ガイドライン　334
腰痛性間欠跛行　99, 144
―　についての疫学調査　306
腰痛分離・すべり症　311

―　の長期経過　311
腰背筋の筋活動量　97
腰部交感神経節ブロック　134
腰部脊柱管狭窄
―　との関連　9
―　と末梢動脈疾患の合併　306
腰部変性後弯症　100

ら

ラクトフェリン　85
ラット馬尾圧迫モデル　86
卵巣腫瘍　282

り

リエゾンアプローチ　284
リエゾン診療　141, 193, **277**

リエゾン精神医学的アプローチ　26
リエゾン治療　26
リスクファクター　309
リズム体操(新体操)　174
リン　273
リン酸カルシウムセメント　367
理学療法　338
梨状筋症候群　207, 229
立位伸展負荷試験　**198**
隣接椎間の障害発生　141
臨床検査　**273**

れ

レーザー椎間板切除術　346